2013 第29卷

中国药学年鉴

CHINESE PHARMACEUTICAL YEARBOOK

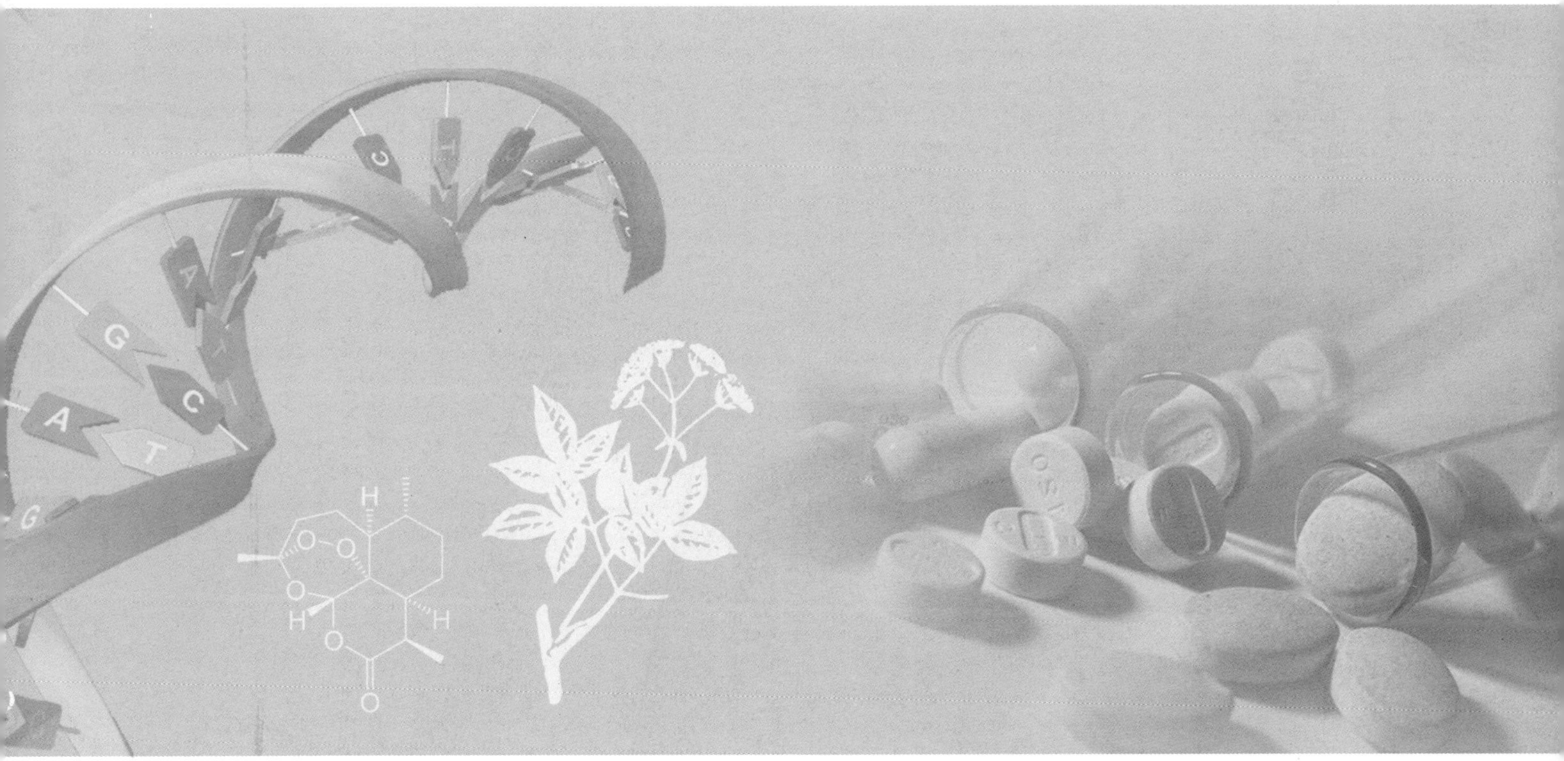

中国医药科技出版社

图书在版编目（CIP）数据

中国药学年鉴. 2013 / 彭司勋主编. -- 北京 ：中国医药科技出版社，2014.6

ISBN 978-7-5067-6827-6

Ⅰ. ①中… Ⅱ. ①彭… Ⅲ. ①药物学－中国－2013－年鉴 Ⅳ. ①R9-54

中国版本图书馆 CIP 数据核字(2014)第 101444 号

中国药学年鉴（2013）

编　　著：《中国药学年鉴》编辑委员会
责任编辑：浩云涛　李 娜　郑 民
地　　址：南京市童家巷 24 号　邮编：210009
电　　话：025-83271478
出　　版：中国医药科技出版社
地　　址：北京市海淀区文慧园北路甲 22 号　邮编：100082
电　　话：010-62227427（发行）　010-62236938（邮购）
网　　址：www.cmstp.com
印　　刷：南京文博印刷厂
规　　格：889×1230mm　1/16
印　　张：正文：32.75　彩插：16
字　　数：1210 千字
版　　次：2014 年 6 月第 1 版
印　　次：2014 年 6 月第 1 次印刷
经　　销：全国各地新华书店
书　　号：ISBN 978-7-5067-6827-6
定　　价：**320.00** 元

广告经营许可证号：3200004050738

《中国药学年鉴》编委会（2013）

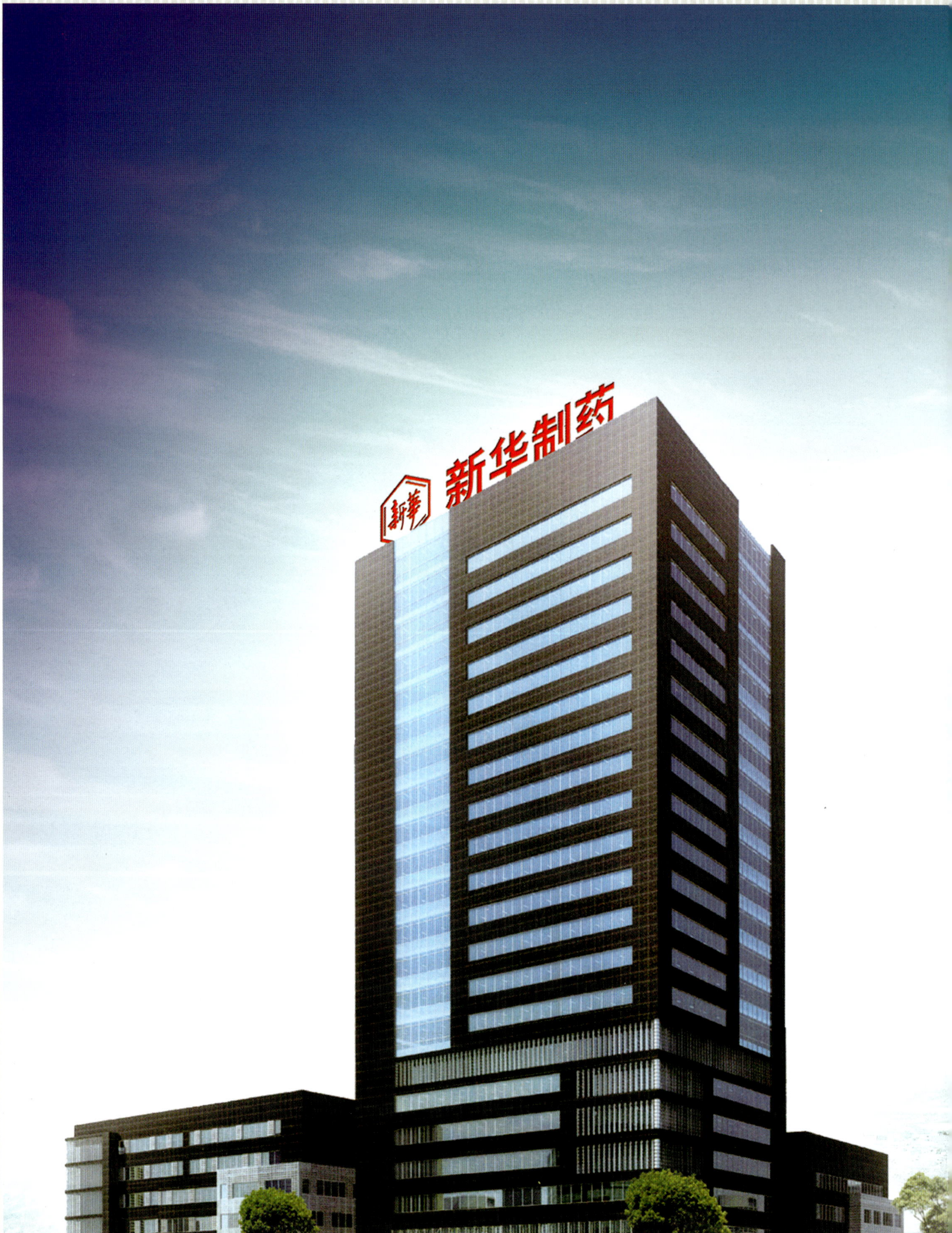
新华制药

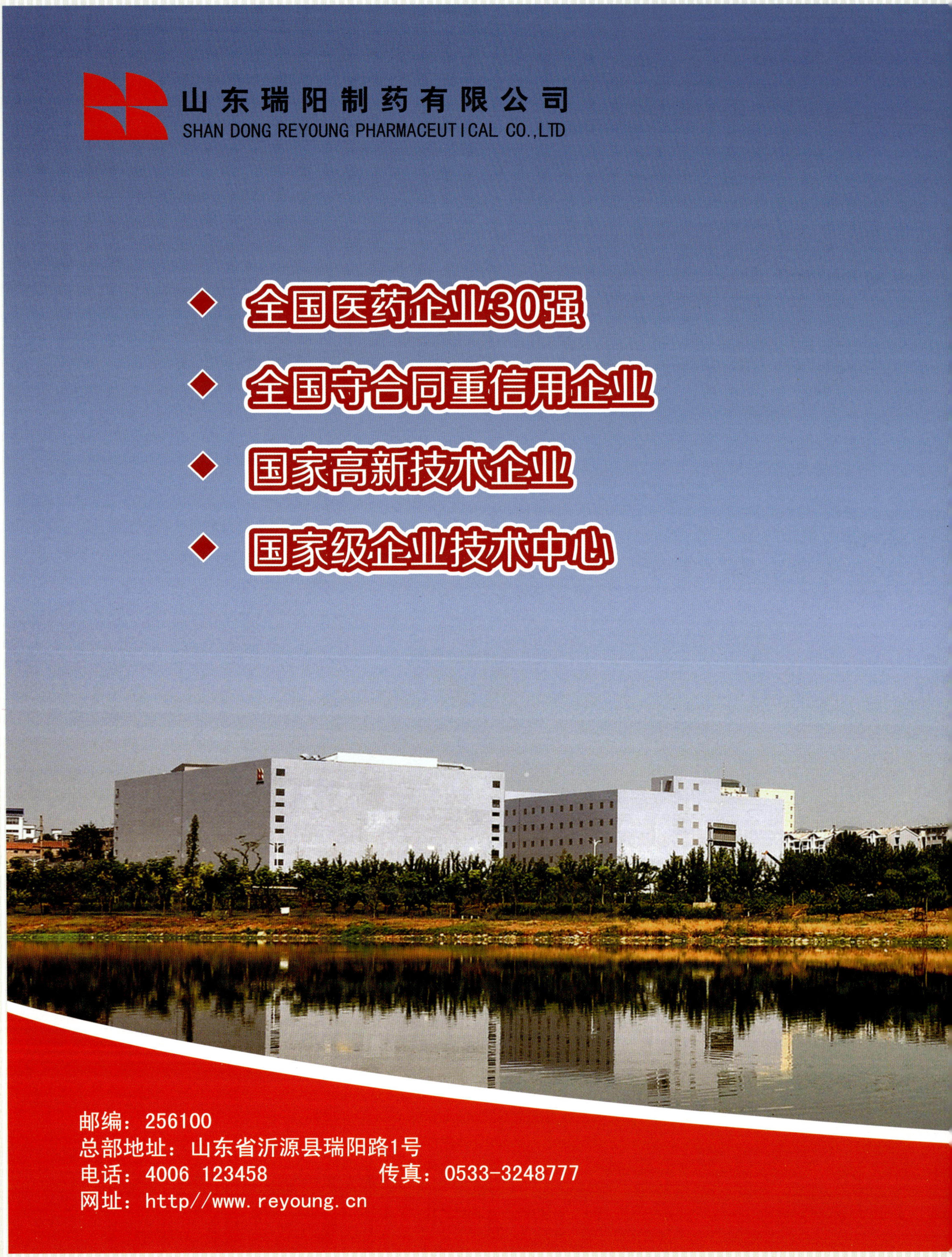
山东瑞阳制药有限公司
SHAN DONG REYOUNG PHARMACEUTICAL CO.,LTD
全国医药企业30强
全国守合同重信用企业
国家高新技术企业
国家级企业技术中心
邮编：256100
总部地址：山东省沂源县瑞阳路1号
电话：4006 123458
传真：0533-3248777
网址：http//www.reyoung.cn

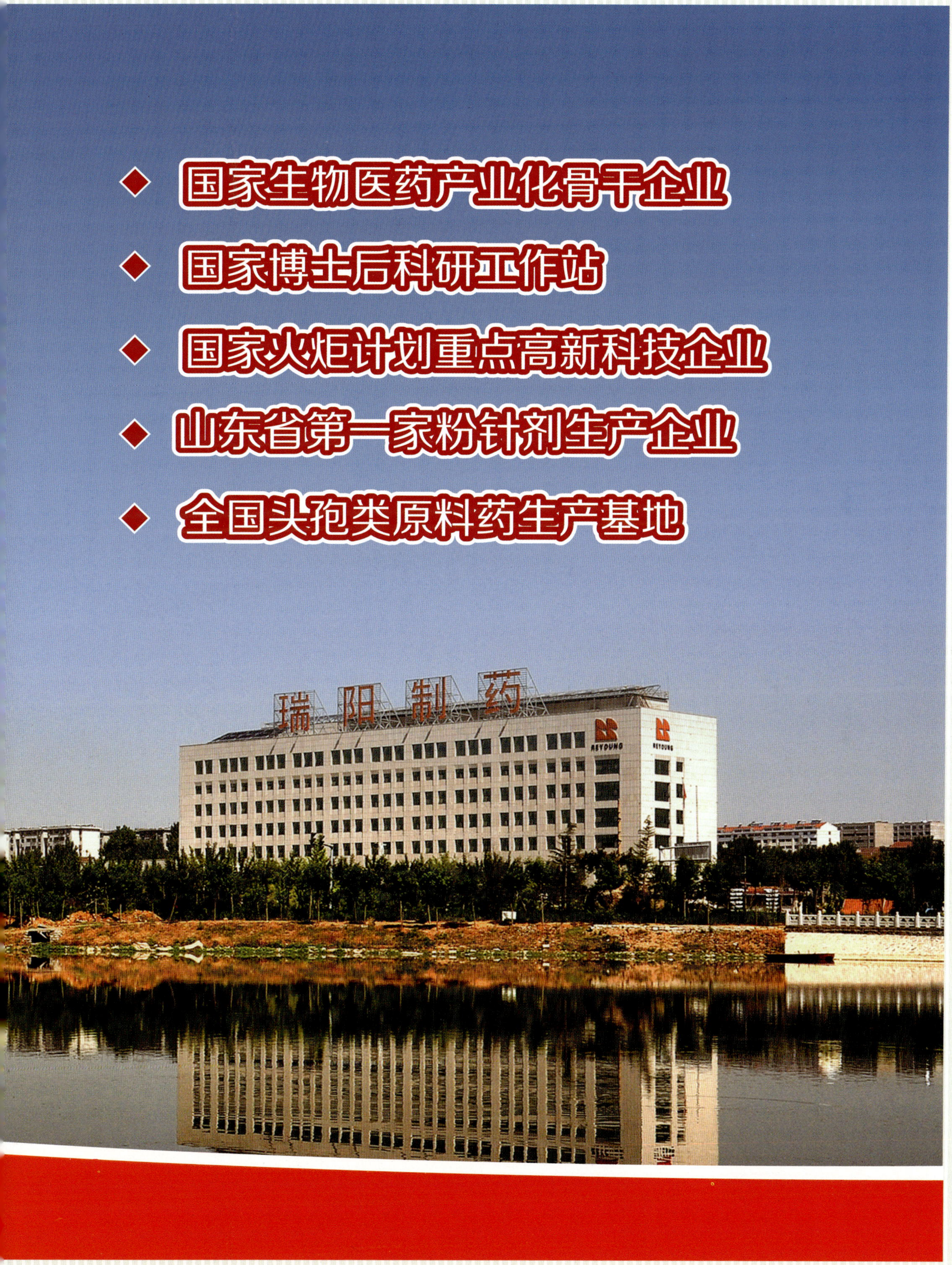
◆ 国家生物医药产业化骨干企业
◆ 国家博士后科研工作站
◆ 国家火炬计划重点高新科技企业
◆ 山东省第一家粉针剂生产企业
◆ 全国头孢类原料药生产基地
瑞阳制药
REYOUNG

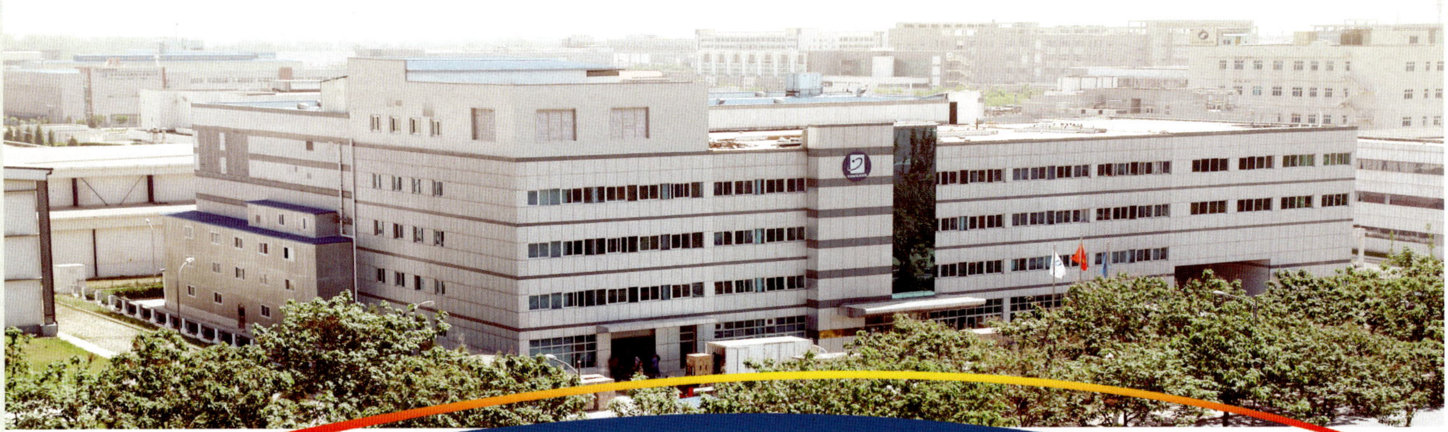

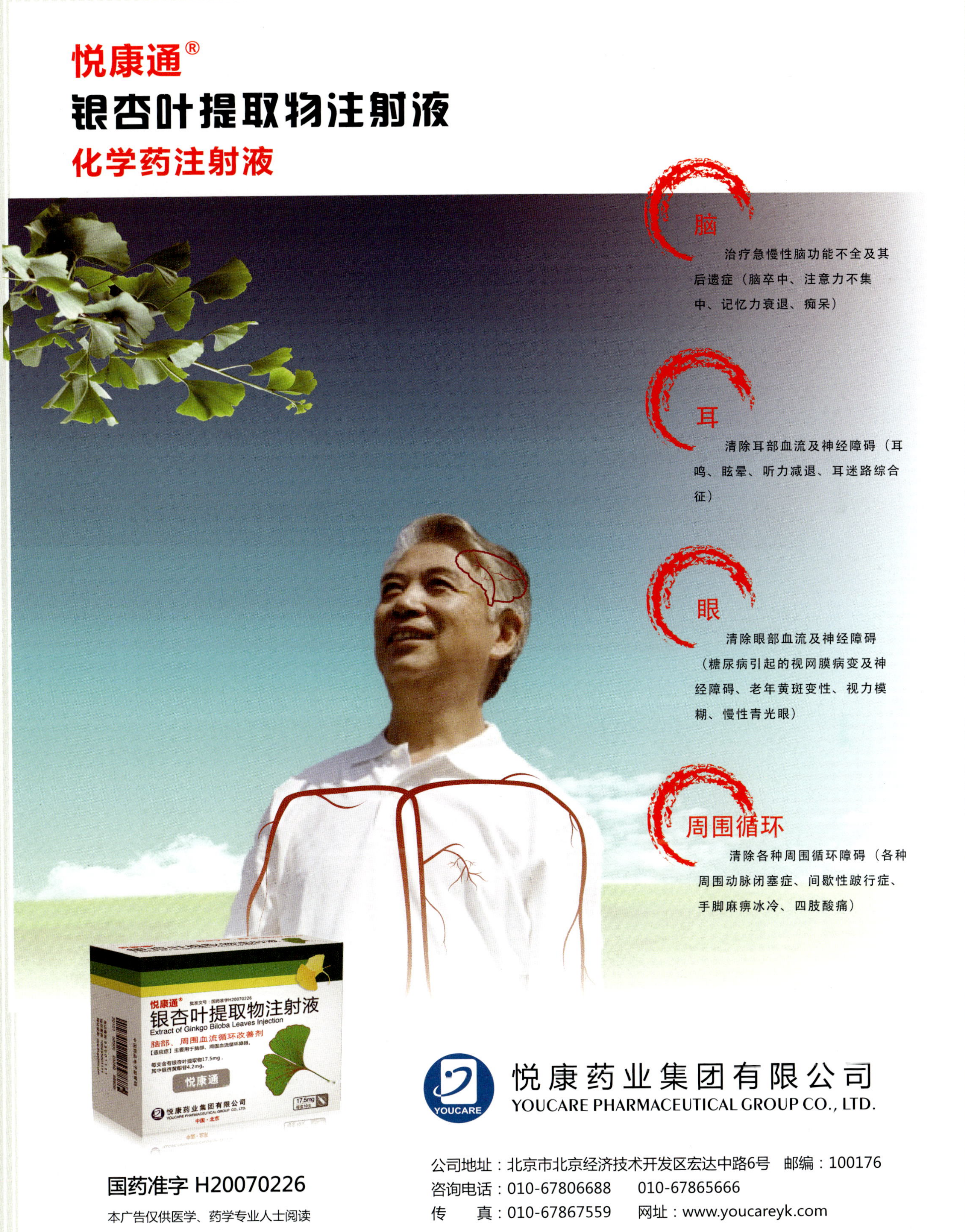
悦康通®
银杏叶提取物注射液
化学药注射液
脑
治疗急慢性脑功能不全及其后遗症（脑卒中、注意力不集中、记忆力衰退、痴呆）
耳
清除耳部血流及神经障碍（耳鸣、眩晕、听力减退、耳迷路综合征）
眼
清除眼部血流及神经障碍（糖尿病引起的视网膜病变及神经障碍、老年黄斑变性、视力模糊、慢性青光眼）
周围循环
清除各种周围循环障碍（各种周围动脉闭塞症、间歇性跛行症、手脚麻痹冰冷、四肢酸痛）
悦康通®
银杏叶提取物注射液
Extract of Ginkgo Biloba Leaves Injection
脑部、周围血流循环改善剂
悦康通
悦康药业集团有限公司
YOUCARE
悦康药业集团有限公司
YOUCARE PHARMACEUTICAL GROUP CO., LTD.
国药准字 H20070226
本广告仅供医学、药学专业人士阅读
公司地址：北京市北京经济技术开发区宏达中路6号 邮编：100176
咨询电话：010-67806688 010-67865666
传 真：010-67867559 网址：www.youcareyk.com

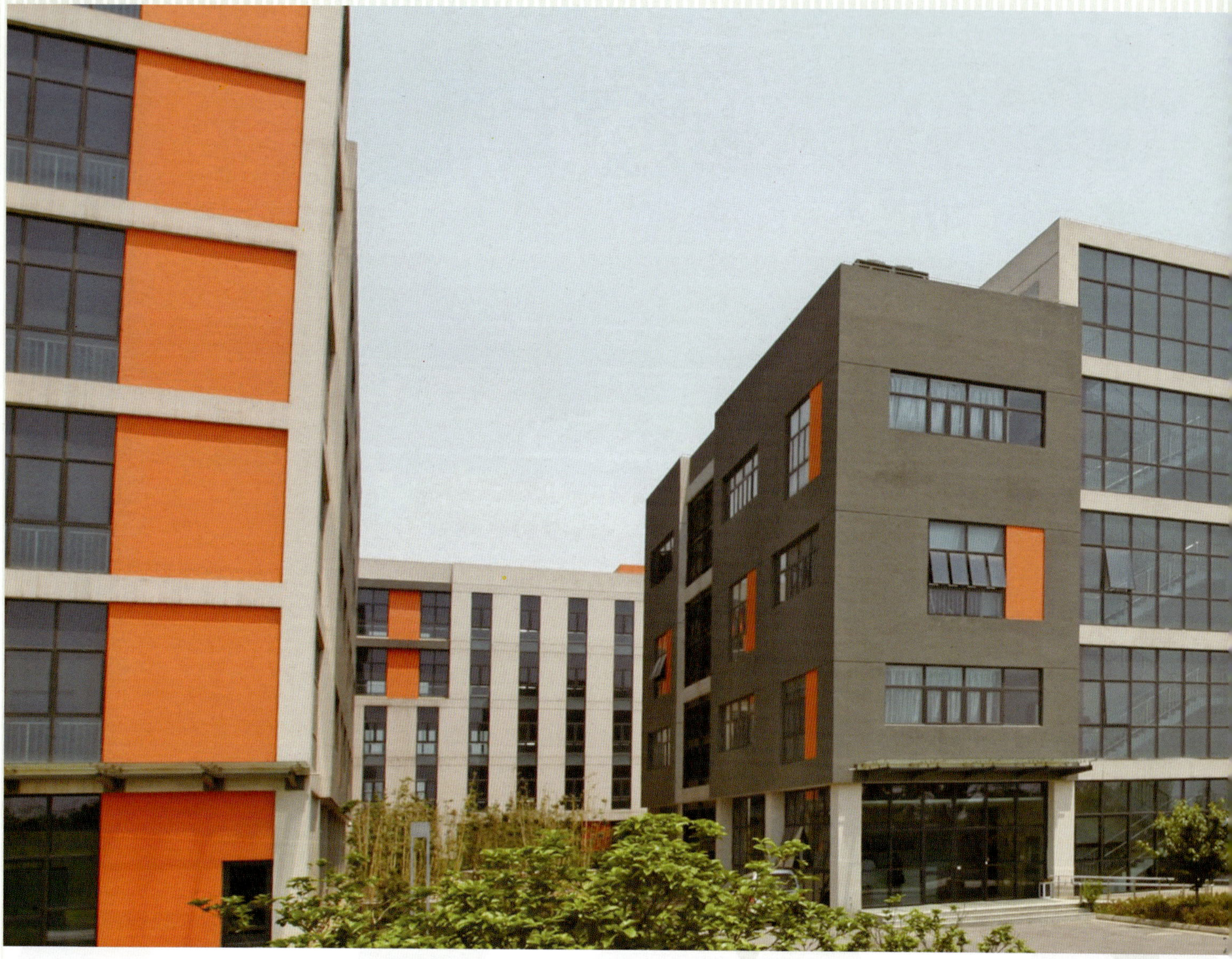

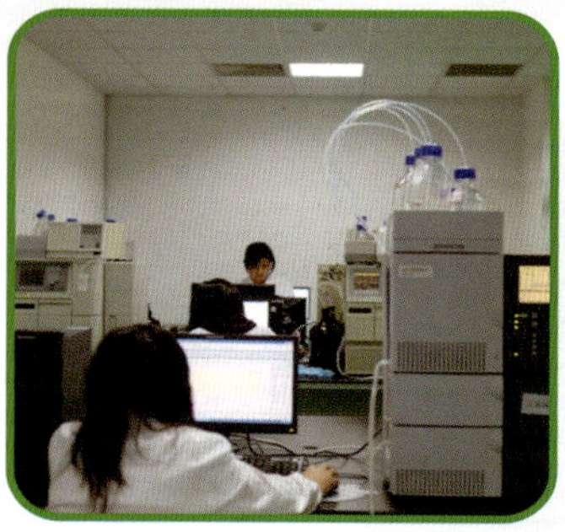

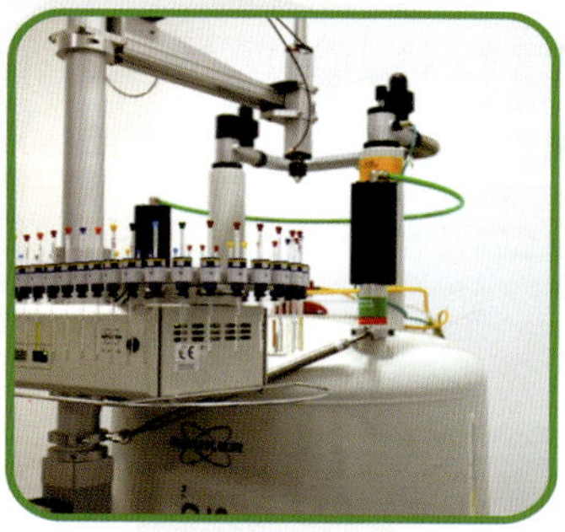

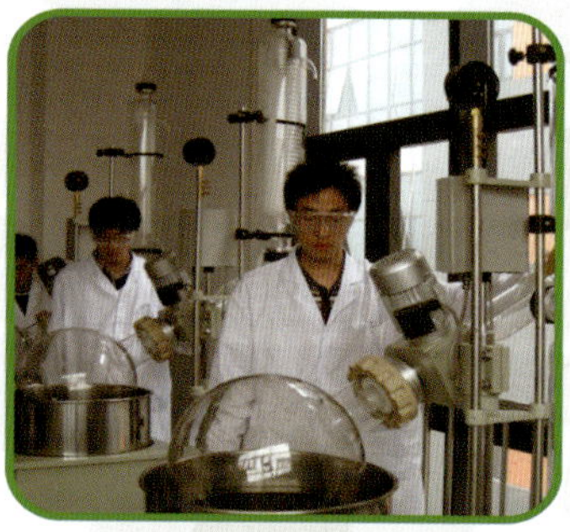

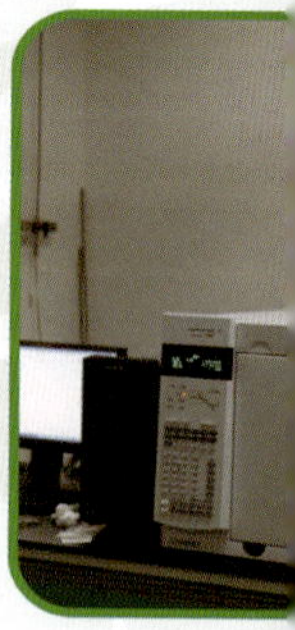

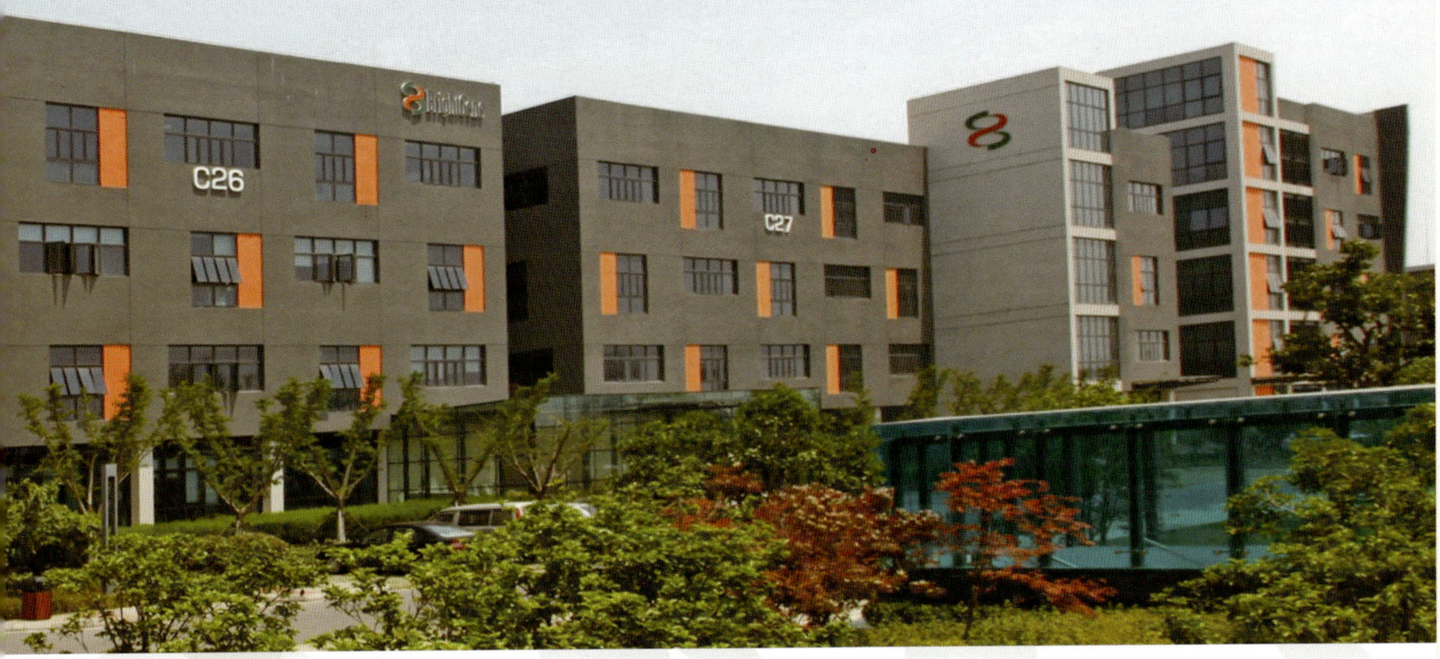
C26
C27

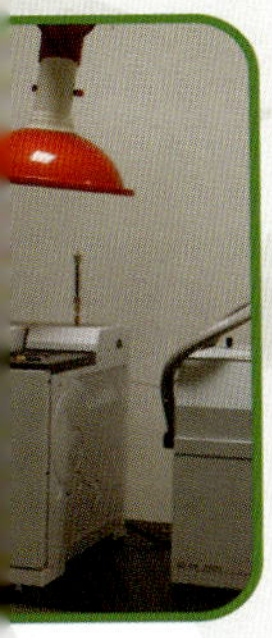

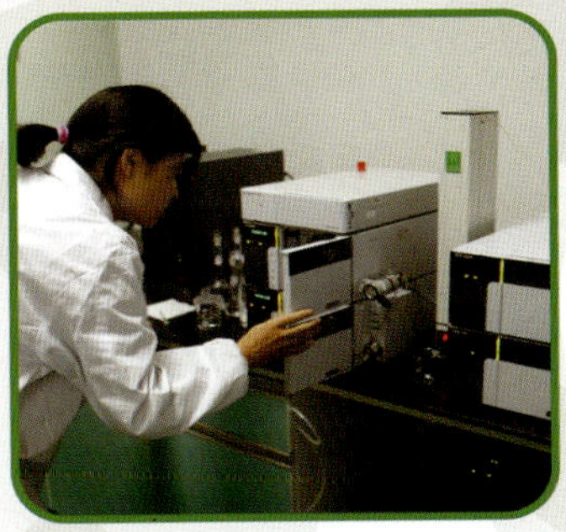

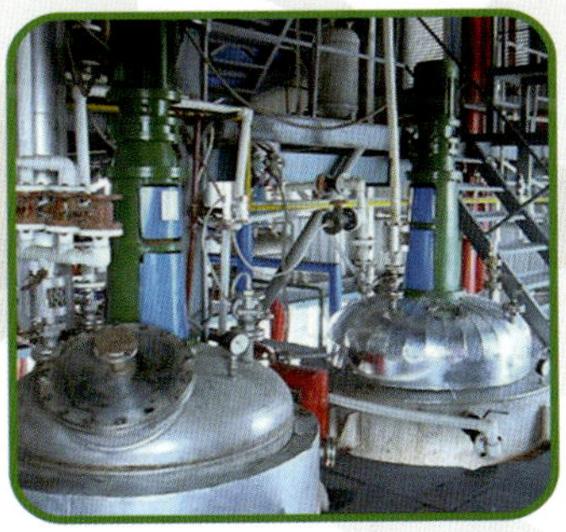

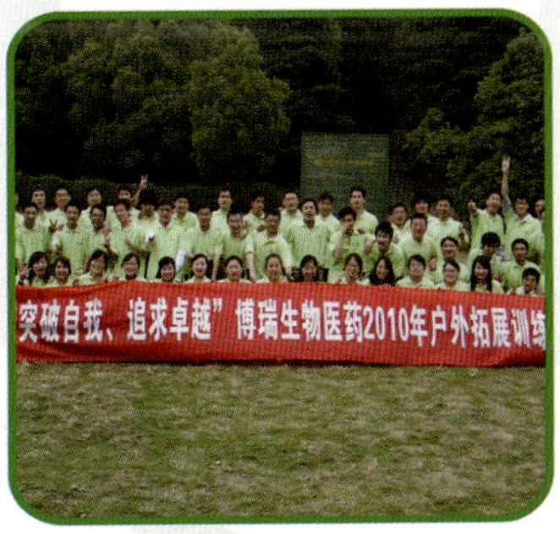

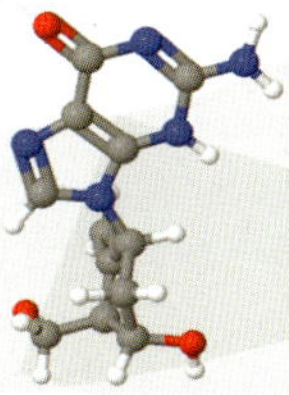

BioMax®

Safety · Services · Innovation

Silicone Pharmaceutical Materials from BioMax

BioMax is the silicone polymer leader in pharmaceutical materials. Our company is a state-of-art, professional, hi-tech manufacturer designed and managed in compliance with cGMP standards, our silicone products can be applied in pharmaceutical and life science areas. We provide safe, high quality, stable products and serve our customers with satisfactory technical solutions.

Dimethicone USP/CP

Excellent topical excipients for ointment and cream materials with unique skin sense, skin cure agent in burn treatment, in the preparation of controlled and retardant released pharmaceutical formulations, transdermal drug delivery systems (TDS), non toxic surface lubricant for medical instrument.

Simethicone and Simethicone Emulsion USP

Non-toxic and excellent antifoaming, defoaming ability. Ideal material in strict foam control system such as gastro-intestinal medicine, endoscopic examinations, operation with artificial blood circulations, fermentation of antibiotics manufacturing, natural drugs extraction, etc.

Cyclomethicone USP

Volatile topical excipients for ointment, cream, lotion and spry formulations, dermatological preparation, humectants.

Plasticone® Silicone Elastomer & Pressure Sensitive Adhesives (PSA)

Excellent topical dressing materials with good gas permeability, non-toxic and biological compatibility, suitable for burn treatment, surgical injury, in the prevention of scar proliferation, topical and transdermal drug delivery systems, soft skin adhesive.

Silicone Tubing

Silicone elastomer has many excellent properties, such as biological compatibility, physiological inert, safety, high-temperature resistance, ageing resistance, etc. These can meet clinic and biology industry requirements. Silicone is an ideal material for life sciences. Our products are mainly applied in peristaltic pump, blood transfusion, infusion, drainage, GMP pharmaceuticals, molecular biology, genetic engineering, food beverage, etc.

Biomethicone

Cationic silicone surfactant and polymer with strong and long-lasting anti-bacteria efficacy, suitable for textile treatment, prevention of hospital cross-infection, and household applications.

Silicone Surfactants

New and ideal surfactants in preparation of many formulations with good bioavailability, stability in emulsion formulations and shelf life.

Silane Group Protecting Agents

A series of silane group protecting agents for the synthesis of antibiotics and antivirus and anti-HIV drugs.

Guangzhou BioMax Pharmaceutical Co., Ltd.

Add : Room 1501 , Tower B, Center Plaza, No. 161 Linhexi Road, Tianhe District, Guangzhou.
Tel : +86-20-2881-6060   Fax : +86-20-2881-6089
E-mail : sales@bmsif.com   http : www.bmsif.com

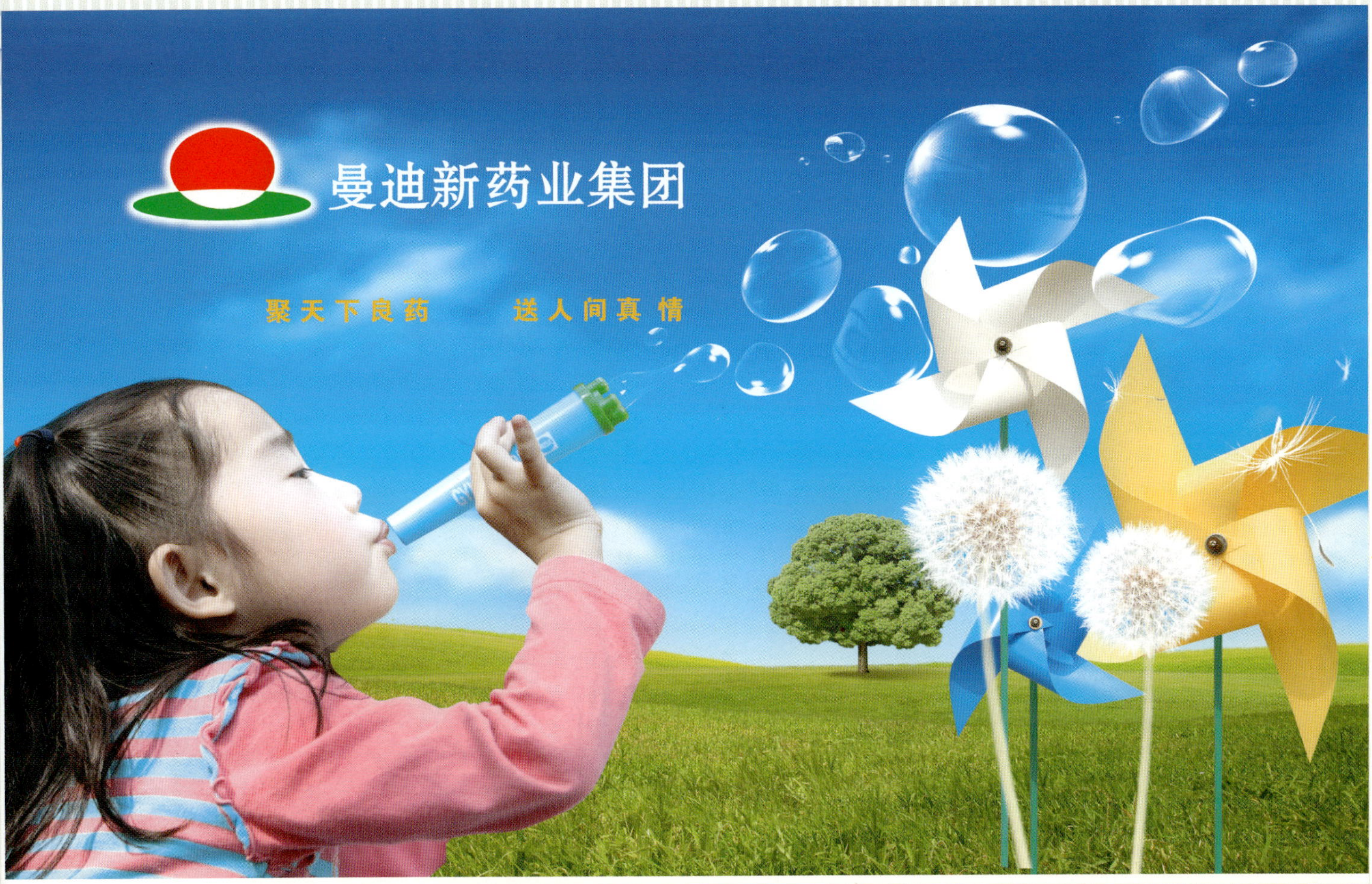
曼迪新药业集团
聚天下良药　送人间真情

目　次

专　论

药学研究

药学教育

药物生产与流通

医院药学

药品监督管理

药学人物

学会与学术活动

药学书刊

药学记事

附　录

索　引

彩页目次

MAIN CONTENT

Review

Pharmaceutical Research

Pharmaceutical Education

Drug Production, Supply and Distribution

Hospital Pharmacy

Drug Supervision and Administration

Prominent Figures

Association and Academic Activities

Pharmaceutical Publications

Event

Appendix

Index

专论

Review

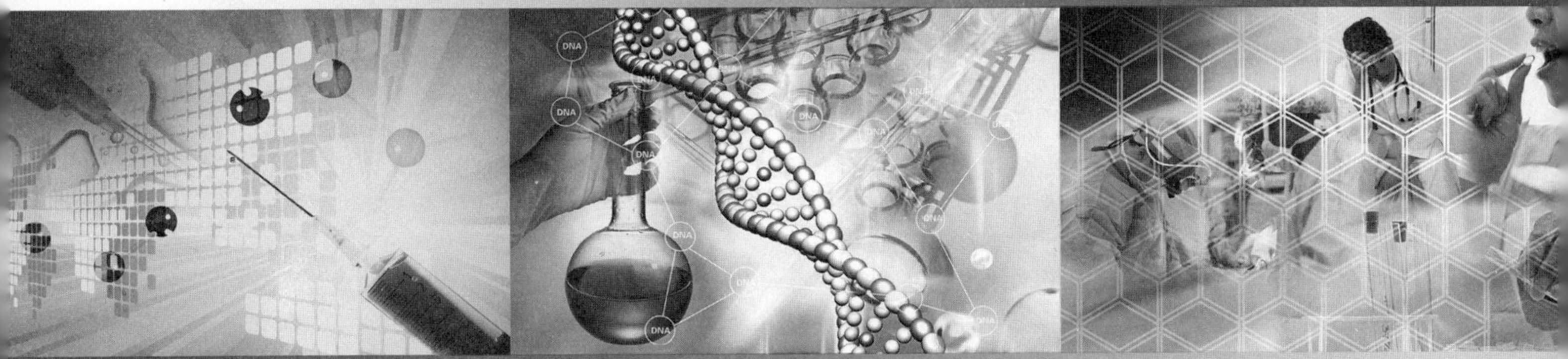

药物作用靶点研究进展

江振洲[1,2],杨婷婷[1,2],李晓骄阳[1],张陆勇[1,3]

([1]中国药科大学江苏省新药筛选中心,南京 210009;[2]中国药科大学江苏省药效研究与评价服务中心,南京 210009;[3]中国药科大学药物质量与安全预警教育部重点实验室,南京 210009)

摘　要　本文通过检索我国学者近年来在国内外发表的相关论文,分类综述针对神经退行性疾病(如阿尔兹海默病、帕金森病等)、心血管疾病(如高血压、心律失常、心衰、冠心病、心肌梗死、动脉粥样硬化等)、脑血管疾病、代谢类疾病(如肥胖症、血脂异常、脂肪肝、糖尿病等)、感染性疾病(如艾滋病、流感、结核病等)、恶性肿瘤、自身免疫性疾病等多种疾病的药物作用靶点研究的最新进展。

药物作用靶点是药物与之作用而产生药理学作用的由生物分子形成的特殊位点,是药物发挥作用的基础,寻找可供干预治疗的药物作用靶点具有十分重要的意义。

近年来,随着分子生物学、人类基因组学、蛋白质组学等生命科学和技术方法的发展,为新型分子靶点的发现提供了有力的技术支持。药物作用靶点的发现和确证已成为生命科学领域的研究热点,我国药学工作者针对各类疾病的药物作用靶点研究中亦取得了一定进展。本文通过检索近年我国学者在国内外期刊发表的相关论文,对针对神经退行性疾病、心血管疾病、脑血管疾病、代谢类疾病、感染性疾病、恶性肿瘤、自身免疫性疾病等多种疾病的药物作用靶点研究最新进展进行介绍。

1　神经退行性疾病治疗药物作用靶点

1.1　阿尔茨海默病相关靶点

胆碱能神经递质不足、β-淀粉样蛋白(Aβ)聚集、Tau 蛋白异常磷酸化及氧化应激在阿尔兹海默病(AD)的发生中扮演重要角色。脑内淀粉样蛋白前体(APP)一方面可在 α-分泌酶参与下生成非淀粉片段;另一方面经 β-和 γ-分泌酶作用而生成 Aβ,引发 Aβ 聚集,形成淀粉样斑块,导致神经毒性。基因 *BACE1* 可编码生成 β-分泌酶,与 Aβ 诱导细胞凋亡密切相关。

研究发现,*BACE1* 是 microRNA-124(miR-124)的下游靶点,miR-124 的抑制(或过表达)可以上调(或下调)*BACE1* 的表达。因此,miR-124 可作为减少细胞凋亡的重要调节因子,被认为治疗 AD 的一个新作用靶点[1]。铁离子螯合剂去铁胺能通过增强 α-分泌酶活性并降低 β-和 γ-分泌酶活性而促进 APP 的非淀粉样代谢途径,减少 Aβ 生成[2]。

Tau 蛋白过度磷酸化导致神经纤维缠结,最终引起神经元凋亡。研究表明,Tau 蛋白的小泛素样修饰因子(SUMO)化与 Tau 蛋白的过度磷酸化可相互促进,Tau 蛋白的 SUMO 化可通过拮抗其泛素化而抑制 Tau 蛋白的降解,并增加不可溶性 Tau 蛋白的聚积,提示 SUMO 可作为潜在治疗靶点,通过抑制 SUMO 而减少 Tau 蛋白的过度磷酸化[3]。

研究发现,他克林-咖啡酸结合物在抑制乙酰胆碱酯酶(AChE)活性的同时,还能抑制 Aβ 聚集,并能拮抗 H_2O_2 或谷氨酸诱导的细胞凋亡[4]。7,8-脱氢吴茱萸次碱不仅能高选择性地抑制胆碱酯酶的活性,还具有抑制 Aβ 聚集的活性,并能有效拮抗氧化应激[5]。

1.2　帕金森病相关靶点

帕金森病(PD)的发生主要与黑质多巴胺(DA)能神经元进行性丢失有关。研究发现,由 1-甲基-4-苯基-1,2,3,6-四氢吡啶(MPTP)制备的 PD 小鼠模型体内 AchE 水平上升,而抑制 AchE,能减少 DA 能神经元凋亡,说明 AchE 与 PD 的发病机制有关。用番荔枝酰胺衍生物 FLZ 处理 MPTP 诱导的 PD 小鼠模型时发现,FLZ 能通过激活 Akt 哺乳动物雷帕霉素靶蛋白(mTOR)通路和抑制 RTP801 而上调酪氨酸羟化酶(TH)的表达和 DA 能神经元的活性,FLZ 有望成为有效的抗 PD 药物[6]。坎地沙坦酯在大鼠体内能拮抗鱼藤酮诱导的 DA 能神经元凋亡,坎地沙坦酯通过抑制 ATF4-CHOP-Puma 信号通路与改善内质网应激而发挥其拮抗作用[7]。

2　心血管疾病治疗药物作用靶点

2.1　高血压相关靶点

脑钠肽　研究发现,脑钠肽(BNP)水平的升高与妊娠高血压性心脏病患者的心功能密切相关,BNP 水平可用于妊娠高血压性心脏病的诊断与病情评估,而 BNP 可作为潜在的抗高血压药物的生物靶点[8]。

2.2　心律失常相关靶点

发动蛋白 2　发动蛋白(dynamin,DNM)是一类生物进化上高度保守的大鸟苷三磷酸酶(large GTPase)分子家族,其亚型 DNM2 在人体内分布广泛。研究表明,DNM2 活性对心脏正常收缩-频率反应的维持是必需的,而作为调控收缩-频率反应的重要分子,DNM2 有可能成为心律失常与心衰等心脏疾病的药物干预靶点[9]。

钙调蛋白激酶Ⅱ-Ryanodine 受体信号途径　Ca^{2+}/CaM 依赖的钙调蛋白激酶Ⅱ(calmodulin kinase Ⅱ,CaMK Ⅱ)在肥厚心肌中的表达和活性上调,继而可致 Ryanodine 受体过度磷酸化，促使其功能异常，进而引起胞内钙稳态失衡，可能是室性心律失常发生的重要机制。CaMK II 抑制剂 KN-93 和 Ryanodine 受体阻滞剂兰尼碱能有效抑制心肌肥厚模型兔触发性室性心律失常的发生[10]。通过利用兰尼碱阻断 Ryanodine 受体或利用 KN-93 降低 Ryanodine 受体磷酸化水平，均能有效抑制兔儿茶酚胺敏感性室速（CPVT）模型的触发性室性心律失常[11]。

毒蕈碱受体 胆碱对乌头碱和哇巴因诱发的 Wistar 大鼠或豚鼠心律失常模型具有保护作用，其作用机制可能是激活心脏中毒蕈碱受体亚型 M3 受体，为 M3 受体可能成为新的抗心律失常药物靶点提供了理论依据[12]。

2.3 *心衰相关靶点*

短链酰基辅酶 A 脱氢酶 短链酰基辅酶 A 脱氢酶（SCAD）在大鼠生理性和病理性心肌肥大模型中呈现出不同的表达水平，有可能成为区分 2 种不同心肌肥大的分子标志物以及病理性心肌肥大的潜在治疗靶点[13]。

β3 肾上腺素能受体和内皮型一氧化氮合酶 大鼠从心肌肥大发展到心衰的过程中，其体内 β3 肾上腺素能受体（β3-AR）和内皮型一氧化氮合酶（eNOS）的表达显著增加，为临床治疗心肌肥大和心衰提供新的药物作用靶点[14]。

2.4 *冠心病与心肌梗死相关靶点*

Th17 细胞与 Th3 细胞 急性冠状动脉综合征（ACS）是由急性心肌缺血引起的急性冠状动脉病变的总称，主要表现为 Th1/Th2 细胞失衡。Th17 细胞可特异性分泌白介素-17（IL-17），而血清 IL-17 在 ACS 患者中显著升高，且与血脂及常用心血管急症检测指标（C 反应蛋白、血清心肌酶等）水平呈正相关，并随冠状动脉病变支数的增加而增加，在一定程度上可提示心血管病变的严重程度，而瑞舒伐他汀可降低血清 IL-17 水平。故 IL-17 可作为 ACS 治疗效果的新的观测指标，而 Th17 细胞可成为 ACS 治疗的新靶点[15]。临床研究显示，Th3 细胞及其分泌的细胞因子——转化生长因子-l（TGF-l）水平下调与 ACS 的发生和发展有关，Th3 细胞是 ACS 的保护性因素，也可能成为预防和治疗 ACS 的新靶点[16]。

miR-92a 血清 miR-92a 水平可用于评价冠脉炎症及血管内皮功能，而他汀类药物治疗冠心病患者时，可通过下调循环 miR-92a 的表达，改善内皮损伤，这可能具有临床意义，且 miR-92a 有可能成为血管内皮损伤治疗的新靶点[17]。

分泌磷酸蛋白 1、趋化因子受体 2 和人血管生成素样蛋白 4 急性心肌梗死后，通过血管新生重建缺血组织供血系统，改善梗死区域的供血功能，已成为临床治疗研究的重要方向。实验研究表明，分泌磷酸蛋白 1（secreted phosphoprotein 1，Spp1）、趋化因子受体 2（chemokine receptor 2，Ccr2）、人血管生成素样蛋白 4（angiopoietin-like 4，Angptl4）、CXC 趋化因子配体 5（CXC chemokine ligand 5，Cxcl5）基因在心肌梗死急性期的表达显著上调，其中 Spp1 和 Ccr2 与急性心肌梗死后炎性细胞黏附、迁移和趋化相关，而 Angptl4 与血管新生和细胞分化相关。因此，这 3 种蛋白的基因有可能成为促血管生成治疗的靶点[18]。

SIRT1 启动子基因 SIRT1 是存在于哺乳动物体内的酵母染色质沉默子启动子 SIRT2 同源体，是一种依赖 NAD^+ 的组蛋白去乙酰化酶，可提高心肌细胞活力，抑制其凋亡。SIRT1 启动子基因转录水平的改变可影响 SIRT1 的表达水平，而 SIRT1 表达的抑制可诱发心肌梗死。SIRT1 启动子基因有可能成为对心肌梗死患者实施个体化基因治疗的潜在靶点[19]。

多配体蛋白聚糖 4 在实验性大鼠心肌梗死模型中，心肌持续的多配体蛋白聚糖 4（synd4）过表达后，能通过促进新生血管生成、抑制组织炎症反应和纤维化而改善心脏功能和重塑，从而起到心肌保护作用，对于心肌梗死的治疗具有积极的作用，synd4 有望成为心肌梗死的治疗靶点[20]。

FcγRIIIA 研究发现，冠心病患者血清 FcγRIIIA（CD16）mRNA 水平以及血清和细胞膜上的 CD16 蛋白水平明显升高；CD16 通过激活单核细胞和刺激诱导炎症反应在冠心病进程中发挥作用，CD16 水平的升高可作为冠心病诊断的敏感指标[21]。同样，CD16 的异常表达也可在动脉粥样硬化形成过程中发挥作用，即 CD16 通过增强单核细胞与人脐静脉内皮细胞（HUVEC）的黏附性、刺激炎症因子的表达、激活动脉粥样硬化斑块的不稳定性而促进动脉粥样硬化的形成[22]。抑制 CD16 信号通路，可成为预防和治疗冠心病的一条潜在途径。

P75 神经营养因子受体 研究发现，在心肌梗死诱发的 SCD 中 P75 神经营养因子受体（P75NTR）起关键的调控作用，提示 P75NTR 是防治 SCD 的一个潜在靶点[23]。

TGF-β1-TAK1 信号通路 研究抑制 Rho 激酶对由高负荷和心肌梗死诱发的心肌重塑和纤维化加速进程中 TGF-β1-TAK1 信号通路的作用，结果显示在由高负荷和心肌梗死诱发的心肌重塑过程中，Rho 激酶通过上调纤维化基因的表达和激活 TGF-β1-TAK1 信号通路而发挥作用。因此，抑制 TGF-β1-TAK1 信号通路，有可能成为治疗病理性心肌纤维化的一条有效途径[24]。

2.5 *动脉粥样硬化相关靶点*

溶血磷脂酸受体 3 研究发现，与 Gq 蛋白偶联的溶血磷脂酸（LPA）受体 3（LPA3）介导了 LPA 诱导的血管平滑肌细胞（VSMC）表型转化，而阻滞 LPA3 通路，有可能成为控制与动脉粥样硬化和再狭窄等血管疾病相关的 VSMC 表型转化的潜在有效途径[25]。

载脂蛋白 A5 采用载脂蛋白 A5（ApoA5）腺病毒转染吞噬细胞株 PAW-264.7，观察脂质体诱导的吞噬细胞炎性因子的表达和乙酰化低密度脂蛋白（acLDL）诱导的泡沫细胞的形成与作用。结果发现，ApoA5 可减少巨噬细胞炎性因子分泌，抑制泡沫细胞形成，促进脂质由细胞内向细胞外的逆转运，具有潜在的抗动脉粥样硬化作用，可作为临床治疗动脉

粥样硬化的作用靶点之一[26]。

脂蛋白磷脂酶 A2 发生动脉粥样硬化时，脂蛋白磷脂酶 A2(LP-PLA2)往往过度表达。采用 ApoE 基因敲除小鼠制备动脉粥样硬化模型，并以慢病毒载体将 LP-PLA2 RNAi 转染模型小鼠，使其基因沉默。结果发现，模型小鼠的 LP-PLA2 血浆浓度和斑块 mRNA 表达都显著降低，局部和系统炎症基因的表达、斑块的进展速度以及体内脂质水平也均下降，而体内胶原水平升高。提示，LP-PLA2 基因沉默并未改变脂蛋白的组成，而是通过延缓动脉粥样硬化进程和加强斑块稳定性而发挥潜在的治疗作用，因此 LP-PLA2 是潜在的抗动脉粥样硬化药物作用靶点[27]。

促黑激素 考察促黑激素(IMD)在巨噬细胞清道夫受体 A(SR-A)介导泡沫细胞形成和动脉粥样硬化进程中的作用。结果发现，在 ApoE 基因敲除小鼠中，IMD 能通过增加张力蛋白同系物(PIEN)的磷酸化水平和减少泛素介导的 PIEN 降解而提高 PIEN 水平及其稳定性，抑制 SR-A 基因的表达和其功能，从而抑制泡沫细胞形成，阻抑动脉粥样硬化进程[28]；另外，外源性摄入 IMD，则可能通过改变 ApoE 基因敲除小鼠体内脂质的组成而防止动脉粥样硬化斑块的形成[29]。可见，IMD 是一个可能的动脉粥样硬化治疗靶点。

热休克蛋白-65 一项实验研究显示，高胆固醇饮食诱导的兔动脉粥样硬化损伤模型经不同类型热休克蛋白-65(Hsp65)的鼻免疫，动脉粥样硬化的损伤都得到显著缓解。单独使用 Hsp65 蛋白进行鼻免疫，或是 Hsp65 抗原对抗动脉粥样硬化损伤的有效方式，而 Hsp65 蛋白通过黏膜免疫给药，可能是动脉粥样硬化的潜在治疗方法[30]。

人剪切修复基因着色性干皮病基因 D 及血红素加氧酶 HO-1 HO-1 是治疗动脉粥样硬化的一个重要作用靶点。人剪切修复基因着色性干皮病基因 D(XPD)能促进 HUVECs 凋亡，而下调 XPD 的表达，有望成为治疗动脉粥样硬化的一条新的有效途径[31]。普罗布考能通过诱导血红素加氧酶 1(HO-1)而产生抗炎、抗氧化作用，从而抑制动脉粥样硬化进程，增加斑块的稳定性[32]。

3 脑血管疾病治疗药物作用靶点

目前临床治疗脑卒中的药物主要有溶栓药物、神经保护药物、抗血小板聚集药物、降纤药物和抗凝药物等。国内研发的Ⅰ类新药尤瑞克林注射液在 2010 年中国急性缺血性脑卒中诊治指南中被推荐用于急性期治疗。尤瑞克林即组织型激肽原酶，能裂解激肽原，产生激肽，激肽与激肽受体结合即可发挥脑保护作用。研究显示，尤瑞克林的作用机制可能与改善脑缺血区域再灌注损伤有关，同时其能降低再灌注损伤后血清基质金属蛋白酶-9(MMP-9)水平以及抑制炎性反应对缺血脑组织的损害[33]。

血浆同型半胱氨酸(homocysteine，Hcy)水平升高与心脑血管病变危险性之间存在关联性[34]。许多临床研究及流行病学调查也证实，高水平血浆 Hcy 是诱发动脉粥样硬化性心脑血管疾病的独立危险因素。而叶酸的使用可降低血中 Hcy 水平，从而减小脑卒中发生的风险。补充叶酸，总体上能使脑卒中发生的风险降低 18%，而无卒中病史者的脑卒中发生风险可降低 25%[35]。目前对 Hcy 诱发脑血管疾病的机制尚不明确，但研究表明，通过给予叶酸、维生素等来纠正高 Hcy 血症以及利用蛋氨酸代谢产生的内源性 Hcy 拮抗剂，有可能成为防治高 Hcy 血症所致心脑血管疾病的新途径[36]。

4 代谢类疾病治疗药物作用靶点

甘丙肽及其受体 动物实验表明，甘丙肽会增加动物对高脂肪饮食的偏爱和摄食量，并诱发血脂障碍和肥胖症的风险。甘丙肽通过与甘丙肽 1 型受体(GalR1)相互作用而增加动物的摄食量和体重，GalR1 拮抗剂有可能成为肥胖症的重要治疗药物[37]。

过氧化物酶体增殖物激活受体(PPAR) PPAR 作为核受体超家族的一员，可与棕色脂肪细胞分化过程中关键调控因子结合发挥其促分化作用，而转录因子 C/EBP 家族成员——CCAAT/增强子结合蛋白 α、β、δ 参与了激活和维持包括 PPARγ 在内的脂肪形成诱导基因的表达。研究发现，PPARγ 辅激活因子-1α、锌指蛋白 PRDMl6 和胎盘特异性蛋白 8 等均参与了棕色脂肪细胞的分化成熟过程，它们均有望成为肥胖症药物治疗的新靶点[38]。

乙酰化酶 1 动物实验表明，敲除乙酰化酶 1(SIRT1)基因可造成肝脏中游离脂肪酸和胆固醇的聚集，而这又能被 SIRT1 的过度表达而逆转。提示，促进 SIRT1 的表达与活化，可能成为治疗脂肪肝的有效途径[39]。

mTOR 与自噬 研究表明，抑制 mTOR，可能产生两方面有益的作用，即抑制固醇调节元件结合蛋白(SREBP)介导的脂肪形成和诱导脂肪分解；mTOR 抑制剂可能是通过诱导自噬而抑制脂肪形成。因此，mTOR 抑制剂将会是一个有前景的预防和治疗非酒精性脂肪肝(NAFLD)和酒精性肝病(ALD)的药物，而以自噬为靶点来清除损伤的线粒体，对于各种药物引起的由线粒体介导的肝损伤来说，可能是一种很有前途的防治方法[40]。

细胞色素 P4502E1 研究显示，细胞色素 P4502E1(CYP2E1)敲除的小鼠经酒精急性处理后并未发生体内脂肪变性，表明 CYP2E1 在急性酒精诱导脂肪变性中起重要作用；而 CYP2E1 抑制剂、JNK 抑制剂和抗氧化剂的治疗或激活自噬能有效防止酒精急性诱导型脂肪肝的形成[41]。

SREBP-1c 通过对高脂血症人群餐后血清脂肪酸谱的研究，首次发现仅有一种脂肪酸——硬脂酸的餐后水平显著升高，并导致胰岛素抵抗。餐后血清硬脂酸水平升高，是由于餐后血清胰岛素浓度的升高刺激了 SREBP-1c/乙酰辅酶 A 羧化酶/长链脂肪酸延长酶 ELOVL6 及由 ELOVL6 催化合成的软脂酸/脂肪酸合酶的合成；并在动物实验中，证实抑制

SREBP-1c 或 ELOVL6 的表达均能降低高脂血症模型小鼠肝脏及血清中的硬脂酸水平，同时改善模型小鼠的胰岛素抵抗；在比较干扰 SREBP-1c 和 ELOVL6 这两个靶点的效应差异时还发现，抑制 SREBP-1c 的表达能更有效地改善胰岛素抵抗。因此，SREBP-1c 有望成为改善胰岛素抵抗及治疗糖尿病的新靶点[42]。

Nur77　研究证实，孤核受体 Nur77 参与调控肝激酶 B1（liver kinase B1，LKB1）的定位和腺苷酸活化蛋白激酶（AMPK，一个主要的能量调控因子）的激活，Nur77 与固醇类激素受体结构相似，是核受体超家族的重要成员之一。LKB1 是一种重要的代谢传感器，可通过磷酸化作用来调控 AMPK 和其他一些 AMPK 相关酶的活性，从而控制能量动态平衡。AMPK 是直接参与糖代谢调控的蛋白激酶，可经 LKB1 致其磷酸化而得以激活，发挥降血糖作用。研究发现了 Nur77-LKB1-AMPK 这 3 分子组成的信号传导通路，并证实 Nur77 可结合并隔离细胞核中的 LKB1，从而抑制 AMPK 激活，导致血糖升高[43]。

5　感染性疾病治疗药物作用靶点

提高自然杀伤细胞（NK 细胞）数量，可能成为高效抗逆转录病毒疗法（HAART）联合中药或中药临床治疗艾滋病的一个有效作用途径[44]。亲环素 A 在病毒颗粒脱衣壳过程中起关键作用，是设计抗艾滋病药物的重要潜在靶点[45]。

流感是由流感病毒引起的一种人、禽、畜共患的急性传染病，它以传播速度快、发病率高和并发症严重等特征而成为严重威胁人类健康的疾病，目前其药物作用靶点的研究主要集中在以流感病毒 RNA 聚合酶为靶点的抗病毒药物筛选[46]。

建立了以肽脱甲酰基酶为靶点的抗结核病药物高通量筛选模型，并应用于从微生物次级代谢产物中发现具高抗菌活性的新型肽脱甲酰基酶抑制剂，以开发出能有效抗耐药结核分枝杆菌的新药[47]。建立了以结核分枝杆菌 H37Rv 莽草酸脱氢酶（SD）为靶点的高通量药物筛选模型，用于筛选 SD 抑制剂化合物，并进一步评价化合物的 SD 抑制活性，为发现具有 SD 抑制作用的先导化合物提供了一种快速有效的方法[48]。建立并应用以苯丙氨酰-tRNA 合成酶（PheRS）为靶点的新型抗结核病药物高通量筛选模型，发现获得的阳性发酵液样品对 PheRS 具有特异抑制活性，同时具有较高的抗菌活性和低毒性，为今后继续进行 PheRS 抑制剂筛选以及相关活性化合物的深入研究提供了初步的实验基础[49]。此外有研究表明，机体被结核分枝杆菌感染后，巨噬细胞中血管内皮细胞生长因子（VEGF）表达上调，随后 VEGF 可上调巨噬细胞中 TNF-α、IL-6、IFN-γ、MIP-2 等促炎因子的表达和杀菌分子 NO 的产生，进而调控巨噬细胞对结核分枝杆菌的免疫应答为结核病治疗提供了一个可能的新靶点——VEGF[50]。

6　恶性肿瘤治疗药物作用靶点

6.1　细胞毒药物靶点

在以表皮生长因子受体（EGFR）为靶点的上皮性卵巢癌（EOC）治疗研究中发现，抗 EGFR 单克隆抗体和酪氨酸激酶抑制剂（TKIs）单独使用时疗效甚微，但与铂的化疗联用时，复发性 EOC 病人的总体疗效得以提高[51]。研究发现，钯（Ⅱ）化合物与铂（Ⅱ）化合物的结构相似，且它们对人子宫颈癌、乳腺癌和肺癌等细胞系均具有细胞毒性，是潜在的金属抗癌药物[52]。

从中草药、植物以及食物中分离的有效成分里发现新的细胞毒药物，也是近年来抗肿瘤药物研究的一个主流趋势。从中草药苦檀叶中分离出 14 种化合物，其中一种新查尔酮化合物可在 2 μmol/L 浓度下于 36 h 内显示出很强的诱导细胞凋亡作用[53]。通过对灵芝酸 T 进行修饰和活性检测，发现所获得的许多小分子衍生物可有效抑制癌细胞增殖[54]。从黄姜皂苷（ZS）中分离并鉴定出 7 种甾体皂苷，均具有抑制癌细胞增殖的作用，其作用机制与诱发细胞凋亡有关[55]。在南美番荔枝的乙醇提取物中发现了 6 种新的番荔枝科多聚乙酰化物，对人肿瘤细胞具有潜在细胞毒性作用[56]。

6.2　肿瘤分子靶向药物靶点

针对恶性肿瘤易于转移的特性，靶向药物和靶向给药传递系统已成为恶性肿瘤治疗研究的一个热点。用转移性肿瘤特异性靶向肽对脂质体进行修饰，构建了纳米载体系统 TMT-LS，体内外模型实验均显示，TMT-LS 对高度转移性肿瘤具有明显的靶向作用，能更深入并更长时间的渗透到肿瘤组织中，可显著提高所载多柔比星在抑制裸鼠移植瘤的生长和诱导癌细胞凋亡方面的疗效[57]。

构建蛋白酪氨酸磷酸酶ⅣA3（PTP4A3）-siRNA 并转染人肺癌 H1299 细胞，结果发现，在 H1299 细胞中，PTP4A3 基因和细胞凋亡之间存在密切关系，PTP4A3 在细胞生长中起着重要作用，PTP4A3 可能是一个有价值的抗肿瘤治疗靶点[58]。

Polo 样激酶 1（PLK1）mRNA 在神经胶质瘤组织中的表达水平比在相应正常脑组织中高很多，且对于神经胶质瘤患者来说，PLK1 mRNA 的高表达是一个不良预后因素；而 PLK1 下调可抑制神经胶质瘤细胞生长，诱导其细胞周期停滞在 G2/M 期，并促进细胞凋亡，且能提高神经胶质瘤细胞对顺铂和放射线的敏感性[59]。

将 PLK1-shRNAs 转染到 A549 肺癌细胞中，可引起 PLK1 显著下调以及细胞生长抑制和凋亡，并能抑制动物移植瘤的生长[60]。体内外实验发现，PLK1 抑制剂可显著抑制非小细胞肺癌（NSCLC）细胞增殖，诱导其细胞周期停滞在 G2/M 期，促进细胞凋亡，也可能激活 p53 通路和 Cdc25C/cdc2/cyclin B1 反馈环路；此外，抑制 PLK1，可提高 NSCLC 细胞系对紫杉醇或放射线的敏感性。提示，PLK1 可能成为人恶性神经胶质瘤和肺癌放化疗的新靶点[61]。

丝裂原活化蛋白激酶（MAPK）通路是真核生物信号传递网络中的重要途径之一，可在多种不同的信号转导途径中充当一种共同的信号转导成分，且在细胞周期调控中发挥重要作用，是重要的肿瘤治疗靶点。HAb18G/CD147是免疫球蛋白超家族中的一种跨膜糖蛋白，与许多癌症的侵袭和转移有关。实验研究发现，无论在溶液中或活细胞中，HAb18G/CD147的K63E和S193A突变体都可干扰CD147二聚化，并对MAPK活化及介导的肿瘤细胞侵袭和转移产生明显的负性作用[62]。新藤黄酸能诱导线粒体氧化应激，并经Caspase-3和Caspase-9依赖性凋亡通路激活细胞的凋亡，此凋亡还与磷酸化p38 MAPK、磷酸化Erk1/2蛋白表达的改变有关[63]。

VEGF和D227A突变的金葡菌肠毒素A（SEA）组成的融合蛋白能抑制S180小鼠肉瘤的生长；由VEGF-SEA趋化的$CD4^+$和$CD8^+$在VEGF受体（VEGFR）周围表达的肿瘤细胞增多，并诱使细胞毒性T淋巴细胞（CTLs）释放肿瘤杀伤因子；而且，CTLs可在肿瘤细胞周围分泌穿孔蛋白和颗粒酶B蛋白，导致肿瘤细胞死亡[64]。体内实验发现，PI3K/Akt和ERK1/2信号通路的激活可调节VEGF-A和基质金属蛋白酶组织抑制因子-2（TIMP-2）的表达，致使CYP4Z1的表达增加，从而促进肿瘤血管生成和生长[65]。

研究发现，同源性磷酸酶-张力蛋白（PTEN）基因是一个很有效的抑癌基因，能诱导细胞凋亡和抑制PI3K/Akt通路，并控制细胞生长；而且，PTEN基因在双链断裂修复和核苷酸切除修复等DNA损伤修复和DNA损伤响应中也起着至关重要的作用[66]。研究发现胸苷二磷酸（dTDP）的合成需要胸苷激酶（TMPK），故认为TMPK抑制剂YMU1可阻抑肿瘤细胞的DNA修复[67]。

研究发现，萜酸土槿皮乙酸B（PAB）能显著抑制激素难治性前列腺癌（HRPC）DU145细胞增殖，且无明显的细胞毒性；并推测PAB可能通过激活UPS途径而诱导活性氧簇（ROS）的产生和Bcl-2的降解，导致细胞凋亡[68]。在肝癌组织中，Rho相关卷曲螺旋形成蛋白激酶2（Rock2）和细胞周期检查点细胞分裂周期蛋白25A（Cdc25A）异常上调，且Rock2可通过UPS来调节Cdc25A活性，提示抑制Rock2可抑制肝癌细胞生长[69]。

DNA甲基化在基因表达调控中发挥了重要作用。筛选出了新颖的甲基化基因，ANKRD18A（编码抛锚蛋白重复区域18A），通过研究来确认在肺癌中它是否受DNA甲基化调节[70]。ANKRD18A mRNA在肺癌组织中表达较正常组织减少，降低量约为十分之九。此外，弱表达的ANKRD18A经甲基化抑制剂5-氮杂-2′-脱氧胞苷处理后，其表达在甲基化的肺癌细胞株中呈显著性上升趋势。这些结果表明ANKRD18A基因的甲基化和随后其mRNA的改变可能是肺癌病变中的一个重要分子机制。研究表明，miRNA在调节肿瘤迁移和侵袭中发挥重要作用，在各种人类癌组织中常有异常表达的miRNA。实验发现，转移性乳腺癌细胞中miR-218的表达水平减少，而miR-218具有抑制乳腺癌细胞迁移和侵袭能力，受其调控的Slit2-Robo1信号通路可能是抑制乳腺癌细胞迁移和侵袭的新靶点[71]。

研究发现，具有抗肿瘤转移活性的钆纳米粒（f-NPs）可抑制乳腺癌细胞中基质金属蛋白酶（MMP）的表达，且f-NPs可形成纤维笼，封装癌组织，作为一个物理屏障，隔离癌细胞与肿瘤相关巨噬细胞产生的MMP之间的联系；在动物模型中，f-NPs能非常有效的抑制肺癌瘤灶的形成[72]。提示f-NPs可能为肿瘤转移的靶向治疗研究提供新的方向。微囊藻毒素-LR（MC-LR）对癌细胞迁移和MMP表达有抑制作用，能显著降低MMP-2/-9的mRNA表达水平、蛋白质水平及酶活性[73]。

研究发现，核不均一核糖核蛋白（hnRNP）A1/A2及多聚嘧啶结合蛋白（PTB）具有调控丙酮酸激酶前mRNA可变剪接的作用，并且致癌转录因子c-Myc与hnRNP A1/A2及PTB在肿瘤细胞中的过表达密切相关[74]。可见，肿瘤代谢靶向治疗的靶标不只是仅有糖酵解代谢中的关键酶，其调控因子hnRNP A1/A2和PTB均可成为肿瘤治疗的新靶点。

在肿瘤免疫方面，目前常用的肿瘤疫苗包括肿瘤细胞疫苗、基因工程疫苗、多肽疫苗、核酸疫苗、抗独特型抗体疫苗、树突状细胞疫苗等。研究发现，基于细胞穿透肽修饰的纳米粒的多细胞因子佐剂WCTV可方便地将粒细胞-巨噬细胞集落刺激因子（GM-CSF）和IL-2转运进入肿瘤细胞，故其可作为一种高性能抗肿瘤的免疫疗法，也为免疫疫苗的研发提供了一个新思路[75]。

6.3 生物大分子抗肿瘤药物靶点

研究发现，杂交瘤细胞分泌的一种抗结肠直肠癌单克隆抗体WL5可用于诊断结直肠癌的特性和对药物的敏感性，并具有类似于阿奇霉素的抗肿瘤活性；此外，一种与癌胚抗原相关细胞黏附分子1（CEACAM1）相关的癌胚抗原为WL5的靶向抗原，它可能成为结直肠癌的一个潜在生物标志物和治疗新靶点[76]。

将一个直接抑制EGFRvIII的单克隆抗体CH12与5-氟尿嘧啶（5-FU）联用，对EGFRvIII阳性肝细胞癌异种移植瘤有协同抑制作用，可成为克服EGFRvIII介导的癌细胞对5-FU耐药的潜在有效手段；而与单克隆抗体结合的基因纳米复合物提高了肿瘤定位能力和治疗效率[77]。将降解的阳离子聚乙烯亚胺嫁接α，β-聚（*N*-3-羟丙基）-DL-天冬酰胺所形成的共聚物PHPA-PEI与pDNA复合，产生PHPA-PEI/pDNA纳米粒，再与抗EGFR单克隆抗体9B9 mAb结合，生成的PHPA-PEI/pDNA/9B9 mAb（PP9mN）复合物能有效靶向肿瘤组织，并能显著增强对荷瘤裸鼠的抗癌效果[78]。

研究发现，一种多功能人表皮生长因子受体2（HER2）单克隆抗体与RNA酶相关碲化镉量子点集群结合物（HER2-RQDs）纳米探针能选择性杀死胃癌MGC803细胞，并可靶向成像胃癌细胞,抑制胃癌组织的生长,延长荷瘤小鼠模型的存活时间。提示,这种高效 HER2-RQDs 纳米探针将在原位胃癌靶向成像和选择性治疗等方面发挥作用[79]。

7 自身免疫性疾病治疗药物作用靶点

自身免疫性疾病包括类风湿关节炎、多发性硬化症、系统性红斑狼疮等,其患者体内 TNF-α、IL-lβ 和 IL-17 等促炎因子的表达水平明显升高,利用抗体阻断或抑制这些细胞因子的活性,对自身免疫性疾病可产生治疗作用。首次阐述了非免疫细胞来源的 miRNA 参与免疫性疾病的机制,通过高通量 miRNA 芯片筛选发现,miR-23b 是自身免疫性疾病(类风湿性关节炎和红斑狼疮)患者和自身免疫性疾病小鼠模型(CIA、MRL/lpr、EAE)的炎症病理组织中共同下调的miRNA,而 IL-17 可通过下调 miR-23b 的表达来参与炎症性自身免疫疾病过程,miR-23b 则通过靶向调控炎症性细胞因子 TNF-α、IL-lβ 和 IL-17 的下游信号通路中关键信号分子(TAB2、TAB3 和 IKKa)来抑制自身免疫性疾病[80]。miR-23b 是第 1 个被发现具有功能特点的在自身免疫性疾病发病过程中表达下调的 miRNA,对多种自身免疫性疾病模型的发病起到很好的预防及干预作用,有可能成为治疗自身免疫性疾病的一个新靶点。

8 结 语

近年来我国学者对药物作用新靶点的研究进展令人欣喜,大大推进了我国新药筛选工作的开展。然而,有关药物作用新靶点的部分实验研究尚较粗浅,处于初步摸索阶段,有待进一步深入展开。

参 考 文 献

1 Fang M, Wang J, Zhang X, *et al*. The miR-124 regulates the expression of BACE1/β-secretase correlated with cell death in Alzheimer's disease. *Toxicol Lett*, 2012, 209(1): 94-105

2 Guo C, Wang T, Zheng W, *et al*. Intranasal deferoxamine reverses iron-induced memory deficits and inhibits amyloidogenic APP processing in a transgenic mouse model of Alzheimer's disease. *Neurobiol Aging*, 2013, 34(2): 562-575

3 罗洪斌. SUMO 修饰对 Tau 蛋白磷酸化及其降解的影响. 武汉: 华中科技大学, 2012

4 Chao X, He X, Yang Y, *et al*. Design, synthesis and pharmacological evaluation of novel tacrine-caffeic acid hybrids as multi-targeted compounds against Alzheimer's disease. *Bioorg Med Chem Lett*, 2012, 22(20): 6498-6502

5 He Y, Yao PF, Chen SB, *et al*. Synthesis and evaluation of 7,8-dehydrorutaecarpine derivatives as potential multifunctional agents for the treatment of Alzheimer's disease. *Eur J Med Chem*, 2013, 63: 299-312

6 Bao XQ, Kong XC, Qian C, *et al*. FLZ protects dopaminergic neuron throughactivating protein kinase B/mammalian target of rapamycin pathway and inhibiting RTP801 expression in Parkinson's disease models. *Neuroscience*, 2012, 202: 396-404

7 汪 剑, 袁斌斌, 布艾加尔·哈斯木. 下调 miR-126 对大鼠降血压作用的实验研究. 实用临床医药杂志, 2012, 16(13): 4-8

8 朱 欣. 脑钠肽在妊娠高血压性心脏病患者中的表达及其意义. 医学临床研究, 2012, 29(12): 2370-2371

9 叶江川, 刘 班, 李 俊, 等. 发动蛋白对心脏收缩-频率反应的调控作用. 同济大学学报: 医学版, 2012, 33(4): 7-12.

10 柯 俊, 肖 幸, 陈 锋, 等. CaMKII-ryanodine 受体信号途径在心肌肥厚兔触发性室性心律失常中的作用. 中华急诊医学杂志, 2012, 21(4): 392-396

11 肖 幸, 柯 俊, 张存泰, 等. 阻断 Ryanodine 受体对兔儿茶酚胺敏感性室速模型心律失常发生的抑制作用. 内科急危重症杂志, 2012, 18(6): 370-372

12 刘 艳, 戚汉平, 解 晶, 等. 胆碱对乌头碱和哇巴因所诱发的心律失常的保护作用. 中国药理学通报, 2012, 28(10): 1447-1451

13 周四桂, 王 平, 路 遥, 等. 短链酰基辅酶 A 脱氢酶在大鼠生理性和病理性心肌肥大中的作用. 中国病理生理杂志, 2012, 28(11): 1921-1927

14 冷晓宁, 贾 静, 王蕾红, 等. 心衰大鼠心肌 β3 肾上腺素能受体和内皮型一氧化氮合酶的表达. 哈尔滨医科大学学报, 2012, 46(2): 99-103

15 晋 群, 庄颖珠, 张吉新, 等. IL-17 在急性冠状动脉综合征的变化及瑞舒伐他汀的干预作用. 中国急救医学, 2012, 32(3): 250-254

16 辛 军. 急性冠状动脉综合症患者调节性 T 细胞亚群 Th3 细胞的改变及临床意义. 中国现代医生, 2012, 50(4): 50-51

17 王 虹, 陆红梅, 阳文辉, 等. 他汀类药物对冠心病患者循环微小 RNA-92a 表达的影响. 中国为重病急救医学, 2012, 24(4): 215-218

18 俞立玮, 姜 萌, 朱 丹, 等. 实时 PCR 法验证心肌梗死大鼠模型正常组织及心肌梗组组织与血管新生途径相关差异基因的表达. 中国组织工程研究, 2012, 16(7): 1220-1224

19 Cui Y, Wang H, Chen H, *et al*. Genetic analysis of the SIRT1 gene promoter in myocardial infarction. *Biochem Biophys Res Commun*, 2012, 426(2): 232-236

20 Xie J, Wang J, Li R, *et al*. Syndecan-4 over-expression preserves cardiac function in a rat model of myocardial infarction. *J Mol Cell Cardiol*, 2012, 53(2): 250-258

21 Huang Y, Yin H, Wang J, *et al*. The significant increase of FcγRIIIA (CD16), a sensitive marker, in patients with coronary heart disease. *Gene*, 2012, 504(2): 284-287

22 Huang Y, Yin H, Wang J, *et al*. Aberrant expression of FcγRIIIA (CD16) contributes to the development of atherosclerosis. *Gene*, 2012, 498(1): 91-95

23 Yuan MJ, Huang H, Huang CX. P75 neurotrophin receptor is a regulatory factor in sudden cardiac death with myocardial infarction. *Med Hypotheses*, 2012, 79(3): 361-362

24 Li Q, Xu Y, LI X, *et al*. Inhibition of Rho-kinase ameliorates myocardial remodeling and fibrosis inpressure overload and myocardial

infarction: Role of TGF-β1-TAK1. *Toxicol Lett*, 2012, 211(2): 91-97

25 李小好,杨 波,尚桂莲,等. 溶血磷脂酸受体3介导溶血磷脂酸诱导的血管平滑肌细胞表型转化. 中华老年心脑血管病杂志, 2012, 14(10): 1082-1086

26 李文君,宋科秀,王 睿,等. 载脂蛋白A5体外对吞噬细胞的作用及抗动脉粥样硬化机制. 中华内分泌代谢杂志, 2012, 28(8): 666-668

27 Zhang H, Zhang J, Shen D, *et al*. Regression of atherosclerosis in apolipoprotein E-deficient mice by lentivirus-mediated gene silencing of lipoprotein-associated phospholipase A2. *Biochem Biophys Res Commun*, 2012, 427(3): 557-562

28 Dai XY, Cai Y, Mao DD, *et al*. Increased stability of phosphatase and tensin homolog by intermedin leading to scavenger receptor A inhibition of macrophages reduces atherosclerosis in apolipoprotein E-deficient mice. *J Mol Cell Cardiol*, 2012, 53(4): 509-520

29 Zhang X, Gu L, Chen X, *et al*. Intermedin ameliorates atherosclerosis in apoE null mice by modifying lipid profiles. *Peptides*, 2012, 37(2): 189-193

30 Long J, Lin J, Yang X, *et al*. Nasal immunization with different forms of heat shock protein-65 reduced high-cholesterol-diet-driven rabbit atherosclerosis. *Int Immunopharmacol*, 2012, 13(1): 82-87

31 张 南,李菊香,丁 浩,等. 人剪切修复基因着色性干皮病基因D对人脐静脉内皮细胞的促凋亡作用. 中国动脉硬化杂志, 2012, 20(5): 445-450

32 张建宁,李婷婷,彭 杰,等. 普罗布考通过诱导血红素加氧酶1发挥抗动脉粥样硬化作用. 山东大学学报:医学版, 2012, 50(5): 40-45

33 郭 锐,封 臻,郝丽丽. 尤瑞克林治疗急性脑梗死的疗效及对血清MMP-9的影响. 中国实用神经疾病杂志, 2012, 15(6): 8-10

34 刘 君,万云高,孙志媛. 同型半胱氨酸与心脑血管疾病相关性研究进展. 中华临床医师杂志, 2012, 6(1): 116-120

35 姚丽梅. 高同型半胱氨酸血症和叶酸对心脑血管疾病的影响. 内科, 2012, 7(4): 384-387

36 宫海东. 高同型半胱氨酸与脑血管病相关性研究. 实用心脑肺血管病杂志, 2012, 20(5): 795-796

37 Fang P, Yu M, Shi M, *et al*. Galanin peptide family as a modulating target for contribution to metabolic syndrome. *Gen Comp Endocrinol*, 2012, 179(1): 115-120

38 钱 杰,张玉彬. 棕色脂肪组织与肥胖症药物治疗的新靶点. 药学进展, 2012, 36(11): 487-493

39 Wang Y, Xu C, Liang Y, *et al*. SIRT1 in metabolic syndrome: where to target matters. *Pharmacol Ther*, 2012, 136(3): 305-318

40 Ni H M, Williams J A, Yang H, *et al*. Targeting autophagy for the treatment of liver diseases. *Pharmacol Res*, 2012, 66(6): 463-474

41 Yang L, Wu D, Wang X, *et al*. Cytochrome P4502E1, oxidative stress, JNK, and autophagy in acute alcohol-induced fatty liver. *Free Radic Biol Med*, 2012, 53(5): 1170-1180

42 Chu X, Liu L, Na L. Sterol regulatory element-binding protein-1 cmediatesincreaseofpostprandialstearic acid, a potential target for improving insulin resistance, in hyperlipidemia. *Diabetes*, 2012, 62(2): 561-571

43 Zhan YY, Chen Y, Zhang Q, *et al*. The orphan nuclear receptor Nur77 regulates LKB1 localization and activates AMPK. *Nat Chem Biol*, 2012, 8(11): 897-904

44 温 敏,李艳萍,何 鹏,等. HAART联合康爱保生浓缩丸对HIV病毒载量被有效抑制后的HIV/AIDS患者的NK细胞的干预作用. 云南中医中药杂志, 2012, 33(8): 16-19

45 李 沭,陈文文,刘新泳,等. 亲环素A:艾滋病治疗的潜在靶点. 生命的化学, 2012, 32(3): 277-281

46 王 臻,王 歆,贺 贞,等. 以流感病毒RNA聚合酶为靶点的抗病毒药物筛选和药效学评价方法的建立. 药学学报, 2012, 47(9): 1159-1163

47 张丽蓉,赵莉莉,魏玉珍,等. 以肽脱甲酰基酶为靶点的抗结核药物高通量筛选模型的建立和应用. 中国医药生物技术, 2012, 7(2): 110-115

48 陈小娟,崔佳飞,杨延辉,等. 以结核分枝杆菌H37Rv莽草酸脱氢酶为靶点的高通量筛选模型的建立及应用. 中国医药生物技术, 2012, 7(3): 191-196

49 张志明,孙 莹,赵莉莉,等. 以苯丙氨酰-tRNA合成酶为靶点的新型抗结核药物高通量筛选模型的建立和应用. 微生物学通报, 2012, 39(10): 1437-1446

50 黄春宇,尹 琳,何军芳,等. 血管内皮细胞生长因子在抗结核免疫中的作用及机制. 中山大学学报:医学科学版, 2012, 33(3): 287-292

51 Gui T, Shen K. The epidermal growth factor receptor as a therapeutic target in epithelial ovarian cancer. *Cancer Epidemiol*, 2012, 36(5): 490-496

52 Yan L, Wang X, Wang Y, *et al*. Cytotoxic palladium(Ⅱ) complexes of 8-aminoquinoline derivatives and the interaction with human serum albumin. *J Inorg Biochem*, 2012, 106(1): 46-51

53 Ye H, Fu A, Wu W, *et al*. Cytotoxic and apoptotic effects of constituents from *Millettia pachycarpa* Benth. *Fitoterapia*, 2012, 83(8): 1402-1408

54 Liu RM, Li YB, Zhong JJ. Cytotoxic and pro-apoptotic effects of novel ganoderic acid derivatives on human cervial cancer cells *in vitro*. *Eur J Pharmacol*, 2012, 681(1/2/3): 23-33

55 Tong QY, He Y, Zhao QB, *et al*. Cytotoxicity and apoptosis-inducing effect of steroidal saponins from *Dioscorea zingiberensis* Wright against cancer cells. *Steroids*, 2012, 77(12): 1219-1227

56 Chen Y, Chen JW, Wang Y, *et al*. Six cytotoxic annonaceous acetogenins from *Annona squamosa* seeds . *Food Chem*, 2012, 135(3): 960-966

57 Wang Z, Yu Y, Dai W, *et al*. The use of a tumor metastasis targeting peptide to deliver doxorubicin-containing liposomes to highly metastatic cancer. *Biomaterials*, 2012, 33(33): 8451-8460

58 Lian YX, Chen R, Xu YH, *et al*. Effect of protein-tyrosine phosphatase 4A3 by small interfering RNA on the proliferation of lung cancer. *Gene*, 2012, 511(2): 169-176

59 Cheng M W, Wang BC, Weng ZQ, *et al*. Clinicopathological significance of Polo-like kinase 1 (PLK1) expression in human malignant glioma. *Acta Histochem*, 2012, 114(5): 503-509

60 Zhao XY, Nie CL, Liang SF, *et al*. Enhanced gemcitabine-mediated cell killing of human lung adenocarcinoma by vector-based RNA interference against PLK1. *Biomed Pharmacother*, 2012, 66(8): 597-602

61 Wang ZX, Xue D, Liu ZL, *et al*. Overexpression of polo-like kinase 1 and its clinical significance in human non-small cell lung cancer. *Int J Biochem Cell Biol*, 2012, 44(1): 200-210

62 Cui HY, Guo T, Wang SJ, *et al*. Dimerization is essential for HAb18G/CD147 promoting tumor invasion via MAPK pathway. *Biochem Biophys Res Commun*, 2012, 419(3): 517-522

63 Yan F, Wang M, Li J, *et al*. Gambogenic acid induced mitochondrial-dependent apoptosis and referred to Phospho-Erk1/2 and Phospho-p38 MAPK in human hepatoma HepG2 cells. *Environ Toxicol Pharmacol*, 2012, 33(2): 181-190

64 Sun Q, Jiang S, Han B, *et al*. Cytotoxic T lymphocyte-dependent tumor growth inhibition by a vascular endothelial growth factor-superantigen conjugate. *Biochem Biophys Res Commun*, 2012, 427(4): 711-717

65 Yu W, Chai H, Li Y, *et al*. Increased expression of CYP4Z1 promotes tumor angiogenesis and growth in human breast cancer. *Toxicol Appl Pharmacol*, 2012, 264(1): 73-83

66 Ming M, He YY. PTEN in DNA damage repair. *Cancer Lett*, 2012, 319(2): 125-129

67 Hu CM, Yeh MT, Tsao N, *et al*. Tumor cells require thymidylate kinase to prevent dUTP incorporation during DNA repair. *Cancer Cell*, 2012, 22(1): 36-50

68 Zhao D, Lin F, Wu X, *et al*. Pseudolaric acid B induces apoptosis via proteasome-mediated Bcl-2 degradation in hormone-refractory prostate cancer DU145 cells. *Toxicol In Vitro*, 2012, 26(4): 595-602

69 Liu T, Yu X, Li G, *et al*. Rock2 regulates Cdc25A through ubiquitin proteasome system in hepatocellular carcinoma cells. *Exp Cell Res*, 2012, 318(16): 1994-2003

70 Liu WB, Han F, Jiang X, *et al*. ANKRD18A as a novel epigenetic regulation gene in lung cancer. *Biochem Biophys Res Commun*, 2012, 429(3/4): 180-185

71 Yang L, Li Q, Wang Q, *et al*. Silencing of miRNA-218 promotes migration and invasion of breast cancer via Slit2-Robo1 pathway. *Biomed Pharmacother*, 2012, 66(7): 535-540

72 Meng H, Xing G, Blanco E, *et al*. Gadolinium metallofullerenol nanoparticles inhibit cancer metastasis through matrix metalloproteinase inhibition: imprisoning instead of poisoning cancer cells. *Nanomedicine*, 2012, 8(2): 136-146

73 Zhang Z, Zhang XX, Qin W, *et al*. Effects of microcystin-LR exposure on matrix metalloproteinase-2/-9 expression and cancer cell migration. *Ecotoxicol Environ Saf*, 2012, 77: 88-93

74 许佳佳，连文昌，李招发. 丙酮酸激酶前 mRNA 可变剪接的调控在肿瘤代谢中的作用和意义. 生物技术通讯, 2012, 23(1): 132-135

75 Liu SY, Wei W, Yue H, *et al*. Nanoparticles-based multi-adjuvant whole cell tumor vaccine for cancer immunotherapy. *Biomaterials*, 2013, 34(33): 8291-8300

76 Liu J, Di G, Wu CT, *et al*. Development and evaluation of a novel anti-colorectal cancer monoclonal antibody, WL5. *Biochem Biophys Res Commun*, 2013, 432(2): 370-377

77 Jiang H, Dong Q, Luo X, *et al*. The monoclonal antibody CH12 augments 5-fluorouracil-induced growth suppression of hepatocellular carcinoma xenografts expressing epidermal growth factor receptor variant III. *Cancer Lett*, 2014, 342(1): 113-120

78 Wang JL, Tang GP, Shen J, *et al*. A gene nanocomplex conjugated with monoclonal antibodies for targeted therapy of hepatocellular carcinoma. *Biomaterials*, 2012, 33(18): 4597-4607

79 Ruan J, Song H, Qian Q, *et al*. HER2 monoclonal antibody conjugated RNase-A-associated CdTe quantum dots for targeted imaging and therapy of gastric cancer. *Biomaterials*, 2012, 33(29): 7093-7102

80 Zhu S, Pan W, Song X, *et al*. The microRNA miR-23b suppresses IL-17-associated autoimmune inflammation by targeting TAB2, TAB3 and IKK-α. *Nat Med*, 2012, 18(7): 1077-1086

药物分析研究进展

杨 漾,严 方,陈金龙,叶 慧,郑 枫,李 博,狄 斌

(中国药科大学药物分析教研室,南京 210009)

摘 要 本文归纳了2012年国内学者在药物分析领域围绕化学药、基因工程药物以及中药发表的文献,就药物生产过程分析技术、高通量药物筛选分析技术、药物固态性质分析技术、药物的杂质研究方法、体内药物分析方法、中药分析方法和生化药物分析方法等方面进行总结。

1 过程分析技术

传统的药物分析采用离线方式对制药过程中的原料、中间产物以及最终产物进行分析,数据滞后于生产过程。而PAT技术通过即时测定,检测药物制造中的过程,因而对"质量源于设计"(quality by design,QBD)的药物质量观的发展和实践有重要意义。目前过程分析技术(process analytical technique,PAT)的研究多采用在线近红外光谱分析技术,用于中药提取等工艺的检测。例如,通过在线采集近红外(NIR)光谱,以芍药苷、苯甲酸和固形物的测定值作为对照值,采用偏最小二乘法建立模型并对赤芍的提取进行了在线监测,实现了赤芍提取过程的在线分析[1]。通过在线采集黄芪提取过程中提取液的近红外光谱,同时采集提取液样品,利用HPLC-MS方法测得提取液中黄芪皂苷Ⅱ、异黄芪皂苷Ⅱ、黄芪皂苷Ⅰ和黄芪甲苷4种成分的质量浓度作为对照值,利用偏最小二乘法建立4种成分及黄芪总皂苷的定量分析模型。所建立的模型能够及时准确地反映提取液中黄芪总皂苷的质量浓度信息,实现以黄芪总皂苷为检测指标,对黄芪提取过程的在线监测,为黄芪提取过程的终点判断和工艺优化提供参考[2]。在采用在线近红外光谱研究清开灵注射液中间体金银花的醇沉工艺时,采用简单区间算法(simple interval calculation,SIC)建立绿原酸的定量分析模型。该模型较偏最小二乘法得到的模型更为可靠,可满足金银花醇沉过程在线质量检测的要求,实现工艺过程的在线分析[3]。

2 高通量药物筛选分析技术

高通量筛选(high throughput screening,HTS)以分子水平和细胞水平的实验方法为基础,通过微型化和自动化的分析检测技术实现大量实验并行运行,实现短时间内对大量候选化合物进行筛选。目前高通量筛选多通过微孔板/微阵列和微流控芯片两种技术实现。

2.1 微孔板/微阵列技术

微孔板/微阵列技术近年来的研究重点是发展密度更高和体积更小的检测分析平台,多用于酶或受体的抑制剂/激动剂的高通量筛选。通过在昆虫细胞中重组表达并分离得到了HDAC6蛋白,建立了组蛋白去乙酰化酶(HDAC6)小分子抑制剂的高通量筛选模型。进一步在384孔板上测定了模型的Z′因子对模型进行评价,证实该模型能满足高通量筛选的要求,可用于新型HDAC6特异性小分子抑制剂的发现[4]。

以结核分枝杆菌的苯丙氨酰-tRNA合成酶(PheRS)为靶点,建立结核分枝杆菌PheRS抑制剂高通量筛选模型。在微孔板上筛选了11 600个化合物和5 200个发酵液样品,得到了共46个阳性样品。结合细胞毒性和抗菌活性的进一步筛选,为寻找新的有效的抗结核药物奠定基础[5]。

以肽脱甲酰基酶(PDF)为靶点,建立了结核分枝杆菌PDF抑制剂筛选模型。用该模型在96孔板上对12 400个微生物发酵粗提物进行了初筛,得到33个阳性样品。以抗耻垢分枝杆菌实验复筛得到8个阳性样品[6]。

将人二型大麻受体(CB_2)表达载体与双报告基因载体共转染至CHO细胞中,通过检测不同化合物对转染后CHO细胞荧光素酶表达水平变化来筛选人CB_2激动剂。在96孔板上对Z′因子进行评价,证实模型具有良好的稳定性,可用于CB_2激动剂的筛选[7]。

微孔板/微阵列技术也被用于抗病毒药物的HTS。用转染pPolI-vluc质粒的A549细胞构建甲型流感病毒(IAV)vRNA启动子抑制剂的HTS平台。以该平台测定了83种中药材提取物并发现了35种活性提取物,其中7个未见报道。在此基础上发现这些提取物中共有的原矢车菊素对IAV的复制具有良好的抑制作用[8]。

2.2 微流控芯片技术

微流控芯片通过对样品全分析过程的微缩化和集成化,可实现灵敏、快速检测,高通量输出,因而非常适合HTS。设计了包括药物/基质(medium)浓度梯度发生器(CGG)、气动微型阀、细胞培养微腔的多层微流控芯片,并将人肺腺癌细胞株A549/DDP导入芯片的微腔[9]。采用荧光探针DAPI标记,可用于筛选化合物对A549/DDP细胞凋亡的影响。通过对顺铂溶液的测定,证实该微流控芯片可用于细胞水平的HTS。

3 药物的固态性质分析

在新药开发,原料药、辅料及其混合物的物理特征研究

中，由于潜在固相反应，因此药物物理性能的研究是必要的，尤其是晶型研究应该成为药物研发的重要组成部分。

3.1 分子水平表征药物（新化药实体）

近年来，多种新型固态分子测试技术和方式的出现，为药物在固态分子水平上特征研究提供了有力的帮助。其中，漫反射 UV/VIS 光谱、FT-IR 和漫反射红外光谱（DR-IR）已用于研究处方中的固相特征和评估药物中存在的多晶型和水合物。

拉曼光谱（Raman spectrum）是非常适合于固体表征的另一种技术。林琳等建立了拉曼光谱法测定氟康唑两种晶型方法。采用 780 nm 色散型拉曼光谱法得到 A、B 晶型拉曼光谱图，测定了不同厂家氟康唑固体口服制剂的晶型类别，并采用拉曼成像技术对含量分布进行初步研究[10]。

近红外光谱（NIR）可以在无需破坏分析物条件下可以检测和确定含有独特氢原子官能团，目前已用于药物水分测定、片剂测试和混合物验证。利用 NIRS 手段分别利用单一指标成分和矢量归一化法研究三七通舒胶囊粉末混合过程的混合均匀度，为中药现代化发展、粉末混合过程的实时、在线质量控制提供一种新的方法[11]。

固态核磁共振（solid state NMR，ss-NMR）谱是通过化合物中单个原子的化学环境获得药物分子水平的特征，信息准确、可靠。ss-NMR 已被较多用来推断药物晶型的变化特性，并可用来研究因为溶剂化物和水合物造成的原子核所处分子环境的变化，利用 ss-NMR 技术研究了新的二氢吡啶类钙离子拮抗剂-阿折地平（Azelnidipine），发现它存在两种多晶和准多晶形式，溶剂分子与阿折地平分子之间存在弱氢键作用引起的阿折地平分子中羰基碳的 δ 向低场移动，表明 ss-NMR 可以作为一种研究药物多晶以及溶剂化作用有力的手段[12]。

3.2 微观粒子水平的表征

在药物开发的早期阶段，药物样品的颗粒大小、分布，表面状态和内部属性等信息是非常重要。尤其在纳米药物出现后，对于药物固态微观粒子水平上的考察对全面评价药效至关重要。光学和电子显微技术的不断发展，为药物微观粒子水平上研究提供保障。目前显微分析方法已被多国药典收载。X 射线衍射分析（包括单晶与粉末等）方法主要应用于药物晶体结构的测定、多晶性和溶剂化物结构的评价、结晶度的评价和相变研究。兴起的 X 射线衍射透射几何方法和小角度 XRD 技术可以解决药物晶型择优取向的问题，实现微米或纳米级药物晶体测定。热分析技术常被用来研究药物的纯度、多晶型、溶剂化以及药物的降解和辅料相容性。新出现的温度调幅式 DSC、超高效 DSC 等弥补传统热分析技术的不足。

3.3 批量样品的表征

候选药物进入后期制剂开发阶段，与其它处方辅料成分相关的物理性质即批量样品的表征就显得至关重要，需要建立赋形剂材料物理特征的综合评估方案，特别是涉及使用和功能的属性。主要的特征指标研究包括：粒径分布、微粒或粉末的机械性能的分析。

4 杂质谱分析

4.1 一般杂质分析

药物中的残留溶剂基本仍是采用气相色谱法，而一些辅料或制剂生产的过程中也有可能带有残留溶剂，采用顶空气相色谱法测定了灯盏花滴丸中残留溶剂[13]。

采用专属性更强、灵敏度更高的方法对不同类别的重金属进行测定，如采用微波消解-石墨炉原子吸收法测定软胶囊壳中的重金属铬[14]，采用原子荧光光谱法测定傣药蓬莱葛中的痕量砷和汞[15]，采用电感耦合等离子体质谱法测定维生素 B_2 注射液中的镉、砷和铅[16]。

中药材采用硫磺熏蒸的方式较为普遍，《中国药典》采用酸蒸馏碘滴定法测定硫磺熏蒸后的二氧化硫残留量，有研究对《中国药典》中二氧化硫残留量测定方法进行了改进[17]，也有采用离子色谱法测定浙贝母中二氧化硫残留量[18]。

4.2 特殊杂质

4.2.1 有关物质 药物中的有关物质包括起始原料、中间体、副产物和降解产物等杂质，对其中未知结构的杂质进行鉴定是控制药物质量的基础与前提。由于药物中有关物质的含量大部分少于 0.1%，因此要从中直接分离杂质单体较为困难，一般采用色谱-质谱联用的方法对于未知杂质进行初步的结构推断，如采用液相色谱-电喷雾离子阱质谱法对硫酸依替米星中的 26 个杂质结构进行推断[19]，采用液相色谱-电喷雾飞行时间质谱法对瑞替加滨中 4 个工艺杂质进行结构推断，并通过与合成得到的对照品进行比对得到确认[20]，采用反相离子对色谱-基质辅助激光解析电离飞行时间质谱法对药用反义寡核苷酸中的杂质进行了鉴定[21]；也有研究直接从药物中分离制备得到未知杂质单体，通过核磁共振谱等多种光谱方法确证化学结构，如丹参酮ⅡA 磺酸钠中有关物质的分离与结构确证[22]，一种新型血管紧张素 AT1 受体拮抗剂中 4 个杂质的结构确证[23]。

4.2.2 手性杂质 手性药物中对映异构体的检查主要采用手性高效液相色谱法或手性毛细管电泳法。手性固定相法仍是主流方法，如采用商品化的直链淀粉衍生物固定相（Chiralpak AD-RH）对手性二氢黄酮组分进行手性拆分[24]，采用自制的新型纤维素手性固定相拆分氯西加酮对映体[25]。手性流动相方法也占有一定比例，如采用含磺丁基醚-β-环糊精手性流动相添加剂法拆分三种含 N 手性药物[26]。

毛细管电泳法目前仍较多采用 β-环糊精及其新型衍生物为添加剂，广泛用于拆分手性药物，采用 HPCE 方法控制青霉胺中劣映体杂质[27]，采用自制的 *N*-(2-羟丙基)三甲胺盐-β-环糊精作为添加剂的非水毛细管电泳法拆分 3 种酸性手性药物[28]。

4.2.3 基因毒性杂质 对于基因毒性杂质的检查多借助于

高灵敏度的分析方法，如采用LC-MS法测定马来酸依那普利及中间体 *N*-[1-(*S*)-乙氧甲酰基-3-苯丙基]-L-丙氨酸中对甲苯磺酸乙酯的含量[29]，采用LC-MS法测定口腔复合树脂中基因毒性单体及降解产物[30]。在一些药物合成过程中，可能生成具有基因毒性的磺酸酯类杂质，因此对于这类杂质的检测方法具有普遍借鉴意义，有研究总结了药物中痕量磺酸酯类物质的检测技术研究进展[31]。

5 体内药物分析

5.1 生物样本前处理技术

去除生物样本中的基质干扰一直是体内药物分析的关键，建立快速，高效，实时的样品前处理方法一直是体内药物分析研究的热点与核心。

5.2.1 *微透析技术* 微透析技术(microdialysis，MD)集采样和前处理于一体，具有活体取样、实时、在线检测等突出特点。基于膜分离原理，与HPLC-ESI-MS联用对大鼠关节腔透析液中的双氯芬酸钠的浓度进行分析，满足非甾体抗炎药靶部位药物采集和测定的需求[32]。将其与LC-MS联用，用于测定大鼠大脑，血液和胆汁中的斯皮诺素及其与环孢素A的相互作用，提高了方法的灵敏度和准确度[33]。利用其与现代分析仪器的在线联用，在一定程度上可实现内源性物质和体内药物的实时监测[34]。

5.2.2 *新型固相萃取技术* 涡流色谱(turbulent flow chromatography，TFC)技术，是利用大粒径填料使流动相在高流速下产生涡流状态，从而对生物样品进行净化与富集。其可以有多种模式，可以与分析柱联用，直接对生物样本进行分析。可利用MD-TFC-LC-MS联用，在十分钟内对体内的蒲贝酮碱进行在线测定，大大提高了分析效率[35]。

分子印迹固相萃取技术，凭借其特异亲和力和选择性，在选择性提取富集目标物的同时消除了基质干扰组分。利用分子印迹固相萃取结合气相色谱-质谱测定猪尿中四种β-受体激动剂氯丙那林、马布特罗、克伦特罗、莱克多巴胺，大大简化了样品前处理过程，并且具有很好的准确度[36]。利用MI-SPE与CE-UV联用实现对血样和尿样中的儿茶酚胺类物质进行痕量分析[37]。

5.2.3 *体内药物及其代谢物的定性定量分析* 体内药物分析鉴于其分析对象的复杂性，目前液质联用技术仍然是研究的热点。

5.2.4 *分析方法学研究* 目前，新药研发在全球迅速发展，药物体内分析方法也得到了迅速的发展。我国也出台了关于体内药物分析方法学考察的指导原则。《中国药典》也对生物样品定量分析的相关指导原则进行了修订与扩充。但是方法学的指导原则还有很多的不足，对外源性基质产生的基质效应和评价方法并未说明，需要进一步的完善[38]。

5.2.5 *动物体内药物分析* 以栀子苷为内标，通过LC-ESI-MS/MS对大鼠血浆中栀子酸的浓度进行测定，建立了对血浆中栀子酸药代动力学研究的方法[39]。利用液相的方法测定了抗炎药物异丁香酚及其代谢物在大鼠尿液和排泄物中的浓度，方法对异丁香酚及其代谢物均具有良好的准确度和精密度，通过对静脉给药和口服给药方式做出比较，发现静脉给药后尿液和排泄物中的待测物提取率更高，并通过测定结果对异丁香酚的给药方式进行了探讨[40]。

5.2.6 *人体内药物分析* 利用液质联用技术测定人尿液和血浆中的帕洛诺司琼，用于药代动力学的研究[41]。利用HPLC-DAD分析人尿液中的九种嘌呤物质的浓度，结合模式识别技术中的费歇尔线性判别(FDA)及OSC-PLS-DA模式，评价正常人体健康状况，还可以对痛风病人的病情进行诊断[42]。利用CE-IF测定人血液和尿样中的阿仑膦酸钠，结合磁性固相萃取棒进行前处理，可以有效缩短样品前处理过程，可以在1.5h内完成包括样品前处理在内的全部测定过程[43]。

5.2.7 *体内代谢物的检测* 采用UPLC-MS对长期给予低剂量乐果的大鼠血浆和尿样进行测定，并在血浆中发现了13种代谢产物，尿样中发现12种代谢产物，可以作为对临床化学中检测全身毒性的初步判断依据[44]。利用无目标代谢产物测定的方法对人血浆中的代谢产物进行检测，以此来测定风湿性关节炎特有的代谢产物，采用GC-MS和LC-MS方法共检测出45种代谢产物，可以作为风湿类关节炎的病情诊断的依据之一[45]。

5.2.8 *体内生物标志物的分析* 由于生物样本的复杂性及其在生物体内复杂的代谢过程，测定代谢产物及其生物标志物难度是非常大的，LC-MS是一种强大的分离手段，在体内生物标志物的检测中应用很多[46]。目前临床上并没有对早期肺癌进行专属检查的方法，使用傅里叶离子回旋共振质谱的方法对肺癌病人的生物标记物进行检测，发现了多种脂肪酸衍生物的分布与肺癌的形成有关，为肺癌的早期诊断提供了依据[47]。利用SELDI-TOF-MS对血清中的胃癌生物标记物进行测定，同时发现了潜在的三种胃癌的生物标记物纤维蛋白原α-链、载脂蛋白A-II和载脂蛋C-I[48]。

5.2.9 *原位测定技术*

原位分析使分析与过程紧密结合起来，为提高过程中的信息量提供了更大潜力。原位过程分析技术中常用NIR、FTIR和拉曼光谱等监测手段。建立了对小鼠颈部和头部的表皮生长因子的原位测定方法，在对动物没有伤害的情况下，利用近红外荧光量子点技术，对鳞状细胞癌进行检测，这种探针对肿瘤的早期诊断及个性化治疗都具有很大的意义[49]。利用近红外荧光探针对体内的恶性肿瘤进行甄别，可以实现恶性肿瘤细胞的早期诊断[50]。

6 中药分析

6.1 中药组分的分离分析

中药中有效组分分析是中药药效学的基础，而中药组分的复杂性也是制约中药现代化的巨大障碍。目前HPLC、GC、

EC 及 HPLC-MS、GC-MS 等联用技术仍是进行单一组分及多组分定量定性分析的常用方法。采用 HPLC-TQ-MS(三重四级杆质谱)的 SIR(选择性离子监测)模式,同时测定地黄中 8 个主要成分(4 个环烯醚萜苷类,3 个苯乙醇苷类和 1 个糠醛衍生物)的含量[51]。采用 HPLC-QTOF-MS(飞行时间四级杆串联质谱)鉴定出 Zhi-zi-chi 合剂中 47 个有效组分,并对其中的 15 个进行了对照品的保留时间比对和质谱数据分析。Wang 等[53]采用 RRLC(快速液相色谱)-TQ-MS 定性鉴定了黄山药中甾体皂苷类组分,并对其中的 6 个进行了定量分析,分析时间为 9 min,最低定量限为 1.20-75.20 ng/mL[52]。

近年来,分析技术的不断发展对中药组分实现快速、准确、大信息量的分离分析提供了可能,超高效液相色谱(UPLC)的广泛应用大大提高分析的效率和获得更好的分离结果。采用 UPLC-ESI-MS 技术对乌头类药材及炮制品中乌头类生物碱进行了鉴别和含量测定[54]。采用微波萃取和 UPLC 实现了虎杖药材中 5 种主要活性组分的含量快速测定方法。高速逆流色谱(HSCCC)适合于天然生物活性成分的分离[55]。采用 HSCCC 对黄芩水提物中多糖进行了分离提纯,产率为 2.57%,所分离的多糖组分平均分子量为 1095kD,包含 76.5%半乳糖醛酸、7.7%半乳糖、4.2%阿拉伯糖和 5.5%葡萄糖,进行甲基化分析显示 58.4% 1,4-linked Glcp、11.8% T-linked Araf、10.5% T-linked Glcp、9.1% 1,4,6-linked Galp 和 5.1% 1,3,6-linked Galp 等,表明 HSCCC 可最大限度的减少多糖在分离纯化过程中的化学变化[56]。

全二维气相色谱(GC×GC)目前也是复杂物分析应用的热点,其具有峰容量大、分析速度快、分辨率高、族分离和瓦片效应等特点,在复杂体系的分析方面具有较大的优势。采用 GC×GC(二维气相色谱)-TOF/MS 分析了菊花晒干和硫熏药材中挥发性组分的变化,分别检出 209 和 111 个组分,与晒干方式相比硫熏损失更多的挥发性成分[57]。

柱切换技术也是中药组分分离分析的研究方向之一。构建了包括三种不同类型的色谱系统的分析体系,如分子排阻色谱、亲水色谱、反相色谱,并连接不同的检测器,如二极管阵列检测器、蒸发光散射检测器、质谱检测器,用于灵芝中大分子(多糖)、极性(核苷和糖)和非极性(三萜类)小分子组分的定性研究,在不同种类灵芝中共鉴别出 1 个大分子组分、23 个小分子组分、4 个糖类组分、5 个核苷类组分和 14 个三萜类组分[58]。

6.2 中药指纹图谱技术

中药指纹图谱技术倾向于采用联用技术对中药组分分析提供更准确的含量结果和丰富的鉴别信息。采用 UPLC-PDA 建立了板蓝根(Radix Isatidis)水提物的指纹图谱,鉴定出 10 个共有峰,并对其中 8 个特征峰进行了定量研究[59]。采用 GC-MS 分析了 10 批异型南五味子(*Kadsura heteroclita*)中的挥发油指纹图谱,确认了 23 个主要色谱峰,并通过聚类分析将其分为三类[60]。

6.3 中药的品质控制和鉴别技术

建立中药品质控制的和鉴别的方法是实现中药现代化的重要环节。除了常见的 HPLC、GC、HPCE 及相应的联用技术之外,光谱法、整体柱和实时直接分析质谱(DART MS)等新技术的发展也提供了高效快速的控制方法。采用整体柱对阿尔巴赤芍(Radix Paeoniae Alba)、赤芍(Radix Paeoniae Rubra),和牡丹皮(Cortex Moutan)进行组分的鉴别和比较,分析过程在 10min 内完成,在这三种药材色谱图中分别发现了 15、45 和 21 个色谱峰,并对其中的 11 个色谱峰进行了鉴定,结果显示所建立的方法能够有效区分这三种药材。DART MS 由 Cody 等人于 2005 年首次提出,可实现实时无接触、无损耗分析检测[62]。采用 DART MS 鉴定制川乌(Radix Aconiti Preparata)品质控制的标记物,共鉴定出 9 个单酯二萜和双酯二萜乌头碱类标记物,可有效区分合格样品[62]。采用近红外光谱(NIRS)对中药柱层析过程的组分变化进行实时过程监测,这个方法是基于测量的光谱的相似性和相异性过程的光谱这两个对等的观点,即自适应移动窗口标准差函数和相似性函数,并采用 HPLC 方法进行验证,表明该方法具有广泛的应用前景[63]。

6.4 中药组分体内过程及代谢物分析

中药组分的体内过程和代谢物的分析多采用联用技术,如 UPLC-MS、HPLC-MS 和 GC-MS 等,建立灵敏、准确的分析方法。以新西兰白兔为分析对象通过静脉注射,腹腔注射,肌肉注射三种不同的给药方式,对中药金莲花中的有效成分牡荆苷在体内的药动学及组织分布规律进行研究[64]。对口服何首乌提取物的小鼠血浆中的 2,3,5,4′-四羟基-2-O-β-D-葡萄糖苷进行分析,对从中药中提取的生物活性物质的临床研究提供了研究依据[65]。对传统抗抑郁的中药栀子厚朴汤中的主要成分京尼平苷进行药代动力学的研究,对汤药中四种主要成分进行提取,通过对大鼠灌胃给药后的血药浓度的测定,对栀子厚朴汤中的主要成分的相互作用进行研究[66]。

7 生化药物分析

7.1 多肽类药物分析

近年来多肽药物由于其毒副作用较低、生物活性强、无代谢异化、用量少等特点在医药行业愈发受到重视。现代多肽类药物合成工艺中 Fmoc 固相合成法占主导地位。然而,在合成过程中会产生缺失肽、断裂肽、氧化肽等工艺杂质及氧化、水解、降解、二硫键错配、消旋、聚合等因素引入的杂质。因此,建立多肽类药物的检测方法是多肽类药物质量控制的关键。研究了胎盘多肽注射液对重症肌无力患者免疫指标的影响,发现胎盘多肽能提高患者的 T 淋巴细胞转化率,从而一定程度上增强了患者的免疫功能和抵抗力[67]。采用色谱技术对舟山眼镜蛇毒蕈碱样多肽成分进行纯化并利用质谱仪和 Edman 降解法获得其 N 端 16 个氨基酸的部分序列,判断为具有 M 胆碱受体的磷脂酶 A2 且具有治疗神经退行性疾病的潜力[68]。

7.2 海洋药物分析

近年来科研工作将寻找抗肿瘤天然药物的资源从陆地扩展到海洋,发现了许多活性高、毒副作用小且作用机制新颖的海洋抗肿瘤药物。发现了文蛤多肽(Mere15)抑制人肺癌A549细胞增殖作用并探讨了其通过抑制微管蛋白聚合的机制[69]。结合丙酮沉淀、超滤截留、DEAE Sepharose Fast Flow离子交换、Superdex75凝胶层析和C18反相柱层析等分离手段,采用活性追踪的方法,由玻璃海鞘(*Ciona savignyi*)中分离纯化出一种能诱导肿瘤细胞凋亡的多肽CS5931,有成为一类新型抗肿瘤药物的希望[70]。

7.3 单克隆抗体药物分析

单克隆抗体药物分析较多肽药物更为复杂,因此需要系统的、完善的、多方面的质量研究方法。建立了重组人源化兔抗VEGF单抗的指控方法和质量标准[71],分析方法主要包括:HUVEC细胞增殖抑制试验测定单抗的生物学活性;SDS-PAGE和SEC-HPLC测定纯度;胰酶酶切;HPLC测定其肽图;实时定量PCR检测CHO宿主DNA残留量;采用ELISA法分别测定VEGF结合力、残留ProA含量和残留菌体蛋白含量;水平等电聚焦电泳法测定等电点。制备了抗人呼吸道合胞病毒融合糖蛋白单克隆抗体,并测定了相对亲和力、抗原表位分析、中和试验、融合抑制试验,建立了单克隆抗体体外鉴定生物学特性的方法[72]。

7.4 其他生物大分子相关分析技术

通过Tricine-SDS-PAGE和液相色谱串联质谱多反应监测(MRM)分析,建立了多肽和蛋白质的定量方法,并通过比较超滤法、有机溶剂沉淀法和固相萃取考察出其中乙腈沉淀法具有最佳的血浆内源性多肽提取效果[73]。通过血管渗透滞留增强效应和肿瘤细胞外微酸环境下pH敏感肽插入细胞膜的特性,设计了携载药物的纳米载药系统,以实现肿瘤组织到肿瘤细胞的靶向。

8 其 他

8.1 生物发光焦测序分析技术

遗传变异导致了药物反应的个体差异,利用各种基因检测技术确定病人基因突变位点的基因型,从而实现基因导向性的个体化用药。在传统焦测序反应中增加ATP硫酸化酶浓度可以提高反应的灵敏度,同时降低了分析成本[74]。建立了一种基于全血直接PCR的焦测序检测方法,仅需1μL全血样本即可对两个亚甲基四氢叶酸还原酶基因位点677CT和1298AC进行高效扩增[75]。

8.2 时间分辨荧光分析法

时间分辨荧光分析(time resolved fluorescence assay,TR-FA)是近年来发展起来的非同位素免疫分析技术,是目前最灵敏的微量分析技术,被公认为是最有发展前途的一种非同位素标记分析技术。建立了环丙沙星时间分辨荧光免疫分析方法(CPF-TRFIA),该方法具有灵敏度高、特异性好的优点,适于高通量筛查[76]。建立钐(Sm^{3+})标记抗甲胎蛋白(AFP)单克隆抗体(单抗)和铕(Eu^{3+})标记抗糖类抗原19-9(CA19-9)单抗的双标记时间分辨荧光免疫分析(TrFIA)法。方法灵敏、简便、准确,有助于消化道肿瘤和睾丸癌等的辅助诊断[77]。

9 结 语

药物研究和分析技术水平的不断提高,带动了药物分析学科的飞速发展,现代药物分析方法经历革命性的变化,正朝着高灵敏、高通量、高专属和高自动化的方向迈进。药物分析学科的发展为创新药物的研究、药物的制造和有效安全的动态监控提供了更强大的技术保障,并必将引导药物科学研究取得新的进步。

参考文献

1 Wu YJ, Jin Y, Li YR, *et al.* NIR spectroscopy as a process analytical technology (PAT) tool for on-line and real-time monitoring of an extraction process. *Spectrosc*, 2012, 58: 109-118

2 李文龙,瞿海斌. 黄芪提取过程总皂苷质量浓度的在线监测. 中草药, 2012, 43(8): 1531-1535

3 Xu B, Wu ZS, Lin ZZ, *et al.* NIR analysis for batch process of ethanol precipitation coupled with a new calibration model updating strategy. *Chim Acta*, 2012, 720(30): 2-28

4 张 玥,苏明波,周宇波. 组蛋白去乙酰化酶6(HDAC6)抑制剂分子水平高通量筛选模型的建立. 生物技术通报, 2012, 8: 181-188

5 张志明,孙 莹,赵莉莉,等. 以苯丙氨酰-tRNA合成酶为靶点的新型抗结核药物高通量筛选模型的建立和应用. 微生物学通报, 2012, 39(10): 1437-1466

6 张丽蓉,赵莉莉,魏玉珍,等. 以肽脱甲酰基酶为靶点的抗结核药物高通量筛选模型的建立和应用. 中国医药生物技术, 2012, 7(2): 110-115

7 刘 媛,董 志,肖晓秋,等. 人二:型大麻受体激动剂高通量筛选模型的建立. 细胞与分子免疫学杂志, 2012, 82(2): 194-196

8 Dai JP, Wang GF, Li WZ, *et al.* High-throughput sScreening for anti-iInfluenza a virus drugs and study of the mechanism of procyanidin on influenza a virus-induced autophagy. *J Biomol Screen*, 2012, 17(5): 605-617

9 Liu C, Wang L, Xu Z, *et al.* A multilayer microdevice for cell-based high-throughput drug screening. *J Micromech Microen*, 2012, 22(6): 65008-65014

10 林 琳,李晓东,丁丽霞,等. 拉曼光谱测定氟康唑晶型的应用研究, 中国药学杂志 2012, 47(11): 915-919

11 刘 永,杨华蓉,林大胜,等. 近红外光谱法测定三七通舒胶囊粉末的混合均匀度, 华西药学杂志. 2012, 27(4): 418-420

12 Li D, Wang M, Yang C, et al. Solid state characterizations and analysis of stability in azelnidipine polymorphs. *Chem Pharm Bull*, 2012, 60(8): 995-1002

13 颜 敏,黄海萍,喻亮宇. 顶空气相色谱法测定灯盏花滴丸中残

留溶剂. 药物分析杂志,2012,32(1):100-102

14 董 喆,冯克然,张露勇. 微波消解-石墨炉原子吸收法测定软胶囊壳中重金属铬的方法学研究. 中国药学杂志,2012,47(9):717-719

15 叶艳青,马金晶,杨新周,等. 原子荧光光谱法测定傣药蓬莱葛中的痕量砷和汞. 药物分析杂志,2012,32(3):443-446

16 甘 盛,施晓光,韩 婷,等. 维生素 B2 注射液中镉、砷和铅的电感耦合等离子体质谱法测定. 中国医药工业杂志,2012,43(4):298-300

17 夏苗芬,陆元勋.《中国药典》2010 年版一部中二氧化硫残留测定方法的改进. 中国药师,2012,15(3):422-423

18 周建良,施 贝,罗 镭,等. 陈碧莲离子色谱法测定浙贝母中二氧化硫残留量. 中国现代应用药学,2012,29(11):1025-1028

19 Yuan YZ, Zhang M, Fan XL, *et al.* Impurity profiling of etimicin sulfate by liquid chromatography ion-trap mass spectrometry. *J Pharm Biomed Anal*, 2012, 70: 212-223

20 Wang X, Zhou H, Zheng J, *et al.* Identification and characterization of four process-related impurities in retigabine. *J Pharm Biomed Anal*, 2012, 71: 148-151

21 Liu CH, Lu DD, Deng XX, *et al.* The analysis of major impurities of lipophilic-conjugated phosphorothioate oligonucleotides by ion-pair reversed-phase HPLC combined with MALDI-TOF-MS. *Anal Bioanal Chem*, 2012, 403(5): 1333-1342

22 Wang BL, Wang H, Wang E, *et al.* Isolation and structure characterization of related impurities in Sodium Tanshinone IIA Sulfonate by LC/ESI-MSn and NMR. *J Pharm Biomed Anal*, 2012, 67-68: 36-41

23 Gao T, Liu YX, Ji YB, *et al.* Structural elucidation of impurities in 5-n-butyl-4-{4-[2-(1H-tetrazole-5-yl)-1H-pyrrol-1-yl]phenylmethyl}-2,4-dihydro-2-(2,6-dichlorophenyl)-3H-1,2,4-triazol-3-one (Ib), a novel nonpeptide angiotensin AT1 receptor antagonist. *J Pharm Biomed Anal*, 2012, 66: 81-386

24 Guo X, Li C, Duan L, *et al.* Separation of the enantiomers of naringenin and eriodictyol by amylose-based chiral reversed-phase high-performance liquid chromatography. *Drug Discov Ther*, 2012 6(6): 321-326

25 周 婕,刘 倩,苏 楠,等. 新型键合纤维素手性固定相拆分氯西加酮对映体. 药物分析杂志,2012,32(1):67-70

26 周 颖,黄 敏,王 琰,等. HPLC 手性流动相添加剂法拆分药典收载三种含 N 手性药物及其机制探讨. 中国药学杂志,2012,47(13):1069-1073

27 Song L, Guó Z, Chen Y. Separation and determination of chiral composition in penicillamine tablets by capillary electrophoresis in a broad pH range. *Electrophoresis*, 2012, 33(13): 2056-2063

28 邢文国,孟宪兴,冯维春,等. N-(2-羟丙基)三甲胺盐-β-环糊精的合成及其在非水毛细管电泳拆分酸性手性药物中的应用. 分析试验室,2012,31(11):37-40

29 宋冬梅,徐倩昱,任美婷,等. HPLC-QTOF MS 法测定马来酸依那普利及中间体中的对甲苯磺酸乙酯. 药物分析杂志,012,32(5):834-837

30 Hsu WY, Wang VS, Lai CC, *et al.* Simultaneous determination of components released from dental composite resins in human saliva by liquid chromatography/multiple-stage ion trap mass spectrometry. *Electrophoresis*, 2012, 33(2): 719-725

31 张园园,李银峰,王杰晶,等. 药物中痕量磺酸酯类物质的检测技术研究进展. 药物评价研究,2012,35(4):304-307

32 张 璟,陈 阳,李 沛,等. 基于微透析技术及 HPLC-ESI-MS 测定大鼠关节腔透析液中双氯芬酸钠浓度及其应用. 中国临床药理学与治疗学,2012 ,Nov,17(11):1233-1239

33 Ma RH, Yang J, Qi LW, *et al.* *In vivo* microdialysis with LC-MS for analysis of spinosin and its interaction with cyclosporin A in rat brain, blood and bile. *J Pharm Biomed Anal*, 2012(61): 22-29

34 聂颖兰,范 斌,闫 寒,等. 微透析与现代分析技术在线联用的研究进展. 中国实验方剂学杂志,2012,18(5):252-255

35 Xin GZ, Cao L, Shi ZQ, *et al.* Direct pharmacokinetic analysis of puqietinone by in vivo microdialysis sampling and turbulent-flow chromatography coupled with liquid chromatography-mass spectrometry. *J Chromatogr B*, 2012. 899: 127-134

36 王培龙,范 理,苏晓鸥,等. 分子印迹固相萃取-气相色谱-质谱法测定猪尿中 4 种 β-受体激动剂. 分析化学研究简报,2012,40(3):470-473

37 Zhang XF, Xu S, Jae-Min Lim, *et al.* Molecularly imprinted solid phase microextraction fiber for trace analysis of catecholamines in urine and serum samples by capillary electrophoresis. *Talanta*, 2012, 99: 270-276

38 杜晓琳,刘 利,雍小兰. 体内药物分析方法学研究中易忽略的 LC-MS/MS 是法基质效应和逆转化问题. 中国新药杂志,2012,21(22):2701-2704

39 Zheng X, Huang XT, Li N, *et al.* Determination of geniposidic acid n rat plasma by LC-MS/MS and its application to in vivo pharmacokinetic studies. *J Chromatogr B*, 2012, 887-888: 138-142

40 Li F, Yang XW, Analysis of antinflammatory Dehydrodiisoeugenol and metabolites excreted in rat feces and urine using HPLC-UV. *Biomed Chromatogr*, 2012, 26: 703-707

41 Li PF, Ma P, Wang Y, *et al.* Liquid chromatography-electrospray quadrupole linear ion trap mass spectrometry method for the quantitation of palonosetron in human plasma and urine: Application to a pharmacokinetic study. *J Chromatogr B*, 2012, 895-896: 10-16

42 Liu Y, Yu PH, Sun XM, *et al.* Metabolite target analysis of human urine combined with pattern recognition techniques for the study of symptomatic gout. *Mol BioSyst*, 2012, 8: 2956-2963

43 Su SW, Liao YC, Whang CW. Analysis of alendronate in human urine and plasma by magnetic solid-phase extraction and capillary electrophoresis with fluorescence detection. *J Sep SCI*, 2013, 35: 681-687

44 Feng ZJ, Sun XW, Yang JD, *et al.* Metabonomics analysis of urine and plasma from rats given long-term and low-dose dimethoate by ultra-performance liquid chromatography-massspectrometry. *Chem Biol Interact*, 2012, 199: 143-153

45 Gu Y, Lu C, Lin Q, *et al.* Plasma metabonomics study of rheumatoid arthritis and its Chinese medicine subtypes by using liquid chromatography and gas chromatography coupled with mass spectrometry. *Mol. BioSyst*, 2012, 8: 1535-1543

46 Bin G, LC-MS-based Analytical Strategies for Targeted Profiling of Metabolites/Biomarkers in Complex Systems. *Curr Drug Metab*, 2012, 13(9): 1205

47 Guo YM , Wang XM, Qiu L , *et al.* Probing gender-specific lipid metabolites and diagnostic biomarkers for lung cancer nusing Fourier transform ion cyclotron resonance mass spectrometry. *Clin Chim Acta*, 2012. 414:135-141

48 Liu CB, Pan CQ, Liang Y. Screening and identifcation of serum proteomic biomarkers for gastric adenocarcinoma. *Exp Ther Med*, 2012, 3: 1005-1009

49 Yang K, Zhao C, Cao YA, *et al. In vivo* and in situ imaging of head and neck squamous cell carcinoma using near-infrared fuorescent quantum dot probes conjugated with epidermal growth factor receptor monoclonal antibodies in mice. *Oncol Rep*, 2012, 27:1925-193

50 Li JB, Chen K, Liu HG, *et al.* Activatable near-infrared fluorescent probe for 1*n vivo* imaging of fibroblast activation pProtein-alpha. *Bioconjug Chem*, 2012, 23:1704-1711

51 Xu J, Wu J, Zhu LY, *et al.* Simultaneous determination of iridoid glycosides, phenethylalcohol glycosides and furfural derivatives in Rehmanniae Radix by high performance liquid chromatography coupled with triple-quadrupole mass spectrometry. *Food Chem*, 2012, 135(4): 2277-2286

52 Zhao X, Long Z, Dai J, *et al.* Identification of multiple constituents in the traditional Chinese medicine formula Zhi-zi-chi decoction and rat plasma after oral administration by liquid chromatography coupled to quadrupole time-of-flight tandem mass spectrometry. *Rapid Commun Mass Spectrom*, 2012, 26(20):2443-2453

53 Wang W, Li P, Wang X, *et al.* Quantification of saponins in Dioscorea panthaica Prain et Burk rhizomes with monolithic column using rapid resolution liquid chromatography coupled with a triple quadruple electrospray tandem mass spectrometry. *J Pharm Biomed Anal*, 2012, 71: 152-156

54 Cui P, Han H, Wang R, *et al.* Identification and determination of Aconitum alkaloids in Aconitum herbs and Xiaohuoluo pill using UPLC-ESI-MS. *Molecules*, 2012, 17(9):10242-10257

55 Lu Y, Li H, Lin M, *et al.* Simultaneous determination of contents of five major bioactive components contained in Polygoni Cuspidati Rhizoma et Radix by microwave extraction-ultra performance liquid chromatography. 中国中药杂志, 2012, 37(13):1994-1997

56 Yin JY, Jiang ZH, Yu H, *et al.* A new application of an aqueous diphase solvent system in one-step preparation of polysaccharide from the crude water extract of Radix Astragali by high-speed counter-current chromatography. *J Chromatogr A*, 2012, 1262:92-97

57 Cao G, Cai H, Cong X, *et al.* Global detection and analysis of volatile components from sun-dried and sulfur-fumigated herbal medicine by comprehensive two-dimensional gas chromatography/time-of-flight mass spectrometry. *Analyst*, 2012, 137(16):3828-3835

58 Qian Z, Zhao J, Li D, *et al.* Analysis of global components in Ganoderma using liquid chromatography system with multiple columns and detectors. *J Sep Sci*, 2012, 35(20):2725-2734

59 Shi YH, Xie ZY, Wang R, *et al.* Quantitative and chemical fingerprint analysis for the quality evaluation of isatis indigotica based on Ultra-performance liquid chromatography with photodiode array detector combined with chemometric methods. *Int J Mol Sci*, 2012, 13(7): 9035-9050

60 Jiao HY, Wang YS, Liu Y, *et al.* GC-MS study on fingerprint of volatile oil from Kadsura heteroclita. *Chin J Chin Mater Med*, 2012, 37 (13):2017-2021

61 Chunnian H, Yong P, Yuxiong F, *et al.* Quick comparison of *Radix Paeonia* Alba, *Radix Paeonia* Rubra, and *Cortex Moutan* by high performance liquid chromatography coupled with monolithic columns and their chemical pattern recognition. *Pharmacogn Mag*, 2012, 8 (31):237-243

62 Zhu H, Wang C, Qi Y, *et al.* Rapid quality assessment of *Radix Aconiti* Preparata using direct analysis in real time mass spectrometry. *Anal Chim Acta*, 2012, 752:69-77

63 Yang HH, Guo T, Ma JF, *et al.* A novel online process monitoring method based on near infrared spectroscopy and its application to the column chromatographic separation for traditional Chinese medicine. 光谱学与光谱分析, 2012, 32(5):1247-1250

64 颜 娟, 商爱民, 王书华, 等. 金莲花中牡荆苷在兔体内药动学及组织分布研究. 中成药, 2012, 34(4):650-653

65 Lv GY, Cu Hui, Chen SH, et al, Pharmacokinetic profle of 2, 3, 5, 4′-tetrahydroxystilbene-2-O-β-D-glucoside in mice after oral administration of Polygonum multiforum extract. *Drug Dev Ind Pharm*, 2012, 38 (2):248-255

66 Sun YQ, Feng F, Yu XP. Pharmacokinetics of Geniposide in Zhi-Zi-Hou-Pu Decoction and in different combinations of its constituent herbs. *Phytother, Res*, 2012, 26:67-72

67 侯江涛, 汪双双, 杨晓军, 等. 胎盘多肽注射液对重症肌无力患者免疫指标的影响. 海南医学, 2013, 23(7):28-29

68 黄立峰, 俞昌喜. 舟山眼镜蛇毒蕈碱样多肽 MP 的部分理化性质测定. 中国生化药物杂志, 2012, 33(6):725-231

69 王翠翠, 刘 明, 王凤霞, 等, 文蛤多肽抑制肿瘤细胞微管蛋白聚合. 中国生化药物杂质, 2012, 33(3):225-228

70 Cheng L, Wang C, Liu H, *et al.* A novel polypeptide extracted from Ciona savignyi induces apoptosis through a mitochondrial-mediated pathway in human colorectal carcinoma cellsv. *Clin Colorectal Cancer*, 2012, 11(3):207-214

71 毕 华, 范文红, 韩春梅, 等. 重组人源化兔抗 VEGF 单克隆抗体质控方法与质量标准研究. 药物分析杂志, 2012, 32(6): 1054-1058

72 张 梅, 王小波, 付远辉, 等. 抗人呼吸道合胞病毒融合糖蛋白单克隆抗体的制备及体外鉴定. 中国生物工程杂志, 2012. 32(2): 63-68

73 刘永福, 贾小芳, 腾珍林, 等. 液质联用多反应监测法定量目标多肽或蛋白质. 中国生物化学与分子生物学报, 2012, 28(1):86-92

74 徐 澍, 邹秉杰, 王建平, 等. 耐热荧光素酶的表达及热稳定焦磷酸测序体系的建立. 生物工程学报, 2012, 28(6):763-771

75 刘云龙, 陈之遥, 武海萍, 等. 全血直接扩增结合焦磷酸测序法测定亚甲基四氢叶酸还原酶基因多态性. 分析化学, 2012, 40(7): 1037-1042

76 李丽华, 白瑞樱, 孙远明, 等. 环丙沙星时间分辨荧光免疫分析方法的建立与应用. 食品科学, 2012, 33(8):2167-220

77 温柏平, 庄 宇, 代宏剑. 甲胎蛋白与 CA19-9 双标记时间分辨荧光免疫分析法的建立. 临床检验杂志, 2012, 30(12):978-980

药物新剂型研究进展

郑立发，周建平，吕慧侠

（中国药科大学药剂教研室，南京 210009）

摘　要　药剂学发展突飞猛进，对新剂型和新技术研究以及应用的深度和广度也日益提高。本文通过查阅2012年我国学者在国内外期刊上发表的论文，重点介绍在纳米制剂、微球、亚微乳、复合物、立方液晶制剂、纳米晶体制剂以及碳纳米管等新剂型研究中所取得的进展。

目前，国内在药物新剂型方面的研究较多，尤其专注于纳米给药系统的研究，如以新型高分子材料作为给药载体，同时修饰以具有靶向功能的蛋白、多肽、单克隆抗体等生物材料，最后制成复合物、纳晶、纳米粒、脂质体、胶束等剂型。本文就我国学者近年来在以上新剂型和新技术方面的研究进展简要概述。

1　纳米制剂

将粒径范围在1～1 000 nm的纳米囊、纳米球、脂质纳米粒、脂质体、纳米乳和聚合物胶束等纳米载药系统是研究的热点。大多数抗肿瘤药物生物利用度低，副作用大，而纳米给药系统具有提高药物靶向性、降低毒副作用等优点，从而成为抗肿瘤药物首选的研究对象。

1.1　高分子材料载体

目前用于制备纳米给药系统的高分子材料载体，主要有合成的可生物降解的高分子聚合物，如聚乳酸（PLA）、乳酸-羟基乙酸共聚物（PLGA）、聚氰基丙烯酸烷酯（PACA）和多肽等；另一种是被大量用于实验研究的可生物降解的天然高分子材料，如壳聚糖、明胶、海藻酸钠及多糖类材料（透明质酸）等。

透明质酸（hyaluronic acid，HA）及其衍生物被广泛用作药物载体，利用其良好的生物相容性和可降解性、高粘弹性以及与细胞表面特异受体专一性结合的能力，以达到药物增稠、药物缓释、促进药物透皮能力及靶向性的目的。利用透明质酸的靶向性，在肿瘤环境透明质酸酶的作用下，释放出其他载体或者药物发挥作用。以脂质体为载体，将具有肿瘤细胞选择性（pH 敏感）的穿膜肽硬脂酸-R6H4 修饰于脂质体上，同时将具有肿瘤组织靶向性的高分子材料透明质酸包覆其外，制备而成具有双重肿瘤靶向作用的复合纳米载体（HA-R6H4-Lipsome）[1]。以透明质酸作为载体，甘草次酸修饰制得紫杉醇的透明质酸纳米粒（PTX/GA-HA），MTT 实验显示其对多种肿瘤细胞具有良好杀伤作用，尤其对 HepG2 细胞的生长抑制作用最强。此外，细胞摄取实验表明，GA-HA 纳米粒易被肿瘤细胞摄取[2]。

壳聚糖作为药物载体可以控制药物释放、延长药物疗效、降低药物毒副作用，可以提高疏水性药物对细胞膜的通透性和药物稳定性，改变给药途径还可加强制剂的靶向能力。利用 *N*-去氧胆酸-O，*N*-羟乙基壳聚糖（DAHC）作为紫杉醇的载体，同时以奥曲肽-PEG-去氧胆酸耦合物（OPD）修饰制成载药胶束，相比较未修饰的 DAHC-PTX，经过 OPD 修饰的 OPD-DAHC-PTX 对于 MCF-7 细胞具有更强的细胞毒性，更强的靶向性和抑制肿瘤的效果[3]。通过偶联反应制备 α-生育酚丁二酸修饰的壳聚糖（CS-TOS），在水溶性介质中可以自组装形成胶束，实验结果显示该载药胶束具有强肿瘤细胞毒性，尤其对 U14 肿瘤细胞具有较强的抑制作用[4]。将辛基联于壳聚糖的侧链氨基后，又偶联上具有促吸收作用的精氨酸，期望能模拟寡聚精氨酸穿膜肽的促吸收作用。利用以上方法合成出的 *N*-辛基 *N*-精氨酸壳聚糖（OACS）能在水中自组装形成具有载药能力的聚合物胶束，MTT 实验结果表明，所得 OACS 在 50～1 000 μmol/L 内安全性能良好，HepG2 细胞摄取实验结果表明，随着精氨酸取代度的升高，OACS 胶束进入细胞的荧光量也随之增加，与壳聚糖相比，最大增加倍数可达 40 倍，结果表明 OACS 有望作为一种兼具促吸收和载药功能的新型纳米载体[5]。

1.2　蛋白质载体

蛋白质与生物体具有良好的亲合性，排斥反应小，而且其分子链上往往带有羟基、氨基、羧基等大量可反应的官能团，可作为化学修饰的位点，作为药物载体材料具有广阔的应用前景。常用的蛋白质载体包括人/牛血清白蛋白、乳铁蛋白等。

采用溶剂蒸发法制备白蛋白包覆的脂质纳米载体（BSA-cNLCs），包覆白蛋白后血浆稳定性显著提高，相比普通阳离子脂质纳米载体（cNLCs），静脉注射后，BSA-cNLCs 在荷瘤小鼠肿瘤组织中最高浓度显著提高，在血液中的滞留时间显著延长，表现出更好的长循环效果，靶向肿瘤组织的能力增加[6]。用乳铁蛋白（Lf）修饰 PEG 化的脂质体（PLS），制成乳铁蛋白 PEG 化脂质体（Lf-PLS），激光共聚焦和流式细胞仪实验结果显示，Lf-PLS 与 HepG2 细胞能够更有效地结合；体内试验显示，相比较没有 Lf 修饰的 PLS，Lf-PLS 在 HepG2 肿瘤中出现更强的积聚作用，表明 Lf-PLS 载体具有较强的肿瘤靶向性[7]。

1.3　基因载体

基因载体主要有病毒载体和非病毒载体，病毒载体的基因转运能力强，但携带基因的大小数量有限，而且在临床应用上存在安全性问题，因此非病毒载体材料的开发成为热点。

合成氧化还原调控的甲氧基聚乙二醇-二硫键-聚乙烯亚胺（mPEG-SS-PEI）作为非病毒基因载体，与不含有二硫键的mPEG-PEI-pEGFP相比，mPEG-SS-PEI-pEGFP能显著提高对U87细胞的转染效率，且体外细胞毒性未显著增加[8]。制备的一种超支化聚乙二胺非病毒基因载体（hPAMAM），体外实验结果显示其细胞毒性很小；人类血管内皮细胞生长因子（$hVEGF_{165}$）基因hPAMAM转染的细胞可以稳定表达$hVEGF_{165}$达14天，在2天时出现表达峰值[9]。将瘤坏死因子相关凋亡诱导配体（TRAIL）基因与紫杉醇聚乳酸纳米粒组成共同递送系统，显示其具有更强的抗肿瘤效应。体内试验结果显示，相比较单独的紫杉醇递药体CDX-PEG-PLA-PTX和单独的基因递药体RGD-PEG-PEI/pORF-hTRAIL，共同递送系统在脑胶质瘤模型中具有更长的存活期[10]。

2 微 球

选用聚乳酸-羟基乙酸共聚物（PLGA）为载体，采用新型超微粒制备系统制备利培酮PLGA微球，20%载药量微球1h释药率仅为4.2%，突释率低，且其释放速率和释放时间与市售利醅酮微球快速释放期基本一致而无延滞期[11]。采用减压溶剂蒸发法制备阿奇霉素微球，比较常压溶剂蒸发法（ASE）和减压溶剂蒸发法（RSE），ASE方法制成的微球呈零级释药，RSE方法制成的呈一级释药，因此，RSE方法制得的阿奇霉素微球在外观、包封率和释药方面都具有更好的效果[12]。采用反向悬浮交联聚合法制备的利多卡因聚乳酸微球（LMs），具有良好的骨细胞相容性，实验结果证实其具有良好的外观、粒径和弹性性质，并且可以持续释药，达到缓释目的，使药物充分发挥疗效[13]。

3 亚微乳

亚微乳的稳定性介于纳米乳与普通乳之间，其乳滴粒径一般在100-1 000 nm范围内。亚微乳常作为胃肠外给药的载体，具有提高药物稳定性、降低毒副作用、提高体内及经皮的吸收、使药物缓释、控释或具有靶向性的优点。近年来已有地西泮、异丙酚、依托咪酯等亚微乳品种上市[14]。

以注射用大豆油和注射用中链脂肪酸三酰甘油为混合油相，以蛋黄卵磷脂、泊洛沙姆188和聚山梨酯-80为复合乳化剂，采用高压均质法制备硫酸氢氯吡格雷亚微乳注射液，实验证实制备工艺可行，制剂理化性质稳定，符合静脉注射要求[15]。采用正交试验、单因素试验对石芎挥发油亚微乳处方和制备工艺进行优化，最后所制得的亚微乳处方合理，样品符合《中国药典》中有关亚微乳的质量标准，室温或冷藏放置均可稳定达12个月[16]。制备乙酰氧基胡椒酚乙酸酯（ACA）亚微乳，与ACA原料药相比，ACA亚微乳抑制HeLa细胞增殖和诱导凋亡的作用更显著[17]。以泊洛沙姆、大豆磷脂、乙醇、聚乙二醇400制成的辅酶Q10水包油（O/W）型注射亚微乳，黏度低，粒径小，包封率高。大鼠药动学实验表明，经静脉注射给药后具有明显的缓释作用，平均滞留时间6.55 h[18]。

4 复合物

将布洛芬制备成可溶性的钠盐，采用不同交联度的离子交换树脂为载体以静态法制备布洛芬树脂复合物，其释放呈pH依赖型，采用离子交换树脂为载体制备的布洛芬树脂复合物具有一定的缓释特征[19]。通过透皮实验比较双氯芬酸离子交换树脂复合物、离子交换膜复合物和离子交换纤维复合物，发现离子交换纤维复合物对于双氯芬酸的透皮效果最佳，其可以作为提高可电离药物透皮效果的新方法[20]。制备载有多柔比星的海藻酸（ALG-H）聚[（2-甲氨基）乙基甲基丙烯酸酯]复合物纳米粒，通过调节释放介质的pH和盐浓度，可以控制多柔比星的释放[21]。

5 纳 晶

药物纳米晶体技术（drug nanocrystals）是指将微米级的药物颗粒通过研磨分散或沉淀结晶，使粒径减小到亚微米级（100～1 000 nm）甚至毫微米级（1～100 nm），并在稳定剂的作用下稳定存在。由于药物晶体粒径大小所产生的新颖的理化性质，根据Noyes-Whitney方程，减小粒径意味着比表面积增加和扩散层厚度降低，从而加快溶出。

在含有高聚物的药物无定形颗粒混悬液中，通过溶媒介导，实现了尼群地平从不定形至结晶型的转变。其中高聚物为聚乙烯醇和聚乙二醇[22]。通过高压均质法制备尼群地平纳米晶体，并且利用壳聚糖修饰，制备了壳聚糖修饰的尼群地平纳米晶体，经过壳聚糖修饰的尼群地平纳米晶体稳定性显著提高，且具有了缓释性质，生物利用度大大提高[23]。通过高压均质法制备了伊曲康唑纳米晶体，比较壳聚糖、*N*-三甲基壳聚糖和聚乙酰亚胺对于伊曲康唑纳米晶体理化性质的影响，发现阳离子聚合物不但不会影响其晶体状态，而且可以明显提高其稳定性[24]。

6 立方液晶制剂

以单油酸甘油酯为液晶材料、两性霉素B为主药制备了立方液晶前体胶囊，实验研究显示其在含有0.25%十二烷基硫酸钠（SDS）的pH 7.4磷酸盐缓冲液中持续释药达9 h，表明立方液晶前体胶囊在生理温度下接触水介质后可快速吸水形成立方液晶，并具有一定的缓释作用[25]。制备载有紫杉醇的立方液晶纳米粒（PTX-DSPE-PEG-LCNPs），体外释放显示其具有快速释放和持续释放两相释放形式；体内研究证实，相比较市售紫杉醇制剂，PTX-DSPE-PEG-LCNPs的生物利用度大大提高[26]。

7 碳纳米管

碳纳米管(carbon nanotubes,CNTs)是由日本科学家Sumio Iijima于1991年发现的可看作是由石墨烯层片绕中心轴按一定的螺旋角卷曲而成的直径为纳米尺度的无缝、中空管体可容纳生物活性分子及药物。

通过混合强酸氧化处理多壁碳纳米管(MWCNTs)制得羧基化碳纳米管(c-CNTs),结果显示MWCNTs通过强酸处理后成功接枝羧基,处理后的MWCNTs水溶性大大改善,载药及药物释放结果表明,改性后的MWCNTs可以做为药物缓释载体[27]。通过DSPE-PEG-氨基活化,制备载有siRNA的单壁碳纳米管,实验研究显示,其对siRNA的载药率达到83.55%;体外研究证实,其通过靶向MDM2基因,能够有效地抑制B-Cap-37乳腺癌细胞的增殖,72 h抑制率为44.53%[28]。

8 药物新剂型与新技术应用

根据国家食品药品监督管理局药品审评中心发布的《2012年度中国药品审评报告》,2012年化药类申请,1.1类新药申请78个,其他3类以上新药942个,与前三年相比,1.1类新药基本维持在70个上下,3类新药每年增加近百个。但是在新剂型方面,2012年申报的新剂型新药除常州金远药业制造有限公司的盐酸多柔比星脂质体注射液、上海复旦张江生物医药股份有限公司的盐酸多柔比星脂质体注射液以外,其他新剂型均没有申报。因此从目前情况看,新剂型的应用其绝大多数还仅仅停留在研发阶段,而真正能够通过审批并且应用于临床的极少。

9 结 语

国内药剂学研究的热点多集中在纳米制剂方面,采用各种载体制成抗肿瘤药物纳米制剂,不但可以解决药物难溶性导致释放效果差的问题,而且还可以使制剂具有靶向性和缓释控释的性能,大大提高了药物的生物利用度。同时近些年基因药物也是我们研究热点,而其如何有效的靶向输送到治疗部分,纳米载体仍然是其输送的有效途径,因此,对脂质体、纳米粒、聚合物胶束等传统纳米制剂仍将是我们研究的热点。

一些特殊的纳米制剂,例如纳米晶体制剂、立方液晶纳米制剂和碳纳米管制剂等也将得到越来越广泛的研究。这些技术均是利用晶体的一些特殊理化性质或者空间结构,采用现代技术制成的特殊递药系统,也可以使药物具有靶向或者缓释控释效果。国内对于其他新剂型的研究,例如微球、亚微乳、复合物等的研究也很广泛,但是由于这些新技术研究的时间尚短,大多还是集中在如何变化模型药物并采用这些新技术提高生物利用度以及解决制剂的稳定性方面,普遍技术含量不高,多为模仿或者重复。虽然新剂型的研究取得了一定的进展,也具有一定的进步,但是大多数均为学术性研究,能够真正实现产业化只有极少数,还需要广大药学工作者的不断努力,使新技术尽快真正实现产业化。

参 考 文 献

1 Jiang TY, Zhang ZH, Zhang YL, *et al*. Dual-functional liposomes based on pH-responsive cell-penetrating peptide and hyaluronic acid for tumor-targeted anticancer drug delivery. *Biomaterials*, 2012, 33: 9246-9258

2 张 莉,周建平,姚 静. 紫杉醇甘草次酸修饰透明质酸纳米粒的制备及性能研究. 中国药科大学学报,2012,43(3):226-230

3 Huo MR, Zou AF, Yao CL, *et al*. Somatostatin receptor-mediated tumor-targeting drug delivery using octreotide-PEG-deoxycholic acid conjugate-modified *N*-deoxycho-lic acid-O, *N*-hydroxyethylation chitosan micelles. *Biomaterials*,2012,33:6393-6 407

4 Liang N, Sun SP, Li XF, *et al*. α-Tocopherol succinate-modified chitosan as a micellar delivery system for paclitaxel: Preparation, characterization and *in vitro/in vivo* evaluations. *Int J Pharm*, 2012, 423: 480-488

5 刘春燕,潘睿睿,姜天玥,等. 仿穿膜肽型壳聚糖衍生物N-辛基-N-精氨酸壳聚糖的合成和表征. 药学学报,2012,47(6):797-802

6 李 赛,肖衍宇,苏志桂,等. 白蛋白包覆阳离子脂质纳米载体的制备及静脉注射药代动力学和组织分布. 中国药科大学学报,2012,43(5):406-411

7 Wei MY, Xu YH, Zou Q, *et al*. Hepatocellular carcinoma targeting effect of PEGylated liposomes modified with lactoferrin. *Euro J Pharm Sci*, 2012, 46: 131-141

8 雷 杨,王 晶,李 莹,等. 氧化还原调控的甲氧基聚乙二醇-二硫键-聚乙烯亚胺非病毒基因载体的研制. 中国医药工业杂志,2012,43(11):917-922

9 Zhu K, Guo CF, Lai H, *et al*. Novel hyperbra-nched polyamidoamine nanoparticle based gene delivery: transfection, cytotoxicity and *in vitro* evaluation. *Int J Pharm*, 2012, 423: 378-383

10 Zhan CY, Wei XL, Qian J, *et al*. Co-delivery of TRAIL gene enhances the anti-glioblastoma effect of paclitaxel *in vitro* and *in vivo*. *J Controlled Release*, 2012, 160: 630-636

11 付 寒,温新国,王周华,等. 超微粒制备系统制备利培酮长效注射微球. 中国新药杂志,2012,21(7):795-799

12 Li XJ, Chang S, Dua GS, *et al*. Encapsulation of azithromycin into polymeric microspheres by reduced pressure-solvent evaporation method. *Int J Pharm*, 2012, 433: 79-88

13 Cui DC, Lu WL, Sa ErA, *et al*. Poly(acrylic acid) microspheres loaded with lidocaine: preparation and characterizat-ion for arterial embolization. *Int J Pharmaceutics*, 2012, 436: 527-535

14 王海凤,王东凯. 静脉注射用亚微乳的研究. 中国药剂学杂志,2006,4(2):44

15 艾秀丽,刘 韵,宋双双,等. 硫酸氢氯吡格雷亚微乳注射液的制

备及其性质考察. 中国新药杂志,2012,21(15):1812-1816
16 刘玉红,刘倩伶,黄志芳,等. 石莒挥发油亚微乳的制备工艺和稳定性研究. 中成药,2012,34(7):1254-1258
17 华海婴,姜玉军,游晓英,等. 乙酰氧基胡椒酚乙酸酯亚微乳对HeLa细胞增殖和凋亡的影响. 中草药,2012,43(4):729-733
18 隋小宇,赵修华,单 常,等. 辅酶Q10静脉注射亚微乳的制备及大鼠体内药动学研究. 中国药学杂志,2012,47(9):696-702
19 刘 微,徐赫鸣,乔俊亭,等. 难溶性药物布洛芬药物树脂复合物的制备及其体外释放研究. 中国新药杂志,2012,21(9):180-210
20 Che X, Wang LH, Yuan Y, *et al.* A novel method to enhance the efficiency of drug transdermal iontophore-sis delivery by using complexes of drug and ion-exchange fibers. *Int J Pharmaceutics*, 2012, 428: 68-75
21 Cai H, Ni CH, Zhang LP. Preparation of complex nano-particles based on alginic acid/poly[(2-dimethylamino) ethyl methacrylate and a drug vehicle for doxorubicin release controlled by ionic strength. *Euro J Pharm Sci*, 2012(45):43-49
22 Xia DN, Wu JX, Cui FD, *et al.* Solvent-mediated amorphous-to-crystalline transformation of nitrendi-pine in amorphous particle suspensions containing polymers. *Euro J Pharm Sci*, 2012, 46:446-454
23 Quan P, Shi K, Piao HZ, *et al.* A novel surface modified nitrendipine nanocrystals with enhancement of bioavailability and stability. *Int J Pharmaceutics*, 2012, 430:366-371
24 Sun W, Tian W, Zhang YY, *et al.* Effect of novel stabilizers-cationic polymers on the particle size and physical stability of poorly soluble drug nanocrystals. *Nanomed-Nanotechnol*, 2012, 8:460-467
25 房秋雨,彭新生,典灵辉,等. 两性霉素B立方液晶前体胶囊的制备及释放度考察. 中国医院药学杂志,2012,32(11):817-820
26 Ni ZG, Hua QY, Liu ZY, *et al.* Preparation and characterization of paclitaxel-loaded DSPE-PEG-liquid crystalline nanoparticles (LCNPs) for improved bioavailability. *Int J Pham*, 2012, 424:58-66
27 王 纠,王亚晶,冉 冉,等. 载盐酸维拉帕米碳纳米管的体外释药行为及机制研究. 中药材,2012,35(9):1500-1507
28 Chen HL, Ma XY, Li Z, *et al.* Functionalization of single-walled carbon nanotubes enables efficient intracellular delivery of siRNA targeting MDM2 to inhibit breast cancer cells growth. *Biomed Pharmacother*, 2012, 66:334-338

生药学研究进展

刘 琪,杨 华,李 萍,齐炼文

(中国药科大学天然药物活性组分与药效国家重点实验室,南京 210009)

摘 要 2012年我国生药学研究取得了明显进展:第四次全国资源普查取得阶段性成果,分子生物学广泛用于生药资源生物多样性研究,生物工程技术拓展了生药资源规模化生产的途径,推动了资源的合理利用和可持续发展;仿生技术开拓了生药性状鉴别的新方向,DNA条形码技术从基因层面增加了生药真实性鉴别的手段,色谱、质谱的快速发展和联合应用推动其成为生药质量评价的主要技术手段,基于指纹图谱的定性分析和基于主效成分群的含量测定成为生药有效性评价的主流模式,从生药药效整体观出发的生物效价评价法越来越受到重视,常用加工方法硫熏所致的硫残留在生药安全性评价中受到广泛关注;生药质量影响因素如物种、产地、加工、炮制等研究也取得一定进展。

资源、质量、安全性评价是生药学研究的主要热点。本文对2012年我国生药学研究进展进行述评,重点介绍新方法、新技术在生药资源、质量评价和质量影响因素及调控中的应用。

1 生药资源研究

1.1 生药资源调查

新中国成立后我国共经历了三次全国性的中药资源普查,为我国中医药事业发展提供了强大的数据支撑。第四次全国中药资源普查于2009年2月由国家中医药管理局牵头组织开展,启动10个省205个县的中药资源普查试点[1]。中药资源普查旨在完成两项调查(野生和人工中药资源情况调查、与中药资源相关的传统知识情况调查)和两项建设(中药材种苗繁育基地和种质资源库建设、中药资源动态监测和信息服务体系建设)。

GAP基地是规范生药资源的重要途径,从2004年至2012年底,国家食品药品监督管理局共公告了59个中药品种、102个中药材种植区域。针对我国实施中药材GAP过程中暴露出的一些问题，如优质不优价、GAP 标准过高、企业的积极性不大等，提出了中药材 GAP 认证双轨制模式，建议将我国中药企业分为出口型企业和非出口型企业。对出口型企业，完善现有 GAP 标准并严格执行；对非出口型企业，在保证其安全的前提下，采用梯度 GAP 认证，适当降低企业成本和认证费用[2]。

1.2 生物多样性分析

生物多样性是指在一定时间、一定地区所有生物物种及其遗传变异和生态系统的复杂性总称，包括基因多样性、物种多样性和生态系统多样性三个层次。物种多样性作为生物多样性的关键，既体现了生物资源的丰富多样，又体现了生物之间及环境之间的复杂关系。对 5 省 11 个不同居群的野生玉竹 *Po1ygonatum odoratum* 样品和 1 个居群的栽培样品进行简单重复序列间扩增（ISSR）分析，结果表明：不同产地野生玉竹种间存在较高的多态性，遗传多样性较为丰富；野生玉竹的遗传多样性高于栽培居群的遗传多样性；药用植物玉竹对环境变化的适应能力强[3]。

目标起始密码子多态性（start codon targeted polymorphism, SCoT）分子标记技术是一种新型目标分子标记技术，目前已被成功应用于玄参 *Scrophularia ningpoensis* 等生药的遗传多样性和基因差异表达研究[4]，研究结果显示栽培玄参亲缘关系较为复杂，遗传多样性水平较高。

1.3 生药资源的生物工程研究

1.3.1 组织培养　对天门冬 *Asparagus cochinchinensis* 不同外植体进行愈伤组织诱导、丛生芽诱导及生根培养研究，结果显示不同外植体均可诱导出愈伤组织，其中嫩芽诱导愈伤率最高，可作为天门冬最适组织培养的外植体[5]；以巫山淫羊藿 *Epimedium wushanense* 分蘖芽为外植体，筛选出了分蘖芽适宜的消毒方法及不定芽诱导、增殖和生根适宜的培养基，建立了巫山淫羊藿分蘖芽的组培快繁体系，为实现其工厂化育苗提供实践依据[6]。

1.3.2 生物合成　利用合成生物学策略生产出次丹参酮二烯，揭示丹参酮生物合成具有其特有的生源途径[7]；开展了人参 *Panax ginseng*[8]、丹参 *Salvia miltiorrhiza*[9]、灵芝 *Ganoderma lucidum*、茯苓 *Poria cocos* 等 13 个物种的转录组研究，已发现多个生物合成相关的候选基因、遗传标记位点及转录因子等。

1.3.3 生物转化　外源化学物在生物体内经多种酶催化的代谢转化称为生物转化，生物转化技术不仅能改变生药中主成分的含量、活性物质的结构，扩大药源，亦能对有毒中药进行持效减毒，应用前景广泛。利用丝状菌的三个菌株，包括雅致小克银汉霉 *Cunninghamella elegans*（AS 3.120 7）、总状共头霉 *Syncephalastrum racemosum*（AS 3.264）、斯梯蒙特皮真菌 *Doratomyces stemonitis*（AS 3.1411）对黄芪的活性成分环黄芪醇进行生物转化，得到 15 个转化产物（13 个为新化合物），这些化合物与底物环黄芪醇有着相似的结构，可作为开发新型抗衰老药物的候选药物[10]；利用转基因何首乌 *Polygonum multiflorum* 毛状根对青蒿酸进行生物转化研究，结果表明青蒿酸在何首乌毛状根中转化生成多种青蒿素类化合物，包括异青蒿内酯、3β-羟基青蒿酸、去氧青蒿素 B 和青蒿内酯[11]。

2 生药的质量评价

2.1 生药的真实性鉴别

2.1.1 性状鉴别　建立了人参 *Panax ginseng* 与西洋参 *Panax quinquefolium* 饮片的电子鼻气味检测方法，得到人参、西洋参气味识别指纹图谱[12]。人工味觉系统是用于口味评判的一种仿生学仪器，又称电子舌，利用电子舌对不同产地来源的枳实（酸橙 *Citrus aurantium* 及其栽培变种或甜橙 *Citrus sinensis* 的干燥幼果）进行鉴别，证实市售的枳实药材主要分为江西类和四川类，电子舌对测试枳实药材的判断结果被高效液相色谱法所验证[13]。

2.1.2 显微鉴别　同时利用普通光学显微镜和荧光显微镜对藏药夏果贝 *Delphinium brunonianum* 进行观察，在其叶、嫩茎及花萼下表面，发现了一种花柱状含黄色分泌物的单细胞腺毛；不需要经过复杂耗时的传统染色即可寻找到发出明显荧光的木质部和中柱鞘纤维群[14]。

2.1.3 分子鉴别　建立了以 ITS2 为核心、psbA-trnH 为补充序列的植物类药材 DNA 条形码鉴定体系[15]和以 COI 序列为核心、ITS2 为辅助序列的动物类药材 DNA 条形码鉴定体系[16]，从基因层面实现了生药与其常见混伪品的物种识别问题。编写了植物 DNA 条形码研究技术标准和规范指南，内容包括植物 DNA 条形码研究的样品采集策略、植物标本和野外数据的采集规范、植物标准 DNA 条形码的选择与通用引物等十个方面的内容[17]。利用居群 DNA 条形码阐明了不同产地（居群）黄芩 *Scutellaria baicalensis* 的遗传分化程度，证实叶绿体基因间序列也可用于地理分布范围宽窄不同的黄芩产地鉴别[18]。

2.1.4 指纹、特征图谱鉴别

生药化学指纹图谱实质上是其部分成分的“化学条码”，该条码可以较为准确地对生药的真实性进行鉴别。通过 HPLC-DAD-ESI-MS^n 技术对 13 批谷精草 *Eriocaulon buergerianum* 及混伪品进行鉴别，共表征黄酮醇、黄酮、异黄酮、酮等 72 个成分[19]；通过 HILIC-ESI-TOF/MS 技术，构建了基于不同海洋动物药中的 16 种核苷类化合物的特征指纹图谱，可用于不同海洋动物药的鉴别，显示核苷类化合物指纹图谱有望成为动物药鉴别的新方法[20]。

2.2 生药的有效性评价

2.2.1 化学成分分析法

2.2.1.1 基于指纹图谱的定性分析　发展了“不依赖化学对照品的诊断离子匹配”[21]，发展了“高含量成分移除降干扰”[22]，发展了“在线微透析取样-二维涡流色谱预浓缩”[23]等方法，这些方法可将复杂无序的质谱数据转换成有序的数据库网络，显著提升中药未知成分、微量成分、体内成分、异构体等的检出容量、效率与灵敏度，为提升中药质量控制水平提供支撑。将MCI凝胶-硅胶正交柱色谱的样品前处理过程，与LC-(±)ESI-MS^n技术结合起来，从人参*Panax ginseng*、西洋参*Panax quinquefolium*、三七*Panax notoginseng*药材中共表征623个人参皂苷，其中437个为潜在的新人参皂苷，提升了非靶标成分的检出数量[24]。应用实时直接分析-串联质谱法(DART-MS/MS)，在未经前处理和色谱分离的情况下，使用全扫描模式采集乳香*Boswellia papyrifera*的DART-MS特征图谱，并对乳香酸类成分进行二级质谱确证[25]。发展了多维色谱柱和多元检测器联用系统，利用其信息互补的特点，同时分析多类成分，适合生药复杂体系的分析和有效性评价，对赤芝*Ganoderma lucidum*和紫芝*Ganoderma sinense*生物大分子、大极性和小极性成分进行分析[26]。

2.2.1.2 基于主效成分群的含量测定 替代对照品法是指使用一个对照品，借助该成分与供试品中另一个或其他多个成分间恒定的响应关系，进行含量测定，目标成分色谱峰的定性多数采用相对保留时间法。替代对照品法主要包括内标替代法(供试品含的一个单体测定供试品多个成分)、外标替代法(供试品不含的一个单体测定供试品一个或多个成分)、对照提取物或混合对照品法(一个标定的提取物或混合对照品测定供试品多个成分)等。替代对照品法在一定程度上弥补了生药对照品缺乏的世界性难题，《中国药典》(2010版)已收载替代对照品法测定黄连中4个生物碱含量。测定三七*Panax notoginseng*中人参皂苷Rg1、Rb1、Rd、Re及三七皂苷R1五种活性皂苷成分间的相对校正因子，分别以其中任1种作参照成分建立对另外4种成分定量检测的一测多评法[27]；利用对照提取物法测定葛根*Pueraria lobata*饮片中5种成分含量[28]，与单一对照品测定法的实验结果一致，但对照提取物法分离难度小、成分间比例与药材实际含量比例接近、节约成本。

针对生药无标准空白溶液，建立了“标准叠加质谱校正技术”，在药材提取物溶液中，加入系列浓度标准品制备标准曲线，计算样品中成分含量，最大限度的重现成分在样品中的真实环境，可有效克服基质效应的影响，提高质谱定量的准确度[29]；高效毛细管电泳(HPCE)相比HPLC法，具有溶剂和试样消耗少、仪器成本低的优点，利用HPCE同时测定玄参*Scrophularia ningpoensis*中梓醇、桃叶珊瑚苷、哈巴苷、哈巴俄苷、毛蕊花糖苷和肉桂酸含量，减少了分析过程中有机试剂的使用，是一种环保型手段[30]。

2.2.2 生物效价评价法 对大黄*Rheum palmatum*炮制前后致泻效价进行比较研究，结果显示生大黄经炮制后致泻效价明显降低，酒大黄致泻活性弱于生大黄，熟大黄次之，大黄炭基本丧失泻下活性[31]；提出以道地药材品质评价方法为突破口，从效入手，以效定质，以质论环，建立以“效-质-环”为研究路径的生药道地性评价思路和模式[32]。

2.3 生药的安全性评价

2.3.1 生源性毒性成分 款冬花*Tussilago farfara*中含有肝毒吡咯里西啶生物碱(hepatotoxic pyrrolizidine alkaloids，HPA)，HPA是目前已知最主要的植物性肝毒成分。利用精密肝切片培养技术对款冬花总生物碱进行体外肝脏毒性观察，结合款冬花水煎液的小鼠体内肝脏毒性实验，证实款冬花体内体外试验均显示出一定的肝脏毒性[33]。半夏的刺激性毒性成分为其所含的具有特殊晶型的毒针晶，通过几种黏膜致炎模型研究半夏*Pinellia ternata*毒针晶对机体的致炎作用，剖析半夏的毒性表现与毒针晶致炎作用的相关性，结果表明半夏毒针晶刺激性毒性在机体内表现为炎症反应[34]。

2.3.2 重金属 采用ICP-MS法测定青海地区常用藏药材中As、Ni、Hg、Cd、Pb等8种重金属含量，结果表明Pb、As两种重金属的含量偏高或处于临界值[35]。采用ICP-AES法测定广西不同产地两面针*Zanthoxylum nitidum*药材中As、Cr、Hg、Ni、Cd、Pb重金属含量，发现各产地两面针重金属元素含量有差异，As、Cr和Hg未检出[36]。

2.3.3 农药残留及硫残留 建立了一种在15分钟内快速分析116种常添加于生药中的残留农药的方法，并将其应用于来自102种不同生药的138个样品中，其中95个样品被检测到含有多种农药残留，其余42个样品未见农药残留[37]；建立生药中113种农药残留量的测定方法，发现菊花*Chrysanthemum morifolium*中农药残留有13种，菊花栽培品农药残留阳性检出率较高，虽然大部分农残低于推荐限量值，但由于菊花用量大、蓄积中毒风险较大，菊花的农药使用需进一步规范[38]。

硫熏是生药加工、储存、养护的传统方法之一，应用普遍，但硫熏后生药化学成分会发生量变或质变，且残留硫对健康有害。对200多种共2 000余批次生药和饮片进行硫残留量测定，结果表明总体合格率为74.24%，一些品种超标问题严重，亟待加强对硫磺熏蒸的规范和二氧化硫残留量的监督检验[39]。针对此问题，建立了硫熏生药及饮片中硫及各价态硫残留物的快速检测方法，生药及饮片中的硫化铅斑点清晰，与标准斑点比对，可以确定硫化物的含量范围[40]。

3 生药质量影响因素

物种与生药质量：对4种秦艽属*Gentiana*植物中环烯醚萜苷成分含量的比较分析，结果表明秦艽和粗茎秦艽中龙胆苦苷和马钱苷酸总量高于小秦艽和麻花秦艽[41]。

产地、生长年限与生药质量：测定不同产地、不同生长年限蒙古黄芪*Astragalus membranaceus*和膜荚黄芪*Astragalus membranaceus*药材及饮片中毛蕊异黄酮葡萄糖苷及芒柄花素含量，发现不同产地黄芪药材及饮片中毛蕊异黄酮葡萄糖苷和芒柄花素含量差异较大，生长年限6年的黄芪中毛蕊异黄酮葡萄糖苷和芒柄花素含量最高[42]。

物候期与生药质量：对不同物候期新疆贝母*Fritillaria*

walujewii 和伊犁贝母 *Fritillaria pallidiflora* 进行含量测定，发现不同月份的伊贝母中总生物碱类化合物含量有一定差异，4 年生 4 月份采收的伊贝母中总生物碱类化合物含量比较高[43]。

不同器官和组织：利用组织化学定位法考察金钗石斛 *Dendrobium nobile* 多糖的分布和积累特征，研究表明金钗石斛多糖主要分布在根的皮层薄壁细胞、茎的维管束周围薄壁细胞和叶片薄壁细胞内，茎内分布最多，其次是叶片，根中分布较少[44]。

采收与生药质量：通过对不同采收期北柴胡 *Bupleurum chinense* 超临界提取物的分析发现北柴胡中脂肪酸类、醛类、酮类及酯类成分的相对比重均随着采收期的不同而呈现明显差异，脂肪酸类在 12 月份相对含量达到最高，其他在 5 月份所占比重最大[45]。

加工与生药质量：利用 GC × GC-TOF/MS 方法对杭白菊晒干及硫熏后的挥发油成分进行分析比较，发现硫熏后杭白菊药材内挥发油成分与晒干相比缺失了 50 种成分[46]；以掌叶大黄 *Rheum palmatum* 外观色泽、干燥耗时、折干率和有效成分的量为指标，以蒽醌、儿茶素和没食子酸的量为考察标准，考察大黄适宜的干燥方式，证实大黄适宜的干燥方法是 45 ℃恒温烘干或晒干[47]。

炮制与生药质量：分析芫花 *Daphne genkwa* 不同炮制品中 4 种黄酮苷元成分的含量，结果表明醋制、醋煮、绿豆制、甘草制、清蒸、高压蒸和水煮芫花 7 种炮制方法中，醋制法(药典)较其他方法能明显提高木犀草素、芹菜素、3′-羟基芫花素、芫花素的含量，同时能提高总黄酮苷元含量[48]；考察了不同炮制方法对甘遂 *Euphorbia kansui* 急性毒性的影响，发现甘遂生品毒性最大，醋炙品的毒性最小，生拌醋品、清炒品和清炒拌醋品的毒性居中，且依次减小，加热是使甘遂毒性降低的主要因素，加醋是次要因素，两者合用更利于毒性的降低[49]。在矿物药炮制方面，开展了青礞石 *Chloriti Lapis* 的炮制工艺研究，确定最佳炮制工艺为在 700 ℃、青礞石与火硝质量配比 1∶0.4、摊层厚度 2 cm 条件下煅制 2 h[50]。

4 结 语

我国生药学研究取得了显著的进展，国际影响力不断提升。国际植物药市场呈现出快速增长的势头，我国生药学的发展迎来了重要的机遇和挑战。生药学的发展应该继续以国粹中药为依托，继承并利用现代技术手段丰富中药理论，发扬中药优势，彰显我国生药学研究特色。随着研究的不断深入，多学科技术进一步渗透，我国生药学研究必将焕发新的活力。

参考文献

1 张 彬，袁庆军，黄璐琦，等. 基于居群 DNA 条形码的药用植物黄芩的产地鉴别研究. 中国中药杂志，2012，37(8)：1100-1106

2 刘 超，施海燕，孙国君，等. 中药材 GAP 认证双轨制模式. 2012 年中国药学会药事管理专业委员会年会论文集：451-455

3 卜 静，王冬梅，李登武. 不同产地野生玉竹种质资源多样性与亲缘关系的 ISSR 分析. 中草药，2012，43(9)：1824-1828

4 陈大霞，张 雪，王 钰，等. 应用 SCoT 标记分析玄参种质资源的遗传多样性. 中国中药杂志，2012，37(16)：2368-2372

5 全妙华，欧立军，贺安娜，等. 天门冬组培快繁体系研究. 中草药，2012，43(8)：1599-1603

6 周海琴，朱国胜，郭巧生，等. 巫山淫羊藿分蘖芽组织培养研究. 中国中药杂志，2012，37(24)：3723-3727

7 Zhou YJ，Gao W，Rong QX，*et al.* Modular pathway engineering of diterpenoid synthases and the mevalonic acid pathway for miltiradiene production. *J Am Chem Soc*，2012，134：3234-3241

8 Chen SL，Xu J，Liu C，*et al.* Genome sequence of the model medicinal mushroom *fanoderma lucidum*. *Nat Commun*，2012，3：913

9 Ma YM，Yuan LC，Wu B，*et al.* Genome-wide identification and characterization of novel genes involved in terpenoid biosynthesis in *Salvia miltiorrhiza*. *J Exp Bot*，2012，63 (7)：2809-2823

10 Yang WZ，Ye M，Huang FX，*et al.* Biocatalysis of cycloastragenol by filamentous fungi to produce unexpected triterpenes. *Adv Synth Catal*，2012，354：527-539

11 朱建华，于荣敏. 转基因何首乌毛状根生物转化青蒿酸的研究. 中草药，2012，43(6)：1065-1067

12 田 程，刘春生，吴浩忠，等. 中药人参与西洋参饮片的电子鼻检测方法及识别模式. 中国中药杂志，2012，37(8)：1165-1168

13 吴 飞，杜瑞超，洪燕龙，等. 电子舌在鉴别中药枳实药材产地来源中的应用. 中国药学杂志，2012，47(10)：808-812

14 王亚琼，徐福春，卓玛东智，等. 藏药夏果贝的生药鉴别及荧光显微镜的应用. 药学学报，2012，47(11)：1555-1560

15 Song JY，Shi LC，Li DZ，*et al.* Extensive pyrosequencing reveals frequent Intra-genomic variations of internal transcribed spacer regions of nuclear ribosomal DNA. *PLoS One*，2012，7(8)：e43971

16 Liu C，Shi LC，Xu XL，*et al.* DNA barcode goes two-dimensions：DNA QR Code Web Server. *PLoS One*，2012，7(5)：e35146

17 高连明，刘 杰，蔡 杰，等. 关于植物 DNA 条形码研究技术规范. 植物分类与资源学报，2012，34(6)：592-606

18 张 彬，袁庆军，黄璐琦，等. 基于居群 DNA 条形码的药用植物黄芩的产地鉴别研究. 中国中药杂志，2012，37(8)：1100-1106

19 Qiao X，Ye G，Liu CF，*et al.* Chemical analysis of eriocaulon buergerianum and adulterating species by high-performance liquid chromatography with diode array detection and electrospray ionization tandem mass spectrometry. *J Pharmaceut Biomed Analysis*，2012，57：133-142

20 赵恒强，陈军辉，史 倩，等. 基于核苷类化合物 HILIC-ESI-TOF/MS 分析的海洋动物药指纹图谱方法. 高等学校化学学报，2012，33(1)：44-48

21 Lian-Wen Qi，Huai-You Wang，Hui Zhang，*et al.* Diagnostic ion filtering to characterize ginseng saponins by rapid liquid chromatography with time-of-flight mass spectrometry. *J Chromatogr A*，2012，1230：93-99

22 Zhang LW，Wang SQ，Liu Y，*et al.* Trace analysis in complex mixtures

using a high-component filtering strategy with liquid chromatography-mass spectrometry. *J Pharmaceut Biomed Analysis*, 2012, 70: 169-177

23 Xin GZ, Liu C, Shi ZQ, *et al.* Direct pharmacokinetic analysis of puqietinone by *in vivo* microdialysis sampling and turbulent-flow chromatography coupled with liquid chromatography-mass spectrometry. *J Chromatogr B*, 2012, 899: 127-134

24 Yang WZ, Ye M, Qiao X, *et al.* A strategy for efficient discovery of new natural compounds by integrating orthogonal column chromatography and liquid chromatography/mass spectrometry analysis: its application in *Panax ginseng*, *Panax quinquefolium* and *Panax notoginseng* to characterize 437 potential new ginsenosides. *Analytica Chim Acta*, 2012, 739: 56-66

25 孙 磊, 胡晓茹, 金红宇, 等. 实时直接分析-串联质谱法快速分析乳香中多种乳香酸. 中草药, 2012, 43(7): 1320-1323

26 Qian ZM, Zhao J, Li DQ, *et al.* Analysis of global components in *ganoderma* using liquid chromatography system with multiple columns and detectors. *J SEP Sci*, 2012, 35: 2725-2734

27 王超群, 贾秀虹, 陈 季, 等. 中药三七"一测多评"质量控制方法的系统研究. 中国中药杂志, 2012, 37(22): 3438-3445

28 薛翠娟, 章 军, 荆文光, 等. 对照提取物法测定葛根饮片中5种成分含量. 中国中药杂志, 2012, 37(16): 2388-2391

29 Liu Y, Shi XW, Liu EH, *et al.* More accurate matrix-matched quantification using standard superposition method for herbal medicines. *J Chromatogr A*, 2012, 1254: 43-50

30 韩 乐, 许 虎, 刘训红, 等. 高效毛细管电泳测定玄参中6种指标成分的含量. 中国药学杂志, 2012, 47(7): 555-559

31 李会芳, 王伽伯, 曲 毅, 等. 大黄炮制前后致泻效价的比较. 中国中药杂志, 2012, 37(3): 302-304

32 鄢 丹, 王伽伯, 李俊贤, 等. 论道地药材品质辨识及其与生态环境的相关性研究策略. 中国中药杂志, 2012, 37(17): 2672-2675

33 回连强, 高双荣, 刘 婷, 等. 款冬花及其总生物碱的肝脏毒性. 中国实验方剂学杂志, 2012, 18(4): 238-241

34 朱法根, 史闰均, 郁红礼, 等. 半夏毒针晶的致炎作用研究. 中草药, 2012, 43(4): 739-742

35 张 弓, 黄剑林, 李海涛, 等. ICP-MS法测定青海地区常用40种藏药材中8种重金属. 中成药, 2012, 34(12): 2391-2394

36 王冬梅, 冯 洁, 覃富景, 等. ICP-AES法测定12个产地两面针药材中重金属元素的含量. 中药材, 2012, 35(3): 366-368

37 Chen LN, Song FR, Liu ZQ. Multi-residue method for fast determination of pesticide residues in plants used in traditional chinese medicine by ultra-high-performance liquid chromatography coupled to tandem mass spectrometry. *J Chromatogr A*, 2012, 1225: 132-140

38 方翠芬, 马临科, 陈 勇, 等. RRLC/ MS/ MS测定菊花中农药残留量. 中成药, 2012, 34(5): 883-887

39 孙 磊, 金红宇, 马双成, 等. 中药中二氧化硫残留的检测方法与最大残留限量分析. 中国药品标准, 2012, 13(1): 16-19

40 郝延军, 徐秋阳, 桑育黎, 等. 硫熏中药材的快速检测方法研究. 中国中药杂志, 2012, 37(3): 335-337

41 曹晓燕, 王政军, 王喆之. 4种秦艽属植物不同器官中4种环烯醚萜苷成分含量的比较分析. 植物资源与环境学报, 2012, 21(1): 58-63

42 姚雪莲, 裴彩云, 王宗权. 不同产地、不同采收期黄芪药材及饮片中毛蕊异黄酮葡萄糖苷及芒柄花素含量测定. 药物分析杂志, 2012, 32(5): 797-805

43 董文杰, 轩辕欢, 陈 良, 等. 伊贝母不同物候期的总生物碱类化合物含量动态变化研究. 新疆中医药, 2012, 30(6): 37-39

44 包英华, 白 音, 石海英. 金钗石斛多糖的组织化学定位研究. 时珍国医国药, 2012, 23(12): 3026-3028

45 雷 雪, 王启帅, 杨 云, 等. 不同采收期北柴胡超临界提取物的GC-MS分析. 中国实验方剂学杂志, 2012, 18(2): 69-71

46 Cao G, Cai H, Cong XD, *et al.* Global detection and analysis of volatile components from sun-dried and sulfur-fumigated herbal medicine by comprehensive two-dimensional gas chromatography/time-of-flight mass spectrometry. *Analyst*, 2012, 137: 3828-3835

47 唐文文, 李国琴, 宋平顺, 等. 大黄干燥方法研究. 中草药, 2012, 44(4): 424-429

48 吴海涛, 蒋翠平, 宋慧鹏, 等. 不同炮制方法对芫花中4种黄酮苷元含量的影响. 中医药学报, 2012, 40(3): 105-108

49 张姗姗, 孙立立, 石典花, 等. 不同炮制方法对甘遂急性毒性影响的研究. 中成药, 2012, 34(11): 2178-2180

50 刘圣金, 吴德康, 林瑞超, 等. 青礞石的炮制工艺研究. 中草药, 2012, 43(8): 1508-1513

神经退行性疾病治疗药物研究进展

顾　为，聂爱华

（军事医学科学院毒物药物研究所，北京 100850）

摘　要　在人口老龄化日益严重的今天，神经退行性疾病已成为严重影响人类健康的一大因素。本文主要介绍我国学者近年来神经退行性疾病治疗药物的研究进展和代表性的工作，主要集中于阿尔茨海默病、帕金森病、亨廷顿病和肌萎缩侧索硬化症治疗药物的研究进展。

神经退行性疾病是一组由慢性进行性的中枢神经组织退行性变性而引发的疾病的总称，其共同病理特征为脑或（和）脊髓神经元退行性变化、脱失。主要疾病为阿尔茨海默病（Alzheimer's disease，AD）、帕金森病（Parkinson's disease，PD）、亨廷顿病（Huntington disease，HD）和肌萎缩侧索硬化症（amyotrophic lateral sclerosis，ALS）。随着社会发展和人口老龄化的出现，神经退行性疾病已成为继心血管疾病和癌症之后，严重影响人类健康的第三位疾病。本文主要介绍我国学者在2010-2012年间（以2012年为主）神经退行性疾病治疗药物的研究进展和代表性的工作。

1　阿尔茨海默病治疗药物

AD是老年痴呆症的主要类型之一，其发病机制涉及多环节、多系统结构和功能的异常。迄今为止，有关AD的致病机制已超过十种，包括：胆碱能神经异常学说、β-淀粉样蛋白链式假说、代谢障碍学说、自由基与凋亡学说、兴奋性氨基酸毒性学说和基因遗传学说等。我国学者针对AD发病机制所包含的不同靶点，开展了AD治疗药物的研究，发现了多个作用于与AD相关的单靶标或多靶标化合物。

1.1　作用于单靶标的活性化合物

胆碱能假说是较早被提出的AD发病机制，该学说认为，在AD病理过程中，基底前脑区的胆碱能神经元丢失，胆碱乙酰转移酶活性下降，乙酰胆碱（ACh）的合成、释放和摄取减少，学习和记忆力衰退。因此，抑制乙酰胆碱酯酶延缓乙酰胆碱的代谢分解是治疗AD的重要途径。通过基于结构的虚拟筛选获得了新结构的AChE抑制剂**1**，其抑制AChE的IC_{50}值1.5 μmol/L[1]。对天然产物吴茱萸次碱（rutaecarpine）进行结构修饰获得了选择性AChE抑制剂**2**，其抑制AChE的IC_{50}值为10 nmol/L，与抑制丁酰胆碱酯酶（BuChE）活性相比较，该化合物抑制AChE的选择性指数为539[2]。发现从海南狗牙花（*Ervatamia hainanensis*）的茎部分离出的吲哚生物碱**3**具有抑制AChE的活性，IC_{50}值为4.4 μmol/L，抑制活性与AChE抑制剂加兰他敏（galantamine）相等[3]。还合成了毒扁豆碱（physostigmine）的类似物，其中化合物**4**是AChE的选择性抑制剂，其抑制AChE的IC_{50}值为8.5 nmol/L，强于抑制BuChE活性的174倍[4]。

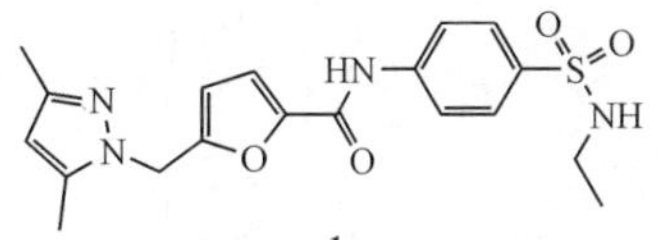

1

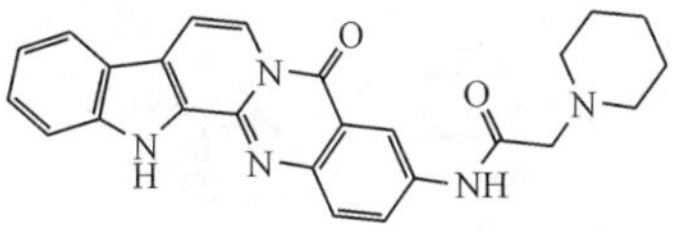

2

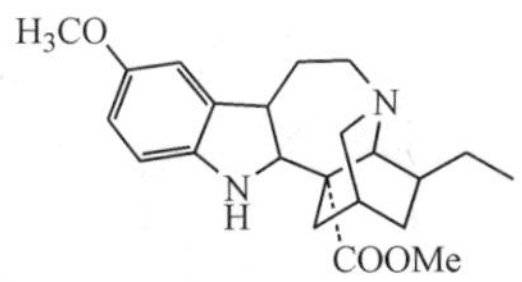

3

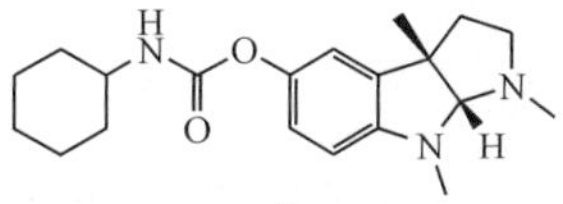

4

β-淀粉样蛋白链式假说的致病机制在最近十多年来受到人们的重视。该假说认为脑内β-淀粉样多肽（β-amyloid peptides，Aβ）的异常聚集和沉积具有神经毒性，是导致AD发生的主要原因。β-淀粉样多肽是通过β-分泌酶（β-amyloid precursor enzyme，BACE1）和γ-分泌酶逐步水解淀粉样前体蛋白形成的，其中β-分泌酶是Aβ生成的限速酶，因此抑制β-分泌酶的活性和（或）阻止β-淀粉样多肽的异常聚集是干预阿尔茨海默病进程的理想策略。设计并合成了化合物**5**，该化合物抑制β-分泌酶的IC_{50}值为23 nmol/L，在双转APP/BACE1基因中国仓鼠卵巢细胞模型上浓度为10 nmol/L时对$A\beta_{40}$产生的抑制率为58.3%，但在动物模型上研究表明该化合物缺乏透过血脑屏障的能力[5]。发现化合物**6**是一种新结构的选择性β-分泌酶抑制剂，该化合物抑制β-分泌酶活性的IC_{50}值为4.47 μmol/L，在HEK293-APPswe细胞模型上能显著降低$A\beta_{40}$、$A\beta_{42}$和sAPPβ的产生[6]。设计和合成了一系列的具有抑制Aβ聚集活性的取得双酚A衍生物，其中化合物**7**抑制$A\beta_{42}$聚集的IC_{50}值为4.3 μmol/L，该化合物还能够使得$A\beta_{42}$聚集形成的纤维转变为单体、没有神经细胞毒性以及有效抑制$A\beta_{42}$诱导的神经毒性并提高神经细胞的存活率等性质[7]。

Aβ 的聚集可以促进神经炎症进而导致炎症因子(如 IL-1β)的过表达,炎症因子可以引起神经元损伤或死亡,加速 AD 的进程。合成了一系列具有抗神经炎活性的氨基哒嗪类化合物,其中化合物 **8** 在 BV-2 细胞模型上抑制 IL-1β 释放的 IC_{50} 值为 2.4 μmol/L,在 Aβ 诱导的 AD 小鼠模型上该化合物(2.5 mg/kg,p.o.)能够抵抗空间学习记忆的损伤,药效与多奈哌齐(0.65 mg/kg,p.o.)相当[8]。

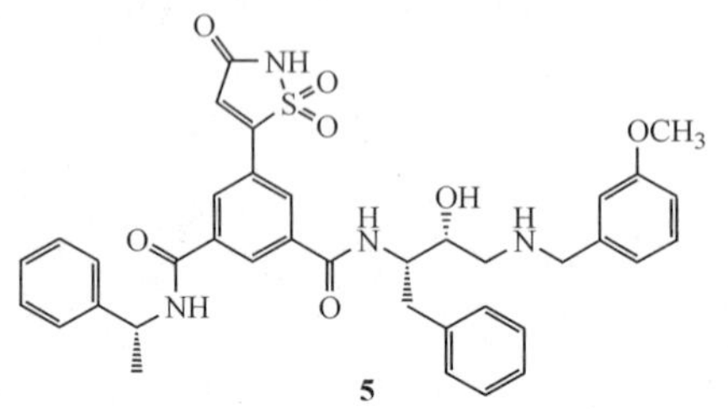

5

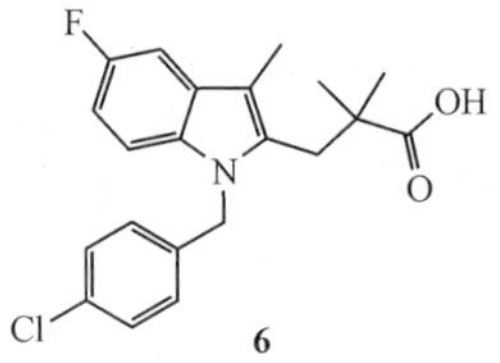

6

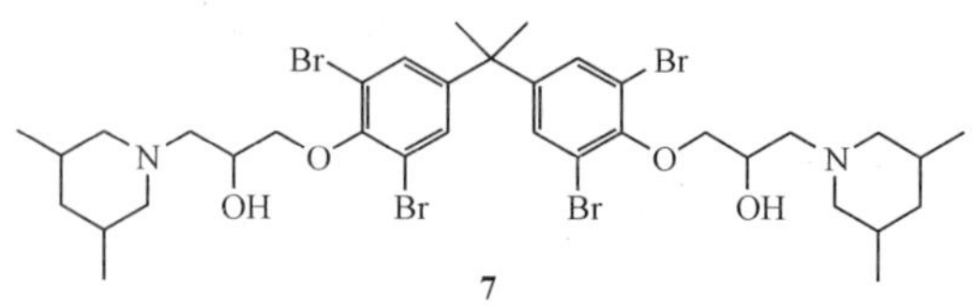

7

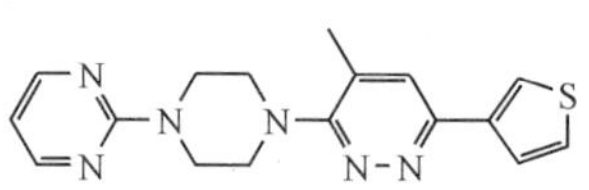

8

1.2 作用于多靶标的活性化合物

随着 AD 致病机制的不断阐明,发现 AD 的发生和发展是细胞内及生物体内复杂的调控网络和调控因子的多重作用结果,涉及多基因之间的关联。而单靶标药物分子针对单一靶点的作用可能是导致其临床疗效不够理想且相对毒副作用较大的主要原因。因此,寻求针对多靶点治疗的化合物成了 AD 治疗药物研发的趋势,其策略是将具有抑制 AChE、抗 Aβ 聚集、抑制 τ 蛋白过度磷酸化、抗氧化应激、抗炎、抑制单胺氧化酶以及调节金属离子平衡等单靶点作用的分子片段,按一定方式组合,得到针对多个靶点具有多样功能的单一分子。

他克林(tacrine)是一个典型的 AChE 抑制剂,我国学者以此为结构基础,发现了多个具有治疗 AD 潜力的多靶标活性化合物。通过在他克林-阿魏酸(ferulic acid)的杂合体上连接具有释放一氧化氮功能的基团得到了一系列的一氧化氮供体化合物,其中化合物 **9** 抑制 AChE 和 BuChE 的 IC_{50} 值分别为 10.9 nmol/L 和 17.7 nmol/L,在浓度为 0.1 nmol/L 下 0.5 小时释放一氧化氮的量为 0.31 μg/mL;该化合物能够提高东莨菪碱诱导的记忆损伤成年小鼠的记忆力,并显示出比他克林更小的肝脏毒性[9]。利用连接子引入巯基的策略对他克林进行结构修饰,获得了一系列的含巯基的他克林衍生物,其中化合物 **10** 抑制 AChE 和 BuChE 的 pIC_{50} 均为 6.75,在浓度为 1 μmol/L 时对 H_2O_2 氧化损伤 1SH-SY5Y 细胞系的保护作用为 52.3%,说明该化合物具有一定的神经保护作用[10]。设计和合成了一系列的他克林-苄胺杂合体化合物,其中化合物 **11** 抑制 AChE 和 BuChE 的 IC_{50} 值分别为 0.55 nmol/L 和 2.65 nmol/L,在浓度为 20 μmol/L 时对 $Aβ_{42}$ 自聚集抑制率为 39.4%,该化合物还具有螯合 Cu^{2+}、Fe^{2+} 和 Zn^{2+} 离子的功能和中等程度的抗氧化活性[11]。在对他克林-苯基-苯并杂环杂合体化合物研究中,发现了活性良好的化合物 **12**,该化合物抑制 AChE 和 BuChE 的 IC_{50} 值分别为 17 nmol/L 和 122 nmol/L,在浓度为 20 μmol/L 时对 $Aβ_{42}$ 自聚集抑制率为 51.8%[12]。发现了他克林-苯基噻唑杂合体化合物 **13**,该化合物抑制 AChE 和 BuChE 的 pIC_{50} 值分别为 6.80 和 6.23,在浓度为 20 μmol/L 时对 $Aβ_{42}$ 自聚集抑制率为 72%[13]。发现了新型的他克林-咖啡酸(caffeic acid)杂合体化合物 **14**,该化合物抑制 AChE 和 BuChE 的 IC_{50} 值分别为 0.3 μmol/L 和 29.5 μmol/L,对 AChE 的抑制具有较好的选择性,在浓度为 20 μmol/L 时对 $Aβ_{40}$ 自聚集抑制率为 36.2%,对 AChE 诱导的 $Aβ_{40}$ 聚集抑制率为 67.7%,DPPH 自由基清除试验的 IC_{50} 值为 4.8 μmol/L,能够抵抗分别由 H_2O_2 和谷氨酸诱导的 HT22 细胞的死亡,显示了一定的神经保护作用[14]。

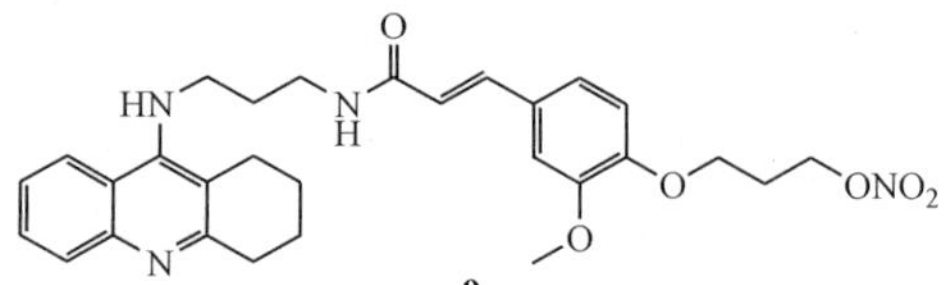

9

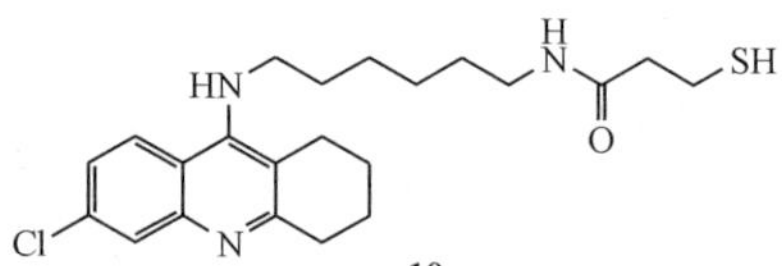

10

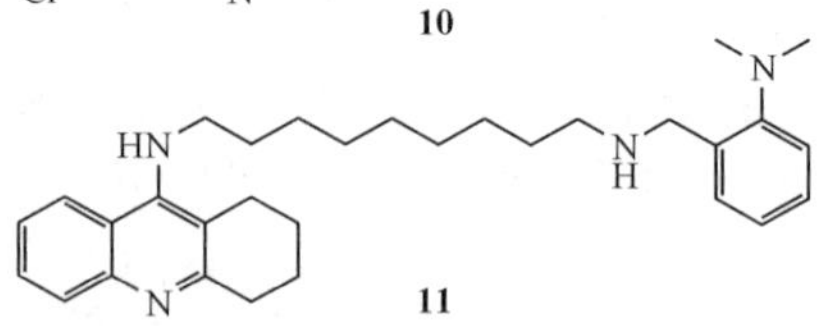

11

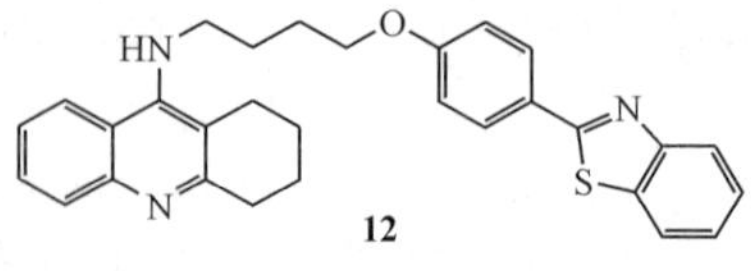

12

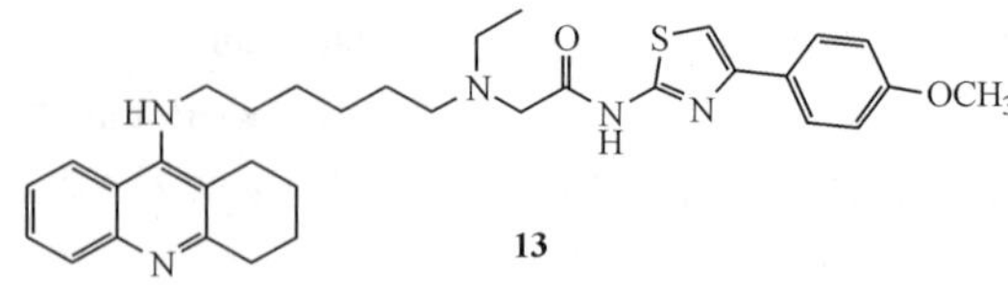

13

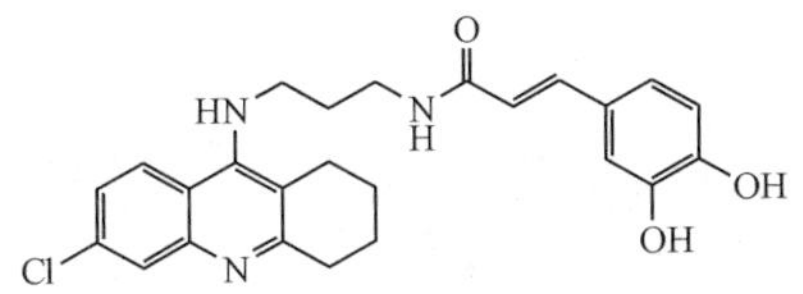

14

茚满酮类衍生物（如多奈哌齐）具有抗 AD 的活性。设计、合成了苯亚甲基茚满酮系列衍生物，通过与 AD 相关的多个靶标评价试验表明化合物 **15** 具有良好的活性，该化合物在浓度为 20 μmol/L 时对 $A\beta_{42}$ 自聚集抑制率为 80.1%、在浓度为 50 μmol/L 时能抑制 Cu^{2+} 诱导的 $A\beta_{42}$ 聚集并且具有解聚 $A\beta_{42}$ 纤维的活性，抑制单胺氧化酶-B（MAO-B）的 IC_{50} 值为 7.50 μmol/L，抗氧化活性的 ORAC-FL 值为 5.60[15]。在对茚满酮类衍生物的研究发现了化合物 **16**，该化合物抑制抑制抑制 AChE 和 BuChE 的 IC_{50} 值分别为 1.8 nmol/L 和 9.5 μmol/L，显示了对 AChE 的抑制的高选择性，在浓度为 50 μmol/L 下对 Fe^{3+}、Cu^{2+} 和 Zn^{2+} 均有螯合活性[16]。

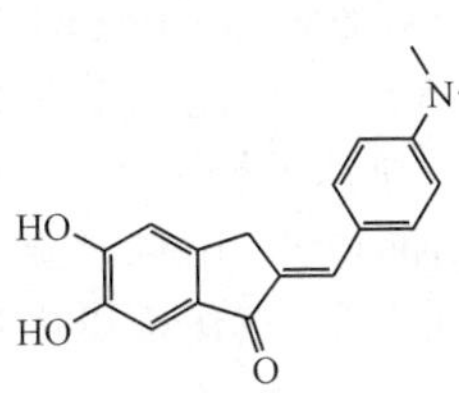

15

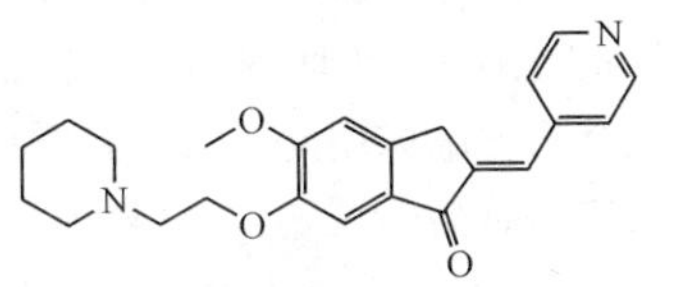

16

研究表明白藜芦醇（Resveratrol）具有抑制 $A\beta$ 聚集的活性，对其衍生化获得了化合物 **17**，在浓度为 20 μmol/L 时对 $A\beta_{42}$ 自聚集抑制率为 71.65%，在 1 μmol/L 浓度下清除氧自由基的活性是 Trolox（水溶性维生素 E）的 4.12 倍，SH-SY5Y 细胞模型评价表明该化合物在 10 μmol/L 下具有中等程度的抗氧化活性[17]。发现了双位点结合的 AChE 抑制剂 **18**，其分子模拟结合表明该化合物能同时与 AChE 的 CAS（catalytic active site）和 PAS（peripheral anionic site）结合，抑制 AChE 和 BuChE 的 IC_{50} 值分别为 1.54 μmol/L 和 1.72 μmol/L，抑制 AChE 诱导的 $A\beta_{40}$ 聚集的 IC_{50} 值为 55.3μmol/L，与 Cu^{2+} 离子形成 1∶1 的螯合物，在 100 μmol/L 浓度下强烈抑制 Cu^{2+} 离子诱导的 $A\beta_{40}$ 聚集并对 SH-SY5Y 细胞系无明显的毒性[18]。以活性评价和结合模拟逐步进行结构优化的策略，得到了具有与 AChE 双位点结合特征的化合物 **19**，其结合 AChE 和 BuChE 的 K_i 值分别为 6.5 nmol/L 和 55.0 nmol/L，抑制 $A\beta_{42}$ 自聚集的 IC_{50} 值为 79.0 μmol/L，抑制 β-分泌酶的 IC_{50} 值为 85 μmol/L[19]。考虑到组胺 H_3 受体拮抗剂能通过与 AChE 抑制剂不同的机制提高 ACh 的浓度的特点，以组胺 H_3 受体（H_3R）拮抗剂为结构基础，连接上具有 β-分泌酶抑制剂和 AChE 抑制剂结构特征的分子片段，设计并合成了一系列基于喹噁啉结构的杂合体化合物，其中化合物 **20** 显示了较好的多靶点抑制活性[20]。该化合物拮抗 H_3R 的 IC_{50} 值为 280.0 nmol/L，对 H_3R 逆激动活性 IC_{50} 值为 189.3.0 nmol/L，与对 H_1R、H_2R 和 H_4R 拮抗活性相比，显示了较高的拮抗 H_3R 的选择性。该化合物抑制 AChE 的 IC_{50} 值为 483.0 nmol/L，在浓度为为 20 μmol/L 下对 β-分泌酶的抑制率为 46.64%。

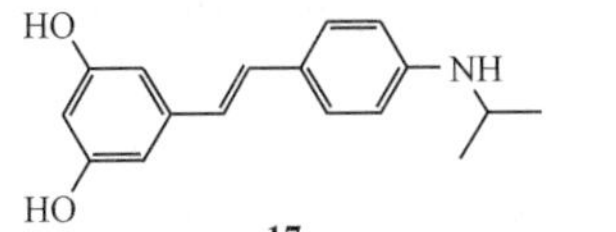

17

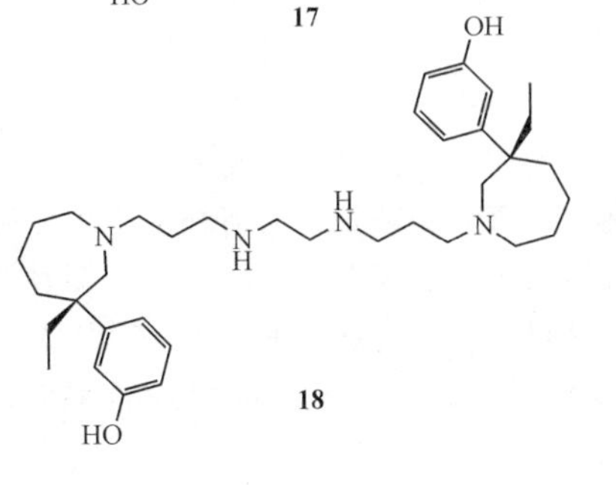

18

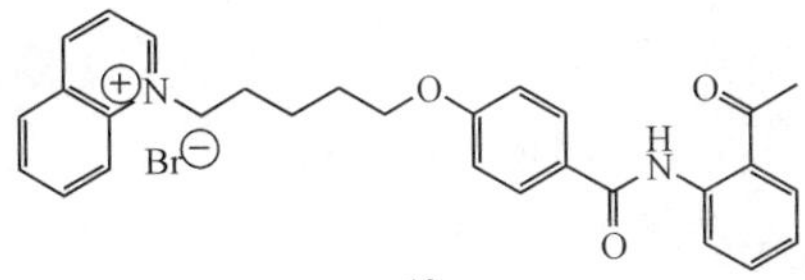

19

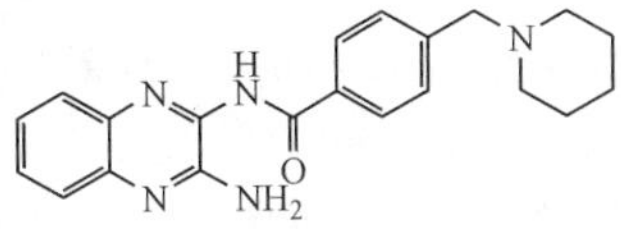

20

2　帕金森病治疗药物

PD 是常见的中枢神经系统退行性疾病，以运动减少、肌肉强直和震颤为主要症状，其病理改变主要为黑质和纹状体多巴胺（dopamine，DA）能神经元变性缺失，纹状体 DA 递质减少，细胞内嗜酸性路易小体（lewy body，LB）形成。目前临床使用的治疗 PD 的药物主要有以下几类：多巴胺替代物、多巴胺受体激动剂（DARA）、单胺氧化酶 B（MAO-B）抑制剂、儿茶酚-氧-甲基转移酶（COMT）抑制剂、谷氨酸受体拮抗剂（NMDA）、抗胆碱药、神经保护剂等，我国学者在部分领域发现了一些新的活性化合物。

L-多巴（L-dopa）一直是 PD 治疗的一线用药，但其极性过大难以进入脑内，应用受到限制。对其进行结构修饰，设计合成了一系列羟基酰化保护、羧基酰胺化的衍生物作为 L-多巴的前药，并在 6-羟基多巴胺（6-OHDA）致 PD 大鼠模型上进行药代及行为学实验[21]。其中化合物 **21** 口服易于吸收、在胃肠道当中较为稳定，且在血浆内能够迅速转化为 L-多巴。与相同剂量的 L-多巴相比，产生活性时的血药浓度-时间曲线下面积（*AUC* activity：1 085/522）、最大活性效应（107/71）以及活性持续时间（147/119）均较大幅度提高；而且，虽然其体内释放 L-多巴的最高血药浓度不及后者直接给药，但其 L-多巴的表观半衰期却有大幅提高（97/75），这些性质对于其口服给药都是非常有利的。

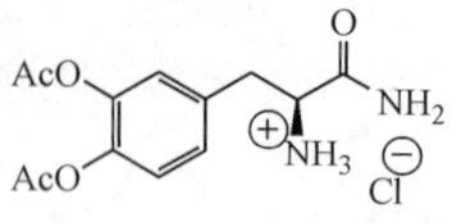

21

长期使用 L-多巴会造成 L-多巴所引起的运动障碍(LID);而且对于晚期 PD 患者,由于体内缺少多巴脱羧酶,直接补充 L-多巴等多巴胺替代物没有效果。由多巴胺 D_2 受体激动剂阿扑吗啡开始,设计合成了一系列阿朴啡类衍生物。其中利用多靶点策略设计的阿朴啡硫辛酸酯类结构 **22** 具有 D_2 受体及 5-羟色胺 1A(5-HT_{1A})双重激动效果($Ki_{(D2)}$ = 174 nmol/L; $Ki_{(5\text{-}HT1A)}$ = 66 nmol/L),在 PD 大鼠模型当中表现出抗震颤麻痹效应,并且长期给药还能减少 LID[22]。

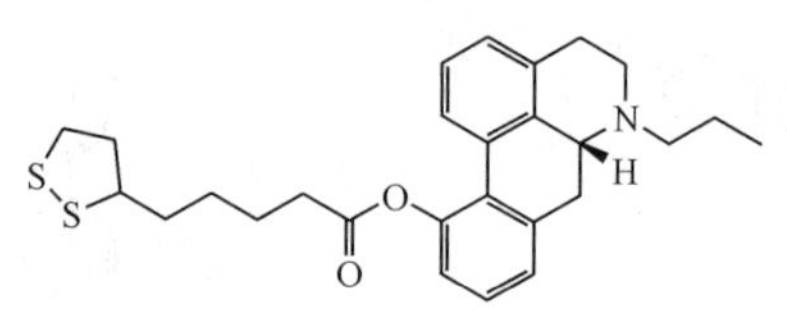

22

(−)-Epigallocatechin-3-gallate(EGCG)是绿茶当中活性最强的一种儿茶素类化合物,具有较好的神经保护作用,但是较差的稳定性及生物利用度限制了其使用。将 EGCG 进行全乙酰化,得到全乙酰化的 EGCG(pEGCG,化合物 **23**)。在细胞水平的活性评价当中,经 0.1 ~ 10 μmol/L pEGCG 预处理过的 SH-SY5Y 细胞能够对抗 25 μmol/L 6-OHDA 对其的损伤,减少乳酸脱氢酶的释放及 Akt 的磷酸化;10 μmol/L pEGCG 还能有效抑制 caspase-3 的活性。这些效果都远强于同浓度的 EGCG[23]。

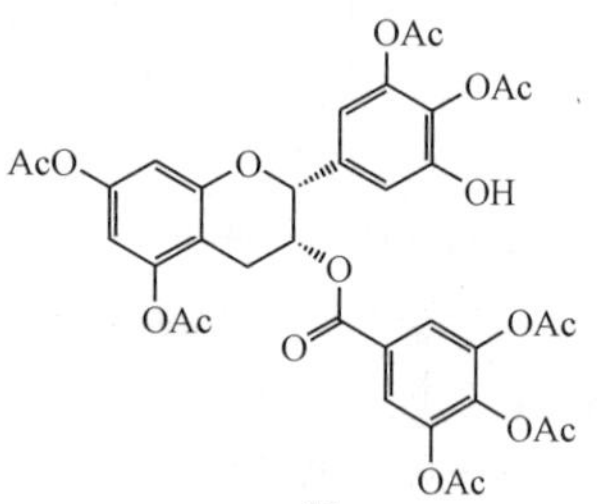

23

多巴胺体内代谢主要通过单胺氧化酶 B(MAO-B)、儿茶酚胺邻甲基转移酶(COMT)等进行,这些酶的抑制剂能降低多巴胺代谢,提高脑内多巴胺水平,对 PD 具有治疗作用。以具有 MAO-B 抑制活性的黄嘌呤类结构为模板,设计合成了以 **24** 代表性结构的 MAO-B 抑制剂,其抑制 MAO-B 的 IC_{50} 值为 8.9 μmol/L[24]。合成了一系列的胡椒碱的衍生物,其中化合物 **25** 抑制 MAO-B 的 IC_{50} 值为 0.045 μmol/L,与抑制 MAO-A 的活性相比,其对 MAO-B 的抑制选择指数为 81.5[25]。

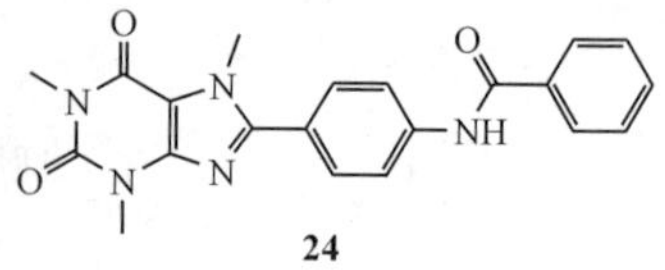

24

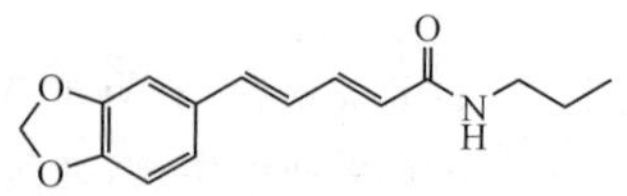

25

PD 患者多巴胺的缺乏引起乙酰胆碱(ACh)相对敏感,所以抗胆碱药物可改善 PD 症状。最新研究表明,M4 受体通过反馈机制调制 ACh 的释放,还可能直接参与对多巴胺能神经元功能的调节。因此,以 M4 受体为靶标的选择性拮抗剂有望成为新型抗 PD 病药,目前已成为该研究领域的新热点。针对 M4 受体,军事医学科学院课题组合成了大量的新结构类型和手性抗胆碱药,其中代表化合物为左旋去甲基苯环壬酯(化合物 **26**),是结构全新的 M4 受体选择性拮抗剂,IC_{50} 值为 4.4 nmol/L,其选择性指数(M4/M1 > 100、M4/M2 > 100、M4/M3 > 10、M4/M5 > 10)优于现有文献报道的 M4 受体选择性拮抗剂[26]。临床前研究发现,该化合物比临床用药苯海索具有更强的抗 PD 作用,同时能降低抗胆碱药的视物模糊、嗜睡、注意力分散、损伤认知功能等不良反应,将有望为临床提供治疗 PD 更加安全有效的新一代抗胆碱药。

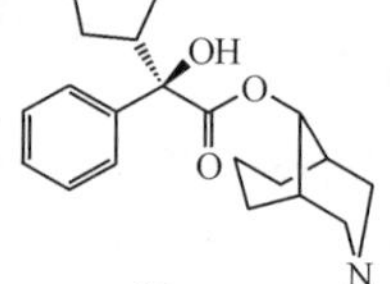

26

3 亨廷顿病与肌萎缩侧索硬化症治疗药物

HD 是一种常染色体显性遗传的神经系统退行性疾病,能引起基底神经节严重病变,主要临床表现为慢性进行性舞蹈样不自主运动、精神障碍及痴呆。亨廷顿病的发病机制至今尚未明确,但一般认为与神经递质作用机制的异常、兴奋性毒性作用、氧化应激反应和能量代谢障碍等有关。丁苯那嗪(Tetrabenazine,TBZ)是一个已经在临床上用于治疗 HD 的药物,但使用的是其一对对映异构体组成的外消旋体。研究表明 TBZ 在体内的代谢产物可能是主要的药理活性物质,TBZ 与其代谢产物通过抑制人囊状单胺转运体 2(human vesicular monoaminetransporter 2,VMAT2)消耗了中枢神经系统的单胺(如多巴胺、5-羟色胺和去甲肾上腺素)而发挥药效。通过立体选择性合成成功合成了 TBZ 的四个代谢产物及其异构体,其中单一光学异构体化合物 **27** 结合 VMAT2 的 K_i 值为 3.96 nmol/L,为获得更安全有效的药物打下了基础[27]。

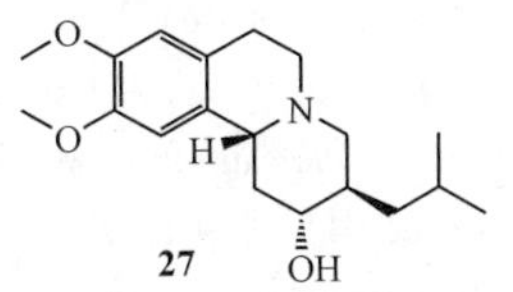

27

ALS 是一种慢性进行性神经系统变性疾病，选择性累及上、下运动神经元，表现为缓慢进展的四肢无力、萎缩，最终呼吸衰竭。其可能的发病机制有兴奋性氨基酸毒性作用、氧化应激和线粒体功能障碍、凋亡、免疫和神经炎症反应、神经营养因子的缺失和异常、基因突变、环境因素等假说。白藜芦醇（化合物 **28**）据报道是一个具有神经保护作用的化合物，在 ALS 细胞模型上证明了该化合物通过上调 SIRT1 (silent mating type information regulation 2 homolog 1) 的表达而发挥神经保护作用，为 ALS 治疗药物的发现提供了一种可供选择的策略[28]。丁苯酞（DL-3-n-butylphthalide，化合物 **29**）是一个临床应用于治疗缺血性发作病人的药物。研究发现该药物在 ALS 模型小鼠上口服 60 mg/kg 剂量时与对照组相比生存期提高了大约 42%，提示该药物具有治疗 ALS 的可能[29]。大蒜素（diallyl trisulfide，DATs，化合物 **30**）是大蒜油中的有机硫化物，利用 SOD1-G93A 转基因小鼠 ALS 模型研究表明，该化合物在灌胃 80 mg/kg/d，剂量下能够延长 SOD1-G93A 转基因小鼠的生存期，是一个有前景的对抗 ALS 的神经保护剂[30]。

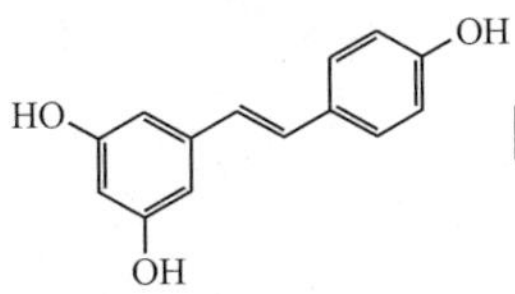

28

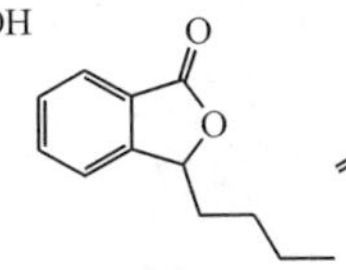

29

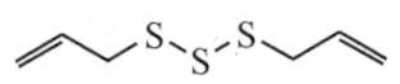

30

4 结 语

我国学者在神经退行性疾病治疗药物研究方面做出了多方面有意义的工作，发现了一批有价值的活性化合物。但是由于神经退行性疾病发病机制复杂，与非中枢疾病相比其治疗药物研究的难度明显加大，开发真正能应用于临床的神经退行性疾病治疗药物任重而道远。

参考文献

1 Chen Y, Fang L, Peng SX, *et al*. Discovery of a novel acetylcholinesterase inhibitor by structure-based virtual screening techniques. *Bioorg Med Chem Lett*, 2012, 22 (9) : 3181-3187

2 Wang B, Mai YC, Li Y, *et al*. Synthesis and evaluation of novel rutaecarpine derivatives and related alkaloids derivatives as selective acetylcholinesterase inhibitors. *Eur J Med Chem*, 2010, 45(4): 1415-1423

3 Zhan ZJ, Yu Q, Wang ZL, *et al*. Indole alkaloids from *Ervatamia hainanensis* with potent acetylcholinesterase inhibition activities. *Bioorg Med Chem Lett*, 2010, 20 (21) : 6185-6187

4 Zhan ZJ, Bian HL, Wang JW, *et al*. Synthesis of physostigmine analogues and evaluation of their anticholinesterase activities. *Bioorg Med Chem Lett*, 2010, 20 (5) : 1532-1534

5 高善云，吴 杰，顾 为，等. 异噻唑（啉）酮取代的间苯二甲酸衍生物的设计、合成及其抑制 β-分泌酶活性. 中国药物化学杂志, 2012, 22(4): 257-267

6 Lu Q, Chen WY, Zhu ZY, *et al*. L655240, acting as a competitive BACE1 inhibitor, efficiently decreases β-amyloid peptide production in HEK293-APPswe cells. *Acta Pharmacol Sin*, 2012, 33(12): 1459-1468

7 Zhou Y, Jiang CY, Zhang YP, *et al*. Structural optimization and biological evaluation of substituted bisphenol a derivatives as β-amyloid peptide aggregation inhibitors. *J Med Chem*, 2010, 53 (15): 5449-5466

8 Zhou W, Zhong GF, Rao XR, *et al*. Identification of aminopyridazine-derived antineuroinflammatory agents effective in an alzheimer's mouse model. *ACS Med Chem Lett*, 2012, 3(11): 903-907

9 Chen Y, Sun JF, Fang L, *et al*. Tacrine-ferulic acid-nitric oxide (NO) donor trihybrids as potent, multifunctional acetyl-and butyrylcholinesterase inhibitors. *J Med Chem*, 2012, 55 (9): 4309-4321

10 Wang Y, Guan XL, Wu PF, *et al*. Multifunctional mercapto-tacrine derivatives for treatment of age-related neurodegenerative diseases, *J Med Chem*, 2012, 55(7): 3588-3592

11 Mao F, Huang L, Luo ZH, *et al*. O-hydroxyl-or O-amino benzylamine-tacrine hybrids: Multifunctional biometals chelators, antioxidants, and inhibitors of cholinesterase activity and amyloid-b aggregation. *Bioorg Med Chem*, 2012, 20 (19) : 5884-5892

12 Huang L, Su T, Shan WJ, *et al*. Inhibition of cholinesterase activity and amyloid aggregation by berberine-phenyl-benzoheterocyclic and tacrine-phenylbenzoheterocyclic hybrids. *Bioorg Med Chem*, 2012, 20 (9): 3038-3048

13 Wang Y, Wang F, Yu JP, *et al*. Novel multipotent phenylthiazole-tacrine hybrids for the inhibition of cholinesterase activity, β-amyloid aggregation and Ca^{2+} overload. *Bioorg Med Chem*, 2012, 20(21): 6513-6522

14 Chao XJ, He XX, Yang YL, *et al*. Design, synthesis and pharmacological evaluation of novel tacrine-caffeic acid hybrids as multi-targeted compounds against Alzheimer's disease. *Bioorg Med Chem Lett*, 2012, 22 (20): 6498-6502

15 Huang L, Lu CJ, Sun Y, *et al*. Multitarget-directed benzylideneindanone derivatives: anti-β-amyloid (Aβ) aggregation, antioxidant, metal chelation, and monoamine oxidase B (MAO-B) inhibition properties against alzheimer's disease. *J Med Chem*, 2012, 55(19): 8483-8492

16 Meng FC, Mao F, Shan WJ, *et al*. Design, synthesis, and evaluation of indanone derivatives as acetylcholinesterase inhibitors and metal-chelating agents. *Bioorg Med Chem Lett*, 2012, 22(13): 4462-4466

17 Lu CJ, Guo YY, Li JH, *et al*. Design, synthesis, and evaluation of resveratrol derivatives as $A\beta_{1\text{-}42}$ aggregation inhibitors, antioxidants, and

neuroprotective agents. *Bioorg Med Chem Lett*, 2012, 22 (24): 7683-7687

18 Zheng W, Li J, Qiu ZB, *et al*. Novel bis-(−)-nor-meptazinol derivatives act as dual binding site AChE inhibitors with metal-complexing property. *Toxicol Appl Pharmacol*, 2012, 264 (1): 65-72

19 Peng DY, Sun Q, Zhu XL, *et al*. Design, synthesis, and bioevaluation of benzamides: Novel acetylcholinesterase inhibitors with multi-functions on butylcholinesterase, Aβ aggregation, and β-secretase. *Bioorg Med Chem*, 2012, 20 (22): 6739-6750

20 Huang WH, Tang L, Shi Y, *et al*. Searching for the multi-target-directed ligands against Alzheimer's disease: discovery of quinoxaline-based hybrid compounds with AChE, H3R and BACE 1 inhibitory activities, *Bioorg Med Chem*, 2011, 19 (23): 7158-7167

21 Zhou T Robert CH, Peter J, *et al*. Design, synthesis and biological evaluation of L-dopa amide derivatives as potential prodrugs for the treatment of Parkinson's disease. *Eur J Med Chem*, 2010, 45 (9): 4035-4042

22 Zhang H, Ye N, Zhou SL, *et al*. Identification of N-Propylnoraporphin-11-yl-5-(1,2-Dithiolan-3-yl) pentanoate as a new anti-Parkinson's agent possessing a dopamine D_2 and serotonin 5-HT_{1A} dual-agonist profile. *J Med Chem*, 2011, 54 (13): 4324-4338

23 Chao JF, Way KW, Michelle JH, *et al*. A pro-drug of the green tea polyphenol (-)-epigallocatechin-3-gallate (EGCG) prevents differentiated SH-SY5Y cells from toxicity induced by 6-hydroxydopamine. *Neurosci Lett*, 2010, 469 (3): 360-364

24 Song B, Xiao T, Qi XL, *et al*. Design and synthesis of 8-substituted benzamido-phenylxanthine derivatives as MAO-B inhibitors. *Bioorg Med Chem Lett*, 2012, 22 (4): 1739-1742

25 Mu LH, Wang B, Ren HY, *et al*. Synthesis and inhibitory effect of piperine derivates on monoamine oxidase. *Bioorg Med Chem Lett*, 2012, 22 (9): 3343-3348

26 军事医学科学院，军事医学研究院神经精神药理学研究进展. 中国科学：生命科学，2011，41(10)：884-889

27 Yao ZY, Wei XY, Wu XM, *et al*. Preparation and evaluation of tetrabenazine enantiomers and all eight stereoisomers of dihydrotetrabenazine as VMAT2 inhibitors. *Eur J Med Chem*, 2011, 46 (5): 1841-1848

28 Wang J, Zhang Y, Tang L, *et al*. Protective effects of resveratrol through the up-regulation of SIRT1 expression in the mutant hSOD1-G93A-bearing motor neuron-like cell culture model of amyotrophic lateral sclerosis. *Neurosci Lett*, 2011, 503 (3): 250-255

29 Feng XH, Peng Y, Liu MS, *et al*. DL-3-n-butylphthalide extends survival by attenuating glial activation in a mouse model of amyotrophic lateral sclerosis. *Neuropharmacology*, 2012, 62 (2): 1004-1010

30 Guo YS, Zhang KX, Wang Q, *et al*. Neuroprotective effects of diallyl trisulfide in SOD1-G93A transgenic mouse model of amyotrophic lateral sclerosis. *Brain Res*, 2011, 1374: 110-115

抗真菌药物研究进展

郭　春，苏　昕，梁　振，田　野

（沈阳药科大学基于靶点的药物设计与研究教育部重点实验室，沈阳 110016）

摘　要　本文通过查阅2012年国内学者在国内外主要学术期刊上发表的有关抗真菌药物研究方面的论文，综述了我国在抗真菌药物研究方面取得的进展，重点介绍不同结构类型的抗真菌药物研究成果。

真菌病是多发难治的病症。由于临床上抗生素、激素、免疫抑制剂等药物的大量使用，器官移植等大型手术的普遍开展，使真菌感染尤其是深部真菌的感染日趋严重。但目前抗真菌药物普遍存在着疗效差、毒性大和耐药性等问题。2012年我国学者在抗真菌药物研究方面取得了重要进展，特别是"十二五重大新药创制专项"成功启动极大地推动了抗真菌药物的研发。

2012年国内学者在抗真菌药物研究方面也取得了重要成果，据不完全统计，在国内外重要期刊上发表抗真菌药物研究的科研论文540余篇；研究成果获中国发明专利授权3项，专利公开30余项，获PTC专利授权1项；与抗真菌药物研究相关的博士、硕士学位论文10余篇。现根据抗真菌药物研究的化合物结构类型进行介绍。

1　氮唑类抗真菌药物

基于已有的计算机辅助药物设计结果，在保留氟康唑母体结构必需药效团同时，设计合成了一系列含对甲酚结构片段的氟康唑类似物，体外抑菌实验结果表明，部分化合物表现出一定的体外抗真菌活性。化合物**1**对7种试验真菌具有较好的体外抗真菌活性(烟曲霉素除外)，对白色念珠菌的 MIC_{80}

为0.125 μg/mL，体外抗真菌活性是氟康唑的4倍，是伊曲康唑的16倍，对除新生隐球菌、红色毛癣菌和烟曲霉菌外的其他5种试验真菌的体外抗真菌活性优于4种对照药[1]。

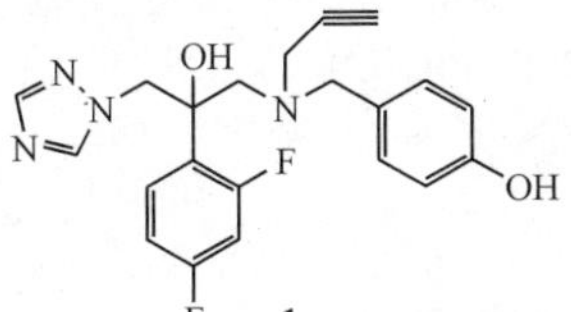

1

合成了三唑-二氧戊环衍生物**2a**和**2b**，两者为几何异构体，测定了其晶体结构，并考察了其体外抗真菌活性。结果表明，**2a**和**2b**对于5种测试真菌均具有很强的抑菌活性，且该类化合物的反式构型的抗真菌活性优于其顺式构型[2]。

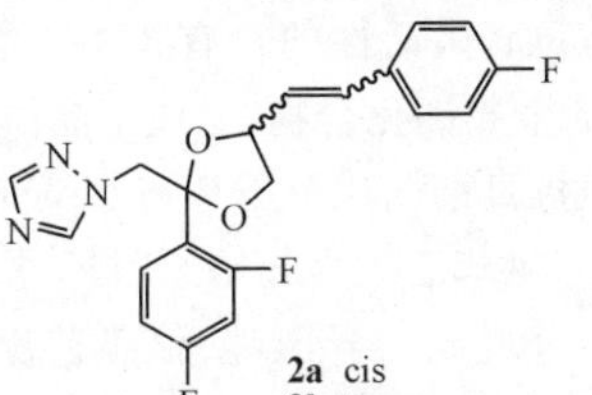

2a cis
2b trans

设计合成了含有三唑酮结构的氟康唑类似物**3a**～**3p**，均显示出极高的体外抗真菌活性测试，其中化合物**3a**对白色念珠菌的活性为阳性对照药氟康唑的32倍[3]。

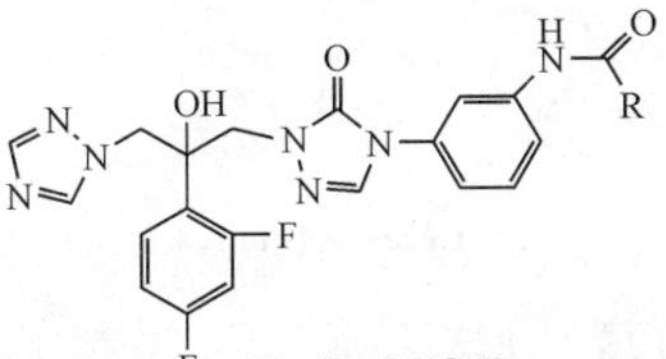

3a R = 2-FC_6H_4

合成了一系列硫代三唑酮和三唑硫醚类化合物，测得中等强度的抗真菌活性，其中化合物**4**的活性与氟康唑相当[4]。

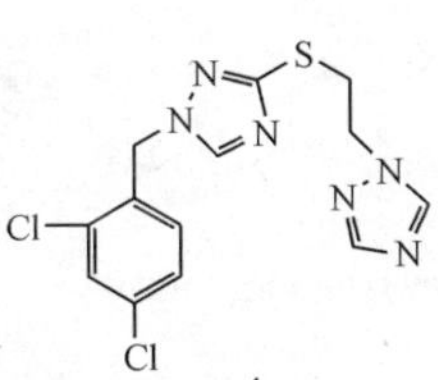

4

利用生物活性叠加原理，以4-氨基-5-甲基-1,2,4-三唑-3-硫酮为原料，设计合成了类一系列含有葡萄糖基的三唑硫酮衍生物，均表现出较强的抗菌和抗真菌活性，其中化合物**5**的抗真菌活性最强[5]。利用炔烃的1,3-偶极加成反应在1,3,4-噁二唑化合物的5位引入1,2,3三唑取代基。初步体外活性显示，所合成的目标化合物**6**对除熏烟曲霉菌外的所有菌株均具有一定的体外抗真菌活性[6]。

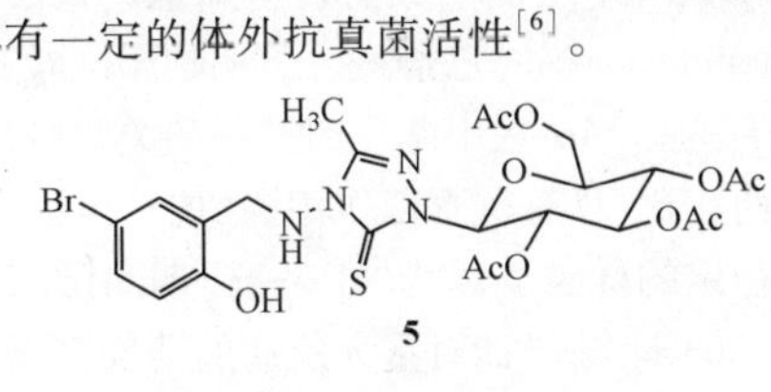

5

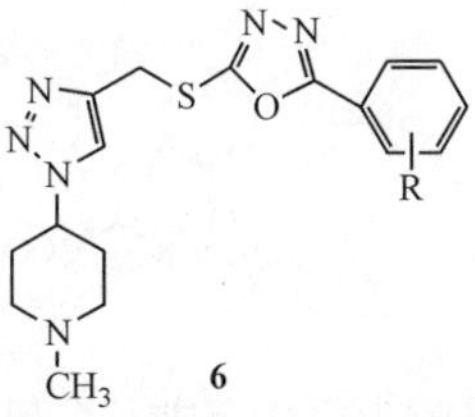

6

2 其他杂环结构抗真菌药物

设计、合成类一系列了3-氯代亚甲基色满-4-酮类化合物，体外活性测试表明化合物**7a**、**7b**、**7c**和**7d**对石膏样小孢子菌的MIC值为1 μg/mL，活性高于对照药氟康唑和两性霉素B[7]。

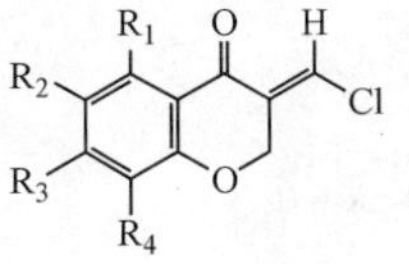

7a R_1= H; R_2= Cl; R_3= H; R_4= H
7b R_1= H; R_2= Cl; R_3= Cl; R_4= H
7c R_1= H; R_2= H; R_3= Cl; R_4= H
7d R_1= H; R_2= H; R_3= H; R_4= Cl

设计合成了2-芳基-2,3-二氢-4*H*-1,3-苯并噻嗪-4-酮类化合物**8**，活性测试结果表明，目标化合物对测试真菌表现出不同程度的体外抑菌活性，所有化合物对红色毛藓菌和根霉菌的活性均好于阳性对照药[8]。

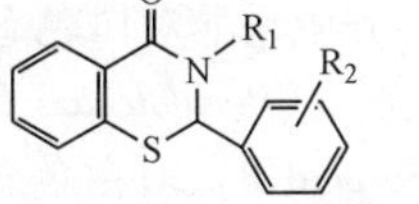

8

设计合成了一系列8-氟-2,3-二氢喹啉-4(1*H*)-酮缩氨基脲类化合物**9**，多个目标化合物对测试真菌表现出较好的体外抑菌活性，尤其是对红色毛藓菌的活性均好于阳性对照药[9]。

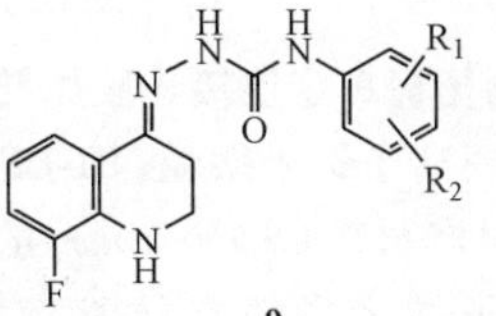

9

根据拼合原理设计合成了3-苄基-硫色满-4-酮缩氨基脲类衍生物**10**，体外活性测试表明该类化合物对测试真菌有较好的抑制活性[10]。

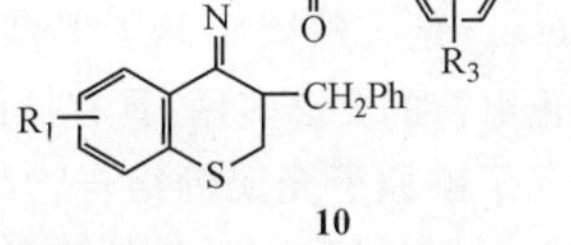

10

设计了一系列新型氟喹诺酮类衍生物**11**，报道了该类化合物的简便的合成方法，并发现该类衍生物对曲霉菌等有很强的抑制活性[11]。

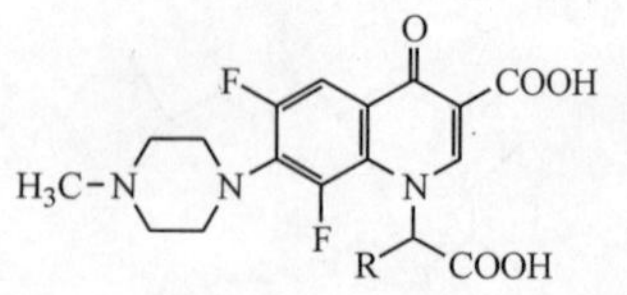

11

以8-氯硫色满酮为原料合成一系列新型的烯胺类化合物,其中化合物**12b**对新生隐球菌的最小抑菌浓度为32 μg/mL优于对照药氟康唑,化合物**12a**对新生隐球菌的最小抑菌浓度为64 μg/mL与对照药氟康唑水平相当[12]。

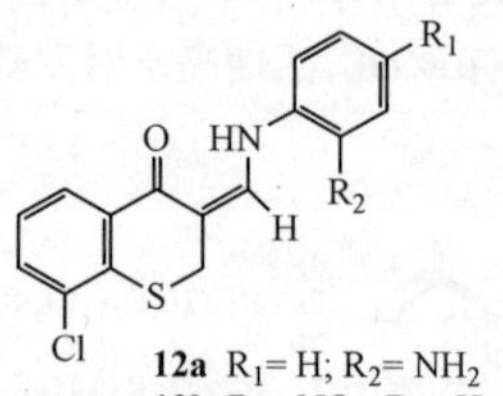

12a R_1= H; R_2= NH_2
12b R_1= NO_2; R_2= H

3 具有抗真菌活性的天然活性成分

采用超临界萃取与系统溶剂法,从藜科植物地肤子(Kochiae Fructus)中提取、分离得到了8种主要成分,其中化合物3-*O*-[*β*-*D*-吡喃葡萄糖(1→2)-*β*-*D*-吡喃木糖(1→3)*β*-*D*-吡喃葡萄糖醛酸]齐墩果酸对白色念珠菌有一定抑制作用。另外,还从对土荆皮(*Pseudolaricis Cortex*)分离得到了土荆皮酸B(pseudolaric acid B)、对白色念珠菌生长具有显著的抑制作用[13-14]。

采用反向高效液相法从柑皮中分离得到了川陈皮素(nobiletin)、橘皮素(tangeretin)和5-去甲基川陈皮素(5-demethylnobiletin)三种含有多个甲氧基的黄酮类化合物,测试对曲霉菌的体外抑制活性,结果发现它们的MIC值介于0.1~0.8 μg/mL[15]。

将天然提取物杨梅单宁连接于胶原纤维上,作为银离子的稳定剂,制得了银离子纳米微粒(BT-CFAgNPs),测试结果表明该纳米微粒对酵母菌(*S. cerevisiae*)的MIC值为12 μg/mL,显示出银离子纳米微粒在抗真菌药物方面的应用前景[16]。

采用硅胶柱色谱及高效液相色谱对海洋真菌zp6发酵液进行分离纯化,从该菌中分离、纯化得到化合物(22*E*)-3*β*,5*α*,9*α*-三羟基麦角甾-7,22-二烯-6-酮和(24*R*)-麦角甾-7,22-二烯-3*β*,5*α*,6*β*-三醇,发现它们具有体外抗真菌活性[17]。

壳聚糖(chitosan)是天然聚阳离子多糖衍生物,也是自然界中唯一的带正电荷的支链多糖,具有抗菌,抗肿瘤,增强免疫等功能。研究了碘原子壳聚糖络合物络合碘和氯原子壳聚糖络合物对于白假丝酵母菌、热带假丝菌、红色毛癣菌和须发毛癣菌的抑菌及杀菌效果,结果表明这两种壳聚糖络合物对真菌有良好的杀菌和抑菌效果[18]。

核丛青霉素(sclerotiorin)是从菌核青霉(Penicillium sclerotiorum)分离得到的具有一定抗真菌活性的天然产物。设计了一系列核丛青霉素的结构简化物**13**和**14**,其测得的抗真菌活性均高于核丛青霉素[19]。

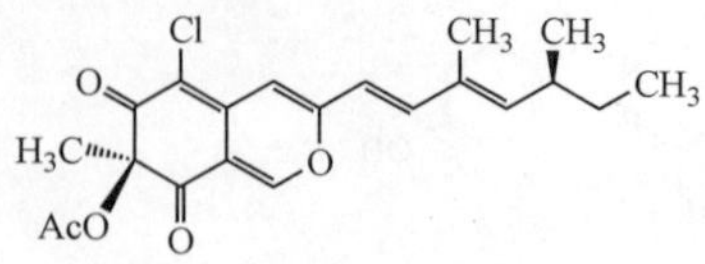

Sclerotiorin

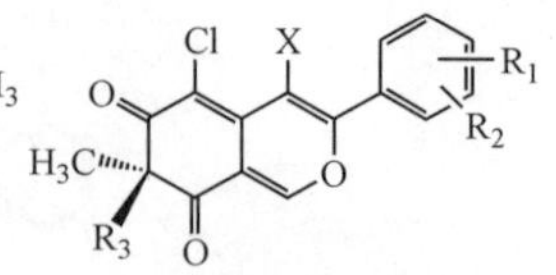

13 X = OH; R_3 = OAc
14 X = Cl, Br, I; R_3 = OH

4 其他类型抗真菌药物

制备了具有抗真菌活性的含有2,4-二氯苯甲酰基和1,10-菲咯啉结构的金属镧化合物,完成了晶体结构确证[20]。

建立了唑类抗真菌药硝酸异康唑(isocanozole nitrate)的合成新工艺,以三氯苯乙酮为起始原料经过还原、N-烷基化、成醚和精制四步合成硝酸异康唑,该工艺反应原料易得、反应简单、可行的等优势,为硝酸异康唑的工业化生产提供了依据[21]。

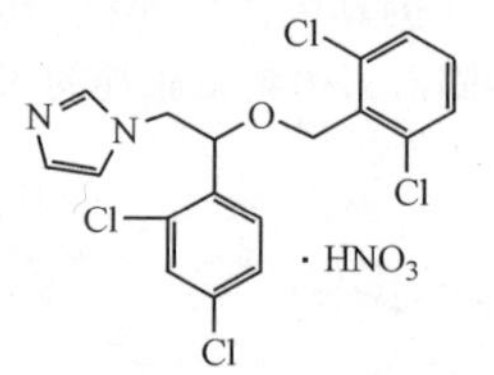

Isocanozole nitrate

以甲醛和丙醛为原料经6步反应完成了抗真菌药盐酸阿莫罗芬(amorolfine hydrochloride)的合成新工艺,其工艺简单、原料易得、条件温和、操作简便,总收率达30.97%(以丙醛计),具有工业化应用前景[22]。

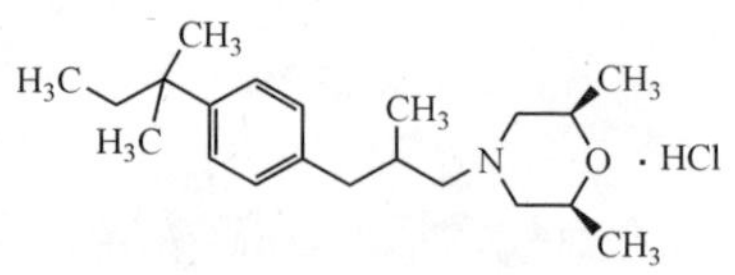

Amorolfine hydrochloride

采用微波合成技术、离子液体为催化剂、在溶剂中"一锅法"合成关键中间体的抗真菌药物噻康唑的合成工艺,获中国发明专利授权[23]。

发明了艾迪康唑的光学异构体及其制备方法与应用,提供了一种三氮唑醇类化合物的光学异构体及其盐类的制备方法,以及在制备抗真菌药物中的应用[24]。

由第二军医大学研制的具有自主知识产权的抗真菌新药艾迪康唑(andiconazole)已经进入Ⅲ期临床试验,艾迪康唑属新一代羊毛甾醇14*α*-去甲基化酶抑制剂类,与目前临床上同类抗真菌药相比,具有抗真菌作用强、抗真菌谱广、毒性低和化学性质稳定的优点。作为"十一五"期间国家高技术研究发展计划(863计划)"针对重大疾病的药物分子设计及产品开发"项目的标志性成果之一，该品种的专利权已经转让给安徽济人药业有限公司[25]。

5 结 语

近年来，随着致病真菌对抗真菌药物的耐药性日趋严重，寻找高效、低毒、抗菌谱广，且价格低廉的抗真菌药物仍是研究的重点。今后，抗真菌药物的研究应主要集中在两个方面：一是对现有抗真菌药物的改造，这种改造包括剂型的改造和结构改造。通过剂型改造可以改变药物的体内分布，从而提高药物的生物利用度；结构改造则利用有机合成的多样性，开发结构新颖的具有更高抗真菌活性的化合物；二是寻求抗真菌药物的新靶点，真菌与人类细胞同属于真核细胞，有许多共同的细胞结构和代谢途径，因此，应该寻找对人类无害、特异性作用于真菌的药物靶点，从而降低药物的毒副作用，另一方面，寻求新靶点可以解决因真菌细胞中已知靶点过度表达而产生的耐药性问题，从而提高药物的疗效。

参 考 文 献

1 王 楠，李文娟，张 雷，等. 氟康唑衍生物的设计合成及体外抗真菌活性研究. *Chin J Org Chem*，2012，32：922-929

2 任晓慧，陈 新，刘 嘉，等. 新型三唑二氧戊环类化合物的合成、晶体结构及抗真菌活性. 药学实践杂志，2012，30(5)：344-346

3 Chai XY，Yu SC，Jiang YW，*et al*. Design，synthesis，and biological evaluation of novel 1，2，4-triazole. derivatives as antifungal agent. *Arch Pharm Res*，2012，35(11)：1895-1901

4 Wang QP，Zhang JQ，Damu Guri，*et al*. Synthesis and biological activities of thio-triazole derivatives as novel potential antibacterial and antifungal agents. *Sci China Chem*，2012，55(10)：2134-2153

5 戢 丹，卢俊瑞，辛春伟，等. 新型5-甲基-1，2，4-三唑-3-硫酮类化合物的合成及抗菌活性研究. *Chin J Org Chem*. 2013，33：1062-1068

6 於学良，包建安，孙中文，等. 新型2，5-二取代-1，3，4-二唑化合物的设计、合成及抗真菌活性. 第二军医大学学报，2012，33(9)：1019-1023

7 马正月，何 洋，赵望国，等. 3-氯代亚甲基色满-4-酮类化合物的设计、合成及体外抗真菌活性研究. 药学学报，2012，47(5)：614-618

8 耿红健，高 宁，李裕鑫，等. 2-芳基-2，3-二氢-4*H*-1，3-苯并噻嗪-4-酮类化合物的设计、合成及抗真菌活性，沈阳药科大学学报，2012，29(11)：834-840

9 原 静，骆 伟，张 欣，等. 8 氟-2，3-二氢喹啉-4(1*H*)-酮缩氨基脲类化合物的设计、合成及抗真菌活性研究. 中国药物化学杂志，2012，22(1)：10-15

10 Geng HJ，Xing ZB，Luo W，*et al*，Synthesis and antifungal activity of 3-substituted-thiochroman-4-one semicarbazone derivatives. *Lett Drug Des Discov*，2012，9：8797-801

11 Zheng H，Liu J，Zhang PF. The simple synthesis and antimicrobial activity of novel fluoroquinolone derivatives from natural amino acid salts. *Med Chem Res*，2012，21：53-59

12 刘晓明，杨更亮，宋亚丽. 新型烯胺类化合物的合成及抗真菌活性研究. 2012年中国药学大会暨第十二届中国药师周论文集，2012-11-19，南京

13 徐云辉，黄 浩，郭兆霞. 地肤子抗真菌化学成分研究. 中成药，2012，34(9)：1726-1729

14 徐云辉，张 帅，张 念，等. 土荆皮抗真菌化学成分研究. 中草药，2012，43(2)：220-222

15 Liu L，Xu XY，Cheng D，*et al*. Preparative separation of polymethoxylated flavones from Ponkan (Citrus reticulata Blanco cv. Ponkan) peel by high-speedcounter current chromatography and their antifungal activitiesagainst *Aspergillus niger*. *Eur Food Res Technol*，2012，235：631-635

16 He L，Wu H，Gao SY，*et al*. Silver nanoparticles stabilized by tannin grafted collagenfiber：synthesis，characterization and antifungal activity. *Ann Microbiol*，2012，62：319-327

17 高常松，钟惠民，曹俊伟，等. 海洋真菌 zp6 次级代谢产物及其抗真菌活性研究. 中国海洋药物杂志，2012，31(3)：7-10

18 程 斌，陈 煌，程寅琳，等. 二种壳聚糖络合物抗真菌活性的研究. 中国医药指南，2012，10(28)：61-62

19 Lin L，Mulholland Nick，Wu QY，*et al*. Synthesis and antifungal activity of novel sclerotiorin analogues. *J Agric Food Chem*，2012，60：4480-4491

20 Liu JY，Ren N，Zhang JJ，*et al*. Crystal structures，thermal properties，and biological activities of a series of lanthanide compounds with 2，4-dichlorobenzoic acid and 1，10-phenanthroline. *Ind Eng Chem Res*，2012，52：6156-6163

21 季世春，李 琴. 硝酸异康唑的合成新工艺. 中国现代应用药学，2012，30(4)：376-378

22 王兴旺，张 珩，杨艺虹，等. 抗真菌药盐酸阿莫罗芬的合成研究. 精细化工中间体，2012，42(5)：43-46

23 方岩雄，张金玲，张 焜，等. 一种合成噻康唑的方法，中国发明专利，CN 101519403 B

24 张万年，盛春泉，张永强，等. 艾迪康唑的光学异构体及其制备方法与应用，中国发明专利，CN103012295A

25 艾瑞婷，王德平. "十一五"863 计划"针对重大疾病的药物分子设计及产品开发"重点项目课题布局及实施情况分析. 中国生物工程杂志，2012，32(4)：123-127

抗血栓药物研究进展

邢峻豪,杨凌云,李　清,周金培,张惠斌

(中国药科大学新药研究中心,江苏 南京 210009)

摘　要　血栓栓塞性疾病是引起人类疾病死亡的主要原因之一,随着人们对其发病机制研究与认识的不断深入以及药物设计和筛选技术的日臻成熟,针对各种靶点的新型抗血栓药物不断涌现,如二磷酸腺苷受体阻滞剂、Xa因子抑制剂、凝血酶抑制剂等,我国药学研究者也在这些靶向抗血栓药物研究领域取得一定进展。本文综述了我国学者近年在国内外学术期刊上发表的相关研究论文,重点介绍各类新型抗血小板药物、抗凝血药物和血栓溶解剂的结构、活性和构效关系。

血栓栓塞性疾病是目前引起人类疾病死亡的主要原因之一,随着人们对其发病机制研究的不断深入以及药物设计和筛选技术的日臻成熟,近年来各类新型抗血栓药物相继涌现,如二磷酸腺苷(ADP)受体阻滞剂、Xa因子(FXa)抑制剂、凝血酶抑制剂等,其中已开发上市的有利伐沙班、达比加群酯和阿哌沙班等。我国药学研究者也在针对这些新靶点的药物研究领域取得一定进展,本文通过对我国学者在近些年国内外学术期刊上发表的相关研究论文进行检索,并按照不同靶标分类,对其中发表的新化合物的结构、活性和构效关系作一综述。

1　抗血小板药物

抗血小板药物即血小板聚集抑制剂,是一类重要的抗血栓药物,主要通过作用于ADP受体、抑制花生四烯酸(AA)代谢和增加血小板内环磷酸腺苷(cAMP)浓度等机制,抑制血小板的黏附、聚集和分泌功能。氯吡格雷(**1**)为ADP受体阻滞剂,可与血小板膜表面ADP受体结合,使纤维蛋白原无法与糖蛋白GPⅡb/Ⅲa受体结合,从而抑制血小板聚集。不过,氯吡格雷为前药,需在体内经氧化和水解才能转化成活性分子,而其氧化过程需要CPY2C19的参与,但3% ~5%的白种人和15% ~20%的亚洲人体内CPY2C19的活性较低,不能有效代谢活化氯吡格雷,可能无法获得该药的充分疗效,这种现象称为"氯吡格雷抵抗"。日本Sankyo公司和美国Eli Lilly公司共同开发了前药普拉格雷(**2**),其在体内只需经两步水解即转化为活性分子,研究表明,该转化过程不存在种族差异性,此药给临床治疗带来很大便利。

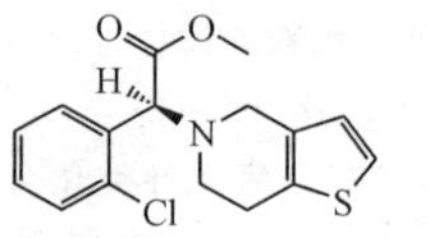

1

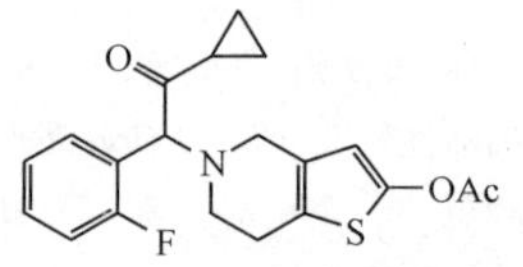

2

为了克服氯吡格雷抵抗,我国学者借鉴氯吡格雷在体内的代谢过程以及普拉格雷的结构特征,开发出具有自主产权的抗血小板药物维卡格雷(**3**)。在体内,维卡格雷经两步水解作用转化为活性代谢产物(**4**)(见图1)。ADP诱导的血小板凝集试验显示,维卡格雷的抗血小板活性优于氯吡格雷,与普拉格雷相当。初步的药动学研究表明,由维卡格雷转化而来的氯吡格雷硫代内酯(**3′**)的生物利用度是氯吡格雷的6倍,这意味着维卡格雷比氯吡格雷有更低的临床有效剂量和剂量相关毒性[1]。

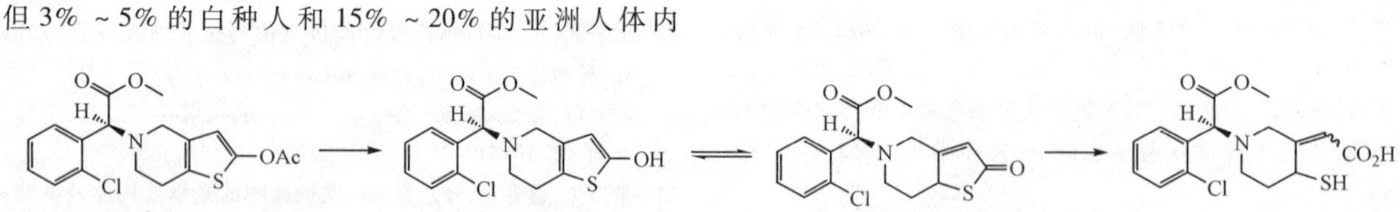

3　　**3′**　　**4**

图1　维卡格雷在体内的水解过程

开发了3-烃基或烃基芳香烃取代的苯并噻吩-1-酮类化合物(**5~12**),该类化合物通过抑制ADP和AA的产生而起抗血小板聚集作用。其中,化合物**8**的抗血小板活性优于阿司匹林、丁苯酞和依达拉奉,具有较强的自由基清除活性,能阻止脑缺血性再灌注损伤,起到很好的神经保护作用[2]。

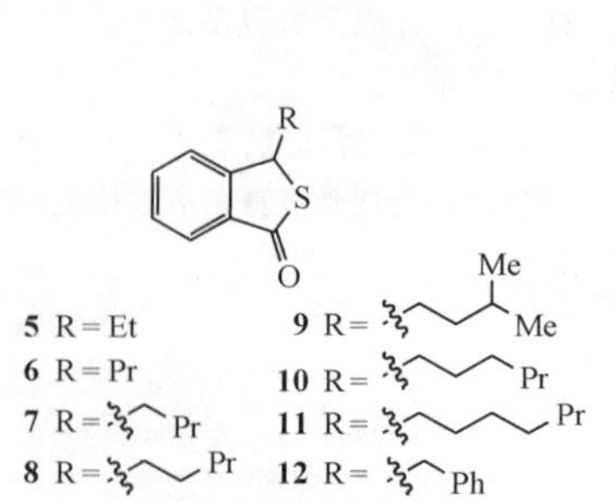

川芎嗪(TMP,**13**)临床上用于治疗中风,对其进行结构修饰,即在结构中引入具有很强清除自由基能力的硝酮基团,

得到化合物 TBN(**14**)[3]。构效关系研究显示,该化合物保留了 TMP 的溶栓活性,同时又具有抗血小板活性和神经保护作用,而结构中硝酮部分是其发挥清除自由基作用的关键基团。此外,该研究小组还在现有的一些抗血小板化合物的基础上,进行结构改造,得到一系列硝酮化合物(**15~19**)。ADP 诱导的血小板聚集试验显示,这些化合物都呈现出抑制血小板聚集活性,其中化合物 **15** 的活性最强,且优于 TMP,但次于阿司匹林。在体外清除自由基活性试验中,化合物 **15**、**16** 和 **19** 表现出很强的氧自由基清除能力,其中化合物 **19** 在 1 μmol/L 浓度下能清除 31.9% 的 $ONOO^-$,在 1 000 μmol/L 浓度下的清除率则大于 99.4%,而化合物 **16**、**18** 和 TMP 对 $ONOO^-$ 未表现出清除活性,化合物 **15** 和 **17** 表现出中等清除活性;此外,化合物 **16** 和 **19** 能显著清除 1,1-二苯基-2-三硝基苯肼(DPPH)自由基,化合物 **15**、**17** 和 **18** 对其清除活性却很弱[4]。可见,化合物 **19** 既具有很强的抗血小板活性,又具有清除上述最有害自由基的活性。

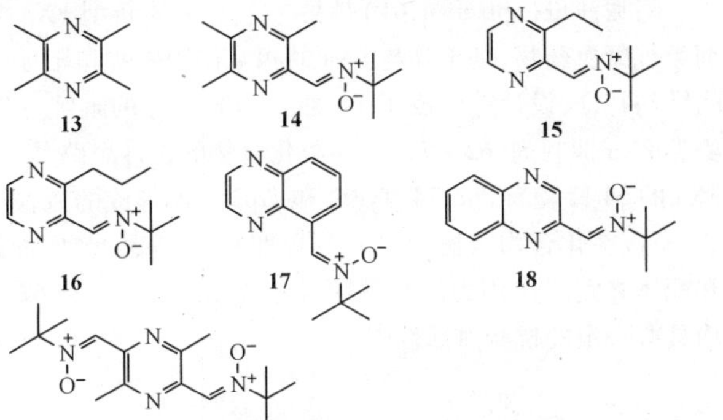

13 **14** **15** **16** **17** **18** **19**

台湾研发人员开发出吲唑苯甲酸类抗血小板活性分子。其中,化合物 **20** 是被发现的首个非肽类蛋白酶活化受体 4(PAR4)抑制剂,IC_{50} 为 0.13 μmol/L。随后,该研发团队以化合物 **20** 为先导物,通过构效关系研究,鉴别出具抗 PAR4 活性的药效团,并在保留这些药效团的基础上,作进一步的结构优化,得到一系列与化合物 **20** 活性相当的化合物(**21~29**),其中化合物 **27** 的活性最强,IC_{50} 为 0.08 μmol/L,而化合物 **25** 还表现出对 PAR4 和血栓素的双重抑制作用[5]。

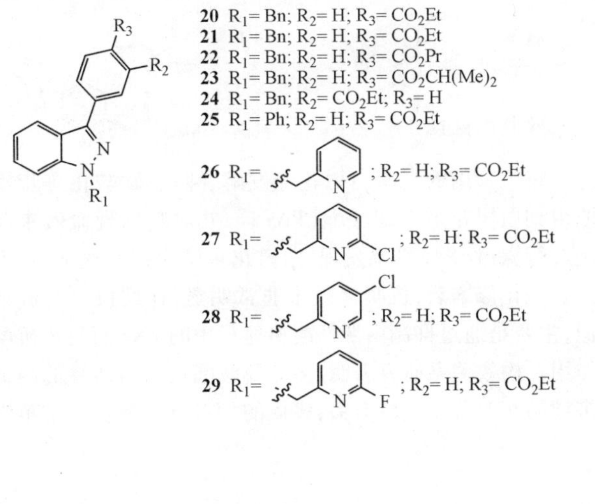

黄芩素(**30**)有抗血小板凝集和清除自由基 DPPH 的活性,但它极易被体内 β-葡萄糖苷酸酶和肠内微生物降解为野黄芩素(**31**),使药效大大降低。为解决这一问题,设计并合成了 7 位连有葡萄糖的黄芩素衍生物(**32~34**),这些衍生物不易被 β-葡萄糖苷酸酶和肠内微生物降解[6]。在抗血栓活性、清除自由基活性和抗氧化作用评估试验中,这些化合物均表现出清除自由基活性和神经保护作用,其中化合物 **32** 的清除自由基活性优于黄芩素,抗血栓活性与黄芩素相当。

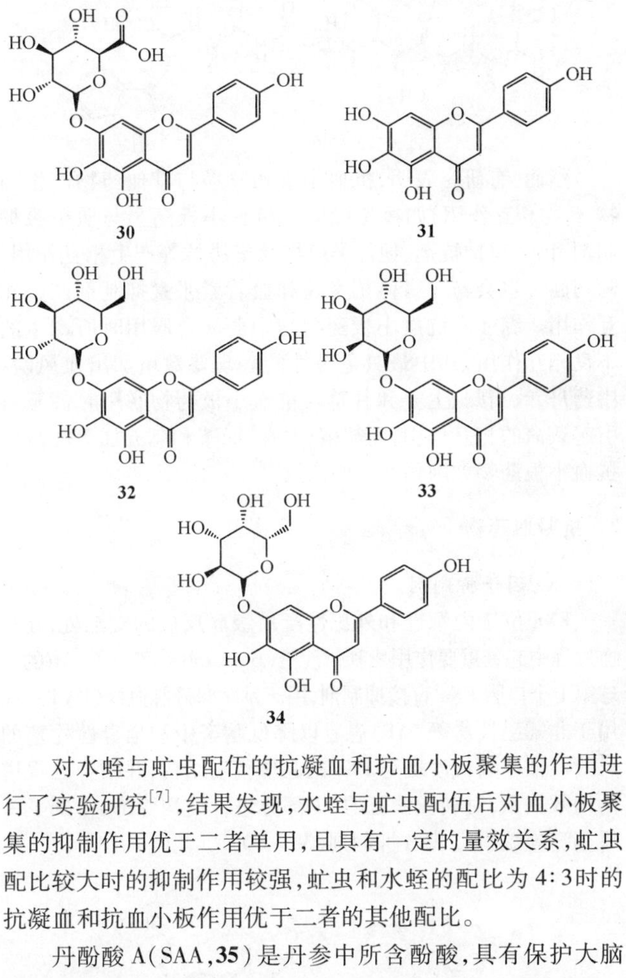

30 **31** **32** **33** **34**

对水蛭与虻虫配伍的抗凝血和抗血小板聚集的作用进行了实验研究[7],结果发现,水蛭与虻虫配伍后对血小板聚集的抑制作用优于二者单用,且具有一定的量效关系,虻虫配比较大时的抑制作用较强,虻虫和水蛭的配比为 4∶3时的抗凝血和抗血小板作用优于二者的其他配比。

丹酚酸 A(SAA,**35**)是丹参中所含酚酸,具有保护大脑损伤和细胞氧化损伤以及提高记忆力等作用。还证实 SAA 具有抗血小板活性,在动静脉分流动物模型中,SAA 能明显减轻血栓质量,其静注 2.5~10 mg/kg 时,能有效抑制 ADP 诱导的血小板聚集,且连续静注 5 d 后,凝血参数未受影响,无出血副作用产生[8]。

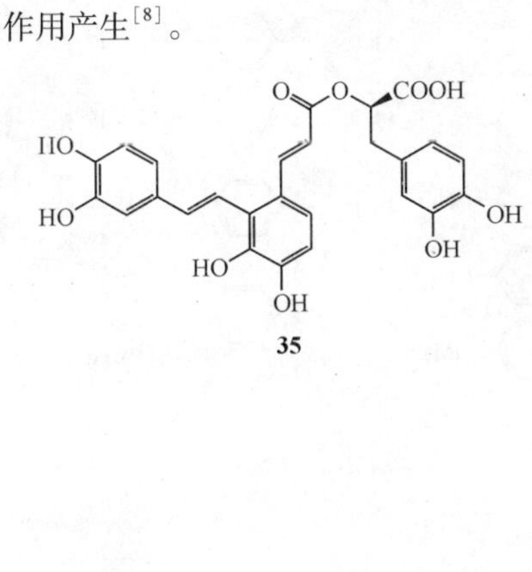

35

Z4A5(**36**)是一种新型抗血小板肽，考察了其抗血栓活性和机制，相关药理实验显示，Z4A5 对 ADP、AA 和凝血酶诱导血小板聚集的 IC_{50} 分别为(0.46 ± 0.05)、(0.23 ± 0.05)和(0.21 ± 0.02) μmol/L，且它能抑制纤维蛋白原及其受体 PAC-1 与糖蛋白 IIb/IIIa(GPIIb/IIIa)的结合，IC_{50} 分别为(0.48 ± 0.07)和(0.63 ± 0.12) μmol/L，但对整合素 $\alpha_V\beta_3$ 无抑制作用[9]。

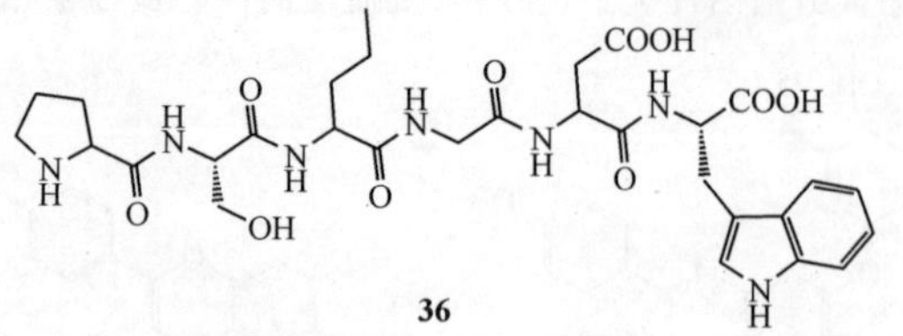

36

然而，有研究表明，抗血小板药物易与其他药物产生药物-药物相互作用，如噻氯吡啶类抗血小板药会与质子泵抑制剂、钙通道拮抗剂、他汀类药物及华法林等产生相互作用，阿司匹林也会与非甾体抗炎药和血管紧张素抑制剂产生相互作用。综述了抗血小板药物与中药联合服用时所产生的不良相互作用，其中最具危害性的表现要数增加出血风险，中药丹参、当归、生姜和甘草与抗血小板药物联用时甚至可引起致命的相互作用，而胡椒、大麻、绿茶和刺五加等能减弱抗血小板药物如阿司匹林的药效[10]。

2 抗凝血药物

2.1 Xa 因子抑制剂

FXa 位于内源性和外源性凝血级联反应的交汇处，在凝血过程中起着重要作用。利伐沙班(rivaroxaban，**37**)是上市的全球第 1 个口服 FXa 直接抑制剂，用于预防深静脉血栓(DVT)，并用于非瓣膜性房颤(AF)患者以降低脑卒中和全身性栓塞的风险。依据利伐沙班与 FXa 的晶体衍射结构，并结合已报道的构效关系，对利伐沙班的 P1 部分进行结构修饰，得到了一系列噁唑烷酮类 FXa 抑制剂(**38 ~ 50**)[11]。

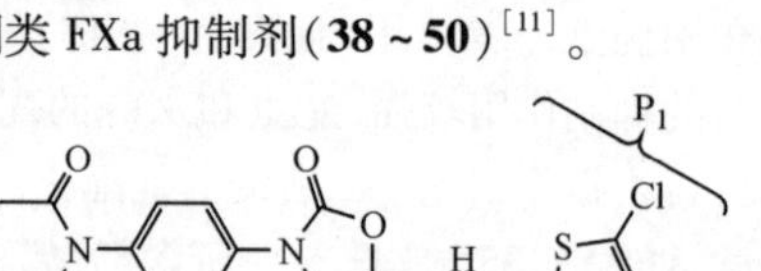

37

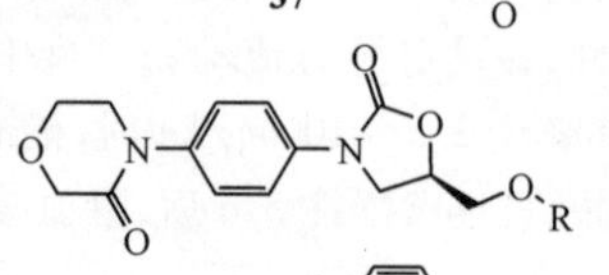

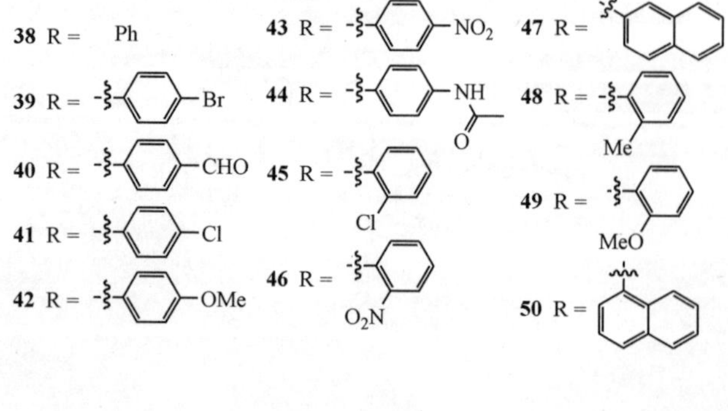

参照现有 FXa 抑制剂的构效关系，并运用生物电子等排原理，将利伐沙班的噻吩基团替换为噻唑基团，设计合成了一系列噻唑类利伐沙班衍生物(**51 ~ 60**)。活性测试结果表明，虽然这些唑烷酮类衍生物大多具有 FXa 抑制活性，但均低于利伐沙班[12]。

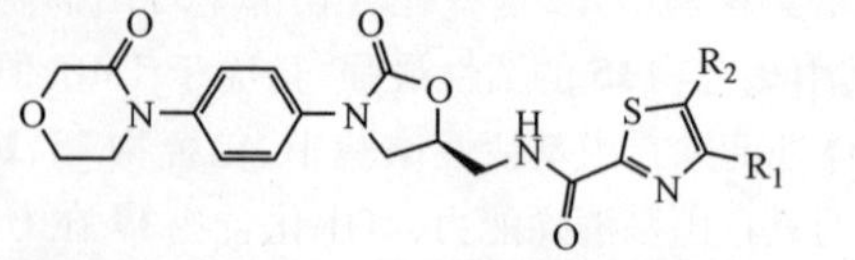

51 R_1= CH(Me)$_2$；R_2= H　**56** R_1= C_4H_8；R_2= C_4H_8
52 R_1= CF_3；R_2= H　**57** R_1= Me；R_2= COMe
53 R_1= Ph；R_2= H　**58** R_1= Et；R_2= H
54 R_1= C_3H_6；R_2= C_3H_6　**59** R_1= Me；R_2= Me
55 R_1= Me；R_2= H

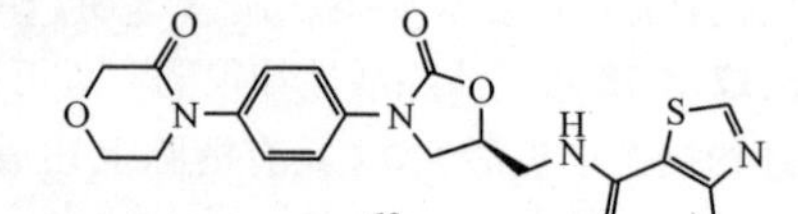

60

阿哌沙班(apixaban，**61**)是另一个上市的新型 FXa 抑制剂类抗凝血药物，基于其与 FXa 的相互作用模式和靶标的空间结构特征，设计并合成了 P4 部分为芳香环的吡唑并哌啶酮类 FXa 抑制剂(**62 ~ 71**)。该类化合物的设计思路是，鉴于 FXa 的 S4 口袋为 Phe174、Tyr99 和 Trp215 所形成的芳香性口袋，所以在化合物结构中引入芳香性基团，有可能增加受体和配体之间的作用力。药理活性数据显示，化合物 **62 ~ 71** 均具有一定的抗凝血活性[13]。

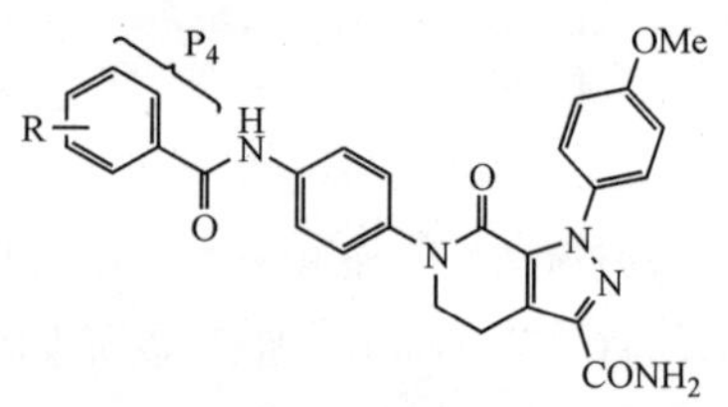

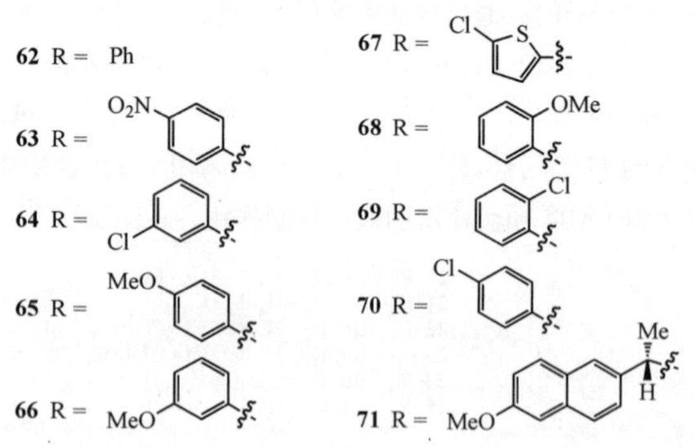

将可食用的真菌白树花经发酵、纯化、磺酸化等步骤提取得到白树花多糖硫酸酯(PATS)，并对其抗凝血效果及机制进行探讨[14]。结果发现，白树花多糖无抗凝血活性，但其经硫酸化修饰后，抗凝血效果非常明显，作用机制与肝素相似，主要是通过抑制内源性凝血途径中的 FXa 而发挥抗凝血作用。构效关系研究表明，多糖硫酸酯抗凝血活性的高低与多糖的相对分子质量有关，多糖的相对分子量在一定范围内

时，其抗凝血效果最好；硫酸化多糖的抗凝血效果还与硫酸基的取代度有关，即在一定范围内，随着硫酸基取代度的增加，其抗凝血活性增强；另外，硫酸基的取代位置对硫酸化多糖的抗凝血活性也有一定影响。药理实验显示，当血浆中加入的PATS质量浓度为5 mg/L时，即表现出明显的抗凝血效果，而达10 mg/L时，PATS的抗凝血活性与150 U/L肝素相当，且对机体相对安全，不会引起血小板数目减少等副作用，具有成为肝素替代品的潜在应用价值，值得进一步研究与开发。

由于抗血栓药物的最大毒副作用是引发出血，因此寻找抗血栓药物的解毒剂亦成为目前抗血栓药物研究的一大热点课题。硫酸化鱼精蛋白可用作肝素的解毒剂，抵消肝素的抗血栓作用，但对于超低分子质量肝素（ULMWH）ULMWH1（**72**）和Fondaparinux（**73**），目前尚无有效的解毒剂。为此，对ULMWH的解毒剂进行了研究，结果发现，中国仓鼠卵巢细胞中表达的人类*N*-乙酰基氨基葡萄糖6-硫酸酯酶（NG6S）能有效抵抗ULMWH的抗血栓作用[15]。NG6S可通过脱去ULMWH1非还原端的6-*O*-磺酸基，变为ULMWH1a（**74**），从而使其失去与抗凝血酶结合和抑制FXa的作用。但是NG6S作为ULMWH的解毒剂存在着一些限制因素，首先，与ULMWH的非还原端必须含有6-*O*-磺酸氨基葡萄糖，否则NG6S不能发挥作用；另外，NG6S是一种溶酶体酶，其发挥最优化活性的pH为5左右，而人体生理pH是弱碱性的，所以要使NG6S发挥最佳作用，就要增加它的使用量或者利用蛋白质工程来改变其发会最优活性的pH。

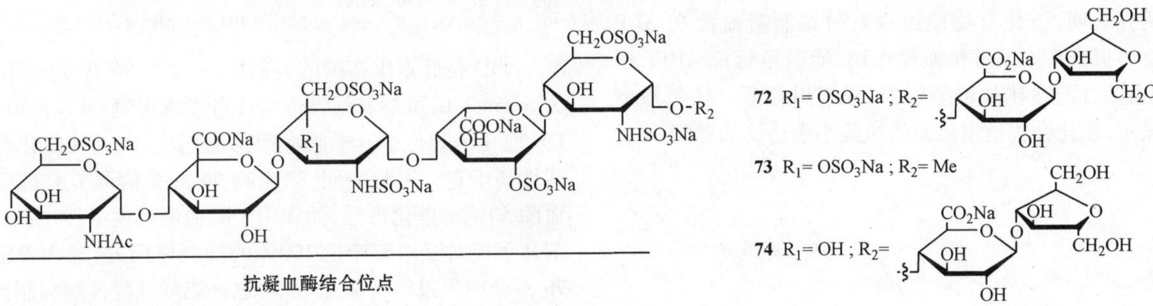

抗凝血酶结合位点

72 R_1= OSO_3Na ; R_2=

73 R_1= OSO_3Na ; R_2= Me

74 R_1= OH ; R_2=

对由海藻酸钠（**75**）与罕见的硫化试剂 $N(SO_3Na)_3$ 反应而得到的褐藻酸钠硫酸酯（**76**）的抗凝血活性进行了研究，结果，体外抗凝血试验表明，褐藻酸钠硫酸酯的浓度、硫化度和分子质量对其抗凝血活性的影响很大，褐藻酸钠硫酸酯中硫酸酯的引入大大延长了活化部分凝血活酶时间（APTT）和凝血酶时间（TT），但对凝血酶原时间（PT）无延长作用[16]；低硫化度和低浓度的褐藻酸钠硫酸酯的抗凝血活性不明显，而其高硫化度和高浓度时，则能通过抑制FXa和FⅡa，发挥显著的抗凝血作用。

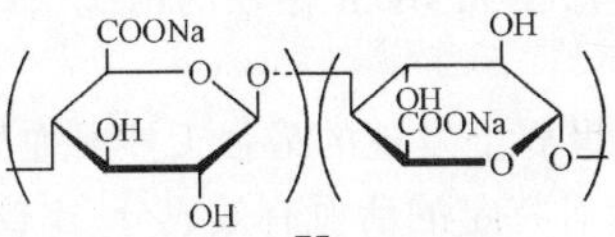

75

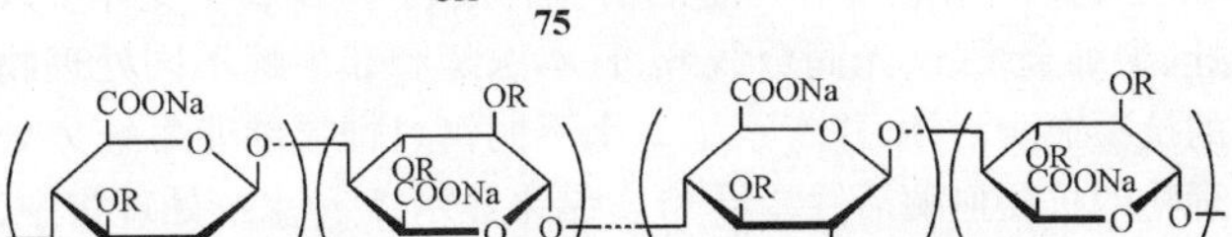

76 R = SO_3Na, H

感染十二指肠钩虫的病人常会因为胃肠道出血过多而出现贫血，这是由于十二指肠钩虫会释放抗凝血分子，从而促进血流和阻止血液凝块形成所致。即研究发现，十二指肠钩虫会释放一种抗凝肽AduNAP4，其对FXa（K_i = 7.34 ± 1.74 nmol/L）和FXIa（K_i = 42.45 ± 3.25 nmol/L）均有抑制作用，能显著延长APTT，因此它能抵制和消除人体生理性凝血反应，促使机体出血增加[17]。AduNAP4是首个被报道在食血动物中发现的对FXIa有抑制作用的抗凝肽，这对开发具有FXa和FXIa双重抑制作用的抗凝肽有着重要意义。

2.2 凝血酶抑制剂

凝血酶不仅能使纤维蛋白原转化成纤维蛋白，而且能诱导血小板聚集及继发释放反应等。因此，抑制凝血酶，能达到良好的抗血栓效果。达比加群酯（**77**）是一种新型非肽类直接凝血酶抑制剂，为达比加群（**78**）的前体药物，其口服并经胃肠吸收后，在体内转化为具有直接抗凝血作用的达比加群。由于血小板的激活需要凝血酶的催化，而血小板的吸附和黏连同时又能增加凝血酶的量，基于血小板和凝血酶的这种相互关系，徐云根课题组利用药物拼合原理对达比加群酯进行了结构改造，力图设计出具有抗血小板和抗凝血酶双重作用的化合物，即将具有抗血小板活性的阿魏酸甲酯与达比加群拼接，得到一系列前药分子（**79**～**85**）。结果，在凝血酶诱导的血小板聚集实验中，这些化合物均表现出了相似的抗血小板聚集活性，其中化合物**79**活性最好。而在模型小鼠中进行的抗静脉血栓活性评估显示，化合物**79**的抗血栓活性（ED_{50} = 3.7 ± 1.0 μmol/kg）明显优于阳性对照药达比加群酯（ED_{50} = 7.8 ± 1.5 μmol/kg）[18]。

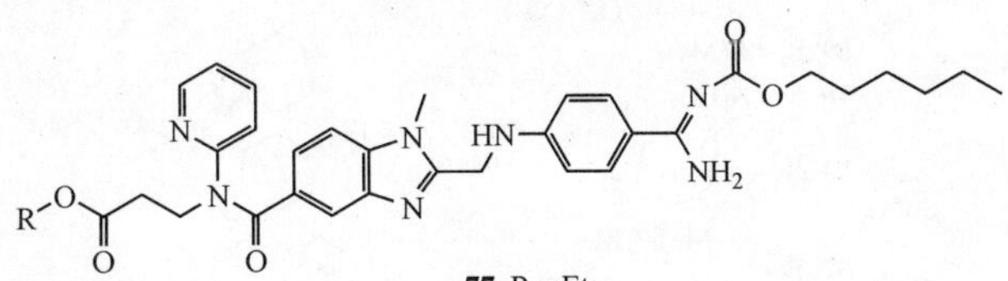

77 R = Et
78 R = H

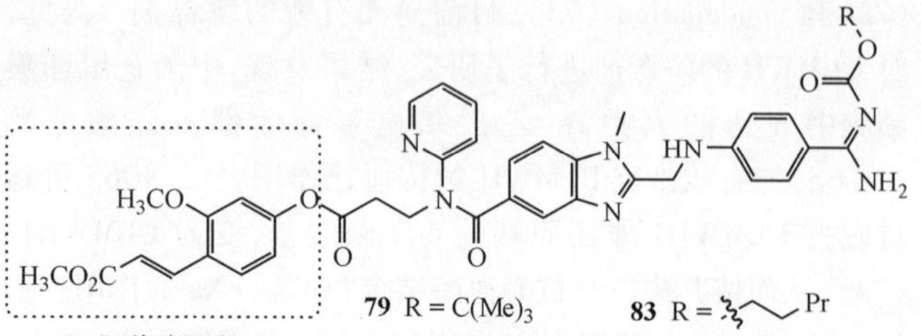

阿魏酸甲酯

79 R = C(Me)$_3$　**80** R = (CH$_2$)$_2$Pr　**81** R = Et　**82** R = Bn　**83** R = CH$_2$Pr　**84** R = CH(Me)$_2$　**85** R = Me

临床研究表明，达比加群酯具有增加出血风险和不能下调血小板-单核细胞聚集、血小板-粒细胞和组织因子 mRNA 的水平的缺点。为了克服达比加群酯的这些缺点，将具有抗血小板活性的川芎嗪和达比加群拼接，得到化合物 **86**[19]。药动学研究表明，该化合物能通过有效抑制凝血酶和 ADP 诱导的血小板聚集来发挥抗血栓作用，能明显延长 APTT 和 PT，抗凝血活性与达比加群酯相当，强于川芎嗪。且兔和小鼠实验显示，该化合物诱发出血的风险小于达比加群酯。

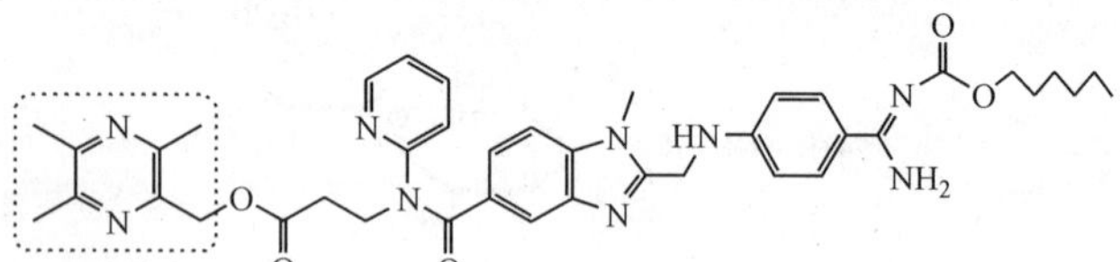

川芎嗪　**86**

对 30 个天然黄酮类化合物的抗凝血酶活性进行了研究，结果发现，杨梅黄酮(**87**)和槲皮黄酮(**88**)对凝血酶有较好的抑制活性，IC_{50}分别为 0.006 和 0.034 5 mmol/L[20]。且随后又对这两个化合物进行分子模型研究，探讨它们与受体的作用模式，为黄酮类凝血酶抑制剂的设计提供了可靠依据。

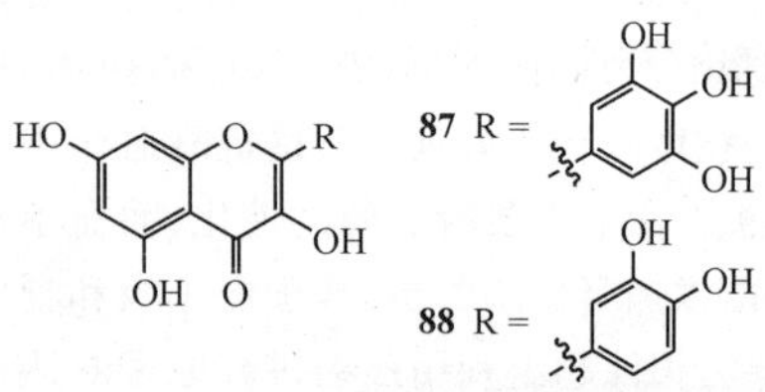

在野黄芩素的 8 位引入脂肪胺基甲基和脂环状族胺基甲基，得到系列化合物(**89**～**95**)，并测试了它们抗凝血酶和抗氧化活性[21]。结果表明，这些化合物均具有一定的凝血酶抑制活性和抗氧化活性，其中化合物 **93** 的抗凝血酶活性和水溶性优于野黄芩素，抗氧化活性稍弱于野黄芩素。

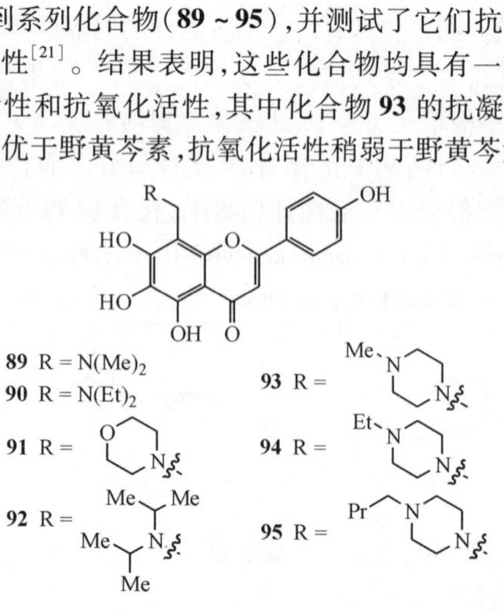

89 R = N(Me)$_2$　**90** R = N(Et)$_2$

我国和美国研究人员联合报道了具有凝血酶抑制活性的硫酸化香豆酮二聚体(SBD)衍生物(**96**～**104**)，与以往研究报道的凝血酶抑制剂不同，该类 SBD 衍生物是通过变构调节凝血酶来发挥抗凝血作用，它们的结合位点不是凝血酶中的 S1 和 S4 口袋，而是位于 Arg173 周围的一个疏水区域[22]。

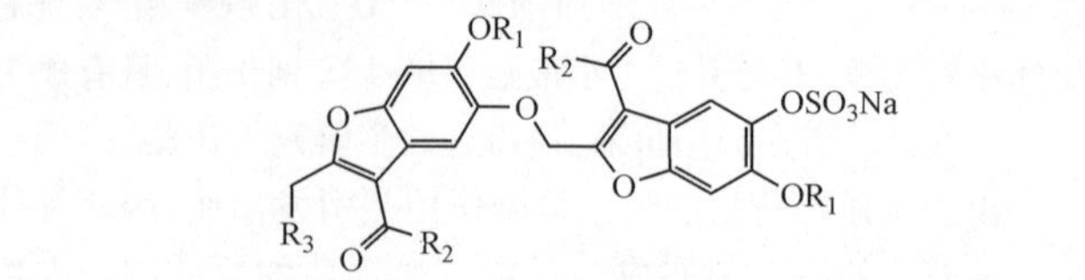

96 R_1= Me；R_2= OEt；R_3=H
97 R_1= Me；R_2= OMe；R_3=H
98 R_1= Me；R_2= OC(Me)$_3$；R_3=H
99 R_1= Me；R_2= OC$_2$H$_4$OMe；R_3=H
100 R_1= Et；R_2= OE；R_3=H
101 R_1= CH(Me)$_2$；R_2= OEt；R_3 = H
102 R_1= Me；R_2= OEt；R_3= (morpholino)
103 R_1= Me；R_2= (morpholino)；R_3= H
104 R_1= Me；R_2= OH；R_3= H

SBD 是肝素戊多糖的类似物，衍生物 **96** 对凝血酶的 IC_{50} 为 6 μmol/L，虽然其活性远低于肝素戊多糖(IC_{50} = 50 nmol/L)，但在硫酸化小分子凝血酶抑制剂中，尚无其他化合物的活性高于它。实验表明，衍生物 **96** 的变构调节只抑制了凝血酶 50% 的催化活性，而作用于凝血酶其他活性位点的抑制剂几乎能对凝血酶产生 100% 的抑制作用，这意味着衍生物 **96** 不会产生过度抗凝血效应，也许能降低凝血酶抑制剂引起的出血风险；另外，与大多数抗凝血药物相比，SBD 衍生物的一个主要优势在于其具有较小的细胞毒性和器官毒性，这可能是由于此类化合物水溶性较好的缘故[23]。

已有很多文献报道，海洋生物红褐藻中富含多种具有抗凝血活性的多糖，比如硫酸化半乳糖和岩藻聚糖硫酸酯。此外，我国科学家还报道，从绿藻宽礁膜中提取的硫酸化多糖同样具有较好的抗凝血活性，它能有效延长 APTT 和 TT，当其质量浓度为 20 mg/L 时，可致 APTT 和 TT 分别超过 200 和 120 s，但它对 PT 无显著延长作用。药理实验表明，该硫酸化多糖不能直接抑制凝血酶，其抗凝血作用的发挥必须借助肝素辅因子Ⅱ(HCⅡ)，在无 HCⅡ存在的情况下，其也无抗凝血活性[24]。

水蛭素是迄今世界上发现的最强天然凝血酶抑制剂，而不同种类的水蛭含有特定的活血有效成分，比较了宽体金线蛭、尖细金线蛭、光润金线蛭、日本医蛭和菲牛蛭不同处理物的抗凝血酶活性，并考察了 2 个不同饵料饲喂的菲牛蛭 Z 处理物的抗凝血酶活性差异[25]。结果显示，5 种水蛭处理物中，非吸血蛭类的湿体匀浆液和干体无或仅有微弱的抗凝血酶活性，而吸血蛭类(日本医蛭和菲牛蛭)具有较高的抗凝血酶活性，其中菲牛蛭的活性显著高于日本医蛭($P < 0.01$)；不同地理分布的野生菲牛蛭和不同饵料饲养的菲牛蛭其湿体匀浆液、干体粉末及唾液腺分泌物的抗凝血酶活性均无显著差异($P > 0.05$)。这表明，菲牛蛭具有较强的体外抗凝血酶活性，且人工养殖对菲牛蛭的活性未产生不利影响。

2.3　其他凝血因子抑制剂

在研究薯蓣皂苷单体的抗血栓活性时，将薯蓣皂苷元(**105**)与不同数量的糖连接，得到系列化合物(**106**～**109**)。

结果,体内外实验显示,这些化合物能有效延长出血时间,其中化合物 **107** 的活性最强,它能通过抑制共同凝血途径中的 FVIII 而明显延长 APTT,并能显著抑制血小板聚集,有效预防由胶原和肾上腺素诱导的小鼠肺部栓塞的形成[26]。

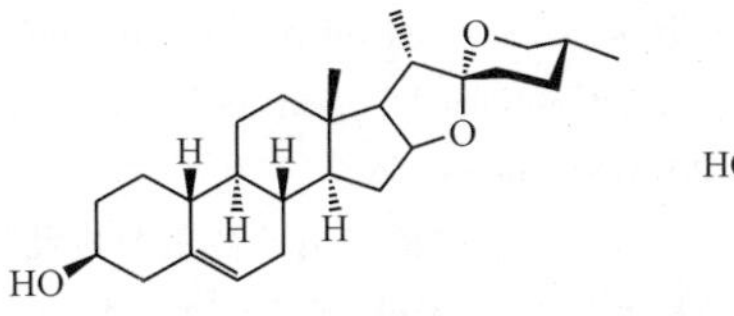

105

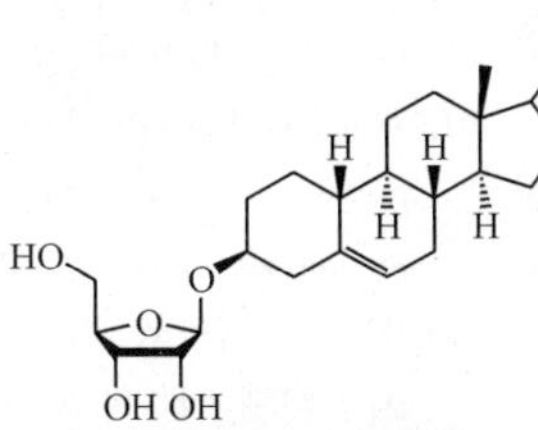

106

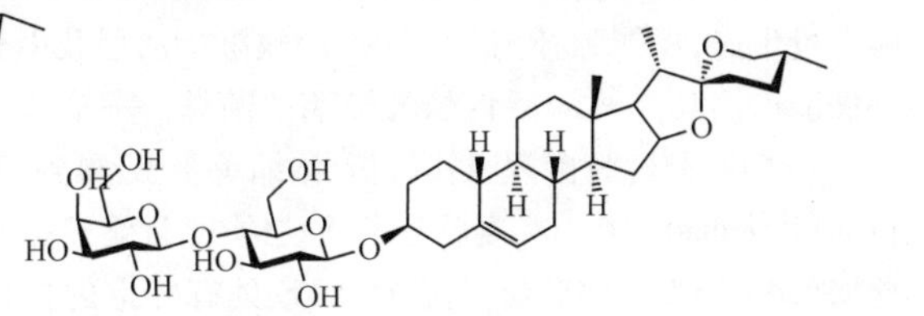

107

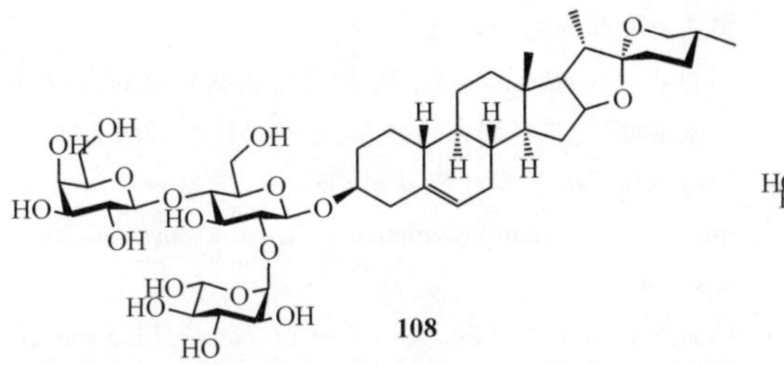

108

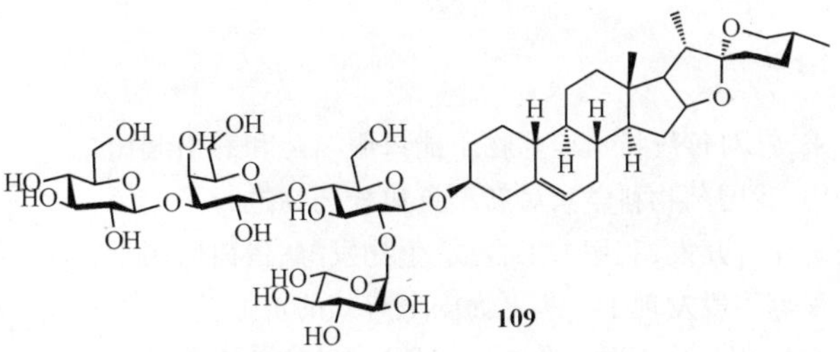

109

FIXa 是内源性凝血途径中重要因子之一,能促进 FX 转化为 FXa,对血液凝固的扩大和增固起重要作用。为了更加科学合理的设计 FIXa 抑制剂,了解配体分子与受体的作用模式,应用三维定量构效关系(3D-QSAR)模型对 84 个苯并噻吩化合物进行了分析,首先利用对接方法取得这些化合物与 FIXa 结合的最优构象,然后用比较分子场方法(CoMFA)对所选取的最优构象进行有意义的统计学分析[27]。这些分析数据为苯并噻吩类 FIXa 抑制剂的设计和新型 FIXa 抑制剂先导物的发现提供了定量构效关系依据。

尖吻蝮蛇毒抗凝血因子Ⅱ(ACFⅡ)是 FIX 和 FX 结合蛋白(IX/X-bps)家族中唯一一个具有抗血栓和抗高血压双重作用的蛋白质[28]。聚丙烯酰胺凝胶电泳和表面等离子体共振试验证实,在 Ca^{2+} 诱导下,ACFII 通过与 FIX 结合而发挥对外源性凝血途径的抑制作用,且当 Ca^{2+} 浓度为 0.1 mmol/L 时,ACFII 对 FIX 的识别能力最强,而浓度高于 0.1 mmol/L 时,ACFII 的识别能力下降[29]。

FXIa 也是内源性凝血途径中重要因子之一,对血液的凝固起重要作用,而抑制 FXIa,可有效抑制血栓形成。但 FXIa 的晶体结构鲜见报道,这主要是因为在 FXIa 的催化区域存在着两个潜在糖基化位点和一个游离的半胱氨酸,使得 FXIa 异质化。为了解决 FXIa 难以结晶的问题,通过移除其糖基化位点和游离的半胱氨酸,分别得到了两个易结晶的突变体 $hFXI_{370\sim607}$ (N73Q-N113Q-C123S) 和 $rhFXI_{370\sim607}$ (N73Q-gN113Q),并分析比对了它们与其他丝氨酸蛋白酶的结构差异,为设计活性强、选择性高的小分子 FXIa 抑制剂创造了基础条件[30]。

3 血栓溶解剂

从镰刀菌属 CPCC 480097 中提取得到具有溶解纤维蛋白作用的酶 Fu-P,该酶是单一蛋白,相对分子质量为 28 000,其 N 端序列中的前 15 个氨基酸为 Q-A-S-S-G-T-P-A-T-gI-R-V-L-V-V,与其他已知的纤溶蛋白酶无同源性[31]。在大鼠动静脉旁路血栓模型中进行的抗血栓形成实验显示,0.1 mg/kg 剂量的 Fu-P 对血栓形成的抑制率为 58.4%,而 0.6 mg/kg 剂量的肝素对血栓形成的抑制率为 42.5%,表明 Fu-P 的抗血栓活性优于肝素。另有实验表明,Fu-P 对凝血酶和 FXa 无抑制作用[32]。

从浙江产蝮蛇毒中提取得到名为 AHPM 的金属蛋白,该蛋白是一种二聚糖蛋白,相对分子质量为 110 000,在 pH 7.9 左右有多个等电点,分子内含有 Zn^{2+} 和 Ca^{2+},其中 Zn^{2+} 对 AHPM 的蛋白水解活性起重要作用[33]。研究表明,AHPM 能迅速水解纤维蛋白原的 Aα 和 Bβ 链,但对 γ 链无水解作用;其对胶原蛋白和 ADP 诱导的血小板聚集的 IC_{50} 分别为 (200 + 8) 和 (280 + 10) nmol/L。AHPM 是目前被发现的唯一一个同时具有血栓溶解作用和抗血小板作用的蛇毒液金属蛋白酶,有可能成为临床使用的血栓溶解剂类候选药物。

纤溶酶能通过直接作用于纤维蛋白而有效安全地溶解血栓,但不能静脉注射给药,因为它易被血浆中的抗纤溶酶中和,因此,开发能耐受抗纤溶酶的直接作用于纤维蛋白的抗血栓药物具重要意义。人们早已发现中华地鳖虫能安全有效地抑制血栓形成,从中华地鳖虫中提取得到一种名为 Eupolytin1 的蛋白质,该蛋白能同时活化纤维蛋白(原)溶解酶和血纤溶酶原[34]。在大鼠动静脉分流模型实验中,Eupolytin1 表现出安全有效的抗血栓活性,且活性优于尿激酶。更重要的是,在兔子模型实验中,Eupolytin1 的注射剂量达 0.12 μmol/kg 时,也未发生出血现象。随后,该研究小组又利用蛋白质组学和转录组学分析了从中华地鳖虫中获取的 105 种丝氨酸蛋白酶,发现它们分属于 4 个不同的蛋白家族。药理实验证明,这些蛋白酶中有 5 个(即 Eupolytin 1-5)具有水解纤维蛋白(原)和活化血纤溶酶原的双重作用,能水解纤维蛋白原的α、β和γ链，而目前发现的纤维蛋白(原)酶只能水解α和β链[35]。

微生物溶栓酶是一类具有良好应用前景的溶栓酶，不仅能大量生产，还能弥补传统溶栓剂的缺陷。从豆豉中分离出一株能产出具高纤溶活性的溶栓酶的菌株——枯草芽孢杆菌LD-8547，其经发酵、盐析、透析、浓缩等步骤，得到粗酶液，再通过Sephadex G-100凝胶分子筛柱纯化，最终获得豆豉溶栓酶(DFE)[36]。实验研究显示，DFE具有一定的抗栓及溶栓作用，且口服安全性好，是一种潜在有效的抗血栓药物。

4 结 语

近年来，针对传统抗血栓药物不能口服给药和易引起出血等副作用，我国药物科学家对新型抗血栓药物进行了广泛而深入的研究与开发，利用人工合成、生物发酵、蛋白质组学和基因工程等手段发现了一些更为安全有效的抗血栓药物。在诸多抗血栓靶标中，FXa、凝血酶、ADP和AA受体等已成为我国科学家关注的焦点，其中对凝血酶抑制剂和抗ADP及AA诱导的血小板聚集药物的研究颇为深入，而对FXa作为抗血栓靶标的研究相对较薄弱，与国外存在较大差距。另外，从中草药和海洋生物中发现抗血栓药物，一直以来都是国内研究的热点。可以相信，随着人们对抗血栓靶标及药物的深入研究和探索，必将会有更多新型抗血栓药物开发上市，使得抗血栓治疗变得更加安全、方便、有效。

参考文献

1 Shan J, Zhang B, Zhu Y, *et al*. Overcoming clopidogrel resistance: discovery of vicagrel as a highly potent and orally bioavailable antiplatelet agent. *J Med Chem*, 2012, 55(7): 3342-3352

2 Wu J, Ling J, Wang X, *et al*. Discovery of a potential anti-ischemic stroke agent: 3-pentylbenzo[c]thiophen-1(3H)-one. *J Med Chem*, 2012, 55(16): 7173-7181

3 Sun Y, Jiang J, Zhang Z, *et al*. Antioxidative and thrombolytic TMP nitrone for treatment of ischemic stroke. *Bioorg Med Chem*, 2008, 16(19): 8868-8874

4 Sun Y, Zhang G, Zhang Z, *et al*. Novel multi-functional nitrones for treatment of ischemic stroke. *Bioorg Med Chem*, 2012, 20(12): 3939-3945

5 Chen HS, Kuo SC, Teng CM, *et al*. Synthesis and antiplatelet activity of ethyl 4-(1-benzyl-1H-indazol-3-yl) benzoate (YD-3) derivatives. *Bioorg Med Chem*, 2008, 16(3): 1262-1278

6 Li NG, Shen MZ, Wang ZJ, *et al*. Design, synthesis and biological evaluation of glucose-containing scutellarein derivatives as neuroprotective agents based on metabolic mechanism of scutellarin *in vivo*. *Bioorg Med Chem Lett*, 2013, 23(1): 102-106

7 梁进权，宓穗卿，王宁生. 水蛭、虻虫配伍的抗凝血和抗血小板聚集的作用. 中药材，2009，32(9)：1347-1350

8 Fan HY, Fu FH, Yang MY, *et al*. Antiplatelet and antithrombotic activities of salvianolic acid A. *Thromb Res*, 2010, 126(1): e17-22

9 Li YX, Sun Q, Zhang H, *et al*. A novel anti-platelet peptide (Z4A5) potential for glycoprotein IIb/IIIa inhibits platelet aggregation. *Thromb Res*, 2012, 129(5): e217-222

10 Tsai HH, Lin HW, Lu YH, *et al*. A review of potential harmful interactions between anticoagulant/antiplatelet agents and Chinese herbal medicines. *PLoS One*, 2013. 8(5): e64255

11 李 慧，杨凌云，周金培，等. 噁唑烷酮醚类化合物的合成及其Xa因子抑制活性. 中国药科大学学报，2013，44(5)：385-389

12 高娜娜，孙宏斌. 利伐沙班衍生物的合成及Xa因子抑制活性. 中国药科大学学报，2011，42(5)：392-399

13 邢峻豪，张 媛，胡晓雯，等. 阿哌沙班衍生物的合成及FXa因子抑制活性. 中国药科大学学报，2013，44(4)：289-295

14 Yang XM, Fan C, Guo N, *et al*. Preparationof polyporus albicans teng sulfate and its anti-coagulation activity. *Chem Res*, 2010, 26(6): 948-954

15 Zhou XX, Li L Y, Linhardt RJ, *et al*. Neutralizing the anticoagulant activity of ultra-low-molecular-weight heparins using N-acetylglucosamine 6-sulfatase. *FEBS J*, 2013, 280(10): 2523-2532

16 Fan L H, Jiang L, Xu YM, *et al*. Synthesis and anticoagulant activity of sodium alginate sulfates. *Carbohydr Polym*, 2011, 83(4): 1797-1803

17 Gan W, Deng L, Yang C, *et al*. An anticoagulant peptide from the human hookworm, *Ancylostoma duodenale* that inhibits coagulation factors Xa and XIa. *FEBS Lett*, 2009, 583(12): 1976-1980

18 Yang XZ, Diao XJ, Yang WH, *et al*. Design, synthesis and antithrombotic evaluation of novel dabigatran prodrugs containing methyl ferulate. *Bioorg Med Chem Lett*, 2013, 23(7): 2089-2092

19 Li Y Z, Gong GQ, Yang WH, *et al*. Antithrombotic activity of HY023016, a novel dabigatran prodrug evaluated in animal thrombosis models. *Thromb Res*, 2013, 131(5): 425-435

20 Liu L, Ma H, Yang N, *et al*. A series of natural flavonoids as thrombin inhibitors: structure-activity relationships. *Thromb Res*, 2010, 126(5): e365-378

21 Li NG, Song SL, Shen MZ, *et al*. Mannich bases of scutellarein as thrombin-inhibitors: design, synthesis, biological activity and solubility. *Bioorg Med Chem*, 2012, 20(24): 6919-6923

22 Abdel Aziz MH, Sidhu PS, Liang A, *et al*. Designing allosteric regulators of thrombin. Monosulfated benzofuran dimers selectively interact with Arg173 of exosite 2 to induce inhibition. *J Med Chem*, 2012, 55(15): 6888-6897

23 Gandhi NS, Mancera L. The structure of glycosaminoglycans and their interactions with proteins. *Chem Biol Drug Des*, 2008, 72(6): 455-482

24 Mao W, Li H, Li Y, *et al*. Chemical characteristic and anticoagulant activity of the sulfated polysaccharide isolated from *Monostroma latissimum* (Chlorophyta). *Int J Biol Macromol*, 2009, 44(1): 70-74

25 张 彬，汪 波，龚 元，等. 几种水蛭抗凝血物质提取及活性分析. 中山大学学报，2012，51(4)：92-96

26 Zhang R, Huang B, Du D, *et al*. Anti-thrombosis effect of diosgenyl saponins *in vitro* and *in vivo*. *Steroids*, 2013, 78(11): 1064-1070

27 Hao M, Li Y, Zhang SW, *et al*. Investigation on the binding mode of benzothiophene analogues as potent factor IXa (FIXa) inhibitors in thrombosis by CoMFA, docking and molecular dynamic studies. *J Enzyme Inhib Med Chem*, 2011, 26(6): 792-804

28 Shen D, Xu X, Zhang L, *et al*. Identification of a nitric oxide-dependent hypotensive effect of anticoagulation factor II from the venom of *Agkistrodon acutus*. *Biochem Pharmacol*, 2010, 79(3): 498-506

29 Shen DK, Xu XL, Zhang Y, *et al*. Ca^{2+}-induced binding of anticoagulation factor II from the venom of *Agkistrodon acutus* with factor IX. *Biopolymers*, 2012, 97(10): 818-824

30 Jiang LG, Yuan C, Chen HW, *et al*. Preparation and structure of a new coagulation Factor XI catalytic domain for drug discovery. 结构化学, 2011, 30(7): 1021-1029

31 Wu B, Wu L, Chen D, *et al*. Purification and characterization of a novel fibrinolytic protease from *Fusarium sp*. CPCC 480097. *J Ind Microbiol Biotechnol*, 2009, 36(3): 451-459

32 Wu B, Xu J. Antithrombotic effect of a novel protein from *Fusarium sp*. CPCC 480097 in a rat model of artery-vein bypass thrombosis. *Pharm Biol*, 2012, 50(7): 866-870

33 Song J, Xu X, Zhang Y, *et al*. Purification and characterization of AHPM, a novel non-hemorrhagic P-IIIc metalloproteinase with alpha-fibrinogenolytic and platelet aggregation-inhibition activities, from *Agkistrodon halys pallas* venom. *Biochimie*, 2013, 95(4): 709-718

34 Yang H, Wang Y, Xiao Y, *et al*. A bi-functional anti-thrombosis protein containing both direct-acting fibrin(ogen)olytic and plasminogen-activating activities. *PLoS One*, 2011, 6(3): e17519

35 Wang Y, Yan H, Wang Y, *et al*. Proteomics and transcriptome analysis coupled with pharmacological test reveals the diversity of anti-thrombosis proteins from the medicinal insect, *Eupolyphaga sinensis*. *Insect Biochem Mol Biol*, 2012, 42(8): 537-544

36 Yuan J, Yang J, Zhuang Z, *et al*. Thrombolytic effects of Douchi fibrinolytic enzyme from *Bacillus subtilis* LD-8547 *in vitro* and *in vivo*. *BMC Biotechnol*, 2012, 12: 36

生化药物研究进展

王凤山，谭海宁，张天民

（山东大学药学院，国家糖工程技术研究中心，济南 250012）

摘　要　综述2012年我国生化药物的研究进展。查阅国内文献，选择具有较大学术意义或实用价值的内容，并结合国际部分相关研究，按氨基酸、肽和蛋白质类、酶和辅酶类、糖类、脂质类及核酸类药物分别介绍并与国外现状进行比对。氨基酸、肽和蛋白质类、酶和辅酶类、糖类药物的研究相对较多，主要集中在这些药物如胸腺喷丁、辅酶 Q_{10}、硫酸软骨素及黄原胶等的剂型研究、药理作用、安全性评价和联合用药等方面。脂质类和核酸类药物研究相对较少，但对于氟尿嘧啶的研究仍然较热。

2012年我国生化药物研究在多个方面取得较大进展。氨基酸、肽和蛋白质类药物的研究，较多地集中在药理作用较明确的药物，如牛磺酸、谷胱甘肽、胸腺肽1、胸腺喷丁和胰岛素等的分子机制研究、剂型研究及分析检测方面。另外，鳕鱼皮胶原蛋白肽、蝎毒多肽等的生物活性及分子机制也是重要的研究内容。酶和辅酶类药物的研究，主要集中在安全性评价、剂型研究、分析检测及联合用药等方面。糖类药物的研究进展持续较多，除了集中在氨基葡糖、肝素类、硫酸软骨素、壳聚糖和玻璃酸等临床上已广泛应用或普遍研究的药物的分析检测、分子机制研究、联合用药和工艺改进等方面外，黄原胶的药理作用、安全性评价和联合用药等的研究也成为热点。脂质类药物和核酸类药物的研究，主要集中在如前列腺素 E_1、神经节苷脂、氟尿嘧啶及更昔洛韦等较成熟药物的剂型研究、临床疗效和安全性评价等方面。总体而言，2012年我国生化药物研究对于药物安全性的重视格外引人注目。

根据发表的文献，结合国际部分相关研究，甄选具有较大学术意义或实用价值的内容，具体按照氨基酸、肽和蛋白质类、酶和辅酶类、糖类、脂质类及核酸类药物，分别介绍我国生化药物研究进展及与国外现状的比对情况如下。

1　氨基酸、肽和蛋白质类

1.1　天冬氨酸鸟氨酸

研究了天冬氨酸鸟氨酸联合乳果糖对肝性脑病的作用[1]。结果表明，天冬氨酸鸟氨酸联合乳果糖可以改善肝功能、降低血氨，对肝性脑病的治疗效果显著，不良反应少。

1.2 牛磺酸

研究了牛磺酸(Tau)对肺动脉平滑肌细胞凋亡作用的影响和可能机制[2]。结果表明,Tau 可升高 Bax 和 Fas 蛋白表达,降低 caspase-3 和 Bcl-2 的表达,提示 Tau 可能通过死亡受体途径诱导肺动脉平滑肌细胞凋亡。

研究了 Tau 镁配合物对哇巴因诱发心律失常大鼠心肌细胞 L 型钙电流的影响[3]。结果表明,Tau 镁配合物能显著增加正常细胞的 L 型钙电流,对钙内流有促进作用,并可显著增加哇巴因诱导的心律失常大鼠心肌细胞异常减小的电流。

1.3 谷胱甘肽

建立了利用反相高效液相色谱(RP-HPLC)同时测定谷胱甘肽(GSH)原料及制剂中 GSH 和氧化型谷胱甘肽(GSSG)的方法[4]。采用外标法,以 Hypersil C_{18} 为色谱柱,25 mmol/L KH_2PO_4-四氢呋喃(100:1)为流动相,检测波长 230 nm。

研究了 GSH 在临床上的过敏反应[5]。无药物过敏史的患者,单独静脉滴注 GSH 可能出现过敏反应,立即停止输液,予吸氧、抗过敏治疗后症状缓解,停药后未再出现过敏反应。建议 GSH 临床使用过程中高度警惕,细心观察,严防不良反应发生。

1.4 胸腺肽 α1

研究了胸腺肽 α1 联合短程化疗治疗肺结核伴糖尿病的效果[6]。结果表明,胸腺肽 1 联合短程化疗后 $CD4^+$ 细胞数显著增多、$CD8^+$ 细胞数减少,$CD4^+/CD8^+$ 显著升高,可明显改善患者的细胞免疫功能,且肺部病灶吸收好转明显,提示胸腺肽 α1 可明显提高肺结核伴糖尿病患者肺结核治疗效果。

1.5 胸腺喷丁

采用喷雾干燥法制备了胸腺喷丁羧甲基壳聚糖鼻黏膜给药微球,通过正交设计优化处方,并采用透析袋法研究了其体外释药特性,测定了载药微球对免疫抑制大鼠 T 淋巴细胞 $CD4^+/CD8^+$ 值的影响。结果表明,载药微球能明显提高 T 淋巴细胞 $CD4^+/CD8^+$ 值,其中高剂量载药微球组与阳性注射对照组无显著差异[7]。

考察了水溶性胸腺喷丁与疏水性的三乙酰基-β-环糊精(TA-β-CD)或亲水性的羟丙基-β-环糊精(HP-β-CD)制成的共冻干复合物对乳酸-羟基乙酸共聚物(PLGA)缓释微球的载药量、包封率和突释效应的影响[8]。结果表明,TA-β-CD 能显著减少微球表面的孔隙、减小粒径、提高微球的载药量与包封率、并减小突释效应,而 HP-β-CD 未见此作用。

制备了胸腺喷丁多泡脂质体,并研究了其稳定性、药动学和药效学[9]。结果表明,该脂质体在 4 ℃时可以稳定保存 3 个月,体内血浆半衰期达 5 d,且每 4 日注射 1 次可达与每日注射 1 次普通胸腺喷丁相当的治疗效果,提示该脂质体具有良好的稳定性和缓释治疗效果。

采用化学酶法合成了胸腺喷丁的前体三肽 Z-Asp-Val-Tyr-OH[10]。结果表明,Val-Tyr-OH 通过纯化学合成法获得,Z-Asp-Ome 与 Val-Tyr-OH 的结合通过酶法合成获得,最佳反应条件为 pH 10.0、35 ℃、Na_2CO_3-$NaHCO_3$ 缓冲体系、反应时间为 2.5 h,总产率可达 70%。

1.6 奥曲肽

研究了奥曲肽或生长抑素联合泮托拉唑治疗急性上消化道出血临床疗效及安全性[11]。结果表明,奥曲肽联合泮托拉唑患者总有效率为 96.4%,出血明显缓解时间平均为 (1.42 ± 0.26) d,其效果与生长抑素联合泮托拉唑治疗效果无明显差异,但均优于泮托拉唑单独使用。

1.7 鳕鱼皮胶原蛋白肽

研究了鳕鱼皮胶原蛋白肽(peptide extract from skin of *Walleye pollock*, PESWK)及其酶解梯级多肽对大鼠酒精性胃溃疡的预防作用[12]。结果表明,PESWK 及其酶解梯级多肽能够明显降低大鼠胃溃疡出血和溃疡指数,具有良好的抗酒精性胃溃疡作用。

1.8 蝎毒多肽

研究了蝎毒多肽(polypeptide extract from scorpion venom, PESV)对卵巢癌 $SKOV_3$ 细胞的增殖抑制作用及机制[13]。结果表明,PESV 对卵巢癌 $SKOV_3$ 细胞增殖具有抑制作用,且呈现剂量效应关系。其机制可能是通过阻断细胞 G_0/G_1 期和 S 期转换及上调 p27 和 caspase-12 表达从而促进细胞凋亡来实现的。

1.9 胰岛素

评价了对应激性高血糖患者使用强化胰岛素治疗(IIT)和常规胰岛素治疗(CIT)两种方法的安全性与有效性[14]。结果表明,IIT 方案的安全性与有效性优于 CIT 组,能够提高患者生存质量,但其低血糖发生率略高于 CIT 组,严密的血糖监控可有效地降低治疗中的低血糖风险。

评价了采用胰岛素泵持续皮下注射胰岛素(CSII)治疗与多次皮下输注胰岛素(MSII)治疗对Ⅱ型糖尿病患者短期疗效的不同。结果表明,与 MSII 相比,CSII 达标时间更短,所需胰岛素量更少,且发生低血糖次数更少[15]。

1.10 水蛭素

建立了以广西菲牛蛭消化液为原料的聚乙二醇(PEG)/硫酸铵双水相提取-凝胶色谱联用提取水蛭素的工艺[16]。结果表明,最佳工艺条件为:PEG 2000、$(NH_4)_2SO_4$、NaCl 质量分数依次为 22%、20% 和 0.04%,提取温度 35 ℃,pH 6.0,经纯化后产品比活性可达 3 210 $ATU \cdot mg^{-1}$。

1.11 乌司他丁

通过研究乌司他丁对缺血再灌注脑组织中 Bcl-2、Fas、Caspase-3 蛋白表达的影响,探讨了乌司他丁的脑保护作用机制[17]。结果表明,乌司他丁可能通过上调 Bcl-2、下调 Fas 和 Caspase-3 蛋白水平从而抑制细胞凋亡,减轻脑组织的损伤。

2 酶与辅酶类

2.1 蚓激酶

采用中国仓鼠肺细胞染色体畸变试验检测了蚓激酶的

安全性。结果表明，蚓激酶未引起染色体畸变及细胞突变率的明显增加，说明在该研究条件下，蚓激酶不能诱发中国仓鼠肺细胞染色体畸变[18]。

2.2 细胞色素C

研究了细胞色素C对庆大霉素致大鼠肾小管上皮细胞毒性的影响及其可能的作用机制。结果表明，细胞色素C与庆大霉素联用，肾小管上皮细胞凋亡率降低、肾小管上皮细胞细胞水肿、空泡变性、肾间质内炎细胞浸润、肾小球充血肿胀等均有所好转，细胞色素C可能通过抑制庆大霉素在肾脏中蓄积来减轻其肾毒性[19]。

2.3 单环刺螠纤溶酶

研究了单环刺螠纤溶酶(fibrinolytic enzyme from *Urechis unicinctus*, FEUU)的抗凝血和抗血栓生成作用，并对其免疫原性进行了初步研究[20]。结果表明，FEUU具有显著的抗凝血和抗血栓形成作用，在小鼠体内产生一过性抗体，但对动物机体不造成负面影响。

2.4 胰激肽原酶

以第五批胰激肽原酶国家标准为基准，采用纤维蛋白凝结法，以标准曲线计算，对第六批胰激肽原酶国家标准品的酶活性单位进行了定值，该批胰激肽原酶酶活性单位为46 IU/支，通过了审核，可以取代第五批胰激肽原酶国家标准品[21]。

2.5 巴曲酶

研究了巴曲酶联合低分子肝素(LMWH)治疗高龄患者急性下肢深静脉血栓的疗效和安全性[22]。结果表明，巴曲酶联合LMWH治疗高龄急性下肢深静脉血栓的疗效高于单独应用LMWH，两者安全性相似。

2.6 溶菌酶

以谷胱甘肽为稳定剂，在水溶液中制备了稳定的CdTe纳米量子点。溶菌酶在pH7.4的磷酸盐缓冲液中对该量子点的共振散射有增强作用，建立了一种简便灵敏的测定溶菌酶的方法[23]。结果表明，量子点在波长422 nm处的散射光强度的增强与溶菌酶浓度呈线性关系，检出限0.027 mg/L (3σ)。此方法应用于溶菌酶含片中溶菌酶含量的检测，回收率在98.7%~98.9%之间。

2.7 辅酶Q_{10}

对辅酶Q_{10}(CoQ_{10})水包油型注射亚微乳进行了处方设计并对其体内药动学进行了研究[24]。结果表明，泊洛沙姆/大豆磷脂/乙醇/PEG400形成的亚微乳黏度低，粒径小，包封率高。该亚微乳经静脉注射后具有明显的缓释作用，平均滞留时间6.55 h，提示经过优选的Co Q_{10}亚微乳，辅料用量少，稳定好，制备简单。

研制了CoQ_{10}纳米结构脂质载体，并对其皮肤靶向性进行了评价。结果表明，脂质载体可有效提高Co Q_{10}的稳定性，延长其作用时间，且具有一定的皮肤靶向性。

3 糖类

3.1 氨基葡糖

建立了一种以高效液相色谱-蒸发光散射检测器法测定氨基葡糖胶囊中有关物质葡萄糖的方法。结果表明，最佳条件为：空气流速1.6 mL/min、温度为80 ℃、乙腈与水的体积比为85∶15，该法操作简便、灵敏度较高、重现性好，可用于氨基葡糖胶囊的质量控制[25]。

研究了氨基葡糖对SD大鼠肝脏中糖代谢相关蛋白质表达的影响。结果表明，实验期间各组动物生长发育情况良好，氨基葡糖未导致肝脏中糖代谢相关蛋白表达的异常，提示服用氨基葡糖不会影响肝脏的糖代谢过程。

3.2 肝素及低分子肝素

研究了肝素寡糖对血管平滑肌细胞增殖的抑制作用，并探索了其相关细胞内信号转导机制。结果表明，肝素寡糖可能通过抑制PKC-α表达，进而抑制原癌基因的表达，阻断细胞G1/S期转换，从而抑制血管平滑肌细胞的增殖[26]。

建立了一种基于血液凝固分析仪测定活化部分凝血活酶时间的肝素生物测定法。结果表明，对数凝血时间与肝素钠的浓度在0.7~3 IU/mL范围内线性关系良好，与兔全血法和羊血浆法的效价测定结果一致，可信限率比兔全血法更低。该法操作简便，客观准确，重复性好，精密度高，适用于不同仪器[27]。

研究了在常规治疗的基础上加用LMWH对肺源性心脏病心力衰竭的治疗效果。结果表明，加用LMWH能有效改善血液高凝状态及肺血栓形成，从而纠正低压氧血症，降低血液黏度，降低肺动脉高压，改善心肺功能，明显提高治愈率。

3.3 硫酸软骨素

以猪喉软骨为原料，采用响应面法优化了提取硫酸软骨素(chondroitin sulfate, CS)的酶解工艺条件[28]。结果表明，酶解最佳工艺组合为：胰酶浓度1.0%、pH值8.6、酶解温度46 ℃、酶解时间为2.8 h。采用该方法获得CS以氨基葡糖含量为指标，可达25.94%，具有一定的工业应用价值。

进行了CS含量测定用国家对照品的研制。以红外光谱法和高效液相色谱法进行鉴别，采用排阻色谱和多角度激光散射联用测定绝对分子量和分子量分布，采用质量平衡法计算CS待标对照品含量。结果表明，首批CS对照片含量为99.1%，建立了CS含量测定国家对照品[29]。

研究了鲟鱼CS对小鼠免疫功能影响及其抗炎抗过敏活性。结果表明，鲟鱼CS可显著增加小鼠胸腺和脾脏重量指数，增加外周血白细胞数量，显著提高迟发性超敏反应强度，提高特异性抗体产生能力，能显著提高小鼠的免疫功能和抗炎抗过敏活性。

研究了岩藻糖基化海参CS对肿瘤诱导血管生成的抑制作用。结果表明，高剂量能显著降低95D细胞中Hif-1α和

VEGF mRNA 的表达,减少血管内皮生长因子(VEGF)蛋白的合成,显著抑制肿瘤血管生成。

3.4 壳聚糖

制备了槲皮素壳聚糖复合药膜,并研究了其对口腔溃疡愈合过程的影响和作用机制。结果表明,复合药膜对二甲苯所致小鼠耳肿胀及对热板法所致小鼠疼痛有明显的抑制作用,其机制可能是通过降低溃疡表面充血水肿及良好的镇痛作用实现的[30]。

制备了壳聚糖-聚乙烯醇复合凝胶基质,并考察了不同 *M*r,不同浓度的壳聚糖对复合凝胶的抗菌抑菌性能的影响。结果表明,随壳聚糖浓度增大对大肠杆菌抑菌效果逐渐增强,随壳聚糖 *M*r 的减小抑菌效果增强,但 *M*r 小于 5 000 时无抑菌作用,提示壳聚糖作为一种新的药用材料与聚乙烯醇合用对大肠杆菌具有良好的抑菌作用。

3.5 玻璃酸

研究了中药离子导入联合玻璃酸(HA,又称透明质酸)治疗 OA 的临床疗效。结果表明,中药离子导入联合 HA 治疗临床疗效显著高于常规口服药物治疗,不良反应少[31]。研究了动物组织来源 HA 的病毒灭活工艺进行验证。结果表明,对于热不稳定产品,如果不能用巴斯德灭活病毒,可以结合添加木瓜蛋白酶或胰蛋白酶的方法达到病毒灭活目的。

研究了关节镜术下有限清理术结合术中及术后 HA 膝关节灌注治疗膝骨关节炎(OA)的治疗效果。结果表明,该方法术后疗效去切,在把握好手术适应证的基础上,该方法具有广泛的临床应用价值。

研究了 HA 和 CS 联用对于尿路感染的治疗作用[32]。结果表明,HA 和 CS 单独使用均可显著降低尿液中细菌数量,二者联用时除了具有更明显的抑制作用外,还可以减少移行上皮的厚度,提示二者联用对于尿路感染具有更好的治疗效果。

3.6 黄原胶

通过小鼠腹腔注射醋酸及大鼠左后肢关节腔注射碘乙酸钠建立疼痛模型,研究了黄原胶(xanthan,XG)对疼痛的缓解作用[33]。结果表明,XG 可显著延长小鼠扭体反应的潜伏期并减少扭体次数,明显抑制碘乙酸钠诱导大鼠左后肢机械缩足阈值及承重分布的降低,可显著疼痛缓解。还评价了兔膝关节注射 XG 的安全性。结果表明,不同剂量组膝关节宽度、血液学及血液生化参数等均无明显改变,肝、肾及关节组织未见明显病理改变,全身及局部未见明显毒性作用。

研究了在一种含有奈替米星、HA 和 XG 的眼部凝胶对于外伤性角膜上皮损伤的治疗作用[34]。结果表明,该凝胶可以有效抑制结膜充血和角膜糜烂,且患者无明显不适感。

3.7 岩藻聚糖硫酸酯

研究了不同 *M*r 岩藻聚糖硫酸酯的抗血栓作用,并从抗血小板聚集和纤溶两个方面探讨了其作用机制[35]。结果表明,4 种 *M*r 的岩藻聚糖硫酸酯均具有良好的抗血栓作用,随着相对分子质量增加,其抗血栓作用逐渐增强。且随 M_r 不同发挥抗血栓作用的主要机制也发生变化。

3.8 红芪多糖

对红芪多糖(radix hedysari polysaccharide,RHP)进行了分离纯化,并进行了了 4 个组分单糖组成以及糖含量的测定[36]。结果表明,RHP-A 主要由葡萄糖组成,糖含量为 99.2%;而 RHP-B、RHP-C 和 RHP-D 主要由阿拉伯糖与半乳糖组成,糖含量依次为 96.5%、95.3% 和 95.2%。

4 脂质类

4.1 鱼油

研究了鱼油营养支持对于重症患者的临床疗效和安全性[37]。结果表明,鱼油营养支持治疗有助于改善危重患者临床疗效中的某些指标,明显降低 ICU 住院日数及机械通气时间,且耐受良好。但该研究纳入的病例数目有限,还需要开展大量的多中心随机对照试验以进一步证实。

4.2 前列腺素 E_1

评价了前列腺素 E_1(PGE_1)脂微球制剂辅助治疗老年慢性心功能不全患者的效果[38]。结果表明,PGE_1 脂微球制剂在常规治疗的基础上还能进一步明显提高老年慢性心功能不全患者 6 min 步行距离,改善心肺功能,且不良反应少。

分析了 163 例 PGE_1 不良反应(ADR)发生情况。结果表明,ADR 以轻、中度的局部反应、胃肠道不良反应和过敏反应为主;在用药各年龄人群均可发生,其中 60 ~ 69 岁年龄段发生 ADR 的比例最高(29.45%);主要于用药当日发生,大多需要停药和对症处理。

4.3 胆汁酸

建立了从猪胆汁中通过一次工艺流程提取三种主要胆酸的工艺[39]。结果表明,通过一次工艺流程分离出猪去氧胆酸、猪胆酸和鹅去氧胆酸,纯度均大于 98%,该工艺提高了原料的利用率,适合工业化生产。

4.4 熊去氧胆酸

研究了丁二磺酸腺苷甲硫氨酸联合熊去氧胆酸对子宫内膜癌患者治疗后的保肝作用[40]。结果表明,此联合用药对子宫内膜癌患者治疗后的保肝作用显著,能够明显改善患者肝功能,且未见严重不良反应,具有一定临床推广的价值。

4.5 神经节苷脂

研究了利用固定化唾液酸酶催化多唾液酸神经节苷脂(ganglioside,GLS)制备单唾液酸四己糖神经节苷脂(GM1)的方法。结果表明,固定化唾液酸酶可以专一性催化 GLS 制备 GM1,转化率高,TLC 法测得催化前后 GM1 在神经节苷脂混合物中的相对含量由 9% 提高到 60%,且没有酸转化工艺中过多副产物的形成[41]。

应用 GLS 在临床上对儿童手足口病合并病毒性脑炎进行了治疗。结果表明,在常规治疗的基础上,联合 GLS 治疗儿童手足口病脑炎,患儿的发热、肢体抖动持续时间明显缩短,且 1 周脑脊液正常率明显高于对照组。

研究了 GLS 对重型颅脑创伤颅高压减压术后的疗效。结果表明,GLS 可改善重型颅脑创伤颅高压减压术后的近期和远期症状,改善脑水肿、脑梗死及双侧大脑中动脉血流,降低了血浆炎症因子水平,提高日常生活活动能力和认知功能。

5 核酸类

5.1 氟尿嘧啶

通过体外细胞毒、体内毒性及抗肿瘤实验研究了原位凝胶材料 OALA 对氟尿嘧啶(FU)生物活性的影响[42]。结果表明,30 μgmL^{-1}的 OALA 合用 FU 后不会改变药物本身的细胞毒性;OALA 能够降低 FU 中、高剂量组动物的死亡率;OALA 单次给药能够降低 FU 对小鼠 EAC 的抗肿瘤活性,多次合用给药组与 FU 多次给药组相比抑瘤率无明显改变。

以水溶性低聚壳聚糖为载体,与 FU 复合制备了水溶性复合物,并研究了复合物的抗肿瘤活性[43]。结果表明,壳聚糖/FU(5∶1)、壳聚糖/FU(10∶1)复合物可明显抑制肝癌细胞 Bel-7042 的增殖,IC_{50} 值分别为 31.6 和 58.8 μg/mL,具有良好的抗肿瘤作用。

研究了 FU 和糖皮质激素联合治疗瘢痕疙瘩的临床疗效。结果表明,FU 和糖皮质激素混合使用或交替使用均可极大缓解瘢痕疙瘩的症状,避免单纯用 FU 引起的不良后果。同时,FU 和糖皮质激素混合使用又比 2 种药物交替使用提高了疗效并缩短了治疗时间。

研究了 FU、紫杉醇和顺铂联合用药对于胃癌和食管胃结合部腺癌的治疗效果和毒副作用[44]。结果表明,中国患者对于三药联用具有良好的耐受性,且治疗效果显著、存活率较高。

5.2 胞磷胆碱钠

研究了不同规格胞磷胆碱钠葡糖糖注射液和胞磷胆碱钠氯化钠注射液的灭菌稳定性[45]。结果表明,灭菌后胞磷胆碱钠葡糖糖注射液的 pH 值明显降低、吸光度差值增高、有关物质超过中国药典规定的限度,灭菌后胞磷胆碱钠氯化钠注射液 pH 值有一定程度降低、吸光度差值不变、有关物质未超过中国药典限度,提示胞磷胆碱钠氯化钠注射液更适合制为大容量注射剂。

5.3 更昔洛韦

研究了更昔洛韦自乳化释药系统,并探究了其最佳的处方配比[46]。结果表明,更昔洛韦自乳化释药系统最优配方为橄榄油-聚山梨酯 80-聚乙二醇 400(5∶3∶2),初步成功制备了更昔洛韦自乳化释药系统制剂,为难溶性药物后续制剂开发等提供了一定的研究基础。

5.4 恩替卡韦

研究了核苷类抗病毒药物拉米夫定(LAM)、阿德福韦酯(ADV)、恩替卡韦(entecavir,ETV)在失代偿性期乙型肝炎肝硬化患者中的疗效[47]。结果表明,ETV 组患者 HBV DNA 载量下降及 HbeAg 阴转率显著高于 LAM 组和 ADV 组,ETV 更适合于乙型肝炎肝硬化患者的抗病毒治疗,但其长期的抗病毒疗效和安全性仍需进一步观察。

5.5 脱氧腺苷

建立了测定生物转化体系中脱氧腺苷(desoxyadenossine,dAR)含量的纸色谱-分光光度法[48]。结果表明,用展开剂正丁醇-异丙醇-氨水-水(3∶3∶2∶2)一次色谱可将 dAR 与其他成分分离,然后通过测定重新溶解的 dAR 在 258 nm 处吸光度值,根据标准曲线即可计算出转化液的产物浓度。该法测定结果与 HPLC 测定结果一致,是一种简单有效、成本较低的快速测定生物转化体系中 dAR 含量的分析方法。

5.6 脾氨肽

研究了脾氨肽治疗和预防儿童反复呼吸道感染(RRI)的疗效及对 T 淋巴细胞亚群的影响[49]。结果表明,脾氨肽治疗和预防儿童 RRI 安全有效,其作用机制可能是通过纠正患儿外周血 T 淋巴细胞亚群功能紊乱,改善患儿的细胞免疫失衡状态。

6 结 语

进行实验室安全性评价研究和临床不良反应报道,确保药物的安全性;改善工艺和分析检测手段,研究药物结构,明确生化药物的分子机制;探索新资源,开发我国具有自主知识产权的新生化药物;进行药物剂型研究、新药理作用研究;联合用药,提高现有药物的治疗效果是 2012 年我国生化药物研究的重点,也是今后生化药物发展的方向。

参考文献

1 徐 芳. 门冬氨酸鸟氨酸与乳果糖联合治疗肝性脑病临床观察. 中国药物与临床,2012,12(2):230-231

2 张晓丹,盛洁静,张彩霞,等. 牛磺酸对大鼠肺动脉平滑肌细胞凋亡的影响. 中国中药杂志,2012,37(5):654-657

3 赵 临,尹永强,汪玲芳,等. 牛磺酸镁对哇巴因致大鼠心肌细胞心律失常模型钙离子通道的影响. 中国新药杂志,2012,21(12):1389-1392

4 孙伟张,于波涛,蒋 燕,等. HPLC 法测定氧化型和还原型谷胱甘肽. 药学实践杂志,2012,30(4):305-315

5 林秀丽,费 燕. 还原型谷胱甘肽之不良反应 1 例. 药学实践杂志,2012,30(4):320-320

6 杨朝晖,范旭,沈杨,等. 胸腺肽 α1 联合短程化疗治疗肺结核伴糖尿病患者的效果观察. 中国生化药物杂志,2012,33(3):305-306

7 宋倩倩,王选深,倪 玲,等. 胸腺喷丁羧甲基壳聚糖鼻粘膜给药微球的制备及对大鼠 CD4$^+$/CD8$^+$ 值的影响. 中国医药工业杂志,2012,43(1):35-39

8 汤文星,付胜楠,幸 乔,等. 环糊精衍生物对胸腺喷丁微球突释效应的影响. 中国医药工业杂志,2012,43(10):837-841

9 Zuo J,Gong T,Sun X,*et al*. Multivesicular liposomes for the sustained release of thymopentin:stability,pharmacokinetics and pharmacody-

namics. *Pharmazie*,2012,67(6):507-512

10 Zheng K,Zhan R,Hong Y,*et al*. Synthesis of a precursor tripeptide Z-Asp-Val-Tyr-OH of thymopentin by chemo-enzymatic method. *Prep Biochem Biotechnol*,2012,42(6):520-534

11 曹宪伟. 奥曲肽和生长抑素治疗急性上消化道出血的临床疗效观察. 药物生物技术,2012,19(2):160-164

12 王志聪,孙京沙,倪 鑫,等. 鳕鱼皮胶原蛋白肽的抗酒精性胃溃疡作用. 中国海洋药物,2012,31(5):17-22

13 宋秀云,王兆朋,贾 青,等. 蝎毒多肽提取物对卵巢癌 $SKOV_3$ 细胞增殖抑制作用的实验研究. 中国新药杂志,2012,21(3):257-261

14 盛 莉,李焕德,刘艺平. 2 种胰岛素治疗方法对应激性高血糖患者的安全性与有效性的 meta 分析. 中南药学,2012,10(5):359-364

15 刘晓丽,倪卫惠. 胰岛素泵治疗Ⅱ型糖尿病临床观察. 药物生物技术,2012,19(2):165-167

16 方富永,苗艳丽,苏舒华,等. 双水相萃取-凝胶色谱联用法提取菲牛水蛭中的水蛭素. 中国药学杂志,2012,47(7):489-494

17 武亚辉,卫建平,李光来,等. 乌司他丁对大鼠脑缺血再灌注后大脑皮质 Bcl-2、Fas、Caspase-3 表达的影响. 中国药物与临床,2012,12(2):173-175

18 陶大昌,胡火珍. 蚓激酶对中国仓鼠肺细胞染色体畸变的影响. 华西药学杂志,2012,27(2):151-153

19 李六水,高 燕,李忠东. 细胞色素 C 对庆大霉素致大鼠肾小管上皮细胞毒性的影响研究. 中国药房,2012,23 (9):800-802

20 刘万顺,成慧中,韩宝芹,等. 单环刺螠纤溶酶 UFEI 药效作用和免疫原性的初步研究. 中国海洋大学学报,2012,42(1-2):88-92.

21 郝苏丽,肖丽华,刘建文,等. 胰激肽原酶国家标准品的协作标定. 中国药事,2012,26(5):483-486

22 周 春,吴玉泉,禹 翔,等. 巴曲酶联合低分子肝素治疗高龄患者下肢深静脉血栓的临床观察. 临床军医杂志,2012,40(1):229-231

23 董 微,王 莹,宋有涛,等. 谷胱甘肽修饰的 CdTe 量子点共振光散射法测定溶菌酶及其分析应用. 化学试剂,2012,34(12):1093-1095

24 隋小宇,赵修华,常 单,等. 辅酶 Q_{10} 静脉注射亚微乳的制备及大鼠体内药动学研究. 中国药学杂志,2012,47(9):696-702

25 靳茂礼,张延峰,汪玉梅. 高效液相色谱-蒸发光散射检测器法测定氨基葡萄糖胶囊中有关物质葡萄糖的研究. 中国药学杂志,2012,47(24):2047-2048

26 Li L,Gao T,He SY,*et al*. Effect of heparin-derived oligosaccharide on vascular smooth muscle cell proliferation through inhibition of PKC-α expression. *Acta Pharm Sin*,2012,47 (8):993-1000

27 王碧松,王志斌,高 阳,等. 血凝仪-APTT 法测定肝素的效价. 药物分析杂志,2012,32(7):1154-1157

28 陈 亚,徐晓燕. 响应面法优化硫酸软骨素提取的酶解工艺. 中国生化药物杂志,2012,33(5):548-551

29 任丽萍,于海洲,宋玉娟,等. 硫酸软骨素钠含量测定用国家对照品的研制. 中国药学杂志,2012,47(3):236-238

30 赵志宇,郭 兰,王小波,等. 槲皮素壳聚糖复合膜治疗大鼠口腔溃疡的研究. 中国实验方剂学杂志,2012,18(2):161-164

31 张传飞,黄 洪,储 辉,等. 中药离子导入联合玻璃酸钠注射治疗老年膝关节骨关节炎的临床观察 食品与药品,2012,14(9):359-361

32 Tasdemir S,Tasdemir C,Vardi N,*et al*. Intravesical hyaluronic acid and chondroitin sulfate alone and in combination for urinary tract infection:assessment of protective effects in a rat model. *Int J Urol*,2012,19(12):1108-1112.

33 邵华荣,韩冠英,凌沛学,等. 黄原胶对疼痛的缓解作用. 中国生化药物杂志,2012,33(6):779-782

34 Faraldi F,Papa V,Santoro D,*et al*. A new eye gel containing sodium hyaluronate and xanthan gum for the management of post-traumatic corneal abrasions. *Clin Ophthalmol*,2012,6:727-731

35 陈安进,赵 雪,张 芳. 不同相对分子质量岩藻聚糖硫酸酯抗血栓活性比较急机制探讨. 中国药学杂志,2012,47(6):431-434

36 陈同强,Adilbekov J,赵良功,等. 红芪多糖3 中4 个组分的单糖组成分析及多糖含量测定 . 中国药学杂志,2012,47(7):551-555

37 张春燕,顾 健,刘 一,等. 鱼油影响支持对重症患者临床疗效及安全性的系统评价. 中国药学杂志,2012,47(23):1952-1956

38 徐 勇,李榕彬,智 光,等. 前列腺素 E_1 脂微球制剂治疗老年慢性心功能不全患者的疗效评价. 解放军药学学报,2012,28(3):222-224

39 邓启华,姚 颖,刘 婷,等. 猪胆汁中三种主要胆汁酸的提取分离. 中国生化药物杂志,2012,33(4):405-407

40 董 毅,高 晗. 丁二磺酸腺苷蛋氨酸联合熊去氧胆酸对子宫内膜癌患者治疗后的保肝作用. 中国生化药物杂志,2012,33(3):292-293

41 沈丹虹,彭彦峰,王学东,等. 固定化多也算酶催化多唾液酸神经节苷脂制备 GM1. 中国医药工业杂志,2012,43(10):821-823

42 赵秀梅,顾 娜,胡人杰,等. 原位凝胶材料 OALA 对氟尿嘧啶生物活性影响. 中国医院药学杂志,2012,32(10):788-791

43 王荣民,赵婷婷,何玉凤,等. 壳聚糖/5-氟尿嘧啶复合物的制备及抗肿瘤细胞活性研究. 西北师范大学学报(自然科学版),2012,48(6):56-68

44 Zhang XD,Shu YQ,Liang J,*et al*. Combination chemotherapy with paclitaxel,cisplatin and fluorouracil for patients with advanced and metastatic gastric or esophagogastric junction adenocarcinoma:a multicenter prospective study. *Chin J Cancer Res*,2012,24(4):291-298

45 赵 明,嵇 杨,高 锦,等. 胞磷胆碱钠的葡萄糖注射液和氯化钠注射液的灭菌稳定性. 中国生化药物杂志,2012,33(4):385-388

46 李芙蓉,朱丙鹏,胡卢丰,等. 更昔洛韦自乳化释药系统处方筛选. 中国医院药学杂志,2012,32(20):1818-1621

47 周文兴,吕国良,刘 馨. 核苷类药物在乙型肝炎后肝硬化治疗中的疗效分析. 中国生化药物杂志,2012,33(2):170-172

48 刘国生,王建琨,邢善涛,等. 纸色谱-分光光度法测定生物转化体系中脱氧核苷含量. 中国生化药物杂志,2012,33(2):132-135

49 王爱飞,叶建敏,胡文辉,等. 脾氨肽治疗和预防儿童反复呼吸道感染发作的疗效及对 T 淋巴细胞亚群的影响. 中国药物与临床,2012,12(11):1457-1458

单克隆抗体药物研究进展

朱　磊，高　凯

（中国食品药品检定研究院，北京 100050）

摘　要　抗体药物以其高特异性、高效性和半衰期长等特点，具有独特的优势，并创造出巨大的社会效益和经济效益。本文对我国抗体药物在的现状、批准和临床使用以及质量控制等方面进行了介绍。

抗体药物是指含有抗体基因片段的蛋白药物，具有与靶抗原结合的高特异性、有效性和安全性等特点，在恶性肿瘤、自身免疫性疾病、感染、心血管疾病和器官移植排斥等重大疾病治疗中取得了快速的发展。

我国抗体药物的研发从 20 世纪 80 年代才开始起步，与发达国家相比研发水平和产业规模均相对薄弱，主要表现在核心技术、人才队伍、产学研脱节、工艺水平、投资规模等方面的差距。尽管我国抗体药物研发起步晚，基础薄，但随着近年来"国家 863"、"重大新药创制计划"等科技计划的有效支持，抗体药物领域取得了长足发展，开发了一些具有较高创新水平的单克隆抗体药物品种。

在原始创新方面，我国拥有了包括噬菌体抗体文库、人免疫球蛋白转基因小鼠等全人源化抗体技术突破，为全新的具有自主知识产权的治疗性单抗类产品的研发提供了技术保证。在产业化方面，我国已经建立了涵盖 CHO 等多种工程细胞的大规模批次培养工艺，突破了高表达载体的构建与优化、高通量细胞培养筛选系统、无血清培养基等关键技术。

2012 年 7 月，国务院印发《"十二五"国家战略性新兴产业发展规划》，提出加快构建具有国际先进水平的现代生物产业体系，产业规模年增速 20% 以上。有关部门计划"十二五"期间向生物医药产业的重大新药研发和创制领域投入专项资金约 400 亿元，比"十一五"期间的投入增加一倍多，将对创新抗体药物等生物技术药物的研发提到极大的推动作用。

1　单抗的批准情况

截至目前，我国共批准了 20 个抗体药物上市，其中 12 种为进口，8 种为国内研发（见表 1）。进口批准方面，SFDA 已经批准了鼠源 CD3 单克隆抗体（爱欧山）、注射用巴利昔单抗（舒莱）、利妥昔单抗注射液（美罗华）、西妥昔单抗注射液（爱必妥）、注射用曲妥珠单抗（赫赛汀）、贝伐珠单抗注射液（安维汀）、阿达木单抗注射液（修美乐）、雷珠单抗注射液（诺适得）、注射用英夫利西单抗（类克）、抗 Tac 单抗注射液（赛尼哌）等单抗药物。虽然我国目前尚未颁布生物类似药（similar biotherapeutic product，SBP）的相关指南，如何界定生物类似药与原研产品在一级结构的细微差异，是否关乎其关键质量属性的变化，以及是否与原研产品具有高度相似的安全性和有效性，值得在研发过程中予以关注。

表 1　我国批准上市的国产单克隆抗体类生物治疗药物

药品名称	靶点	抗体类型	适应症	公司
注射用抗人 T 细胞 CD3 鼠单抗	CD3	Mouse	急性排斥反应	武汉生物制品研究所
抗人白介素-8 鼠单抗乳膏	IL-8	Mouse	银屑病	东莞宏逸士生物技术药业有限公司
碘[131I]美妥昔单抗注射液	CD147	Mouse，[131]I Labeled	原发性肝细胞肝癌	成都华神生物技术有限公司
碘[131I]肿瘤细胞核人鼠嵌合单克隆抗体注射液	Tumor cells	Mouse，[131]I Labeled	晚期肺癌	上海美恩生物技术有限公司
尼妥珠单抗注射液	EGFR *	Chimeric	头颈部鳞癌	百泰生物药业有限公司
注射用重组人Ⅱ型肿瘤坏死因子受体-抗体融合蛋白	TNFa	Fusion Protein	类风湿关节炎，强直性脊柱炎，银屑病	上海中信国健药业有限公司、上海赛金生物医药有限公司
重组抗 CD25 人源化单克隆抗体注射液	CD25	Chimeric	抗移植排斥	上海中信国健药业有限公司
康柏西普眼用注射液	VEGF	Humanized	眼底新生血管疾病	成都康弘药业

2　抗体药物的研究应用

2.1　注射用抗人 T 细胞 CD3 鼠单抗

武汉生物制品研究所研发的注射用抗人 T 细胞 CD3 鼠单抗，是一种鼠抗人淋巴细胞 CD3 抗原单克隆抗体，作为免疫抑制剂，主要用于预防和治疗器官移植的急性排斥反应，还可用于骨髓移植中移植物抗宿主反应的治疗和再障治疗等。该单抗在体内与 T 细胞膜上特异靶抗原结合，抑制、阻断或调节 T 细胞功能，发挥免疫抑制或调节效应。药代动力学研究显示，注射本品后病人血清中药物浓度明显上升，治疗期间维持在 900 ng/mL 左右，同时血液中 CD3 阳性细胞及 CD4/CD8 比值明显下降。停药后血药浓度明显下降，2 ~ 5

天降至用药前水平，同时 T 细胞亚群恢复至用药前或正常水平。

2.2　抗人白介素-8 鼠单抗乳膏

抗人白介素-8 单抗乳膏（恩博克）为外用生物制剂，为鼠源性单抗，用于治疗银屑病。银屑病病灶皮肤中的白细胞介素-8（IL-8）浓度高于正常水平，可能是病灶早期形成的因素之一。白细胞介素-8 对中性粒细胞具有趋化作用，动物实验显示其作用机理是通过中和局部组织中的白细胞介素-8，降低中性粒细胞的聚集，从而减轻皮肤炎症反应。乳膏中的抗人 IL-8 单抗微量、缓慢地透入银屑病皮损组织，与皮损组织中的 IL-8 结合成免疫复合物，直接被皮肤组织中的吞噬细胞消化处理。经过皮肤组织进入血液的游离单克抗极其微量，无法检测，用本品治疗后在患者血清中未见抗鼠免疫球蛋白（HAMA）反应。

2.3　碘[131I]美妥昔单抗注射液

碘[131I]美妥昔单抗注射液（利卡汀，成都华神生物技术有限公司）为国家生物制品 1 类新药，用于原发性肝癌的靶向治疗，是一种用于导向放射治疗肝癌的碘[131I]标记的新型单抗，美妥昔单抗—HAb18 F(ab′)2 可与分布在肝癌细胞膜蛋白中的 HAb18G 抗原结合，将其荷载的放射性碘[131I]输送到肿瘤部位，从而产生抗肿瘤作用。第四军医大学细胞工程研究中心发现了新的肿瘤标志，其靶点是 HAb18G/CD147[1]，这一高表达于肿瘤组织而极低表达于正常组织的新型特异性癌生物标志，在肝癌等多种癌组织中高表达[2]。

2.4　碘[131I]肿瘤细胞核人鼠嵌合单克隆抗体注射液

碘[131I]肿瘤细胞核人鼠嵌合单克隆抗体注射液（唯美生，上海美恩生物技术有限公司），为放射性碘[131I]标记的用基因工程方法由 NS0 细胞生产的嵌合型肿瘤细胞核人鼠嵌合单克隆抗体（TNT）注射液。动物实验表明，静脉注射 131I-chTNT 对多种实体瘤均有亲和性，定位良好，肿瘤病灶中有放射性摄取。给药 3 天后，肿瘤/非瘤比值可达 5-30 倍左右，正常器官无放射性抗体积聚。经静脉注射或局部给药后对部分肺癌患者进行系列核素显像，结果显示肺癌患者静脉给药后肿瘤部位逐步浓聚放射性，并保持相当长时间。肿瘤局部给药后放射性药物持续浓聚于肿瘤组织，肿瘤/非瘤比值较静脉注射给药更高。观察射频消融术联合瘤内注 131I-肿瘤细胞核人鼠嵌合单克隆抗体（131I-chTNT）治疗肺癌的近期疗效，治疗后有效率 56.25%。

2.5　尼妥珠单抗注射液

尼妥珠单抗注射液（泰欣生），人源化抗人表皮生长因子受体（EGFR）单克隆抗体，由中国和古巴合资的百泰生物药业有限公司研发生产，能够竞争性抑制内源性配体与 EGFR 的结合，阻断由 EGFR 介导的下游信号传导通路，从而抑制肿瘤细胞增殖、诱导分化，促进肿瘤细胞凋亡，抑制肿瘤血管生成，增强放、化疗疗效。泰欣生填补了我国生物制药的两大空白即：哺乳动物细胞大规模培养生产重组蛋白类药品的空白和中国治疗性人源化单克隆抗体的空白。临床数据显示，尼妥珠单抗联合放、化疗优单纯治疗组，尼妥珠单抗的近期不良反应小，患者耐受性好[3]。

2.6　注射用重组人Ⅱ型肿瘤坏死因子受体-抗体融合蛋白

注射用重组人Ⅱ型肿瘤坏死因子受体-抗体融合蛋白（益赛普），作用机制为竞争性地与血中肿瘤坏死因子（TNF）-α 结合，阻断它和细胞表面 TNF 受体结合，降低其活性。临床研究表明，重组人Ⅱ型肿瘤坏死因子受体－抗体融合蛋白经皮下注射后，在注射部位缓慢吸收。单次给药后，约 48 h 后可达血药浓度峰值。绝对生物利用度约为 76%。在研究中未观察到甲氨蝶呤（MTX）对重组人Ⅱ型肿瘤坏死因子受体－抗体融合蛋白的药动学的影响。TNFα-Fc 融合蛋白适应症主要为类风湿关节炎，目前我国已有 2 家单位的该产品获准上市[4]。

2.7　重组抗 CD25 人源化单克隆抗体注射液

重组抗 CD25 人源化单克隆抗体注射液（健尼哌），适用于预防器官移植后急性排斥反应的发生，作为诱导期药物可与含钙调抑制剂和皮质类固醇激素的免疫抑制方案联用，其高度人源化的设计使过敏等不良反应降到最小。巴利昔单抗诱导治疗用于肾移植术后早期，可下调免疫调节细胞及其活化亚群，预防急性排斥反应[5]。

2.8　康柏西普眼用注射液

康柏西普眼用注射液是由成都康弘药业自主研发的一种抗血管内皮生长因子的融合蛋白，可以抑制病理性血管生成。康柏西普眼用注射液（KH902）通过阻断由 VEGF 介导的信号传递，抑制病变新生血管的生长，治疗多种眼底新生血管疾病，包括年龄相关性黄斑变形（AMD）、糖尿病黄斑水肿（DME）、病理性近视（PM）、视网膜静脉阻塞（RVO）等，具有结合力强、亲和力高、半衰期长、药物代谢特性好等特点。康柏西普眼用注射液经玻璃体腔内注射给药，从玻璃体腔向周围组织迅速分布，能特异性地结合血管内皮生长因子（VEGF），从而达到治疗病理性新生血管相关眼底疾病的目的。其临床研究结果表明，初始 3 个月每个月给药 1 次，绝大部分 AMD 患者的视力得到明显提高，在后续治疗中无需每月给药，也能维持提高的视力；在安全性方面，未发现与药物直接相关的不可逆转的不良事件。

近年来，我国的单抗技术受到世界越来越多的关注和重视，抗体药物在中国市场保持了 50% 的平均增长率，单抗药物研发已列入国家重点攻关项目。据不完全统计，国内涉足抗体类生物治疗药物领域的研发机构、院所和生产单位超过近百家，其中不乏原来专注于小分子化学药物研发生产的单位。目前批准用于临床的抗体药物有超过 20 个产品，这些产品的靶点主要集中在 VEGF、CD20、EGFR、TNFα 和 HER2 这几个靶点，例如针对 TNFα 的厂家超过了 15 家。预计 2015 年，我国抗体药物市场规模将达到 325～650 亿元[6]。

3 抗体药物质量控制

药品理想的质控状态需要从基于质量源于设计(quality by design,QbD)的药物研发、质量风险管理、药物质量体系三方面着手。随着抗体药物的快速发展,其安全性也越来越引起人们的高度重视。基于风险评估理念,抗体药物制备中可能含有传统方法不存在并对安全性构成风险的物质,如病毒、残留宿主 DNA 和残留宿主蛋白等,同时不同产品因研发、工艺的不同,会引入其他关键质量属性,因而抗体药物的质量控制与传统方法生产的药物具有本质的差别,其质量控制更加复杂,除需要鉴定终产品,还需要对抗体构建、培养、纯化、分装等每个环节进行严格控制,才能保证最终产品的有效和安全。

药品的质量源于设计,而非依靠终产品的检测即可保证,抗体药物也不例外[7]。广义的质量控制包括生产过程控制、终产品质量控制等环节。抗体由两条重链和轻链以链间二硫键形成连接,且分子量高达 150 kDa。结构复杂、分子量大,采用哺乳动物细胞表达体系制备并通常含有多种翻译后修饰,与原核体系制备的生物技术产品相比,其质量控制难度相对较大,需要不断地建立和完善各种质量控制方法。

3.1 标准物质的建立

标准物质和检测方法是抗体药物质量控制的两个重要技术支撑点,而性质稳定均一的标准物质是方法学建立中必不可少的重要因素,同时也是后续对抗体药物质量加以控制的标杆。均一性和稳定性是标准物质最关键的特性。

传代细胞系的 DNA 理论上具有致瘤性的潜在风险,目前残余 DNA 的检测方法主要包括杂交、荧光染色、定量 PCR 等方法。杂交法无需特殊仪器设备,但会造成检测灵敏度的降低;荧光染料法虽然简便快捷,但由于抗体药物残余 DNA 质控标准较高及检测限的原因,荧光染色法通常不适用于抗体药物的 DNA 残量控制,所以现在国内厂家基本都采用荧光定量 PCR 方法。

标准品的建立反应了一个国家在制药领域的实力和水平,而建立统一的测定 DNA 标准品是残留 DNA 检测方法标准化和规范化的前提,WHO 和 FDA 都已经对建立细胞 DNA 标准品的必要性进行了评价,并准备开展这方面的协作研究工作。在国内,以 CHO 细胞基因组 DNA 为原料开展了首批 CHO 细胞 DNA 国家标准品的研制。通过纯度分析、热稳定和长期稳定研究,表明其可以满足 CHO 细胞 DNA 残留量的定量测定,为我国抗体药物 DNA 残留提供了标准品,为我国抗体药物与世界接轨打下了一定的基础。

3.2 抗体药物活性测定

活性测定是抗体质量控制的重要环节,需要进行准确的赋值。其标准品赋值可借鉴其他生物技术药物活性测定标准品的方式,将其 EC_{50}值对应的重量单位定义为一个生物学活性单位,并通过协作标定研究进行赋值。协作标定一般至少选择 3 家以上实验室参与,被邀请单位需要具备相关的实践经验,不包括预实验在内,每家单位应能提供符合要求、不同日期进行的至少 3 次独立实验结果。协作标定需按统一的方法进行,方法应包括样品复溶、稀释、样品排列顺序等具体的操作步骤,按统一的方式计算后,借助统计学方法合并处理结果并对活性测定标准品进行赋值。

国内也在开展活性标准物质的研究,同时也对活性方法,针对我国的实际情况进行改进,以达到更好的反应抗体药物的生物活性。例如,目前国际上已有的抗 EGFR 治疗性单抗均为国外产品,国内出现了一些针对这一靶点的生物类似药。在这一类抗体的评价过程中,几乎只评价结合活性,而未对生物学活性进行评价,作为临床价值的重要考核指标,生物学活性的意义远大于结合活性。通过对 DiFi 细胞增殖抑制方法的建立和评价,为我国科研工作者开发拥有自主知识产权的抗 EGFR 治疗性单抗具有重要的参考意义,同时也对国内其他靶点抗体的研发乃至生产具有重要的意义。

3.3 新型仪器分析手段对抗体表征分析

与小分子药物相比,抗体类药物是不均一且结构复杂的分子,开发成本和技术要求更高,这给抗体药物的研发、生产和质量控制带来巨大的挑战。各国药品监管机构要求对生物技术药物进行全面的表征分析从而反应药物的理化性质,以控制药物的有效性和安全性。

随着质谱技术的飞速发展,在制药行业尤其是抗体药物中取得了良好的应用。采用质谱进行检测,具有多方面的优势。蛋白离子化后,通过质量分析器测定其质荷比计算分子量,以初步确定抗体结构是否存在异常。为了进一步鉴定重组抗体的一级结构,可进行质谱肽质量图谱分析,通过肽段分子量以及二级碎片分子量测定结果与蛋白酶的酶解特性的综合分析来确定各肽段的氨基酸序列。抗体药物经过肽质量图谱分析后,可以获得大量的有用信息:首先可以确定抗体的氨基酸序列;其次可以确定抗体的各种修饰,例如脱酰胺、甲硫氨酸氧化、糖基化修饰、N 端焦谷氨酸环化、C 端赖氨酸切除等[8]。

质谱肽质量图谱在抗体药物 N 端确定,二硫键分析及糖基化修饰中具有独特的优势。蛋白质药物的 N 端测序是对其进行结构确证研究的一项重要研究指标,Edman 降解法进行的 N 端测序,是非常经典和标准的测序方法。而抗体蛋白轻重链 N 端通常存在焦谷氨酸环化的现象,并且 N 端含有抗体药物发挥生物功能的可变区,对其测定必要,而且需要建立新的简洁的方法。用质谱法对抗体 N 端的测定,该方法不但测定了 N 端的序列,而且可以计算出 N 端焦谷氨酸环化的修饰比例,为抗体药物的研发批间控制乃至生产放行提供了一种新的检测 N 端的方法[9]。

二硫键是维持重组抗体空间结构和其发挥生物学功能的重要保障[10]。二硫键的确定方式可采用液质肽图谱法,即在非还原条件下,将重组抗体直接进行蛋白酶酶切,酶切后有些肽段仍通过二硫键连接在一起，通过对这些肽段进行质谱鉴定即可确证抗体的二硫键配对方式[11]。

糖链在维持抗体正常结构及与其它蛋白的相互作用中均发挥了重要作用，抗体 Fc 段的糖链改造可显著改变其生物学活性。通过对国产单抗进行脱糖处理前后的研究，确定了糖链对结构和功能的影响，为我国抗体质量控制提供了参考[12]。在抗体的质控中，其翻译后糖基化修饰的分析十分必要，目前主要包括岩藻糖的比例、唾液酸含量测定、寡糖图谱和糖基化位点分析等。寡糖图谱是对抗体药物中不同修饰形式的寡糖链所占比例的分析。即将以糖苷酶从抗体上酶切下的糖链衍生、纯化后，再以液相色谱分析确定各寡糖链所占的比例。寡糖多样性形式的进一步分析，可结合文献资料并采用相应的寡糖参考品进行综合比对[13]。糖基化位点可通过切除糖链前、后的液质肽图谱的方法确定，通过对图谱中分子量的差异肽段进行分析，即可确定糖基化位点。

质谱技术除了在对抗体药物本身的全面检测以外，还可以对抗体药物生产以及放行加以指导。根据抗体药物生产工艺，相关杂质的限量控制主要包括残留 DNA、残留宿主细胞蛋白、残留蛋白 A 等[14]。

此外表面等离子共振（SPR）、差示扫描量热仪、氢氘交换等技术，也在抗体药物的质量控制中发挥越来越重要的作用。随着分析技术的发展和分析方法的规范化，对抗体药物进行质量控制也偏向于自动化，实时快速地对产品进行分析测定。但是国内对抗体药物分析依旧充满挑战的复杂过程，如国家标准品的建立、方法学的改进、抗体高级结构的确认。2012 年，中检院组织了国内抗体类产品研发机构、国内 CRO 参加的 CE-SDS 平台分析方法验证的协作研究，为抗体分子大小变异体的新分析方法的推广使用奠定了基础。

4 结 语

随着生物技术的不断进步，在抗体药物的生产过程中，表达系统不断完善，培养条件不断改进，以致表达水平不断提高，随之也降低了生产成本。同时，随着人类后基因组学和代谢组学的到来，越来越多的新靶点被发现和研究，扩大了抗体所针对的抗原范围，也必将扩大抗体药物的市场。未来抗体药物将逐渐走向高纯度、高产量、低成本，也给临床上某些难以治愈性疾病的治疗带来曙光。

我国抗体药物市场巨大，但研制仍主要集中在抗体生物类似药的研发。我国抗体药物的研究资源相当丰富，在对疾病更深一步的探讨和研究中容易发现新的靶标，以此为基础研究开发针对这些靶标的新型抗体，从而建立我国在抗体药物领域的知识产权体系。

针对我国的抗体药物研发现状，国家已经制定了相应的政策鼓励和带动抗体药物的研发，“重大新药创制计划”等国家级科技项目在抗体领域也在持续投入，并通过建立、完善配套的技术平台和产业化基地，通过加强高等院校、生物技术公司、大型的医药研究和生产企业等的交流和合作，引进并吸收国外的先进理论和技术，可望突破抗体大规模产业化制备的瓶颈，推动产业化的进程。

参 考 文 献

1 Chen ZN, Mi L, Xu J, *et al*. Targeting radioimmunotherapy of hepatocellular carcinoma with iodine (^{131}I) metuximab injection: clinical phase I/II trials. *Int J Radiat Oncol Biolphy*, 2006, 65(2): 435-444

2 Jiang JL, Chan HC, Zhou Q, *et al*. HAb18G/CD147-mediated calcium mobilization and hepatoma metastasis require both C-terminal and N-terminal domains. *Cell Mol Life Sci*, 2004, 61(16): 2083-2091

3 黄丹丹，李 涛，张 军，等. 尼妥珠单抗联合同步放化疗治疗局部晚期食管癌的近期疗效分析. 中国肿瘤临床，2012：39(23)：1961-1963

4 Tan Q, Guo Q, Fang C, *et al*. Characterization and comparison of commercially available TNF receptor 2-Fc fusion protein products. *mAbs*, 2012, 4(6): 761-774

5 Zhao T, Yang C, Xue Y, et al. Impact of basiliximab on the proportion of regulatory T cells and their subsets early after renal transplantation: a preliminary report. *Transplant Proc*, 2012(44): 175-178

6 Gao K, Wang JZ. The biopharmaceutical industry in China: history and future perspectives. *Front Med*, 2012, 6(2): 101-111

7 Xu Z, Li J, Zhou JX, *et al*. Process development for robust removal of aggregates using cation exchange chromatography in monoclonal antibody purification with implement of quality by design. *Prep Biochem Biotechnol*, 2012, 42(2): 183-202

8 Duan XT, Dai LP, Chen SC, *et al*. Nano-scale liquid chromatography/mass spectrometry and on-the-fly orthogonal array optimization for quantification of therapeutic monoclonal antibodies and the application in preclinical analysis. *J Chromatogr A*, 2012, 1251(17): 63-73

9 李明珠，韩伟东，邢光慧，等. N 端焦谷氨酸环化封闭类单克隆抗体药物的 N 端测序方法. 中国生物工程杂志，2013，33(8)：73-80

10 Li XJ, Wang FQ, Xu W, *et al*. Disulfide bond assignment of an IgG1 monoclonal antibody by LC-MS with post-column partial reduction. *Anal Biochem*, 2013, 436(2): 93-100

11 Yuan L, Arnold ME, Aubry AF, *et al*. Simple and efficient digestion of a monoclonal antibody in serum using pellet digestion: comparison with traditional digestion methods in LC-MS/MS bioanalysis. *Bioanalysis*, 2012, 4(24): 2887-2896

12 陶 磊，饶春明，高 凯，等. 糖链切除对 IgG1 型单抗结构及功能的影响. 2011，31(11)：2095-2098

13 Zhang WJ, Han HH, Bai HH, *et al*. A highly efficient and visualized method for glycan enrichment by self-assembling pyrene derivative functionalized free graphene oxide. *Anal Chem*, 2013, 85(5): 2703-2709

14 张 峰，郭 玮，张 晶，等. 对斑点杂交方法检测治疗性单克隆抗体制品中残留宿主细胞 DNA 含量的影响因素研究. 药物分析杂志，2012，32(1)：111-119

药学研究

Pharmaceutical Research

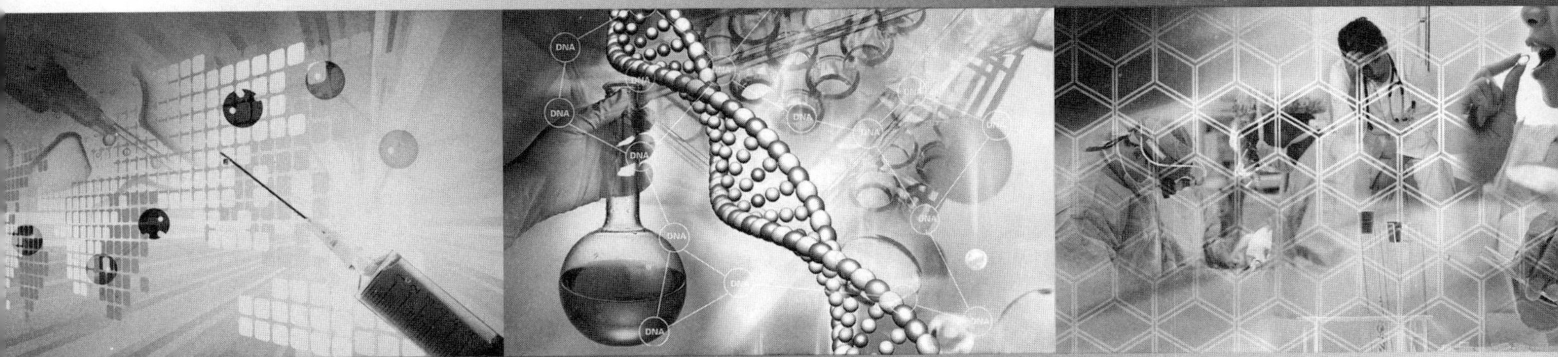

科研成果获奖项目

中药与天然药物

1. 低纬高原地区天然药物资源野外调查与研究开发
（国家科学技术进步奖一等奖　2012）
云南省药物研究所
朱兆云　高　丽　戚育芳　王京昆　符德欢　赵　毅
邱　斌　张人伟　李学芳　崔　涛　任永福　张志清
杨生元　周培军　韦群辉

2. 桑属植物及其代谢产物的化学和生物活性基础研究
（高等学校科学研究优秀成果奖自然科学奖二等奖　2012）
北京协和医学院
陈若芸　于德泉　戴胜军　康　洁　王洪庆　谭永霞
张庆建　崔锡强　王　磊　倪　刚　孙胜国

3. 木霉菌资源筛选与生防菌剂创制及其应用
（高等学校科学研究优秀成果奖科技进步奖一等奖　2012）
上海交通大学　山东省科学院　沈阳农业大学　湖南省农业科学院　华东理工大学　山东泰诺药业有限公司　山东亿邦生物科技有限公司　云南星耀生物制品有限公司　大井生物工程有限公司
陈　捷　杨合同　梁志怀　高增贵　王　伟　李纪顺
李雅乾　刘　限　薛春生　孙兴全　陈云鹏　魏　林
李令伟　汪祖国　庄敬华　扈进冬　戴　宝　王克枚

4. 基于雌激素样作用的中药物质基础及作用机制差异性研究
（高等学校科学研究优秀成果奖科技进步奖一等奖　2012）
天津中医药大学　天津大学　中国人民解放军军事医学科学院放射与辐射医学研究所
高秀梅　高　月　樊官伟　王　虹　苏艳芳　王跃飞
毛浩萍　刘二伟　韩立峰　赵英强　柴　欣　张　晗
张建梅　周　昆　任　明　张俊华　王　怡　王小莹
付姝菲　王亚静

5. 壮族和傣族药用植物的开发研究与应用
（高等学校科学研究优秀成果奖科技进步奖一等奖　2012）
中南民族大学　广西壮族自治区民族医药研究院
云南西双版纳傣族自治州民族医药研究所
梅之南　杨光忠　滕红丽　段立纲　刘向明　赵应红
韦浩明　陈　玉　陈　素　刘新桥

6. 中药毒性研究方法与应用
（中华中医药学会科学研究优秀成果奖一等奖　2012）
中国人民解放军军事医学科学院放射与辐射医学研究所
浙江大学　天津中医药大学
高　月　范骁辉　王宇光　程翼宇　高秀梅　王书芳
马增春　张　晗　肖成荣　陆倍倍　谭洪玲　代方国
梁乾德　刘　明　汤响林

7. 抗痴呆中药复方筛选体系的建立及温胆汤改良方作用研究
（中华中医药学会科学技术奖二等奖　2012）
湖北中医药大学
王　平　孔明望　石和元　刘　玲　胡　慧　刘　萍
胡玉萍　胡亚萍　杨　晨　田代志

8. 藏诺参甘片研发与应用研究
（中华中医药学会科学技术奖二等奖　2012）
石家庄藏诺生物股份有限公司
王智森　高　飞　韩桂茹　赵正平　吴存虎

9. 柴黄益肾颗粒治疗慢性肾脏病的新药研发和相关机制研究
（中华中医药学会科学技术奖二等奖　2012）
中日友好医院
李　平　张浩军　祖　宁　李　忻　陈　钢　赵婷婷
付桂香　郭景珍　董　晞　沙　洪

10. 针对慢性乙型肝炎关键环节的中药研发与应用
（中华中医药学会科学技术奖二等奖　2012）
解放军第三〇二医院
韩　晋　袁海龙　黄正明　赵庆国　丁晋彪　周　旭
吴荣荣　谢　进　刘　淼　陈红鸽

11. 傣医药基础理论的整理及应用研究
（中华中医药学会科学技术奖二等奖　2012）
云南中医学院　西双版纳傣族自治州傣医医院
郑　进　林艳芳　张　超　段立纲　吴永贵　玉腊波
叶建州　杨　梅　赵应红　陈　普

12. 渝产道地药材黄连的系统研究与开发
（中华中医药学会科学技术奖二等奖　2012）
重庆市中药研究院　西南大学
钟国跃　李隆云　陈仕江　叶小利　李学刚　罗维早
瞿显友　陈大霞

13. 当归规范化种植与可持续利用
（中华中医药学会科学技术奖二等奖　2012）
甘肃中医学院　定西市旱作农业科研推广中心　甘肃农业大学
李应东　晋　玲　蔺海明　刘效瑞　杜　弢　刘　凯
郭增祥　柴兆祥　吴　迪　崔治家

14. 射干中 ISOFX 类成分抗病毒新药开发研究
（中华中医药学会科学技术奖三等奖　2012）
辽宁中医药大学附属第二医院
李国信　邹桂欣　赵金明　姜　鸿　王光函　齐　越
秦文艳　张　颖

15. 复方桐叶烧伤油的研制与产业化
（中华中医药学会科学技术奖三等奖　2012）
湖南省中医药研究院　中国中医科学院广安门医院
朱克俭　殷海波　尹天雷　刘天舒　姚福成　朱　沛
丁正香　姚福宏

16. 清热宣肺化瘀法防治病毒诱发儿童哮喘的研究

（中华中医药学会科学技术奖三等奖　2012）
湖南中医药大学
王孟清　罗银河　董晓斐　杨静宜　黄　胜　焦珞珈　黄　婷　周　姗

17. **桑属植物及其代谢产物的化学和生物活性基础研究**
（中华医学科技奖二等奖　2012）
中国医学科学院药物研究所
陈若芸　于德泉　申竹芳　戴胜军　谭永霞　张庆建　刘　超　刘　泉

18. **天然活性成分分离分析、筛选关键技术及其应用**
（中华医学科技奖二等奖　2012）
四川大学
陈俐娟　钱志勇　彭爱华　向明礼　巩长旸　叶昊宇　苟马玲　胡　佳

19. **中国南海软体动物及其食源生物的化学、化学生态学和生物活性研究**
（中国药学会科学技术奖三等奖　2012）
中国科学院上海药物研究所
郭跃伟　张　文　沈　旭　李　佳　毛水春　李　燕　王建荣

20. **三七规范栽培关键技术研究及应用推广**
（中国药学会科学技术奖三等奖　2012）
文山学院文山三七研究院　中国中医科学院中药研究所　云南师范大学　云南省农科院药用植物研究所
崔秀明　冯光泉　杨建忠　郭兰萍　官会林　陈昱君　金　航　王朝梁等

21. **南蛇滕总萜抗癌物质基础及作用机制的研究**
（中国中西医结合学会科学技术奖三等奖　2012）
扬州大学
刘延庆　钱亚云　张　华　张　舰　戴小军　王维民　陈高阳　杨庆伟　员　林　侯　莹　李国青　朱耀东　马　慧　崔平方　季　雪

新药产业化研究

22. **马来酸左旋氨氯地平原料与制剂及产业化应用**
（国家技术发明奖二等奖　2012）
石药集团中奇制药技术（石家庄）有限公司　石药集团欧意药业有限公司
王金戌　郭卫芹　张宏武　高志峰　杨秋生　陈玉洁

23. **榄香烯脂质体系列靶向抗癌天然药物产业化技术及其应用**
（国家科学技术进步奖二等奖　2012）
大连华立金港药业有限公司　中国人民解放军八一医院　中国中医科学院广安门医院　首都医科大学附属北京中医医院　中国医学科学院肿瘤医院　中国医学科学院北京协和医院
谢　恬　秦叔逵　孙　燕　林洪生　王笑民　花宝金　李泽坚　王金万　邹丽娟　李单青

24. **多靶点抗肿瘤药物培美曲塞二钠的研制与应用**
（国家科学技术进步奖二等奖　2012）
齐鲁制药有限公司
范传文　林　栋　王晶翼　张明会　马丕林　于艳玲　刘洪艳　杨清敏　严守升　李　霞

25. **增效减毒抗癌新药替吉奥产业化关键技术与应用**
（国家科学技术进步奖二等奖　2012）
山东新时代药业有限公司　山东省医学科学院药物研究所　鲁南制药集团股份有限公司
赵志全　张贵民　姚庆强　刘延奎　刘　忠　周宗仪　郝贵周　姚景春　王　颖　冯　中

26. **竹红菌素的全细胞催化合成及纯化的关键技术开发及产业化**
（高等学校科学研究优秀成果奖科技进步奖二等奖　2012）
江南大学　江苏汉邦科技有限公司
蔡宇杰　廖祥儒　丁彦蕊　须文波　张大兵　李枝玲　李胜迎　罗军侠

27. **疏风解毒胶囊研究与产业化**
（中华中医药学会科学技术奖一等奖　2012）
安徽济人药业有限公司
朱月信　李文军　马　凯　曹　勇　陈培胜　杨春杰　杨景生　郑太华　李翔宇　廖彩震　朱月刚

28. **优质特色饮片的规范化生产和过程控制技术应用示范**
（中华中医药学会科学技术奖三等奖　2012）
康美药业股份有限公司
许冬瑾　向飞军　吴晓东　姜　涛　吴小明　陈华师　冯凯霞　李华坚

29. **抗肿瘤药物新剂型“注射用紫杉醇脂质体”关键技术研究及产业化**
（中国药学会科学技术奖一等奖　2012）
南京绿叶思科药业有限公司　江苏省药物研究所有限公司
翁帼英　程培元　程　光　周　卫　陈文忠　杨荣兵　陈　强　李　进　乔广军　卓亚红　张国喜　阚士雪　张保奎　张海峰

30. **辛伐他汀生物合成产业化技术研究与开发**
（中国药学会科学技术奖三等奖　2012）
浙江海正药业股份有限公司
杨　勇　孙　鹏　杨仲毅　徐伟伟　白　骅

31. **以中药含片、咀嚼片为核心的中药片剂现代产业化关键技术**
（中国中西医结合学会科学技术奖二等奖　2012）
江西中医学院　江中药业股份有限公司　北京翰林航宇科技发展有限公司　哈尔滨纳诺医药化工设备有限公司
刘红宁　易敏之　刘旭海　罗晓健　卢建中　杨世林

乐渝宁　李诒光　陈小荣　龚晓英

生化药物及生物制品

32. **肿瘤分子生物治疗新靶位、新策略、新药物的研究和临床应用**

（国家科学技术进步奖二等奖　2012）

中国人民解放军第四军医大学

药立波　杨安钢　张英起　韩　骅　贾林涛　卢兹凡　刘文超　邓艳春　秦鸿雁　张　健

33. **非编码RNA在恶性肿瘤靶向治疗中的应用基础研究**

（高等学校科学研究优秀成果奖自然科学奖一等奖　2012）

中山大学　中国科学技术大学

宋尔卫　姚和瑞　王　均　苏逢锡　龚　畅　于风燕　姚燕丹

34. **基于成纤维细胞生长因子及其受体的新药研究及关键技术**

（高等学校科学研究优秀成果奖技术发明奖二等奖　2012）

暨南大学　南海朗肽制药有限公司

洪　岸　黄亚东　苏志坚　陈小佳　汪　炬　项　琪

35. **中国维持无脊髓灰质炎十年间脊髓灰质炎疫苗衍生病毒的研究**

（中华医学科技奖二等奖　2012）

中国疾病预防控制中心病毒病预防控制所　中国疾病预防控制中心　贵州省疾病预防控制中心　安徽省疾病预防控制中心　广西壮族自治区疾病预防控制中心

许文波　张　勇　祝双利　梁晓峰　李　黎　严冬梅　朱　晖　王东艳

36. **靶向特定DNA结构(G－四链体)的药物先导物发现、研究及应用**

（中国药学会科学技术奖三等奖　2012）

中国科学院化学研究所

唐亚林　李　骞　向俊锋　杨千帆　张　虹　孙红霞　周秋菊　杜鸿雁等

37. **核苷类抗乙肝一类新药美他卡韦的基础及临床研究**

（中国药学会科学技术奖三等奖　2012）

南京长澳医药科技有限公司

李　战　杨晓兵　黄海燕　李　纬　霍立茹　刘彩连　谢少斐　赵　卿等

药理与毒理

38. **小檗碱纠正高血脂的分子机制、化学基础及临床特点**

（国家自然科学奖二等奖　2012）

中国医学科学院医药生物技术研究所　南京医科大学南京第一医院

蒋建东　宋丹青　魏　敬　孔维佳　潘淮宁

39. **肿瘤血管生成机制及其在抗血管生成治疗中的应用**

（国家科学技术进步奖一等奖　2012）

中国人民解放军第三军医大学　香港大学　北京大学　南京医科大学　中国医学科学院肿瘤医院　香港中文大学　成都恒基医药科技有限公司　中日友好医院　中国科学院上海生命科学研究院

卞修武　关新元　寿成超　江秉华　杨治华　林李家宓　彭红卫　方伟岗　娄晋宁　孔祥复　平轶芳　刘凌志　姚小红　余时沧　蒋雪峰

40. **病症结合动物模型的制备方法与应用**

（国家科学技术进步奖二等奖　2012）

北京中医药大学　上海中医药大学　北大世佳科技开发有限公司

王　伟　王庆国　郭淑贞　方肇勤　王硕仁　赵明镜　陈建新　赵慧辉　周亚伟　潘志强

41. **非编码小RNA在肝癌中的作用及其分子机制研究**

（高等学校科学研究优秀成果奖自然科学奖二等奖　2012）

上海交通大学

何祥火　梁琳慧　黄胜林　丁　洁　姚　明　李锦军　顾健人　赵莹珺　张振峰　魏　霖

42. **传统中药丹参的水溶性成分现代药理学研究**

（高等学校科学研究优秀成果奖自然科学奖二等奖　2012）

北京协和医学院

杜冠华　张均田　黎莲娘　王守宝　杨秀颖　唐民科　任德成

43. **中药多组分体内过程与机制的集成创新研究**

（高等学校科学研究优秀成果奖科技进步奖一等奖　2012）

中国药科大学

王广基　郝海平　梁　艳　孙建国　阿基业　周　芳　郝　坤　张经纬

44. **益气活血利水法治疗慢性心力衰竭的应用研究**

（高等学校科学研究优秀成果奖科技进步奖一等奖　2012）

广州中医药大学

冼绍祥　杨忠奇　汪朝晖　欧　明　黄衍寿　丁有钦　卢丽萍　洪永敦　李南夷　黄习文　陈　洁　于扬文　陈宇鹏　吴　辉

45. **乳腺癌内分泌治疗不良反应的中药干预效果与机制研究**

（高等学校科学研究优秀成果奖科技进步奖二等奖　2012）

北京大学

李萍萍　孙　红　薛　冬　王　薇　陈衍智　李占东　许轶琛　李元青　韩淑燕　李　燕　党卫民　张　莹

46. **从毒治络调控微血管功能治疗疑难病新方法的建立与应用**

（高等学校科学研究优秀成果奖科技进步奖二等奖　2012）

北京中医药大学

李澎涛　潘彦舒　李卫红　唐卉凌　杜庆红　徐　雅　朱晓磊　青雪梅　华　茜　王　筠　杜　欢　侯金才　王　昀　索　琳　汤轶波　刘　元　狄　波　姜俊杰

韩　琳　闫杨杨

47. **动脉粥样硬化不稳定斑块的发生机制和中医药的干预研究**

（高等学校科学研究优秀成果奖科技进步奖二等奖　2012）

山东大学

赵玉霞　刘运芳　刘　艳　杨瑞雪　张　蕾　燕芳芳　邢艺凡　鹿晓婷

48. **中医药治疗小儿病毒性肺炎的临床和分子机制**

（高等学校科学研究优秀成果奖科技进步奖二等奖　2012）

南京中医药大学

汪受传　任现志　赵　霞　徐建亚　孙轶秋　杨　燕　艾　军　廖　辉　陈彩霞　陈　超　单进军　徐　珊

49. **肾素血管紧张素系统抑制剂防治心房颤动的临床与基础研究**

（高等学校科学研究优秀成果奖科技进步奖二等奖　2012）

重庆医科大学

殷跃辉　刘增长　凌智瑜　吴近近　杜华安　苏　立　肖培林　范晋奇　陈运清　杨晓渝　兰先斌　龙　毅

50. **补肾方药治疗原发性骨质疏松症的现代生物学基础及新药研发**

（中华中医药学会科学技术奖二等奖　2012）

中国中医科学院中医临床基础医学研究所　中国中医科学院西苑医院　北京岐黄制药有限公司　福建省中医药研究院　四川省中医药科学院　华中科技大学同济医学院附属协和医院

谢雁鸣　王和鸣　邓文龙　鞠大宏　崔天红　沈　霖　周文泉　高　蕊　田　峰　葛继荣

51. **益气活血法防治糖尿病眼部并发症的作用及机制研究**

（中华中医药学会科学技术奖二等奖　2012）

中日友好医院

金　明　邓　辉　苑　维　潘　琳　刘海丹　项占梅　李立甲

52. **育龄妇女方药生殖遗传安全性研究体系建立与应用**

（中华中医药学会科学技术奖二等奖　2012）

湖南中医药大学

尤昭玲　刘丹卓　赵新广　卢晓燕　彭　汨

53. **中药复方及其有效部位干预糖耐量异常作用机制研究**

（中华中医药学会科学技术奖二等奖　2012）

北京中医药大学

刘铜华　郭翔宇　王　芬　徐暾海　牛　洁　贾淑明　杨丽霞　江　南　王志程　黄链莎

54. **通络止痛胶囊对佐剂性关节炎大鼠 Th1/Th2 及其细胞因子网络的调控**

（中华中医药学会科学技术奖三等奖　2012）

太原市类风湿病医院

侯丽萍　周晓莉　田　俊　田永峰　郝建军

55. **消瘤保肺丸对肺癌侵袭、转移过程中粘附分子表达的影响**

（中华中医药学会科学技术奖三等奖　2012）

河南中医学院　郑州大学

孙宏新　蒋士卿　刘鸿雁　蒋艳玲　张香芝　王玲玲　郜新莲　蒋立峰

56. **益气活血法抗心肌缺血再灌注损伤机制及临床应用**

（中华中医药学会科学技术奖三等奖　2012）

湖南中医药大学

黄政德　田雪飞　李鑫辉　王庆高　喻　嵘　易刚强　廖　菁

57. **糖心康防治糖尿病心肌损伤的基因组学研究**

（中华中医药学会科学技术奖三等奖　2012）

黑龙江中医药大学

姜德友　白玉宾　柳成刚　刘春红　姚　丽　王　兵　刘　征　解　颖

58. **清肺口服液治疗小儿呼吸道合胞病毒性肺炎的分子机制研究**

（中华中医药学会科学技术奖三等奖　2012）

南京中医药大学

赵　霞　汪受传　徐建亚　任现志　罗　卉　陈彩霞　张　沛　徐　珊

59. **通补开泄法治疗冠心病的理论探索和临床及实验研究**

（中华中医药学会科学技术奖三等奖　2012）

新疆医科大学

安冬青　赵明芬　薛　洁　洪　军　王晓峰　夏昌隆　姜　林　胡金霞

60. **荔枝核及其皂苷增强代谢综合症－2 型糖尿病高脂血症胰岛素敏感性**

（中华中医药学会科学技术奖三等奖　2012）

广州市中医医院　广东省药物研究所　广州中医药大学

郭洁文　叶碧波　廖惠芳　潘竞锵　简小兵　魏丹蕾　戴莲仪　李丽明

61. **通冠胶囊对动脉粥样硬化血管内皮功能影响的研究**

（中华中医药学会科学技术奖三等奖　2012）

广州中医药大学第二附属医院

陈伯钧　张敏州　方志坚　张国雄　陈全福　曾　靖　夏晓莉　李志尚

62. **养阴药配伍及成分调节凋亡 VEC、信号通路及相关基因的系统生物学研究**

（中华中医药学会科学技术奖三等奖　2012）

南京中医药大学

张　旭　杨　进　蒋凤荣　龚婕宁　王明艳　陆龟林　许冬青　卞慧敏

63. **黄药子肝脏毒理学及配伍减毒机制研究**

（中华中医药学会科学技术奖三等奖　2012）

黑龙江中医药大学

刘树民　卢　芳　赵　艳　崔立然　索　晴　于栋华

汤　青

64. 闽产南靖巴戟天促进骨生成的实验研究

（中华中医药学会科学技术奖三等奖　2012）

福建中医药大学

王和鸣　李　楠　郭素华　陈伯仪　高弘建

65. 中药小复方干预阿霉素心脏毒性损伤大鼠的效应机制研究

（中华中医药学会科学技术奖三等奖　2012）

辽宁中医药大学

范　颖　马　骥　乔　铁　于彩娜　梁茂新　李海波

66. 清热解毒化痰散结法治疗聚合性痤疮的作用机制研究

（中华中医药学会科学技术奖三等奖　2012）

厦门市中医院

翁丽丽　单敬文　聂　明　柯　岩　陈　华　叶佩真　汪静宜　梅　梅

67. 新血府逐瘀汤干预高血压心肌纤维化及与血栓病危险因子相关性研究

（中华中医药学会科学技术奖三等奖　2012）

青岛市海慈医疗集

吉中强　纪文岩　卢英红　李　洁　武文辉　王　慧　于广宇　迟伟峰

68. 2 型糖尿病合并冠心病证候及益气活血方抗心肌间质纤维化的分子机制

（中华中医药学会科学技术奖三等奖　2012）

中国中医科学院广安门医院

倪　青

69. 解毒通络法对心肌缺血再灌注的实验研究

（中华中医药学会科学技术奖三等奖　2012）

唐山市中医医院

刘玉洁　胡忠民　张　磊　李立军　郑桂玲　孙　伟　黄占柱

70. 复元康胶囊治疗Ⅰ、Ⅱ型精神分裂症及其对自由基代谢影响的研究

（中华中医药学会科学技术奖三等奖　2012）

黑龙江省精神心理卫生研究中心　黑龙江神志医院

赵永厚　柴剑波　赵玉萍　于　明　张　浩　张　丽　王伟明　程　伟

71. 糖尿病胰岛素抵抗的肝内炎症机制及解毒通络调肝法的干预性研究

（中华中医药学会科学技术奖三等奖　2012）

长春中医药大学

朴春丽　陈　曦　于　淼　何　泽　韩　辅　包　扬　米　佳　李金博

72. 养阴抗毒法防治激素副作用的机制研究

（中华中医药学会科学技术奖三等奖　2012）

中国人民解放军第四军医大学

史恒军　雎　岩　侯　颖　丁　鑫　李　宁　赵宁侠　张立勇　陈　儒

73. 放创复合伤难愈机制与干细胞治疗的研究

（中华医学科技奖一等奖　2012）

中国人民解放军第三军医大学

史春梦　粟永萍　冉新泽　程天民　邹仲敏　宗兆文　屈纪富　王　涛　刘登群　艾国平　王军平　闫国和　徐　辉　陈晓红　舒崇湘

74. 蒺藜皂苷激活 PKC 和 ERK1/2 抗心脑缺血作用机制及单体分析

（中华医学科技奖二等奖　2012）

吉林大学

杨世杰　李　红　纪影实　孙　巍　王国栋　孙申国　李绪文　倪劲松　关凤英　张　爽

75. 心脑血管、神经退行性疾病非临床药效评价关键技术平台建立及应用

（中华医学科技奖二等奖　2012）

中国医学科学院药物研究所

王晓良　朱海波　陈乃宏　彭　英　王　玲　李　江　徐少锋　杨　栁　冯　楠　苑玉和

76. 药物处置相关基因与药物反应性和疾病易感性的药物基因组学研究

（中华医学科技奖二等奖　2012）

中南大学　中国人民解放军军事医学科学院放射与辐射医学研究所

陈小平　周宏灏　贺福初　李元建　范　岚　郭　韧　张　伟　周　淦　李　智　王　果

77. 克服 ABC 药物转运泵介导弹肿瘤多药抗药性的研究

（中华医学科技奖二等奖　2012）

中山大学肿瘤防治中心

符立梧　梁永钜　石　智　戴春岭　闫燕艳　张建业　陈黎明　潘启超

78. 2 型糖尿病药物个体差异的遗传机制研究

（中国药学会科学技术奖二等奖　2012）

中南大学临床药理研究所

刘昭前　张　伟　尹继业　范　岚　刘　洁　李　智　周宏灏

79. 新药临床试验药物基因组学技术平台建立

（中国药学会科学技术奖二等奖　2012）

北京大学第一医院

崔一民　赵　侠　周　颖　向　倩

80. 五种植物化学成分及吲哚类生物碱的戒毒作用研究

（中国药学会科学技术奖三等奖　2012）

第二军医大学药学院

陈海生　金永生　梁　爽　黄　矛　宣伟东　罗新根　谭兴起　张晓冬等

81. 新型 IDO 抑制剂的发现及其治疗人类重大疾病的研究

（中国药学会科学技术奖三等奖　2012）

复旦大学　同济大学

杨　青　匡春香　杨双双　于　丹　于存静　言君凯

82. **基于组蛋白去乙酰化酶（HDACs）为靶标的抗癌候选药物的发现**

（中国药学会科学技术奖三等奖　2012）

山东大学

徐文方　张颖杰　方　浩　张　磊　焦　杰　袁玉梅　冯金红　王学健等

83. **中医方剂药物代谢组学研究**

（中国中西医结合学会科学技术奖一等奖　2012）

黑龙江中医药大学

王喜军　孙　晖　张爱华　闫广利　王　萍　韩　莹　孙文军　张　宁　张　贺　吴修红

84. **中药提取物对IgA肾病模型小鼠尿蛋白谱和肾组织蛋白表达的影响**

（军队医疗成果奖三等奖　2012）

兰州军区第451医院　西安交通大学

黄黎明　石　鹏　梁　恒　赵　红

药物制剂

85. **抗关节炎中药制剂质量控制与药效评价方法的创新及产品研发**

（国家科学技术进步奖二等奖　2012）

澳门科技大学　湖南正清制药集团股份有限公司　香港浸会大学

刘　良　吴飞驰　周　华　姜志宏　仇　萍　刘中秋　王培训　黄宇明　谢　莹　蔡　雄

86. **基于分子靶的新型抗肿瘤分子靶向递送系统研究**

（高等学校科学研究优秀成果奖自然科学奖一等奖　2012）

北京大学

张　强　吕万良　贾欣茹　王　凡　齐宪荣　张　烜　王坚成　王学清　张　华　代文兵

87. **中药活性成分纳米制剂关键技术研究及其应用**

（高等学校科学研究优秀成果奖技术发明奖二等奖　2012）

江苏大学　上海医药工业研究院　江苏省中医药研究院

徐希明　奉建芳　陈　彦　余江南　贾晓斌　曹　霞

88. **中药注射剂的安全性关键问题研究**

（中华中医药学会科学技术奖二等奖　2012）

中国中医科学院中药研究所　中国中医科学院西苑医院　雅安三九药业有限公司　湖南正清制药集团股份有限公司　正大青春宝药业有限公司　清华大学　浙江大学

梁爱华　李贻奎　张金艳　杨　华　张启伟　刘　婷　雷　帆　李春英　张　嘉　周长新

89. **基于气血理论的黄芪纳米微乳胶原促进血管新生机制的系列实验研究**

（中华中医药学会科学技术奖二等奖　2012）

南京中医药大学

潘立群　姚　昶　蔡旭兵　余东升

90. **盐酸氨溴索注射液（伊诺舒）稳定的药物组合物及应用**

（中国药学会科学技术奖三等奖　2012）

天津药物研究院　天津药物研究院药业有限责任公司　天津康鸿医药科技发展有限公司

徐为人　邹美香　任晓文　胡雅萍　王雅静　孙歆慧　杨　昕　张士俊等

91. **包衣缓释技术在格列吡嗪胶囊剂产业化中的应用**

（中国药学会科学技术奖三等奖　2012）

杭州康恩贝制药有限公司

徐春玲　王如伟　徐秀卉　陆振宇　黄海波　傅美景　钱红娣　方　玲等

92. **中药对药苦参方经皮给药的基础研究**

（中国药学会科学技术奖三等奖　2012）

上海长海医院

胡晋红　刘继勇　朱全刚　彭　程　石力夫　郑　红　赵永哲　孙创斌等

93. **紫杉醇及其注射液的研究与推广应用**

（中国药学会科学技术奖三等奖　2012）

军事医学科学院毒物药物研究所　四川省中药研究所

高永良　徐学民　茹祥斌　杨安东　李培忠　舒光明　杨雪梅　孙建绪等

94. **"网脱Ⅰ号"口服液的研制**

（军队医疗成果奖三等奖　2012）

兰州军区第474医院

彭　燕　胡　辉　王本富　李　冬

药物分析　仪器分析

95. **中药复杂体系活性成分系统分析方法及其在质量标准中的应用研究**

（国家自然科学奖二等奖　2012）

北京大学　中国科学院上海药物研究所

果德安　叶　敏　吴婉莹　关树宏　刘　璇

96. **细胞膜色谱技术及其在中药筛选中的应用**

（国家技术发明奖二等奖　2012）

西安交通大学

贺浪冲　王嗣岑　杨广德　袁秉祥　李西玲　张彦民

97. **中药化学成分分离新方法体系的建立及相关中药质量控制研究**

（高等学校科学研究优秀成果奖科技进步奖二等奖　2012）

中国药科大学

孔令义　罗建光　汪俊松　罗　俊　王小兵　李　意　杨　蕾　杨鸣华　柳仁民　姚　舜　刘伟娜

98. **面向临床安全性和有效性的中药注射剂质量控制体系建立及其应用**

（中华中医药学会科学技术奖一等奖　2012）
江苏康缘药业股份有限公司
萧　伟　凌　娅　王振中　毕宇安　丁　岗　柳于介
章晨峰　荣根新　王永香　时云龙　高晓艳　徐忠坤
徐桂红　宋亚玲　王团结

99. 中药沸腾造粒、片剂包衣在线检测技术的研究
（中华中医药学会科学技术奖三等奖　2012）
江西本草天工科技有限责任公司　南昌航空大学
罗晓健　严盈富　刘旭海　陈　震　范玫玫　张国松
饶小勇　何军庆

100. 一些手性药物分析与手性药物立体选择性代谢研究
（中国药学会科学技术奖二等奖　2012）
浙江大学
曾　苏　余露山　蒋惠娣　姚彤炜　陈枢青　周　慧
胡海红　周　权　孙翠荣　潘远江等

101. 创新性药物分析技术的建立与应用
（中国药学会科学技术奖三等奖　2012）
第四军医大学第一附属医院
文爱东　汤海峰　贾艳艳　张　琰　奚苗苗　杨志福
吴　寅　丁莉坤等

102. 226 种注射剂安全性指标——细菌内毒素检查法的研究与应用
（中国药学会科学技术奖三等奖　2012）
中国食品药品检定研究院　国家药典委员会　天津市天大天发科技有限公司　江苏省食品药品检验所　山西省食品药品检验所等
李　波　高　华　蔡　彤　于　婷　张国来　许华玉
赵海山　史清水等

103. 二十种矿物药的质量控制技术研究
（中国药学会科学技术奖三等奖　2012）
中国食品药品检定研究院　南京中医药大学　中国中医科学院中药研究所　上海市食品药品检验所　北京同仁堂股份有限公司等
林瑞超　田金改　吴德康　李曼玲　季　申　毅　和
李志猛　金红宇等

104. 临床用中药饮片与制剂关键分析技术的建立与应用
（军队医疗成果奖三等奖　2012）
兰州军区第 451 医院　兰州军区第 323 医院
康阿龙　宋红儒　汤迎爽　孙成荣　张苏蘅　张　娴

制药工艺及设备

105. 创新药物与制药工艺关键技术及产业化平台
（国家科学技术进步奖二等奖　2012）
中国医药工业研究总院

106. 高射程精确对靶施药装备的关键技术及其产业化
（高等学校科学研究优秀成果奖科技进步奖二等奖　2012）
南京林业大学　南通市广益机电有限责任公司
周宏平　郑加强　崔业民　许林云　茹　煜　甘英俊
张慧春　贾志成　孙松平　徐幼林　葛玉峰　唐进根
崔　华

107. 中药粉针剂现代技术适宜性与设备工程化研究
（中华中医药学会科学技术奖一等奖　2012）
北京中医药大学　哈药集团中药二厂
倪　健　王英新　杜守颖　蔡程科　孙建宁　吴　清
王宝华　马志强　韩立炜　王英姿　张文芯　尹兴斌

108. 超声波强化中药材提取装置的研究
（中华中医药学会科学技术奖三等奖　2012）
国家中药现代化工程技术研究中心
曹　晖　吴水芝　陈春贵　周　俊　彭招华

109. 建昌帮炆制地黄的特色工艺及质量标准研究
（中华中医药学会科学技术奖三等奖　2012）
江西中医药高等专科学校
胡志方　王小平　黄少卿　胡律江　李淑雯　周铁文

110. 中药制药工艺新技术的研究与应用
（中华医学科技奖二等奖　2012）
上海中医药大学
张　彤　陶建生　谢　燕　浦益琼　李国文　丁　越
蔡贞贞　杨铁舜

临床研究

111. 肿瘤转移的分子靶向治疗应用
（国家科学技术进步奖二等奖　2012）
华中科技大学同济医学院附属同济医院　首都医科大学附属北京佑安医院　深圳市天达康基因工程有限公司
武汉天达康生物技术有限公司
马　丁　周剑峰　李　宁　胡俊波　袁响林　汪道文
王世宣　冯作化　吴　鹏　陈　刚

112. 补肾活血理论在治疗帕金森病中的应用
（国家科学技术进步奖二等奖　2012）
中国人民解放军总医院　中国人民解放军第四军医大学
广东省中医院
杨明会　陈建宗　李绍旦　史恒军　雒晓东　窦永起
王振福　刘　毅　康晓刚　李　刚

113. 补肾化痰法治疗阿尔茨海默病及其应用技术
（国家科学技术进步奖二等奖　2012）
北京中医药大学　首都医科大学附属北京安贞医院
首都医科大学附属北京安定医院　首都医科大学宣武医院
田金洲　时　晶　毕　齐　马　辛　张新卿　苗迎春
张立苹　王蓬文　刘铜华　盛树力

114. 以重组腺病毒为载体的基因疗法对恶性肿瘤治疗的临床前期研究

（高等学校科学研究优秀成果奖自然科学奖二等奖　2012）
徐州医学院　中国人民解放军第二军医大学东方肝胆外科医院
刘彦群　苏长青　郑骏年　蒋　冠　魏志平

115. **核医学靶向新技术在医药领域的创新应用**
（高等学校科学研究优秀成果奖科技进步奖一等奖　2012）
东南大学　江苏省原子医学研究所　南京医科大学附属无锡妇幼保健院　南京医科大学附属南京医院
黄培林　刘　璐　杨　敏　罗世能　王自正　王　峰　陈道桢　俞　杨　潘栋辉　宋进华　吴清华　姜新宇　孙　晋

116. **以肝为枢调脂化浊法的实验和临床研究及应用**
（中华中医药学会科学技术奖一等奖　2012）
广东药学院　广州中医药大学
郭　姣　唐春萍　何　伟　荣向路　朴胜华　贝伟剑　唐富天　郭　彤　罗栄生　胡因铭

117. **益气活血利水法治疗慢性心力衰竭的应用研究**
（中华中医药学会科学技术奖一等奖　2012）
广州中医药大学第一附属医院
冼绍祥　杨忠奇　汪朝晖　欧　明　黄衍寿　丁有钦　卢丽萍　洪永敦　李南夷　陈宇鹏　吴　辉　于扬文　李小兵　黄习文　陈　洁

118. **益气活血中药对放射性肺损伤的防治**
（中华中医药学会科学技术奖二等奖　2012）
中国人民解放军北京军区第251医院
王炳胜　张　海　吕国士　李德炳　李凤玉　张秀丽　雒书朋　鲁传冬　纪文达　刘秀芳

119. **甲型H1N1流感中医药应对模式及临床研究**
（中华中医药学会科学技术奖二等奖　2012）
首都医科大学附属北京地坛医院
王玉光　王融冰　毛　羽　李兴旺　杜洪波　蔡　超　卢联合　王晓静　周桂琴　徐艳丽

120. **中医药治疗社区常见病关键技术的研究**
（中华中医药学会科学技术奖二等奖　2012）
广西中医学院附属瑞康医院
梁　健　邓　鑫　梁永华　桂雄斌　黄龙坚　李　璇　郑景辉　白广德　陈日兰　张　春

121. **中医药防治酒精性肝纤维化的基础与临床研究**
（中华中医药学会科学技术奖二等奖　2012）
北京中医药大学
丁　霞　李　健　杨晋翔　刘　敏　牛建昭　李晓林　师　宁　陈　亮　李丹光

122. **中药升降浮沉作用特征及其临床应用示例研究**
（中华中医药学会科学技术奖二等奖　2012）
北京中医药大学　中国中医科学院中医临床基础医学研究所　北京师范大学　中国人民解放军海军总医院　长江大学
翟华强　王燕平　徐暾海　孟繁蕴　欧　敏　张　冰　刘　洋　刘迪谦　黄江荣　颜正华

123. **中药外治恶性胸腹腔积液的研究与临床应用**
（中华中医药学会科学技术奖二等奖　2012）
中日友好医院
贾立群　李佩文　谭煌英　程志强　崔慧娟　朱世杰　万冬桂　李　园　娄彦妮　刘　猛

124. **疲劳的量化评定及疲劳性亚健康（肝郁脾虚型）的中医药干预研究**
（中华中医药学会科学技术奖二等奖　2012）
北京中医药大学　北京小汤山医院　河南中医学院第一附属医院　辽宁中医药大学附属医院
王天芳　薛晓琳　韩　萍　王佳佳　李　力　王文萍　张雅静　邢建民　吴秀艳　赵　燕

125. **消岩汤对气虚毒瘀型非小细胞肺癌化疗“减毒增效”作用的系列研究**
（中华中医药学会科学技术奖二等奖　2012）
天津中医药大学第一附属医院
贾英杰　刘东颖　姚　嫱　张　莹　李小江　杨佩颖　陈　军　孙一予　章　伟　李　正

126. **口服配合内镜喷洒微米大黄炭治疗消化性溃疡出血的疗效及机制研究**
（中华中医药学会科学技术奖二等奖　2012）
武汉市中西医结合医院
时昭红　毛德华　张　书　张　耕　胡　伟　周晓黎　王日权　郝建军　吴玉芳　李轶西

127. **益气养阴、活血化瘀方药防治慢性病毒性心肌损伤的研究**
（中华中医药学会科学技术奖二等奖　2012）
黑龙江省络病学会　河南省中医院
韩佳瑞　陈会君　左振魁　王　岩　张　晶　刘影哲　李　杨　孙　静　客　蕊　邓立梅

128. **补肾疏肝散结法治疗乳腺增生病的基础与应用研究**
（中华中医药学会科学技术奖二等奖　2012）
解放军总医院第一附属医院
钱丽旗　高　飞　马建丽　刘皈阳　李素那　战大伟　杨丁友　于　洋　郑彬丽

129. **解毒化浊调肝法干预癫痫认知障碍的基础与临床研究**
（中华中医药学会科学技术奖二等奖　2012）
河北省中医药研究院
裴　林　高社光　齐建兴　吕金仓　孙小民　孔吉良　商爱江　杨成书　苗文丽　杨　艳

130. **加参强心方干预充血性心力衰竭心室重塑的机制研究**
（中华中医药学会科学技术奖三等奖　2012）
天津中医药大学第二附属医院
王保和　徐　强　郭志军　孙兰军　赵英强　张晓丽　汪　涛　李竹庭

131. **中药对钙超载心肌损伤的保护作用**
（中华中医药学会科学技术奖三等奖　2012）
无锡市中医医院
陆　曙　张志斌　龚少愚　苏　伟　杨庆有　张敏娟

132. **调理脾胃法诊疗冠心病心绞痛方案的挖掘与应用**
（中华中医药学会科学技术奖三等奖　2012）
北京中医药大学第三附属医院　中国中医科学院广安门医院　北京中医药大学东直门医院　北京大学第一医院　成都中医药大学附属医院
李　平　高荣林　鲁卫星　张学智　王　飞　马洪皓　周雪忠　文天才

133. **中医药治疗肝炎后肝硬化系列研究**
（中华中医药学会科学技术奖三等奖　2012）
广西中医学院附属瑞康医院
邓　鑫　梁　健　李中华　涂燕云　李玉兰　张亚萍　黄龙坚　赵立春

134. **藏药十五味萝蒂明目丸对紫外线诱导晶状体混浊防治作用的分子机制**
（中华中医药学会科学技术奖三等奖　2012）
中国中医科学院眼科医院
亢泽峰　李伟华　韩　培　李　凌　梁丽娜　王江辉　马雪英　张　蓉

135. **浊瘀痹相关理论的研究及临床应用**
（中华中医药学会科学技术奖三等奖　2012）
南通市良春中医药研究所　南通良春风湿病医院　南通市中医院　南京市中医院　常州市中医医院
朱良春　朱婉华　蒋　恬　顾冬梅　蒋　熙　张爱红　徐　蕾　周正球

136. **肠胃清逆转结直肠癌耐药的研究**
（中华中医药学会科学技术奖三等奖　2012）
上海中医药大学附属普陀医院　上海市普陀区中心医院
孙　珏　许建华　王金玉　李　琦　张　勇　邓皖利　李朝衡　石晓兰

137. **扶正法为主治疗轻中活动度系统性红斑狼疮的临床及作用机制研究**
（中华中医药学会科学技术奖三等奖　2012）
上海中医药大学附属龙华医院
陈湘君　苏　励　顾军花　茅建春　母小真　刘淑清　钟丽丹　曲环汝

138. **益气补肾颗粒治疗微小残留白血病临床疗效及免疫调节机制**
（中华中医药学会科学技术奖三等奖　2012）
中国中医科学院西苑医院
麻　柔　许勇钢　杨晓红　孙淑贞　胡晓梅　张姗姗　唐旭东　刘　凤

139. **大黄蛰虫丸治疗慢性肾脏病的临床和实验研究**
（中华中医药学会科学技术奖三等奖　2012）
江苏省中医院　兴化市中医院
孙　伟　陈继红　刘　丽　赖仁胜　严志林　朱萱萱　何伟明　高　坤

140. **益肾降浊冲剂治疗慢性肾功能衰竭的临床与实验研究**
（中华中医药学会科学技术奖三等奖　2012）
福建中医药大学附属人民医院　福建中医药大学
阮诗玮　郑敏麟　郑　京　丘余良　叶彬华　白发臣　吴　竞

141. **蝮蛇咬伤中医药干预综合治疗规范化研究**
（中华中医药学会科学技术奖三等奖　2012）
江西中医学院附属医院　江西省修水县中医院　江西省萍乡市湘雅萍矿合作医院
喻文球　王万春　军　成　龚丽萍　李金娥　谌莉媚　严张仁　钟吉富

142. **中药与骨髓间充质干细胞移植技术治疗缺血性脑血管病的基础和临床研究**
（中华中医药学会科学技术奖三等奖　2012）
辽宁省血栓病中西医结合医疗中心
池明宇　张玉琴　唐广海　杨　健　刘树权　李　檀　程晓丽　王　琦

143. **健脾补肾活血解毒法治疗骨髓增生异常综合征临床应用及作用机制**
（中华中医药学会科学技术奖三等奖　2012）
上海中医药大学附属岳阳中西医结合医院
陆嘉惠　周永明　曾　庆　孙伟玲　胡令彦　周韶虹　许　毅　胡明辉

144. **中医药治疗强直性脊柱炎规范化及疗效评价研究**
（中华中医药学会科学技术奖三等奖　2012）
中国中医科学院广安门医院　安徽中医学院附属医院　山东中医药大学附属医院　天津中医药大学第一附属医院　中国中医科学院西苑医院
冯兴华　姜　泉　刘宏潇　王海隆　何夏秀　张华东　唐晓颇　许凤全

145. **益气养阴活血法对新诊断2型糖尿病患者亚临床血管病变的干预研究**
（中华中医药学会科学技术奖三等奖　2012）
安徽中医学院第一附属医院
方朝晖　张　军　陈文实　郭　彦　柳　燕　张静波　李　韬　陆瑞敏

146. **补脑膏治疗血管性痴呆的临床和实验研究**
（中华中医药学会科学技术奖三等奖　2012）
甘肃省中医院
李妍怡　刘志军　胡敏棣　杨　涛　窦友义　杨瑞龙　东　红

147. **升血灵联合 ATG、CSA 治疗急性再生障碍性贫血**
（中华中医药学会科学技术奖三等奖　2012）
浙江省中医院（浙江中医药大学附属第一医院）

周郁鸿　沈建平　叶宝东　胡致平　沈一平　武利强
邵科钉

148. 养阴益肺通络疗法治疗肺痿病临床研究

（中华中医药学会科学技术奖三等奖　2012）

北京康益德中西医结合肺科医院

董　瑞　董　莹　秦洪义　耿占峰　李壮花　徐　丽
张树森　张立国

149. 益气活血中药抗动脉粥样硬化临床疗效应用研究

（中华中医药学会科学技术奖三等奖　2012）

辽宁中医药大学附属医院

张　艳　卢秉久　张　兰　官丽鸿　于　睿　朱爱松
王　辰　宋亭亭

150. 宽心合剂对心肌缺血再灌注损伤的心肌保护作用

（中华中医药学会科学技术奖三等奖　2012）

唐山市工人医院

尚小明　李　霞　纪　征　张春来　姜玉凤　卢　峰
刘长青　赵庆霞

151. 芪参益气滴丸干预心梗后心室重构的临床及实验研究

（中华中医药学会科学技术奖三等奖　2012）

天津中医药大学第二附属医院

杜武勋　刘长玉　朱明丹　肖学凤　冯利民　张建平
张红霞　朱林平

152. 中医药为主治疗脊柱结核截瘫临床研究

（中华中医药学会科学技术奖三等奖　2012）

吕梁市中医药研究院

李廷俊　李振平　高金梅　王小勤　刘兆亮　李子平
李翠平　闫银生

153. 涤痰开窍汤对脑卒中后抑郁的干预性治疗研究

（中华中医药学会科学技术奖三等奖　2012）

浙江省中医院

陈　眉　裘　涛　许茂盛　黄　侃　张伟骏　张　莉
王　静

154. 小儿紫癜性肾炎肾小管功能检测和药物干预的临床观察

（中华中医药学会科学技术奖三等奖　2012）

河南中医学院

黄岩杰　丁　樱　王妍炜　陈文霞　杨晓青　李　静
陈　晓　刘丽娟

155. 卢氏化癌系列中药制剂治疗癌症

（中华中医药学会科学技术奖三等奖　2012）

吉林省梅河口市天都肿瘤研究所

卢保健　卢明珠　马丽华　卢保华　卢兴隆　姜国军
王桂萍　关立明

156. 活血通络凝胶对关节镜下清理术后膝骨性关节炎的疗效及对 IL－1 的影响

（中华中医药学会科学技术奖三等奖　2012）

深圳市宝安区中医院

林晓生　王海燕　尹建平　刘　汉　王　健　金远林
陈海良

157. 清热燥湿凉血法治疗溃疡性结肠炎免疫机制研究及临床观察

（中华中医药学会科学技术奖三等奖　2012）

华中科技大学同济医学院附属协和医院

范　恒　沈　霖　唐　庆　邱明义　陈　瑞　王全胜
薛卡明　谢纪文

158. 胃肠型高原反应的实验研究及中药疗效观察

（中华中医药学会科学技术奖三等奖　2012）

青海大学附属医院

张红武　曹昌霞　彭全升　袁振才　何晓宏

159. 基于肺喜温恶寒理论治疗慢支新药化痰降气胶囊的研究

（中华中医药学会科学技术奖三等奖　2012）

安徽中医学院第一附属医院

李泽庚　韩明向　张念志　夏伦祝　彭　波　高家荣
孟　楣　陈　浩

160. 雷公藤有效成分对类风湿关节炎治疗新靶点 MIF 的作用

（中华中医药学会科学技术奖三等奖　2012）

中国人民解放军白求恩国际和平医院　河北省中医院

李振彬　杨志霞　刘彦卿　徐　铮　齐　静

161. 肾脏移植免疫抑制个体化用药方案的建立与应用

（中华医学科技奖一等奖　2012）

中国人民解放军 309 医院　首都医科大学附属北京朝阳医院

钱叶勇　张小东　王　振　肖　漓　柏宏伟　王　玮
石炳毅　胡小鹏　刘路鹏　范　宇

162. B 型利钠肽在心力衰竭、急性心肌梗死和瓣膜病患者中的应用

（中华医学科技奖二等奖　2012）

中国医学科学院阜外心血管病医院

杨跃进　赵雪燕　毛　懿　韦丙奇　倪新海　吴　超
丛祥凤　李一石

163. 基于方证相应的胃癌脾虚证研究与临床应用

（中华医学科技奖二等奖　2012）

上海中医药大学附属龙华医院　上海交通大学医学院附属仁济医院

赵爱光　杨金坤　赵　刚　陶　丽　郑　坚　杨金祖
顾　缨　徐　燕

164. 膀胱癌治疗和预防用Ⅰ类新药—冻干重组人丁扰素－卡介苗的应用研究

（中华医学科技奖二等奖　2012）

天津市泌尿外科研究所

韩瑞发　孙二琳　刘春雨　姚　智　畅继武　范晓东
孙　岩　赵杰

165. **葛根素注射液不良反应的研究和成果应用**

（中国中西医结合学会科学技术奖三等奖　2012）

浙江大学医学院附属第一医院

张幸国　马葵芬　饶跃峰　赵青威　王如伟　张相宜　柳　琳　陈志根　李范珠　吴　健

166. **围绝经期及绝经后相关疾病证候特点及循证治疗的研究**

（军队医疗成果奖二等奖　2012）

广州军区广州总医院

邓伟民　黄　海　李晓昊　韩丽萍　张金玉　邵　玉　周　丽

167. **补肾活血通络方治疗骨折及骨质疏松症的基础与应用研究**

（军队医疗成果奖二等奖　2012）

兰州军区第3医院

林　昱　杨喜民　邱财荣　史锋庆　胡　斌　徐　樊　吴　玫　黄克斌

168. **放射性核素氚促排药(排氚片)的研究**

（军队医疗成果奖三等奖　2012）

第二炮兵总医院

马　萍　张智杰　刘丽宏　李志韧　王欣茹　杨润涛　辛艳茹

169. **活血化瘀法治疗溃疡性结肠炎的实验与临床研究**

（军队医疗成果奖三等奖　2012）

沈阳军区总医院

高文艳　陆宇平　王长洪　林一帆　杨　卓　巩　阳　刘　杨

170. **中医药浴对慢性疲劳综合征(肝郁脾虚型)的干预研究**

（军队医疗成果奖三等奖　2012）

北京军区总医院

孔　筠　赵建明　肖延龄　郝淑玲　姚雨石　王丛妙　李德俊

171. **抗感灵颗粒的制备与临床应用**

（军队医疗成果奖三等奖　2012）

北京军区北戴河疗养院

罗朝利　史文慧　郭　蓉　沈静萍　徐春慧　邢建华　雷亚峰

172. **山药参芪丸治疗糖尿病的临床及实验研究**

（军队医疗成果奖三等奖　2012）

广州军区武汉疗养院

高永喜　徐彦博　姚　萍　刘朝华　余　琳　李　萌　王　鹏

173. **瘀痛灵胶囊的研制与临床应用**

（军队医疗成果奖三等奖　2012）

成都军区第42医院

张加雄　范开华　冯　斌　李立新　刘子文　闫兴辉　陈远树

174. **滋阴清热、补肺益肾法治疗气道高反应-咳嗽变异性哮喘**

（军队医疗成果奖三等奖　2012）

空军总医院

支　艳　马建伟　马新英

175. **中医药治疗疲劳导致记忆力下降的方证研究**

（军队医疗成果奖三等奖　2012）

第二炮兵总医院　北京中医药大学基础医学院

张　蓉　李　峰　王　磊　陈　洁　王莹莹　杨云霜　谭德慧

176. **加味白头翁生物黏附凝胶灌肠剂治疗溃疡性结肠炎的临床与药学研究**

（军队医疗成果奖三等奖　2012）

解放军总医院

刘　萍　陈利平　杨　洁　古　今　蔡　乐　周文斌　李　外

177. **十二经对冲取穴法理论探讨与临床应用**

（军队医疗成果奖三等奖　2012）

解放军第302医院

李建宇　吕　红　赵敬昌　董时军　刘飞飞　郝晓刚

其　他

178. **《图说中国文化》(中医中药卷)**

（中华中医药学会科学技术奖二等奖　2012）

长春中医药大学

王富春　赵宏岩　周　丹　李　铁　刘　磊　岳公雷　高　颖

179. **小包装中药饮片的品规设定与调剂运用**

（中华中医药学会科学技术奖三等奖　2012）

武汉市中医医院　湖北天济中药饮片有限公司

叶世登　徐惠芳　李智杰　张荒生　纪青松　杨小平　周才新　梅　凌

180. **中国教学医院连续十年多中心细菌耐药监测和耐药机制研究**

（中华医学科技奖二等奖　2012）

中国医学科学院北京协和医院

徐英春　杨启文　王　辉　孙宏莉　王　瑶　王　贺　陈明钧　张小江

181. **特大型公立医院抗菌药物的管控与创新实践**

（中国药学会科学技术奖三等奖　2012）

上海交通大学医学院附属瑞金医院

袁克俭　杨婉花　索仲良　倪语星　袁俊毅　方　洁　糜琛蓉　陈　冰等

（由张桂兴、万猛、李劲松、刘俊立、张莹、孙文虹、赵凯提供资料，由司伊康、金昕根整理）

国家自然科学基金资助项目

2012 年国家自然科学基金面上资助项目(药学相关项目选录)

项目编号	项目名称	负责人	依托单位
21272136/B020402	民族民间药用植物吉祥草中基于线粒体途径诱导 CASKI 细胞凋亡活性皂苷的成分解析及其抗肿瘤作用机制研究	邹　坤	三峡大学
51273196/E031002	多功能聚氨基酸纳米水凝胶的制备与药物控制释放应用	庄秀丽	中国科学院长春应用化学研究所
21272103/B020402	几种青藏高原藏药植物中抗癌新倍半萜的发现与抗癌机制研究	祝　英	兰州大学
81272219/H1602	ERRF 对雌激素受体功能的调控和对乳腺上皮细胞增殖、分化及癌变调节的作用机制研究	朱正茂	南开大学
81273474/H3010	基于代谢组学的白念珠菌对唑类药物交叉耐药机制的研究	朱臻宇	中国人民解放军第二军医大学
81274128/H2809	芪参方药效组分抑制血栓形成关键 G 蛋白偶联受体激活的多靶点协同机制研究	朱　彦	天津中医药大学
21272092/B020901	新型琥珀酸-泛醌氧化还原酶抑制剂的分子设计、合成及杀菌活性研究	朱晓磊	华中师范大学
81273435/H3007	卤键打分函数及其在药物设计中的应用研究	朱维良	中国科学院上海药物研究所
81272819/H1619	基于硫代适体介导的 miR-34a 纳米给药系统构建及其抗前列腺癌干细胞作用	朱全刚	中国人民解放军第二军医大学
81274169/H2812	中药复方提取物 HNA-1 对 SIV 慢性感染恒河猴幼稚型 CD4 + T 细胞发育、迁移和增殖的影响	朱惠斌	湖南中医药大学
81272681/H1617	结肠癌中 ATP5J 基因诱导化疗药物抵抗和细胞迁移能力增加的机制研究	朱洪波	浙江大学
81270627/H0812	Shp2-急性粒细胞白血病抗癌靶点及其调控肿瘤干细胞的机制研究	朱　鹤	上海交通大学
81271885/H1908	丙型肝炎病毒在干扰素耐药和胰岛素抵抗中的作用机制	朱海珍	湖南大学
81274094/H2806	中药有效部位及其与生物黏附材料相互作用的吸收机制对构建 GBDDS 的影响	朱春燕	中国医学科学院药用植物研究所
81272584/H1614ALK	融合基因肺癌 Crizotinib 获得性耐药机制及其它酪氨酸激酶抑制剂对其作用的研究	周新民	中南大学
81273583/H3110	雌激素硫酸转移酶诱导剂治疗乳腺癌的机制及其药物动力学/药效动力学研究	周田彦	北京大学
21271088/B0112	铂、金抗癌药物与靶分子作用过渡态和反应机制的计算研究	周立新	暨南大学
81273469/H3008	“三位一体”式逆转肿瘤 MDR 智能靶向穿膜纳米递药系统的研究	周建平	中国药科大学
81270489/H0314	内质网应激在药源性肝损伤中的作用和机制研究	周慧萍	温州医学院
81274160/H2811	护肝清脂片防治非酒精性脂肪肝的信号传导网络机制研究	周本杰	南方医科大学
81271754/H1103	药物超敏反应综合征患者 T 细胞受体 CDR3 免疫组库与谱系漂移机制研究	钟　华	中国人民解放军第三军医大学
81272957/H1625	PTENp1 靶向 miRNAs 调控 PTEN 的机制及对口腔鳞癌增殖和化疗耐药的影响	郅克谦	西安交通大学
81271884/H1908	多重耐药相关蛋白与 HBV 对核苷类似物抗病毒药物耐药	郑　昕	华中科技大学
81272452/H1609	联合阿托伐他汀和塞来昔布抑制前列腺癌的机制研究	郑　希	广东工业大学
81273777/H2710	桃仁-红花药对调控髓核-软骨终板微环境延缓椎间盘退变的研究	郑为超	安徽理工大学
81271085/H1304	老年性耳聋发病机制及药物筛查研究	郑庆印	滨州医学院
51273156/E031002	基于 Cathepsin X 响应的抗慢性淋巴白血病主动靶向控释纳米给药系统的构建与评价	郑　化	武汉理工大学
81270054/H2803	基于“结构-代谢-活性”关联的冬青属三萜皂苷抗血栓效应成分研究	赵钟祥	广州中医药大学
31271475/C0706	噻唑烷类化合物抗肿瘤作用及其作用机制研究	赵云峰	曲阜师范大学
81274053/H2803	知母皂苷 BII 抗痴呆的体内药效物质基础及作用机制研究	赵　阳	中国人民解放军军事医学科学院
81273991/H2903	三七抗心肌缺血整合调节作用的多向药理学研究	赵筱萍	浙江中医药大学
81272188/H1601	DNA 聚合酶 β 四种基因突变型对食管癌化疗和转移的作用	赵国强	郑州大学
81273772/H2710	基于血清药物化学与 ERK、Wnt 信号通路对骨质疏松肾阳虚证与肾阴虚证“同病异治”的研究	章建华	浙江中医药大学
21275098/B050903	在模拟体内细胞微环境下筛选和分析与肿瘤细胞作用的中药活性成分	张志琪	陕西师范大学
81274001/H2903	基于网络药理学与虚拟识别技术的黄芩三七协同治疗 AD 的靶向特性研究	张占军	北京师范大学
81274177/H2816	基于靶点网络的黄连-黄芩代谢性相互作用机制及效应物质研究	张玉杰	北京中医药大学
81270603/H0812	CXCR4/miRNA 在高危 MDS/AML 骨髓微环境介导的细胞生长和耐药中的作用及机制研究	张翼鷟	天津医科大学
81274193/H2818	基于肠道菌群代谢-肠吸收-生物标志物的藏药翼首草治疗“真布病”药效物质基础研究	张　艺	成都中医药大学
81273598/H3111	亚低温下肝细胞色素 P450 酶活性及 CYP3A4 基因表达对药物动力学的影响	张　沂	中国人民解放军海军总医院
81270036/H1617	Cbl-b/miR-103-107/caveolin-1 通路调节胃癌多药耐药的机制	张　晔	中国医科大学

（续表）

项目编号	项目名称	负责人	依托单位
51273169/E031002	具有靶向和量子点示踪功能的水溶性聚酯高分子键合药研究	张雪飞	湘潭大学
81273463/H3008	cRGD 修饰性共转运抗肿瘤药物与 siRNA 自组装聚合物胶束递药系统的研究	张学农	苏州大学
51278240/E080401	饮用水消毒影响微生物抗药性的分子生态学机制研究	张徐祥	南京大学
31270053/C010102	菊三七属药用植物内生放线菌多样性及难培养物种的分离	张秀敏	河北大学
21272171/B020601	逆向合成指导的芳香化酶抑制剂全新药物设计和高通量虚拟筛选	张秀利	天津科技大学
81272472/H1609	CDK2AP1 在 EGFR-TKI 诱导非小细胞肺癌获得性耐药中作用及其分子机制研究	张兴义	吉林大学
81273372/H3001	腺苷受体 A2A 拮抗剂作为治疗帕金森综合症新型药物的可行性研究	张小虎	苏州大学
81273407/H3002	唐松草中环菠萝蜜烷型三萜皂苷选择性增敏唐松草碱的作用机制研究	张现涛	广东省中药研究所
81270631/H0812	用于高通量药物筛选的斑马鱼髓系白血病模型的建立	张文清	南方医科大学
81273704/H2708	化痰类中药多途径调节肺间质纤维化抗氧化机制的研究	张　伟	山东中医药大学
81273595/H3111	MRP2 及其遗传变异在顺铂肾蓄积及肾毒性中的作用	张　伟	中南大学
81272484/H1609	miRNAs 在胰腺癌耐药调控网络中的作用机制研究	张太平	中国医学科学院北京协和医院
21273135/B030505	基于单分散氧化石墨烯药物控释胶囊的构建与特性研究	张人杰	山东大学
81273461/H3008	双级靶向递释系统用于阿尔茨海默病的治疗研究	张奇志	复旦大学
31271023/C1002	化疗-光热疗一体化壳聚糖-纳米金杂化药物制剂肿瘤治疗机制的研究	张其清	中国医学科学院
81274066/H2803	虎杖多靶点、多环节抗糖尿病药效物质基础研究	张培成	中国医学科学院药物研究所
21272246/B020703	ATP 依赖的 Hsp90 构像变化和药物发现研究	张乃霞	中国科学院上海药物研究所
81270414/H0223	以异丙酚作为工具药基于单心室循环建立混杂生理药代药效学模型	张马忠	上海交通大学
21271136/B0111	高灵敏高选择磁性核壳纳米 SERS 探针的构筑及其对农药残留的检测研究	张　莉	宿州学院
81274187/H2818	基于藏药余甘子酚酸类成分体内动态变化的抗癌药效物质与质量控制研究	张兰珍	北京中医药大学
81274164/H2812	基于抗炎、免疫调节作用的"复方肠泰颗粒"抗溃疡性结肠炎体内效应物质基础研究	张军东	同济大学
81271695/H1819	新型多功能纳米系统靶向治疗动脉粥样硬化研究	张建祥	中国人民解放军第三军医大学
81272518/H1611	基于泛素-蛋白酶体途径的 EGFR-TKIs 获得性耐药新机制及其逆转方法的实验研究	张　艰	中国人民解放军第四军医大学
81273453/H3008	难溶性药物缓控释制剂三维立体释药机制研究	张继稳	中国科学院上海药物研究所
51273190/E0311	可生物响应性调控的磁共振成像/药物输运复合功能核交联胶束纳米载体研究	张国颖	中国科学技术大学
81274005/H2903	中药复方有效成分均匀设计配伍浓度比与药效之间相关性研究	张丹参	河北北方学院
21272270/B020601	协同氟康唑抗耐药真菌的小分子探针设计合成及其靶点研究	张大志	中国人民解放军第二军医大学
81272958/H1625	CDKL1 在内质网应激介导的口腔鳞状细胞癌 HCPT 耐药中的分子机制	张　彬	山东大学
81271473/H0918	岛叶毒蕈碱型乙酰胆碱受体调控药物渴求的机制研究	翟海峰	北京大学
81273784/H2710	激素性股骨头缺血性坏死血清蛋白标志物的建立及中药防治机制研究	曾意荣	广州中医药大学
81270299/H0210	多基因、TTR 交叉调控下华法林的个体化用药研究	曾武涛	中山大学
31270769/C050102	复合物结构研究指导抗肺癌 EGFR T790M 突变新药研发	云彩红	北京大学
81273860/H2718	隔药饼灸调控 TLR2/4-IRF3/NF-KB 信号通路稳定动脉粥样硬化易损斑块机制的研究	岳增辉	湖南中医药大学
81273533/H3105	激素难治性前列腺癌耐药相关的炎症机制及小分子天然化合物的干预研究	苑辉卿	山东大学
81272524/H1611	微管紊乱介导的信号通路在 PUMA 化疗增敏顺铂耐药卵巢癌细胞中的作用	袁　铸	四川大学
81274027/H2802	基于分子谱系地理学和群体遗传学的黄芩道地药材遗传成因研究	袁庆军	中国中医科学院中药研究所
81273594/H3111	肾功能损害合并高血压患者优化降压方案的研究	袁　洪	中南大学
81273573/H3108	重组人白介素 1 受体拮抗剂预防化疗相关性腹泻的药理机制研究	俞　雁	上海交通大学
51273217/E0310	可热致凝胶化的铂偶联嵌段共聚物的合成及其在联合给药系统中的应用	俞　麟	复旦大学
81273493/H3101	钩吻素子抗神经病理性疼痛的脊髓 TSPO 作用靶点研究	俞昌喜	福建医科大学
81270766/H0502	外显子组测序技术检测家族性激素耐药型肾病综合征基因突变的研究	余自华	厦门大学
81273551/H3105	自噬抑制剂增强顺铂抗耐药性食管癌的作用及其机制研究	余　乐	南方医科大学
81274101/H2806	纳米山药多糖双歧杆菌合生元结肠靶向微生态调节剂及作用机制研究	于　莲	佳木斯大学
81270174/H0203	静脉麻醉药抑制心肌细胞收缩反应与蛋白激酶 A 信号调节机制	于金贵	山东大学
81272693/H1617	化疗药物诱导的 Notch-1 及其配体表达上调在人胃癌细胞多药耐药中的作用和机制研究	于红刚	武汉大学
81274006/H2903	基于生物力药理学的丹参药效机制研究	游　云	中国中医科学院中药研究所
81273460/H3008	抗肿瘤药物高效纳米递送系统的细胞及亚细胞转运机制	印春华	复旦大学
81274040/H2803	基于临床疗效的东北道地药材丁香叶抗菌活性代谢产物及其机制的研究	殷　军	沈阳药科大学
31271113/C090108	相关线索诱发的心理渴求及镜像神经活动-基于具身理论的药物依赖神经机制研究	叶浩生	广州大学

（续表）

项目编号	项目名称	负责人	依托单位
81274102/H2807	基于体内过程的酒制大黄缓和泻下和酒制升提药性研究	姚美村	中山大学
81272715/H1617	胰腺导管细胞癌 miR-125a 与吉西他滨化疗敏感性的相关性研究	姚　捷	扬州大学
81273562/H3106	基于代谢组学的铜绿假单胞菌耐药机制及相关代谢通路研究	姚　芬	汕头大学
81273654/H2705	小续命汤治疗缺血性脑卒中的脑内整合药代特征研究及干预血脑屏障损伤的多靶点机制	杨志宏	中国医学科学院药用植物研究所
81273427/H3004	基于结核分枝菌 P450 酶系的新药筛选策略	杨信怡	中国医学科学院医药生物技术研究所
51273047/E031002	适用于抗肿瘤药物载体的含介孔结构的多重响应复合微球	杨武利	复旦大学
81272184/H1601	δEF1 诱发乳腺癌产生抗雌激素耐药的功能研究	杨　爽	南开大学
21272245/B020402	新天然活性间苯三酚偶联萜类化合物的发现与研究	杨升平	中国科学院上海药物研究所
81273617/H2702	p38MAPK 介导 NAFLD 大鼠 Nrf2/ARE 通路对氧化应激相关基因的调控机制及疏肝健脾方药的干预作用	杨钦河	暨南大学
81274072/H2804	基于可调控量子点标记适配子的中药材上真菌毒素多元高通量分析体系构建	杨美华	中国医学科学院药用植物研究所
81270587/H0811	凝血因子无义突变引起重型血友病的分子机制及药物治疗	杨林花	山西医科大学
81272476/H1609	多发性骨髓瘤化疗药物敏感基因的鉴定与作用机制研究	杨　林	苏州大学
71273016/G0308	国家基本药物制度对医疗服务利用与药品合理使用的长期影响追踪研究	杨　莉	北京大学
21272186/B020705	新型 β-内膦酰胺与荧光 β-内酰胺类的合成和对金属 β-内酰胺酶及其耐药细菌的广谱抑制研究	杨科武	西北大学
81270181/H0203	细胞导向药物 TGFα-SAP 涂层支架改善 PCI 术后血管重构及其内在机制的研究	杨　军	南华大学
31270197/C010803	磷脂爬行酶 1 抑制 HBV 复制的分子机制研究	杨　静	中国人民解放军军事医学科学院
81271706/H1820	基因药物纳米复合涂层冠脉支架的制备、性能评价及抗再狭窄机制研究	杨　菁	中国医学科学院
81272822/H1619	Nanog 调节膀胱癌干细胞 DNA 损伤应答介导顺铂耐药的作用与机制研究	杨　劲	中国人民解放军第三军医大学
81274176/H2816	丹参、川芎活性物质配伍方的多成分药物代谢动力学与对脑缺血性损伤保护作用的相关性研究	杨洁红	浙江中医药大学
81273462/H3008	启动自身免疫防御的双重靶向叶酸-半抗原免疫制剂的抗肺癌作用	杨　红	苏州大学
21275162/B050206	囊泡电化学传感器的构建及其在药物-细胞膜亲和力筛选模型的应用研究	杨功俊	中国药科大学
81273535/H3105	小分子 eIF4E 抑制剂转录后调控 HIF-1α 及其在抗肿瘤活性中的作用研究	杨　波	浙江大学
21272241/B0204	补肾虫类中药九香虫抗糖尿病肾病活性成分及其作用机制研究	晏永明	中国科学院昆明植物研究所
81273494/H3101	VGLUT1 在甲基苯丙胺学习记忆损伤过程中的作用及其作为潜在药物靶标的研究	颜玲娣	中国人民解放军军事医学科学院
81274078/H2804	基于活细胞指纹谱监测的中药注射剂过敏反应预警新方法研究	鄢　丹	中国人民解放军第三〇二医院
31271019/C1002	基于单分子胶束的超分子水凝胶用于疏水药物和基因的联合给药	薛　巍	暨南大学
81273359/H3001	新型碳糖类化合物的设计、合成及活性评价	许佑君	沈阳药科大学
81273813/H2715	口腔扁平苔藓差异蛋白及化湿行瘀清热中药干预的蛋白质组学研究	许彦枝	河北医科大学
21272277/B020601	基于骨架迁越和药效团的新型凝血酶抑制剂的设计与合成	徐云根	中国药科大学
81271390/H0910	XPD 修复酶在糖尿病加重局麻药神经毒性作用中的机制研究	徐世元	南方医科大学
81270601/H0812	CaMKIIγ 激酶调控慢性髓系白血病干细胞增殖和耐药分子机制的研究	徐荣臻	浙江大学
81273528/H3104	小分子配体与 hnRNP A1 的相互作用及其调控活化 T 细胞的研究	徐　强	南京大学
81273814/H2716	益气养肺法拮抗 bFGF 对肺癌微环境介导化疗耐药机制研究	徐　萌	暨南大学
81272449/H1609	利用 TFD 策略研究影响胃癌阿霉素敏感性的关键转录因子亚群	徐　立	中国人民解放军第四军医大学
81273283/H1008	强直性脊柱炎和类风湿关节炎诊疗的临床特征与其易感基因多态性的关联性研究	徐沪济	中国人民解放军第二军医大学
21271045/B0104	基于 ZnO 发光量子点的复合生物探针与纳米给药系统	熊焕明	复旦大学
81273368/H3001	基于片段的药物设计方法研发抗肿瘤药物 HSP90 抑制剂	熊　兵	中国科学院上海药物研究所
81274197/H2819	菌根真菌与石斛属（兰科）药用植物地理分布的相关性研究	邢晓科	中国医学科学院药用植物研究所
81273136/H2609	HIV-1 基因型耐药特征及其衍生动态研究	辛若雷	北京市预防医学研究中心
81271890H1908	肺炎支原体耐药相关基因点突变的作用及新耐药机制的研究	辛德莉	首都医科大学
81273432/H3006	以二重特异性去磷酸化酶 26 为靶点的新型抗甲状腺药物的理性化筛选和先导化合物的发现	谢　勇	中国医学科学院药用植物研究所
81272454/H1609	中国人群中胃癌患者 5-Fu 化疗敏感性相关 miRNA 的研究	谢小冬	兰州大学
81273752/H2708	活血、破血药对 ApoE 基因缺陷小鼠 AS 模型血管内皮细胞增殖与凋亡的差异研究	谢海波	湖南中医药大学
81274077/H2804	一种中药化学成分辨识方法研究	肖远胜	中国科学院大连化学物理研究所
81272604/H1615	CABYR 通过 AKT 调节肺癌细胞对化疗药物敏感性的研究	肖雪媛	北京师范大学
21276287/B060203	分载两类药的耦合式环境响应型靶向给药系统的研究	肖新才	中南民族大学
81274026/H2802	“道地指数”的构建及其在中药材品质评控中的应用研究	肖小河	中国人民解放军第三〇二医院

（续表）

项目编号	项目名称	负责人	依托单位
81272890/H1621	JNK/P62 信号通路在耐药绒癌中的保护作用及其机制研究	向　阳	中国医学科学院北京协和医院
81273521/H3104	新型 mcDC 负调控 T 细胞免疫耐受、干预胰岛 β 细胞再生的作用机制及药物靶点研究	向　明	华中科技大学
81271764/H1104	ERG11 基因及 CDR1 基因在阿萨希毛孢子菌唑类耐药中的作用	夏志宽	中国人民解放军北京军区总医院
81274189/H2818	民族药苦石莲抗流感的药效物质基础与作用机制研究	吴兆华	牡丹江医学院
81271036/H1205	普朗尼克/甘草酸二钾-纳米柔性脂质体促进视网膜药物吸收及其机制研究	吴祥根	山东省眼科研究所
81274030/H2803	基于宿主蛋白靶点的黄连香薷饮抗流感病毒药效物质基础及作用机制研究	吴巧凤	浙江中医药大学
81273501/H3102	利用转基因表达心脏 Kv1.5 钾离子通道研究新型房颤治疗药物	吴　捷	西安交通大学
81272436/H1607	低分化肝细胞肝癌的豪猪信号活性及上皮细胞间质转化	吴　健	复旦大学
81272462/H1609	新型 IKKβ 抑制剂逆转 bFGF 诱导非小细胞肺癌耐药的作用、机制研究及其新药设计	吴建章	温州医学院
81270046/H3001	具有逆转肿瘤细胞多药耐药性和诱导自噬双重作用的 β-咔啉类抗肿瘤剂的设计、合成及作用机制研究	吴建辉	首都医科大学
81274055/H2803	知母皂苷体内代谢及代谢产物与抗抑郁活性关系研究	吴　斌	中国科学院上海药物研究所
51272228/E020403	具有缓释效能的高成骨生物学响应性薄层构建及生物学评价	翁文剑	浙江大学
81271462/H0915	精神兴奋剂依赖大鼠戒断后节律紊乱及其机制	魏义明	福建医科大学
81271151/H1405	密度感应分子对白念珠菌生物膜耐药性的作用及其信号通路调控	魏　昕	南京医科大学
31270849/C050203	钙调蛋白磷酸酶 B 亚基作为基因工程抗癌药物的作用机制研究	魏　群	北京师范大学
81274194/H2818	藏药佐太中硫化汞胃肠形态转化和跨膜吸收关键机制研究	魏立新	中国科学院西北高原生物研究所
61275182/F050904	基于 SERS 核的洋葱状纳米微结构药物载体的构建及其在肿瘤诊断治疗一体化中的应用基础研究	王著元	东南大学
81271682/H1816125	I 放射性粒子对多耐药基因及相关蛋白在胰腺癌中的表达及作用机制研究	王忠敏	上海交通大学
81274079/H2804	基于释药动力学的多组分缓释制剂评价方法学研究	王智民	中国中医科学院中药研究所
81272860/H1621	靶向生物可降解高分子-铂(Ⅳ)/shEZH2 纳米胶束治疗耐药性卵巢癌的研究	王泽华	华中科技大学
81271162/H1406	三叉神经痛与 P2X 受体亚型相关性研究及细胞内信号转导机制	王元银	安徽医科大学
81274024/H2802	风毛菊属(菊科)药用植物的 DNA 条形码鉴定	王玉金	兰州大学
81273593/H3111	胃 H,K-ATPase 基因型影响雷贝拉唑抑制胃酸分泌功能的机制研究	王永庆	南京医科大学
21276240/B060307	溶剂微胶囊固相萃取在水产品手性药物选择性代谢中的应用基础研究	王阳光	浙江海洋学院
81273901/H2901	伞形科常用辛味中药的成分组合与活血功效关联性研究	王燕平	中国中医科学院中医临床基础医学研究所
81273456/H3008	新型预活化巯基化聚合物促进蛋白多肽药物跨膜转运机制研究	王学清	北京大学
31270214/C010804	大肠杆菌原噬菌体 e14、rac 和 CPS-53 中毒素-抗毒素系统的功能性研究	王晓雪	中国科学院南海海洋研究所
81271631/H1808	缺氧缺血性脑损伤后星形胶质细胞与神经元信号网络变化的调控机制	王晓明	中国医科大学
21275167/B0505	电喷雾质谱法研究抗癌先导药物与 FAK 蛋白的相互作用及机制	王　献	中南民族大学
81273913/H2902	复方中药单体涂层支架对微型猪冠状动脉内膜增生过程中 TLR4-MyD88 信号通路的影响	王　显	北京中医药大学
81273396/H3002	不同结构类型 C21 甾体类化合物逆转肿瘤多药耐药构效关系与作用机制研究	王　威	吉林省中医药科学院
81273449/H3008	有序介孔碳载体调控难溶性药物释放与促进吸收的机制	王思玲	沈阳药科大学
81272922/H1622	ErbB3 诱导 erbB2 高表达乳腺癌病人泰素耐药的分子机制及其靶向治疗的研究	王水良	厦门大学
81274037/H2803	马勃子实体和发酵物促进创面组织修复的药效物质基础及作用机制研究	王淑敏	长春中医药大学
81274060/H2803	基于体内动态效应融合生物信息学研究脑脉通治疗缺血性脑中风的物质基础	王淑美	广东药学院
81270052/H2902	中药五谷虫体内抗菌与免疫调节作用及其相关机制的实验研究	王寿宇	大连医科大学
81273361/H3001	高选择性蛋白酪氨酸磷酸酶 SHP2 抑制剂的研究	王润玲	天津医科大学
81272175/H2101	基于生理药动学模型的异丙嗪在模拟失重机体内的处置机制研究	王庆伟	中国人民解放军第四军医大学
81271908/H2002	中国人群侵袭性肺炎链球菌感染的生物学及分子流行病学特征研究	王　倩	中国医科大学
21273200/B0308	包载抗肿瘤药物的聚合物纳米胶粒与 P-糖蛋白的相互作用研究	王　琦	浙江大学
81273817/H2716	当归芍药散改善痴呆动物脑微血管内皮细胞功能障碍及调节血脑屏障 Aβ 转运机制的研究	王　奇	广州中医药大学
11274374/A040214	单分子方法研究抗癌药物与生物大分子的相互作用动力学	王鹏业	中国科学院物理研究所
81271565/H1803	基于功能和分子 MRI 的贝伐单抗治疗胶质母细胞瘤的作用机制研究	王梅云	郑州大学
31271018/C1002	基于蛋白——多肽特异性结合的抗癌药物小分子水凝胶的制备及其应用	王　玲	南开大学
31270121/C010202	结核分枝杆菌 DNA 聚合酶的结构与功能研究	王力为	中国科学院生物物理研究所

（续表）

项目编号	项目名称	负责人	依托单位
81273256/H1006	CNI 介导免疫细胞 STAT5/STAT3 调节失衡与药物代谢相关 CYP3A/ABCB1 基因个体差异致移植受者炎性肾损伤机制研究	王兰兰	四川大学
81270120/H0110	硬皮病相关肺纤维化发病与治疗进程中的关键分子事件研究	王久存	复旦大学
81271562/H1803	MR 可视化辛伐他汀和 siRNA 联合靶向治疗肝移植缺血再灌注损伤	王　劲	中山大学
81273687/H2708	基于受体后信号转导通路探讨疏肝理气调神法促进恶劣心境大鼠海马神经细胞重塑机制的研究	王　健	长春中医药大学
21272056/B0206	具有靶向输送和定向释放双功能抗肿瘤药物的设计、合成及活性研究	王建红	河南大学
81273455/H3008	受体介导的胞内酶敏感型纳米载体的构建及其联合载药抗肿瘤功效研究	王坚成	北京大学
81272748/H1617	Nrf2 调控 ROS 与 ABCG2 影响胆囊癌侧群细胞化疗敏感性的机制研究	王　坚	上海交通大学
81272597/H1615	依赖性内质网应激障碍介导的自噬-凋亡通路在肺癌多药耐药形成中的作用及机制	王海东	中国人民解放军第三军医大学
81273589/H3110	活性肽药物的吸收机制及药动-药效学研究	王广基	中国药科大学
81274180/H2816	经典古方开心散抗抑郁活性成分的体内代谢特性研究	王东晓	中国人民解放军总医院
81272534/H1611	MicroRNAs 在 mda-7/IL-24 高选择杀伤肝癌细胞起点机制的研究	王从俊	同济大学
81272601/H1615	HEY1 负向调控 miR-451 参与化疗诱导的非小细胞肺癌上皮-间质转化表型形成的作用及分子机制	王朝霞	南京医科大学
81273409/H3003	α,β-顺式不饱和脂肪酸对白色念珠菌形态转变的抑制活性及其药效评价	汪联辉	南京邮电大学
21272287/B020403	基于海洋生物碱 Aldisin 的活性化合物库的构建及 2-取代 Aldisin 合成方法学研究	万一千	中山大学
21272082/B020704	二个具有逆转多药耐药功能的树脂糖苷的全合成及功能研究	万　谦	华中科技大学
81273921/H2902	黄酮类中药成分对氧化应激引起的体外黑素细胞凋亡的保护作用	涂彩霞	大连医科大学
81274192/H2818	基于草乌减毒效应的诃子化学成分及缓和药性特征的相关研究	图　雅	中国中医科学院
21275094/B0512	计算机辅助典型抗艾滋病药物分子设计研究及应用	仝建波	陕西科技大学
81273894/H2901	NKB/dynorphin 参与 kisspeptin/GPR54 介导的滋阴泻火中药合剂治疗性早熟的神经机制	田占庄	复旦大学
81272676/H1617	基于 PDTT 移植瘤的抗肿瘤血管生成靶向治疗弥漫性胃癌的研究	滕理送	浙江大学
81271891/H1908	五肽重复蛋白 MfpAMt 介导的结核分枝杆菌喹诺酮抗性机制研究	陶　均	中国科学院微生物研究所
81272470/H1609	微泡介导的细胞间 miRNA 传递在乳腺癌耐药形成中的作用及其机制研究	唐金海	南京医科大学
81271811/H1904	乙型肝炎病毒 rtA181T/sW172* 突变株生物学特性和在致病中的作用及机制研究	唐　红	四川大学
31271015/C1002	骨科植入物表面纳米管载药及其抗感染性能研究	汤亭亭	上海交通大学
81273649/H2705	基于数据挖掘技术的方剂数据库构建及筛选代表方的药效学验证研究	谭　龙	黑龙江大学
51273126/E031002	多功能药物载体表面性质与组织分布关系的研究	谭　鸿	四川大学
81272660/H1617	间质细胞诱导结直肠癌腺上皮细胞去分化在化疗耐药中的作用及机制研究	覃吉超	华中科技大学
81272579/H1614	探索靶向溶酶体膜通透化的抗癌药物筛选模型	孙　岩	天津医科大学
81272467/H1609	缺氧诱导信号通路对肝癌索拉非尼耐药机制的影响和对策	孙学英	哈尔滨医科大学
81271030/H1205	XBP1-s 调控 UPR 通路参与抗 VEGF 治疗脉络膜新生血管耐药机制的研究	孙晓东	上海交通大学
81273628/H2703	脾胃证候动态演化子集合衍生规律与治法方药精准对应规律研究	孙喜灵	滨州医学院
81272876/H1621	BH3-only 蛋白模拟物 S1 通过内质网应激信号网络逆转人卵巢癌细胞耐药机制的研究	孙连坤	吉林大学
21276005/B060409	基于多级孔结构 SiO_2 构筑具有双重环境响应性药物控释智能材料的制备与表征	孙继红	北京工业大学
81272625/H1616	骨髓瘤耐药和复发新机制-17p13 染色体缺失通过下调 MM 细胞 miR-324-5p 表达促进 MMSC 的形成和扩增	孙春艳	华中科技大学
81270236/H0205	通过 iPS 细胞模型对 HERG 基因突变 L539fs/47 导致长 QT 综合征的机制及药物干预研究	孙超峰	西安交通大学
81273987/H2902	化痰散结方对乳腺癌干细胞凋亡耐药及相关 Hh 信号传导通路的干预研究	孙长岗	潍坊市中医院
81271893/H1908	StkP/PhpP-CiaH/CiaR 信号网络及相关 microRNA 调控肺炎链球菌耐药分子机制	孙爱华	浙江医学高等专科学校
21274125/B040303	单变量纳米药物的制备及其理化特征对抗肿瘤生物学特性影响的研究	隋梅花	浙江大学
81274112/H2807	基于热稳态调控网络节点-TRP 通道辨识中药四性的生物学基础	隋　峰	中国中医科学院中药研究所
21275118/B050304	药物与蛋白质相互作用发光模型及其药代动力学研究	宋正华	西北大学
81273515/H3102	介导胆固醇外流细胞受体调控网络及作为新型抗动脉粥样硬化药物靶标研究	司书毅	中国医学科学院医药生物技术研究所
81272532/H1611	血浆 miRNA 表达谱作为非小细胞肺癌厄洛替尼获得性耐药的功能型分子标志物及其调控机制研究	束永前	南京医科大学
81274090/H2806	中药传统丸剂溶出/释放动力学特征的整体表征与机制研究	石森林	浙江中医药大学

（续表）

项目编号	项目名称	负责人	依托单位
81271896/H1911	纳米尺度耐药金黄色葡萄球菌细胞壁的超分子结构及新型M23家族金属蛋白酶Pseudoalterin对其抑制机制与应用	石　梅	山东大学
81271608/H1806	PET/CT/MRI多模态多靶点显像用于动脉粥样硬化药物疗效监测的应用基础研究	石洪成	复旦大学
81273591/H3111	肾移植受者嘌呤类药物不良反应缘由：NDPK/TGTP/Rac1代谢通路关键基因变异相关研究	师少军	华中科技大学
81271472/H0918	钙离子依赖的胶质细胞源性谷氨酸释放在海洛因复吸中的作用	沈昊伟	北京大学
81271889/H1908	结核分枝杆菌乙胺丁醇高水平耐药的分子机制研究	申阿东	首都医科大学
21271089/B0103	纳米尺寸环糊精类多孔金属-有机骨架材料的组装及药物控释研究	沙靖全	佳木斯大学
81272565/H1612	中药小复方"松友饮"通过调节分化抑制因子Id而抑制化疗后肝癌干细胞特性的改变	任正刚	复旦大学
81272221/H1602	CUL4A在小细胞肺癌发生发展中的作用及其调控机制	任秀宝	天津医科大学
31271972/C200302	基于涡流管制冷效应的怀山药常压冷冻干燥机制及干燥行为控制机制	任广跃	河南科技大学
81273371/H3001	基于NAAA-PEA途径的新型镇痛类先导化合物设计、合成及评价	邱　彦	厦门大学
81272884/H1621	TWEAK调控自噬和凋亡逆转上皮性卵巢癌铂类耐药的研究	邱丽华	上海交通大学
81274039/H2803	基于尿液和胆汁中化学信息逆向追踪研究锦灯笼抗炎药效物质基础及其作用机制	邱　峰	沈阳药科大学
31271620/C130105	脱色反应成像表征内流混药浓度场均匀性的研究	邱白晶	江苏大学
81273596/H3111	中国人群奥氮平药物反应相关遗传学及表观遗传学标记的综合性研究	秦胜营	上海交通大学
81274110/H2807	中药药性数字模型	秦建增	南方医科大学
81273448/H3008	可触发释药的聚合物胶束给药系统构建及靶向异质性肿瘤细胞的研究	乔明曦	沈阳药科大学
81273714/H2708	基于"津血同源"理论的中药复方上调唾液腺AQP5与增加唾液腺细胞内Ca^{2+}的作用机制研究	钱　先	南京中医药大学
81270630/H0812	microRNA在白血病DNMT抑制剂耐药中的作用及机制研究	钱　军	江苏大学
81274163/H2812	中药注射剂双黄连Ⅰ型过敏反应预警体系的建立及过敏原筛查与确认	齐　云	中国医学科学院药用植物研究所
81273228/H1005	结核分枝杆菌耐药相关抗原CTL表位的鉴定及多价疫苗的免疫活性研究	祁元明	郑州大学
81270368/H0215	聚乙二醇化树状高分子载体构建纳米给药系统促进普罗布考口服相关疗效及机制研究	祁　荣	北京大学
81273909/H2902	参松养心胶囊提高心率的机制研究	浦介麟	中国医学科学院阜外心血管病医院
81273660/H2705	以组分配伍形式研究伤寒论泻下退黄类方配伍规律及效应机制	裴妙荣	山西中医学院
81273436/H3007	从头多靶点药物设计方法及应用研究	裴剑锋	北京大学
81270049/H3105	Vimentin在LMWH对吉非替尼耐药的NSCLC的治疗增敏作用及其分子调节机制	潘　燕	北京大学
81271521/H0928	间断选择性脑低温联合颈内动脉给药治疗重症缺血性卒中的协同作用及机制研究	潘速跃	南方医科大学
81272593/H1615	EGFR抑制剂诱导肺癌细胞保护性自噬及机制研究	潘宏铭	浙江大学
81273634/H2704	温下方干预肺癌微环境整合素β1介导的粘附耐药信号转导通路研究	欧阳兵	山东中医药大学
21271182/B010503	基于表面结构与性能的伤口愈合与瘢痕修复及建模研究	聂富强	中国科学院苏州纳米技术与纳米仿生研究所
81272458/H1609	Akt-Beclin-1新信号通路介导的自噬在肿瘤耐药中的作用	聂春来	四川大学
81273607/H3113	宫内生长迟缓发育肝脏主要CYP450表达及功能变化的发生机制	倪韶青	浙江大学
81272947/H1624	高迁移率族蛋白1介导骨肉瘤化疗抵抗的分子机制研究	倪江东	中南大学
31272598/C1806	抗菌中药方剂清除感染细菌的新机制研究	穆　祥	北京农学院
81274149/H2810	抗癌植物新药-柯里拉京抑制卵巢癌生长转移的分子机制研究	明艳林	厦门华侨亚热带植物引种园
81271501/H0921	小剂量氯胺酮联合异丙酚调整电休克疗效的AMPA受体活性调控机制	闵　苏	重庆医科大学
31270178/C010603	与活性氧相关的结核分枝杆菌异烟肼耐药机制研究	米凯霞	中国科学院微生物研究所
81273367/H3001	新型PI3K-mTOR小分子抑制剂的研究	孟　韬	中国科学院上海药物研究所
81272422/H1607	白血病干细胞归巢耐药的机制研究及逆转	孟　力	华中科技大学
51273139/E031002	具不对称膜结构的pH敏感可降解智能型聚合物囊泡用于肿瘤高效靶向治疗	孟凤华	苏州大学
81273479/H3010	重力沉降固相分离方法运用于药物制剂中的晶型分析研究	梅雪锋	中国科学院上海药物研究所

（续表）

项目编号	项目名称	负责人	依托单位
31270019/C1002	间充质干细胞作为多功能聚合物纳米粒子的载体用于肿瘤的靶向治疗	梅　林	清华大学
81272632/H1616	喹啉类药物对多发性骨髓瘤的实验性治疗作用及其抑制组蛋白去乙酰化酶的分子机制	毛新良	苏州大学
81270750/H0426	利用小分子 RNA 制备个体化诱导性多能干细胞(IPSCs)的研究	麦庆云	中山大学
81274127/H2809	参附方对药物代谢酶和转运蛋白的影响作用	马增春	中国人民解放军军事医学科学院
81273658/H2705	基于转运体的泻心汤效应组分肝脏浓集机制研究	马越鸣	上海中医药大学
21274001/B040303	具有应用前景的葡萄糖响应性药物载体	马如江	南开大学
81271606/H180699	mTc-3P-RGD2 SPECT/CT 显像用于评价乳腺癌抗新生血管药物疗效的动物及临床研究	马庆杰	吉林大学
31270177/C010603	胞外蛋白在铜绿假单胞菌生物被膜中的作用	马旅雁	中国科学院微生物研究所
81273603/H3112	miRNA-122 在药物诱导肝损伤中的作用及其机制研究	马　璟	上海医药工业研究院
81274199/H2819	基于药物亲和诱导蛋白稳定性差异鉴定大戟/甘遂毒性二萜成分的靶蛋白研究	马宏跃	南京中医药大学
31272611/C180702	临床分离牛源荚膜血清 A 型多杀性巴氏杆菌多重耐药机制确证	马红霞	吉林农业大学
81274070/H2804	探索增溶辅料对中药注射剂杂蛋白测定方法的影响	马长华	北京中医药大学
81272550/H1611	大蒜素及其与化疗药物联合用药治疗胃癌的功能及机制研究	吕有勇	北京市肿瘤防治研究所
81274175/H2815	基于代谢组学技术表征中药石韦治疗尿路感染的活性组分和作用机制	吕海涛	重庆大学
21277075/B070202	抗性基因在抗生素制药废水处理过程的分布特征、消长机制及控制原理	罗　义	南开大学
81273555/H3106	致病细菌 QseC 和 TRAP 群体感受系统拮抗策略抗菌作用机制的研究	罗晓星	中国人民解放军第四军医大学
51273125/E031002	双重还原敏感的硒/硫两亲性聚酯多功能药物载体的设计合成	罗祥林	四川大学
81273795/H2711	减味寿胎丸补肾安胎组分配伍及其药效机制研究	罗颂平	广州中医药大学
21275148/B0505	微纳米 DNA 探针捕获蛋白质-质谱分析联用研究肿瘤细胞对金属抗肿瘤药物的应答机制	罗　群	中国科学院化学研究所
81271233/H0903	吸入麻醉药致发育期神经元毒性的线粒体动力学机制及干预研究	罗爱林	华中科技大学
81273973/H2902	基于胰岛素抵抗痰瘀型代谢综合征及冠心病干预随访研究	鹿小燕	中日友好医院
81273458/H3008	用于脑胶质瘤治疗的多靶点靶向脂质体联合给药系统的研究	陆伟跃	复旦大学
51279061/E090301	水体中药物活性化合物的生物累积效应及生态风险	陆光华	河海大学
81273982/H2902	基于 SIRT1 对 P-gp 表达的调控作用研究活血化瘀法逆转狼疮肾炎激素耐药机制	鲁　盈	浙江省中医药研究院
33181273964/H2902	基于网络药理学探讨银屑灵多成分多靶点的整合调节机制	卢传坚	广州中医药大学
81273588/H3110	基于丹酚酸 A 多靶点心血管保护作用机制的间接药动学-药效学模型的研究	柳晓泉	中国药科大学
81270061/H0104	生物被膜在多重耐药鲍曼不动杆菌中的作用机制及与其他耐药机制相互关系的研究	刘　原	西安交通大学
81271886/H1908	SOS 应答对大肠杆菌 O157 抗药性与毒力的调控机制研究	刘玉庆	山东省农业科学院
21276285/B060806	多肽自组装的设计及其对抗癌药物的控制释放研究	刘又年	中南大学
81274042/H2803	基于口服中药并发多重代谢的药效物质基础体内过程研究方法与关键技术	刘　洋	北京中医药大学
81273659/H2705	发酵技术对葛根芩连汤及其拆方配伍的组分药物及药效作用相关研究	刘亚明	山西中医学院
81273354/H3001	新型六元芳杂环类抗耐药性 HIV-1 NNRTI 的设计、合成与活性研究	刘新泳	山东大学
81272485/H1609	姜黄素下调耐药肿瘤细胞高表达 Keap1-Nrf2 通路的作用及机制	刘晓平	皖南医学院
81273587/H3110	糖尿病状态下肝 CYP3A 等 CYP450 酶诱导对药物代谢影响及其在糖尿病病情发展中的作用	刘晓东	中国药科大学
21274137/B040303	基于单分子胶束的肿瘤微环境响应性复合功能高分子前药研究	刘世勇	中国科学技术大学
81272627/H1616	Pax5 调控的细胞抗原表达在复发耐药性多发性骨髓瘤发病机制中的作用及干预研究	刘尚勤	武汉大学
81272894/H1622	长非编码 RNA 在乳腺癌 Cyclin D1 相关内分泌治疗耐药中的机制研究	刘　强	中山大学
81272705/H1617	Hippo-YAP 通路在原发性肝癌化疗耐药中的作用及机制研究	刘连新	哈尔滨医科大学
81273580/H3110	转运体介导乌苯美司发生药物相互作用和抗阿霉素多药耐药的分子药代动力学机制	刘克辛	大连医科大学
81274190/H2818	猫豆预防和治疗帕金森异动症的药效物质基础研究	刘江云	苏州大学
31272610/C180702	oqxAB 对喹诺酮类药物耐药性的影响及其质粒的适应性研究	刘健华	华南农业大学
81273438/H3007	靶向 GLP-1R、DPP-IV 的新型抗 II 型糖尿病药物设计研究	刘桂霞	华东理工大学
81273721/H2708	健脾清化方基于 MTP-ApoB 脂质转运途径干预干扰素抗丙肝病毒机制的体外研究	刘光伟	河南中医学院

（续表）

项目编号	项目名称	负责人	依托单位
81272433/H1607	骨分化相关基因 Nell-1 调控肿瘤干细胞分化的分子机制研究	刘根桃	同济大学
51273165/E031002	程序化多功能结肠癌口服药物投递载体的构建及性能研究	刘　刚	厦门大学
81271883/H1908	基于准种分析的 HBV 耐药机制研究及虚拟表型分析技术的初步研究	刘　峰	山东大学
51272181/E020403	载美托洛尔的介孔纳米囊的制备及其脉冲控制释药机制的研究	刘德平	卫生部北京医院
81273690/H2708	基于动态可视化技术探讨中药风湿方腿浴对 RA 模型大鼠膝关节微循环的改善作用及其机制研究	刘长信	北京中医药大学
81272274/H1602	Op18/stathmin 调控泰素耐药机制的研究	林雪迟	长沙医学院
21275028/B050202	纳米电化学生物传感器快速检测消化道肿瘤多药耐药基因的新方法研究	林新华	福建医科大学
21272107/B0206	活性官能团导向的抗肿瘤全新化学实体的结构优化及作用机制研究	林　利	兰州大学
81273963/H2902	益气除痰方调控内质网应激与 UPR 诱导肺癌细胞凋亡的研究	林丽珠	广州中医药大学
81273947/H2902	基于中医伏毒理论的扶正祛毒方对肿瘤干细胞依赖于 TF 表达及 TF/FVIIa 信号通路而促进肿瘤转移的干预研究	林洪生	中国中医科学院广安门医院
81271434/H0913	SCN1A 基因突变导致钠通道不同功能表型和临床表型的机制及其与药物反应的关系	廖卫平	广州医学院
81272629/H1616	靶向 S1P5 受体诱导多发性骨髓瘤细胞死亡的机制研究	廖爱军	中国医科大学
81273422/H3004	化学修饰对 siRNA 药物活性影响的机制研究	梁子才	北京大学
21272179/B020601	以姜黄素类似物为先导的 MD2 抑制剂药物设计及其对脓毒血症的药理作用研究	梁　广	温州医学院
81274137/H2810	针对肿瘤细胞能量代谢网络的中药抗肿瘤靶标系统的研究	连晓媛	浙江大学
81274000/H2903	基于确立"随症施量"关键要素构建"症-药-效"关系评价方法研究	连凤梅	中国中医科学院广安门医院
81272427/H1607	CD133 功能及其介导的自噬在肝肿瘤耐药中的作用	李　忠	中国人民解放军第二军医大学
21273203/B030106	上转换纳米光触媒及纳米药物的设计、合成与性能研究	李正全	浙江师范大学
81274091/H2806	可实现中药多成分同步包载和释放的脂质纳米递药系统的研究	李永吉	黑龙江中医药大学
81272727/H1617	敲除 Pim-3 基因表达逆转人胰腺癌细胞化疗耐药的作用和机制研究	李影奕	复旦大学
81272448/H1609	高选择性的新型二苯并[b,d]吡喃-6-酮类 PI3Kα 抑制剂的分子构建及克服 NSCLC 对 EGFR-TKIs 获得性耐药的研究	李义平	西安交通大学
81271887/H1908	结核分枝杆菌 sRNA 功能及参与多药耐药和毒力调控研究	李　艳	中国人民解放军军事医学科学院
21272016/B020601	基于胰高血糖素样肽-1(GLP-1)类似物的口服型糖尿病药物的研究	李笑宇	北京大学
21274117/B040303	聚合物纤维制控释载药胶束及靶向作用机制	李孝红	西南交通大学
81274062/H2803	甘草"解百药毒"的胃肠道效应及机制——以四逆汤/调味承气汤为例	李晓波	上海交通大学
81274057/H2803	基于多药耐药性肿瘤细胞线粒体复合酶 I 的 ND2 亚基为靶标的四氢呋喃型番荔枝内酯类化合物的研究	李　祥	南京中医药大学
81272246/H1602	转录辅激活子 SRC-3/AIB1 的泛素连接酶 FBW7 在胆管癌增殖和抗药性中的作用及机制	李文岗	厦门大学
81273445/H3008	超分子生物降解有机原位凝胶协同释药传递系统的构建机制及其应用基础研究	李三鸣	沈阳药科大学
81272546/H1611	酪氨酸磷酸酶 SHP-1 去磷酸化调控乳腺癌 HER 家族分子逆转耐药的机制研究	李　荣	南方医科大学
81273958H2902	miR-30a 靶向 COX-2 调控幽门螺杆菌感染诱发胃癌的机制及健脾解毒方对其作用的研究	李　琦	上海中医药大学
81274019/H2801	怀山药微型块茎诱导形成的分子机制研究	李明军	河南师范大学
81274036/H2803	基于心肌保护及能量代谢相关通路的参附汤及入血成分治疗亡阳证的机制研究	李丽静	长春中医药大学
81270622/H0812	针对白血病中关键表观遗传酶的靶向药物设计和生物活性研究	李克勤	上海交通大学
81272951/H1625	长非编码 RNA 调控化疗诱导的舌鳞癌细胞 EMT 的机制研究	李劲松	中山大学
81272438/H1607	天然生物碱 ISO-X/ICD 选择性杀伤肝癌干细胞作用及机制研究	李锦军	上海交通大学
81274076/H2804	怀牛膝根的结构发育和主要药用成分积累关系研究	李金亭	河南师范大学
31272604/C1807	磁性微球-聚醚类药物抗体复合物制备及性质研究	李建成	中国农业大学
21275088/B050105	基于微流控芯片的细胞间药物转运与化学信号传递研究	李海芳	清华大学
21272228/B020405	毛壳霉属协同抗耐药新颖先导化合物发现及作用机制研究	李国友	中国科学院成都生物研究所
81272466/H1609	超支化聚合物骨靶向药物递送系统的构建及相关评价	李国林	哈尔滨医科大学
21276195/B060305	选择性絮凝用于中药提取液除杂净化机制的研究	李桂水	天津科技大学
81272756/H1617	胰腺癌上调因子(PAUF)在胰腺癌 SP 亚群细胞中的表达及其与吉西他滨耐药机制关系的研究	李　非	首都医科大学

（续表）

项目编号	项目名称	负责人	依托单位
81272521/H1611	抗 CD20 治疗性抗体 Rituximab 的耐药机制研究	李博华	中国人民解放军第二军医大学
21272144/B020601	基于酪氨酸激酶和 Wnt 信号通路的多靶点抗癌药物发现	李宝林	陕西师范大学
81273976/H2902	血管老化中细胞骨架改变的机制研究及益气活血药的干预作用	雷　燕	中国中医科学院医学实验中心
81274103/H2807	基于新科学假说的麻黄、知母的性味研究	匡海学	黑龙江中医药大学
21272275/B020402	山楝属植物新颖结构变形三萜的发现和抗肿瘤活性研究	孔令义	中国药科大学
21275061/B0512	三维生物相关谱的计算及其在药物发现中的应用	孔德信	华中农业大学
81270034/H1612	染料木黄酮通过促进乳腺癌干细胞分化成熟逆转内分泌治疗耐药	康欣梅	哈尔滨医科大学
81271920/H2005	多发性骨髓瘤耐药 miRNA 标志物的筛选及机制研究	鞠少卿	南通大学
81273567/H3107	以核受体 FXR 为靶标的配体药物筛选及其结构与功能机制研究	金利华	厦门大学
81273437/H3007	新型利尿钠肽药物分子的理性设计及药学分析	金　坚	江南大学
81270973/H1201	PEDF-34 及其纳米给药系统在角膜损伤修复中的抗炎作用及分子调控机制研究	金　姬	浙江大学
11272237/A020301	孔隙弹性理论在智能药物释放系统中的应用	金　波	同济大学
81274143/H2810	昆布多糖靶向上皮细胞间充质转化增敏减毒及抗肿瘤耐药研究	蒋捍东	上海交通大学
81273719/H2708	从 Dkk/Wnt 信号通路探讨清热活血方药治疗类风湿关节炎的“护骨”机制	姜　泉	中国中医科学院广安门医院
81273483/H3010	基于模式生物线虫的微流控芯片抗衰老药物分析评价新体系	姜　雷	中国科学院大连化学物理研究所
81272471/H1609	低剂量辐射（LDR）对蒽环类抗肿瘤药物所致心肌损伤的保护作用及机制的研究	姜宏宇	吉林大学
81273477/H3010	基于细胞膜模拟技术的药物诱发磷脂沉积风险体外预警模型研究	江正瑾	暨南大学
21276091/B060205	药物纳米多晶型的制备及其理化、生化特异性的研究	江燕斌	华南理工大学
21274004/B040303	可降解的多药载体的设计、合成与性质	贾欣茹	北京大学
81274083/H2805	依据制药论的黄柏—药二制物质基础与药效学变化机制研究	贾天柱	辽宁中医药大学
81272646/H1617	miRNA 在 HER2 阳性胃癌 Trastuzumab 耐药中的作用及其调控机制	贾林涛	中国人民解放军第四军医大学
81271910/H2003	糖基因在白血病多药耐药性中的特征性改变及其诊断价值	贾　莉	大连医科大学
81273936/H2902	复方丹参方与华法林长期合用对 INR 的稳定性及华法林体内过程影响的研究	黄宇虹	天津中医药大学
81273781/H2710	骨性关节炎中软骨细胞病变 TDP-43 负调控机制及补肾活血中药干预的研究	黄永明	广州中医药大学
81273418/H3004	明胶样序列/白蛋白结构域 III 双结构域长效蛋白载体技术的研究	黄岩山	浙江大学
51273150/E0310	介孔无机-高分子杂化纳米药物载体的尺寸和形态效应	黄世文	武汉大学
81272949/H1625	基于 CTNNB1-miRNA cross-talk 提高口腔鳞癌化疗敏感性的机制	黄洪章	中山大学
81274105/H2807	基于“甘能缓”的理论对甘草配伍黄药子减毒机制的研究	华碧春	福建中医药大学
31272596/C1806	硒化修饰提高中药多糖的增强免疫和抗氧化活性及其机制研究	胡元亮	南京农业大学
81273464/H3008	“MSC-前药酶/前药”脑肿瘤精确给药系统	胡一桥	南京大学
21273065/B03080	3 基于生物热力学方法的中药活性研究	胡艳军	湖北师范学院
31270101/C010201	微生物药物生物合成转化知识库的构建	胡黔楠	武汉大学
81274050/H2803	从葛根探讨基于分子聚集态的中药药效物质基础	胡　娟	福建中医药大学
81273401/H3002	基于体外多靶点和抑郁动物模型研究乌灵菌粉抗抑郁物质基础及作用机制	胡金锋	复旦大学
81270608/H0812	NPM B23 在急性淋巴细胞白血病耐药中作用的研究	胡建达	福建医科大学
81273442/H3008	细胞内环境响应释药系统的肿瘤基因治疗基础研究	胡富强	浙江大学
81273559/H3106	碳青霉烯类耐药肠杆菌科细菌对黏菌素天然耐药的调控机制研究	胡付品	复旦大学
81273726/H2708	藤龙补中汤对大肠癌细胞衰老作用表观遗传机制研究	胡　兵	上海中医药大学
31272059/C140501	GABA 量变导致朱砂叶螨对阿维菌素抗性机制研究	何　林	西南大学
31271070/C1007	EGF/PAMAM 自组装纳米载体介导 siRNA 沉默 MDR1 基因逆转肿瘤多药耐药的研究	郝艳丽	清华大学
81273112/H2607	TAK1 介导激活辅助 T 细胞在三氯乙烯引发药疹样皮炎和免疫性肝损伤中的作用	郝卫东	北京大学
81273880/H2901	中药复方与 RNA 干扰 Gremlin 基因表达对 DN 大鼠肾系膜细胞蛋白表达差异研究	韩文霞	山东大学
81274148/H2810	消癌平注射液通过调控 CYP450 代谢酶克服非小细胞肺癌吉非替尼耐药的作用机制研究	韩淑燕	北京市肿瘤防治研究所
81273788/H2711	理冲生髓饮有效组分药物血清通过 JAK/STAT 信号通路对卵巢癌血管生成影响的机制研究	韩凤娟	黑龙江中医药大学
51271199/E011002	低弹多孔钛合金表面药物控释分子筛的构建及对骨形成的影响	郭　征	中国人民解放军第四军医大学
81271752/H1103	芍药苷在皮肤血管炎的抗炎、抗氧化作用及机制研究	郭在培	四川大学

（续表）

项目编号	项目名称	负责人	依托单位
21271066/B010702	具有特殊形貌的靶向无机微纳米抗肿瘤药物载体的设计合成及构效关系研究	郭玉明	河南师范大学
81273561/H3106	酶学及热力学研究：天然产物抗 HIV 机制及作用特点	郭　颖	中国医学科学院药物研究所
81273476/H3010	离子型单一异构体 β-环糊精衍生物的合成及在 CE 手性药物分离中的应用研究	郭兴杰	沈阳药科大学
81274096/H2806	基于“物料流变特征-膜传质过程”动态分析的中药膜集成浓缩技术优化原理与方法	郭立玮	南京中医药大学
81274178/H2816	中药注射剂（茵栀黄）的反应性代谢谱及致敏潜因研究	郭　宾	湖南师范大学
81274099/H2806	基于静电自组装的微针-立方液晶复合系统的构建及其促盐酸青藤碱透皮性能评价	桂双英	安徽中医学院
81273949/H2902	丹蒌片促进兔髂动脉粥样硬化药物涂层支架置入后再内皮化的调控机制研究	关怀敏	河南中医学院
81270602/H0812	糖酵解在预测和逆转急性淋巴细胞白血病糖皮质激素耐药中的核心作用	顾　玲	四川大学
81274168/H2812	从对炎症通路的影响探讨藏药波棱瓜子及其有效成分抗免疫肝损伤的作用及机制	顾　健	西南民族大学
81272893/H1622	乳腺癌外周血循环肿瘤细胞化疗耐药的 miR-106b 调控机制	龚　畅	中山大学
81274008/H2903	中药血浆药理方法的建立及系统评价研究	葛金文	湖南中医药大学
21274073/B040303	原位分散聚合驱动蛋白质形成蛋白质-高分子自组装体及其在提高蛋白质药物代谢动力学中的应用	高卫平	清华大学
81274071/H2804	含皂苷成分中药材对黄曲霉毒素污染的易感性及其内在机制	高微微	中国医学科学院药用植物研究所
81271008/H1205	折叠式人工玻璃体原位交联水凝胶重建自然玻璃体的实验研究	高前应	中山大学
81272479/H1609	透明质酸介导 CD44 寡聚化诱发 TAM 细胞 M2 样激活对乳腺肿瘤耐药性的作用研究	高　锋	上海交通大学
81273414/H3003	LC-MS 和基因序列分析介导的海洋来源放线菌抗耐药菌活性物质的发现研究	甘茂罗	中国医学科学院医药生物技术研究所
21272188/B020803	手性纳米主体材料修饰电极对氨基酸类药物的识别研究	傅英姿	西南大学
81272635/H1617	内质网蛋白 ERp44 在食管鳞癌放化疗敏感性中的作用及其分子机制	傅剑华	中山大学
31271002/C100103	基于靶向给药的微粒子的形状和大小对其在人体血管中运动特性的数值和实验研究	冯志刚	常州大学
81274179/H2816	基于药代动力学的大黄苷元整体特征与抗脑缺血效应相关性研究	冯素香	河南中医学院
81273630/H2703	慢性乙肝中医证侯差异蛋白组学及方药干预研究	冯培民	成都中医药大学
81274063/H2803	基于体内代谢过程的栀子大黄汤防治酒精性肝损伤作用研究	冯　芳	中国药科大学
31270987/C080603	影响抗体药物在重组 CHO 细胞株中稳定高效表达的关键因子的研究	房健民	同济大学
81273653/H2705	黄芪有效部位选择性发挥效应的规律与功能机制研究	范　颖	辽宁中医药大学
21274116/B040502	基于环糊精和药物的超支化及树枝状超分子聚合物的构筑及药控释放研究	范晓东	西北工业大学
81274095/H2806	中药挥发油成分与膜相互作用机制及专属膜制备基础研究	樊文玲	南京中医药大学
81272568/H1612	两相释药降低乳腺癌细胞耐药靶向给药系统的研究	段友容	上海交通大学
81273365/H3001	新型 c-Met 抑制剂的设计、合成和抗肿瘤活性研究	段文虎	中国科学院上海药物研究所
21275075/B050903	SERS 活性的芯-壳型分子印记传感器对青霉素类药物中过敏原的快速检测	都述虎	南京医科大学
81270300/H0210	机械瓣膜置换术后华法林抗凝治疗个体化差异的药物基因组学研究	董　然	首都医科大学
81273929/H2902	益气活血中药调节急性心肌梗死后内质网应激介导的细胞凋亡通路机制研究	董国菊	中国中医科学院西苑医院
81273478/H3010	脂质代谢网络在代谢综合征及新药研究中的应用	董方霆	中国人民解放军军事医学科学院
81271264/H0905	DNA 去甲基化通路表观遗传动态变化与神经发育障碍机制以及药物干预的研究	董而博	重庆医科大学
81272916/H1622	三萜皂甙联合阿霉素抗乳腺癌增效作用的机制研究	丁　强	南京医科大学
81273482/H3010	以代谢激活理论为导向的中药潜在肝损成分质谱快速识别及其致毒关联度研究	丁　黎	中国药科大学
81272455/H1609	肿瘤耐药相关新蛋白 Bex1 促凋亡机制及其逆转耐药功能研究	丁克峰	浙江大学
81270850/H0516	利用药代动力学和清除动力学模型构建 CRRT 局部枸橼酸抗凝方案	丁　峰	复旦大学
81271443/H0913	ABCB1 基因多态性对抗癫痫药物疗效的预测作用-中国农村癫痫队列研究	丁　玎	复旦大学
81273592/H3111	PEAR1 受体遗传多态性与抗血栓药物效应的相关性研究	崔一民	北京大学
81273542/H3105	全人源抗 EGFR 治疗性抗体 Ame55 的抗肿瘤药理学机制研究	仇玮祎	中国人民解放军军事医学科学院
81273585/H3110	补肺活血胶囊治疗 COPD 物质基础及作用机制研究	程泽能	中南大学
21274044/B040502	内部空腔功能化方法制备高效、低毒的树形高分子药物载体	程义云	华东师范大学
21274113/B040303	自组装多肽功能化高分子/无机杂化基因和药物共传递体系的研究	程巳雪	武汉大学
31271022/C1002	疏水结晶类药物巩膜表面缓释系统及其药代动力学优化和眼底病的治疗评估	程凌云	温州医学院
21276282/B060307	基于溶剂气浮技术的高效选择性拆分药物对映体研究	陈晓青	中南大学
81271484/H0919	首发未服药精神分裂症患者治疗前后脑影像及 DNA 甲基化与基因表达研究	陈晓岗	中南大学

（续表）

项目编号	项目名称	负责人	依托单位
21271002/B010403	TrxR 靶向性的新型硒杂环化合物及其抗肿瘤分子机制	陈填烽	暨南大学
81274023/H2801	基于药用植物亲缘学的竹节参和珠子参药材关联性分析	陈　平	武汉工业学院
81274122/H2808	以 α-突触核蛋白为靶点的抗帕金森病创新药物的基础研究	陈乃宏	中国医学科学院药物研究所
81274021/H2801	基于濒危药用植物霍山石斛资源保护和利用的药材品质的影响因素研究	陈乃东	皖西学院
81272474/H1609	HDAC/Sp1 复合物负向调控 microRNA-200b 表达参与人肺腺癌化疗耐药表型形成的分子机制研究	陈龙邦	中国人民解放军南京军区南京总医院
81271075/H1303	面肌和骨骼肌对肌松药敏感性差异的机制及受损后发生的改变	陈莲华	上海交通大学
81273539/H3105	逆转肿瘤细胞耐药性的潜在新靶标-氯通道在跨细胞膜药物转运中的作用及其与耐药的关系	陈丽新	暨南大学
51273037/E031002	模块化多功能抗肿瘤纳米载药体系的设计合成	陈　莉	东北师范大学
51275142/E051204	微针及微喷射给药系统的力学分析和实验研究	陈　凯	杭州电子科技大学
81273935/H2902	基于非线性模糊综合评价模型心血管中成药临床优势评价方法	陈　静	天津中医药大学
81272469/H1609	ROS 代谢通路相关代谢酶表达及其基因遗传变异与胃癌耐药的关联研究及机制探讨	陈锦飞	南京医科大学
21277117/B0702	典型抗药基因在污泥厌氧消化过程中的行为特征及分子机制	陈　红	浙江大学
81274097/H2806	中药复方内耳给药系统的构建及递药机制研究	陈　钢	广东药学院
81272859/H1621	miR-151 表达调控及关键靶基因在浆液性卵巢癌恶性表型中的作用	陈　刚	华中科技大学
81272137/H1511	细菌黏附分子介导的定植抗力抑制肠道耐药基因产生与传播的机制研究	陈德昌	中国人民解放军第二军医大学
81271909/H2002	亚 MIC 抗生素作用下铜绿假单胞菌阻遏蛋白 LexA 调控接合相关基因的研究	陈　茶	广州中医药大学
81273472/H3010	基于网络多靶标的中药复方分析方法学研究	柴逸峰	中国人民解放军第二军医大学
81273556/H3106	白念珠菌耐药蛋白 Rta2p 的活性位点及其抑制剂研究	曹永兵	中国人民解放军第二军医大学
81271189/H1410	药物增强型等离子体对感染根管细菌生物膜影响的实验研究	曹颖光	华中科技大学
81274065/H2803	基于二维生物微反应器的丹参药对及其组方多靶标活性筛选研究	曹　君	杭州师范大学
21275020/B0505	中药植物切片的基质辅助激光解吸电离-质谱成像分析技术	蔡宗苇	北京师范大学-香港浸会大学联合国际学院
81273584/H3110	新型体外 Bio-PK/PD 模拟系统的建立及其对 SPRC 代谢致毒的机制研究	蔡卫民	复旦大学
21274169/B040303	酶响应性纳米介孔硅药物控释系统及生物学评价研究	蔡开勇	重庆大学
81273488/H3012	基于表达谱印记关联网络的宿主靶向抗病毒药物重定位	伯晓晨	中国人民解放军军事医学科学院
21273073/B0308	集诊断、靶向治疗一体的多功能载药体系的制备、性质、功能及其相互作用热力学	安学勤	华东理工大学
31270204/C010803	通过新的 EV71 抑制剂 suramin 靶点鉴定探索 EV71 病毒宿主相互作用	艾德铭	中国科学院上海生命科学研究院

2012 年重点项目（药学相关项目选录）

项目编号	项目名称	负责人	依托单位
81230090/H28	中药方剂网络药理学关键技术的建立及其应用	张卫东	中国人民解放军第二军医大学
81230080/H3010	快速鉴定微量药物杂质和代谢物结构的质谱裂解规律及新方法研究	曾　苏	浙江大学
81230039/H1908	鲍曼不动杆菌主要抗菌药物耐药机制研究	俞云松	浙江大学
81230078/H3007	应用化学和生物信息学技术设计具有 Nrf2-Keap1“蛋白-蛋白”相互调控作用的类天然产物研究	尤启冬	中国药科大学
81230089/H28	基于网络比较的方剂银翘散抗流感作用机制研究	王升启	中国人民解放军军事医学科学院
81230054/H1611	乳腺癌抗雌激素治疗耐药的分子靶点	史跃年	南京医科大学
21231007/B0104	环糊精功能化无机纳米材料的构建及其介导的肿瘤多靶点治疗研究	毛宗万	中山大学
81230087/H2706	基于整体健康状态动态测量的中医药临床疗效评价方法研究	李灿东	福建中医药大学
81230076/H3007	药物设计新方法发展及应用	蒋华良	中国科学院上海药物研究所
81230002/H01	非编码 RNA-蛋白质功能网络在急性肺损伤发生发展中的调控机制研究和防护药物研发	蒋澄宇	中国医学科学院基础医学研究所
81230079/H3010	细胞膜色谱技术用于中药安全性和有效性评价的基础研究	贺浪冲	西安交通大学
81230036/H1818	硅质体纳米药物载体的应用基础研究	戴志飞	北京大学
81230077/H3007	基于肿瘤新靶点 PAK4 激酶结构的药物分子设计与其作用机制研究	程卯生	沈阳药科大学
51233004/E0310	具有主动靶向的抗肿瘤药物智能高分子载体的研究	陈学思	中国科学院长春应用化学研究所
81230044/H1602CREPT	作为抗肿瘤药物新靶点的分子机制研究	常智杰	清华大学

2012 年重大研究计划(药学相关项目选录)

项目编号	项目名称	负责人	依托单位
91213301/B02	细胞中若干糖链介导的识别过程的调控	叶新山	北京大学
291213303/B0207	化学小分子探针引导的细胞信号转导途径研究	姚祝军	南京大学
391232307/H0929	药物成瘾相关记忆的神经环路和分子基础	马　兰	复旦大学
491227124/E0310	可用于肝脏芯片构建的自组装生物材料的研究((二)组装体的功能与集成)	顾忠泽	东南大学

2012 年国家杰出青年科学基金(药学相关项目选录)

项目编号	项目名称	负责人	依托单位
51225302/E0310	生物医用高分子	钟志远	苏州大学
51225305/E0310	生物医用高分子材料	帅心涛	中山大学
81225024/H3002	天然药物化学	罗晓东	中国科学院昆明植物研究所
31225011/C1101	细胞生理学	刘剑峰	华中科技大学
81225023/H3002	天然药物化学	林厚文	中国人民解放军第二军医大学
81225025/H2903	中医药学研究新技术和新方法	李　梢	清华大学
81225015/H1602	肿瘤蛋白质组学	黄灿华	四川大学
81225022/H3001	药物化学	胡有洪	中国科学院上海药物研究所
81225011/H1805	医学超声与声学造影剂	戴志飞	北京大学

2012 年国际(地区)合作与交流项目(药学相关项目选录)

项目编号	项目名称	负责人	依托单位
81311120299/H3007	利用传统中医资源寻找非小细胞肺癌的新疗法	周金明	中国医学科学院医药生物技术研究所
81261120560/H0713	姜黄素及其衍生物缓解慢性糖尿病并发症的作用与机制研究	赵云洁	温州医学院
81210108021/H1621	二甲双胍逆转子宫内膜癌孕激素耐药的机制	张箴波	上海交通大学
21210302003/B0207	化学生物学与药物化学国际研讨会	张亮仁	北京大学
81261120389/H19	微生物来源的抗 MRSA 和 VRE 化合物筛选与作用机制研究	张立新	中国科学院微生物研究所
21281240483/B020404	第四届中泰天然产物与药物发现学术研讨会	姚祝军	南京大学
81220108028/H28	抗骨质疏松有效中药活性成分作用靶标及作用机制的探讨	姚新生	暨南大学
81261120417/H19	Capuramycin 类抗生素生物合成机制在新一代抗结核药物发现中的应用	杨兆勇	中国医学科学院医药生物技术研究所
81261120391/H19	新型夫拉平度类似物的抗 HIV 作用研究	肖志艳	中国医学科学院药物研究所
81281220430/H0713	基因组学与个体化医疗	翁建平	中山大学
81311120093/H1812	药物的品质和味道检测技术及其在药物早期开发中的应用	王　平	浙江大学
81261120410/H0919	首发精神分裂症的生物学标志	王继军	上海市精神卫生中心
81220108025/H3007	基于 RNA 病毒水解酶为靶点的抗病毒药物先导结构的发现	沈　旭	中国科学院上海药物研究所
21210302023/B0201	天然产物合成与药物先进制造方法国际研讨会	秦　勇	四川大学
21210302024/B0206	第三届有机合成与药物研发国际研讨会	强琚莉	南京大学
81220108019/H1906	我国疟原虫抗药性的分子流行病学及全基因组关联性研究	潘卫庆	中国人民解放军第二军医大学
81261120384/H1908	靶向衣壳蛋白的抗病毒抑制剂对中国重组 HIV 流行株的敏感性和耐药性研究	马丽英	中国疾病预防控制中心性病艾滋病预防控制中心
81261120409/H1609	MTC-220 及其类似物肿瘤靶向纳米递释系统的研究	刘　刚	清华大学
81281220428/H3111	2012 年度中加(NSFC-CIHR)基因组学与个体化医疗双边研讨会	黄　民	中山大学
51210305063/E0310	第二届新型高分子材料与控制释放国际会议	邓　超	苏州大学
81210308029/H3001	第十二届中国国际多肽学术会议	程卯生	沈阳药科大学
81311120300/H1904	Vpu 拮抗 BST-2 的作用机制研究及相关抗 HIV-1 药物发现	岑　山	中国医学科学院医药生物技术研究所
81210108010/H2708	代谢组学中筛选肿瘤多药耐药生物标记物的分析方法研究	蔡天革	辽宁大学

2012 年专项基金项目(药学相关项目选录)

项目编号	项目名称	负责人	依托单位
81241141/H2710	激素诱发股骨头坏死的脂质代谢组学及中药干预作用机制的研究	于雪峰	南昌大学
11226258/A011403	具有年龄结构的肺结核建模和控制研究	杨俊元	运城学院
81241129/H0913	海马电刺激对耐药性颞叶癫痫大鼠脑细胞 GABA(A)受体及钠通道电流的影响	伍国锋	贵阳医学院

（续表）

项目编号	项目名称	负责人	依托单位
81241120/H2903	压力导丝新技术评价中药改善冠状动脉介入治疗术后微循环功能的研究	吴永健	中国医学科学院阜外心血管病医院
81224003/H31	Acta Pharmacologica Sinica	吴民淑	中国科学院上海药物研究所
81241110/H2803	茵栀黄方利湿退黄作用药效物质、作用机制及其配伍规律研究	魏玉辉	兰州大学
J1221023/J0201	现代中药研究的理论与实践研究生暑期学校	王峥涛	上海中医药大学
11226260/A011403	基于免疫应答和药物治疗的艾滋病病毒动力学模型与研究	王　艳	中国石油大学(华东)
21244003/B040401	羽毛角蛋白基功能高分子的制备与构效关系	王荣民	西北师范大学
51243008/E0310	药物控制释放高分子载体材料发展战略调研	申有青	浙江大学
11247319/A05	具有新型耐药基因的超级细菌在不同环境下的传播动力学研究	潘秋惠	大连理工大学
21242009/B020602	基于蛋白质构效关系研究新型抗凝防栓药物作用机制	莫　炜	复旦大学
81241067/H1621	交叉反应物质197逆转卵巢癌紫杉醇耐药的作用与机制	卢美松	哈尔滨医科大学
81250029/H1609	抗VEGF类药物肿瘤组织生理-药代-药效(PB-PK-PD)模型在肿瘤个体化化疗中的应用研究	李　苏	中山大学
81241114/H2813	天然抗HIV多靶点抑制剂的筛选及其分子机制研究	李爱秀	中国人民武装警察部队后勤学院
81241139/H3111	灯盏花素对CYP450代谢酶和蛋白转运体及其调控因子影响的研究	赖　泳	大理学院
81241138/H3106	以ESX-1分泌系统为靶点的抗结核候选药物的研究	贾平平	内蒙古科技大学包头医学院
81241119/H2902	基于恶性胸腔积液微环境Th17细胞调控探讨中药消水方的分子机制	侯　炜	中国中医科学院广安门医院
21244004/B040303	含beta-环糊精高分子的合成、反相胶束的构建及其在肽类药物控制释放中的应用	高　辉	天津理工大学
J1221022/J0201	微生物与生物技术药物领域前沿发展与关键技术研究生暑期学校	方　浩	山东大学
81224005/H28	中草药	陈常青	天津药物研究院
81241137/H3010	基于手性离子液体的多模式高效毛细管电泳手性药物分析方法研究	陈安家	山西医科大学

2012年联合基金项目(药学相关项目选录)

项目编号	项目名称	负责人	依托单位
U1232113/A0802	纳米金刚石-Gd-As2O3复合药物抗肝癌效应的同步辐射研究	诸　颖	中国科学院上海应用物理研究所
U1204304/C020409	怀山药化感物质的分离分析研究	朱金花	河南大学
U1204201/B0104	“多胺-环糊精-量子点”纳米药物转运系统的设计及生物活性研究	赵美霞	河南大学
U1204815/H1609	内质网应激激活PI3K通路诱导肝癌细胞耐药的分子机制	翟文龙	郑州大学
U1202226/L02	中缅边境恶性疟原虫抗药性研究	杨照青	昆明医科大学
U1204824/H2708	基于球后成纤维细胞Th1/Th2细胞因子失衡的中药复方治疗TAO机制研究	燕树勋	河南中医学院
U1205022/L02	建泽泻药效物质基础及作用机制的基础研究	吴水生	福建中医药大学
U1203204/L10	新疆特色植物药香青兰早期新药发现中的生物利用度屏障分子机制的基础研究	王新春	石河子大学
U1230121/A06	基于PBX炸药波谱结构解析的化学计量学方法研究	蒲雪梅	四川大学
U1204519/E020403	多级复合孔碳酸钙缓控释抗癌药物载体的可控仿生构筑及其构效关系	马晓明	河南师范大学
U1204323/C150303	芍药切花ACS和ETR1基因的克隆、时空表达及功能分析	范丙友	河南科技大学
U1202222/L02	抗脏器纤维化先导化合物GQ-5的作用机制、构效优化与成药性研究	程永现	中国科学院昆明植物研究所
U1204830/H3105	稳态反应氧族介导肿瘤多药耐药的量效关系及机制研究	岑　娟	河南大学

2012年青年科学基金(药学相关项目选录)

项目编号	项目名称	负责人	依托单位
171203124/G0308	基于交易费用理论的基本药物供应保障模式政策优化研究-以山东省农村地区为例	左根永	山东大学
281202819/H2902	基于肠肾轴理论模型探讨大黄结肠给药改善肾间质纤维化的机制研究	邹　川	广州中医药大学
581201705/H1609	miR-1271低表达激活IGF1R/IRS1信号通路在胃癌细胞耐药中的机制研究	朱　伟	南京医科大学
631200770/C090102	岛叶调控阿片类药物成瘾行为的情绪相关机制	朱　宁	中国科学院心理研究所
781201733/H1609P53	蛋白调节mTOR信号通路诱导胰腺癌吉西他滨耐药的机制研究	朱锦辉	浙江大学
881202459/H3007	三靶标抗抑郁活性分子虚拟筛选方法研究	朱　峰	重庆大学
921204020/B040304	新单胍抗菌聚合物致多药抗性铜绿假单胞菌细胞膜损坏及其诱导抗药性因子-外排泵系统响应机制探索	周忠新	华东理工大学
1181202868/H2801	水盐对银柴胡生长的调控机制研究	周　丽	宁夏医科大学

（续表）

项目编号	项目名称	负责人	依托单位
1281200798/H1405	TGFβ1 介导的整合素 α1/α2 在牙龈增生性疾病中的作用	周　洁	武汉大学
1481202099/H1622	PTEN 启动子甲基化与乳腺癌他莫昔芬耐药的相关性及其分子机制研究	钟晓蓉	四川大学
1581202053/H1621	卵巢癌顺铂耐药相关长片段非编码 RNA 研究	郑智国	浙江省肿瘤医院
1681201878/H1617	突变 p53 及 Pgp 介导肝癌砷剂耐受的新推断与 Nutlin 靶向逆转耐药的实验研究	郑桐森	哈尔滨医科大学
1781202889/H2803	中药当归中靶向于群感机制的抗耐药菌活性物质研究	郑俊霞	广东工业大学
1981202503/H3011	杜仲籽粕治疗绝经后骨质疏松的药效物质和免疫调节机制研究	赵　晔	西北大学
2081202483/H3008	复合机制介导自组装共输送药物传递载体的构建及其机制研究	赵秀丽	沈阳药科大学
2181202937/H28083	氧去甲紫药双口山酮苷抗帕金森病作用及其抗氧化应激蛋白 DJ-1 介导的作用机制	赵　欣	北京大学
2281201812/H1612	FGF-2 信号通路介导 EGFR-TKIs 快速获得性耐药的分子机制研究	赵　琼	浙江大学
2381201992/H1618	生物肽标载磁性药物微粒对脑胶质瘤靶向治疗的应用基础研究	赵　明	中国人民解放军总医院
2681202551/H3105	miR-30 家族靶向作用 FANCF 调控乳腺癌细胞药物敏感性的分子机制	赵　琳	中国医科大学
2781201348/H2005	MAS-PCR 技术用于诊断耐多药及广泛耐药结核病的研究	赵丽丽	中国疾病预防控制中心传染病预防控制所
2821201109/B010303	功能导向纳米多孔金属有机骨架材料的设计合成及药物搭载-控释研究	赵　君	三峡大学
2981202904/H2803	基于药动-药效学思路的黄连解毒汤抗老年性痴呆活性物质基础研究	赵海誉	中国中医科学院中药研究所
3021202158/B0207	靶向人端粒 G-四股螺旋 DNA 的手性金属超分子配合物的合成、筛选及其抗癌机制研究	赵传奇	中国科学院长春应用化学研究所
3181202462/H3007	IL-6/STAT3 通路双重抑制剂的发现及抗肿瘤药物设计	赵承光	温州医学院
3281202493/H3010	新型系列超高交联树脂固相萃取剂的制备及其在中药药效评价代谢组学分析中的应用	章弘扬	华东理工大学
3381201717/H1609	苦瓜凝集素诱导肝癌细胞凋亡的分子机制	张志毅	中山大学
3481202636/H2705	基于方剂配伍和药物体内相互作用理论的芪芎有效部位配伍抗脑缺血性损伤机制研究	张宇燕	浙江中医药大学
3581202995/H2818	基于 AMPK 信号通路维药蜀葵花抗异常黑胆质证性 2 型糖尿病药效物质及其作用机制研究	张　祎	天津中医药大学
3621203017/B030301	固定化酶稳定的皮克林乳液的组装及其在手性催化中的应用	张艳梅	大连民族学院
3781202587/H3110	五味子木脂素类化合物结构-抑制 CYP2C8 和 3A4 活性关系研究	张延延	辽宁医学院
3851208369/E080402	高比表面多级结构(001)TiO2 电极的设计与高活性催化降解研究	张亚男	同济大学
4081201861/H1616	HMGB1 调节的自噬对多发性骨髓瘤化疗耐药性的影响及机制研究	张幸鼎	苏州大学
4121201108/B0111	纳米金刚石仿生功能化及药物高效载带与缓控释性能研究	张小勇	清华大学
4281202994/H2818	基于 AMPK 激活作用的黎药-野菠萝双四氢呋喃型木脂素降脂活性成分及其构效关系研究	张小坡	中国医学科学院药用植物研究所
4481201714/H1609	骨髓基质细胞分泌小分子物质促进白血病细胞谷胱甘肽代谢并抗凋亡和耐药的研究及白血病治疗新方案的探讨	张　婉	南昌大学
4581200180/H0213	原苏木素 A 作用于 miR-155 抑制树突状细胞功能诱导移植免疫耐受的机制研究	张毛毛	哈尔滨医科大学
4681202581/H3110	维生素 A 缺乏导致 P-糖蛋白和乳腺癌耐药蛋白功能和表达的改变及其对药物体内处置的影响	张璐璐	南京医科大学
4751203111/E031002	具有嵌段接面交联结构的多功能药物载体研究	张　玲	天津大学
4881202055/H1621EMT	诱导肿瘤干细胞特性参与卵巢癌耐药的机制研究	张丽瑞	西安交通大学
5061205195/F051201	纳米等离子激元光学探针监测药物载体的智能释放研究	张　磊	南京邮电大学
5281202823/H2902	基于 Sirt1/mTOR 通路芍药甘草汤调控神经病理性疼痛的实验研究	张　娟	浙江中医药大学
5381202882/H2803	野马追的清热解毒药效物质基础研究	张　健	苏州大学
5481202470/H3008	具有抗耐药与多靶点抗癌作用的多功能原位凝胶的基础研究	张　华	北京大学
5521201147/B0111	无机纳米药物载体影响血浆蛋白结构及功能的机制研究	张红梅	盐城师范学院
5681201184/H1819	新型纳米载药系统对眼内血管新生抑制作用的研究	张　红	哈尔滨医科大学
5821205129/B0504	无定型药物单相固态分散体系的多核相关固体核磁共振研究	张海禄	中国科学院苏州纳米技术与纳米仿生研究所
5981202004/H1619	肾癌新基因 PBRM1 的表达缺失在肾癌进展及抗血管新生药物耐药发生中的作用	张海梁	复旦大学
6081202840/H2902	基于益气活血解毒法的中药多糖通过糖胺聚糖影响乳腺癌生长、转移的机制研究	张甘霖	首都医科大学

（续表）

项目编号	项目名称	负责人	依托单位
6181202866/H2801	基于"化学成分谱-代谢成分谱-药效成分谱"体系进行独一味资源评价	张　凤	中国人民解放军第二军医大学
6281201283/H1904	海洋源性 NA 和 NF-κB 双靶向抗流感新型先导化合物研究	张定梅	中山大学
6331201954/C180702	化脓隐秘杆菌毒力基因 nanH 和 nanP 检测及与 β-内酰胺类抗生素耐药相关性分析	张德显	沈阳农业大学
6481202932/H2807	基于生理药动学模型探讨丹参川芎对药保护 MIRI 的药效物质及配伍机制	张翠英	中国中医科学院广安门医院
6511202016/A020501	冠脉分叉部位专用血管支架药物涂层的缓释规律及优化研究	占　帆	北京航空航天大学
6881201730/H1609	Rac1b-Snail1 表达差异与上皮性卵巢癌顺铂获得性耐药的关系及机制研究	曾　勇	湖南省肿瘤医院
6981201326/H1908	肠球菌低水平利奈唑胺耐药的机制研究	曾晓艳	西安交通大学
7051203085/E031002	新型多臂两亲性嵌段共聚物纳米粒子用于肝癌的靶向治疗	曾小伟	清华大学
7181202701/H2709	黄芩抑制多重耐药金黄色葡萄球菌及其调节 RsbU/MgrA 去磷酸化通路、NorA 表达的研究	曾宪玉	华中科技大学
7281201904/H1617	EphA2 通过 Wnt/β-catenin 信号通路调控胃癌奥沙利铂耐药细胞 EMT 的发生从而影响其耐药机制研究	袁伟杰	中南大学
7321201133/B0111	核酸适配体修饰的磁性介孔氧化硅复合纳米材料的制备及在非水溶性抗癌药物靶向输运中的应用	袁　荃	武汉大学
7421203128/B030505	具有近红外释药响应的免疫脂质体的制备及其性能研究	袁　菁	首都师范大学
7581202593/H3111	多重耐药外排泵基因 oqxAB 的表达调控及遗传环境研究	袁瑾懿	复旦大学
7781202915/H2805	大戟科大戟属根类有毒中药醋制减毒共性机制研究	郁红礼	南京中医药大学
7881202914/H2804	基于磁性纳米金生物条形码技术检测中药材中黄曲霉毒素 B1 的研究	余宇燕	福建中医药大学
7931200700/C080601	通过抑制表皮生长因子受体信号通路来防止和克服黑色素瘤对 BRAF 抑制剂威罗菲尼的继发性耐药	余　玲	西南大学
8281201725/H1609	TGF-β 通过 miR-21 和 miR-181 调控乳腺癌化疗耐药机制的研究	于　洋	天津医科大学
8381201731/H1609	MicroRNAs 调控解偶联蛋白 2 的表达及对乳腺癌发生发展和内分泌治疗药物抵抗的作用	于新凤	首都医科大学
8481202689/H2708	固本抑瘤Ⅱ号祛邪、扶正组分不同时期应用对 4T1 乳腺癌细胞生长转移及 mTOR 通路介导的自噬作用差异研究	于明薇	首都医科大学
8581202975/H2813	调控流感病毒与宿主细胞识别的传统中药活性成分及其分子机制研究	于茂荣	北京大学
8631201946/C1806	中药橘叶抗乳腺炎的药效机制研究及基于多策略数据挖掘系统的"谱-效"关系构建	游元元	成都医学院
8781201734/H1609	PVT1 在胰腺癌化疗耐药中的作用及分子机制研究	由　磊	中国医学科学院、北京协和医院
8881202893/H2803	基于代谢组学和谱效表征的栀子大黄汤保肝作用药效物质基础研究	尹　然	沈阳药科大学
8981202873/H2801	我国药用大黄居群地理变异及品质形成效应研究	银福军	重庆市中药研究院
9081201675/H1607	miR-199a 抑制卵巢癌干细胞耐药性的分子机制研究	殷　刚	中南大学
9181202993/H2817	基于 T 细胞介导炎性机制探讨中药注射剂的类过敏反应机制	易　艳	中国中医科学院中药研究所
9281202285/H2611	药品不良反应信号检测中遮蔽效应的识别及消除方法	叶小飞	中国人民解放军第二军医大学
9381200865/H0903	乳化七氟烷的肌肉松弛作用位点及机制	叶　菱	四川大学
9481202987/H2816	冠心丹参方药代动力学标志性成分的择取研究	姚　宏	福建医科大学
9511204279/A040501	晶体高度填充非均质 PBX 炸药微界面损伤及其演变的非线性超声研究	杨占锋	中国工程物理研究院化工材料研究所
9651203145/E0310	肿瘤靶向的高分子纳米载体用于小干扰 RNA 药物输送的研究	杨显珠	中国科学技术大学
9881201339/H2002	乙型肝炎病毒耐药突变检测方法的创新与标准化研究	杨瑞锋	北京大学
9981202901/H2803	逆转 P-gp 介导的骨肉瘤细胞多药耐药性作用中药的筛选及其机制研究	杨　蕾	中国药科大学
10281202875/H2803	苦地丁消除细菌耐药性的活性成分及作用机制	杨春娟	哈尔滨医科大学
10481202985/H2816	基于 Nrf2/ARE 信号通路调控 MRP2 探讨甘草与有毒中药配伍减毒的机制	颜　苗	中南大学
10581202862/H2801	当归不同部位功效取向差异的物质基础与药性关联性研究	严　辉	南京中医药大学
10681202922/H2806	基于 xCELLigence 系统与中药物质组理论的中药复方缓释制剂释放特性研究	严国俊	南京中医药大学
10781202500/H3010	基于 LC-MS/MS 非标记定量法对大黄素抑制人慢性粒细胞白血病细胞耐药作用机制研究	严　方	中国药科大学
10831201363/C200103	可移动基因元件在食品链多重耐药菌中的分布状况及播散机制研究	闫　鹤	华南理工大学
10981202639/H2705	基于类方体内成分分析的方剂配伍对中药成分选择性吸收影响的研究	闫广利	黑龙江中医药大学
11031201285/C200101	山药储藏蛋白 dioscorin 的立体结构与功能特性研究	薛友林	辽宁大学
11131200556/C050102	铜绿假单胞菌 MexXY-OprM 多药外排系统的装配方式和通道开放机制研究	许永斌	大连民族学院

（续表）

项目编号	项目名称	负责人	依托单位
11221204086/B0405	植物环蛋白的组装：一种新型天然超分子材料及其作为药物载体的研究	许文彦	中国科学院长春应用化学研究所
11381202912/H2804	构建目标介导构型变化的DNA电化学传感平台用于中药重金属离子检测	许惠凤	福建中医药大学
11481202793/H2901	元胡止痛方药代标志物的分子生物网络研究	许海玉	中国中医科学院中药研究所
11581200440/H0417	胚胎期氯胺酮暴露对心脏发育及心脏神经嵴细胞迁移的影响及其分子机制研究	徐　颖	重庆医科大学
11781202092/H1622	HCRP1负调控EGFR在乳腺癌细胞增殖、迁移和耐药逆转中的作用及机制	徐嘉雯	山东大学
11881201190/H1819	基于脂质筏的新型纳米载药系统的设计、构建和性能研究	徐臣杰	厦门大学
11981202926/H2806	基于遗传算法的非线性建模法研究中药口服固体制剂多成分群的体内外相关性	熊　阳	浙江中医药大学
12081202997/H2818	藏药"甲嘎松汤"调节Nrf2/Bach1-ARE-抗氧化酶通路以抗氧化保肝的研究	熊天琴	广州中医药大学
12181202420/H3002	樗白皮逆转P-gp介导肿瘤细胞多药耐药的物质基础研究	熊　娟	复旦大学
12281202549/H3105	乳酸脱氢酶5(LDH-5)介导的肿瘤代谢异常在化疗药物耐药中的机制研究	谢作权	中国科学院上海药物研究所
12381202590/H3110	非酒精性脂肪肝病理状态下的药物相互作用及相关机制研究	谢　媛	中国药科大学
12481202070/H1621	二甲双胍对孕激素耐药子宫内膜癌细胞作用机制的研究	谢　娅	郑州大学
12651203153/E031002	逐级靶向高分子纳米药物载体在抗癌药物传输上的应用	肖春生	中国科学院长春应用化学研究所
12731200838/C090210	经皮穴位电刺激镇痛脑阿片受体机制的药理学功能磁共振研究	向晓辉	中国人民武装警察部队后勤学院
12881202592/H3111	基于GPIIb/IIIa遗传多态性的抗血栓药物个体化治疗研究	向　倩	北京大学
12981202468/H3008	多功能纳米晶体的设计及跨过粘液屏障和抑制p-糖蛋白外排的研究	夏登宁	中国科学院上海药物研究所
13021204077/B040303	以天然药物-没食子酸为基元构筑可降解树枝状大分子多功能载体的研究	席秀娟	浙江大学
13121201092/B0104	基于"双向"Au-MnO纳米颗粒的分子成像及抗癌药物靶向性可控释放研究	席聘贤	兰州大学
13281201051/H0921	GSK-3β/β-catenin信号通路与抑郁症海马神经再生关系的研究	奚广军	南京医科大学
13321202075/B020405	药用植物内生真菌抗菌活性次生代谢产物研究	武全香	兰州大学
13481201509/H1701	GDNF靶向纳米脂质体鼻腔给药对神经病理性疼痛的镇痛效果和机制研究	伍少玲	中山大学
13581201340/H2002	吡嗪酰胺耐药结核分枝杆菌中pncA基因与蛋白质相互作用研究	吴文娟	同济大学
13681202546/H3104	靶向XBP1新结构激动剂筛选及抗溃疡性结肠炎作用机制研究	吴练秋	中国医学科学院药物研究所
13781201793/H1611	PTEN-PI3K/Akt细胞信号传导通路与美罗华单抗耐药的关系和机制研究	吴晶晶	郑州大学
13871203155/G0308	基于新医改的药品价格形成机制研究：市场竞争与政府管制的作用	吴　晶	天津大学
13981202989/H2816	基于血脑屏障转运-生理药动学模型阐明中药生物碱脑部吸收机制并预测其在人体脑内分布	吴春勇	中国药科大学
14021205087/B050303	稀土掺杂长余辉/磁性材料复合纳米粒子在温敏性药物传输以及生物成像上的应用	吴伯岳	天津医科大学
14181202395/H3001	新型非那嗪奈类抗脑卒中活性分子的设计、合成和药理活性研究	翁志洁	上海医药工业研究院
14281202583/H3110	熊果酸对基于OATP1B1与BCRP介导瑞舒伐他汀肝胆转运的影响及其机制研究	温金华	南昌大学
14381202475/H3008	基于Pickering乳剂原理的、以难溶性药物固体纳米粒子为唯一界面稳定剂的口服"前纳米乳"研究	魏晓慧	上海交通大学
14481202556/H3105	新型汉防己甲素衍生物H1对耐5-氟尿嘧啶肝癌的抗耐药作用及其机制研究	魏　宁	辽宁医学院
14521201020/B010702	基于石墨烯的药物递送系统和光热治疗试剂的构建	魏光成	滨州医学院
14681201711/H1609	mTORC1/2激酶抑制剂通过上调EGFR表达介导胰腺癌耐药的新机制研究	魏　锋	吉林大学
14781202507/H3101	基于脑内PDE4D4/5的新型抗抑郁药物潜在靶标的研究	王真真	中国人民解放军军事医学科学院
14881202877/H2803	基于抗血小板活性成分体内过程分析的血府逐瘀汤物质基础研究	王跃飞	天津中医药大学
14981201858/H1616	RBX1对p27Kip1和Hax-1的调节在多发性骨髓瘤细胞粘附所介导的耐药性(CAM-DR)中的意义	王嫦婵	南通大学
15011201470/A0112	基于数据整合预测药物靶标蛋白质、用药指征以及副作用的支持向量机模型研究	王永翠	中国科学院西北高原生物研究所
15121204036/B040303	带有分离肿瘤干细胞功能的纳米粒子对肿瘤MDR发生机制的研究	王　莺	南方医科大学
15231200713/C1002	基于肿瘤干细胞的始动性与可塑性构建时序性联合给药微纳体系及其抗肿瘤效应的研究	王亚洲	重庆大学
15381202611/H3113	调控Wnt信号通路逆转脑胶质瘤干细胞耐药的作用机制研究	王亚菁	中国药科大学
15481201320/H1908	VanRS双组分系统在VanA型万古霉素耐药性肠球菌中的调控机制研究	王雪松	中国人民解放军军事医学科学院
15581202562/H3106	干扰素诱导跨膜蛋白3抗乙型肝炎病毒机制研究	王学军	中国人民解放军军事医学科学院
15681201715/H1609	藤黄酸激活泛素连接酶CHIP逆转ABCB1介导的上皮源性肿瘤多药耐药性研究	王　旭	上海交通大学

（续表）

项目编号	项目名称	负责人	依托单位
15781202081/H1622	UHRF1 与耐药乳腺癌细胞侵袭转移相关性的研究	王文娟	复旦大学
15821202125/B020601	多组分反应化学骨架结构的药物设计在 p53/mdm2 和 mdmx 作用双重抑制剂研究中的应用	王　巍	武汉大学
15981201796/H1612	miR-20a 与 NF-κB 反馈激活在胃癌化疗耐药中的机制研究	王同杉	南京医科大学
16081200609/H0713	Brg1 介导的 Nrf2/STAT3 激活在恢复吸入麻醉药后处理对糖尿病鼠心脏缺血再灌注损伤保护中的作用	王婷婷	华中科技大学
16181202422/H3002	基于 PI3K 抑制的抗多药耐药肿瘤活性成分发现及作用机制研究	王姝麒	山东大学
16381202883/H2803	基于药效成分的板蓝根药材-饮片-制剂动态变化规律研究	王　瑞	上海中医药大学
16481202851/H2903	基于生物药剂学特征指示性的中药复方(二至丸)质量评价新方法	王　萌	天津中医药大学
16581200302/H0316	人核苷转运蛋白 1(hCNT1)及多药耐药蛋白 4(MPP4)基因多态性对慢性乙型肝炎核苷类似物抗病毒治疗应答的影响	王丽春	四川大学
16781202444/H3003	药用地衣中内生菌抗菌活性物质的研究	王莉宁	中国医学科学院医药生物技术研究所
16881201708/H1609	Hedgehog/Gli1 信号通路调节胶质母细胞瘤对替莫唑胺敏感性的实验研究	王　柯	同济大学
16931200584/C050201	以细胞膜为靶标的新型抗菌肽 polybia-MPI 类似物的设计、合成及抗菌活性研究	王凯荣	兰州大学
17081201704/H1609	新型 pH 敏感靶向纳米载药体系与逆转恶性淋巴瘤多药耐药的机制研究	王　筠	南京医科大学
17181202504/H3012	药物分子多无定型态及其与多晶型相互转化的太赫兹谱研究	王　静	河北医科大学
17231200547/C050101	药物协同代谢机制研究	王靖方	上海交通大学
17381202711/H2710	芍药苷对 IDD 兔 Th1/Th2 平衡漂移的影响及其机制的研究	王　靖	温州医学院
17481202934/H2807	芍药甘草"酸甘化阴"调节 Glu-GABA 平衡的"柔筋止痉"中枢作用机制研究	王景霞	北京中医药大学
17581201041/H0919	Notch 信号通路在非典型抗精神病药物喹硫平促进少突胶质细胞发生中的作用	王化宁	中国人民解放军第四军医大学
17681201299/H1906	非甲羟戊酸途径靶向抗原虫新药的筛选技术研究	王　红	中国人民解放军军事医学科学院
17721202147/B020703	基于病毒衣壳蛋白的光可控纳米载药系统的构建及靶向抗肿瘤应用研究	王杭祥	浙江大学
17881202794/H2901	特异性蛋白质相互作用网络在脑梗死发生中的作用及中药脑泰方干预机制研究	王国佐	湖南中医药大学
17931200451/C160401	基于自组装技术的新型载紫杉醇可控缓释 PLGA 基靶向复合微球的研究	王　芳	南京林业大学
18081202708/H2710	四物汤及其补肾加味方通过骨髓间充质干细胞调节造血干细胞数量和功能的研究	王成龙	上海中医药大学
18131200095/C010502	质粒介导的抗生素耐药基因在海水养殖环境中的分布及对抗生素的响应研究	王　超	中国科学院微生物研究所
18221207076/B0702	基于逸度模型和物种敏感性分布的 PPCPs 概率生态风险评价模式研究	王　斌	清华大学
18381202990/H2816	基于药物代谢酶和转运蛋白调控的中药生脉散配伍机制及相关动力学研究	王宝莲	中国医学科学院药物研究所
18421202051/B020701	多价的肽用于转录因子 Fos/Jun 和 E47 的竞争抑制及抗肿瘤活性研究	汪　萍	华中农业大学
18581201066/H0928	超声联合新型脑靶向免疫脂质体-微泡载药体系提高跨 BBB 给药效率的实验研究	汪　峰	重庆医科大学
18631201074/C0712	基于核酶-核酸适体生物传感器的细胞分析平台设计及其在药物筛选等领域应用研究	童春义	湖南大学
18781202720/H2711	通过 P53/AMPK 通路研究中药对多囊卵巢综合征颗粒细胞自噬的调控作用	佟　庆	北京中医药大学
19181201325/H1908	产 CTX-M-15 多重耐药 E. coli ST131 耐药传播分子机制研究	田国宝	中山大学
19281201175/H1818	载顺铂的靶向性药物控制释放传输系统联合抗血管新生药物治疗肺癌	滕兆刚	中国人民解放军南京军区南京总医院
19341201506/D010901	抗生素耐药菌和耐药基因在人工湿地中的环境行为研究	陶　然	暨南大学
19481203005/H2819	基于网络药理学的脑心通胶囊有效成分群与网络靶标相关性研究	唐仕欢	中国中医科学院中药研究所
19681200880/H0905	吸入麻醉药通过激活 CK2 磷酸化 NR2B 导致发育期神经元兴奋性毒性损伤机制研究	谭　蕾	华中科技大学
19781202576/H3109	跨损伤 DNA 合成在伊玛替尼获得性耐药过程中的可能作用机制探讨	孙晓艳	中国科学院北京基因组研究所
19881202622/H2703	肾阴虚证的血浆标志蛋白研究	孙晓敏	南方医科大学
19981200287/H0312	Qnr 基因在幽门螺杆菌对左氧氟沙星耐药中的作用研究	孙钦娟	上海交通大学
20161202175/F020504	基于生物分子组与药理组的多层次疾病网络共模块性关联关系分析研究	孙鹏岗	西安电子科技大学
20381202950/H2809	基于代谢组学技术研究中药复方双参通冠方的配伍与作用机制	孙明谦	中国中医科学院西苑医院
20421202110/B0206	基于天然黄酮骨架的流感神经氨酸酶抑制剂的设计	孙家英	四川文理学院
20581202463/H3007	基于化学信息学和生物信息学技术从天然产物中发现并设计新型 IKKβ 抑制剂孙	昊　鹏	中国药科大学

（续表）

项目编号	项目名称	负责人	依托单位
20781202812/H2902	健脾解毒方对 COX-2 激活 JNK 信号通路介导大肠癌多药耐药的调控研究	隋　华	上海中医药大学
20881201687/H1607	泌乳素腺瘤干细胞样细胞的鉴定及其耐药机制研究	苏志鹏	温州医学院
20981202552/H3105	从影响 RIP1 泛素化探讨 p62 在人卵巢癌细胞顺铂耐药机制中作用的研究	苏　静	吉林大学
21181202972/H2812	基于肥大细胞 TCRPs 筛选中药芍药多靶点抗过敏分子机制及其物质基础研究	寿旗扬	浙江中医药大学
21281201038/H0918	神经肽三叶因子 3 在药物成瘾的记忆和心理渴求中的作用及其机制	史海水	河北医科大学
21381201523/H1601	CKS1 基因影响鼻咽癌细胞增殖和侵袭的机制研究	石　磊	中南大学
21481201788/H1611	M2 型巨噬细胞在抗肿瘤新生血管治疗抵抗中的作用及分子机制研究	石华山	四川大学
21681201720/H1609	P 糖蛋白在线粒体的定位及功能表达与肿瘤细胞多药耐药相关性研究	沈　怡	华中科技大学
21781201811/H1612	多柔比星纳米胶束抗肿瘤作用与机制：Pluronic 的影响	沈　俐	浙江大学
21881200393/H0812	白血病细胞系 TKI 耐药的 miRNA 机制及与 PI3K/Akt/FOXO/Bcl6 信号通路的关系	沈　晶	首都医科大学
21981202731/H2716	基于 TLR4/MyD88/NF-κB 信号通路、miRNA-146a 表达探讨补肾方药抗动脉粥样硬化的效应机制	申定珠	上海中医药大学
22081202430/H3002	番石榴叶中三萜类成分通过调控 RIP3 蛋白磷酸化诱导结肠癌耐药细胞发生 necroptosis 的作用及机制研究	邵　萌	南方医科大学
22121202087/B020601	杂环肽类 DENV 丝氨酸蛋白酶抑制剂的设计、合成及活性研究	尚鲁庆	南开大学
22281201729/H1609	PSF 易位细胞膜负调控血液肿瘤多药耐药的作用与分子机制	任思楣	卫生部北京医院
22381201707/H1609	Bim 在介导非小细胞肺癌 ALK 抑制剂获得性耐药中的机制研究	任胜祥	同济大学
22481201093/H1805	STI 结合 MCE 评价缺血后适应和药物后适应的兔心肌保护作用及其机制研究	任　敏	哈尔滨医科大学
22781200372/H0812	Bcl-2 小分子抑制剂 ABT-737 逆转 CD34 + 急性髓细胞白血病耐药及其机制的体内外研究	饶　佳	南昌大学
22851202019/E020403	单相介孔稀土上转换纳米发光材料的制备及其在药物缓释和光动力学诊疗方面的应用	曲雪松	长春师范学院
22981202163/H2601	纳米材料促进细菌耐药基因水平转移及机制研究	邱志刚	中国人民解放军军事医学科学院
23081202807/H2902	柴胡疏肝散吸收成分在大脑边缘系统-肠浓度与抗抑郁促动力的关系	邱新建	中南大学
23131200975/C060604	耐奥沙利铂和伊立替康的结肠癌细胞株中多药耐药相关 micRNA 的筛查和功能鉴定	邱　萌	四川大学
23221202161/B020402	基于磁性纳米配体垂钓技术的降糖中药活性代谢产物研究	青琳森	中国科学院成都生物研究所
23481202896/H2803	靶向求源策略发掘 GRP78 受体高亲和中药成分及其分子机制研究	彭咏波	暨南大学
23681202569/H3106	氨基糖苷类抗生素诱导大肠杆菌发生适应性耐药的小 RNA 调控机制研究	彭　青	汕头大学
23881202892/H2803	基于体内过程分析的肉苁蓉苯乙醇苷成分肝保护作用药效物质研究	潘英妮	沈阳药科大学
23981202925/H2806	金纳米粒调控的新型细胞内递药系统用于人参皂苷和紫杉醇联合抗肿瘤研究	钮萌萌	上海中医药大学
24051202068/E020403	用于磁共振成像/药物输运的核壳型超顺磁性双介孔氧化硅纳米结构	牛德超	华东理工大学
24181202736/H2717	miR-23 调控疲劳型亚健康骨骼肌线粒体再生的机制及维康颗粒的干预研究	聂晓莉	南方医科大学
24281202094/H1622	新型 IRE1-XBP1 抑制物逆转 ER + 乳腺癌内分泌治疗耐药机制的研究	明　洁	华中科技大学
24311204324/A040214	聚合物微针经皮缓释药物的体外模拟实验及其物理机制研究	苗元华	中国科学院理化技术研究所
24481202465/H3008	脂肽和两亲性肽类药物的缓释机制研究-可控多肽自组装模型的建立	孟庆斌	中国人民解放军军事医学科学院
24581201415/H0607	靶点灌注臭氧治疗慢性骨髓炎的实验研究	毛宁方	中国人民解放军第二军医大学
24621205072/B050106	手性金属有机框架材料的设计、合成及其手性药物和手性中间体对映选择性分离性能研究	马　瑜	山东师范大学
24781201633/H1606	缺氧诱导因子 HIF-1alpha 在人骨肉瘤多药耐药机制中的作用研究	马　琼	中国人民解放军第四军医大学
24881201576/H1603	miR-193a-5p 调控肝细胞肝癌 5-氟尿嘧啶耐药的基础和转化医学研究	马克龙	安徽医科大学
24981202085/H1622	二甲双胍协同他莫昔芬治疗 ER 阳性乳腺癌的作用及分子机制研究	马　骥	中国人民解放军兰州军区兰州总医院
25181202986/H2816	黄连生物碱在血液与组织中药动学规律的差异及其机制研究	马秉亮	上海中医药大学
25281202455/H3005	重组日本七鳃鳗 RGD 毒素肽 rLj-RGD3 结构与抗血栓活性的关系	吕　莉	大连医科大学
25381202899/H2803	民间药毛麻楝中新奇结构 phragmalin 柠檬苦素的发现及其抗炎活性研究	罗　俊	中国药科大学
25481200190/H0214	上皮钠通道基因变异与氢氯噻嗪药物基因组学研究	罗　芳	中国医学科学院阜外心血管病医院
25581201795/H1611	HER2 受体核转运途径参与乳腺癌细胞曲妥珠单抗耐药及其机制的研究	罗　波	湖北省肿瘤医院
25681202626/H2704	从苓桂术甘汤及其拆方治疗 NAFLD 阐释痰饮病温药和之理论的实验研究	柳　涛	上海中医药大学
25731200637/C0508	集基因转染、生物活性分子输送与蛋白质纯化的多功能石墨烯载体的构建及功能研究	刘遵峰	常州大学

（续表）

项目编号	项目名称	负责人	依托单位
25881202128/H1625	EphA2介导的细胞自噬在鼻咽癌紫杉醇耐药中的作用及分子机制研究	刘　勇	中南大学
25921202103/B020101	基于"仿生策略"的异喹啉类生物碱化合物库的合成及其药理活性筛选	刘永祥	沈阳药科大学
26181202598/H3111	转运体ABCC4/ABCC5在叶酸拮抗剂耐药现象中的机制研究	刘　艳	上海交通大学
26221206069/B060102	对乙酰氨基酚-茶碱药物共晶热力学稳定性机制研究	刘晓敏	南京工业大学
26421206032/B060301	药物多晶型膜结晶及晶型控制与开发研究	刘文举	河南工业大学
26581202406/H3001	神经多肽受体GalR介导治疗癫痫的新型正性变构调节剂的设计合成与体外生物活性研究	刘天渝	中国人民解放军第三军医大学
26681201814/H1612	新型金棒/夹心荧光二氧化硅纳米颗粒在癌症热化疗中的应用	刘天龙	中国科学院理化技术研究所
26711204020/A040407	硫化亚铜量子点的制备及生物载药可控性研究	刘丽炜	长春理工大学
26881202699/H2709	基于NE/trappin-2的平衡探讨"从毒论治"寻常型银屑病的机制及中药复方的干预	刘　靖	广州中医药大学
26951203189/E031002	胶束表面亲疏水性与其体内分布关系的研究	刘金剑	中国医学科学院
27081202403/H3001	靶向Pim蛋白激酶抗肿瘤药物的设计、合成及活性研究	刘　捷	四川大学
27181202060/H1621	新基因C20orf108在卵巢癌顺铂化疗耐药中的机制研究	刘　佳	华中科技大学
27221204013/B040605	基于剑麻纤维素纳米晶须的皮克林乳液稳定机制研究及药物复合微球的构建	刘红霞	桂林理工大学
27381202492/H3010	受体毛细管电泳对赤芍中扩血管活性成分的筛选研究	刘春叶	西安医学院
27481201037/H0918	Urocrotin抑制吗啡成瘾大鼠中脑腹侧被盖区神经活动的机制研究	刘春娜	辽宁医学院
27681202398/H3001	基于生物发酵技术获得的新型青蒿素母核进行衍生物设计、合成和抗疟活性研究	刘　博	广州中医药大学
27781202480/H3008	抗肿瘤药物多功能纳米自组装载体逆转肿瘤多药耐药性及其机制研究	凌桂霞	沈阳药科大学
27831202035/C1908	基于药效评价模型的建立筛选抗寄生原虫植物源活性分子	凌　飞	西北农林科技大学
27931200991/C0607	泛病原菌必需基因分布规律与必需型抗菌药靶的基础研究	林　岩	天津大学
28131202030/C190602	耐药整合子在鳗鲡病原菌、正常菌群和养殖环境细菌中的传播	林　茂	集美大学
28281201386/H0605	含骨诱导小分子化合物的仿生性骨修复材料的构建及其性能评价	林柳兰	上海交通大学
28381202597/H3111	TGA疾病状态下依托咪酯和瑞芬太尼的群体药代学及两药相互作用对体肺循环阻力和脑氧摄取率的影响	林　琳	上海交通大学
28451203134/E031002	新型和厚朴酚高分子-PEG键合物的制备及其体内外抗肿瘤研究	梁媛媛	浙江大学
28621202003/B020601	新型双功能抗肿瘤药物蛋白酶体抑制剂的设计、合成及优化	梁　磊	北京大学
28781202578/H3110	以清开灵注射液为模板基于药效的中药注射剂多成份药代归一化研究	李　峥	中国人民解放军军事医学科学院
28881201855/H1615	miR-100靶向HOXA1调控小细胞肺癌耐药性的研究	李余发	南方医科大学
29381202860/H2801	高原濒危药用植物川贝母逆境下生理响应和生态适应机制研究	李西文	中国医学科学院药用植物研究所
29481202497/H3010	基于分子模拟技术的环糊精手性选择剂和固定相的虚拟筛选及设计合成的方法学研究	李武宏	中国人民解放军第二军医大学
29681201987/H1618	恶性胶质瘤对替尼泊苷的敏感性受MCM7-Cyclin D1/CDK4调控的机制研究	李维卿	中国人民解放军第二军医大学
29731200586/C050201	针对耐药性结核杆菌重要靶点蛋白质OtsB2的三维结构研究及耐药机制分析	李　汀	南开大学
29831200752/C1007	基于血管靶向栓塞策略的抗肿瘤纳米药物设计和机制研究	李素萍	国家纳米科学中心
29981200367/H0812	线粒体ATP酶在慢性粒细胞白血病格列卫耐药中的作用及机制	李睿娟	中南大学
30181202560/H3105	赤芝酸A乙酯以及其他灵芝中性三萜化合物逆转肿瘤多药耐药及其机制研究	李　鹏	福建医科大学
30281202897/H2803	基于定量谱效关系和PK-PD的白芷治疗偏头痛作用机制研究	李　玲	西华大学
30331201957/C180702	沙门菌转录激活子介导的氟喹诺酮类耐药机制研究	李　琳	安徽农业大学
30481202577/H3110	基于药物PK/PD关联探讨苯环壬酯对映体立体选择性作用机制	李敬来	中国人民解放军军事医学科学院
30581201804/H1612	共载阿霉素和anti-miR-21寡核苷酸的多功能磁-介孔二氧化硅纳米复合粒子在逆转肿瘤多药耐药方面的研究	李　晶	吉林大学
30681201324/H1908	约氏疟原虫甲氟喹抗性的基因定位及功能研究	李　剑	厦门大学
30721205055/B0512	抗CRPC前列腺癌的AR受体纯拮抗剂的设计、筛选与活性评价	李加忠	兰州大学
30881201896/H1617	MS-HRM动态定量检测ABC转运蛋白家族启动子甲基化预测胰腺癌多药耐药的实验研究	李　骥	复旦大学
30981202903/H2803	基于微量元素形态分析探讨黄芩主要药效的物质基础	李　化	中国中医科学院中药研究所
31081202040/H1621	卵巢癌中microRNA基因多态与化疗耐药关系的研究	李　华	北京大学
31121204035/B040303	生物相容性温敏聚离子复合囊泡作为双重药物载体的研究	李桂英	鲁东大学

（续表）

项目编号	项目名称	负责人	依托单位
31281202488/H3008	配体修饰的双功能耐药菌靶向脂质体的构建及其细胞内化机制	李桂玲	中国医学科学院医药生物技术研究所
31381202089/H1622	从 CRYL1 基因甲基化探讨乳腺癌赫赛汀耐药的机制	李　凡	重庆医科大学
31421203101/B0302	基于反应机制的肽酰基精氨酸脱亚胺酶4(PAD4)抑制剂的虚拟筛选	李冬梅	南开大学
31551203078/E0310	可注射抗癌药物小分子水凝胶的制备及功能研究	李东霞	南开大学
31621204055/B040303	以蛋白质间的替换作用为释放动力的 t-PA 缓释系统的构建	李　丹	苏州大学
31781201328/H1908	喹诺酮类耐药菌在社区人群肠道中的定植状况和播散机制	李　彬	福建医科大学
31831200869/C110205	尿素通道抑制剂 UTinh-14 的利尿作用及其机制研究	雷天落	北京大学
31981202751/H2718	不同电流强度电针缓解大鼠胫骨癌痛的量效关系及对脊髓星形胶质细胞活化的影响	蒯　乐	上海中医药大学
32081201706/H1609	利用高通量 RNAi 技术研究肺鳞癌 EGFR-TKI 原发性耐药机制	鞠立霞	同济大学
32381202710/H2710	Mmp13 和 Adamts5 在 TGF-β 信号转导和骨性关节炎发病中的作用及补肾活血中药的干预机制研究	金红婷	浙江中医药大学
32481202531/H3102	诱导兰尼丁受体(RyR2)功能障碍在药物相关性心律失常中的作用及其机制研究	解翠红	华中科技大学
32581202068/H1621	癌蛋白 iASPP 在卵巢癌耐药机制中的作用及相关通路研究	蒋莉莉	四川大学
32631201349/C200102	β-乳球蛋白的结构特性和与非健康细胞的作用规律以及构建亚油酸异构体系统的稳定性研究	江虹锐	广西大学
32781200742/H1304	药物预防耳蜗植入后内耳纤维化的研究	贾　欢	上海交通大学
33031200562/C050102	靶向人Ⅰ型羰基还原酶的类黄酮抑制剂筛选及作用机制研究	黄维雪	中国科学院上海有机化学研究所
33181200751/H1305	线粒体 DNA A1555G 遗传学及起源性分析	黄莎莎	中国人民解放军总医院
33281202585/H3110	piggyBac 介导体外高灵敏药物代谢、毒性评价肝细胞体系的建立	黄黎珍	华南理工大学
33351202001/E020403	新型双控纳米复合药物载体的构筑及其可控释放研究	黄方志	安徽大学
33421202142/B02060	1 新型手性斑蝥素衍生物的设计、合成及抗肿瘤活性研究	黄　超	云南民族大学
33581201035/H0918	伏隔核 CART 通过钙离子调节 CaMK-D3R 负反馈调节可卡因奖赏效应	胡贞贞	南昌大学
33631200111/C010603	结核分枝杆菌 RbpA 转录调控及在利福平耐药中的功能研究	胡杨波	中国科学院武汉病毒研究所
33781202976/H2813	于 HIV-1 Vpu 蛋白的中药抗艾滋病病毒筛选方法研究	胡　秦	北京工业大学
33881202924/H2806	芳香开窍中药促进纳米粒经鼻入脑转运及其机制研究	胡凯莉	上海中医药大学
33951202239/E020403	多功能介孔 SiO2/水凝胶纳米复合纤维双重载药体系的研制	侯智尧	中国科学院长春应用化学研究所
34021201114/B010303	微量元素与嘌呤类 PMOFs 的构筑及药物控缓释性能	侯娟娟	山西师范大学
34181202853/H2903	基于分子印记纳米磁珠“多靶垂钓-定向捕集”的中药活性代谢物质群的发现及药效物质基础研究	洪俊丽	南京医科大学
34281201813/H1612	异硫氰酸烯丙酯联合靶向治疗对顺铂耐药的卵巢癌抗肿瘤的研究	何　翔	四川大学
34381202438/H3003	以整合酶-LEDGF/p75 相互作用为靶点的抗 HIV 药物高通量筛选	何红秋	重庆市科学技术研究院
34481201868/H1616B	细胞激活因子(BAFF)在巨噬细胞诱导多发性骨髓瘤耐药过程中的作用及机制研究	何冬花	浙江大学
34581201342/H2002	鲍曼不动杆菌 CRISPR/Cas 系统的进化特征及适应性免疫功能研究	何　超	四川大学
34681200138/H0205	hERG 基因变异与全麻药物致 QT 间期延长的遗传易感性及分子机制	韩圣娜	郑州大学
34781202477/H3008	新型肿瘤血管靶向栓塞化疗体系原位立方液晶载药系统的研究	韩　珂	广州医学院
34881201838/H1615	caveolin-1 在紫杉醇诱导的肺癌多药耐药及侵袭转移中的分子机制研究	韩　非	上海交通大学
34981201924/H1617	TWIST 在胃癌多药耐药中的作用及分子机制	郭雪艳	西安交通大学
35021206045/B06050	1pH 敏感多肽胶束作为药物载体的分子设计与结构调控	郭　新	东华南理工大学
35131200305/C030301	灌木和草本药用植物对喀斯特生境的生理适应策略	郭晓云	广西壮族自治区药用植物园
35221202116/B0206	新型核苷类似物的设计、合成和抗肿瘤活性研究	郭翔海	天津大学
35381201189/H1819	基于纳米锂皂石的药物输送体系用于乳腺癌的靶向化疗	郭　睿	东华大学
35481202676/H2708	辛温通阳中药介导 PKA/CREB 通路活化 PGC-1α 调控非酒精性脂肪肝细胞糖脂代谢的研究	郭　洁	华中科技大学
35581202905/H2803	湖北海棠雌激素样作用药效物质基础研究	郭东艳	陕西中医学院
35681202693/H2708	缝隙连接功能变化对抑郁模型大鼠海马神经重塑的影响及中药干预研究	郭　纯	湖南中医药大学
35731200623/C050403	小分子激动 OATP 分子机制的研究	贵春山	苏州大学

（续表）

项目编号	项目名称	负责人	依托单位
35881202716/H2711	基于ER介导BKca与TRPV-1离子通道探讨芍药甘草汤对子宫腺肌病痛经的干预机制	关永格	广州中医药大学
35981201724/H1609	新型纳米药物-温敏型水凝胶复合药物传输载体同时提高术后腹腔化疗效果和防治术后粘连的机制研究	巩长旸	四川大学
36021201143/B010303	若干生物活性手性锇(Ⅱ)络合物的合成及性能研究	龚　磊	厦门大学
36111202169/A020601	聚能装药下定向破片群模式毁伤元成型机制研究	龚柏林	西北核技术研究所
36281201176/H1818	基质金属蛋白酶响应性高分子胶束的制备及其在肿瘤药物或基因治疗上的应用	葛治伸	中国科学技术大学
36581201723/H1609	米尔贝类抗生素逆转胶质瘤多药耐药的作用及机制研究	高爱丽	东北农业大学
36681202781/H2901	基于"君臣配伍"探讨芍药甘草汤通过激活PXR途径影响紫杉醇药动学的机制研究	甘平平	中南大学
36721205145/B0512	基于高阶校正的民族植物药多组分体内协同代谢动力学过程多维定量表征研究	付海燕	中南民族大学
36881201837/H1615	ACE2-Ang(1-7)-Mas轴对获得性铂类耐药肺癌血管生成的影响及机制研究	冯　耘	上海交通大学
36981202547/H3105	丹参酮Ⅰ抗肿瘤耐药作用及机制研究	冯建明	中国科学院上海药物研究所
37081202796/H2902	从TLR4/hBD2通路探讨扶正祛邪中药在COPD稳定期的抑菌作用机制	封继宏	天津中医药大学
37151203102/E0311	同步控制聚合物材料形状记忆与药物释放的聚焦超声新技术	费国霞	四川大学
37281202586/H3110	那可丁系列衍生物结构-代谢激活关系研究	房中则	辽宁医学院
37381202012/H1619	PSCA靶向纳米粒携带新型"联合靶向化学药物"治疗HRPC的生物学效应及其机制	方友强	中山大学
37421201077/B0107	多孔发光稀土金属-有机骨架材料的合成与药物缓释研究	范　勇	吉林大学
37581201179/H1818	高载药率的多重靶向抗肿瘤纳米药物载体研究	范　黎	中国人民解放军第四军医大学
37681202389/H3001	新型选择性、功能活性PTP1B抑制剂的设计、合成及生物活性研究	杜永丽	山东轻工业学院
37781202464/H3008	多重肝靶向抗肿瘤自组装前药纳米给药系统	杜丽娜	中国人民解放军军事医学科学院
37881202607/H3112	TASK-1通道所参与的局麻药心脏毒性作用机制	杜桂芝	四川大学
37981201490/H1511	基于中国重症感染患者利奈唑胺PPK/PD模型的耐药预测及临床治疗决策研究	董海燕	西安交通大学
38051203101/E031002	智能稳定型细胞内定位输送纳米药物载体的研究	丁明明	四川大学
38281202857/H2903	基于固定化靶酶亲和色谱的中药药效物质筛选新方法	邓仕任	中国科学院大连化学物理研究所
38451203162/E031002	具良好体内清除效果的聚合物囊泡/Au纳米粒子热化疗体系	代凤英	中国科学院过程工程研究所
38581201323/H1908	embAC与embB共突变对结核分枝杆菌乙胺丁醇药物敏感性的调节机制研究	崔振玲	同济大学
38681201805/H1612	EGFR亲合体靶向修饰磁性纳米药物的构建及其在肝癌治疗中的作用	池小琴	厦门大学
38721202120/B020601	基于PPARs多靶点的抗糖尿病药物设计、合成和活性研究	程先超	天津医科大学
38881202544/H3104	小分子化合物NC-2抗艾滋病毒与靶细胞融合的分子机制及结构优化	陈之朋	南方医科大学
38951202199/E020403	透析法制备羟基磷灰石巢状纳米球及其载药性能研究	陈震华	西北农林科技大学
39081202582/H3110	基于流速调节技术的喹诺酮类抗菌药体外PK/PD模拟研究	陈渊成	复旦大学
39381202064/H1621	水通道蛋白在上皮性卵巢癌细胞顺铂敏感性及耐药形成中的作用及机制研究	陈学军	浙江大学
39481202087/H1622	乳腺癌微环境中癌相关成纤维细胞分泌IL-6介导三苯氧胺耐药的研究	陈小松	上海交通大学
39551202030/E021303	携蜂毒肽的控制释放靶向纳米给药系统	陈文彬	福建农林大学
39681202604/H3112	组织特异性启动子驱动荧光报告基因质粒转染hES建立药物胚胎毒性体外检测体系的研究	陈　蕊	广州医学院
39781202568/H3106	流感病毒血凝素活性肽抗流感病毒感染的机制研究及结构优化	陈　勍	中国医学科学院药物研究所
39821201046/B010303	分子基多孔晶态材料的设计合成及其气体存储和药物负载的性能研究	陈　清	广西中医药大学
39981202005/H1619	调控miR-101/VEGF-C通路抑制膀胱癌淋巴道转移与降低化疗耐药的双重作用研究	陈敏丰	中南大学
40081202451/H3004	以TolC蛋白为靶标的大肠杆菌外排泵抑制剂的筛选及耐药干预机制研究	陈伶利	湖南中医药大学
40121205010/B0511	基于磁性碳纳米管接枝分子印迹聚合物的农药残留分离富集方法研究	陈立钢	东北林业大学
40231200742/C100401	中药小分子与细胞膜相互作用的信号获取与分析	陈桂芳	上海大学
40381201341/H2002	香港海鸥型菌中喹诺酮类抗生素的耐药机制研究	陈定强	广州医学院
40581202908/H2803	基于谱效关系的藏药沙棘对心肌细胞损伤保护作用的物质基础研究	陈　雏	四川省中医药科学院
40621206006/B060806	一氧化氮消除大肠杆菌对氨苄青霉素耐药性的分子机制研究	陈　畅	北京化工大学
40781201732/H1609	GPxs对非小细胞肺癌铂类化疗药物耐药影响的研究	陈柏深	南方医科大学

（续表）

项目编号	项目名称	负责人	依托单位
40821205101/B0509	以荧光修饰的 TEM-1 型 β-内酰胺酶作为药物传感器的体外药物筛选	陈百豪	香港理工大学深圳研究院
41031200701/C0807	单细胞 PCR 技术获取人源抗体平台的建立	常　宏	河北医科大学
41181202496/H3010	中药苦参中肝脏细胞膜结合成分的筛选及其靶标鉴定研究	曹　岩	中国人民解放军第二军医大学
41281201721/H1609	潜在的 Tβ4/ILK/PI3K/Akt 信号通路介导肝癌干细胞对索拉非尼的耐受作用及克服方案的探索	曹　璐	中国人民解放军第二军医大学
41381202849/H2903	体现患者重要结局的中成药临床效应个性化比较效果评价方法	曹红波	天津中医药大学
41581202919/H2805	基于体内外化学物质和药效变化的相关性探讨苍术麸炒的科学内涵	才　谦	辽宁中医药大学
41681202775/H2721	辨证选用中成药的辅助决策模型研究	白文静	中国中医科学院中医临床基础医学研究所
41781201097/H1805	HER2 靶向新型纳米载体荷载 BCRP-siRNA 经 UTMD 逆转乳腺癌耐药性的实验研究	白　敏	上海交通大学
41881202563/H31061	3-(6-叔丁基吡啶-3-基)-甲基小檗碱(BD-10-4)抗真菌作用机制研究	安毛毛	同济大学
41981202490/H3009	新型水溶性杯芳烃的设计合成及在紫杉醇类抗肿瘤药物载体中的应用	安　琳	徐州医学院
42051203042/E030703	银/聚吡咯/壳聚糖核壳结构纳米球的制备及其对抗药菌的抑制机制	安　静	河北科技大学

2012 年地区科学基金项目（药学相关项目选录）

项目编号	项目名称	负责人	依托单位
81260648/H2807	基于 DNA 甲基化的寒、热药性辨析研究	朱卫丰	江西中医学院
81260580/H29	蟾酥逆转白血病多药耐药细胞 CEM/VCR 的作用及其机制研究	朱大诚	江西中医学院
81260357/H1615	HGF/c-MET 信号通路与 EML4-ALK 阳性非小细胞肺癌获得性耐药的相互关系及其机制研究	周韶璋	广西壮族自治区肿瘤防治研究所
81260388/H1622	苦参碱作用人乳腺癌细胞 AKt 靶基因逆转多药耐药的分子机制研究	周炳刚	宁夏回族自治区人民医院
81260643/H2805	基于药性表征-药效-物质基础关联的姜黄连炮制机制研究	钟凌云	江西中医学院
81260592/H2902	p21WAF1/CIP1 去泛素化介导复方浙贝颗粒逆转大肠癌化疗耐药的机制研究	郑　智	江西省肿瘤医院
81260261/H1908	结核杆菌 PhoPR 双组分系统对新疆地区广泛流行的耐药结核杆菌临床分离株耐药性产生的调控作用及其机制研究	张万江	石河子大学
81260536/H2708	PI3K-Akt/mTOR 通路调控 P-β-catenin 介导溃疡性结肠炎相关癌变及健脾清热活血方药干预研究	张　涛	广西中医药大学
81260383/H1621	ERK1/2-p16(INK4a)信号通路与子宫颈腺癌顺铂耐药的分子机制	曾四元	江西省妇幼保健院
81260576/H2720	基于苗医药特色理论与适应性数据挖掘技术的苗医方剂释理技术研究暨苗医特色方剂学理论框架构建	云雪林	贵阳中医学院
81260605/H2903	基于色谱联用技术的开心散抗老年痴呆活性成分的筛选及作用机制研究	袁金斌	江西中医学院
81260543/H2709	生肌玉红膏对深Ⅱ度烧伤大鼠真皮多能干细胞的调控作用及基因芯片解析	于　博	甘肃中医学院
21265015/B050202	智能水凝胶薄膜电极对生物/药物分子可调控的电催化和电化学传感	姚惠琴	宁夏医科大学
31260508/C040202	中缅边境恶性疟原虫对咯萘啶抗药性的研究	杨照青	昆明医科大学
81260579/H2721	中医药对 HIV 感染ⅡA 期特异性 CTL 应答调节及其机制探索	杨玉琪	云南省中医中药研究院
81260652/H2809	活血化瘀类中药对大鼠脑缺血再灌损伤的作用差异及基因调控研究	杨秀芬	广西中医药大学
81260612/H2801	枳实与枳壳功效差异的物质基础研究	杨武亮	江西中医学院
81260324/H1606	缝隙连接蛋白 26 调控 EMT 介导的非小细胞肺癌吉非替尼耐药及分子机制	阳　洁	广西医科大学
81260672/H2818	藏药浴疗法对 RA 滑膜细胞的 JAK-STAT、MAPK 和 NF-κB 炎症信号网络调控机制研究	央　嘎	西藏藏医学院
81260552/H2716	复方健耳剂干预老年性耳蜗神经细胞凋亡关键分子机制研究	宣伟军	广西中医药大学
81260682/H2818	蒙药塔日奴炮制前后物质基础变化及功效改变的相关性研究	许　良	内蒙古民族大学
81260508/H3110	基因多态“网络”下丹参素对他汀类药物转运、代谢影响的分子机制及其与调脂效应的关联研究	熊玉卿	南昌大学
21264009/B040303	新型含叶酸靶向和荧光探针双功能高分子药物载体的研究	熊向源	江西科技师范大学
81260681/H2818	壳聚糖包覆复合磷脂脂质体作为维药有效部位香青兰总黄酮口服新型载体的研究	邢建国	新疆维吾尔自治区药物研究所
21262013/B020601	靶向酪氨酰-tRNA 合成酶和Ⅱ型拓扑异构酶的多靶点抗菌药物的设计、合成和活性研究	肖竹平	吉首大学
81260475/H3002	云南民族民间药用昆虫喙尾琵琶甲抗肿瘤活性物质基础研究	肖　怀	大理学院
81260677/H2818	多基源藏药蒂达的质量等同性研究及其 DNA 条形码识别系统的构建	夏从龙	大理学院
81260477/H3002	诱导子对药用真菌火木层孔菌次生代谢的调节作用研究	吴秀丽	宁夏医科大学
81260341/H1609	Nrf2 与乳腺癌耐药性的相关研究	吴向华	广西医科大学

（续表）

项目编号	项目名称	负责人	依托单位
81260456/H1005	云南 HIV 阳性者感染 Mtb 的基因多态性分析及其耐药相关性研究	吴利先	大理学院
81260378/H1621	耐药性妇科肿瘤的治疗中光动力学疗法与多药耐药基因之间的相关性研究	文兰英	延边大学
81260615/H2801	基于药用植物亲缘学的列当属药材系统整理与研究	王晓琴	内蒙古医科大学
21262004/B020601	源于广西莪术的β-榄香烯的肝靶向抗肿瘤化合物的设计、合成与生物学评价	王坚毅	广西大学
81260591/H2902	益肾通脉方药对腺嘌呤法大鼠不育症睾丸支持细胞紧密连接的动力学调控	王家辉	海南医学院
81260481/H3007	应用活性位点扩张算法的抗结核二氢叶酸还原酶特异性抑制剂的研发	王昊宁	宁夏医科大学
31260073/C020501	重楼属植物花药开裂和关闭机制研究	王定康	昆明学院
81260636/H2803	基于药物代谢组学的"辛芍组方"有效性评价及作用机制研究	王爱民	贵阳医学院
21261025/B0104	选择性识别 G-四链体 DNA 的生物碱金属药物合成与机制研究	谭明雄	玉林师范学院
81260382/H1621	雷公藤内酯醇对耐顺铂人上皮性卵巢癌抑制作用及相关机制研究	谭布珍	南昌大学
81260414/H2401	人附红细胞体病发病机制及蒙药治疗的实验研究	邰秀珍	内蒙古医科大学
81260402/H1625	ERAA 对舌鳞癌细胞顺铂化疗敏感性的影响	孙传政	昆明医科大学
81260220/H1805	超声造影对大鼠肝泡型包虫病浸润增殖区活性的评价	宋　涛	新疆医科大学
31260620/C1806	藏药马尿泡活性物质分子印迹聚合物合成与多组分缓释性能及其药代动力学研究	余永新	西藏自治区农牧科学院
81260638/H2804	基于中药功效矢量阈值的山楂质量控制方法研究	邵　峰	江西中医学院
81260684/H2818	藏药甘扎嘎日治疗瘟热病药效物质及其活性-作用机制研究	热增才旦	青海大学
31260610/C180501	毒力因子参与不同源肠球菌的机会感染机制及整合子介导的耐药机制的初探	齐亚银	石河子大学
51268002/E080402	负载于孔状高分子薄膜净化血吸虫污染水域缓释药剂研究	罗序中	赣南师范学院
81260366/H1617	抗能量药物对胃癌细胞生长和转移的影响及其作用机制	陆云飞	广西医科大学
81260176/H0903	TRPV1 通道蛋白在局麻药神经毒性损伤中的作用及机制	卢　俊	南昌大学
81260381/H1621	稀土氯化镧逆转卵巢癌顺铂耐药及机制研究	刘丝荪	南昌大学
81260337/H1609	miR-19a 对结肠癌化疗药物敏感性的影响	刘丽娟	江西省肿瘤医院
81260606/H2903	应用入血成分追踪法研究粟米草抗心律失常药效物质基础	刘可越	九江学院
81260657/H2810	氯化两面针碱逆转 DNA 拓扑异构酶介导的肿瘤多药耐药作用研究	刘华钢	广西医科大学
81260506/H3108	蓑衣莲酮的保肝作用及其作用机制研究	廖尚高	贵阳医学院
31260206/C050103	日本血吸虫抗氧化靶标蛋白 SjPrx1 及 SjTGR 抑制剂筛选的结构基础	李永东	赣南师范学院
81260469/H3001	以氨肽酶 N 为靶点的抗癌先导化合物的设计、合成及定量构效关系研究	李少华	南昌大学
81260079/H0315	CYP 与 NAT2 遗传关联对新疆维吾尔族、汉族抗结核药物诱导肝损害的易感性研究	李国昌	石河子大学
81260474/H3002	长白山区域朝药肾炎草与独活防治败血症性急性肾功能衰竭的药效物质基础及其作用机制研究	李　镐	延边大学
81260088/H0322	生物黏附型结肠靶向 5-FU/癸酸钠微球用于门脉缓释化疗的研究	黎乐群	广西医科大学
81260512/H3113	天然药物紫地榆防龋药理作用机制的药效学研究	蓝　海	大理学院
21262033/B020402	两种药效相近藏药材-帕里龙胆和大花绿绒蒿的化学成分分析及活性筛选	蒋思萍	西藏自治区高原生物研究所
31260298/C1302	温度和光周期影响的当归早薹中 AsFT 的功能解析	贾　贞	天水师范学院
81260531/H2708	"FFA-线粒体-ATP/NF-κB-TNF-α"通路与 NASH 肝细胞死亡机制及"脂肝方"的调节效应	纪云西	广西中医药大学
31260346/C130407	山药抗炭疽病相关的 AFLP、ISSR 标记及 SCAR 转化	黄东益	海南大学
81260644/H2806	中药浸膏粉玻璃化转变及其对固体制剂过程和稳定性的影响	何　雁	江西中医学院
31260080/C020603	野生阿魏菇与新疆药用阿魏植物共生对宿主适应干旱环境的作用	郝秀英	新疆农业科学院
81260199/H0913	calponin-3 介导的树突棘重塑在耐药性癫痫形成中的功能研究	韩雁冰	昆明医科大学
31260623/C180702	双峰驼 CYP450 酶系及对探针药物动力学特征的影响	哈斯苏荣	内蒙古农业大学
31260074/C020601	内蒙古蒙古族饲用和兽药用植物传统知识的调查评价	哈斯巴根	内蒙古师范大学
81260027/H0203	体外心脏震波治疗促进心肌动脉生成机制研究	郭　涛	昆明医科大学
81260173/H0902	阿尔茨海默氏病与血管性痴呆发病过程中尼古丁受体的改变特征及史他汀类药物的干预机制	官志忠	贵阳医学院
81260473/H3001	基于脑靶向性转运机制的灯盏乙素苷元衍生物设计与合成	傅晓钟	贵阳医学院
21266026/B061201	中草药渣生物吸附剂制备及其对水环境中污染物吸附性能研究	冯宁川	宁夏医科大学
81260377/H1621	FAS 参与卵巢癌耐药的机制研究	樊　杨	宁夏回族自治区人民医院
21265007/B050202	新型电化学成键 DNA 传感器的构建及其在中药材快速鉴别中应用的研究	樊　浩	江西中医学院
51263010/E030901	新型手性氨基酸修饰导电聚(3,4-乙撑二氧噻吩)的制备及应用	段学民	江西科技师范大学
81260639/H2804	中药中拟除虫菊酯残留检测的石墨烯纳米传感的新方法研究	杜海军	贵州民族大学

（续表）

项目编号	项目名称	负责人	依托单位
81260680/H2818	蒙药复方述达格-4的药效物质基础及作用机制研究	董　玉	内蒙古医科大学
31260002/C010101	源新疆盐湖嗜盐微生物中降解菊酯类农药资源菌的筛选鉴定与功能研究	迪丽拜尔·托乎提	新疆师范大学
81260509/H3111	苦参碱调控Akt/eNOS信号通路抑制异丙肾上腺素致大鼠心脏肥厚的作用机制	党宏万	宁夏医科大学
81260673/H2818	广西民族药磨盘草抗炎利尿作用机制及其谱效关系的研究	陈　勇	广西中医药大学
81260002/H0104	金银花活性成分对烟曲霉菌生物膜干预作用及其机制的体外研究	陈一强	广西医科大学
81260646/H2806	基于"治疗窗"导向的雪上一枝蒿微乳透皮给药制剂的构建与评价	陈晓兰	贵阳中医学院
21266024/B061102	采用理化复合技术降解发酵药渣中残留四环素机制的研究	陈卫民	宁夏大学
81260659/H2811	基于TGFβ1、PDGF、ERK、MMPs与TIMPs靶点的蒙古山萝卜酸抗肝纤维化机制研究	白音夫	内蒙古自治区中蒙医医院
81260574/H2720	基于治疗肝纤维化蒙药德都红花-7味散调节HSC细胞增殖活化及功能的机制研究	巴图德力根	内蒙古民族大学

2012年海外及港澳学者合作研究基金（药学相关项目选录）

项目编号	项目名称	负责人	依托单位
81228021/H3007	TRPC离子通道化学探针的优化	朱　曦	中国科学院上海药物研究所
81229003/H2808	新型毒品依赖形成过程中CNS和非神经系统相关性miRNAs的表达特征及中药干预的新机制	翁建霖	南方医科大学
81228024/H2811	补肾中药对小鼠间充质干细胞成骨分化作用的影响及配伍模式探索	何通川	浙江中医药大学

2012年国家基础科学人才培养基金（药学相关项目选录）

项目编号	项目名称	负责人	依托单位
J1210082/J0108	中国药科大学医药院校骨干师资培训项目	徐晓媛	中国药科大学
J1210054/J0108	北京大学药学基地科研训练及科研能力提高项目	刘俊义	北京大学
J1210029/J0108	沈阳药科大学药学基地人才培养支撑条件建设项目	毕开顺	沈阳药科大学

2012年国家重大科研仪器设备研制专项（药学相关项目选录）

项目编号	项目名称	负责人	依托单位
81227802/H3010	天然药物中目标物快速"识别鉴定"二维色谱仪研制	贺浪冲	西安交通大学

2012年优秀青年科学基金项目（药学相关项目选录）

项目编号	项目名称	负责人	依托单位
81222025/H1908	病原微生物感染与耐药	宗志勇	四川大学
81222042/H30	药物化学和化学生物学	周虎臣	上海交通大学
81222054/H2816	中药复杂体系的化学成分分析与体内代谢研究	叶　敏	北京大学
51222303/E031002	生物材料	杨志谋	南开大学
81222053/H2804	中药质量评价	杨　莉	上海中医药大学
61222508/F051201	生物医学光子学	吴长锋	吉林大学
81222044/H3001	抗感染和抗肿瘤药物化学	盛春泉	中国人民解放军第二军医大学
81222047/H3009	药物材料	邱利焱	浙江大学
31222023/C1007	纳米生物学	钱志勇	四川大学
81222052/H2804	中药质量评价	齐炼文	中国药科大学
21222211/B0206	药物化学生物学	李　剑	华东理工大学
81222046/H3007	药物设计与药物信息	李洪林	华东理工大学
81222051/H2803	中药药效物质基础研究	姜　勇	北京大学
81222049/H3105	抗肿瘤药物药理	黄　敏	中国科学院上海药物研究所
81222045/H3002	天然药物化学	侯爱君	复旦大学
51222304/E031002	载体与缓释材料	何　斌	四川大学
21222106/B0104	生物功能无机纳米材料	高锦豪	厦门大学
21222311/B0309	生物纳米材料	丁　宝	全国家纳米科学中心

（吴　进）

药品专利

2012 年公开的中国药品发明专利申请概况 据国家知识产权局中国专利数据库统计，2012 年公开的中国药品发明专利申请数为 27 633 件，比 2011 年公开的 20 984 件增加了 31.7%。下面按不同分类作进一步的分析。

1 根据专利申请人的类别分类统计

国内申请人与国外申请人的发明专利申请的比较 按申请人的国别分类，国内申请人的发明专利申请数为 21 500 件，比 2011 年的 16 935 件增加了 27.0%，外国人申请的发明专利数为 6 133 件，比 2011 年的 5 028 件增加了 22.0%，见表 1。

国内发明专利申请职务发明与非职务发明的比较 在 21 500 件中国药品发明专利申请中，国内职务发明专利申请数为 13 076 件，比 2011 年的 9 804 件增加了 33.4%，国内非职务发明专利申请数为 8 424 件，比 2011 年的 7 131 件增加了 18.1%，国内非职务发明专利申请仍然主要集中在天然药物领域，见表 2。在国内职务发明专利申请中，申请较多的依次是企业、大学、研究所、医院等，联合申请比去年有所下降，见表 3。

外国人申请的中国发明专利的分类比较 外国人的发明专利申请总数为 6 133 件，申请总量最多的仍然是美国 2 160 件，申请数占外国人申请总数的 35.2%，其次是日本、瑞士、德国、法国、韩国、英国、荷兰、瑞典、意大利、加拿大等，与去年相比，韩国超过英国、荷兰位列第六，意大利超过加拿大。除了在天然药物方面日本专利申请数量第一外，在其他方面的专利申请数量美国都是第一，见表 4。

表 1 2012 年公开的国内发明专利申请与国外发明专利申请的比较

	含有机成分的药品发明专利申请(件)	含无机成分的药品发明专利申请(件)	天然药物发明专利申请(件)	含肽或抗原或抗体的药品发明专利申请(件)	纯药品制剂和药用辅料发明专利申请(件)	化妆品等其他发明专利申请(件)
国内申请	6 396	1 694	12 552	1 815	614	1 778
国外申请	3 275	110	483	1 338	450	839

表 2 2012 年公开的国内发明专利申请中职务发明与非职务发明的比较

	含有机成分的药品发明专利申请(件)	含无机成分的药品发明专利申请(件)	天然药物发明专利申请(件)	含肽或抗原或抗体的药品发明专利申请(件)	纯药品制剂和药用辅料发明专利申请(件)	化妆品等其他发明专利申请(件)
国内职务发明	5 057	544	5 363	1 618	548	1 253
国内非职务发明	1 339	1 150	7 189	197	66	525

表 3 2012 年公开的国内职务发明专利申请单位类型的比较

	含有机成分的药品发明专利申请(件)	含无机成分的药品发明专利申请(件)	天然药物发明专利申请(件)	含肽或抗原或抗体的药品发明专利申请(件)	药品制剂和药用辅料发明专利申请(件)	化妆品等其他发明专利申请(件)
企业	2 650	359	3 360	609	147	750
大学	1 498	70	915	534	301	319
研究所	565	21	363	334	78	82
医院	144	65	485	61	5	37
两个以上联合申请	188	22	170	75	16	57
其他	12	7	70	5	1	8

表 4 2012 年公开的中国药品发明专利申请数量排在前 11 位的国家分类比较

	含有机成分的药品发明专利申请(件)	含无机成分的药品发明专利申请(件)	天然药物发明专利申请(件)	含肽或抗原或抗体的药品发明专利申请(件)	药品制剂和药用辅料发明专利申请(件)	总计(件)
美国	1 187	39	95	515	417	2 160
日本	437	21	112	158	292	935
瑞士	297	3	36	122	37	468
德国	250	5	14	62	131	445
法国	172	4	19	59	112	355
韩国	86	5	72	30	61	237
英国	115	4	19	60	45	222
荷兰	55	1	11	34	84	174
瑞典	79	4	8	23	8	113
意大利	66	2	14	16	9	101
加拿大	58	1	13	35	6	100

注：表 4 中对含多种不同类成分的药品发明进行了重复计算。

2　根据专利申请的专业技术类别分类统计

按治疗疾病的类别分类，2012年公开的药品发明专利申请中排前十位的依次是抗感染药4 071件；治疗消化道疾病药3 751件；抗肿瘤药3 692件；治疗心血管系统疾病药2 770件；止痛药、退热药、抗炎药2 670件；治疗神经系统疾病药2 604件；治疗皮肤疾病药2 507件；治疗代谢疾病药2 269件；治疗呼吸系统疾病药1 922件；治疗骨骼疾病药1 590件；治疗生殖或性疾病药1 537件。

含有机成分的药品发明专利申请　按治疗疾病的类别分类，含有机成分的药品发明专利申请中排前10位的依次是抗肿瘤药2 109件；抗感染药1 606件；治疗心血管系统疾病药1 326件；治疗神经系统疾病药1 304件；治疗代谢疾病药1 037件；止痛药、退热药、抗炎药1 021件；治疗消化道疾病药978件；治疗皮肤疾病药856件；治疗呼吸系统疾病药632件；治疗骨骼疾病药492件；治疗生殖或性疾病药374件。

含无机成分的药品发明专利申请　按治疗疾病的类别分类，含无机成分的药品发明专利申请中排前10位的依次是治疗皮肤疾病药446件；治疗消化道疾病药296件；抗感染药282件；止痛药、退热药、抗炎药165件；治疗呼吸系统疾病药161件；治疗骨骼疾病药143件；治疗生殖或性疾病药119件；治疗心血管系统疾病药117件；治疗代谢疾病药104件；抗肿瘤药99件；治疗神经系统疾病药99件。

含天然药物发明专利申请　按治疗疾病的类别分类，含天然药物发明专利申请中排前10位的依次是治疗消化道疾病药2 729件；治疗皮肤疾病药1 782件；止痛药、退热药、抗炎药1 673件；抗感染药1 653件；治疗心血管系统疾病药1 454件；治疗呼吸系统疾病药1 354件；治疗神经系统疾病药1 219件；治疗生殖或性疾病药1 214件；治疗代谢疾病药1 130件；治疗骨骼疾病药1 108件；抗肿瘤药844件。

含肽或抗原或抗体的生物药品发明专利申请　按治疗疾病的类别分类，含肽或抗原或抗体的生物药品发明专利申请中排前10位的依次是抗感染药950件；抗肿瘤药607件；治疗消化道疾病药234件；治疗代谢疾病药233件；治疗心血管系统疾病药191件；治疗神经系统疾病药183件；治疗皮肤疾病药143件；止痛药、退热药、抗炎药137件；治疗骨骼疾病药122件；治疗呼吸系统疾病药80件；治疗生殖或性疾病药58件。

药品制剂发明专利申请　涉及药品制剂发明专利申请共5 970件，其中只含有机成分的制剂有2 289件，只含中药成分的制剂有1 868件，只含无机成分的制剂有67件，含肽或抗原或抗体的生物制剂有278件，纯药品制剂或药用辅料有1 064件，其余为含有机成分、无机成分、肽或抗原或抗体等两种或多种成分的制剂。按剂型类别分类，依次是颗粒剂1 557件，其中冻干粉354件；丸剂或片剂1 481件，其中持续释放或间断释放的丸剂或片剂192件；胶囊847件，其中微型胶囊142件、持续释放或间断释放的胶囊81件；分散液或乳剂790件，其中乳剂254件，气雾剂129件，脂质体258件；溶液剂780件，软膏剂472件；网状、片状或丝状396件，栓剂53件。

3　2012年药品发明专利申请的特点

（1）从药品专利申请数量整体来看，与2011年相比，国内的申请在含有机成分药品、含无机成分药品、天然药物、生物药品、药用辅料和纯药物制剂方面的专利申请数量都超过了国外申请。

（2）在药品领域方面，2012年国内职务发明专利申请总量仍然超过非职务发明专利申请总量，国内职务发明专利申请与非职务发明专利申请比例由2011年1.07:1上升到2012年的1.55:1。其中，在含有机成分药品发明专利申请方面，国内职务发明与非职务发明的比例为3.78:1，与2011年的比例2.91:1相比呈增长趋势。在含无机成分药品发明专利申请方面，国内职务发明与非职务发明的比例为1:0.47，与2011年的比例1:1.84相比国内非职务发明呈增长趋势。在天然药物发明的专利申请方面，国内职务发明与非职务发明的比例为1:0.75与2011年1:1.20的比例相比国内非职务发明呈增长趋势。在含肽或抗原或抗体的生物药方面，国内职务发明与非职务发明的比例为8.21:1，与2011年8.26:1的比例相比国内职务发明呈下降趋势。

（3）在职务发明中，来自企业的专利申请占53.7%，比2011年的50.6%增加3.1%。其次企业与研究所高校的专利申请比例为1.47:1，与2011年1.30:1的比例相比，企业专利申请仍呈增长趋势。在含肽或抗原或抗体的生物药和纯药品制剂和药用辅料方面，仍以大学申请为主，这表明这类发明仍停留在研究阶段，尚没有形成产业化规模。

（4）值得注意的是2012年生物药品和药用辅料和纯药品制剂领域发明专利申请数量都超过国外的专利申请，这表明在这个领域，国内持续加大研发力度。在国外药物的开发方面，美国保持第一位置，但在天然药物申请方面，日本又超过美国，位列第一。值得注意的是，韩国在天然药物方面的专利申请由2011年的37件猛增到72件，位列国外天然药物申请量第三，需要国内同行加以关注。

（5）在药品治疗疾病的开发方面，抗感染药中首先是天然药物1 653件、其次是含有机成分药物1 606件、生物药950件和含无机成分药物282件；治疗消化道疾病药中首先是天然药物2 729件、其次是含有机成分药物978件、含无机成分药物296件和生物药234件；抗肿瘤药中首先是含有机成分药物2 109件，其次是天然药物844件、生物药607件和含无机成分药物99件；治疗心血管系统疾病药中首先是天然药物1 454件、其次是含有机成分药物1 326件、生物药191件和含无机成分药物117件；止痛药、退热药、抗炎药中是天然药物1 673件、其次是含有机成分药物1 021件、含无机成分药物165件和生物药137件；治疗神经系统疾病药中首先是含有机成分药物1 304件，其次是天然药物1 219件、生物药183件和含无机成分药物117件；治疗皮肤疾病药中首先是天然药物1 782件、其次是含有机成分药物856件、含无机成分药物446件和生物药13件；治疗代谢疾病药中首先是天然药物1 130件、其次是含有机成分药物1 037件、生物药233件和含无机成分药物104件；治疗呼吸系统疾病药中首先是天然药物1 354件、其次是含有机成分药物632件、含无机成分药物161件和生物药80件；治疗骨骼疾病药中首先是天然药物1 108件、其次是含有机成分药物492件、含无机成分药物143件和生物药122件；治疗生殖或性疾病药中首先是天然药物1 214件、其次是含有机成分药物374件、含无机成分药物119件和生物药58件。

（6）药品剂型的开发，目前主要集中在含有机成分药物和天然药物，天然药物制剂占药品制剂发明总量的31.3%，比2011年的29.9%增加了1.4%；含有机成分和无机成分的药物占药品制剂发明总量的34.7%，与2011年的38.3%下降了3.6%，生物制剂占药品制剂发明总量的4.7%，比2011年的5.0%下降0.3%。制剂开发集中在颗粒剂、丸剂或片剂、胶囊、分散液或乳剂和溶液剂型上，与去年相比，分散液或乳剂上升到第四位。气雾剂、脂质体和控释片剂方面增长迅速。

（张伟波　解佳烨）

上卷更正：2011年天然药物制剂占药品制剂发明总量的29.9%，比2010年的48.0%下降了18.1%；含有机成分和无机成分的药物占药品制剂发明总量的38.3%，与2010年的42.8%下降了4.5%，生物制剂占药品制剂发明总量的5.0%，比2010年的7.9%下降了2.9%。制剂研究发明专利申请的大幅下降，主要是药监局药品改剂型严格审批政策作用的体现。

↗ 2012年授权公告的中国药品发明专利概况　据国家知识产权局中国专利文献数据库统计，2012年公告的授予专利权的中国药品发明专利数为13 323件，比2011年公告的中国药品发明专利数量13 825件下降了3.6%。下面按不同分类作进一步的分析。

获得药品发明专利的国内专利人与国外专利权人的比较　按专利权人的国别分类，国内专利权人的发明专利数为10 178件，比2011年的11 723件下降了13.2%，外国人获得的发明专利数为3 145件，比2011年的2 102件增加了49.6%，见表5。

获得药品发明专利的国内职务发明与国内非职务发明的比较　在10 178件国内发明专利中，国内职务发明专利数为7 199件，比2011年的6 817件增加了5.6%；非职务发明专利数为2 999件，比2011年的4 906件下降了38.9%，非职务发明专利主要集中在天然药物领域，见表6。

在职务发明专利中，含有机成分的药品、含无机成分的药品、天然药物中获权较多的依次是企业、大学、研究所、医院；在生物药、药物制剂和化妆品等发明专利中，大学第一，其次为企业、研究所和医院。见表7。

中国药品发明专利中国外专利权人的分类比较　在2012年中国药品发明专利中专利权人为国外的总数为3 145件，获权最多的仍然是美国893件，占外国人获权总数的28.4%，比去年的25.9%增长2.5%。其次为日本、瑞士、德国、法国、英国、荷兰、韩国、瑞典和比利时，英国超越荷兰位居第六，瑞典超越了比利时位居第九。除日本在天然药物和化妆品等其他发明的领域超过美国外，其他含有机成分药品、含无机成分的药品、生物药品等方面仍然是美国第一，值得关注的是韩国在天然药物领域获得的发明专利位居第三。见表8。

其他　2012年公告的中国药品发明专利中涉及的剂型分布见表9，2011年公告的中国药品发明专利中涉及的前十位的疾病见表10。

表5　2012年公告的国内发明专利与国外发明专利的比较

专利权人	含有机成分的药品发明专利（件）	含无机成分的药品发明专利（件）	天然药物发明专利（件）	含肽或抗原或抗体的药品发明专利（件）	药品制剂和药用辅料发明专利（件）	化妆品等其他发明专利（件）
专利人为国内的	3 740	849	5 476	1 061	412	699
专利人为国外的	1 660	54	228	603	295	490

表6　2012年公告的药品发明专利中国内职务发明与国内非职务发明的比较

	含有机成分的药品发明专利（件）	含无机成分的药品发明专利（件）	天然药物发明专利（件）	含肽或抗原或抗体的药品发明专利（件）	药品制剂和药用辅料发明专利（件）	化妆品等其他发明专利（件）
国内职务发明	2 991	333	2 963	983	378	593
国内非职务发明	749	462	2 513	78	34	106

表7　2012年公告的国内职务发明专利单位类型的比较

单位类型	含有机成分的药品发明专利(件)	含无机成分的药品发明专利(件)	天然药物发明专利(件)	含肽或抗原或抗体的药品发明专利(件)	药品制剂和药用辅料发明专利(件)	化妆品等其他发明专利(件)
企业	1 400	196	1 687	303	121	274
大学	902	46	628	356	185	205
研究所	412	62	329	206	47	50
医院	84	22	185	42	7	27
两个以上联合的	190	7	127	69	18	35
其他	3	0	7	7	0	2

表8　2012年公告的中国药品发明专利中排在前十位的国家比较

国家	含有机成分的药品发明专利(件)	含无机成分的药品发明专利(件)	天然药物发明专利(件)	含肽或抗原或抗体的药品发明专利(件)	药品制剂和药用辅料发明专利(件)	化妆品等其他发明专利(件)	药品专利总计(件)
美国	449	20	35	214	86	129	893
日本	335	10	79	90	48	136	634
瑞士	189	4	15	42	19	20	276
德国	111	1	11	30	35	39	218
法国	74	1	8	31	13	36	157
英国	60	1	6	23	23	19	126
荷兰	31	1	7	20	17	45	117
韩国	43	0	20	10	16	29	113
瑞典	48	4	8	10	4	2	76
比利时	58	1	0	13	2	1	74

表9　2012年公告的中国药品发明专利中涉及的剂型分布

对应剂型	总数量(件)
塞剂;栓剂	42
软膏剂;其基质	263
溶液	392
分散液	572
乳剂	136
气雾剂;泡沫剂	290
脂质体	195
细粒状,例如粉末	1 024
冻干粉末	209
丸剂、锭剂或片剂	969
持续释放或间断释放型丸剂或片剂	137
包衣的丸剂或片剂	157
糖衣药丸	90
胶囊制剂	779
微型胶囊	81
毫微胶囊	13
持续释放型或间断释放型	59
口香糖类型的	7
网状、片状或丝状基料	213
供吸烟或吸入用的制剂	20

表10　2012年公告的中国药品发明专利中涉及的前十位的疾病治疗药物

对应疾病	总计
抗感染药	1 916
抗肿瘤药	1 822
消化道疾病	1 556
治疗心血管系统疾病	1 410
治疗神经系统疾病	1 275
治疗代谢疾病	1 192
止痛药、退热药、抗炎药	1 011
治疗皮肤疾病	1 000
治疗呼吸系统疾病	817
治疗骨骼疾病	795

（张伟波　韩雅婷）

2012年公告授权的中国药品发明专利(国内的职务发明)

专利号	发明专利名称	专利权人
一、含有机成分的药品发明专利		
1 专利权人为国内企业		
200910185663	接骨灵喷雾剂	安徽安科生物工程(集团)股份有限公司
201010562353	保健醋及其制备方法	安徽方敏医药有限公司
200910224003	脂肪乳注射液及其生产方法	安徽丰原药业股份有限公司
200610172626	增强记忆力的复方制剂	安徽辉克药业有限公司
201010524052	一种桑椹复合提取物的加工方法	安徽济人药业有限公司
200910116846	一种男士专用的祛粉刺中药酊剂	安徽省泽平制药有限公司
200910266003	一种具有调节血脂功能的组合物	安琪酵母股份有限公司
200810187377	一种具有改善记忆功能的制剂、其制备方法及其应用	安琪酵母股份有限公司
200810187378	一种具有改善记忆功能的制剂、其制备方法及其应用	安琪酵母股份有限公司
200810210569	降血糖用酵母复合物及其制备方法	安琪酵母股份有限公司
200910061777	具有优良溶出性能的双醋瑞因组合物及其制备和用途	安士制药(中山)有限公司
201010209634	关节止痛凝胶膏剂及制备方法	安舒贴(天津)外用制剂科技有限公司
200810041753	异黄酮类化合物及其制备和应用	巴塞利亚药业(中国)有限公司
200810176680	C-芳基葡萄糖苷SGLT2抑制剂	白鹭医药技术(上海)有限公司
201110213800	一种肌氨肽苷注射液药物组合物及其制备方法	白求恩医科大学制药厂
201110292309	一种盐酸左氧氟沙星注射液药物组合物及制备方法	白求恩医科大学制药厂
200910066545	抗衰老的中药制剂	白求恩医科大学制药厂
200910210671	精氨酸阿司匹林及其粉针剂的制备方法	蚌埠丰原涂山制药有限公司
200910259679	无菌精氨酸谷氨酸盐及其粉针剂的制备方法	蚌埠丰原涂山制药有限公司
201010275315	一种治疗高血压的经皮给药型西尼地平贴片及其制备方法	蚌埠丰原涂山制药有限公司
200910210670	复方阿替卡因注射用冻干制剂及其制备方法	蚌埠丰原涂山制药有限公司
200910249864	经皮给药型尼群地平贴片及制备方法	蚌埠丰原涂山制药有限公司
201010579598	萘哌地尔栓剂及其制备方法	蚌埠丰原涂山制药有限公司
200910260122	甲磺酸酚妥拉明果糖组合物及其制备方法和应用	蚌埠丰原医药科技发展有限公司
200610112160	用于杀菌、抑菌和抗炎的组合物及其方法	宝血纯化科技股份有限公司
201010185577	含有布洛芬的药物组合物	北京爱力佳医药科技有限公司
200710120016	含有肾素抑制剂与叶酸类化合物的药物组合物及其用途	北京奥萨医药研究中心有限公司
200910093065	一种高纯度EPA-E、DHA-E的多烯酸乙酯乳剂	北京百慧生化制药有限责任公司
200710099833	一种红曲提取物及其制备方法和质量检测方法	北京北大维信生物科技有限公司
200910085110	一种具有降血脂作用的辛伐他汀组合物及其制备方法	北京北大维信生物科技有限公司
200910012548	吲达帕胺的合成方法	北京成宇药业有限公司
201010112029	医用超声探头消毒凝胶及其制备方法	北京德存华盛医疗器械有限公司
200810116335	一种阿司匹林双嘧达莫缓释胶囊及其制备方法	北京德众万全药物技术开发有限公司
200810246557	一种治疗咳嗽的药物泡腾片剂及其制备方法	北京德众万全药物技术开发有限公司
200710099948	一种含有溴芬酸钠的眼用药物组合物	北京德众万全药物技术开发有限公司
200710122138	一种含有奥美拉唑和多潘立酮药物组合物	北京德众万全药物技术开发有限公司
200710064580	抗菌的妇科外用药物组合物	北京德众万全药物技术开发有限公司
200910244388	一种含有阿戈美拉汀的药用组合物	北京德众万全药物技术开发有限公司
200810105781	一种罗匹尼罗的口服固体药物组合物	北京德众万全医药科技有限公司
201010620385	一种保肝组合物及其制备方法	北京迪诺基因科技有限公司
200810222059	长效姜黄素衍生物在制备抗肿瘤症药物中的应用	北京鼎国昌盛生物技术有限责任公司
200810222060	长效姜黄素衍生物在制备抗抑郁症药物中的应用	北京鼎国昌盛生物技术有限责任公司
200910139519	丹酚酸B在制备治疗肿瘤药物中的应用	北京东方天甲科技发展有限公司
200910169795	一种裂环环烯醚萜新化合物及其在制备抗炎药物中的应用	北京发泰时代医药科技有限公司
200810223722	非布索坦肠溶制剂	北京方策方程医药科技有限公司
201010541648	苯丁酸钠Ⅰ型结晶及其制备方法	北京恒瑞康达医药科技发展有限公司
200710199560	一类新型埃坡霉素化合物及其制备方法和用途	北京华昊中天生物技术有限公司
200810187210	单硝酸异山梨酯控释片及其制备方法	北京华素制药股份有限公司
200910119200	丹参素和丹酚酸B的组合物及其用途	北京环京弘方生物科技有限公司
200710178948	一种含有天然抗菌剂的药用或保健组合物	北京慧宝康源医学研究有限责任公司

（续表）

专利号	发明专利名称	专利权人
200910092011	芳基环丁基化合物及其在制备减肥药物中的应用	北京嘉事联博医药科技有限公司
200810183125	木犀草素及其衍生物的铂类配合物、制备方法及其应用	北京嘉事联博医药科技有限公司
200810112248	一组苯环喹溴铵光学异构体及其组合物的制备方法与应用	北京嘉事联博医药科技有限公司
200810103525	苯基环丁基酰胺衍生物及其光学异构体、制备方法和用途	北京嘉事联博医药科技有限公司
201010505280	盐酸二甲双胍肠溶片及其制备方法	北京京丰制药有限公司
201010260911	稳定的头孢克洛分散片及其制备方法	北京京丰制药有限公司
201010273979	一种稳定的复合维生素组合物及其制备方法	北京京卫信康医药科技发展有限公司
200710304787	用于静脉和脑内注射的两元溶液型制剂	北京京卫燕康药物研究所有限公司
200910087616	含有桉油精、柠檬烯和 a-蒎烯的药物组合物脂肪乳注射液及制备方法	北京九和药业有限公司
201010253507	一种含吡非尼酮的药物组合物及其制备方法	北京凯因科技股份有限公司
201010599709	恩替卡韦固体分散体及其制剂	北京凯因科技股份有限公司
200580052536	含有硝酸异山梨酯和比索洛尔的透皮贴剂	北京康倍得医药技术开发有限公司
201110158745	一种抗疲劳的组合物及其制备方法	北京康比特体育科技股份有限公司
201010520193	一种用于防治关节软组织损伤及并发炎症的组合物	北京康比特体育科技股份有限公司
200810104117	一种保护关节、软组织的药物	北京康比特体育科技股份有限公司
200810240395	含左旋肉碱酒石酸盐的泡腾片	北京康比特体育科技股份有限公司
200810132404	用于防治血管性痴呆的天麻植物提取物及其制备方法	北京科莱博医药开发有限责任公司
201010245005	一种治疗白内障的中药组合物及其药物制剂和制备方法	北京科莱博医药开发有限责任公司
200910243183	一种布洛芬缓释制剂及其制备方法	北京科信必成医药科技发展有限公司
200810117981	拉西地平缓释制剂及其制备工艺	北京科信必成医药科技发展有限公司
200810246731	一种群孔释放的盐酸地尔硫卓择时控释片及其制备方法	北京科信必成医药科技发展有限公司
200810118377	卡马西平缓释片及其制备方法	北京科信必成医药科技发展有限公司
200810118379	阿昔洛韦缓释片及其制备方法	北京科信必成医药科技发展有限公司
200910163049	一种硫酸头孢匹罗的专用溶媒	北京联木医药技术发展有限公司
201010174809	一种多功能消毒液及其制备方法	北京绿伞化学股份有限公司
200810084269	一种含红豆越橘提取物的美容组合物及其应用	北京绿色金可生物技术股份有限公司
200910236362	类胡萝卜素衍生物及其制备方法和应用	北京绿色金可生物技术股份有限公司
200710090694	作为二肽肽激酶-IV 抑制剂的 N-取代硫吗啉衍生物及其医药用途	北京摩力克科技有限公司
200610056748	一种具有调节血压及保护心脑血管系统作用的保健品及其应用	北京尼奥克斯生物科技有限公司
200910258161	线粒体膜电位下降相关的多核苷酸及其编码多肽和用途	北京诺赛基因组研究中心有限公司
201010034402	6/7-(杂)芳基-N-羟基己/庚酰胺化合物及其制备方法	北京欧凯纳斯科技有限公司
201010282584	3-Alloc 胺基-3-(3-硝基-4-氟苯基)丙酸及其制备方法	北京欧凯纳斯科技有限公司
201010283537	3-Boc 胺基-3-(3-硝基-4-氟苯基)丙酸及其制备方法	北京欧凯纳斯科技有限公司
200910243046	荜拔酰胺类化合物抗血小板聚集的用途	北京欧凯纳斯科技有限公司
201010283527	3-Fmoc 胺基-3-(3-硝基-4-氟苯基)丙酸及其制备方法	北京欧凯纳斯科技有限公司
201010164829	一种杀菌止痒的妇科洗液	北京欧凯纳斯科技有限公司
200710121160	治疗尖锐湿疣及生殖器疱疹的鬼臼毒素外用制剂及其制备方法	北京人福军威医药技术开发有限公司
200810118529	含有氨氯地平系列盐和普利类药物的治疗组合物	北京瑞康医药技术有限公司
200710177182	含有氨氯地平和烟酸的治疗组合物	北京瑞康医药技术有限公司
200610138766	新的西克拉明甙 I 及其制备方法和药物组合物	北京瑞康医药技术有限公司
200910236406	左乙拉西坦的药物组合物及其制备方法	北京赛科药业有限责任公司
201010252488	一种氯吡格雷或其药学上可接受盐的固体制剂	北京赛科药业有限责任公司
201010528712	6-芳基氨基吡啶酮甲酰胺 MEK 抑制剂	北京赛林泰医药技术有限公司
200910087427	一种止血消毒剂及其制备方法	北京赛升药业股份有限公司
201110407544	干扰素 α 与异丙托溴铵的雾化吸入剂	北京三元基因工程有限公司
201110407384	干扰素 α 与地塞米松磷酸钠的雾化吸入剂	北京三元基因工程有限公司
200910180879	羟基苯并吡喃酮类化合物在制备治疗白血病药物中的应用	北京珅奥基医药科技有限公司
200810041170	含依托泊苷的海藻酸钠微球血管栓塞剂及制备方法与用途	北京圣医耀科技发展有限责任公司
200910180880	二羟基苯并吡喃酮类化合物在制备预防和治疗骨折和骨质疏松的药物中的应用	北京盛诺基医药科技有限公司
201010033855	一种具有乌发增发效果的组合物	北京世纪博康医药科技有限公司
201110009274	一种细辛脑药物组合物	北京世纪博康医药科技有限公司

（续表）

专利号	发明专利名称	专利权人
201010220670	一种含有制霉素漱口制剂	北京世纪博康医药科技有限公司
201010293789	一种注射用硫辛酸组合物	北京世纪博康医药科技有限公司
200810240135	一种谷维素组合物及其制备方法	北京世纪博康医药科技有限公司
200910238091	一种环木菠萝烯醇阿魏酸酯的固体分散体及其制剂	北京世纪博康医药科技有限公司
201110009266	一种细辛脑药物组合物及其制备方法和用途	北京世纪博康医药科技有限公司
201110009272	一种细辛脑药物组合物、制备方法及其制剂	北京世纪博康医药科技有限公司
200910238089	一种固体分散体及其制剂	北京世纪博康医药科技有限公司
200910238088	一种24-亚甲基环木菠萝醇阿魏酸酯的固体分散体及其制剂	北京世纪博康医药科技有限公司
201010223716	三叶豆苷的用途	北京世纪博康医药科技有限公司
200710064313	低分子量褐藻多糖硫酸酯在制备治疗肾脏疾病的药物中的用途	北京世纪博康医药科技有限公司
200810240132	一种环木菠萝烯醇阿魏酸酯药物组合物及其制备方法	北京世纪博康医药科技有限公司
200910238090	一种谷维素固体分散体组合物及其制剂	北京世纪博康医药科技有限公司
201010223696	棕矢车菊素的用途	北京世纪博康医药科技有限公司
201010223724	谷维素的用途	北京世纪博康医药科技有限公司
200910078501	一种紫杉烷类化合物的组合物、其制备方法和用途	北京世纪博康医药科技有限公司
200810103375	低分子量褐藻多糖硫酸酯在糖尿病肾病药物制备中的用途	北京世纪博康医药科技有限公司
200810119497	一种含有褐藻多糖硫酸酯和葛根的组合物和其应用	北京世纪博康医药科技有限公司
200810113430	一种24-亚甲基环木菠萝醇阿魏酸酯的组合物制剂和纯化工艺	北京世纪博康医药科技有限公司
200810119498	一种含有褐藻多糖硫酸酯和人参的组合物和其应用	北京世纪博康医药科技有限公司
200910162437	银杏叶软胶囊的配方及其制备方法	北京双鹤高科天然药物有限责任公司
200910079041	一种治疗慢性胃炎的中药组合物	北京水圣木科技有限责任公司
200910244378	奥美拉唑钠冻干粉针剂及制备方法和检测方法	北京四环科宝制药有限公司
200910172981	盐酸奥洛他定分散片及其制备方法和检测方法	北京四环科宝制药有限公司
201010227987	盐酸甲砜霉素甘氨酸酯冻干粉针剂及其制备方法	北京四环科宝制药有限公司
201010145010	二甲双胍格列吡嗪片及其制备方法	北京四环科宝制药有限公司
201110056171	一种酒石酸艾芬地尔冻干粉针剂及其制备方法	北京四环科宝制药有限公司
201010163807	一种稳定性高的维生素EC咀嚼片及其制备方法	北京四环科宝制药有限公司
200910250311	马来酸桂哌齐特二倍半水合物及其制备方法	北京四环制药有限公司
200810225878	桂哌齐特一水合物、晶型及其制备方法	北京四环制药有限公司
200810227863	甲磺酸桂哌齐特晶型及其制备方法	北京四环制药有限公司
201110006357	一种安全性高的桂哌齐特药用组合物及其制备方法和其应用	北京四环制药有限公司
201010194734	一种包含利马前列素的药物组合物及其制备方法	北京泰德制药股份有限公司
200910081628	一种治疗乙型肝炎的分散片及其制备方法	北京天科仁祥医药科技有限公司
200910081629	一种治疗乙型肝炎的药物组合物及其制备方法	北京天科仁祥医药科技有限公司
200910236324	一种具有改善营养性贫血功能的组合物	北京同仁堂健康药业股份有限公司
201010612096	中草药复方祛斑美白组合物及外用制剂	北京同仁堂麦尔海生物技术有限公司
200810104134	一种含有盐酸阿米洛利的药物组合物及其制备方法	北京万全阳光医学技术有限公司
201110172410	盐酸坦洛辛缓释制剂的制备方法	北京万生药业有限责任公司
201010193155	一种治疗慢性肾脏病的复方制剂及其制备方法	北京万生药业有限责任公司
200810167726	黄芩黄酮在制备治疗肠道病毒感染药物的应用	北京五和博澳医药科技发展有限公司
200910242393	双环醇双层渗透泵控释片剂及其制备方法	北京协和药厂
201010554865	一种以双环醇为活性成分的药物组合物及其制剂	北京协和药厂
201010143126	一种治疗慢性肝炎的中药组合物及其制备方法	北京亚东生物制药有限公司
201110033496	一种理气宽胸、止痛的中药组合物及其检测方法	北京亚东生物制药有限公司
201010283576	一种治疗喉痹及疖痈、疮疡的滴丸剂及其制备方法	北京亚东生物制药有限公司
200810223017	一种中药组合物在制备治疗水痘药物中的应用	北京以岭药业有限公司
200810118820	一种中药组合物在制备治疗肺原性心脏病药物中的应用	北京以岭药业有限公司
200810056697	一种具有降血糖功能的组合物及其制备方法	北京因科瑞斯医药科技有限公司
200810224410	一种延缓男性衰老的组合物及其制备方法	北京因科瑞斯医药科技有限公司
200810113217	一种用于治疗白血病的中药组合物及其制备方法	北京因科瑞斯医药科技有限公司
200810113218	一种用于治疗白血病的中药组合物及其制备方法	北京因科瑞斯医药科技有限公司
200810113219	一种用于治疗白血病的中药组合物及其制备方法	北京因科瑞斯医药科技有限公司
200910078091	一种具有增加骨密度功能的组合物	北京因科瑞斯医药科技有限公司

（续表）

专利号	发明专利名称	专利权人
201110036796	粉末的磷酸奥司他韦药物组合物	北京元延医药科技有限公司
201010623208	一种甘草次酸乳剂及其制备方法	北京中海康医药科技发展有限公司
201010264507	一种氟比洛芬酯中长链脂肪乳及制备方法	北京中海康医药科技发展有限公司
200810118356	促进成纤维细胞分泌细胞外基质成分的制剂及其制备方法	北京中科颐诺生物技术有限公司
200810056456	具有抗老年痴呆症作用的新环烯醚萜类化合物	北京卓凯生物技术有限公司
200910092236	大蒜精油肠溶微胶囊及其生产方法	北京资源亚太动物药品有限公司
200710003392	Toll 样受体调节性寡核苷酸及其用途	长春华普生物技术有限公司
200710123466	一种具有治疗乳腺癌作用的寡核苷酸	长春华普生物技术有限公司
200510085562	对病毒感染性疾病有治疗作用的单链脱氧核苷酸	长春华普生物技术有限公司
200880006750	用于治疗精神疾病的新颖化合物及其制备方法和用途	长春健欣生物医药科技开发有限公司
201010189752	九里香叶总黄酮在制备预防与治疗糖尿病肾病药物中的应用	长春瑞德医药科技有限公司
200910044011	一种头孢西丁酸的组合物	长沙京天生物医药科技有限公司
201010022008	一种头孢西酮钠冻干粉针剂	长沙易睿医药科技有限公司
201010022006	一种含有依达拉奉的注射液	长沙易睿医药科技有限公司
201110046441	一种治疗慢性牙周炎的口腔中药制剂及其制备方法	常熟华港制药有限公司
201110065287	一种治疗急性牙周炎的口腔中药制剂	常熟华港制药有限公司
201010188548	pH 缓冲生物活性玻璃及其制备方法和防治口腔疾病的用途	常州倍尔生生物科技有限公司
200910141450	根皮苷衍生物及其制备方法和用途	常州高新技术产业开发区三维工业技术研究所有限公司
200710147351	含有兰索拉唑的冻干粉针	常州市第四制药厂有限公司
201010221999	含有兰索拉唑的冻干粉针	常州市第四制药厂有限公司
201010574196	一种山茶油芦荟烧伤膏	郴州邦尔泰苏仙油脂有限公司
201010183182	茶皂素足浴粉	郴州邦尔泰苏仙油脂有限公司
201110163622	一种 pH 值稳定的盐酸氨溴索注射液的制备方法	成都百裕科技制药有限公司
200910263555	一种具有免疫调节作用的药物或保健食品组合物及其制备方法和用途	成都宝祥健康科技有限公司
200880000329	贝特羧酸酯类化合物及其制备方法和用途	成都地奥九泓制药厂
200810227929	胆维他与贝特类药物的联合用药物	成都地奥九泓制药厂
200810161373	N-取代的吡咯烷衍生物及其用途	成都地奥制药集团有限公司
3117546	丹参的水溶性提取物及其制备方法和用途	成都地奥制药集团有限公司
200580041684	中药地榆及其提取物在制备升高红细胞和血红蛋白药物中的应用	成都地奥制药集团有限公司
200810116466	一种治疗头痛的联合用药物	成都科瑞德医药投资有限责任公司
200510020630	盐酸替扎尼定口腔崩解片及其制备方法	成都科瑞德医药投资有限责任公司
201110110776	盐酸戊乙奎醚在制备治疗晕动症疾病药物中的应用	成都力思特制药股份有限公司
201110165502	柠檬烯包合物及其制备方法	成都蓉药集团四川长威制药有限公司
201110038461	一种伊维菌素混合胶束注射剂及其制备方法	成都师创生物医药科技有限公司
201010150346	蒽环类抗肿瘤抗生素脂肪酸复合物脂质纳米粒制剂及其制备方法	成都师创生物医药科技有限公司
200910164371	一种皮肤粘膜消毒液及其制备方法	成都顺发消洗科技有限公司
200710049596	纳米维生素 E 乳浊液的制备工艺	成都思摩纳米技术有限公司
200710050656	羟乙基淀粉 130/0.4 氯化钠注射液及制备方法、用途	成都正康药业有限公司
200710202259	具有消炎、止痒、杀菌作用的外用制剂及其制法和用途	成都芝芝药业有限公司
200910060079	泮托拉唑与多潘立酮的联合用药物	成都自豪药业有限公司
201010245954	一种含替米沙坦和阿利吉伦的联合用药物及其制备方法	成都自豪药业有限公司
201110164257	锌硒咀嚼片	赤峰多维尔生物工程有限公司
201010145431	一种可内服和外用的微丸及其制备工艺	楚雄老拨云堂药业有限公司
201110271647	一种治疗皮肤溃疡的组合物及其应用	德州海利安生物科技股份有限公司
201010248411	一种盐酸利多卡因透皮软膏及其制备方法	迪特克（济源）绿色生物科技有限公司
201010534684	一种阿比朵尔干混悬剂及其制备方法	东北制药（沈阳）科技发展有限公司
200910011267	地衣芽孢杆菌与寡糖类益生元的合生元及其组合物和制剂	东北制药集团公司沈阳第一制药厂
201010607939	一种组合物在制备预防或治疗感冒、发烧药物中的应用	东莞市正幸电器有限公司
201110231710	度他雄胺液体硬胶囊及其制备方法	福格森（武汉）生物科技有限公司
201010126779	替诺福韦酯的盐化合物，其制备方法和药物应用	福建广生堂药业股份有限公司
201110085262	一种易于溶出的拉米夫定片及其制备方法	福建广生堂药业股份有限公司
201110085253	一种恩替卡韦分散片及其制备方法	福建广生堂药业股份有限公司

（续表）

专利号	发明专利名称	专利权人
200910000089	二氢吡啶类钙拮抗剂化合物及其制备方法与医药用途	福建广生堂药业有限公司
200810070785	苋莱黄连素片及其制备方法	福州海王金象中药制药有限公司
201010179472	自微乳型辅酶 Q10 粉状干乳的制备方法	富阳科兴生物化工有限公司
200910117638	伤湿止痛树脂贴及其制备	甘肃奇正藏药有限公司
200910211262	一种治疗白脉病的药物组合物搽剂或洗剂及其制备方法	甘肃奇正藏药有限公司
200910211264	一种治疗白脉病的膏药及其制备方法	甘肃奇正藏药有限公司
200910211265	一种治疗白脉病的涂膜剂及其制备方法	甘肃奇正藏药有限公司
200910211266	一种治疗白脉病的药物组合物酒剂或酊剂及其制备方法	甘肃奇正藏药有限公司
200910211267	一种治疗白脉病的凝胶剂及其制备方法	甘肃奇正藏药有限公司
200910211258	一种治疗白脉病的贴膏剂及其制备方法	甘肃奇正藏药有限公司
200910211259	一种治疗白脉病的药物组合物喷雾剂或气雾剂及其制备方法	甘肃奇正藏药有限公司
200710045606	胖大海单一多糖 SPA 及其制备方法和应用	光明乳业股份有限公司
200910192405	三磷酸胞苷二钠与精氨酸的冻干制品及其制备方法	广东彼迪药业有限公司
201110203871	一种提高左旋肉碱茶多酚胶囊内容物防潮性能的方法	广东长兴科技保健品有限公司
201110028083	一种草鱼注射疫苗增效剂及其制备方法	广东海大集团股份有限公司
201010176154	头孢菌素类混悬颗粒及其制备方法	广东恒健制药有限公司
200810198044	一种治疗冠心病、心绞痛、心律失常的中药组合物及其制备方法	广东宏兴集团股份有限公司宏兴制药厂
201010002638	一种眼科外用抗细菌感染药物	广东宏盈科技有限公司
201010157869	一种基于混合油的葛根素自微乳组合物及其制备方法	广东华南药业集团有限公司
201110242378	一种用于降脂、护肝及解酒的中药组合物及其制备方法	广东九天绿药业有限公司
201110355944	注射用单磷酸阿糖腺苷冻干粉针剂及其制备方法	广东隆赋药业有限公司
201110142049	维生素 E 化合物的组合物制剂及其制备方法	广东如来医药进出口有限公司
201110085258	洛美沙星化合物与氯化钠的组合物制剂及其制备方法	广东如来医药进出口有限公司
201110142048	阿胶的组合物制剂及其制备方法	广东如来医药进出口有限公司
201110085059	司帕沙星化合物的组合物制剂及其制备方法	广东如来医药进出口有限公司
201110085064	氧氟沙星化合物与甘露醇组合物制剂及其制备方法	广东如来医药进出口有限公司
201110131770	一种兰索拉唑药物组合物片剂及其制备方法	广东帅广医药有限公司
200910194182	盐酸格拉司琼鼻腔喷雾剂及其制备方法	广东同德药业有限公司
200910040359	一种注射用单磷酸阿糖腺苷制备方法	广东先强药业有限公司
200910213682	一种用于治疗冠心病的中药有效部位组合物及其制备方法	广东一品红药业有限公司
201010216863	姜黄素-锌化合物在制备抑菌镇痛药物中的应用	广东中大绿原生物科技有限公司
200780000697	一种联苯乙酸盐及其制备方法与应用	广东中科药物研究有限公司
201010102297	具有祛风除湿、消肿止痛的透皮贴剂及其制备方法	广西方略药业集团有限公司
200710186853	一种治疗跌打损伤、风湿性关节炎的中药制剂及其制备方法	广西万寿堂药业有限公司
200910114337	一种治疗风湿关节疼痛、感冒头痛、脘腹疼痛、冻疮的中药组合物及其制备方法	广西玉林制药有限责任公司
201010505560	一种番荔枝内酯类提取物、其制备方法及其在抗癌及减缓癌性疼痛方面的用途	广西正鑫生物科技有限公司
200910119526	稳定的复方青霉素固体药物组合物	广州安健实业发展有限公司
201010246519	超细无菌碳酸钠与头孢类药物组合物	广州白云山天心制药股份有限公司
201010524972	头孢匹胺组合物	广州白云山天心制药股份有限公司
200910041187	头孢克肟分散片及其制备方法	广州白云山制药股份有限公司广州白云山制药总厂
201010290043	一种治疗牙炎的中药组合物及其制备方法	广州博济新药临床研究中心有限公司
200810212019	用于眼部给药的液体制剂及其制备方法	广州达信生物技术有限公司
201110206180	一种亚胺培南西司他丁他唑巴坦的药物组合物	广州定慧医药科技有限公司
201110002918	一种治疗阴道炎的制剂	广州固志医药科技有限公司
201010239672	美托洛尔控释混合骨架片及其制备方法	广州汉方现代中药研究开发有限公司
201010299617	一种 Hsp90 抑制剂 Xbj-B11 及其制备方法与应用	广州暨南生物医药研究开发基地有限公司
201010299615	一种 Hsp90 抑制剂 Xbj-B16-1 及其制备方法与应用	广州暨南生物医药研究开发基地有限公司
200910036715	一种治疗糖尿病肾病的药物组合物及其制备方法	广州康臣药物研究有限公司
200910036717	一种防治糖尿病肾病的药物组合物及其制备方法	广州康臣药物研究有限公司
201110030660	甾体类抗孕激素组合物及其制备方法	广州朗圣药业有限公司
201010597343	一种具有胃滞留性质的米非司酮缓释制剂及其制备方法	广州朗圣药业有限公司
201010130752	注射用两性霉素 B 脂质复合物及其制备方法	广州朗圣药业有限公司

（续表）

专利号	发明专利名称	专利权人
201010282544	一种治疗糖尿病的药物组合物及其应用	广州市和藤医药研究开发有限公司
200810219878	具有增效减毒特点的抗肿瘤组合药物	广州市允中投资发展有限公司
200910016451	含有萘环的椒苯酮胺衍生物	广州市众为生物技术有限公司
200910307637	椒苯酮胺或其盐在制备预防（治疗）脑病的药物中的用途	广州市众为生物技术有限公司
200910302931	一种黄芪甲苷和黄芪多糖复配的药用组合物制备工艺	广州泽力医药科技有限公司
201010273573	化合物（I）在制备改善动脉粥样硬化中的药物中的应用	广州中大中山医科技开发有限公司
200810220218	一种吡喃葡萄糖苷化合物在制备改善高血压的脑血管重构的药物中的应用	广州中大中山医科技开发有限公司
201010235158	一种钩藤缓释片剂及其制备方法	贵州百花医药股份有限公司
200810055428	一种阿莫西林舒巴坦匹酯口服制剂及其制备方法	贵州百灵企业集团制药股份有限公司
200910102731	一种丹参素的制备方法及其医药用途	贵州拜特制药有限公司
201010301414	一种杀菌止痒的洗剂及其制备方法	贵州长生药业有限责任公司
201010287779	一种花粉祛痒止痛酊的制备方法	贵州弘康药业有限公司
201010291389	一种抑制血栓形成的药物	贵州联盛药业有限公司
201010574307	呋喃苦参黄连素片的质量检测方法	贵州神奇药业股份有限公司
200910309834	一种洁阴护理品	贵州神奇药业股份有限公司
200810069062	一种治疗心脑血管疾病的药物组合物	贵州信邦远东药业有限公司
201010178953	一种祛斑药物组合物及其制备方法	贵州益佰制药股份有限公司
201010500619	一种抗肿瘤药物制剂的制备方法	贵州益佰制药股份有限公司
201110320077	一种注射用盐酸头孢甲肟组合物及其制剂	桂林澳林制药有限责任公司
200910304933	一种保肝护肝的中药组合物及其制备方法和质量控制方法	桂林金可保健品有限公司
200910114514	黑芥子甙提取物的制备方法	桂林莱茵生物科技股份有限公司
201010284207	双氢青蒿素 β-环糊精包合物及其制备方法和含有该包合物的抗疟疾药物	桂林南药股份有限公司
201010194619	一种蒺藜皂苷化合物	桂林三金药业股份有限公司
200710129871	治疗自体免疫疾病的牛樟芝环己烯酮化合物及医药组成物	国鼎生物科技股份有限公司
200910171064	用于抑制骨癌肿瘤细胞生长的牛樟芝环己烯酮化合物	国鼎生物科技股份有限公司
200710140281	用于抑制 B 型肝炎病毒的牛樟芝环己烯酮化合物	国鼎生物科技股份有限公司
200910171063	牛樟芝环己烯酮化合物在制备用于抑制胰脏癌肿瘤细胞生长的药物中的应用	国鼎生物科技股份有限公司
200710167420	分离自牛樟芝萃取物的化合物	国鼎生物科技股份有限公司
201010605214	治疗小儿湿疹的中药外用制剂及其制备方法	国药控股深圳中药有限公司
200910077858	一种治疗白血病的药物组合物及其制备方法	哈尔滨蒲公英药业有限公司
200910073497	清开灵糖浆的制备方法	哈尔滨一洲制药有限公司
200910131109	一种三七总皂苷胶囊及其制备方法和含量测定方法	哈尔滨珍宝制药有限公司
201010165556	一种刺五加提取物及其药物组合物	哈尔滨珍宝制药有限公司
201010194759	一种双黄连药物组合物及其制备方法	哈尔滨珍宝制药有限公司
201010608384	阿昔洛韦缓释片及其制备方法	哈药集团三精制药股份有限公司
200810064655	一种紫杉醇注射液及其制备方法	哈药集团生物工程有限公司
201110104824	一种前列地尔注射液及其制备方法	哈药集团生物工程有限公司
201010113882	拮抗疫苗中内毒素对畜禽的致热性作用的组合物及其应用	哈药集团生物疫苗有限公司
200910071650	一种补血组合物	哈药集团制药六厂
200810064126	一种预防骨质疏松和骨关节病的组合物	哈药集团制药六厂
200910180626	盐酸克林霉素注射液及其制备方法	海口市制药厂有限公司
200910211210	甲磺酸培氟沙星注射液、其制备方法及用途	海口市制药厂有限公司
200910009097	姜黄素纳米脂质注射液、其制备方法及用途	海口市制药厂有限公司
200910206556	掩盖苦味的含环酯红霉素的口服组合物	海南澳美华制药有限公司
201010127287	一种盐酸头孢甲肟（无水碳酸钠）药物组合物脂质体注射剂	海南本创医药科技有限公司
200710305328	一种药物组合物、含有该组合物的药物制剂及其应用	海南碧凯药业有限公司
201010604066	吉马酮在制备治疗人乳头瘤病毒药物中的用途	海南碧凯药业有限公司
201010152622	治疗人乳头瘤病毒持续感染的药物组合物	海南碧凯药业有限公司
200910177024	一种稳定的多西他赛亚微乳注射剂及冻干乳剂的制备方法	海南碧凯药业有限公司
201110031905	原料为莪术油和冰片的药物组合物的用途	海南碧凯药业有限公司
201010604068	含有莪术油和冰片的药物组合物的用途	海南碧凯药业有限公司
201010604076	一种前列地尔注射制剂	海南碧凯药业有限公司

（续表）

专利号	发明专利名称	专利权人
201010604070	原料为莪术油和冰片的药物组合物的用途	海南碧凯药业有限公司
201010604051	呋喃二烯的用途	海南碧凯药业有限公司
201110414828	硝酸舍他康唑乳膏剂	海南海神同洲制药有限公司
201110178531	一种治疗阴道炎的硝酸舍他康唑栓剂及其制备方法	海南海神同洲制药有限公司
201110131898	一种注射用头孢替坦二钠及其制备方法	海南合瑞制药股份有限公司
201010019328	用于抗感染的普卢利沙星的光学活性化合物和制备方法	海南皇隆制药股份有限公司
200810119284	阿奇霉素软胶囊及其制备方法	海南皇隆制药股份有限公司
201110197317	一种口服固体药用组合物及其制备方法	海南锦瑞制药股份有限公司
201110198109	一种左旋氨氯地平氢氯噻嗪药用组合物及其制备方法	海南锦瑞制药股份有限公司
201110238733	一种含有左旋氨氯地平和氯沙坦钾的全新药用组合物及其制备方法	海南锦瑞制药股份有限公司
201110204755	一种氨氯地平与氯沙坦钾药用组合物及其制备方法	海南锦瑞制药股份有限公司
201110198156	一种全新口服固体药用组合物及其制备方法	海南锦瑞制药股份有限公司
201110066769	一种复方聚乙二醇电解质散剂及其制备方法	海南锦瑞制药股份有限公司
201110218105	一种缬沙坦胶囊及其制备方法	海南锦瑞制药股份有限公司
201110198833	一种福辛普利钠氢氯噻嗪药用组合物及其制备方法	海南锦瑞制药股份有限公司
201110207436	一种氨氯地平与福辛普利钠的药用组合物及其制备方法	海南锦瑞制药股份有限公司
201110213667	一种二甲双胍晶体及其与沙格列汀的药用组合物与制备方法	海南锦瑞制药股份有限公司
201110239170	一种全新的药物组合物及其制备方法	海南锦瑞制药股份有限公司
201110239118	一种含有苯磺酸左旋氨氯地平和替米沙坦的药用组合物及其制备方法	海南锦瑞制药股份有限公司
201110239148	一种含有左旋氨氯地平和阿托伐他汀钙的全新药用组合物及其制备方法	海南锦瑞制药股份有限公司
201110030916	一种泮托拉唑钠冻干粉针剂及其制备方法	海南锦瑞制药股份有限公司
201110036856	一种磷酸氟达拉滨冻干粉针剂及其制备方法	海南锦瑞制药股份有限公司
201110100196	瑞格列奈和二甲双胍为活性成份的药用组合物及制备方法	海南锦瑞制药股份有限公司
201110036849	一种培美曲塞二钠冻干粉针剂及其制备方法	海南锦瑞制药股份有限公司
200910093094	一种盐酸左西替利嗪颗粒及其制备方法和检测方法	海南康芝药业股份有限公司
201010526114	一种改善溶出性能的尼美舒利药物组合物及其制备方法	海南康芝药业股份有限公司
200910253591	一种盐酸克林霉素注射剂及其制备方法	海南利能康泰制药有限公司
201110165243	一种盐酸法舒地尔注射液组合物及其制备方法	海南良方医药有限公司
201110272160	一种地塞米松棕榈酸酯脂质体注射液	海南灵康制药有限公司
201110065263	奥沙碘铵脂质体固体制剂	海南灵康制药有限公司
201110196525	长春西汀混悬注射剂	海南灵康制药有限公司
201110279621	一种硫酸氢氯吡格雷化合物及其制法	海南灵康制药有限公司
201110387885	一种硫普罗宁脂质体注射剂	海南灵康制药有限公司
201110065947	复方泮托拉唑钠药物组合物固体制剂	海南灵康制药有限公司
201110196574	一种盐酸阿扎司琼脂质体注射剂	海南灵康制药有限公司
201110196582	一种氯雷他定脂质体固体制剂	海南灵康制药有限公司
201110065255	酮洛芬奥美拉唑药物组合物固体制剂	海南灵康制药有限公司
201110066161	复方兰索拉唑咀嚼片	海南灵康制药有限公司
201110196242	一种头孢丙烯脂质纳米粒固体制剂	海南美大制药有限公司
201110196414	一种头孢克肟脂质纳米粒固体制剂	海南美大制药有限公司
201110196377	一种头孢泊肟酯脂质体固体制剂	海南美大制药有限公司
201110196522	一种复方头孢克洛药物组合物脂质体固体制剂	海南美大制药有限公司
201110271306	匹伐他汀钙脂质体固体制剂	海南美大制药有限公司
201110271970	盐酸帕罗西汀脂质体固体制剂	海南美大制药有限公司
201110000084	胞磷胆碱钠脂质体固体制剂	海南美大制药有限公司
201110279674	一种氟伐他汀钠化合物及其制法	海南美大制药有限公司
201110196193	一种头孢克洛脂质体固体制剂	海南美大制药有限公司
201110036267	一种头孢特仑新戊酯脂质体固体制剂	海南美大制药有限公司
201110065785	一种消旋卡多曲脂质体固体制剂	海南美大制药有限公司
201110065813	一种普伐他汀钠脂质体固体制剂	海南美大制药有限公司
201010130552	一种盐酸头孢替安（无水碳酸钠）药物组合物脂质体注射剂	海南美大制药有限公司
201110030261	一种头孢呋辛酯脂微球固体制剂	海南美大制药有限公司
201010143578	一种盐酸头孢替安（无水碳酸钠）药物组合物微球注射剂	海南美大制药有限公司

（续表）

专利号	发明专利名称	专利权人
201010145654	一种头孢孟多酯钠(无水碳酸钠)药物组合物微球注射剂	海南美大制药有限公司
201110000082	阿德福韦酯脂质体固体制剂	海南美大制药有限公司
201010148376	普拉格雷脂质体固体制剂	海南美大制药有限公司
201010578144	阿托伐他汀钙脂质体固体制剂	海南美大制药有限公司
201110030245	托拉塞米脂质体固体制剂	海南美大制药有限公司
201110030433	孟鲁司特钠脂质体固体制剂	海南美大制药有限公司
201010277433	一种拉米夫定脂质体固体制剂	海南美兰史克制药有限公司
201110196556	一种氟马西尼脂质体注射液	海南美兰史克制药有限公司
201110271300	硝呋太尔脂质体固体制剂	海南美兰史克制药有限公司
201110388281	尼索地平脂质体固体制剂	海南美兰史克制药有限公司
200910256416	一种奥拉西坦脂质体注射剂	海南美兰史克制药有限公司
201010149015	一种阿莫西林钠氟氯西林钠药物组合物脂质体注射剂	海南美兰史克制药有限公司
201110065818	赖诺普利氢氯噻嗪药物组合物脂质体固体制剂	海南美兰史克制药有限公司
201110271925	西尼地平脂质体固体制剂	海南美兰史克制药有限公司
201010277428	一种门冬氨酸鸟氨酸脂质体注射液	海南美兰史克制药有限公司
201110279660	一种氟氯西林钠化合物及其制法	海南美兰史克制药有限公司
201010274834	苯磺酸左旋氨氯地平脂质体片剂	海南美兰史克制药有限公司
201010578106	一种门冬氨酸鸟氨酸化合物及其制法	海南美兰史克制药有限公司
201110065780	一种缬沙坦脂微球固体制剂	海南美兰史克制药有限公司
201110065841	替米沙坦脂质体固体制剂	海南美兰史克制药有限公司
201110065861	一种坎地沙坦酯脂质纳米粒固体制剂	海南美兰史克制药有限公司
201110066195	一种氟氯西林钠脂微球注射剂	海南美兰史克制药有限公司
201010272854	坎地沙坦酯苯磺酸氨氯地平药物组合物脂微球片剂	海南美兰史克制药有限公司
200910230610	一种果糖二磷酸钠脂质体固体制剂及其新应用	海南美兰史克制药有限公司
201010153804	一种阿莫西林钠舒巴坦钠药物组合物脂质体注射剂	海南美兰史克制药有限公司
201010151971	一种美洛西林钠舒巴坦钠药物组合物脂质体注射剂	海南美兰史克制药有限公司
201010272858	一种雷贝拉唑钠脂质体肠溶片	海南美兰史克制药有限公司
201010568801	乙酰半胱氨酸脂质体固体制剂	海南美兰史克制药有限公司
200910229883	一种氟康唑脂质体固体制剂及其新应用	海南美兰史克制药有限公司
201010169598	一种阿利克仑脂质体片剂	海南美兰史克制药有限公司
201010151975	一种阿莫西林钠克拉维酸钾药物组合物脂质体注射剂	海南美兰史克制药有限公司
201110065822	一种西洛他唑脂质体固体制剂	海南美兰史克制药有限公司
201010278631	一种缬沙坦氢氯噻嗪药物组合物脂质体固体制剂	海南美兰史克制药有限公司
201110065273	福辛普利钠氢氯噻嗪药物组合物固体制剂	海南瑞基药物研究有限公司
201110044011	一种氯雷伪麻复方缓释药物	海南斯达制药有限公司
201010531685	一种小儿氨酚黄那敏颗粒	海南新中正制药有限公司
201010177726	精氨酸右旋布洛芬颗粒及其制备方法	海南新中正制药有限公司
201010266586	炎热清片及其制备方法	海南新中正制药有限公司
201010158008	右旋布洛芬颗粒及其制备方法	海南新中正制药有限公司
201010149933	氨曲南无水晶型化合物的制备方法	海南新中正制药有限公司
200610093603	一种从人参叶中提取分离F组人参皂苷的方法	海南亚洲制药有限公司
200610093605	一种从三七叶制备三七皂苷Fe和二醇组人参皂苷的方法	海南亚洲制药有限公司
200610093615	从人参叶中制备人参皂苷单体的方法	海南亚洲制药有限公司
200610131959	人参皂苷Rh2的新用途	海南亚洲制药有限公司
200610093613	一种三醇组人参皂苷和二醇组人参皂苷的制备方法	海南亚洲制药有限公司
200610093614	从三七中制备三醇组人参皂苷和二醇组人参皂苷的方法	海南亚洲制药有限公司
200910018014	一种头孢孟多酯钠混悬粉针剂及其新应用	海南永田药物研究院有限公司
201010186313	运用活性酶诱导技术提高黄花蒿中青蒿素含量的方法	杭州柏希特医药科技有限公司
200910095356	一种干混悬剂及制备方法	杭州高成生物营养技术有限公司
201010133378	一种新型稳定的尤利沙星甲磺酸盐在制备抗感染药物中的应用	杭州国光药业有限公司
200710068178	维生素E的复合胶囊	杭州海王生物工程有限公司
200710181031	紫草及其有效成分在制备治疗肿瘤干细胞的药物中的应用	杭州贺博生物技术有限公司
201010297959	水溶性还原型辅酶Q10组合物及其制备方法	杭州华东医药集团康润制药有限公司

（续表）

专利号	发明专利名称	专利权人
200910096314	一种阿卡波糖咀嚼片	杭州华东医药集团生物工程研究所有限公司
200710156138	含有阿卡波糖的药物组合物	杭州华东医药集团生物工程研究所有限公司
200910100716	一种西罗莫司制剂及其制备方法	杭州华东医药集团生物工程研究所有限公司
201010148465	一种稳定的注射用盐酸吡硫醇组合物及其制剂和制备方法	杭州康泉德投资管理有限公司
201010524549	一种咪唑类抗真菌皮肤擦拭剂及其制备方法	杭州雷布科技有限公司
200710069781	一种马来酸氟伏沙明药物组合物的制备方法	杭州民生药业有限公司
200810161582	一种替拉扎明非肠道给药含水制剂及其制备方法	杭州民生药业有限公司
200910261195	氯尼达明的结晶形式Ⅰ、其制备方法和含有所述结晶形式Ⅰ的组合物	杭州民生药业有限公司
200710068225	一种非洛地平控释制剂及其制备方法	杭州民生药业有限公司
200710071477	通关藤新甙B在制备治疗肿瘤疾病的药物中的应用及制备	杭州民生药业有限公司
200810019838	盐酸二甲双胍胃内漂浮缓释片及其制备方法	杭州容立医药科技有限公司
200910154428	(Z)-2-苯基-3-(吡咯-2-基)-丙烯腈衍生物及其盐、组合物以及制备方法和用途	杭州新瑞佳生物医药技术开发有限公司
201010235227	掩味制剂	杭州中美华东制药有限公司
201010263451	吲哚-3-甲醇、二吲哚甲烷及其衍生物在制备治疗蒽环抗癌药引起的心脏衰竭药物中的应用	合肥博太医药生物技术发展有限公司
201110090143	一种盐酸可乐定缓释微丸制剂	合肥合源药业有限公司
200810244303	一种苯丙酸类药物光学异构体及其制药用途	合肥金科生物医药科技有限公司
201010246252	一种盐酸文拉法辛控释片及其制备方法	合肥立方制药股份有限公司
201010151142	4-(3-(二甲氨基)丙氧基)-3,5-二甲氧基苯甲酸、其制法及医药用途	合肥医工医药有限公司
201010203466	咪唑乙基香草酸醚、其制备方法及其医药用途	合肥医工医药有限公司
200610030092	一种木香烃内酯衍生物及其医药用途	和记黄埔医药(上海)有限公司
200710039509	一种嘧啶衍生物及其医药用途	和记黄埔医药(上海)有限公司
200810079434	一种中药组合物在制备治疗和预防高血压药物中的应用	河北以岭医药研究院有限公司
200810054806	一种中药组合物在制备治疗老年痴呆药物中的应用	河北以岭医药研究院有限公司
200810055148	一种中药组合物在制备增殖人体外周血内皮祖细胞的药物中的应用	河北以岭医药研究院有限公司
200810055149	一种中药组合物在制备保护内皮细胞屏障功能完整性药物中的应用	河北以岭医药研究院有限公司
200810055434	一种中药组合物在制备治疗血管微栓塞的药物中的应用	河北以岭医药研究院有限公司
200810055467	一种中药组合物在制备治疗更年期综合征的药物中的应用	河北以岭医药研究院有限公司
200710079644	一种中药组合物在制备治疗慢性疲劳综合症药物中的应用	河北以岭医药研究院有限公司
200710188057	一种含降香的治疗血管内皮功能障碍的药物及其制备方法	河北以岭医药研究院有限公司
200810054805	一种中药组合物在制备抗缺氧药物中的应用	河北以岭医药研究院有限公司
200910074107	一种药物组合物及其制备方法和制药用途	河北以岭医药研究院有限公司
200710195828	一种抗病毒中药组合物的制备方法	河北以岭医药研究院有限公司
200810104593	一种中药组合物在制备治疗急性重型颅脑损伤的药物中的应用	河北以岭医药研究院有限公司
200910075218	一种药物的检测方法	河北以岭医药研究院有限公司
200810104594	一种中药组合物在制备治疗癫痫的药物中的应用	河北以岭医药研究院有限公司
200710002670	一种中药组合物在制备促进骨髓间质干细胞在体存活和成心肌分化的药物中的应用	河北以岭医药研究院有限公司
200810055260	一种中药组合物在制备治疗中心性浆液性脉络膜视网膜病变的药物中的应用	河北以岭医药研究院有限公司
200810055435	一种中药组合物在制备治疗肺动脉高压的药物中的应用	河北以岭医药研究院有限公司
200810055468	一种中药组合物在制备治疗情感性精神病药物中的应用	河北以岭医药研究院有限公司
201010281487	注射用泮托拉唑钠配制工艺	河南辅仁怀庆堂制药有限公司
201010281504	盐酸川芎嗪注射液配制工艺	河南辅仁怀庆堂制药有限公司
201010281474	曲克芦丁注射液配制工艺	河南辅仁怀庆堂制药有限公司
200910064594	治疗鸡传染性法氏囊病的药物组合物、合剂及其制备方法	河南惠通天下动物药业有限公司
200910064270	治疗家畜弓形虫病的药物组合物、注射液及其制备方法	河南惠通天下动物药业有限公司
201010138262	透骨消痛贴	河南妙正医药有限公司
201010235432	双丙戊酸钠小丸及其制备方法	河南中帅医药科技发展有限公司
200810302299	一种含有多索茶碱的水针剂及其制备方法	黑龙江福和华星制药集团股份有限公司
201010279473	治疗跌打损伤的中药组合物及其制备方法	黑龙江天翼药业有限公司
201010140385	一种药物组合物	黑龙江珍宝岛药业股份有限公司

（续表）

专利号	发明专利名称	专利权人
201010257886	头孢孟多酯钠水合物及其制备方法	湖北济生医药有限公司
201010199970	美洛西林钠三水合物及其制备方法	湖北济生医药有限公司
201010199974	头孢孟多酯钠冻干粉针制剂及其制备方法	湖北济生医药有限公司
201010581743	磺胺嘧啶钠在制备预防或治疗家蚕败血病药物中的用途	湖北农科生物化学有限公司
201110302298	环磷酰胺在制备治疗乙型肝炎药物中的应用	湖北盛齐安生物科技有限公司
201010148280	药物组合物及其应用	湖南方盛制药股份有限公司
201010609304	含灯盏花素的口腔喷雾剂及其制备方法	湖南恒生制药有限公司
201110141133	一种活血化瘀、行气止痛中药组合物及其制备方法	湖南恒伟药业股份有限公司
200710035504	多维富硒活性珍珠口服剂及其制备方法	湖南今珠生物科技有限公司
200710035506	珍珠洋参制剂及其制备方法	湖南今珠生物科技有限公司
200710035508	水溶性混合活性珍珠钙及其制备方法	湖南今珠生物科技有限公司
200710007803	一种抗菌消炎的中药组合物	湖南九典制药有限公司
201110361858	一种制备盐酸青藤碱巴布剂的方法	湖南正清制药集团股份有限公司
201110026418	盐酸青藤碱缓释注射剂及其制备方法	湖南正清制药集团股份有限公司
200910074500	一种阿莫西林克拉维酸钾片剂的制备方法	华北制药股份有限公司
200910075483	一种甲磺酸二氢麦角碱注射液的制备方法	华北制药股份有限公司
200910074871	一种甘草酸二铵冻干粉针剂的制备方法	华北制药股份有限公司
200910075482	一种复合维生素冻干粉针剂的制备方法	华北制药股份有限公司
200910075484	一种富马酸依美斯汀缓释片及其制备方法	华北制药股份有限公司
200910075877	一种乳酸左氧氟沙星分散片及其制备方法	华北制药股份有限公司
200910074869	一种注射用阿奇霉素冻干粉针剂的制备方法	华北制药股份有限公司
200910075773	一种盐酸雷莫司琼注射液的制备方法	华北制药股份有限公司
200710185289	一类异戊烯基黄酮苷化合物的抗肿瘤用途	华北制药集团新药研究开发有限责任公司
200710185397	LXR 激动剂及其制备方法和用途	华北制药集团新药研究开发有限责任公司
200810055181	高异黄酮类化合物及其用途	华北制药集团新药研究开发有限责任公司
200910075772	一种三磷酸腺苷辅酶胰岛素冻干粉针剂的制备方法	华北制药集团制剂有限公司
200910075245	一种复方氟尿嘧啶脂质体口服液及其制备方法	华北制药集团制剂有限公司
200910074605	阿莫西林舒巴坦匹酯胶囊及其制备方法	华北制药集团制剂有限公司
200910074601	一种维生素 C 片剂的制备方法	华北制药集团制剂有限公司
200910075243	一种去甲斑蝥素片剂及其制备方法	华北制药集团制剂有限公司
200910175248	一种山梨醇铁注射液的制备方法	华北制药集团制剂有限公司
200910074604	一种注射用阿昔洛韦冻干制剂的制备方法	华北制药集团制剂有限公司
200910075242	一种甲磺酸左氧氟沙星冻干粉针剂及其制备方法	华北制药集团制剂有限公司
200710020197	三腔袋包装的脂肪乳、氨基酸和葡萄糖注射液的组合物及其制备方法	华瑞制药有限公司
201110232390	复方缬沙坦氢氯噻嗪固体制剂及其制备方法	华润赛科药业有限责任公司
200510130914	治疗病毒型肝病的复方制剂	淮北辉克药业有限公司
200910272188	一种碳酸钙二甲硅油咀嚼片及其制备方法	黄石李时珍药业集团武汉李时珍药业有限公司
201110175837	一种包合法制备法莫替丁氯化钠注射液的方法及其产品	回音必集团(江西)东亚制药有限公司
200910114940	一种枸橼酸托烷司琼原料药及原料药和注射液的制备工艺	回音必集团抚州制药有限公司
201110134051	一种治疗肿瘤的小牛脾提取物	吉林敖东洮南药业股份有限公司
200910067261	一种用于治疗感冒的药物组合物	吉林草还丹药业有限公司
200910067326	一种用于治疗银屑病的药物组合物	吉林草还丹药业有限公司
200910067325	一种用于治疗小儿急性支气管炎的药物组合物	吉林草还丹药业有限公司
201010532779	一种伪人参皂苷 GQ 用途	吉林华康药业股份有限公司
200810051117	一种治疗心脑血管疾病的药物组合物	吉林华康药业股份有限公司
200810050988	鹿胎制剂及其制备方法	吉林吉春制药有限公司
200810101237	成纤维细胞生长因子在制备促进血管生成药物中的应用	吉林农大生物反应器工程有限公司
201110091682	阿戈美拉汀的Ⅵ晶型单晶及混合晶型和制备方法	吉林省博大伟业制药有限公司
200710056284	低农残人参、西洋参多糖提取物的制法	吉林省宏久生物科技股份有限公司
201010575130	24(R)-拟人参皂苷元 DQ 的制备方法及其药物用途	吉林圣亚医药科技有限公司
201010271022	拟人参皂苷 G2 及其提取方法和其药物用途	吉林圣亚医药科技有限公司
201010271008	人参皂苷 R10 及其提取方法和其药物用途	吉林圣亚医药科技有限公司
201010271061	20(R)-拟人参皂苷 F11 及其提取方法和其药物用途	吉林圣亚医药科技有限公司

（续表）

专利号	发明专利名称	专利权人
201010574835	拟人参皂苷 RT5 的提取方法及其药物用途	吉林圣亚医药科技有限公司
201010271042	拟人参皂苷 G1 及其提取方法和其药物用途	吉林圣亚医药科技有限公司
201010125000	一种灯盏花素针剂所用的高纯度灯盏花素原料的制备方法	吉林四长制药有限公司
201010607538	一种药物组合物在制备防治酒精性肝损伤、脂肪肝及降血脂的药物中的应用	吉林修正药业新药开发有限公司
200910090333	一种用于缓解颈肩、腰腿、关节、肌肉疼痛的药物及其制备方法	吉林一正药业集团有限公司
200810165734	用作抗癫痫药的 6-(取代苯氧基)-四唑并[5,1-a]酞嗪衍生物及其可药用盐	吉林英联尚德科技开发有限公司
200910067324	一种用于治疗胆囊炎、胆管炎的药物组合物	吉林紫鑫药业股份有限公司
200910067318	一种用于治疗丘疹样荨麻疹的药物组合物	吉林紫鑫药业股份有限公司
200910067274	一种用于治疗心脑血管疾病的药物组合物	吉林紫鑫药业股份有限公司
200910067319	一种用于治疗类风湿性关节炎的药物组合物	吉林紫鑫药业股份有限公司
201110044714	基于吲唑或氮杂吲唑的双芳基脲或硫脲类结构抗肿瘤药物	济南海乐医药技术开发有限公司
201110068454	一种奥沙利铂胶束制剂及其制备方法及应用	济南宏瑞创博医药科技开发有限公司
200810237801	一种治疗细菌性阴道炎的药物组合物	济南宏瑞创博医药科技开发有限公司
201110109515	一种治疗胃癌的药物组合物	济南环肽医药科技有限公司
201110111326	一种预防或治疗化疗引发的膀胱炎的药物组合物	济南环肽医药科技有限公司
201110188652	1,4,5,6-四氢-2-甲基-4-嘧啶羧酸及 1,4,5,6-四氢-2-甲基-5-羟基-4-嘧啶羧酸在制备肺结核治疗药物中的应用	济南环肽医药科技有限公司
201110240662	一种治疗肾炎的药物	济南环肽医药科技有限公司
201110240738	一种治疗糖尿病肾病的药物	济南环肽医药科技有限公司
201110111328	一种抗肿瘤的药物组合物	济南环肽医药科技有限公司
201110310697	一种伏立康唑冻干胶束制剂及其制备方法	济南康和医药科技有限公司
200810013722	一种抗疲劳及增强免疫力的保健药品及其制备方法	济南老来寿生物股份有限公司
200910224168	一种具有解酒作用的保健品	济南圣泉唐和唐生物科技有限公司
200710093962	4-苯胺喹唑啉衍生物的制药用途	江苏艾力斯生物医药有限公司
201010615050	一种供注射用的盐酸地尔硫卓组合物及其制备方法	江苏奥赛康药业股份有限公司
201110201119	米铂冻干粉针剂及其制备方法	江苏奥赛康药业股份有限公司
201110119354	一种供注射用的泮托拉唑钠组合物	江苏奥赛康药业股份有限公司
201010615052	一种供注射用的盐酸昂丹司琼组合物及其制备方法	江苏奥赛康药业股份有限公司
201110119353	一种供注射用的雷贝拉唑钠组合物	江苏奥赛康药业股份有限公司
201010505585	一种供注射用的唑来膦酸组合物及其制备方法	江苏奥赛康药业股份有限公司
201010500572	一种供注射用的磷酸氟达拉滨组合物及其制备方法	江苏奥赛康药业股份有限公司
201010615049	一种供注射用的盐酸氨溴索组合物及其制备方法	江苏奥赛康药业股份有限公司
201010212017	一种替莫唑胺冻干制剂	江苏奥赛康药业股份有限公司
201010500571	一种供注射用的法莫替丁组合物及其制备方法	江苏奥赛康药业股份有限公司
201010211083	一种供注射用的多西他赛组合物及其制备方法	江苏奥赛康药业股份有限公司
201010244765	泛昔洛韦分散片及其制备方法	江苏晨牌药业有限公司
201010206947	高纯度茶黄素的制备工艺及其作为制备抗流感病毒药物的应用	江苏德和生物科技有限公司
200810149651	N-[4-(1-氰基环戊基)苯基]-2-(4-吡啶甲基)氨基-3-吡啶甲酰胺的盐	江苏恒瑞医药股份有限公司
200910209164	治疗肿瘤疾病的药物组合物	江苏恒瑞医药股份有限公司
200910003042	硫酸伊伐布雷定及其Ⅰ型结晶的制备方法	江苏恒瑞医药股份有限公司
200910140397	治疗哺乳动物包括人 2 型糖尿病的药物组合物	江苏恒瑞医药股份有限公司
200810149650	用于治疗增生性疾病的药物组合物	江苏恒瑞医药股份有限公司
200910140613	治疗哺乳动物包括人 2 型糖尿病的药物组合物	江苏恒瑞医药股份有限公司
200910147609	治疗哺乳动物包括人 2 型糖尿病的药物组合物	江苏恒瑞医药股份有限公司
200910003043	N-正丙基-3-(4-甲基苯基)-4-(4-甲磺酰基苯基)-2,5-二氢吡咯-2-酮的Ⅰ型结晶及其制造方法	江苏恒瑞医药股份有限公司
201110122274	一种消炎生肌的中药敷剂及其制备方法	江苏华生安颐生物科技有限公司
200810123774	一种体外培育牛黄的制备方法	江苏华阳制药有限公司
201010611662	一种调节血脂的复方控释片及其制备方法	江苏黄河药业股份有限公司
200910199936	磷酸哌嗪宝塔糖组合物及其锭剂的制备方法	江苏黄河药业股份有限公司
200810236311	尼群地平和阿替洛尔复方组合物的有关物质检测方法	江苏吉贝尔药业有限公司
201010152664	一种注射用兰索拉唑制剂及其制备方法	江苏济川制药有限公司

（续表）

专利号	发明专利名称	专利权人
201110146275	多肽驴皮胶的代血浆	江苏建中投资有限公司
201010184471	用于防治骨关节痛的复方组合制剂及其制备方法	江苏江山制药有限公司
200910169809	用于防治骨关节炎的片剂及其制备方法	江苏江山制药有限公司
200910169811	用于关节保健和增加骨密度的保健品及其制备方法	江苏江山制药有限公司
200910169812	用于缓解和预防骨关节炎的氨基葡萄糖咀嚼片及制备方法	江苏江山制药有限公司
201010184479	用于防治骨关节痛的复方组合制剂及其制备方法	江苏江山制药有限公司
200910169810	用于关节保健的复合制剂及其制备方法	江苏江山制药有限公司
200810180629	一种能够直接压片的高含量抗坏血酸钙颗粒的生产方法	江苏江山制药有限公司
201010273559	异长春花苷内酰胺注射液及其制备方法	江苏康缘药业股份有限公司
201010003713	一种丹皮酚的包合物及其制备方法与质量检测方法	江苏康缘药业股份有限公司
201010530161	澳洲茄边碱脂质体及其制备方法与用途	江苏康缘药业股份有限公司
201010194993	抗痛风组合物、其制备方法及其在制备抗痛风药物中的应用	江苏南星药业有限责任公司
200910234299	一种马来酸依那普利片及其制备方法	江苏鹏鹞药业有限公司
201110078661	一种米诺膦酸片及其制备方法	江苏神龙药业有限公司
201010538558	一种预防酒精性肝损伤的中药组合物	江苏省奥康生物科技有限公司
200910024532	一种杜仲叶中提取绿原酸的方法及其应用	江苏省苏微微生物研究有限公司
201010100871	一种具有清热解毒功能的组合物及制备方法	江苏天济药业有限公司
200710064583	一种利培酮的口腔崩解片及其制备方法	江苏万特制药有限公司
200710023587	一种多西他赛长循环脂质体及其冻干粉针的制备方法	江苏先声药物研究有限公司
200780006890	3-吡咯并环己亚基-2-二氢吲哚酮衍生物及其用途	江苏先声药物研究有限公司
200810019877	一种制备难溶性药物脂质体制剂的新方法	江苏先声药物研究有限公司
201010182183	一种药物组合物及其应用	江苏先声药物研究有限公司
200710132953	噁嗪骈喜树碱衍生物及其制备方法和用途	江苏先声药物研究有限公司
200710191487	通关藤提取物	江苏先声药物研究有限公司
200810019321	喜树碱衍生物及其制备方法和用途	江苏先声药物研究有限公司
201110024193	喹唑啉衍生物	江苏先声药物研究有限公司
200710191486	通关藤提取物	江苏先声药物研究有限公司
200810155974	一种天然咪唑甲酸衍生物及其制备方法和用途	江苏先声药物研究有限公司
200910024663	聚乙二醇修饰的灯盏花乙素化合物及其制备方法	江苏先声药物研究有限公司
200980100527	一种药物组合物及其在制备治疗脑血管病药物中的应用	江苏先声药物研究有限公司
201010231317	硫酸多糖片断 PSC,其制备方法及应用	江苏先声药物研究有限公司
200910027345	甘草次酸酯类衍生物合成方法以及脱氧甘草次酸酯化合物	江苏正大天晴药业股份有限公司
200810122739	一种新的老鹳草提取物	江苏正大天晴药业股份有限公司
200810234186	一种多烯紫杉醇纳米粒组合物	江苏正大天晴药业股份有限公司
200610041072	植物生物碱提取物及其制剂与用途	江苏中康药物科技有限公司
200710135357	一种用于戒除烟瘾酒瘾的外用药物制剂	江苏中康药物科技有限公司
200710135445	具有抗炎消肿镇痛作用的外用药物组合物制剂与用途	江苏中康药物科技有限公司
201110085969	一种常春藤皂苷类成分的制备方法及其抗肿瘤的用途	江西本草天工科技有限责任公司
201010590133	九华痔疮栓及其制备方法	江西九华药业有限公司
201110297265	糠酸莫米松凝胶及其制备方法	江西三九药业有限公司
201010549407	糠酸莫米松乳膏及其制备方法	江西三九药业有限公司
201010124756	一种治疗感冒的复方制剂的质量检测方法	江西新赣江药业有限公司
201110228887	一种左卡尼汀化合物及其组合物	江西新先锋医药有限公司
201110240167	一种二乙酰氨乙酸乙二胺化合物及其药物组合物	江西新先锋医药有限公司
201110228921	泮托拉唑钠化合物及其药物组合物	江西新先锋医药有限公司
201110228341	一种头孢西丁化合物及其组合物	江西新先锋医药有限公司
201110230818	一种奥拉西坦化合物及其药物组合物	江西新先锋医药有限公司
201110245335	一种棓丙酯化合物及其药物组合物	江西新先锋医药有限公司
201010213191	盐霉素颗粒预混剂的制备方法	金河生物科技股份有限公司
201010612986	一种具有辅助降血脂功能的软胶囊及其制备方法	九三粮油工业集团有限公司
200810109363	多糖体共轭物及其合成方法	聚和国际股份有限公司
200910036716	一种治疗糖尿病肾病的药物组合物及其制备方法和应用	康臣药业(内蒙古)有限责任公司
200810044662	阿咖酚微丸制剂及其制备方法	康美保宁(四川)制药有限公司

（续表）

专利号	发明专利名称	专利权人
201110122382	一种含有氨甲环酸的组合物、其制备方法及用途	康美药业股份有限公司
201110033709	治疗感染性疾病的药物、其制备方法及用途	康美药业股份有限公司
200910139459	红曲提取物油及其软胶囊的制备和应用	昆明法莫泰克生物技术有限公司
200810058967	高纯度灯盏花乙素盐原料药制备方法	昆明龙津药业股份有限公司
200410022391	高含量α、γ亚麻酸不饱和脂肪酸配方产品及其制备方法	昆明翔昊科技有限公司
201010200583	猕猴肝损伤动物模型构建方法	昆明亚灵生物科技有限公司
200910094516	羟丙基-β-环糊精在氯霉素滴眼剂中的应用及方法	昆明振华制药厂有限公司
200810097677	一种新的灯盏花乙素衍生物、其制备方法及其药物组合物	昆明制药集团股份有限公司
201010111844	5,6,7,4′-四乙酰氧基黄酮在制备防治心脑血管疾病药物中的用途	昆明制药集团股份有限公司
200910115426	穿心莲总内酯与新穿心莲内酯、脱水穿心莲内酯、去氧穿心莲内酯的生产工艺	雷允上药业有限公司
200810094145	伏立康唑广谱抗真菌药物化合物、其组合物及用途	丽珠医药集团股份有限公司
200810132954	含有人参皂苷、三七皂苷和氨基酸的胶囊及其制备方法	丽珠医药集团股份有限公司
200910180006	治疗消化性溃疡的粉针剂及其制备方法	丽珠医药集团股份有限公司
200810226377	普伐他汀钠片剂、其用途及其制备方法	丽珠医药集团股份有限公司
200810154638	一种治疗精神分裂症的含布南色林的口服制剂	丽珠医药集团股份有限公司
200810097756	一种抗血栓的化合物、其制备方法和用途	连云港恒邦医药科技有限公司
200910133681	具有多巴胺D2和5-HT2a双重活性的N-芳基哌嗪衍生物	连云港恒邦医药科技有限公司
200910138438	抗血栓的化合物	连云港恒邦医药科技有限公司
201110377358	一种奥扎格雷钠注射液及其制备方法	辽宁海神联盛制药有限公司
200810228938	左旋肉碱磷酸二氢钙及其制备方法与用途	辽宁科硕营养科技有限公司
201010215998	包含左卡尼汀和羟苯磺酸盐的药物组合物	辽宁思百得医药科技有限公司
200910187234	复方多烯紫杉醇脂微球注射液及其制备方法	辽宁万嘉医药科技有限公司
200910010901	雪松醇的制药用途	辽宁新中现代医药有限公司
200910093399	一种前列地尔脂微球的制备方法	辽宁中海康生物药业有限公司
201010011353	一种具有降血糖功效的中药制剂及其制备方法与应用	临沂山松生物制品有限公司
201010109139	一种含有法罗培南钠的片剂	鲁南贝特制药有限公司
201010003871	一种孟鲁司特钠片剂及其制备方法	鲁南制药集团股份有限公司
201010004268	一种枸橼酸莫沙必利的片剂及其制备方法	鲁南制药集团股份有限公司
200910211360	一种氯雷他定的乳膏剂及其应用	鲁南制药集团股份有限公司
200910215422	一种单硝酸异山梨酯的片剂	鲁南制药集团股份有限公司
200810188492	盐酸阿夫唑嗪的缓释滴丸	鲁南制药集团股份有限公司
200910170695	一种口服药物组合物在制备预防或治疗肾脏疾病药物中的用途	鲁南制药集团股份有限公司
200910231232	一种含有盐酸替罗非班的注射液	鲁南制药集团股份有限公司
200980128138	普拉格雷硫酸氢盐及其药物组合物和应用	鲁南制药集团股份有限公司
200810188490	一种枸橼酸莫沙必利滴丸	鲁南制药集团股份有限公司
200910134208	治疗高血压的药物组合物	鲁南制药集团股份有限公司
200910128392	一种治疗高血压的药物组合物	鲁南制药集团股份有限公司
200910146856	一种含有己酮可可碱和依托度酸的药物组合物及其用途	鲁南制药集团股份有限公司
200910205605	辛伐他汀渗透泵型控释片	鲁南制药集团股份有限公司
201010123777	己酮可可碱在制备预防或治疗功能性便秘的药物中的用途	鲁南制药集团股份有限公司
200910127579	一种治疗高血压的药物应用制剂	鲁南制药集团股份有限公司
200910231233	一种盐酸替罗非班冻干粉针制剂及其制备方法	鲁南制药集团股份有限公司
200910128391	一种治疗高血压的药物组合物	鲁南制药集团股份有限公司
200910170694	一种口服药物组合物在制备预防或治疗冠心病的药物中的用途	鲁南制药集团股份有限公司
201110028874	一种盐酸多巴酚丁胺水针剂及其制备方法	马鞍山丰原制药有限公司
200910260198	一种注射用更昔洛韦冻干制剂及其制备方法	马鞍山丰原制药有限公司
200910250340	一种地塞米松磷酸钠冻干粉针剂的制备方法	马鞍山丰原制药有限公司
201010158460	硫酸吗啡缓控释栓剂及其制备方法	马应龙药业集团股份有限公司
201010160977	含有颠茄流浸膏的中药栓剂中硫酸阿托品含量的测定方法	马应龙药业集团股份有限公司
201110054122	一种紫杉醇乳剂、其制备方法及用途	美迪思生物科技（北京）有限公司
200910077564	一种紫杉醇自乳化制剂及其制备方法和用途	美迪思生物科技（北京）有限公司
200910260923	聚赖氨酸在制备杀灭口腔螺旋杆菌药物的应用	美利泰格诊断试剂（嘉兴）有限公司

（续表）

专利号	发明专利名称	专利权人
201110028831	一种复方甘草片的制备方法	内蒙古兰太药业有限责任公司
201010133632	一种用于治疗软组织损伤的蒙药外用药物组合物	内蒙古蒙药股份有限公司
201010187466	1'-乙酰氧基胡椒酚乙酸酯注射液	南昌弘益科技有限公司
200910186826	治疗角膜病的汉防己甲素	南昌弘益科技有限公司
201010602866	一种美他卡韦晶型，其制备方法以及包含它的药物组合物	南京长澳医药科技有限公司
200910033852	2-芳基噻唑衍生物及其药物组合物	南京海辰药业有限公司
200810024491	一种阿奇霉素眼用药物组合物	南京华威医药科技开发有限公司
200810025585	水溶性三唑类抗真菌化合物	南京华威医药科技开发有限公司
201010171121	水溶性三唑类化合物及其合成方法	南京华威医药科技开发有限公司
201010513032	一种长效硫酸头孢喹诺注射液及其制备方法	南京日升昌生物技术有限公司
200710192390	一种铂配合物	南京圣和药业有限公司
201110097527	一种含有蒙脱石的利福昔明混悬液及其制备方法	南京威泰珐玛兽药研究所有限公司
200810243940	一种非洛地平缓释片处方及制备方法	南京星银药业集团有限公司
201010123580	一种双氯芬酸钠缓释微丸制剂及其制备方法	南京易亨制药有限公司
201110007094	3-芳基-6-芳基-[1,2,4]三唑并[4,3-b]哒嗪作为细胞增殖抑制剂及其应用	南京英派药业有限公司
200810123908	菊油环酮在制备治疗冠心病药物中的应用	南京泽朗医药科技有限公司
200810154964	硫酸氢氯吡格雷的固体药物组合物	南京正大天晴制药有限公司
201110082398	托拉塞米胃漂浮片及其制备方法	南京正科制药有限公司
201110199004	一种阿托伐他汀钙片剂	南京正宽医药科技有限公司
201110234920	一种瑞舒伐他汀钙口服固体制剂及其应用	南京正宽医药科技有限公司
200910030347	一种组合物及其制备方法和应用	南京中科集团股份有限公司
201010241451	一种具有治疗类风湿关节炎作用的组合物	宁波立华制药有限公司
201010295538	一种用于治疗幼儿外感风寒型感冒的外用药水	宁波浙成科技咨询有限公司
201010139804	杞蓉片中淫羊藿苷的含量测定方法	宁夏启元国药有限公司
200810134105	一种抑制血管新生的医药组合物及其应用	葡萄王生技股份有限公司
200910227729	一种酒石酸泰乐菌素-盐酸多西环素药物组合物的制备方法	普莱柯生物工程股份有限公司
200710189799	一种长效复方磺胺间甲氧嘧啶混悬液的制备方法	普莱柯生物工程股份有限公司
201110002826	一种妇科外用洗液及其制备方法	普正药业股份有限公司
200910256114	注射用复方头孢噻呋钠冻干粉针剂	齐鲁动物保健品有限公司
200610044675	盐酸吉西他滨稳定的过饱和溶液及其制备方法	齐鲁制药(海南)有限公司
200910256453	一种氯吡格雷的固体制剂及其制备方法	齐鲁制药有限公司
200910016306	奥氮平口崩片制剂及其制备方法	齐鲁制药有限公司
200910230323	盐酸帕洛诺司琼口腔崩解片制剂及其制备方法	齐鲁制药有限公司
200910015001	雷沙吉兰或者其药用盐口腔崩解片及其制备方法	齐鲁制药有限公司
201110078041	一种稳定的盐酸法舒地尔大容量注射液	奇方(天津)医药科技有限公司
201110087742	一种苯并咪唑类化合物及其医药用途	奇方(天津)医药科技有限公司
200910204082	超微粉化醋酸甲地孕酮及含有其的药物组合物	青岛国海生物制药有限公司
200910177090	一种 dsRNA 与柴胡皂甙的药物组合及其应用	青岛汉河动植物药业有限公司
201010186223	一种非 PVC 软袋包装血液滤过置换液的制备工艺及产品	青岛华仁药业股份有限公司
200910016275	阿卡波糖固体缓释制剂及其制备方法	青岛黄海制药有限责任公司
201010606477	一种阿折地平硝酸异山梨酯复方组合物	青岛黄海制药有限责任公司
201010281841	一种药物组合物溶液及其制备方法和用途	青岛黄海制药有限责任公司
200910014117	一种西替利嗪伪麻黄碱缓释胶囊及其制备方法	青岛黄海制药有限责任公司
200910255824	一种含有非布司他的口服缓控释制剂的制备方法	青岛黄海制药有限责任公司
201010219131	盐酸吡格列酮胃内滞留缓释片及其制备方法	青岛黄海制药有限责任公司
200910308191	含有苦参素药物组合物在制备治疗疼痛药物中的应用	青岛启元生物技术有限公司
200910179116	以醚键结合的卟啉二聚体盐及其制造方法	青龙高科技股份有限公司
201110004208	一种水产用复方氟苯尼考制剂及其制备方法和应用	清远海贝生物技术有限公司
200910205783	用于治疗或预防甲癣或足癣的压敏胶粘剂基质药贴装置	清远华能制药有限公司
201210019757	一种高安全性盐酸罗哌卡因注射液及其制备方法	清远嘉博制药有限公司
201010253645	一种盐霉素钠干混悬剂及其制备方法和应用	清远容大生物工程有限公司
200810058477	叶黄素油膏生产中用于清除浸出混合液中杂质的技术	曲靖博浩生物科技股份有限公司
200810117079	金荞麦多酚提取物及其制备方法	曲靖开发区格力康生物科技发展有限公司

（续表）

专利号	发明专利名称	专利权人
201010587262	一种皮肤抑菌剂及其制备方法	确山龙源药业有限公司
201010606364	一种治疗痔疮外用中药制剂的制备及检测方法	荣昌制药（淄博）有限公司
201110028113	一种提高氨基糖苷类药物吸收度的组合物	瑞普（天津）生物药业有限公司
201010191976	苯唑西林薄膜衣片的制备方法	瑞阳制药有限公司
200910083095	一种复方醋酸地塞米松凝胶及其制备方法	三九医药股份有限公司
200910307418	从草珊瑚中同步提取异嗪皮啶和黄酮类化合物的工艺及应用	三明华健生物工程有限公司
200910020606	一种连续生产氯化胆碱水剂的工艺	山东奥克特化工有限公司
201010259074	一种复方抗球虫药物及其制备方法	山东步步赢生物科技有限公司
201110005318	一种氢溴酸达非那新缓释片及制备方法	山东创新药物研发有限公司
200910260000	含组合抗氧化剂的软胶囊囊皮组合物，由其制备的囊皮，软胶囊及制备它们的方法	山东达因海洋生物制药股份有限公司
200810238543	一种木糖醇护肝片的制备方法	山东福田药业有限公司
201110180949	一种治疗胰腺癌的药物组合物	山东弘立医学动物实验研究有限公司
201110111370	四氢嘧啶及其衍生物在制备治疗膀胱炎的药物中的应用	山东弘立医学动物实验研究有限公司
201010255381	用于治疗肿瘤的锰卟啉-烷化剂联合用药物	山东弘立医学动物实验研究有限公司
201010255377	用于治疗肺癌的锰卟啉-二氯乙酸联合用药物	山东弘立医学动物实验研究有限公司
201010255383	用于治疗肿瘤的锰卟啉-氯尼达明联合用药物	山东弘立医学动物实验研究有限公司
201110051335	用于治疗肿瘤的左旋棉酚或其醋酸盐的环糊精包合物	山东弘立医学动物实验研究有限公司
201110051372	用于治疗肿瘤的左旋棉酚或其醋酸盐的注射用冻干粉制剂	山东弘立医学动物实验研究有限公司
200910088487	一种提纯假单胞菌酸A的方法	山东健威生物工程有限公司
201010147030	一种长循环脂质体组合物及其制备方法	山东京卫制药有限公司
200710113304	一种低聚木糖健胃润肠口服液及其制备方法	山东龙力生物科技股份有限公司
200810013865	8-乙酰氧基山栀苷甲酯的医药新用途	山东绿叶天然药物研究开发有限公司
200810140248	川续断皂苷X的新用途	山东绿叶天然药物研究开发有限公司
200810014095	连翘酯苷B在制备治疗或预防急慢性肝损伤及肝纤维化的药物中的应用	山东绿叶天然药物研究开发有限公司
200610068587	牛蒡子苷元在制备治疗或预防慢性肾功能衰竭及肾纤维化的药物中的用途	山东绿叶天然药物研究开发有限公司
200810138738	川续断皂苷Ⅵ的新用途	山东绿叶天然药物研究开发有限公司
200610069757	丹参素在制备治疗或预防慢性肾功能衰竭及肾纤维化的药物中的应用	山东绿叶天然药物研究开发有限公司
201010255176	落新妇苷在制备治疗或预防急性肾功能衰竭的药物中的应用	山东绿叶天然药物研究开发有限公司
200710113824	莫诺苷的制药用途	山东绿叶天然药物研究开发有限公司
201010296002	新的NEO-克罗烷型二萜化合物及其应用	山东绿叶制药有限公司
200710168124	蟾蜍二烯内酯类化合物及其制备方法与应用	山东绿叶制药有限公司
200910149941	每日给药一次的石杉碱甲缓释片	山东绿叶制药有限公司
201010295997	NEO-克罗烷型二萜化合物及其应用	山东绿叶制药有限公司
200910304674	一种奥沙利铂药物组合物及其制备方法	山东罗欣药业股份有限公司
200910305280	一种普卢利沙星组合物及其制备方法、及原料药的合成方法	山东罗欣药业股份有限公司
201010234347	一种拉呋替丁胃内滞留控制释放组合物	山东齐都药业有限公司
200410024253	乳香有效成分提取方法及提取物制剂和用途	山东齐都药业有限公司
201010285206	葡萄糖酸锌糖片制剂及其制备方法	山东司邦得制药有限公司
201010502347	一种医用消毒凝胶	山东威高药业有限公司
201110065132	一种二甲双胍渗透泵控释片的制备方法	山东新华制药股份有限公司
201010261664	一种用于治疗2型糖尿病的药物组合物及其制备方法	山东新华制药股份有限公司
201010003870	一种盐酸头孢他美酯的颗粒剂及其制备方法	山东新时代药业有限公司
201110085074	一种氯法拉滨注射液及其制备方法	山东新时代药业有限公司
201010005285	一种奥利司他片剂及其制备方法	山东新时代药业有限公司
201110086096	阿托伐他汀钙片剂及其制备方法	山东新时代药业有限公司
200910211358	一种药物组合物	山东新时代药业有限公司
201010123742	一种奥美拉唑钠的冻干粉针剂及其制备方法	山东新时代药业有限公司
200910140544	含有取代的三氮唑的头孢菌素衍生物	山东轩竹医药科技有限公司
200910229762	一种含有氮稠杂环的头孢菌素衍生物	山东轩竹医药科技有限公司
201010512121	含有二氢吡咯并环烷基的头孢抗生素	山东轩竹医药科技有限公司
200810014117	含有被烷氧烷胺氧基取代的吡啶的苯并咪唑衍生物	山东轩竹医药科技有限公司
200810014118	含有被烷氧乙酰胺基氧基取代的吡啶的苯并咪唑衍生物	山东轩竹医药科技有限公司

（续表）

专利号	发明专利名称	专利权人
200910230630	含有咪唑环的头孢菌素衍生物	山东轩竹医药科技有限公司
200810014119	含有被烷氧基取代的吡啶的苯并咪唑衍生物	山东轩竹医药科技有限公司
201010506200	含有二氢吡咯并杂环的头孢抗生素	山东轩竹医药科技有限公司
200880022432	碳青霉烯衍生物	山东轩竹医药科技有限公司
200810129349	六元环甲酰胺取代的巯基吡咯烷碳青霉烯化合物	山东轩竹医药科技有限公司
200810157274	含有环丙烷并氮杂环的头孢菌素衍生物	山东轩竹医药科技有限公司
200810176882	苯甲酸衍生物	山东轩竹医药科技有限公司
200910014102	含有胍基的二肽酰肽酶Ⅳ抑制剂	山东轩竹医药科技有限公司
200610070608	用于病毒性感染的化合物	山东轩竹医药科技有限公司
200610070610	具有保肝活性的化合物	山东轩竹医药科技有限公司
200810140232	具有氨基肟基的四环素类化合物	山东轩竹医药科技有限公司
200810176881	四氢化萘取代的苯甲酸衍生物	山东轩竹医药科技有限公司
200910175959	二肽酶-Ⅳ抑制剂化合物	山东轩竹医药科技有限公司
200510104555	一种复方药物组合物及其制备方法	山东轩竹医药科技有限公司
200510045067	一种新的复方药物组合物及其制备方法和用途	山东轩竹医药科技有限公司
200510045413	一种由黄芪、丹参和苦参素制成的药物组合物及其制备方法	山东轩竹医药科技有限公司
200510045411	一种由黄芩苷、灵芝和丹参制成的药物组合物	山东轩竹医药科技有限公司
200510044767	一种具有抗菌消炎作用的药物组合物	山东轩竹医药科技有限公司
200510104223	由木犀草素和连翘制成的药物组合物及其制备方法和用途	山东轩竹医药科技有限公司
200810176880	被金刚烷取代的苯甲酸衍生物	山东轩竹医药科技有限公司
200510044769	一种新的抗菌抗病毒药物组合物及其制备方法	山东轩竹医药科技有限公司
200510044768	一种由连翘和新鱼腥草素钠制成的药物组合物	山东轩竹医药科技有限公司
200910246572	含有吡咯烷并环的头孢菌素衍生物	山东轩竹医药科技有限公司
200510104552	一种治疗肝炎的药物组合物	山东轩竹医药科技有限公司
201010160013	一种含有氟苯尼考的可溶于水的微粉及其制备方法	山东迅达康兽药有限公司
200810215519	一种格列吡嗪肠溶制剂组合物及其制备方法	山东淄博新达制药有限公司
201010291477	一种非洛地平缓释片及其制备方法	山西康宝生物制品股份有限公司
201110020268	一种外用中药及其制备方法	山西康洁司乐药业有限公司
201110221275	一种5%葡萄糖置换液及其制备方法	山西诺成制药有限公司
201110221300	一种5%葡萄糖成人营养液及其制备方法	山西诺成制药有限公司
201110221303	一种5%葡萄糖儿童营养液及其制备方法	山西诺成制药有限公司
201110049447	一种防止变黄的复方乳酸钠葡萄糖注射液生产方法	山西诺成制药有限公司
201010608593	一种咔唑磺酰胺类抗肿瘤药物胶囊及其制备方法	山西普德药业股份有限公司
201010608606	一种咔唑磺酰胺类抗肿瘤药物颗粒剂及其制备方法	山西普德药业股份有限公司
201010608590	一种咔唑磺酰胺类抗肿瘤药物分散片及其制备方法	山西普德药业股份有限公司
201010608557	一种咔唑磺酰胺类抗肿瘤药物片剂及其制备方法	山西普德药业股份有限公司
201010126560	一种银冰含片及制备方法和应用	山西仟源制药有限公司
200710017643	吩噻嗪类染料修饰的磁性微粒的制备方法	陕西北美基因股份有限公司
200910024100	一种中药组合物的制备方法及其质量控制方法	陕西东泰制药有限公司
201110147418	一种胶原蛋白滴眼液及其制备方法	陕西巨子生物技术有限公司
200810049282	双唑泰阴道泡腾片及制备方法	陕西君碧莎制药有限公司
200810017347	冷水分散型叶黄素微胶囊及其制备方法	陕西天润植物化工有限公司
200710094021	一种咪唑-5-羧酸衍生物及其制备方法	上海艾力斯生物医药有限公司
201110096316	一种泼尼卡酯乳膏及其制备方法	上海安瀚特生物医药技术有限公司
201110088946	A-失碳-5α-雄甾烷化合物在制备抗恶性肿瘤药物中的应用	上海奥奇医药科技有限公司
201010182446	具有生物活性的联苯环辛烯类木脂素衍生物	上海常富药业有限公司
200910195153	一种具有缓解和治疗骨关节病功能的配方	上海春芝堂生物制品有限公司
201010177381	一种含有植物提取物的雾化制剂及其制备方法	上海鼎利生物科技有限公司
201010139035	高含量α-亚麻酸微囊软胶囊制剂	上海复旦奥医医学科技有限公司
200410054288	一种紫杉醇衍生物及其药物组合物	上海复旦张江生物医药股份有限公司
200710173247	次卟啉衍生物的用途	上海复旦张江生物医药股份有限公司
200780017462	杂环非核苷类化合物及其制备方法、药物组合物和作为抗病毒抑制剂的用途	上海海和药物研究开发有限公司
200810200073	一类雷帕霉素碳酸酯类似物、其药物组合物及其制备方法和用途	上海海和药物研究开发有限公司

（续表）

专利号	发明专利名称	专利权人
200810033621	黄果茄提取物、其制备方法及其药物用途	上海海天医药科技开发有限公司
200810033619	龙葵提取物、其制备方法及其药物用途	上海海天医药科技开发有限公司
200910197139	一种眼科手术前局部麻醉用组合物及其制备方法和用途	上海昊海生物科技股份有限公司
200880009683	哌嗪类衍生物,其制备方法及其在医药上的应用	上海恒瑞医药有限公司
200710170537	一类具抗肿瘤活性的水溶性酚性三萜化合物及其制备方法	上海华拓医药科技发展股份有限公司
201110144452	诺氟沙星葡萄糖注射液的一种配制方法	上海华中药业有限公司
200910199481	一种提取燕麦 β-葡聚糖的方法	上海莱博生物科技有限公司
201010108813	腹膜透析液及其制备方法	上海蓝怡科技有限公司
200680054930	吡啶酮类衍生物预防和治疗放射性肺损伤的用途	上海睿星基因技术有限公司
200910046228	一种新型环保型消毒液	上海斯贝生物科技有限公司
200810037269	一种萘维太定的钠盐的制备方法	上海天伟生物制药有限公司
200910055100	盐酸伊立替康溶液型注射剂及其制备方法	上海希迪制药有限公司
201010199934	一种注射用紫杉醇白蛋白亚微粒及其制备方法	上海现代药物制剂工程研究中心有限公司
201010189814	酒石酸唑吡坦膜剂	上海现代药物制剂工程研究中心有限公司
201010191284	苯甲酸利扎曲普坦口腔喷雾剂	上海现代药物制剂工程研究中心有限公司
201010189812	苯甲酸利扎曲普坦膜剂	上海现代药物制剂工程研究中心有限公司
200910049150	具有治疗雄激素源性脱发作用的生发制剂	上海现代药物制剂工程研究中心有限公司
200810038396	一种对氨基水杨酸钠结肠定位给药系统	上海新菲尔生物制药工程技术有限公司
200810033018	茶多酚中主要儿茶素成分分离纯化方法及其糖苷酶活性	上海新康制药厂
200910223976	一种稳定的兰索拉唑片及其制备方法	上海新亚药业闵行有限公司
200910050123	一种核苷类化合物及其制备方法和应用	上海信旗医药科技有限公司
200810039499	一种银杏叶提取物与双密达莫的复方注射液及其制备工艺	上海信谊百路达药业有限公司
200810203384	一种低含量游离水杨酸的阿司匹林肠溶片及其制备工艺	上海信谊百路达药业有限公司
201010122729	一种氨茶碱的复方制剂及其制备方法	上海延安药业有限公司
200810042060	乙二胺衍生物	上海阳帆医药科技有限公司
200710094453	化合物肉桂基-(6′-O-α-L-吡喃阿拉伯糖)-O-β-D-吡喃葡萄糖苷在制备抗抑郁药物中的应用	上海药谷药业有限公司
200910199005	吡咯并喹啉醌在治疗和预防动脉粥样硬化中的应用	上海医学生命科学研究中心有限公司
200910200639	一种预防和治疗老年痴呆症的组合物	上海医学生命科学研究中心有限公司
201010230687	一种来曲唑共研磨物及其制备方法和含其药物组合物	上海医药集团股份有限公司
200780030048	生长因子神经调节蛋白的下游蛋白组激酶	上海泽生科技开发有限公司
200910194559	一种龙虎人丹植物药组合物及其制备和应用	上海中华药业有限公司
200810207877	一种度洛西汀肠溶制剂及其芯材和制备方法	上海中西制药有限公司
200910215411	一种度洛西汀的缓释肠溶制剂及其芯材和制备方法	上海中西制药有限公司
200710124647	一种抗痔疮药物组合物	深圳海创医药科技发展有限公司
200910109861	低聚凤梨参糖胺聚糖及其制备方法	深圳海王药业有限公司
200910175158	含磷的二苯乙烯类化合物及其制备方法和用途	深圳海王药业有限公司
200510093643	二氢黄酮类化合物在制备治疗心血管疾病药物中的应用	深圳海王药业有限公司
200910110114	低聚岩藻糖化糖胺聚糖及其制备方法	深圳海王药业有限公司
200910190096	培美曲塞硫脲盐及其制备方法	深圳海王药业有限公司
200910223210	一种具备治疗功能的新型载药创可贴	深圳兰度生物材料有限公司
200910106279	一种含有脂肪酶的组合物	深圳市绿微康生物工程有限公司
201110007946	一种提高依诺肝素钠注射液稳定性的生产工艺	深圳市天道医药有限公司
200910220524	N-取代 α-氨基酸衍生物及其制备方法与应用	深圳市天和医药科技开发有限公司
201110206197	一种美罗培南钠/他唑巴坦钠药物组合物	深圳市新泰医药有限公司
201010113709	一种头孢西酮钠和他唑巴坦钠的组合物及其配比	深圳市新泰医药有限公司
201010140331	一种头孢西酮钠和克拉维酸钾的组合物及其配比	深圳市新泰医药有限公司
201010201752	一种头孢匹林钠和舒巴坦钠的组合物及其配比	深圳市新泰医药有限公司
200910176753	一种头孢匹林钠和他唑巴坦钠的组合物及其配比	深圳市新泰医药有限公司
200910105486	含有西洋参的组合物和西洋参茶饮料	深圳太太药业有限公司
200910223491	一种治疗肝炎的中药组合物及其制备方法	深圳同安药业有限公司
201010240800	一种盐酸苯达莫司汀冻干制剂的制备方法	深圳万乐药业有限公司
200810132838	作为蛋白激酶抑制剂和组蛋白去乙酰化酶抑制剂的2-吲哚满酮衍生物	深圳微芯生物科技有限责任公司

（续表）

专利号	发明专利名称	专利权人
200810172161	作为组蛋白去乙酰化酶抑制剂的2-吲哚满酮衍生物、其制法和用途	深圳微芯生物科技有限责任公司
200810190587	头孢地嗪钠晶型及其制备方法和含有该晶型的药物组合物	深圳信立泰药业股份有限公司
200910164505	一种乐卡地平与贝那普利的药物组合及其应用	深圳信立泰药业股份有限公司
200810183100	无定形头孢地嗪钠及其制备方法和含有该无定形的药物组合物	深圳信立泰药业股份有限公司
201110170978	头孢呋辛酯片及其全粉末直接压片方法	深圳致君制药有限公司
200810217262	含可待因和氯苯那敏的口服液体缓释制剂及其制备方法	深圳致君制药有限公司
200910189594	头孢克肟口服混悬液及其制备方法	深圳致君制药有限公司
200910263909	一种心脑清缓释软胶囊及其制备方法	神威药业集团有限公司
200910227992	一种清热醒脑的药物制剂及制备方法和用途	神威药业有限公司
200710157431	辣椒风湿巴布膏及其制造方法	沈阳红药制药股份有限公司
200810010209	注射用氨溴索的制备方法	沈阳华泰药物研究有限公司
200810010724	川芎嗪盐	沈阳华泰药物研究有限公司
200810010190	布洛芬组合物	沈阳华泰药物研究有限公司
200910220358	一种细辛脑脂质毫微球及其制备方法	沈阳万嘉生物技术研究所有限公司
201010107925	一种前列地尔脂质毫微球注射液及其制备方法	沈阳万嘉生物技术研究所有限公司
200810084285	含蜂蜡的微球基质、含有它的药物组合物及其用途	沈阳兴齐制药有限公司
201010116450	一种抗菌化合物及其制备方法和应用	沈阳中海药业有限公司
200910001509	具有去腐生肌效用的喷雾配方	生春堂制药工业股份有限公司
201010125583	一种左旋氨氯地平或其可药用盐和黑木耳多糖的药物组合物及其应用	施慧达药业集团（吉林）有限公司
201010107945	抗高血压的药物组合物	施慧达药业集团（吉林）有限公司
201010158221	复方药物制剂	施慧达药业集团（吉林）有限公司
201010127019	一种提高盐酸克仑特罗含量均匀度的方法及其应用	石家庄恩泽药品技术开发有限公司
201010536187	一种防治脚气的外用粉剂	石家庄乐足科技有限公司
201010615208	克拉维酸钾（微晶纤维素）组合物的制备方法	石药集团河北中润制药有限公司
201010518154	一种头孢丙烯固体制剂及其制备方法	石药集团欧意药业有限公司
201010261489	一种非布索坦或其可药用盐固体制剂及其制备方法	石药集团欧意药业有限公司
201010294047	一种阿奇霉素干混悬制剂及其制备方法	石药集团欧意药业有限公司
201010261486	一种氯吡格雷或其可药用盐固体制剂及其制备方法	石药集团欧意药业有限公司
201010294061	一种左旋氨氯地平或其可药用盐固体制剂及其制备方法	石药集团欧意药业有限公司
201010518155	一种头孢妥仑匹酯固体制剂及其制备方法	石药集团欧意药业有限公司
201010224507	一种伊伐布雷定或其可药用盐固体制剂及其制备方法	石药集团欧意药业有限公司
201110109505	一种更稳定的美罗培南注射剂及其制备方法	石药集团中诺药业（石家庄）有限公司
201110129778	萘夫西林钠注射剂及其制备方法	石药集团中诺药业（石家庄）有限公司
201010603894	一种注射用美罗培南冻干制剂及其制备方法	石药集团中诺药业（石家庄）有限公司
201010033341	一种质子泵抑制剂的肠溶微丸制剂及其制备方法	石药集团中奇制药技术（石家庄）有限公司
201110035280	盐酸头孢卡品酯组合物及其制备方法	石药集团中奇制药技术（石家庄）有限公司
200710007199	阿比朵尔在制备预防和治疗乙型肝炎药物中的用途	石药集团中奇制药技术（石家庄）有限公司
200910145841	左旋丁苯酞在制备治疗脑卒中药物中的应用	石药集团中奇制药技术（石家庄）有限公司
200810080132	硫酸头孢噻利无菌粉的制备方法	石药集团中奇制药技术（石家庄）有限公司
200810054886	左旋氨氯地平和贝那普利的药物组合物	石药集团中奇制药技术（石家庄）有限公司
200810054975	丁苯酞缓释片及其制备方法	石药集团中奇制药技术（石家庄）有限公司
200910074450	一种盐酸多柔比星脂质体注射剂及其制备工艺	石药集团中奇制药技术（石家庄）有限公司
200810140356	奥美拉唑肠溶微丸制剂及制备方法	寿光富康制药有限公司
200780040934	用于破坏与泛素化相关的酶的相互作用的抑制剂和其应用	舒泰神（北京）生物制药股份有限公司
200710048779	2-甲基-5-硝基咪唑-1-(3-氯-2-羟基丙基)氯取代的衍生物、制备方法及其应用	四川百利药业有限责任公司
200710048817	2-甲基-5-硝基咪唑-1-(3-氯-2-羟基丙基)氯取代的衍生物、制备方法及其应用	四川百利药业有限责任公司
201110103125	消旋卡多曲颗粒及其生产工艺	四川百利药业有限责任公司
201010164677	一种抗高血压药物复方制剂	四川宝盛康药业有限公司
201010163085	一种复方阿苯达唑咀嚼片及其应用和制备方法	四川宝盛康药业有限公司
201010163072	一种包含阿苯达唑的颗粒剂及其应用和制备方法	四川宝盛康药业有限公司
201010163082	阿魏酸哌嗪的注射剂及其制备方法	四川宝盛康药业有限公司
201010164686	抗高血压药物复方制剂	四川宝盛康药业有限公司
200810045630	一种辽源七厘散超细粉体的制备方法	四川大千药业有限公司

（续表）

专利号	发明专利名称	专利权人
201010286037	舒肺糖浆的检测方法	四川逢春制药有限公司
201010172450	熊果酸酯衍生物及其制备方法与应用	四川国康药业有限公司
200910216529	一种蔗糖水解制备药用转化糖的方法	四川海思科制药有限公司
201010584531	一种铝碳酸镁片及其制备方法	四川健能制药有限公司
201010136337	一种用于消化道的药物组合物及其应用	四川健能制药有限公司
200710073871	一种葡甘聚糖粗粉	四川科创制药集团有限公司
200710073872	一种葡甘聚糖粗粉的生产工艺	四川科创制药集团有限公司
200910217546	黄豆苷元预乳化注射剂的专用溶剂及其制备方法和用途	四川科伦药物研究有限公司
200910243204	一种棓丙酯预乳化浓缩液及其制剂	四川科伦药物研究有限公司
200710098036	一种治疗烧烫伤或胃溃疡的药物组合物及其制备方法	四川科伦药业股份有限公司
201010252588	一种抑制维生素 D2 在灭菌后含量下降的方法	四川科伦药业股份有限公司
201010252596	抑制维生素 K1 在灭菌后含量下降的方法	四川科伦药业股份有限公司
200610021715	一种治疗焦虑症的药物组合物及其口崩制剂	四川科瑞德制药有限公司
200810306383	一种精制银翘解毒制剂及其制备方法	四川美大康药业股份有限公司
201110130201	维生素 D2 油及其制备方法	四川内江汇鑫制药有限公司
201010555288	酮洛芬缓释制剂的制备方法	四川奇力制药有限公司
201010555055	酮洛芬缓释制剂	四川奇力制药有限公司
201010576889	一种提高川芎嗪药物注射制剂稳定性的注射用药物组合物	四川升和药业股份有限公司
200910058681	一种保护及促进肝细胞再生功能的药物组合物及制备方法	四川旭华制药有限公司
201010293328	布洛芬注射液组合物及其制备方法	四川阳光润禾药业有限公司
201010145462	一种治疗痔疮的药物组合物及其制备方法	四川梓橦宫药业有限公司
201110254795	一种 SOD 复合胶囊及其制备方法	苏州爱斯欧蒂生物科技有限公司
201010266092	一种药膏及其制备方法	苏州邦安新材料科技有限公司
201010503048	噻唑酰胺类化合物及其在制备抗恶性肿瘤药物中的用途	苏州波锐生物医药科技有限公司
201010503001	一种噻唑酰胺类化合物及其在治疗恶性肿瘤中的药物用途	苏州波锐生物医药科技有限公司
201010503056	噻唑酰胺类化合物及其在治疗恶性肿瘤中的药物用途	苏州波锐生物医药科技有限公司
200910034138	用作组蛋白去乙酰酶抑制剂的异羟肟酸类化合物及其用途	苏州东南药物研发有限责任公司
200910034136	用作组蛋白去乙酰化酶抑制剂的异羟肟酸类化合物及其用途	苏州东南药物研发有限责任公司
200910034139	组蛋白去乙酰酶抑制剂异羟肟酸类化合物及其用途	苏州东南药物研发有限责任公司
200910034134	用作组蛋白去乙酰酶抑制剂的三氟甲基酮类化合物及其用途	苏州东南药物研发有限责任公司
201110114343	磺苄西林钠及注射用磺苄西林钠	苏州二叶制药有限公司
201110114417	苯唑西林钠及注射用苯唑西林钠的制备方法	苏州二叶制药有限公司
201210019248	注射用美洛西林钠舒巴坦钠 4:1 组合物的制备方法	苏州二叶制药有限公司
200910115427	一种布美他尼的制备方法	苏州立新制药有限公司
200910144945	阿奇霉素纳米结构脂质载体及其制备方法	苏州纳康生物科技有限公司
200810107302	硫辛酸脂质纳米粒的制备方法	苏州纳康生物科技有限公司
200910183556	猕猴桃碱作为制备治疗动脉粥样硬化药物的应用	苏州派腾生物医药科技有限公司
200910183552	一种治疗缺血性心脏病的组合物及其制备方法	苏州派腾生物医药科技有限公司
200910183554	一种治疗缺血性心脏病的组合物及其制备方法	苏州派腾生物医药科技有限公司
201010107322	小干扰核酸和药物组合物及其制药应用	苏州瑞博生物技术有限公司
201110065075	一种依维莫司固体口服药物组合物	苏州特瑞药业有限公司
200810037134	治疗头痛的鼻腔给药系统	苏州易川健康用品有限公司
200880023142	制备芳香酶抑制剂的方法	台湾神隆股份有限公司
200880020202	盐酸拓扑替康的晶形及其制备方法	台湾神隆股份有限公司
200880021751	7-乙基-10-羟基喜树碱的多晶型物	台湾神隆股份有限公司
200810237010	一种牛黄上清软胶囊及其制备方法	太极集团有限公司
200610074123	某些喹诺酮化合物的苹果酸盐和多晶型物	太景生物科技股份有限公司
200810179694	杂环化合物	太景生物科技股份有限公司
200810174302	丙型肝炎病毒蛋白酶抑制剂	太景生物科技股份有限公司
200810174745	丙型肝炎病毒蛋白酶抑制剂	太景生物科技股份有限公司
200910139553	肺炎的治疗药物	太景生物科技股份有限公司
200710141282	抗菌剂的肠胃外制剂	太景生物科技股份有限公司
201010115350	一种治疗肠梗阻的中药组合物及其制备方法	泰一和浦（北京）中医药研究院有限公司

（续表）

专利号	发明专利名称	专利权人
201010157029	一种治疗便秘的中药组合物及其制备方法	泰一和浦（北京）中医药研究院有限公司
201010154167	一种治疗呕吐的中药组合物及其制备方法	泰一和浦（北京）中医药研究院有限公司
201010300436	一种治疗脑积水的外用中药组合物及其制备方法	泰一和浦（北京）中医药研究院有限公司
201110257828	肾上腺皮质类激素复方制剂	泰州市康特生物工程有限公司
200710057893	一种（R，R）-福莫特罗吸入粉雾剂及其制备方法	天津帝士力投资控股集团有限公司
200610129421	可抑制细胞释放肿瘤坏死因子的吡咯啉衍生物及其制备和应用	天津和美生物技术有限公司
200610015437	含β-内酰胺类抗生素和离子螯合剂的抗生素复方	天津和美生物技术有限公司
201110079281	一种含法舒地尔的鼻腔喷雾剂或气雾剂	天津红日药业股份有限公司
201110079272	一种含法舒地尔的口腔喷雾剂或气雾剂	天津红日药业股份有限公司
201110078005	一种法舒地尔与伐地那非复方制剂及其制备方法	天津红日药业股份有限公司
201010547768	法舒地尔经眼部给药用于制备治疗青光眼药物中的应用	天津红日药业股份有限公司
201110244017	一种甲泼尼龙琥珀酸钠冻干粉针剂及其制备方法	天津金耀集团有限公司
201110244020	两种甲泼尼龙琥珀酸钠冻干粉针剂及其制备方法	天津金耀集团有限公司
200710060219	一种激素乳膏	天津金耀集团有限公司
200710150194	一种抑制血管新生的雌甾硝酸酯药物	天津金耀集团有限公司
200810053472	糠酸莫米松脂质体乳膏	天津金耀集团有限公司
200810153607	一种眼部抗炎的环糊精包合药物组合物	天津金耀集团有限公司
200910070061	含有聚维酮碘与环糊精包合糖皮质激素的眼用组合物	天津金耀集团有限公司
201010126089	依地酸钙钠口服制剂及其在抑制结缔组织生长因子、单胺氧化酶药物中应用	天津金耀集团有限公司
201010150387	一种醋丙甲泼尼龙新晶型与制备方法	天津金耀集团有限公司
200910228788	一种丁酸氢化可的松乳膏	天津金耀集团有限公司
201010126101	依地酸钙钠与皮质激素复方制剂在制备抑制结缔组织生长因子、单胺氧化酶药物中的应用	天津金耀集团有限公司
201010137069	甲泼尼龙片剂及晶型与制备方法	天津金耀集团有限公司
200810053473	泼尼卡酯脂质体乳膏	天津金耀集团有限公司
200810053764	一种屈螺酮类似物的治疗更年期综合症的药物组合物	天津金耀集团有限公司
200810054107	一种水飞蓟宾琥珀酸酯二钠盐口服制剂及其制备方法	天津康鸿医药科技发展有限公司
201110040144	伊曲康唑硫酸盐微丸及其制备方法	天津力生制药股份有限公司
200910070937	一种结肠定位释药的口服制剂	天津力生制药股份有限公司
201110123617	一种从山楂果中提取黄酮的方法	天津桥洲酒业有限公司
200910070410	含有薁磺酸钠的妇科专用冲洗剂	天津市顶硕科贸有限公司
200810153351	含有盐酸兰地洛尔活性成分的注射用药物组合物及其制备方法	天津市汉康医药生物技术有限公司
200910228899	一种盐酸决奈达隆固体分散体的药物组合物及其制备方法	天津市汉康医药生物技术有限公司
201010121150	2-羟甲基-3，5，6-三甲基吡嗪衍生物、其制备方法和用途	天津市汉康医药生物技术有限公司
201010561463	一种瑞舒伐他汀钙片药物组合物的制备方法	天津市汉康医药生物技术有限公司
201010563619	一种供注射用去甲斑蝥酸钠药物组合物及其制备方法	天津市汉康医药生物技术有限公司
200910069509	醋茶溴索及其组合物	天津市汉康医药生物技术有限公司
201010555675	一种瑞舒伐他汀钙口服药物组合物	天津市汉康医药生物技术有限公司
200910228898	一种复方替米沙坦苯磺酸氨氯地平药物组合物及其制备方法	天津市汉康医药生物技术有限公司
201010557524	一种稳定的阿戈美拉汀胶囊药物组合物	天津市汉康医药生物技术有限公司
200910030753	2-（3-氰基-4-异丁氧基苯基）-4-甲基-5-噻唑甲酸及其组合物	天津市汉康医药生物技术有限公司
201010203422	缬沙坦氨氯地平胶囊药物组合物及其制备方法	天津市汉康医药生物技术有限公司
201019102014	一种稳定的三氟柳药物组合物	天津市汉康医药生物技术有限公司
201010527904	一种供注射用盐酸丁咯地尔药物组合物	天津市汉康医药生物技术有限公司
201010270120	小体积多索茶碱冻干粉针制备方法及其生产设备	天津市铭泰医药科技有限公司
200810152453	一种格列齐特缓释胶囊的制备方法	天津市铭泰医药科技有限公司
201110237741	复方萘普生埃索美拉唑药物组合物及其制备方法	天津市嵩锐医药科技有限公司
201010171146	苹果多酚在制备护肝药物、保健食品或食品中的应用	天津市壹杯红生物技术有限公司
200910245029	阿戈美拉汀及其药物组合物	天津泰普药品科技发展有限公司
200910229067	4，5，6，7-四氢异噁唑并［5，4-c］吡啶-3-醇一水合物的晶型化合物	天津泰普医药知识产权流转储备中心有限公司
200810000117	N-（5-氨基-2-甲基苯基）-4-（3-吡啶基）-2-嘧啶胺类一氧化氮供体型衍生物，制备方法及其用途	天津天士力集团有限公司
200610014222	一种治疗心脑血管疾病的中药冻干粉针剂及其制备方法	天津天士力之骄药业有限公司

（续表）

专利号	发明专利名称	专利权人
200610014225	一种含丹酚酸B的复方丹参冻干粉针剂及其制备方法	天津天士力之骄药业有限公司
200610014196	一种用于癌症辅助治疗药物制剂及其制备方法	天津天士力之骄药业有限公司
200910179090	一种治疗冠心病的滴丸及其制备方法	天津天士力制药股份有限公司
200610014237	含丹参、川芎和冰片的中药组合物及其制剂	天津天士力制药股份有限公司
200610014258	含丹参、三七和人参或党参的中药组合物及制剂	天津天士力制药股份有限公司
200710150321	一种含穿心莲内酯的中药颗粒及其制备方法	天津天士力制药股份有限公司
200610014245	一种含赤芍治疗心血管疾病的组合物及其制剂	天津天士力制药股份有限公司
200610014334	含丹参、三七、麝香或麝香酮的中药组合物及其制剂	天津天士力制药股份有限公司
200710150304	一种含石菖蒲提取物的中药颗粒及其制备方法	天津天士力制药股份有限公司
201110166125	丹参提取物治疗败血症的应用	天津天士力制药股份有限公司
200810052993	丹酚酸B和羟乙基淀粉的配伍对内毒素诱导的微循环障碍的预防和治疗	天津天士力制药股份有限公司
200610014270	含有三七的中药组合物及其制剂	天津天士力制药股份有限公司
200710150316	一种含黄芪提取物的中药颗粒及其制备方法	天津天士力制药股份有限公司
200710150322	一种含丹参提取物的中药颗粒及其制备方法	天津天士力制药股份有限公司
200810052604	一种艾叶的有效组分及其制备方法	天津天士力制药股份有限公司
200610014192	一种含有红花和人参的药物组合物、制备方法和制剂	天津天士力制药股份有限公司
200610014205	含有丹参的中药组合物及其制剂	天津天士力制药股份有限公司
200610014273	含有丹参、山楂的中药组合物及其制剂	天津天士力制药股份有限公司
200610065629	一种用于祛痰止咳的滴丸制剂及其制备方法	天津天士力制药股份有限公司
200610014265	一种含有红花和黄芪的药物组合物、制备方法和制剂	天津天士力制药股份有限公司
200710123259	喜树果有效组分及其制备方法与用途	天津天士力制药股份有限公司
200710123273	一种夏枯草的有效组分及其制备方法与用途	天津天士力制药股份有限公司
200710150318	一种含灯盏花素的中药颗粒及其制备方法	天津天士力制药股份有限公司
200910244932	麝香风湿跌打膏	天津同仁堂集团股份有限公司
200910070618	关节炎膏	天津同仁堂集团股份有限公司
201010600759	索法酮缓释微丸胶囊制剂及其制备方法	天津药物研究院药业有限责任公司
201010600932	索法酮缓释片及其制备方法	天津药物研究院药业有限责任公司
200710058349	一种药物组合物及其在制备治疗青光眼的药物中的应用	天津药业研究院有限公司
200910229197	具有疏风祛湿功能的中药组合物及其制备方法	天津中敖生物科技有限公司
200910229196	治疗呼吸道疾病的中药组合物及其制备方法	天津中敖生物科技有限公司
200610130519	一种疏风镇惊化痰导滞的中药组合物及其制备方法	天津中新药业集团股份有限公司
200910228644	一种治疗小儿感冒发烧的中药组合物和制备方法	天津中新药业集团股份有限公司达仁堂制药厂
200910071120	中药制剂小儿金丹的检测方法	天津中新药业集团股份有限公司达仁堂制药厂
200810152289	一种牛黄降压丸的含量测定方法	天津中新药业集团股份有限公司达仁堂制药厂
200810154426	一种治疗胃肠疾病的中药组合物颗粒剂及其制备方法	天津中新药业集团股份有限公司乐仁堂制药厂
200910228623	中药制剂脉络通的检测方法	天津中新药业集团股份有限公司乐仁堂制药厂
200810154416	治疗胃肠疾病中药组合物及其制备方法	天津中新药业集团股份有限公司乐仁堂制药厂
200810154755	一种含檀香治疗胃肠疾病中药组合物及其制备方法	天津中新药业集团股份有限公司乐仁堂制药厂
200910228622	一种中药制剂心脑静片的检测方法	天津中新药业集团股份有限公司乐仁堂制药厂
200810154408	一种治疗胃肠疾病的药物组合物及其制备方法	天津中新药业集团股份有限公司乐仁堂制药厂
200810154415	一种治疗胃肠疾病的中药巴布剂及其制备方法	天津中新药业集团股份有限公司乐仁堂制药厂
200810154417	一种治疗胃肠疾病的中药组合物滴丸及其制备方法	天津中新药业集团股份有限公司乐仁堂制药厂
200810154418	一种治疗胃肠疾病的中药贴剂及其制备方法	天津中新药业集团股份有限公司乐仁堂制药厂
200810154420	一种治疗胃肠疾病的中药凝胶剂及其制备方法	天津中新药业集团股份有限公司乐仁堂制药厂
200810154421	一种治疗胃肠疾病的中药组合物胶囊及其制备方法	天津中新药业集团股份有限公司乐仁堂制药厂
200810154423	一种治疗胃肠疾病的中药软膏剂及其制备方法	天津中新药业集团股份有限公司乐仁堂制药厂
200810154424	一种含麝香治疗胃肠疾病的中药组合物及其制备方法	天津中新药业集团股份有限公司乐仁堂制药厂
200810154425	一种含当归治疗胃肠疾病中药组合物及其制备方法	天津中新药业集团股份有限公司乐仁堂制药厂
200810154427	一种胃肠安丸的质量控制方法	天津中新药业集团股份有限公司乐仁堂制药厂
200810154756	一种治疗胃肠疾病中药组合物片剂及其制备方法	天津中新药业集团股份有限公司乐仁堂制药厂
200810154411	一种含木香治疗胃肠疾病中药组合物及其制备方法	天津中新药业集团股份有限公司乐仁堂制药厂
200810154412	一种含沉香治疗胃肠疾病中药组合物及其制备方法	天津中新药业集团股份有限公司乐仁堂制药厂
200810154413	一种药物组合物在制备降低肠黏膜通透性药物中的应用	天津中新药业集团股份有限公司乐仁堂制药厂

（续表）

专利号	发明专利名称	专利权人
200810240682	一种从金雀草中提取总异黄酮及其胶囊剂的制备方法	天科仁祥技术（北京）有限责任公司
200910191072	一种治疗感冒的复方药物及其制备工艺	天圣制药集团股份有限公司
200710150315	一种含黄杨宁的中药颗粒及其制备方法	天士力制药集团股份有限公司
200810153629	首乌丹参滴丸中天然冰片含量测定方法	天士力制药集团股份有限公司
200810153630	首乌丹参滴丸中丹酚酸 B 含量测定方法	天士力制药集团股份有限公司
200610109288	谷红控释片及其制备方法	通化特立杰尔医药咨询有限公司
201010149151	一种缓解痔疮症状的湿巾及其生产方法	铜陵洁雅生物科技股份有限公司
201110034295	一种具有缓解视疲劳功能的中药组合物及其制备方法	完美（中国）有限公司
200810103324	一种含有阿仑膦酸钠的药物组合物	万特制药（海南）有限公司
200810103325	一种含有地氯雷他定的包衣片剂及其制备方法	万特制药（海南）有限公司
200810103326	一种含有瑞格列奈的固体药物组合物	万特制药（海南）有限公司
200810103327	一种含有盐酸特比萘芬的分散片	万特制药（海南）有限公司
201010222498	营养胰岛、降低血糖、调节血压血脂的制剂及其制备方法	威海康宝生物科技开发有限公司
201010108196	替米沙坦和氨氯地平复方制剂及其制备方法	威特（湖南）药业有限公司
201010112368	含有凡尔沙坦或其药学上可接受的盐的固体剂型口服医药组成物	温士顿医药股份有限公司
200910026697	芳基（乙）丙酸抗坏血酸酯，其制备方法及含有它们的药物	无锡宏瑞生物医药科技有限公司
200910186698	一种醒脑静注射液的检测方法	无锡济民可信山禾药业股份有限公司
201010227504	口腔吸收固体能量泡腾制剂	无锡健而乐医药科技有限公司
201010227505	口腔吸收固体戒烟泡腾制剂	无锡健而乐医药科技有限公司
201010188982	口腔吸收固体泡腾制剂	无锡健而乐医药科技有限公司
201010581368	一种复方硫酸新霉素可溶性粉及其生产方法	无锡正大畜禽有限公司
201110003489	一种治疗前列腺疾病的中药制剂-牛黄前列康栓及其制备方法	武汉大鹏药业有限公司
200910272758	一种能改善眼底和视网膜微循环病变及修复眼部病变损伤的制剂及其制备方法	武汉代代木生物科技有限公司
201010549740	长效盐酸头孢噻呋注射液及其制备方法	武汉回盛生物科技有限公司
200710052731	一种石花有效成分的提取方法	武汉健民中药工程有限责任公司
200810047613	硝酸芬替康唑阴道软胶囊及其制备方法	武汉康裕医药科技有限公司
201110031764	一种口腔炎症性疾病的口腔喷剂及其制备方法	武汉耦合医学科技有限责任公司
201110031254	一种口腔干燥症凝胶医疗用品及其制备方法	武汉耦合医学科技有限责任公司
201110144489	注射用兰索拉唑纳米粒冻干制剂及其制备方法	武汉普生制药有限公司
201010280703	治疗呼吸道疾病的口服液及其制备方法	武汉人福药业有限责任公司
201010536496	布洛芬口服混悬液及其制备方法	武汉人福药业有限责任公司
201110181388	一种含有长春西汀的大容量注射液组合物及其制备方法	武汉同源药业有限公司
201010545163	一种替米沙坦氨氯地平片的制备方法	武汉武药科技有限公司
201010573886	一种波生坦胶囊及其制备方法	武汉武药科技有限公司
201110083301	一种注射用福沙吡坦二甲葡胺冻干制剂的制备方法	武汉希熙生物科技有限公司
200980152529	氟维司群纳米球（微球）及其制备方法和用途	西安力邦医药科技有限责任公司
201010527590	一种葛根素脂微球注射液及其制备方法	西安力邦制药有限公司
201010226549	一种治疗血管相关疾病的复方制剂及其制备方法	西安力邦制药有限公司
201110004225	一种脑保护治疗药物脂肪乳剂的制备	西安力邦制药有限公司
200910223205	静脉注射用前列地尔长循环脂微球制剂及其制备方法	西安力邦制药有限公司
201010160034	二联苯酚及其衍生物在制备治疗癫痫药物中的应用	西安力邦制药有限公司
201010290496	一种脑梗塞治疗药物脂肪乳剂的制备	西安力邦制药有限公司
200910140403	一种高纯度丙泊酚的合成方法	西安力邦制药有限公司
200810150515	一种治疗乳腺疾病的中药	西安三八妇乐健康产业有限公司
201010598689	治疗外阴白斑外阴顽固性瘙痒的抗菌洗剂及其制备方法	西安万和医药科技有限公司
201010177472	一种右旋糖酐 40 与乳酸钠林格氏液组合物及制备方法	西安万隆制药有限责任公司
201010300601	柠檬苦素的制备方法及组合物和其应用	西安新通药物研究有限公司
200910214400	双丙泊酚焦磷酸二氢酯及其盐、其制备方法和应用	西藏海思科药业集团股份有限公司
201010275547	一种具有抗炎镇痛作用的药物组合物及其制备方法和用途	西藏奇正藏药股份有限公司
201010275556	一种具有抗炎镇痛作用的药物组合物及其制备方法和制备药物的用途	西藏奇正藏药股份有限公司
201010593708	一种藏药组合物在制备戒酒药物中的应用	西藏奇正藏药股份有限公司
201010552051	一种治疗妇科炎症的药物及其制备方法	厦门金日制药有限公司

（续表）

专利号	发明专利名称	专利权人
200810032950	香豆草醚类化合物及其组合物的用途	湘北威尔曼制药股份有限公司
200710170981	一种化合物及其组合物的新用途	湘北威尔曼制药股份有限公司
200710037570	查尔酮类化合物及其组合物的用途	湘北威尔曼制药股份有限公司
200710041068	治疗肝病的药物组合物及其用途	湘北威尔曼制药股份有限公司
200810032430	抗肿瘤药物组合物	湘北威尔曼制药股份有限公司
200610025401	巴西苏木素类化合物在制备抗肿瘤药物中的用途	湘北威尔曼制药股份有限公司
200910199248	非布索坦的新晶型及其制备方法	欣凯医药化工中间体(上海)有限公司
200810039354	三乙酰尿苷缓释制剂及其制备方法	欣凯医药化工中间体(上海)有限公司
201010205840	一种抗肿瘤及抗感染的大蒜辣素注射液的制备方法及其低温连续搅拌超滤装置	新疆埃乐欣药业有限公司
201110103676	一种复方银翘氨敏胶囊组合物	新疆全安药业有限公司
200810041855	抗凝化合物、组合物及其用途	信谊药厂
200810041853	抗凝化合物、组合物及其用途	信谊药厂
200810041856	抗凝化合物、组合物及其用途	信谊药厂
200610147240	含有左旋氨氯地平和阿托伐他汀的药物组合物及制备方法	信谊药厂
200710170980	包含阿仑膦酸钠和胆维丁的药物制剂	信谊药厂
200510030723	含玻璃酸钠的治疗眼底黄斑变性的眼用制剂及其制备方法	信谊药厂
200710014282	含穿心莲内酯衍生物的药物组合物及其制备方法与用途	烟台靶点药物研究有限公司
200710014283	牛蒡苷元前体药物及其制备方法与用途	烟台靶点药物研究有限公司
200710016490	三乙酰穿心莲内酯作为炎性细胞因子抑制剂的医药用途	烟台靶点药物研究有限公司
200810138322	一种复合维生素水溶液制剂	烟台绿叶动物保健品有限公司
200910135849	治疗痔疮的药物及其制备方法	烟台荣昌制药股份有限公司
201110043218	多靶点抗肿瘤抑制剂2-氨吡咯-三嗪的衍生物及其合成方法	扬州永济医药新技术有限公司
200910234674	一种氨茶碱缓释胶囊及其制备方法	扬州中宝制药有限公司
201110001774	一种天麻素固体分散片制剂及其制备方法	扬州中宝制药有限公司
201010547805	一种兰索拉唑肠溶微丸及其制备方法	扬子江药业集团有限公司
200910218678	黄姜素A及其制备方法和在制备治疗心脑血管病药物中的应用	扬子江药业集团有限公司
200710022846	一种水飞蓟素咀嚼片及其制备方法	扬子江药业集团有限公司
200710191922	一种银杏叶提取物及其制备方法	扬子江药业集团有限公司
201010002844	一种新的镇咳药用组合物	宜昌人福药业有限责任公司
200810038527	泮托拉唑钠肠溶微丸	永信药品工业(昆山)有限公司
200780046351	治疗或防治激素变异症状的方法	永信药品工业股份有限公司
200910218257	具有抗菌和抗肿瘤活性的大环酰胺化合物及其制备方法与应用	玉溪市维和生物技术有限责任公司
201010230803	小儿氨酚黄那敏口服溶液组方及其制备方法	岳阳新华达制药有限公司
201010249068	水凝胶贴剂及其制备方法	云南白药集团无锡药业有限公司
201010195712	一种氨溴索注射剂及其制备方法	云南龙海天然植物药业有限公司
201010237626	治疗心血管疾病的滴丸剂及制备方法	云南名扬药业有限公司
201010518995	一种具有药用活性的新化合物灯盏细辛酸	云南生物谷灯盏花药业有限公司
201010519012	一种具有药用活性的新化合物灯盏细辛酸甲酯	云南生物谷灯盏花药业有限公司
201010519013	一种具有药用活性的新化合物灯盏细辛酸乙酯	云南生物谷灯盏花药业有限公司
201010614175	一种肝素钠维E凝胶及其制备方法	云南雄业制药有限公司
201010555272	一种复方龙血竭制剂及其制备方法	云南云河药业有限公司
200810233775	一种三七总皂苷的提纯方法	云南云科药业有限公司
201010593178	含吡乙酰胺的泡腾片	张家港市华菱化工机械有限公司
200810004156	阿达帕林盐酸克林霉素复方凝胶制剂及其制备方法	兆科药业(合肥)有限公司
201110127674	拉西地平分散片及其制备方法	浙江贝得药业有限公司
200610027307	含氟烷氧基康普立停衍生物及制法和用途	浙江大德药业集团有限公司
200910155062	一种黑木耳组合物及其制成的黑木耳咀嚼片	浙江富来森食品有限公司
200810147308	埃博霉素苷类化合物、其制备方法及作为细胞抑制剂的应用	浙江海正药业股份有限公司
200910162888	氮杂环丁酮类化合物及医药应用	浙江海正药业股份有限公司
200810001069	一种链霉菌、用其产生他克莫司的方法及其应用	浙江海正药业股份有限公司
200810039500	含有坎地沙坦酯或坎地沙坦氢氯噻嗪的固体口服制剂及其制备方法	浙江华海药业股份有限公司
201010199247	含有地氯雷他定的固体药物组合物的制备方法	浙江华海药业股份有限公司

（续表）

专利号	发明专利名称	专利权人
200910055551	一种河蚌多糖及其制备方法和应用	浙江华圣生物药业有限公司
200910098150	一种制备克拉霉素的方法	浙江华义医药有限公司
200810061954	硫酸氢氯吡格雷片剂及其制备方法	浙江京新药业股份有限公司
200710164858	一种盐酸特比萘芬乳膏及其制备方法	浙江康恩贝制药股份有限公司
200810062671	止痛消炎凝胶及其制备方法	浙江康恩贝制药股份有限公司
200810110556	一种冬凌草甲素静脉乳及其制备方法	浙江康莱特集团有限公司
201110156050	药物组合物红霉素肠溶微丸胶囊	浙江丽水众益药业有限公司
200810145868	破骨细胞 V-ATP 酶质子泵亚基 ATP6v1c1 的 RNA 干扰靶点及其应用	浙江天皇药业有限公司
201010197348	铁皮石斛多糖在制备预防治疗高血压中风的药中的应用	浙江天皇药业有限公司
201010297295	蓬莪术环二烯在制备解热药物中的用途	浙江天瑞药业有限公司
200710156678	一种抗浅部真菌感染的外用喷雾剂及其制备方法	浙江万马药业有限公司
200910154685	一种含多西他赛的药物组合物及其制备方法	浙江万马药业有限公司
201010520450	一种含盐酸罗格列酮药物组合物及其制备方法	浙江万马药业有限公司
201110104751	一种长效高含量的石杉碱甲贴片及其制备方法	浙江现代中药与天然药物研究院有限公司
200710068191	辅酶 Q10 水分散体及其制备方法	浙江一新制药股份有限公司
200910153465	一种喹啉羧酸盐酸盐一水合物晶型及其制备方法	浙江医药股份有限公司新昌制药厂
200910119760	从土鳖虫干粉制备镇痛单体的方法、药物组合物及其用途	浙江医药股份有限公司新昌制药厂
200910143992	用于提高生殖能力的药物组合物及其制备方法和应用	浙江医药股份有限公司新昌制药厂
200510005070	红花黄色素滴丸及其制造方法和应用	浙江永宁药业股份有限公司
201010561555	含有头孢类抗生素的药物固体组合物及其制备方法	浙江震元制药有限公司
200810010420	亚贡二萜酸类化合物、药物组合物、制备方法及在制备治疗糖尿病药物中的应用	珍奥集团股份有限公司
201010129027	营养组合物在制备恢复线粒体损伤药物中的应用	珍奥集团股份有限公司
201010129030	营养组合物在制备促进肝脏干细胞增殖药物中的应用	珍奥集团股份有限公司
201010129033	营养组合物在制备恢复错配修复基因损伤药物中的应用	珍奥集团股份有限公司
200710120048	一种丹参丹酚酸 A 的注射制剂及其制备方法	正大青春宝药业有限公司
201010509257	一种酒石酸泰乐菌素微球的制备方法	郑州后羿制药有限公司
201010511664	一种双甲脒透皮剂及其制备方法	郑州后羿制药有限公司
200810141295	一种博落回注射液及其制备方法	郑州后羿制药有限公司
201010028064	异烟肼噻二嗪硫酮化衍生物	中国医药集团总公司四川抗菌素工业研究所
201110036860	复方磺胺氯吡嗪钠混悬液及其制备方法	中牧南京动物药业有限公司
201110150775	用于治疗因细菌病毒引起的流感或高热症状的药物组合物	重庆巴仕迪动物药业有限公司
201010595545	一种具有活血化瘀作用的药物	重庆多普泰制药有限公司
201010595588	一种有效成分含有水蛭素的药物	重庆多普泰制约有限公司
200710176462	芳香维甲酸类药物固体分散体	重庆华邦制药股份有限公司
200810101258	口服抗过敏复方药物组合物	重庆华邦制药股份有限公司
201010175434	一种二丙酸倍他米松微粒的制备方法	重庆华邦制药股份有限公司
201010166215	一种磷酸钠盐组合物	重庆健能医药开发有限公司
201010122330	一种稳定的复方二甲硅油铝碳酸镁混悬液	重庆健能医药开发有限公司
201110046889	一种多潘立酮混悬液及其制备方法	重庆健能医药开发有限公司
200910127275	西他沙星缓释微丸及其制备方法	重庆莱美药业股份有限公司
200510021729	一种对抗细胞色素氧化酶 P450 抑制剂的药物组合物及其用途	重庆莱美药业股份有限公司
200910059372	一种非布司他的晶体、制备方法及在药物中的应用	重庆圣华曦药业股份有限公司
200910059371	非布司他的晶体、制备方法及在药物中的应用	重庆圣华曦药业股份有限公司
201010199040	含替米沙坦和氨氯地平的复方制剂	重庆市力扬医药开发有限公司
201110177376	尼麦角林胶囊及其生产方法	重庆市庆余堂制药有限公司
201110009465	注射用磺苄西林钠的药物组合物及其制备方法	重庆市庆余堂制药有限公司
201010042006	续断和黄芪的活性提取物组合物及其在医药方面的应用	重庆天生药业有限公司
200910136386	乳酸咯萘啶及其药物组合物	重庆通天药业有限公司
200610054295	一种注射用还原型谷胱甘肽的制备方法	重庆药友制药有限责任公司
200910191941	一种石杉碱甲固体组合物及其制备方法	重庆药友制药有限责任公司
200810233125	一种稳定的甲基纳曲酮注射液及其制备方法	重庆医药工业研究院有限责任公司
200810232858	一种美沙拉嗪口服控释药物组合物	重庆医药工业研究院有限责任公司

（续表）

专利号	发明专利名称	专利权人
201110027276	非布司他的晶型及其制备方法	重庆医药工业研究院有限责任公司
200710078317	别嘌醇钠注射用无菌粉末及其制备方法	重庆医药工业研究院有限责任公司
200810233375	一种改善口感且稳定的青蒿琥酯复方药物组合物	重庆医药工业研究院有限责任公司
201110027282	非布司他的晶型及其制备方法	重庆医药工业研究院有限责任公司
200710078245	一种氯雷他定口服复方药物组合物	重庆医药工业研究院有限责任公司
200610095352	一种盐酸阿莫地喹包衣微粒及其制备方法	重庆医药工业研究院有限责任公司
201110292772	一种活血止痛的中药制剂及其制备方法	珠海安生凤凰制药有限公司
200910172087	一种促进毛发生长的育发液	珠海恩诏尔生物科技有限公司
201010244817	一种头孢羟氨苄咀嚼片及其制备方法	珠海金鸿药业有限公司
200710029541	药物微乳注射液组合物及其制备方法	珠海清大弘瑞生物科技有限公司
200810008028	药物组合物	涿州东乐制药有限公司
2 **专利权人为国内研究所**		
201010237063	药物渗透泵制剂	安徽省药物研究所
200810227644	丹参丹酚酸 B	北京本草天源药物研究院
200910080744	一种地西他滨冻干粉针剂的制备方法	北京本草天源药物研究院
200910169900	一种丹参丹酚酸 A 的制备方法	北京本草天源药物研究院
200710090922	一种含有丹参丹酚酸 A 的口服药物组合物的制备方法	北京本草天源药物研究院
200710121916	含有杂质人参皂苷 Rd 的人参皂苷 Rb1	北京本草天源药物研究院
200710178212	一种人参皂苷 Rb1 的制备方法	北京本草天源药物研究院
200810246726	一种药物晶体及其制备方法和用途	北京本草天源药物研究院
200810223371	一种奈拉滨注射液及其制备方法	北京福瑞康正医药技术研究所
200810114849	用于预防出生缺陷和改善记忆的药物组合物	北京冠五洲生物科学研究院
200810223883	用于预防出生缺陷并且改善记忆的药物组合物	北京冠五洲生物科学研究院
200810222906	用于预防出生缺陷并能改善记忆的药物组合物	北京冠五洲生物科学研究院
200810223147	用于预防出生缺陷并且改善记忆的药物组合物	北京冠五洲生物科学研究院
200810223148	用于预防出生缺陷并且改善记忆的药物组合物	北京冠五洲生物科学研究院
200810222855	用于预防出生缺陷和改善记忆的药物组合物	北京冠五洲生物科学研究院
200810222908	用于预防出生缺陷并改善记忆的药物组合物	北京冠五洲生物科学研究院
200810222592	用于预防出生缺陷并能改善记忆的药物组合物	北京冠五洲生物科学研究院
200810222710	用于预防出生缺陷并且改善记忆的药物组合物	北京冠五洲生物科学研究院
200810222910	用于预防出生缺陷并改善记忆的药物组合物	北京冠五洲生物科学研究院
200810222928	用于预防出生缺陷和改善记忆的药物组合物	北京冠五洲生物科学研究院
200810223119	用于预防出生缺陷并改善记忆的药物组合物	北京冠五洲生物科学研究院
200810223133	用于预防出生缺陷及改善记忆的药物组合物	北京冠五洲生物科学研究院
200810223176	用于预防出生缺陷与改善记忆的药物组合物	北京冠五洲生物科学研究院
200810223180	用于预防出生缺陷和改善记忆的药物组合物	北京冠五洲生物科学研究院
200810223841	用于预防出生缺陷和改善记忆的药物组合物	北京冠五洲生物科学研究院
200810224066	用于优生优育预防出生缺陷与改善记忆的药物组合物	北京冠五洲生物科学研究院
200810224224	用于优生优育预防出生缺陷并且改善记忆的药物组合物	北京冠五洲生物科学研究院
200810112226	用于优生优育预防出生缺陷和改善记忆的药物组合物	北京冠五洲生物科学研究院
200810112301	用于优生优育预防出生缺陷和改善记忆的药物组合物	北京冠五洲生物科学研究院
200810119896	用于预防出生缺陷及改善记忆的药物组合物	北京冠五洲生物科学研究院
200810222593	用于预防出生缺陷并能改善记忆的药物组合物	北京冠五洲生物科学研究院
200810222595	用于预防出生缺陷并能改善记忆的药物组合物	北京冠五洲生物科学研究院
200810222857	用于预防出生缺陷和改善记忆的药物组合物	北京冠五洲生物科学研究院
200810222904	用于预防出生缺陷并能改善记忆的药物组合物	北京冠五洲生物科学研究院
200810222905	用于预防出生缺陷并能改善记忆的药物组合物	北京冠五洲生物科学研究院
200810222909	用于预防出生缺陷并改善记忆的药物组合物	北京冠五洲生物科学研究院
200810222911	用于预防出生缺陷并改善记忆的药物组合物	北京冠五洲生物科学研究院
200810222912	用于预防出生缺陷并改善记忆的药物组合物	北京冠五洲生物科学研究院
200810222913	用于预防出生缺陷并且改善记忆的药物组合物	北京冠五洲生物科学研究院
200810222919	用于预防出生缺陷并改善记忆的药物组合物	北京冠五洲生物科学研究院

（续表）

专利号	发明专利名称	专利权人
200810223120	用于预防出生缺陷并改善记忆的药物组合物	北京冠五洲生物科学研究院
200810223159	用于预防出生缺陷并能改善记忆的药物组合物	北京冠五洲生物科学研究院
200810223165	用于预防出生缺陷与改善记忆的药物组合物	北京冠五洲生物科学研究院
200810223175	用于预防出生缺陷与改善记忆的药物组合物	北京冠五洲生物科学研究院
200810223177	用于预防出生缺陷与改善记忆的药物组合物	北京冠五洲生物科学研究院
200810222907	用于预防出生缺陷并改善记忆的药物组合物	北京冠五洲生物科学研究院
200810223162	用于预防出生缺陷并能改善记忆的药物组合物	北京冠五洲生物科学研究院
200810222598	用于预防出生缺陷并能改善记忆的药物组合物	北京冠五洲生物科学研究院
200810222901	用于预防出生缺陷并能改善记忆的药物组合物	北京冠五洲生物科学研究院
200810222902	用于预防出生缺陷并能改善记忆的药物组合物	北京冠五洲生物科学研究院
200810222903	用于预防出生缺陷并能改善记忆的药物组合物	北京冠五洲生物科学研究院
200810222914	用于预防出生缺陷并改善记忆的药物组合物	北京冠五洲生物科学研究院
200810223161	用于预防出生缺陷并能改善记忆的药物组合物	北京冠五洲生物科学研究院
200810223163	用于预防出生缺陷并能改善记忆的药物组合物	北京冠五洲生物科学研究院
200810106291	用于优生优育预防出生缺陷和改善记忆的药物组合物	北京冠五洲生物科学研究院
200810114230	用于预防出生缺陷及改善记忆的药物组合物	北京冠五洲生物科学研究院
200810106287	用于预防出生缺陷和改善记忆的药物组合物	北京冠五洲生物科学研究院
200810106296	用于预防出生缺陷并改善记忆的药物组合物	北京冠五洲生物科学研究院
200710169812	用于防治血栓形成的药物组合物	北京赛德维康医药研究院
200910136780	S-(-)-氨氯地平的制备方法	北京天衡药物研究院
201010000508	毛蕊花苷在制备治疗慢性前列腺炎药物中的用途	北京天衡药物研究院
200910084829	芍药苷的用途	北京卓越同创药物研究院
200810106427	一种中药制剂	北京卓越同创药物研究院
200810106428	一种二醇皂苷中药制剂及其制备方法	北京卓越同创药物研究院
200910006596	抗C型肝炎的植物萃取组合物	财团法人工业技术研究院
200910006597	治疗C型肝炎的医药组合物	财团法人工业技术研究院
200910119464	小桑树的萃取物及Kuwanon H化合物的抗菌用途	财团法人医药工业技术发展中心
200810085072	2-[六氢吡啶基]甲基-2,3-二氢咪唑[1,2-c]喹唑啉-5(6H)-酮的用途	财团法人医药工业技术发展中心
200910059290	一种治疗烧烫伤的特效药物及其制备方法	成都市飞龙水处理技术研究所
200910059518	一种治疗脚气的药物及其制备方法	成都市飞龙水处理技术研究所
201110067691	一种预防和治疗冠心病与心绞痛的中药合方制剂及其制备方法	承德医学院中药研究所
201110123382	斑蝥素及其衍生物在制备肿瘤化疗增敏药物中的应用	东北师范大学遗传与细胞研究所
201010577725	3β,6β,7α-三羟基-(24R)麦角甾-8(14),22-二烯在制备抗癌药物中的应用	广东省微生物研究所
201110048463	1α,2α-二羟基齐墩果酸的制备方法和应用	贵州省中国科学院天然产物化学重点实验室
201010292774	土党参多糖在制备药物和保健食品中的应用	贵州省中国科学院天然产物化学重点实验室
201010510748	一种4-氨基吡啶衍生物及其制备方法与应用	国家海洋局第三海洋研究所
200810154556	一种水溶性白藜芦醇颗粒的制备工艺及其制品与应用	国家纳米技术与工程研究院
200710188058	应用超临界流体结晶技术制备氯诺昔康微细颗粒的工艺	国家纳米技术与工程研究院
200610036573	一种用碱试剂稳定的含匹伐他汀钙的药用组合物及制备工艺	海南盛科生命科学研究院
201010262756	一种治疗骨伤的药物	河南大学消化病研究所
201110140343	静脉注射用ACA亚微乳剂及其制备方法和应用	河南省医药科学研究院
200910064284	一种治疗骨伤病的中药乳膏及制备方法	河南省正骨研究院
201010115091	牛尾菜甾体皂苷提取物及其制备方法和用途	吉林省中医药科学院
200910027230	具有抗肿瘤活性的灵芝子实体提取物及其制备方法	江苏省中医药研究院
200610135105	含孕二烯酮的生物降解型长效皮下避孕埋植剂及其制备	辽宁省计划生育科学研究院
201010176257	一种以红花黄色素为原料制备的缓释片剂及其制备方法	辽宁省中医药研究院
201010292746	一种海参用复方免疫增强剂及其制备方法	山东省海水养殖研究所
201010548368	桃叶珊瑚苷在制备抗血栓形成药物中的应用	山东省科学院生物研究所
201010560318	抑制血管生成的化合物及其制备方法和应用	山东省科学院中日友好生物技术研究中心
201010506060	一种动物用抗菌药物及其制备方法和应用	山东省农业科学院畜牧兽医研究所
200910148765	一种含有黄原胶的关节腔内注射用药物制剂	山东省生物药物研究院
201110128950	一种治疗脑胶质瘤疾病的阿霉素缓释药棒及其制备方法	山东省医疗器械研究所
201110130529	一种治疗宫颈糜烂的宫颈缓释药栓及其制备方法	山东省医疗器械研究所

（续表）

专利号	发明专利名称	专利权人
201110127574	一种治疗阴道干涩症的药物及其制备方法	山东省医疗器械研究所
200610068983	一种抗癌化合物、该化合物的提取方法、含有该化合物的组合物、及其在制药中的应用	山东省医学科学院药物研究所
201010603490	头孢丙烯混悬药物组合物	山东省医药工业研究所
201010582166	非诺贝特酸胆碱盐肠溶缓释微丸的制备方法	山东省医药工业研究所
201010563758	一种治疗乳腺癌的药物及其制备方法	山东省中医药研究院
201010563761	一种治疗结肠癌的药物及其制备方法	山东省中医药研究院
201110024451	一种防治血管性痴呆的中药	山东省中医药研究院
201010509691	一种天麻与卵磷脂的组合物及其制备方法	陕西新药技术开发中心
200810043043	一种通过 RNA 干扰抑制人 ZCCHC13 基因表达的 siRNA	上海人类基因组研究中心
200810043048	一种通过 RNA 干扰抑制人 CSAG1 基因表达的 siRNA 及其应用	上海人类基因组研究中心
200810043044	MAGEA9 基因的应用	上海人类基因组研究中心
200910133255	低分子量葡聚糖、其制备方法及用途	上海医药工业研究院
200810200266	一种制备舍吲哚的方法	上海医药工业研究院
200910055106	2-环丙基-4-取代苯硫基喹啉类化合物及其中间体、制备方法和应用	上海医药工业研究院
200910051949	儿茶素类化合物或含其的植物提取物的应用及药物组合物	上海医药工业研究院
200810033721	培哚普利叔丁铵盐的Ⅰ晶型及其制备方法	上海医药工业研究院
200810040202	一类异喹啉化合物或其盐及药物组合物、制备方法和应用	上海医药工业研究院
200810036936	两种甾醇衍生物及其分离提取方法和在防治前列腺增生疾病中的应用	上海医药工业研究院
200810203067	厄罗替尼盐酸盐的多晶型 L、其制备方法及其应用	上海医药工业研究院
200910050566	一类四氢噻吩核苷类似物及其制备方法和应用	上海医药工业研究院
200910133254	低分子量葡聚糖、其制备方法及用途	上海医药工业研究院
200910055454	2-环丙基-4-(N-甲基取代苯胺基)喹啉类化合物及其中间体、制备方法和应用	上海医药工业研究院
200710172894	一种曲马多鼻用凝胶剂及其制备方法和用途	上海医药工业研究院
200810033907	制备泽拉木醛的方法	上海医药工业研究院
200810204643	一种草乌甲素多囊脂质体及其制备方法	上海医药工业研究院
200910047499	一种阿奇霉素衍生物、其中间体及其制备方法和应用	上海医药工业研究院
200810200688	甲基呋喃核苷类化合物及其制备方法和应用	上海医药工业研究院
200910052111	一种奥沙利铂脂质体及其制备方法和用途	上海医药工业研究院
200910133253	低分子量葡聚糖、其制备方法及用途	上海医药工业研究院
200910052862	N-芳基哌嗪衍生物，其制备方法和以该化合物为活性成分的药物组合物	上海医药工业研究院
200810036933	一种多羟基长链脂肪酸及其分离提取方法和在抑制芳香化酶活性中的应用	上海医药工业研究院
200810036934	一种长链脂肪酸的糖醇酯及其分离提取方法和在抑制芳香化酶活性中的应用	上海医药工业研究院
200910049136	一类香豆酰精脒类化合物或其植物提取物的药物应用	上海医药工业研究院
200810036981	一种抑制芳香化酶活性的药物组合物及其应用	上海医药工业研究院
200610030860	积雪草总苷局部成膜凝胶组合物及其应用	上海医药工业研究院
200810010601	人参皂苷 Rg3 磷脂复合物及其制备方法	沈阳市万嘉生物技术研究所
201010503887	用于防治糖尿病并发症的药物组合物及其制备方法	四川省中医药科学院
200910058074	β-榄香烯脂质体及冻干粉的制备方法	四川省中医药科学院
201010100518	四氢姜黄素的用途	四川省中医药科学院
200910059894	防治肝损伤的药物组合物	四川省中医药科学院
201110009037	治疗心脑血管疾病的药物组合物及制备方法	四川省中医药科学院
200910308146	一种异黄酮衍生物及其制备方法和用途	四川省中医药科学院
200910162523	一种含有壳聚糖和胶原缓释滴眼剂及其制备方法	天津市医药科学研究所
201010506885	乙酰胺衍生物及其制备方法和用涂	天津药物研究院
201010212474	2-(取代苯基)-2-(4,5,6,7-四氢噻吩并[3,2-c]吡啶-5(4H)-基)-N-取代-乙酰胺、其制备方法和用途	天津药物研究院
200510015288	噁唑烷酮类化合物	天津药物研究院
200810052960	一种用于注射给药的药物制剂及其制备方法	天津药物研究院
201010613758	含有杂环的希夫碱化合物	天津药物研究院
200910069154	独一味总苷在制备药物中的用途	天津药物研究院
201010169348	一种药物组合物、其制剂及应用	天津药物研究院

（续表）

专利号	发明专利名称	专利权人
200810154646	一类含(氨甲基-五元芳香杂环-4-羰基)-吡咯烷-2-羧酸的衍生物、其制备方法和用途	天津药物研究院
200910070604	环黄芪醇-6-O-β-D葡萄糖苷一水合物及其晶体	天津药物研究院
200910244880	盐酸阿齐利特的晶型Ⅳ及其制备方法和用途	天津药物研究院
201010212471	一氧化氮供体型噻吩并吡啶衍生物、其制备方法和用途	天津药物研究院
200810154647	含氨甲基五元芳香杂环4-羧酸类衍生物、其制备方法和用途	天津药物研究院
200910068877	酒石酸唑吡坦缓释微丸及其制备方法	天津药物研究院
200910244877	盐酸阿齐利特的晶型Ⅲ及其制备方法和用途	天津药物研究院
201010112351	含噻吩并[3,2-c]吡啶的乙酰肼衍生物及其制备方法和用途	天津药物研究院
201010184642	一类噻吩并吡啶酮衍生物、其制备方法和用途	天津药物研究院
201010212486	2-取代苯基-2-(4,5,6,7-四氢噻吩并[3,2-c]吡啶-5(4H)-基)乙酸(取代烷基醇)酯的制备方法和用途	天津药物研究院
201010546514	(S)-α,α-[(2-氯苯基)-(4,5,6,7-四氢噻吩并[3,2-c]吡啶-5-基)]-N′-(二甲基)甲叉基)乙酰肼的晶型Ⅱ及其制备方法	天津药物研究院
200610013727	一种治疗心脑血管病的药物组合物及其制剂	天津药物研究院
200710057577	一种罗替戈汀柔性脂质体及亲水性基质的透皮给药制剂	天津药物研究院
200810154154	酰胺基噻唑衍生物、其制备方法和用途	天津药物研究院
200910067851	一类含色氨酸和异噁唑骨架的化合物、其制备方法和用途	天津药物研究院
200910244875	盐酸阿齐利特的晶型Ⅰ及其制备方法和用途	天津药物研究院
201010546535	(S)-α,α-[(2-氯苯基)-(4,5,6,7-四氢噻吩并[3,2-c]吡啶-5-基)]-N′-(二甲基)甲叉基)乙酰肼的晶型Ⅲ及其制备方法	天津药物研究院
200910067850	一类含脯氨酸和异恶唑骨架的化合物、其制备方法和用途	天津药物研究院
200910244876	盐酸阿齐利特的晶型Ⅱ及其制备方法和用途	天津药物研究院
201010522124	噁唑烷酮衍生物及其制备方法和用途	天津药物研究院
200610130717	取代的哌嗪基苯基异噁唑啉衍生物及其用途	天津药物研究院
201010101324	磺酰基异噁唑啉衍生物及抗肿瘤用途	天津药物研究院
201010150229	氨基苯甲酸衍生物及其制备方法和用途	天津药物研究院
201010197193	一类噻吩并吡啶衍生物、其制备方法和用途	天津药物研究院
201010502988	酯类化合物、其制备方法和用途	天津药物研究院
200710057661	含1,3二杂五元环的异羟肟酸类衍生物及其用途	天津药物研究院
200810152101	一种治疗类风湿性关节炎的药物组合物及其制剂	天津药物研究院
200910068876	一种制备奥拉西坦的方法	天津药物研究院
200910071153	一类酰胺衍生物、其制备方法和用途	天津药物研究院
201010101055	硫代羰基化合物及其药物用途	天津药物研究院
201010171249	一类吡唑的衍生物、其制备方法和用途	天津药物研究院
201010120901	一类咪唑的衍生物、其制备方法和用途	天津药物研究院
201010120899	一类三氮唑的衍生物、其制备方法和用途	天津药物研究院
201010197730	一类含氮杂环的噻吩并吡啶酮衍生物、其制备方法和用途	天津药物研究院
201010605133	一种抑制近视的方法及腺苷酸环化酶抑制剂作为抑制近视药物的应用	温州医学院眼视光研究院
201110006640	三萜皂苷化合物在制备抗高血压药物中的应用	武汉道一堂医药研究院
200810247419	利用青稞麸皮油制备亚油酸的方法	西藏自治区高原生物研究所
200810247421	青稞麸亚油酸的用途	西藏自治区高原生物研究所
201010178040	芫根总黄酮制备减肥降血脂药物的用途	西藏自治区高原生物研究所
201010178042	芫根总皂苷制备减肥降血脂药物的用途	西藏自治区高原生物研究所
201010178044	芫根有机酸制备减肥降血脂药物的用途	西藏自治区高原生物研究所
201010533597	苦豆双黄酮苷在制备抗病毒或(和)抗肿瘤药物中的应用	新疆维吾尔自治区药物研究所
200910020508	多糖衍生物的钒络合物及其应用	烟台海岸带可持续发展研究所
201110100452	左旋延胡索乙素经皮给药制剂	浙江省医学科学院
201010206459	中药治疗慢性肾脏损伤动物模型的建立方法	浙江省医学科学院
201010256203	一种双控释高剂量低刺激性的辣椒碱复方透皮贴剂	浙江省医学科学院
201110119128	治疗乳腺小叶增生的中药外用药组合物和巴布膏剂及制备方法	浙江省中医药研究院
200910153986	一种治疗心脑血管病的药物组合物	浙江省中医药研究院
200910096557	紫杉醇在制备防治特发性肺纤维化的药物中的应用	浙江省中医药研究院

（续表）

专利号	发明专利名称	专利权人
201110343633	高分子阿霉素键合药及其制备方法	中国科学院长春应用化学研究所
200910066906	一种增加红参中总皂苷、小极性皂苷和精氨酸双糖苷含量的炮制方法	中国科学院长春应用化学研究所
201110100712	3-烯基-4-醛基-5-芳基-4-异噁唑啉化合物及其制备方法和用途	中国科学院成都生物研究所
200910220452	壳寡糖在制备预防和治疗内毒素血症/菌血症药物中应用	中国科学院大连化学物理研究所
200710011034	一种N-苯丙烯酰基壳寡糖及其制备	中国科学院大连化学物理研究所
200810229882	用于治疗威尔森氏症的铜离子螯合吸附介质的制备方法	中国科学院大连化学物理研究所
200710008507	用于抗肿瘤治疗的医用光敏剂及其制备方法	中国科学院福建物质结构研究所
201110007547	唾液酸类似物及其在制备抗流感病毒药物中的应用	中国科学院广州生物医药与健康研究院
200910041814	具有抗肿瘤活性的新化合物及其应用	中国科学院广州生物医药与健康研究院
200910036549	蛋白磷酸酯酶PPM1E作为疾病的治疗靶标及其应用和siRNA	中国科学院广州生物医药与健康研究院
200810029024	二芳基脲类化合物及其应用	中国科学院广州生物医药与健康研究院
200910193571	吡啶基噻唑胺类化合物及其药用组合物和应用	中国科学院广州生物医药与健康研究院
201010216620	青蒿素衍生物的新应用	中国科学院广州生物医药与健康研究院
200810029717	抑制表皮生长因子受体基因表达的siRNA及其应用	中国科学院广州生物医药与健康研究院
201010606933	利用芦笋下脚料提取芦笋多糖的方法	中国科学院过程工程研究所
200910019526	一种半乳聚糖硫酸酯5-氟尿嘧啶复合物及其制备和应用	中国科学院海洋研究所
200910231300	一种PTP1B抑制剂及其合成方法和应用	中国科学院海洋研究所
201010192750	PTP1B抑制剂及其合成和在制备治疗2型糖尿病药物中的应用	中国科学院海洋研究所
201010209248	一种多羟基甾醇衍生物及其制备和应用	中国科学院海洋研究所
201010248815	PTP1B抑制剂及合成和在制备治疗2型糖尿病药物中应用	中国科学院海洋研究所
200810138336	一种查尔霉素化合物及其制备和应用	中国科学院海洋研究所
201010147882	一种PTP1B抑制剂及其合成和应用	中国科学院海洋研究所
201010147901	一种PTP1B抑制剂及其化学合成方法和应用	中国科学院海洋研究所
201010147874	一种PTP1B抑制剂及其合成和在制备治疗2型糖尿病药物中的应用	中国科学院海洋研究所
201010147902	PTP1B抑制剂及其合成与应用	中国科学院海洋研究所
201010147905	PTP1B抑制剂及其化学合成和应用	中国科学院海洋研究所
201010147904	PTP1B抑制剂及其合成和在制备2型糖尿病药物中的应用	中国科学院海洋研究所
200810016803	PTP1B抑制剂及合成和在制备2型糖尿病药物中的应用	中国科学院海洋研究所
201010151850	一种微生物的分子标记及其构建和应用	中国科学院海洋研究所
200610086804	一种含有转铁蛋白和槲皮素的结合物的混合溶液及其用途	中国科学院化学研究所
201010217334	一种用于抗真菌、抗癌及细胞成像的多功能聚合物及其制备方法	中国科学院化学研究所
200910241831	抗肿瘤可注射水凝胶及其制备方法和用途	中国科学院化学研究所
200810223904	尖刺碱及其类似物在制备预防和/或治疗白血病药物中的应用	中国科学院化学研究所
200810233413	抗乙型肝炎药物组合物，其制备方法及其在制备药物中的应用	中国科学院昆明植物研究所
200910095064	环戊烯基脂肪酸，其制备方法及其应用	中国科学院昆明植物研究所
201110114123	抗肿瘤生物碱类化合物，其药物组合物及其制备方法和应用	中国科学院昆明植物研究所
201010101733	双吲哚生物碱类化合物，其药物组合物及其制备方法和用途	中国科学院昆明植物研究所
201010529240	抗焦虑药物及其应用	中国科学院昆明植物研究所
201010501091	治疗癌症的药物，其制备方法和在制药中的应用	中国科学院昆明植物研究所
200810058723	三七皂苷ST-4，其药物组合物和其制备方法及其应用	中国科学院昆明植物研究所
200810058449	抗肿瘤药物组合物，其制备方法和其应用	中国科学院昆明植物研究所
200910218293	二联噻吩类化合物，其药物组合物和其应用	中国科学院昆明植物研究所
201010548975	喹啉衍生物，其药物组合物及其用途	中国科学院昆明植物研究所
200710305980	具有抗癌活性的核桃素及其制备方法和应用	中国科学院兰州化学物理研究所
200610089184	具有内核的中空二氧化硅亚微米球及其制备方法和用途	中国科学院理化技术研究所
200910194148	一种大环内酯及其制备方法和抗菌用途	中国科学院南海海洋研究所
201110132680	β-咔啉生物碱及其在制备抗疟疾药物中的应用	中国科学院南海海洋研究所
200910193049	一种来源于海绵的甾醇及其制备方法和应用	中国科学院南海海洋研究所
201110041737	一种硫酸化黄酮苷在制备抗单纯疱疹病毒药物中的应用	中国科学院南海海洋研究所
200810079956	磷脂型神经酸及其制备方法	中国科学院山西煤炭化学研究所
200910247729	一种偶极分子修饰的介孔硅材料及其制备和应用	中国科学院上海硅酸盐研究所
200810200877	一种炎症性疾病相关的药物靶点及其应用	中国科学院上海生命科学研究院
200910051973	丙戊酸钠治疗肝脏炎症相关疾病的新用途	中国科学院上海生命科学研究院

（续表）

专利号	发明专利名称	专利权人
200810042947	一种防治肌萎缩侧索硬化的组合物	中国科学院上海生命科学研究院
200810200480	一种肝损伤相关的药物靶点及其应用	中国科学院上海生命科学研究院
200810095841	微小 RNA 基因在系统性红斑狼疮疾病诊断和治疗中的作用	中国科学院上海生命科学研究院
200910198808	一种黄豆苷元胶束及其制备方法	中国科学院上海药物研究所
201010216729	毛红椿酸甲酯及其制备方法和用途	中国科学院上海药物研究所
200810200645	5,8-二取代-1,6-二氮杂萘-7-羰酰胺类化合物及其制备方法、组合物和用途	中国科学院上海药物研究所
200810200953	一类取代吡啶并[2′,1′:2,3]咪唑并[4,5-c]异喹啉酮类化合物及其合成方法和用途，以及包含该类化合物的药物组合物	中国科学院上海药物研究所
200910056363	一类新型苯并蒽环类化合物及其制备方法和用途	中国科学院上海药物研究所
201010204085	松香烷型二萜衍生物、其制备方法和应用	中国科学院上海药物研究所
200780053163	七元环化合物及其在防治糖尿病及代谢综合征中的药学用途	中国科学院上海药物研究所
201010238574	知母皂苷 BIII 的医药用途	中国科学院上海药物研究所
201010216708	毛红椿苦素及其制备方法和用途	中国科学院上海药物研究所
200810200074	苯并大环内酯类化合物(3R)-去-O-甲基毛狄泼老素、其衍生物及其制备方法和用途	中国科学院上海药物研究所
200810202017	氟比洛芬酯眼用纳米乳-原位凝胶制剂及其制备方法	中国科学院上海药物研究所
201010216719	毛红椿醛及其制备方法和用途	中国科学院上海药物研究所
201010022823	知母宁复合物及其制备方法和应用	中国科学院上海药物研究所
200910049688	8,8-二取代-13,13a-二氢小檗碱衍生物及其药物组合物和用途	中国科学院上海药物研究所
200610119106	一类具有取代环丁烷结构的化合物、及其制备方法和医学用途	中国科学院上海药物研究所
200610119109	一类具有取代四元环结构的化合物及其医学用途	中国科学院上海药物研究所
200910053220	千金藤啶碱或其衍生物光学异构体的合成方法及其中间体	中国科学院上海药物研究所
200910048214	非儿茶酚阿扑啡类化合物、其药物组合物及其用途	中国科学院上海药物研究所
200710044137	吡柔比星或盐酸吡柔比星脂质纳米粒及其制备方法	中国科学院上海药物研究所
200910127196	哒嗪酮类化合物在制备抗肿瘤药物中的用途	中国科学院上海药物研究所
200810033266	普萘洛尔或其盐的迟释制剂及其制备方法	中国科学院上海药物研究所
200810035186	吡唑类 5-脂氧酶小分子抑制剂及其制备方法、药物组合物和应用	中国科学院上海药物研究所
200810167306	雷公藤二萜类内酯衍生物、其药物组合物及其在抗生殖系统肿瘤中的应用	中国科学院上海药物研究所
200810040230	阿扑啡类化合物、其药物组合物及其用途	中国科学院上海药物研究所
200810200407	一种天麻多糖硫酸化衍生物及其制备方法和抗肿瘤用途	中国科学院上海药物研究所
200910247674	一种三段式脉冲释药控释片及其制备方法	中国科学院上海药物研究所
200610028371	一类多芳基取代甲烷氧或硅氧基胍类化合物及其制备方法和用途	中国科学院上海药物研究所
200710047039	一类嘧啶取代苯丙酸化合物在制备预防和/或治疗糖尿病药物中的用途	中国科学院上海药物研究所
200810202967	3-取代苯酞及其类似物的用途	中国科学院上海有机化学研究所
200910049509	1,2-取代-5-乙炔基-(或10,11-二氢)-5H-二苯基[a,d]环庚烯(烷)-5-醇、合成方法及用途	中国科学院上海有机化学研究所
200910247567	基因工程改造六-甲基水杨酸合成酶并组合生物合成螺环乙酰乙酸内酯类抗生素	中国科学院上海有机化学研究所
200910045644	抗流感药物达菲中间体、合成方法及其用途	中国科学院上海有机化学研究所
200910049101	三氮唑糖苷、酶化学法合成方法和用途	中国科学院上海有机化学研究所
200610025525	4,4-二取代的-3,4-二氢-2(1H)-喹啉酮类化合物、合成方法和应用	中国科学院上海有机化学研究所
201010608538	顺铂前体药物及其制备方法、核壳纳米颗粒及其制备方法	中国科学院深圳先进技术研究院
200810183114	干扰肌肉特异 E3 泛素蛋白连接酶基因的干扰 RNA，包含其的载体及其应用	中国科学院微生物研究所
201010034355	聚酮类化合物及其制备方法与应用	中国科学院微生物研究所
201010034356	聚酮化合物及其制备方法与应用	中国科学院微生物研究所
201010125063	一种制备粉拟青霉素的方法及其专用菌株	中国科学院微生物研究所
200910063166	巴马丁在治疗西尼罗病毒感染药物中的应用	中国科学院武汉病毒研究所
200910117632	含有烈香杜鹃油的药物组合物及其应用	中国科学院西北高原生物研究所
200910212781	一种用于抑制幽门螺旋杆菌的枞酸盐	中国林业科学研究院林产化学工业研究所
201010221841	抗乙肝病毒的银杏叶聚戊烯醇活性组合物及其制备方法	中国林业科学研究院林产化学工业研究所
200910221080	丁香酚阿斯匹林酯药用化合物制剂的制备方法	中国农业科学院兰州畜牧与兽药研究所
200910057668	吡喹酮注射剂及其制备方法和应用	中国农业科学院上海兽医研究所
200910009796	一种具有抗菌、抗肿瘤活性的新化合物	中国热带农业科学院热带生物技术研究所

（续表）

专利号	发明专利名称	专利权人
200910104023	叶酸受体介导的分子靶向光敏剂及其制备方法	中国人民解放军第三军医大学野战外科研究所
200610078014	三取代1H-吡唑化合物、其制备方法、药物组合物及其制药用途	中国人民解放军军事医学科学院毒物药物研究所
200910143524	制备替诺福韦的新方法	中国人民解放军军事医学科学院毒物药物研究所
201010560936	二酮哌嗪类化合物、其组合物、其制备方法和用途	中国人民解放军军事医学科学院毒物药物研究所
201110247419	一种黄酮衍生物的用途	中国人民解放军军事医学科学院毒物药物研究所
200610081455	芹菜素衍生物及其治疗糖尿病及并发症的用途	中国人民解放军军事医学科学院毒物药物研究所
200610104017	脂肪酸合成酶抑制剂及其用于治疗细菌感染的用途	中国人民解放军军事医学科学院毒物药物研究所
200910119813	1,3,8-三氮杂-螺[4.5]癸烷-4-酮类化合物及其医药用途	中国人民解放军军事医学科学院毒物药物研究所
200510074801	巴豆根、茎、叶提取物，其抗炎镇痛有效成分和它们的用途	中国人民解放军军事医学科学院毒物药物研究所
200610103454	来自旋覆花的总多糖，及其调节或治疗糖尿病及并发症和免疫调节用途	中国人民解放军军事医学科学院毒物药物研究所
200810167197	非诺贝特的口服药物组合物	中国人民解放军军事医学科学院毒物药物研究所
200710102117	4-甲基-1H-二芳基吡唑衍生物及其作为药物的用途	中国人民解放军军事医学科学院毒物药物研究所
200710163958	作为非核苷类HIV逆转录酶抑制剂的间二芳烃-多取代苯胺类化合物、其制备方法及用途	中国人民解放军军事医学科学院毒物药物研究所
200810127170	黄酮类衍生物及其医药用途	中国人民解放军军事医学科学院毒物药物研究所
200810127171	胺类化合物及其医药用途	中国人民解放军军事医学科学院毒物药物研究所
200810167198	卡马西平的口服药物组合物	中国人民解放军军事医学科学院毒物药物研究所
200880025637	基质金属蛋白酶抑制剂、含有它们的药物组合物及其用途	中国人民解放军军事医学科学院毒物药物研究所
200810211764	没食子酰基葡萄糖类化合物的制备方法与用途	中国人民解放军军事医学科学院毒物药物研究所
200880008996	脲类化合物、其制备方法及其医药用途	中国人民解放军军事医学科学院毒物药物研究所
200910135791	长春西汀的干乳剂及其制备方法	中国人民解放军军事医学科学院毒物药物研究所
201010113982	异噻唑酮取代的苯二羧酸衍生物及其用于制备β-分泌酶抑制剂的用途	中国人民解放军军事医学科学院毒物药物研究所
200710143607	(1S,2S,3S,4R)-3-[(1S)-1-乙酰氨-2-乙基-丁基]-4-胍基-2-羟基-环戊基-1-羧酸水合物及其医药用途	中国人民解放军军事医学科学院毒物药物研究所
200810211765	黄酮与黄烷衍生物的制备方法及其用途	中国人民解放军军事医学科学院毒物药物研究所
200810180486	取代乙酰肼类衍生物及其制备方法和用途	中国人民解放军军事医学科学院毒物药物研究所
200810091582	生物亲和性配体分子介导的靶向脂质体，其制备及其应用	中国人民解放军军事医学科学院毒物药物研究所
200710102118	胍丁胺硫酸盐水合物及其用于戒毒，抗炎，降血糖以及胍丁胺代谢异常所致疾病的用途	中国人民解放军军事医学科学院毒物药物研究所
200710187967	秋水仙碱衍生物-胆汁酸偶合物及其医药用途	中国人民解放军军事医学科学院毒物药物研究所
200810182468	2-氧代-1,3-氧氮杂环戊烷-4-甲酰胺衍生物及其用于制备免疫抑制剂的用途	中国人民解放军军事医学科学院毒物药物研究所
200910148630	二氢嘧啶类化合物及其用于制备治疗和/或预防病毒性疾病的药物的用途	中国人民解放军军事医学科学院毒物药物研究所
200510105254	含阿霉素的微球及其制备方法	中国人民解放军军事医学科学院毒物药物研究所
200610156136	取代的酒石酸衍生物及其用于制备β-分泌酶抑制剂的用途	中国人民解放军军事医学科学院毒物药物研究所
200880015929	具有抗增殖活性的苯甲酰胺类衍生物及其药用制剂	中国人民解放军军事医学科学院放射与辐射医学研究所
200810166863	异烟肼脂质衍生物及其组合物	中国人民解放军军事医学科学院放射与辐射医学研究所
201010200024	一种阿魏酸的用途	中国人民解放军军事医学科学院放射与辐射医学研究所
200810103141	具有免疫保护功能的鼠疫菌蛋白与编码基因及其应用	中国人民解放军军事医学科学院微生物流行病研究所
200910070499	矢车菊-3-O-半乳糖苷在制备改善老年认知功能食品或药物中的应用	中国人民解放军军事医学科学院卫生学环境医学研究所
200910241727	一类吡啶化合物在制备RNA干涉增强剂中的应用	中国人民解放军军事医学科学院野战输血研究所
200810103037	一种含五味子乙醇提取物的抗艾滋病药物组合物	中国人民解放军军事医学科学院野战输血研究所
201110007853	具有抗肿瘤作用的短葶山麦冬提取物及其制备方法	中国食品药品检定研究院
201110048026	促进虾蟹蜕壳硬壳和防病抗应激的水体泼洒复合制剂	中国水产科学研究院淡水渔业研究中心
200810115851	羧胺三唑及其可用盐的医药新用途	中国医学科学院基础医学研究所
200810212286	一种联合用药治疗恶性肿瘤的方法以及抗恶性肿瘤的药物	中国医学科学院基础医学研究所

（续表）

专利号	发明专利名称	专利权人
200910085985	羧胺三唑或者羧胺三唑可药用的盐在制备预防和（或）治疗矽肺的药物中的用途	中国医学科学院基础医学研究所
200780035766	羧胺三唑类化合物的用途	中国医学科学院基础医学研究所
201010268235	药物缓慢控制释放体及制备方法	中国医学科学院生物医学工程研究所
201010291154	乳酸基聚合物非球形载药微粒与缓释制剂及其制备方法	中国医学科学院生物医学工程研究所
201010298667	PCL-b-PEG-b-PCL 载疏水性药物聚合物囊泡及制备方法及用途	中国医学科学院生物医学工程研究所
200810116202	人参皂甙 Rb1 作为制备治疗扩张型心肌病的药物中的应用	中国医学科学院实验动物研究所
200510013308	取代芳香基双胍类化合物及含它们的药物组合物在制备抗恶性肿瘤药物方面的应用	中国医学科学院血液学研究所
200810008198	4-{6-[5-(2-氯-6-甲基苯胺甲酰基)-噻唑-2-氨基]-2-甲基嘧啶-4}-哌嗪-1-磷酸二乙酯	中国医学科学院药物研究所
200610078949	紫杉醇衍生物、其制备方法和其药物组合物与用途	中国医学科学院药物研究所
200710065069	从红花中分离出的化合物、其制法和药物组合物与用途	中国医学科学院药物研究所
200710303795	含有芳基、芳甲基和哌嗪基的脒类化合物	中国医学科学院药物研究所
200810084682	松属素环糊精或环糊精衍生物包合物	中国医学科学院药物研究所
200610113277	抗 Toll 样受体 2 抗体抑制肿瘤转移的用途	中国医学科学院药物研究所
200980101131	三乙酰基-3-羟基苯基腺苷及其调血脂的用途	中国医学科学院药物研究所
200910148759	斑蝥素、斑蝥提取物的羟丙基-β-环糊精包合物及其制备方法	中国医学科学院药用植物研究所
201010115128	一种抗结核药物的原位凝胶缓释制剂及其制备方法	中国医学科学院药用植物研究所
201110066315	石蒜碱在制备治疗人肠道病毒 71 型感染引发疾病的药物的应用	中国医学科学院医学实验动物研究所
201110052003	双环氨基吡唑类化合物及其在抗柯萨奇病毒中的应用	中国医学科学院医药生物技术研究所
200810111578	桂德霉素及其在制备抗肿瘤药物中的应用	中国医学科学院医药生物技术研究所
201010547766	4,5 双氢噻嗪酮格尔德霉素及其制备方法	中国医学科学院医药生物技术研究所
201010576224	噻嗪酮格尔德霉素及其制备方法和用途	中国医学科学院医药生物技术研究所
200810001170	一组格尔德霉素衍生物及其制备方法	中国医学科学院医药生物技术研究所
201010127022	α-萘磺酰胺基五元杂环类化合物及其抑瘤活性	中国医学科学院医药生物技术研究所
200710065389	一种 IL-4R 拮抗剂以及产生所述 IL-4R 拮抗剂的微生物	中国医学科学院医药生物技术研究所
201010126787	格尔德霉素生物合成类似物 19-O-甘氨酰格尔德霉素	中国医学科学院医药生物技术研究所
201010177528	一种有抗肿瘤协同增效作用的药物组合物	中国医学科学院医药生物技术研究所
200810089025	赖氨大黄酸的制备工艺及其在肿瘤治疗中的应用	中国医学科学院医药生物技术研究所
200910138489	一种能够协同增效抑制肿瘤生长的新型药物组合物	中国医学科学院医药生物技术研究所
200510130277	PUMA 在肿瘤放化疗增敏中的新用途	中国医学科学院肿瘤研究所
200910093291	穿琥宁原位凝胶制剂及其制备方法	中国中医科学院中药研究所
200710109268	转录调控物组合物	中央研究院
200810179848	腺苷类似物的制造及使用方法	中央研究院
200710078262	一种治疗胃炎、胃溃疡及十二指肠溃疡的复方药物及其制备方法	重庆北碚现代应用药物研究所
201010558508	紫杉醇及其衍生物在制药中的应用	重庆市中药研究院
201010176126	呫酮类化合物在制备治疗胆汁淤积的药物中的应用	重庆市中药研究院
3 专利权人为国内大学		
201110294966	鬼针草中的活性成分鬼针聚炔苷在制备防治急性肝损伤药物中的应用	安徽医科大学
201010547893	4-氨基-2-三氟甲基苯基维甲酸酯固体分散体及其制备方法	安徽医科大学
201110028374	环淫羊藿素苷元及其制备方法和应用	安康学院
201110044677	一种紫杉醇纳米胶束及其应用	北京大学
200910077878	一种新的卡那霉素 A 衍生物及其制备方法和用途	北京大学
200910244206	双呫酮甙化合物在抗氧化损伤及抑制细胞凋亡中的用途	北京大学
200910119060	一种供口服用紫杉烷 pH 敏感纳米粒组合物的制备及其应用	北京大学
201010212520	白三烯 A4 水解酶与环氧合酶的双功能抑制剂及其用途	北京大学
201010268946	一种替尼泊苷静脉注射用脂肪乳预乳化浓缩液及其制备方法	北京大学
200910092750	银杏内酯 B 的一种用途	北京大学
201010539921	人 UTP14a 蛋白表达抑制剂在制备细胞增殖抑制剂中的应用	北京大学
201010190396	一种全反式维甲酸与脂质体的复合物及其应用	北京大学
201010508432	化合物氮 1-[5-(丁基)-1,3,4-噻二唑-2-基]-氮 3-(3-氯苯基)脲的用途	北京大学
201010194835	马钱子碱及其衍生物在制备治疗酒精滥用和依赖药物中的应用	北京大学

（续表）

专利号	发明专利名称	专利权人
201010224712	2,4-二羟基二苯甲酮在制备治疗肝炎的药物中的用途	北京大学
200910085159	新霉胺-咔啉羧酸缀合物及其制备方法和在医学中的用途	北京大学
200810114402	N-（α,β-二巯基-β-羧基丙酰基）-氨基酸的丙叉衍生物及其合成方法和应用	北京大学
201010508418	用于治疗抑郁症的复方制剂	北京大学
200810240131	氮杂糖类化合物及其合成方法及应用	北京大学
200810112375	愈创木内酯类倍半萜二聚体及其制备方法与制药用途	北京大学
200810183548	一种生长抑素受体介导的肿瘤靶向药物组合物	北京大学
201010570959	载有米托蒽醌的葡聚糖-聚乳酸共聚物纳米粒子的制备方法	北京工业大学
201010537223	聚（天冬氨酸-co-乳酸）接枝聚合物及其纳米粒子制备方法	北京工业大学
200810223965	高立方烷二酰胺类化合物及其应用	北京工业大学
200980102989	一种利用水滑石作为载体对甾体类药物进行包合的方法	北京化工大学
200910089075	一种超细比卡鲁胺口服片剂及其制备方法	北京化工大学
201110044685	一种 PGEA-同多酸纳米复合抗肿瘤药物及其制备方法	北京化工大学
200910080440	一种三磷酸腺苷插层水滑石薄膜及其制备方法	北京化工大学
201010196214	核壳型荧光标记磁性药物无机纳米杂化材料及制备方法	北京化工大学
200910237912	联苯磺胺异噁唑类化合物、合成方法及用途	北京理工大学
200910237913	联苯酰胺四唑类化合物、合成方法及用途	北京理工大学
200710146056	一种制剂在制备改善因老化致认知功能障碍和老年痴呆药物中的应用	北京师范大学
201010101090	镓水杨醛氨基酸希夫碱四元配合物及其制备方法和应用	北京师范大学
200710119982	喹啉类衍生物以及包含其的组合物	北京师范大学
201010291038	一种治疗肿瘤的药物	北京师范大学
200910260195	绿原酸在制备防治老年性痴呆的药中的应用	北京师范大学
200810055957	注射用栀子苷的精制方法	北京中医药大学
201110057347	去氢茯苓酸	北京中医药大学
200710062879	一种治疗阿尔茨海默症的中药组合物及其制备方法	北京中医药大学
200910058949	芦丁咀嚼剂及其制备方法	成都大学
201110146987	肉桂油、桂皮醛及其衍生物在制备组胺 H3 受体拮抗剂或反向激动剂药物中的用途	成都医学院
200910164247	一种岩白菜素渗透泵片及其制备方法	成都医学院
200810093208	芦丁渗透泵制剂及其制备方法	成都医学院
201110162826	黄酮类化合物的新用途	成都中医药大学
200910060133	野黄芩苷及其衍生物的新用途	成都中医药大学
200910312277	抗疲劳的药物组合物及其制备方法	成都中医药大学
201010296869	一种治疗类风湿性关节炎的药物组合物及其制备方法和用途	成都中医药大学
200910060132	咖啡酸及其衍生物的新用途	成都中医药大学
201010521335	B 环甲氧基水飞蓟宾用于制备糖苷酶抑制剂的药物用途	大理学院
201010521376	B/E 环变化之水飞蓟宾用于制备糖苷酶抑制剂的药物用途	大理学院
201010521798	硝基苯甲酰水飞蓟宾用于制备糖苷酶抑制剂的药物用途	大理学院
201010521827	E 环苄氧取代水飞蓟宾用于制备糖苷酶抑制剂的药物用途	大理学院
200910099042	A 环上取代的水飞蓟宾醚的制备方法及其医药用途	大理学院
200910099403	7 及 20 位脱氢水飞蓟宾双烷醚及其制备方法和药物用途	大理学院
200910099405	一类脱氢水飞蓟宾三烷基醚及其制备方法和药物用途	大理学院
201010117317	脱氢水飞蓟宾双醚用于制备防治白血病的药物的用途	大理学院
201010181454	B/E 环取代水飞蓟宾用于制备治疗病毒性乙肝药物的用途	大理学院
201010521356	双硝基苯甲酰水飞蓟宾用于制备糖苷酶抑制剂的药物用途	大理学院
201010181504	双胺甲酰脱氢水飞蓟宾在制备治疗病毒性乙肝药物中的用途	大理学院
201010181523	乙酰胺脱氢水飞蓟宾作为制备治疗病毒性乙肝药物的用途	大理学院
201010181679	取代异水飞蓟宾用于制备治疗病毒性乙肝药物的用途	大理学院
201010181731	E 环去甲氧水飞蓟宾用于制备治疗病毒性乙肝药物的用途	大理学院
201010521360	4-氯肉桂酰水飞蓟宾用于制备糖苷酶抑制剂的药物用途	大理学院
200910099041	双烯丙基取代的水飞蓟宾醚的制备方法及其医药用途	大理学院
201010181411	A 环二氧六环黄酮木脂素用于制备抗乙肝病毒药物的用途	大理学院
201010521468	一种槲皮素二聚体黄酮用于制备糖苷酶抑制剂的药物用途	大理学院

（续表）

专利号	发明专利名称	专利权人
201010521475	E环碘取代水飞蓟宾用于制备糖苷酶抑制剂的药物用途	大理学院
201010521807	E环溴取代水飞蓟宾用于制备糖苷酶抑制剂的药物用途	大理学院
201010521830	一种二氢黄酮醇木脂素用于制备糖苷酶抑制剂的药物用途	大理学院
201010117295	一类E环取代的水飞蓟宾衍生物及其制备方法和医药用途	大理学院
201010181343	取代水飞蓟宾酯用于制备治疗病毒性乙肝药物的用途	大理学院
201010181414	芳氨甲酰脱氢水飞蓟宾作为制备治疗病毒性乙肝药物的用途	大理学院
201010181512	B环乙氧基二氢黄酮醇用于制备治疗病毒乙肝药物的用途	大理学院
201010181533	一种苯骈苯丙素用于制备治疗病毒性乙肝药物的用途	大理学院
201010181632	E环溴取代水飞蓟宾用于制备治疗病毒性乙肝药物的用途	大理学院
201010181721	A环取代水飞蓟宾酯用于制备治疗病毒性乙肝药物的用途	大理学院
201010521828	角型黄酮醇木脂素用于制备糖苷酶抑制剂的药物用途	大理学院
201010181312	一个黄酮木脂素用于制备治疗病毒性乙肝药物的用途	大理学院
201010181362	黄酮木脂素(±)Scutellaprostin A用于制备治疗病毒性乙肝药物的用途	大理学院
201010181503	一种角型黄酮木脂素用于制备治疗病毒性乙肝药物的用途	大理学院
201010181742	一种黄酮木脂素用于制备防治乙型病毒性肝炎药物的用途	大理学院
201010181775	双甲基脱氢水飞蓟宾用于制备治疗病毒性乙肝药物的用途	大理学院
201010181800	槲皮素二聚体黄酮用于制备抗氧化药物的用途	大理学院
201010181827	含苄基黄酮木脂素用于制备治疗乙肝药物的用途	大理学院
201010181500	B环乙氧基水飞蓟宾用于制备治疗病毒性乙肝药物的用途	大理学院
201010181661	E环碘取代水飞蓟宾用于制备治疗病毒性乙肝药物的用途	大理学院
201010181908	双烯丙基黄酮木脂素用于制备治疗乙肝药物的用途	大理学院
201010181705	一种二氢黄酮醇木脂素用于制备抗病毒性乙肝药物的用途	大理学院
201010181869	槲皮素二聚体黄酮作为治疗病毒性乙肝药物的用途	大理学院
201010563826	固体醒脑剂	大连大学
200910011604	一种治疗银屑病的药物及其胶囊的制备方法	大连大学
200910187817	一种过氧化物酶体增殖物激活受体-γ的天然激活剂	大连大学
200910209961	苊并杂环类化合物，其环糊精包合物、配结物及其在制备Bcl-2家族蛋白抑制剂中的应用	大连理工大学
200910012277	一类抗肿瘤含三氮唑杂环结构的化合物及其应用	大连理工大学
201010278959	一类2,1,3-噻二唑并萘酰亚胺化合物及其在肿瘤细胞中的应用	大连理工大学
201110184048	一种含有芍药苷和甘草次酸的透皮贴剂及其制备方法	大连理工大学
201010242109	用于促进甘草次酸经皮渗透的组合物	大连理工大学
200910010962	苦参总黄酮在制备药物中的应用	大连医科大学
200810203169	3-氨基-4-吲哚-N-甲基马来酰亚胺化合物、其制备及应用	东华大学
200910050046	一种可以载药的混杂纳米纤维膜的制备方法	东华大学
200910053231	3-氨基醇取代的吲哚马来酰亚胺化合物、其制备和应用	东华大学
201010211364	一种细菌纤维素水凝胶降温贴的制备方法及其制品	东华大学
200910054666	一种难溶性药物固体分散体制备方法	东华大学
200910198539	一种用于治疗皮肤炎症和疼痛的药用纤维及其制备和应用	东华大学
201010174896	用于发热辅助治疗及应急物理降温的BC退热醒脑贴及其制备	东华大学
201010271628	一种阿魏酸油酸甘油酯聚乙烯比咯烷酮纳米纤维膜及其制备与应用	东华大学
201010207751	TCH/HNTs/PLGA纳米复合纤维载药系统的制备	东华大学
200810041341	3-酰胺基-4-吲哚马来酰亚胺化合物及其制备方法和应用	东华大学
200810035481	枸橼酸他莫昔芬聚乳酸-羟乙酸共聚物微球的制备方法	东华大学
201010287173	基于多功能聚酰胺-胺树状大分子负载抗癌药物的方法	东华大学
201110266546	共载柔红霉素和5-溴汉防己甲素磁性纳米四氧化三铁颗粒的制备方法	东南大学
200910028008	骨靶向抗炎药物合成方法及其应用	东南大学
200910183234	喹唑啉类四环衍生物及制备方法和在制药中的应用	东南大学
201010194576	4-芳香胺基嘧啶类衍生物及其应用	东南大学
200910185423	二芳基脲类衍生物及其用途	东南大学
200910185345	2-(4-氨基喹唑啉基)苯并[d]噻唑类衍生物及其用途	东南大学
200910111846	1-3代芳醚树枝状酞菁配合物及其聚合物纳米粒子	福建师范大学
200910111845	1-3代芳醚树枝状酞菁配合物及其制备方法和应用	福建师范大学

（续表）

专利号	发明专利名称	专利权人
200510070371	酮色林在治疗炎性疼痛的新型镇痛药中的应用	福建师范大学
200910111807	蛇葡萄素前药及其制备方法与应用	福建卫生职业技术学院
201110174657	钩吻素子在制备治疗类风湿性关节炎药物中的应用	福建医科大学
200810071178	4-(4-羟基-3-甲氧基苯亚甲基)姜黄素及其制备方法和在制备抗癌药物的应用	福建医科大学
200810071179	4-(4-羟基-3-甲氧基苯甲基)姜黄素及其用于制备抗肿瘤药物的应用	福建医科大学
201010273142	一种桉烷型倍半萜类化合物的应用	福建医科大学
201010238755	一种治疗变应性鼻炎的药物组合物及其制备方法和用途	福建中医药大学
201010521574	太子参多糖在润肺镇咳中的应用	福建中医药大学
201110146171	经聚乙二醇化学改性的熊果酸衍生物及其制备方法	福州大学
201010115902	具抗癌活性的经酸性氨基酸化学修饰的熊果酸衍生物	福州大学
201010224042	一种双取代酞菁锌组合物及其制备方法与应用	福州大学
201010145501	红曲色素组份及其衍生物在抗癌中的应用	福州大学
200810166422	多糖硫酸酯作为制备抗流感病毒药物的应用	福州大学
200810071064	从植物中提制科罗索酸的方法	福州大学
201010240154	一种具有抗肿瘤活性的熊果酸哌嗪类衍生物及其制备方法	福州大学
200810071034	一种促进骨髓造血细胞增殖的肽类药物系列	福州大学
200910053345	一种二芳基嘧啶类衍生物及其制备方法和用途	复旦大学
200780033014	(2Z)-2-(3,4-二羟基亚苄基)-1-苯并呋喃-3(2H)-酮在制备抗癌药物中的应用	复旦大学
200910174456	2,3-二氢[1,5]苯并噻氮杂*类化合物或其盐在制备 GSK-3β 抑制剂中的用途	复旦大学
200810039162	一种丹参素衍生物及其制备方法和在药学上的应用	复旦大学
200810039165	(Z)-2-乙酰氧基-3-(3,4-二羟基苯基)丙烯酸及其合成方法和用途	复旦大学
200810200716	一种温度敏感的生物粘附性阴道用原位凝胶缓释制剂	复旦大学
200910054419	N-糖基萘并咔唑化合物及其合成方法和应用	复旦大学
200710047257	半枝莲总黄酮及其在制备抗流感病毒药物中的用途	复旦大学
200710162555	灯盏花素口服组合物及其制备方法	复旦大学
200910199457	4-二甲氨基-N-(6-羟基氨基甲酰基-己基)-苯甲酰胺在制备抗 HIV 潜伏药物中的应用	复旦大学
201010022880	鱼腥草总多糖及其制备方法和在制药中的用途	复旦大学
200610029477	(-)-美普他酚双配基衍生物和/或其盐类及其制备方法和用途	复旦大学
200710045305	联苯环辛烯类木脂素在制备抗乙肝病毒药物中的用途	复旦大学
200910047799	一种5-氧代-4-亚烯基-吡唑衍生物在制备抗肿瘤药物中的应用	复旦大学
200810033564	核酸分子 SI-CYPJ-4 及其在制备抗癌药物中的应用	复旦大学
201010175014	一种吡啶甲酰胺衍生物在制备抗肿瘤药物中的应用	复旦大学
200910201364	异戊烯基二氢黄酮类化合物在制备抗肿瘤药物中的用途	复旦大学
200910055234	一种白蛋白-阿霉素纳米制剂及其制备方法和应用	复旦大学
200910201362	黄酮类化合物在制备抗补体药物中的用途	复旦大学
200810134125	益母草碱在制备防治缺血性心肌病药物中的用途	复旦大学
200910199373	4-羰基二芳基嘧啶类衍生物及其制备方法和用途	复旦大学
200910199383	4-氰基二芳基嘧啶类衍生物及其制备方法和用途	复旦大学
200710046222	一种植物多糖及其制备方法和用途	复旦大学
200810134135	烯丙基半胱氨酸及其类似物在制备治疗心肌损伤药物中的用途	复旦大学
200910050946	一种基于树枝状聚合物的抗肿瘤纳米前药系统及其制备方法	复旦大学
200910045754	藏红花素在制备催眠类药物中的用途	复旦大学
201010603372	一种小檗胺壳聚糖-琼胶纳米粒的制备方法	广东海洋大学
201010531603	阿昔洛韦-壳聚糖纳米粒的制备方法	广东海洋大学
201010152787	一种共轭亚油酸铁制剂及其制备方法	广东海洋大学
201010505849	水溶性壳聚糖微粒的制备方法和应用	广东药学院
200810219398	一种丹参多酚酸口腔崩解片及其制备方法	广东药学院
201110304621	长春西汀聚合物胶束制剂及其制备方法	广东药学院
200910213817	咪唑[4,5-f][1,10]菲咯啉及其衍生物在制备抗肿瘤药物中的应用	广东药学院

（续表）

专利号	发明专利名称	专利权人
200910214313	壳聚糖微米粒及其制备方法和应用	广东药学院
200910253343	手性钌配合物及其在制备抗肿瘤药物的应用	广东药学院
201010186384	一种芳基钌(Ⅱ)配合物及其制备方法和应用	广东药学院
201010193221	一种丹参酮ⅡA衍生物及其制备方法和应用	广东药学院
201010196342	一种丹酚酸膜缓控释滴丸	广东药学院
200910214367	一种以喹诺酮类化合物为配体的钌多吡啶配合物及其制备方法和应用	广东药学院
201110008006	一种防治动脉硬化的复方中药提取物及其制备方法	广东药学院
200910036693	一种脑清喷鼻微乳制剂、其制备方法和应用	广东药学院
201110007891	一种防治糖代谢紊乱的复方中药提取物及其制备方法	广东药学院
200910192552	一种石杉碱甲固体脂质纳米粒及其制备方法	广东药学院
201110088001	2,2,3,3-四甲基环丙酰硫脲在制备抗肿瘤药物中的应用	广东药学院
201110008007	一种防治脂代谢紊乱的复方中药提取物及其制备方法	广东药学院
201010505880	壳聚糖微粒的制备及应用	广东药学院
200810027660	磷酸川芎嗪微孔渗透泵控释片及其制备方法	广东药学院
201010132986	一种含有左旋多巴和冰片的组合物及其应用	广东药学院
201010160549	一种含有庆大霉素和冰片的组合物及其应用	广东药学院
201010188491	苦参碱衍生物及其制备方法	广西大学
201010198133	一种从木糖母液制备木糖醇与L-阿拉伯糖混合晶体的方法	广西民族大学
201010107528	6-取代-4-氮杂-A-homo-3-氧代甾体化合物及其在制备抗肿瘤药物中的应用	广西师范学院
201110341405	一种治疗白内障的滴眼液	广州中医药大学
201110318245	左旋樟脑在制备防治缺血性中风药物中的应用	广州中医药大学
201110026907	一种防治动脉硬化的植物提取物组合物及其制备方法	广州中医药大学
201110020113	3′,4-二羟基-3,5′-二甲氧基联苄在制备治疗白内障的药物中的应用	广州中医药大学
200610122012	一种治疗急慢性鼻咽炎的药物及其制备方法	广州中医药大学
200510200414	具胰岛素增敏活性的吲哚类化合物及其制备方法和用途	贵阳医学院
200910301069	苯乙酸衍生物其制备方法以及其在药物中的应用	贵阳医学院
201110442291	缓释BIO/IGF的复合水凝胶的制备方法及其应用	哈尔滨工业大学
201110132809	一种使宫颈癌癌前病变患者病毒感染转阴的泡腾片及其制备方法	哈尔滨医科大学
200910100893	3-(D-吡喃葡萄糖基)噻唑衍生物及其制备方法和应用	杭州师范大学
200910306076	一种喹诺酮类化合物及其制备和应用	杭州师范大学
201110284448	一种降血糖组合食物	合肥工业大学
201010582408	一种粒毛盘菌多糖的医药用途	合肥工业大学
201010210090	一种天然复合氨基酸螯合钙的制备方法	合肥工业大学
201110044541	一种含有噻唑(嗪)烷酮环的类核苷衍生物及其制备方法和其在药物制剂中的应用	河北大学
200810080133	具有抗肿瘤活性的乳菇菌素及其制备方法和应用	河北大学
200910227909	3,5-二羟基-4-异丙基二苯乙烯的环糊精包合物及其制备方法	河北科技大学
200810055562	1,5-苯并硫氮杂卓类化合物及其制备方法和应用	河北师范大学
201110044543	一种异土木香内酯的提纯制备方法和其在制备抗肿瘤药物中的应用	河北医科大学
201010541715	1,2-二苯乙烯衍生物在制药中的应用	河北医科大学
200810049299	一种含萘酰亚胺结构的多胺衍生物及其制备方法和应用	河南大学
201010152866	一种多胺衍生物及其制备方法和应用	河南大学
200910065554	茜草提取物及其制备方法和应用	河南大学
201010288181	黄芩素脂质体凝胶及其制备方法	河南科技大学
201010288168	普卢利沙星脂质体凝胶及其制备方法	河南科技大学
201010126938	巧玲花中的皂苷类化合物及其提取方法和应用	河南科技大学
201010124136	复方维生素纳米乳	河南农业大学
201110241423	黄芪多糖钙络合物的制备方法及用途	河南中医学院
201110269442	一种生物碱类成分组合物在制备抗甲型H1N1流感病毒药物中的应用	河南中医学院
201110260377	一种毛冬青提取物在制备提高脑缺血耐受药物中的新用途	河南中医学院
201110191988	墨旱莲多糖铁络合物制备方法及其应用	河南中医学院
201110007099	一种治疗短暂性脑缺血发作的毛冬青皂酮胶囊	河南中医学院
201110003143	一种治疗跌打损伤的天南星外用制剂	河南中医学院

（续表）

专利号	发明专利名称	专利权人
201110003144	一种外用治疗骨关节痛的中药止痛喷剂	河南中医学院
200710144962	北青龙衣中的抗肿瘤化合物及其含量测定方法和应用	黑龙江大学
200710144963	从北青龙衣中分离的新化合物及其制备方法及应用	黑龙江大学
200710144961	北青龙衣提取物、制备方法及制药用途	黑龙江大学
200810184588	具抗肿瘤活性的羊毛甾烷型三萜化合物及制备方法和应用	湖北工业大学
201010587656	一种坎地沙坦酯自微乳化软胶囊及其制备方法	湖北工业大学
200910042706	萘普生反酯或其光学异构体及其制备方法与应用	湖南大学
201010533786	4-(苯并呋喃-5-基)-2-苄亚氨基噻唑及其作为抗肿瘤药物的应用	湖南大学
201010144996	吲哚美辛 2-芳基吗啉乙酯及其制备方法与应用	湖南大学
201010148043	环丙鱼藤酮及其制备方法与应用	湖南大学
201010225483	4-烷基-6-芳基-2-酰氨基-1,3-噻嗪-5-甲酸酯及其制备方法与应用	湖南大学
201010120268	包埋药物阿霉素的纳米颗粒及其制备方法和应用	湖南大学
201010509605	黄酮磷酸烷酯类化合物的合成和在胆固醇酯酶抑制剂药物中的应用	湖南农业大学
200910303912	井冈霉素两亲聚合物网络及其合成方法	湖南师范大学
201010146374	含有冰片和白矾的复合纳米乳及其制备方法	湖南中医药大学
201110212768	载有甘草酸的聚乙二醇-聚(γ-氨基-ε-己内酯)纳米粒子的制备方法	华东理工大学
201110030648	γ咔啉化合物、制备方法和用途	华东理工大学
200810200546	超临界二氧化碳法制备纳米盐酸小檗碱脂质体的方法	华东理工大学
200910056795	一种二肽基肽酶Ⅳ新抑制剂	华东理工大学
201010023014	一种装载粉末型药物的聚乳酸纤维的制备方法	华东理工大学
201110033989	2′,4′-二羟基-6′-甲氧基-3′,5′-二甲基查耳酮在制备治疗肝病药物中的应用	华东理工大学
200810034190	一种镇痛抗炎的中药组合物及其制剂的制备方法和应用	华东理工大学
201110059609	抑制破骨细胞分化的桦木酮酸衍生物及其制备和应用	华东师范大学
201110059622	桦木酮酸衍生物及其制备和应用	华东师范大学
201010515887	一种制备茶皂苷元的方法	华南理工大学
201010515917	具有抗 HIV 活性的茶皂苷元衍生物及其制备方法与应用	华南理工大学
201010515963	没食子酸茶皂草精醇酯及其制备方法与应用	华南理工大学
201110008658	一种载抗肿瘤小分子干扰 RNA 磁性纳米探针的制备方法	华南理工大学
200910037152	二氢杨梅素在制备防治肿瘤放化疗不良反应的药物的应用	华南理工大学
201010515894	具有抗肿瘤活性的茶皂苷元衍生物及其制备方法与应用	华南理工大学
200910037153	显齿蛇葡萄总黄酮在制备防治肿瘤放化疗不良反应的药物的应用	华南理工大学
201010147185	包裹 5-氟尿嘧啶的可生物降解性聚乳酸/纳米羟基磷灰石复合微球制备方法	华南理工大学
201010515954	一种具有抗菌功效的茶皂苷元衍生物及其制备方法与应用	华南理工大学
201110008681	一种含维生素 E 衍生物的滴眼液及其制备方法	华南理工大学
200910040513	桑叶 γ-氨基丁酸的提取方法及其应用	华南农业大学
201010606144	一种林可霉素与大观霉素复方油混悬注射液及其制备方法和应用	华南农业大学
200910194304	香蕉葡聚寡糖及其制备方法和应用	华南农业大学
201010207535	盐酸多西环素的油混悬液及其制备方法和应用	华南农业大学
200910193032	微红新月蕨化合物及其制备方法和应用	华南农业大学
200910193619	萜类化合物及其制备方法和应用	华南农业大学
200910194396	虫草素提取物和在制备降血糖药物或保健食品中的应用	华南师范大学
201010202521	一种尖顶羊肚菌胞外多糖提取物及其制备方法和应用	华南师范大学
200910063072	一种抗Ⅱ型糖尿病的湖北麦冬果聚糖及其制备方法和应用	华中科技大学
200910063819	一种伊曲康唑纳米结晶及其制备方法和应用	华中科技大学
200810048722	浙贝乙素胆汁酸酯及其制备方法和应用	华中科技大学
200910273174	咖伦宾在制备用于治疗 2 型糖尿病药物中的应用	华中科技大学
201010184131	多甲氧基黄酮类及衍生物作为预防和治疗心房纤颤的药物及用法	华中科技大学
201010596752	披针新月蕨总黄酮及其制备和含量测定方法及应用	华中科技大学
201010232259	用于保护维生素 A 衍生物光稳定性的超分子凝胶及其制法	华中科技大学
200910061180	一种由 25 个果糖和 1 个葡萄糖构成的果聚糖	华中科技大学
201110210899	掩味缓释大蒜素复合微囊的制备方法	淮阴工学院
201010605363	肿瘤细胞核靶向药物载体及其在制备抗肿瘤药物中的应用	吉林大学
201110102366	3,4-二氯异香豆素在制备抗球虫病药物中的用途	吉林大学

（续表）

专利号	发明专利名称	专利权人
201010186456	西洋参皂苷 F5ab 及其提取方法和药物用途	吉林大学
201010229633	硝苯地平自乳化制剂及其制备方法	吉林大学
201010605376	高效细胞核靶向药物载体及其在制备抗肿瘤药物中的应用	吉林大学
201110091577	刺玫果总黄酮提取物及其提取方法和其医药用途	吉林化工学院
200910067327	鹿药中新化合物呋甾皂苷的分离鉴定及其抗肿瘤用途	吉林农业大学
201010160880	复方林蛙油冲剂及其应用	吉林医药学院
201010552582	3-芳基-4-(2-酰氧基乙氧基)-2(5H)-呋喃酮型化合物及其制法和用途	吉首大学
201010551112	3-芳基-4-芳氨基-2(5H)-呋喃酮型化合物及其制法和用途	吉首大学
201010044838	外源模拟酶型生物分子损伤拮抗剂及其制备方法	集美大学
200910230292	加兰他敏长效缓释注射微球组合物及其制备方法	济南大学
201010191471	一种组合物及其在制备 TR3 受体诱导剂中的应用	暨南大学
201010281547	一种钌(Ⅱ)配合物及其制备方法和在制备抗肿瘤药物中的应用	暨南大学
200810198870	苦木中的 β-卡巴林类生物碱及其制备方法和用途	暨南大学
200910038053	卤代呋喃酮化合物及其在制备抗感染药物上的应用	暨南大学
201010145427	一种穿心莲内酯衍生物及其制备方法和应用	暨南大学
201010150428	一种雷公藤红素衍生物及其用途	暨南大学
201010558160	小檗碱和阿霉素混合制剂在制备抗阿霉素性心功能障碍或抗肿瘤药物中的应用	暨南大学
201010529659	沙蟾毒精在制备抗肿瘤药物制剂中的应用	暨南大学
200910193831	核苷磷酰化偶联壳聚糖衍生物纳米前药的制备方法和应用	暨南大学
201010191462	一种组合物及其在制备 RXR 受体转录抑制剂中的应用	暨南大学
201010259724	毛杜仲藤缩合鞣质提取物的制备方法及其用途	暨南大学
200810198590	黄酮衍生物的用途及制备方法	暨南大学
200910213741	一种鹅不食草总倍半萜内酯提取物及其制备方法和应用	暨南大学
201010178799	异荭草苷作为制备抗呼吸道合胞病毒的药物的用途	暨南大学
201110007600	苝醌化合物在制备防治猪病毒饲料中的应用	江南大学
200910264841	一种抑制嗜水气单胞菌的植物提取物组合物	江南大学
200910025193	一种维生素 E 纳米脂质体的制备方法	江南大学
200910232340	一种基于金磁纳米粒子的载药平台的构建与应用	江南大学
200710190177	通过金耳液体发酵生产胞外多糖的方法	江苏大学
201010124090	一种磁性氯屈膦酸二钠脂质体的制备方法	江苏大学
200810234281	抗肿瘤二吡啶甲基取代氨基酸锰配合物及其制备和应用	江苏大学
201010158811	一种锰配合物及其制备方法和用途	江苏大学
201010178079	顺磁性铁、硒槲皮素配合物及其制备方法和应用	江苏科技大学
201110093907	雷公藤甲素与忍冬苷配伍的药物组合物及其制备和用途	江西中医学院
201010624574	白头翁皂苷类物质在制备抗血吸虫药物中的应用及其该物质的制备方法	江西中医学院
200710305511	葡萄内酯的用途	江西中医学院
201110170687	替普瑞酮在制备预防和(或)治疗阿片类毒品成瘾药物中的应用	昆明理工大学
200810233428	一种黄酮醇化合物及其制备方法和应用	昆明理工大学
201110259650	一种黄烷酮天然产物 DDIF 的用途	兰州大学
200910059600	姜黄素-4-含氮类衍生物及其制备方法和用途	乐山师范学院
201010107513	含有羟地吗啉或羟地吗啉药用复合物的药物组合物制剂	辽宁大学
200910012598	具有减肥与降血脂效果的酸性寡糖及其应用	辽宁大学
200910012909	果胶酸性寡糖在制备治疗胃溃疡的保健品上的应用	辽宁大学
200910013139	果胶多糖在制备抗过敏食品、药品或化妆品中的应用	辽宁大学
200910220575	一种牛蒡子苷元的制备方法	辽宁中医药大学
201010181563	一种酰腙类 Schiff 碱配体的二丁基锡(Ⅳ)配合物及其制备方法与应用	聊城大学
201010011446	5-氯水杨酰肼三苯基锡配位化合物及其制备方法与应用	聊城大学
201010181562	一种有机锡羟肟酸类化合物及其制备方法与应用	聊城大学
200910017600	银、壳聚糖和(或)其衍生物纳米复合物的制备方法及应用	聊城大学
200910186539	一种苏氨酸铬化合物及其制备方法	南昌大学
200810136301	荷叶黄酮的制备方法及其药物应用	南昌大学
200810107095	大黄素衍生物及其在制备抗癌药物中的应用	南昌大学

（续表）

专利号	发明专利名称	专利权人
201010247532	逆向蒸发-高压微射流制备中链脂肪酸-维生素C脂质体	南昌大学
200910115533	一种补锌剂羧甲基壳寡糖锌的制备方法	南昌航空大学
201110304057	3-氟-5-(三氟甲基)-N-(2-(2-噻吩基)乙基)苯甲酰胺及其应用	南方医科大学
201010205187	一种螺环化合物及其制备方法和应用	南方医科大学
201110121734	1,3-二环己基-1,2,3,6-四氢嘧啶-4,5-二甲酸二乙酯在制备抗炎镇痛的药物中的应用	南方医科大学
201010506325	毛钩藤碱在制备戒毒药物中的用途	南方医科大学
201110045566	一种缓解体力疲劳的药物组合物	南方医科大学
200910192776	苦豆碱在制备治疗溃疡性结肠炎药物中的应用	南方医科大学
200910042665	含烟酸姜黄素酯衍生物及其制造方法和用途	南华大学
201110038332	一种葡聚糖/聚己内酯两亲嵌段聚合物及其制法和用途	南京大学
200910031329	一类硫脲类衍生物及其制备方法与用途	南京大学
201010268980	C环氢化青藤碱衍生物及其制备方法和应用	南京大学
201010240482	1,3,4-噁二唑衍生物及其制法与在制备抗肿瘤药物中的应用	南京大学
201010573851	4′,5-二羟基-7-[4-(N,N-二乙氨基)丁氧基]异黄酮及其制备方法和应用	南京大学
201010242655	五味子木脂素类成分在制备抗肺癌的药物中的应用	南京大学
201010180437	汉城链霉素及其制备方法和应用	南京大学
200810020994	一类新型缩酚酸类化合物及其制法和用途	南京大学
201010244869	2-氯吡啶衍生物及其制法与在制备抗肝癌药物中的应用	南京大学
200910034884	ADDA和(或)DMTA在制备提高γ-珠蛋白表达量的药物中的应用	南京大学
201010222902	苯并三唑衍生物及其制法与用途	南京大学
201010188404	新脑苷脂用于制备治疗炎症性肠炎药物的用途	南京大学
201010111246	白杨素长链衍生物及其制备方法与用途	南京大学中国医药城研发中心
201010111304	一类白杨素和取代水杨酸酯复合物及其制法和用途	南京大学中国医药城研发中心
200810019848	一种包含1,3-二氧戊环结构的铂配合物及其合成方法和用途	南京工业大学
200810129360	芳杂环取代的二苯脲类衍生物及其用途	南京工业大学
201110028483	一种索拉胶制备预防和治疗便秘药物的应用	南京理工大学
201010198223	索拉拉胶在制备降低肝脂、血脂、体脂、体重和胆固醇的药物方面的应用	南京理工大学
201010146371	土壤杆菌ZX09,用土壤杆菌ZX09生产的水溶性β-葡聚糖及其制备方法及在降低血糖上的应用	南京理工大学
200910033318	脱氢枞胺衍生物及其在杀菌抗肿瘤药物中的应用	南京林业大学
201110007318	一种制备具有抗肿瘤活性银条多糖的方法	南京农业大学
200910033424	一种异甜菊醇或其衍生物的超分子组合物及其制备方法	南京师范大学
201019026045	加载于无机盐载体的脂溶性光敏剂的制备方法及其在制备光动力疗法药物中的应用	南京师范大学
200810020419	一类取代的肉桂酰胺衍生物及其作为神经保护剂的应用	南京医科大学
201110062008	一种复合型四角蛤蜊有机钙制剂及其制备方法	南京中医药大学
201110083088	川芎嗪衍生物在制备治疗黑色素瘤药物中的应用	南京中医药大学
201110153142	一种可以调节相变温度的脂质体复合磷脂及其应用	南京中医药大学
201110083086	川芎嗪衍生物在制备治疗肝纤维化药物中的应用	南京中医药大学
200910032149	咖啡酸双酯类化合物与其制备方法及其在制备防治血栓药物中的应用	南京中医药大学
201110047101	具有抗肿瘤活性的单四氢呋喃型番荔枝内酯类化合物及其应用	南京中医药大学
201110047089	一种具有抗肿瘤活性的单四氢呋喃型番荔枝内酯化合物及其应用	南京中医药大学
201010584773	丹酚酸A在制备抗肿瘤转移药物中的应用	南京中医药大学
201010263542	丁香苷在制备治疗急性痛风药物中的应用	南京中医药大学
201010177202	灯盏乙素苷元衍生物及其制备方法和其应用	南京中医药大学
201010179512	川芎嗪纳米粒及其制备方法和制药中的应用	南京中医药大学
201110081246	一种用于治疗烫伤的中药软膏及其制备方法和应用	南京中医药大学
200910033686	抗动脉粥样硬化的黑三棱内酯B化合物及其制备方法	南京中医药大学
201010155252	一种含马钱子碱的透皮贴剂及其制备方法和其应用	南京中医药大学
201010502522	一种含有四物汤提取物的抗肿瘤作用组合物及其应用	南京中医药大学
201010240555	一种减肥降脂组合物	南京中医药大学
201110081249	一种用于治疗老年阴道炎的中药凝胶及其制备方法和应用	南京中医药大学

（续表）

专利号	发明专利名称	专利权人
200910031701	一种预防和治疗流行性感冒的中药香囊及其制备方法	南京中医药大学
201110156858	一种靶向传递阿霉素抗癌药的组装体及其制备方法	南开大学
200810210898	一种抑制靶基因表达的组合物	南开大学
200910070231	一种壳聚糖基肝靶向纳米粒子给药系统及其制备方法	南开大学
201010551655	微小 RNA 的新用途	南开大学
200710150588	纳米聚合物胶束药物传递系统和制备方法及应用	南开大学
200510122353	非天然异香豆素衍生物的制备和用途	南开大学
200810152333	雷洛昔芬类化合物在制备防治良性前列腺增生症药物中的应用	南开大学
200910070770	蚕沙总生物碱中的 α-糖苷酶抑制剂化合物及其应用	南开大学
201110201940	复方黄精口服液及其制备方法	南通大学
200810061338	一种聚乙二醇为载体的紫杉醇的前药制备方法	宁波大学
200810061339	一种水溶性的紫杉醇的前药制备方法	宁波大学
201010201551	异构体比例可控的类胡萝卜素微胶囊的制备方法	宁波工程学院
201010201164	一种治疗心血管疾病的巴布剂及其制法	齐齐哈尔医学院
201010243779	一种用于抗辐射的复合多糖	齐齐哈尔医学院
201010269067	褐藻胶低聚糖在制备促进产后子宫收缩药物中的用途	青岛大学
201110079461	生姜与土木香组合物、其制备方法及其在制备癌症放、化疗中减毒增效药物中的用途	青岛大学
201110132551	吲哚-2,3-二酮在制备抗精子畸形药物中的应用	青岛大学
201110132561	吲哚-2,3-二酮在制备改善生精障碍药物中的应用	青岛大学
200910151023	以贝类加工废弃物为钙源的谷氨酸螯合钙合成方法	青岛大学
201110079449	生姜与丁香组合物、其制备方法及其在制备癌症放、化疗中减毒增效药物中的用途	青岛大学
201110049332	生姜与佛手组合物、其制备方法及其在制备癌症放、化疗中减毒增效药物中的用途	青岛大学
201110049353	干姜与吴茱萸组合物、其制备方法及其在制备癌症放、化疗中减毒增效药物中的用途	青岛大学
201110000819	吲哚-2,3-二酮在制备抗痴呆药物中的应用	青岛大学
201110049334	生姜与陈皮组合物、其制备方法及其在制备癌症放、化疗中减毒增效药物中的用途	青岛大学
201110056902	一种沃尼妙林油性注射剂的制备方法	青岛科技大学
200910230683	替加氟/层状双金属氢氧化物纳米杂化物及其制备方法	青岛科技大学
201010155617	一种多巴丝肼口腔崩解片	青岛科技大学
201010005122	一种吡拉西坦口腔崩解片	青岛科技大学
201010005515	一种酒石酸卡巴拉汀口腔崩解片	青岛科技大学
200810001709	木糖基硫脲杂环化合物及其合成方法和在抗肿瘤方面的应用	青岛科技大学
200910262349	一种长春西汀口腔崩解片	青岛科技大学
200910207863	一种淀粉多糖铁复方制剂	青岛科技大学
200910139260	一种甲壳素片剂的制备方法	青岛科技大学
200880001478	一种防治缺血性脑卒中的药物组合物及其制备方法	清华大学
200910092970	知母皂苷 A-Ⅲ在制备具有抗血管新生作用的药物中的用途。	清华大学
201010111815	药物化合物巴西苏木红素的新用途	清华大学
200910082326	黄酮类化合物的衍生物及其制备方法与应用	清华大学深圳研究生院
200810097392	蜕皮甾酮的一种新用途	清华大学深圳研究生院
200910082772	甾体皂苷化合物及其制备方法与应用	清华大学深圳研究生院
201010148782	排风藤生物碱提取物及其制备方法和用途	三峡大学
201010130849	一种用于增强人体内免疫调节功能的组合物与它们的用途	三峡大学
201110168506	1-(3-(6-氯吡啶)甲基)-3-苯基-1H-吡唑-5-碳酰肼在制药中的应用	山东大学
201110267840	1,3-噻唑-4-酮在制药中的应用	山东大学
200910018584	他米巴罗汀的水溶性前药及其制备方法与应用	山东大学
201110105662	2,6-二芳基吡唑并[1,5-a]吡嗪-4(5H)-酮化合物及其应用	山东大学
201010589025	鸦胆苦醇作为化疗药增效剂的应用	山东大学
201110168313	碳酰肼的制药用途	山东大学

（续表）

专利号	发明专利名称	专利权人
201010207655	4-苯乙烯基吡啶类化合物及其制备方法与应用	山东大学
201010224597	4″-苯并咪唑-5-甲酰基-肼基甲酸酯克拉霉素衍生物及中间体	山东大学
200910019493	酪氨酸衍生物类组蛋白去乙酰化酶抑制剂及其应用	山东大学
201110100999	一种三氮唑类化合物及其制备方法与应用	山东大学
201110111181	一种抗肿瘤药物组合物	山东大学
200910229537	具有基质金属蛋白酶抑制活性的喹喔啉酮类衍生物及其制备方法和应用	山东大学
201110021056	5-取代-2-(4-取代苯基)苯并噁唑类衍生物及其制备方法与应用	山东大学
201110089814	一种头孢匹胺钠微球及其制备方法	山东大学
201110115619	一种维 A 酸脂肪乳注射液及其制备方法	山东大学
201110218386	叶酸受体介导的姜黄素自微乳结肠定位释药制剂	山东大学
200910229465	一种治疗 2 型糖尿病的药物组合物	山东大学
201110111418	四氢嘧啶及衍生物在制备预防和治疗青光眼药物中的应用	山东大学
201110164248	1-(4-叔丁基苄基)-3-(4-氯苯基)-1H-吡唑-5-碳酰肼在制药中的应用	山东大学
201110190899	一种八氢番茄红素脱氢酶基因及其应用	山东大学
201110091228	一种依托泊苷纳米混悬液冻干制剂的制备方法	山东大学
201010011840	18 元大环内酯类埃博霉素化合物及其应用	山东大学
201010223400	取代噻唑巯乙酰胺类衍生物及其制备方法与应用	山东大学
201010223401	2-(2-取代芳基-2H-1,2,4-三唑-3-巯基)乙酰胺衍生物及其制备方法与应用	山东大学
201110111431	一种治疗脑胶质瘤的药物组合物	山东大学
201010561666	一种姜黄素包覆脂质体制剂及其制备方法	山东大学
201010159299	7,2′-脱水葛根素及其盐类衍生物以及其制备方法与应用	山东大学
201010246792	海藻糖衍生物及其制备方法与应用	山东大学
201110068872	一种羽苔素纳米结晶制剂及其制备方法	山东大学
201010258665	T-2 毒素在制备治疗前列腺癌的药物中的应用	山东大学
201010246801	含羟脯氨酸结构的 HIV-1 蛋白酶抑制剂及其制备方法与应用	山东大学
200910020091	具有逆转肿瘤细胞多药耐药活性的喹喔啉酮类衍生物及其制备方法	山东大学
201010529024	一种槲皮素纳米胶束制剂及其制备方法	山东大学
201010572011	一种联苯双酯纳米结晶制剂及其制备方法	山东大学
201010151501	载多烯紫杉醇纳米粒混合胶束制剂及冻干剂的制备方法	山东大学
201010171968	一种抗急性髓系白血病的药物组合物	山东大学
201010011486	含有多西他赛的纳米结晶制剂及其冻干剂的制备方法	山东大学
201010258682	T-2 毒素在制备治疗肾细胞癌的药物中的应用	山东大学
201010190072	吲哚二酮类化合物及其扩环衍生物、制备方法及应用	山东大学
200910229776	一种单唾液酸四己糖神经节苷酯微球及其制备方法	山东大学
200710015041	5-氟胞嘧啶/类水滑石纳米杂化物及其制备方法	山东大学
201010164025	一种醋酸棉酚静脉注射脂肪乳剂的制备方法	山东大学
201010163006	复方红景天提取物的制备工艺及抗疲劳作用	山东大学威海分校
201110050754	牛磺鹅去氧胆酸在保护肾上腺功能上的应用	山东农业大学
201110270890	一种治疗输卵管阻塞性不孕症的隔药灸脐中药组合物	山东中医药大学
201110138851	一种治疗脾虚型肠易激综合征的隔药灸脐中药组合物	山东中医药大学
201110138853	一种治疗痛经的隔药灸脐中药组合物	山东中医药大学
201010174238	连翘酯苷 A 在制备防治心脑血管疾病药物中的应用	山西大学
201110189375	环糊精/Fe_3O_4 磁性纳米复合体与布洛芬的包合物	山西大学
201110024881	芳香异羟肟酸有机锡类抗肿瘤化合物注射剂的制备方法	山西医科大学
201110059309	一种口腔速崩钙片及其制备方法	陕西科技大学
201010104215	4,5-二芳基嘧啶硫脲化合物和药物用途	陕西师范大学
201110008170	竹节参皂苷Ⅳa 制备方法以及在制备保肝降酶药物中的应用	陕西中医学院
200710106674	羟基脂肪酸寡聚物及其在调节细胞内钙离子浓度中的应用	汕头大学
201010279107	喹诺里西啶生物碱在制备用于治疗肿瘤药物的应用	汕头大学医学院
200910200532	基于紫杉醇和氮芥的协同前药及其制备方法	上海大学
201010295082	具有促进胰岛素分泌及抑制高级糖基化终产物生成作用的组合物	上海大学
201010197576	一种生物可降解微胶囊化辣椒素及其制备方法	上海工程技术大学
201110175846	一种防治黄颡鱼出血性水肿病的复合免疫增强剂及其制备方法和应用	上海海洋大学

（续表）

专利号	发明专利名称	专利权人
201010245093	2-取代苯并[d]噁唑-5-丙酸化合物及其制备和应用	上海交通大学
201110372002	一种用于光动力治疗的纳米光敏剂给药系统及其制备方法	上海交通大学
200810085137	冬凌草甲素制剂及其制备方法和用途	上海交通大学
201010245092	苯并呋喃-3-甲酮取代苯基类化合物及其制备和应用	上海交通大学
201010300514	艾纳香提取物及其提取方法、用途	上海交通大学
200910047051	用于抗肿瘤药物的7′-氮杂靛玉红类化合物	上海交通大学
201010283898	基于药物的pH响应金属有机配位聚合物的制备方法	上海交通大学
201010300529	蓼子朴提取物及其提取方法、用途	上海交通大学
201010571623	包载黄豆苷元的PLGA纳米颗粒及其制备方法	上海交通大学
200910310372	1′-硫代氮杂靛玉红类化合物、用途及其制备方法	上海交通大学
200810042158	pH调控释放的动态聚合物封装体系的制备方法	上海交通大学
201010200120	硝酸异山梨酯贴片及其制备方法	上海交通大学
201010252360	基于配位键的pH响应药物及其制备方法	上海交通大学
201010257746	超临界CO_2注入法α-生育酚介孔硅复合物及其制备方法	上海交通大学
201110004217	去氢木香内酯在制备抑制血管生成药物中的应用	上海交通大学医学院
200910046022	石杉碱甲眼用制剂及其应用	上海交通大学医学院
200910047024	一种载有抗肿瘤血管生成药物的多肽修饰的隐形纳米粒及其应用	上海交通大学医学院
200910200861	具有靶向和荧光双功能紫杉醇载体的制备及其应用	上海师范大学
201110261516	二氢吡唑并六氢吡啶衍生物、其制备方法及应用	上海师范大学
201010501588	一种固体芳香抗晕剂及其制备方法	上海应用技术学院
201110180374	过饱和自微乳制剂及其制备方法和应用	上海中医药大学
200910057982	RGDfK修饰的冬凌草甲素聚乳酸载药纳米粒及其制备方法	上海中医药大学
200910196870	翼首草总皂苷有效部位提取物及其制备方法和应用	上海中医药大学
201010604691	一种硫酸半乳聚糖及其制备方法和应用	上海中医药大学
200810032937	一种高含量多种酚酸类化合物的丹参毛状根及其培养技术	上海中医药大学
200910057573	龙胆苦苷在制备防治急性胰腺炎药物中的用途	上海中医药大学
200910154235	去甲基斑蝥素衍生物磷酸二钠盐及其合成方法与用途	绍兴文理学院
200910153144	一种咪唑并[1,2-b]吡咯并[1,2-f]哒嗪衍生物及其制备方法和用途	绍兴文理学院
200810228070	藏药独一味总黄酮提取物及其提取方法和用途	沈阳药科大学
200910010293	盐酸丁卡因脂质体凝胶及其制备方法	沈阳药科大学
200910010555	丹参中的化合物、其衍生物及其制备方法和医药用途	沈阳药科大学
201010584796	拉西地平自微乳化软胶囊及其制备方法	沈阳药科大学
200610079735	硫普罗宁赖氨酸及其制备方法和用途	沈阳药科大学
200610134006	灯盏花素前脂质体粉末制剂	沈阳药科大学
200810010859	高溶出度口服联苯双酯胶囊及其制备方法	沈阳药科大学
200810228113	法莫替丁高密度型胃滞留渗透泵控释制剂及其制备方法	沈阳药科大学
201110042346	一种阿奇霉素超细粉体原位凝胶滴眼液及其制备方法	沈阳药科大学
200610134004	白藜芦醇衍生物及其制备方法和用途	沈阳药科大学
200810010206	黄芩苷类化合物及其应用	沈阳药科大学
200910010215	雌酚酮类衍生物EA303的医药新用途	沈阳药科大学
201110096136	一种氯化钾环戊噻嗪缓释片及其制备方法	沈阳药科大学
200610134005	白藜芦醇Mannich碱衍生物及其制备方法和用途	沈阳药科大学
200710100580	伊曲康唑乳膏剂及其制备方法	沈阳药科大学
200810010678	一种生物碱类化合物的制备方法	沈阳药科大学
200810010679	一种抗肿瘤类抗生素及其制备方法	沈阳药科大学
201010570881	一种了哥王总木脂素的制备方法	沈阳药科大学
200610169150	哒嗪并吲哚类衍生物及其用途	沈阳药科大学
200610071232	含有局麻药的复方异丙酚注射剂及制备工艺	沈阳药科大学
200610104335	一种含有羟基喜树碱的脂肪乳剂及其制备方法	沈阳药科大学
200710158667	六甲蜜胺脂质体及其制备方法	沈阳药科大学
200710159066	维拉帕米脂质体及其制备方法	沈阳药科大学
200710157941	联苯四氮唑类化合物及其制备方法	沈阳药科大学
200610092126	天麻素缓释制剂	沈阳药科大学

（续表）

专利号	发明专利名称	专利权人
200710010448	紫杉醇脂质体及其制备方法	沈阳药科大学
200610082246	奥扎格雷鸟氨酸盐及其注射剂型	沈阳药科大学
200910176448	一组中药芫花二萜原酸酯类化合物	沈阳药科大学
201010171861	氨基酸修饰的1-甲基-1,2,3,4-四氢-β-咔啉-3-羧酸及其合成方法和应用	首都医科大学
200910085153	(S)-2-取代-(3′-乙酰基-2′-吡啶酮-1′-基)乙酸及其制备方法和应用	首都医科大学
200810114609	整合素受体靶向脂质体药物载体及其制备方法和应用	首都医科大学
200710163924	二聚体可水解鞣质衍生物用于治疗肥胖的药物和饮食添加剂的应用	首都医科大学
201010034418	吡咯并吡嗪并咔啉二酮类化合物及其制备方法和应用	首都医科大学
200910085123	β-咔啉类生物碱衍生物及其制备方法和应用	首都医科大学
201010107332	吲哚乙酸衍生物及其制备方法和应用	首都医科大学
200810113859	氨基酰苯丙氨酰色氨酸或其衍生物、其合成方法和应用	首都医科大学
200910085155	1,3-二氧六环类化合物及其合成方法和在医学中应用	首都医科大学
200810113856	N-(L-氨基酰)-1,2,3,4-四氢咔啉酰氨基酸苄酯及其合成方法及应用	首都医科大学
200910210469	含RGDV阿糖胞苷偶联物药质体制备及作为抗肿瘤剂的应用	首都医科大学
200910161936	黄芩及黄芩苷在制备改善学习记忆及治疗老年性痴呆药物中的应用	首都医科大学
200810057122	2,4,5-三取代-1,3-二硫戊环、其合成方法、其应用	首都医科大学
201010168929	以海豹油为液相基质的纳米结构脂质载体的制备及应用	首都医科大学
201010269870	3,4,6-三芳基-[1,3]-噁嗪类化合物、其制备方法和用途	四川大学
201010269852	3,4,6-三芳基-[1,3]-噁嗪-2-酮类化合物、其制备方法和用途	四川大学
201010133541	MPEG-PLA两嵌段共聚物在制备医用防粘连材料中的用途	四川大学
201010530519	5-苯亚甲基-2,4-噻唑烷二酮衍生物及其制备方法和用途	四川大学
201110040005	新乌碱及其制备方法和以该化合物为活性成分的药物组合物及用途	四川大学
201110040051	C19-二萜生物碱及其制备方法和以该化合物为活性成分的药物组合物及用途	四川大学
201110158975	一种生物矿化材料及其制备方法与应用	四川大学
201010183047	N-(2-(2-胺)氧乙硫基苯并噻唑-6-)-2-甲酰胺衍生物的乳剂及其制备方法	四川大学
201110139610	负载他克莫司或其药用盐的胶束和冻干制剂、制法及应用	四川大学
201110139616	二嵌段聚合物负载紫杉烷类药物的胶束和冻干制剂、制法及应用	四川大学
201110139775	三嵌段聚合物负载紫杉烷类药物的胶束和冻干制剂、制法及应用	四川大学
200910302523	N-(2-(2-胺)氧乙硫基苯并噻唑-6-)-2-甲酰胺衍生物及其制备方法和用途	四川大学
200810045497	一种胆酸偶联物的制备方法	四川大学
200810045996	丙烯酰双季铵盐及其制备方法	四川大学
200910164330	一种具有抑制肿瘤细胞多药耐药的高活性抗癌药甲酰阿地咪	四川大学
200810304731	成纤维生长因子受体介导的血管靶向脂质体载体及制备方法和用途	四川大学
200910059243	2-氨基-4-(4-β-D-吡喃阿洛糖苷-苯基)-6-苯基-嘧啶及其制备方法与应用	四川大学
200910059242	4-(4-β-D-吡喃阿洛糖苷-苯基)-2-芳基-5-腈基-6-甲氧基吡啶及其制备方法与应用	四川大学
201110093860	一种四环素类衍生物在制备放疗增敏药物中的应用	苏州大学
201110003962	罗丹宁衍生物作为抗肿瘤药物的应用	苏州大学
201010618921	乳糖化-去甲斑螯素磷脂复合物及其制备方法	苏州大学
201110053030	衣霉素在制备治疗缺血性脑中风药物中的应用	苏州大学
201110142534	10-羟基吡喹酮的制备及其作为抗血吸虫药物的应用	苏州大学
201010223791	1-甲基-7H-茚[1,2-b]喹啉三氟甲磺酸盐-7-(4-二甲氨基)苄烯衍生物及其制备	苏州大学
201010223809	1-甲基-5H-茚[1,2-b]吡啶三氟甲磺酸盐-5-(4-二甲氨基)苄烯衍生物及其制备	苏州大学
200810195871	程序化死亡蛋白2类似物的区域2蛋白及其用途	苏州大学
200910031557	一种抗辐射和减轻放疗副反应的营养液	苏州大学
201010612532	制备海藻酸钠-铁叶绿酸钠微囊的方法	唐山师范学院
200710060576	一种用于术后伤口止痛的无菌贴膜剂	天津大学
201110161829	长春新碱纳米靶向缓释长循环脂质体及制备方法	天津大学
201110023001	艾地苯醌纳米脂质载体透皮吸收制剂及制备方法	天津大学
201010131984	一种米托蒽醌纳米靶向缓释长循环脂质体及制备方法	天津大学

（续表）

专利号	发明专利名称	专利权人
201010154084	复合载药微球、盐酸米诺环素纳米缓释复合载药微球体系及其制备方法	天津大学
200810154018	一类具有抗肿瘤活性的哌嗪衍生物	天津工业大学
201110008531	花生四烯酸作为黄嘌呤氧化酶抑制剂的用途及在制备治疗高尿酸血症或痛风药物中的应用	天津科技大学
200710056773	阿克他利环糊精及环糊精衍生物的包合物及其制备方法	天津科技大学
201010213585	基于苯并异硒唑酮结构的1,3,4-噻二唑（噁二唑）衍生物及其制备方法和应用	天津理工大学
201010278726	酸枣仁解郁安神组合物及其制备方法	天津医科大学
200910070417	芒果叶中裂环芒果苷及含有裂环芒果苷的芒果叶提取物的用途	天津中医药大学
200910070845	芒果叶苷及其制备方法与应用	天津中医药大学
200910067885	含有人参皂苷和杠柳毒苷的药物组合物及其用途	天津中医药大学
201110278994	一种还原刺激下快速释放乳香酸活性成分的聚合物的制备方法	同济大学
200810202535	日本血吸虫 miRNA 及其应用	同济大学
201010260825	一种浒苔香菇多糖复合物的制备方法	温州大学
200910189743	血浆代用品的制备方法	温州医学院
200910170884	抗肿瘤药物及其应用	温州医学院
200910205290	治疗或（预防）代谢疾病的药物及其应用	温州医学院
200810116786	大黄素在制备抗移植排斥免疫抑制药物中的应用	温州医学院
200910063163	黄连素在治疗或预防流感病毒药物中的应用	武汉大学
201110127260	苦参碱在治疗或预防肠道病毒71型感染药物中的应用	武汉大学
201110162657	灵芝酸Y在制备治疗或预防肠道病毒71型感染药物中的应用	武汉大学
201110050236	16-唑取代-3胺取代-5α雄甾烷衍生物及其制备方法和应用	武汉大学
201110048409	一种治疗骨髓炎的药物缓释制剂及制备方法和应用	武汉大学
201010574602	结核分枝杆菌糖脂抗原的DNA适配子及其应用	武汉大学
200810196875	一种药物组合物及其应用	武汉大学
200810048913	一种治疗艾滋病的药物化合物及其制备方法和应用	武汉大学
201010196044	N-3-芳酰胺-5-环丙烷螺环乙内酰脲衍生物及其制备方法和应用	武汉大学
201110000588	一种美法仑多重靶向载药系统及其制备方法和应用	武汉理工大学
200910061858	一种奥沙利铂缓释栓剂的制备方法	武汉理工大学
201010209383	一种具有降高血压活性的呋喃香豆素类化合物及其制备方法	西安交通大学
201010226714	一种欧前胡素缓释片及其制备方法	西安交通大学
201010506617	一种选择性舒张脑血管的二氢吡啶衍生物及其合成方法和用途	西安交通大学
200810150611	脂质体鱼肝油酸钠	西安交通大学
200910020893	枸橼酸双乙酯在制备抗凝药物中的应用	西安交通大学
201010216586	一种抗肿瘤化合物及其制备方法和其用途	西安交通大学
200810017661	2-取代-3,4-二氢-1-异喹啉酮类合成方法及其制备心血管药物的用途	西安交通大学
200910024160	4-胺基丙烯基苯基-1,4-二氢吡啶类的合成及其药物用途	西安交通大学
200910218499	一种用于治疗腮腺炎的复方巴布剂及其制备方法	西安交通大学
201010208729	一种8,9单环氧短叶苏木酚PLGA微球的制备方法	西安交通大学
200910023801	对风寒湿所致关节不适有预防保健作用的喷剂及制备方法	西安交通大学
201010202023	黄芩苷在抗细菌感染和预防细菌感染中的应用	西北大学
201010503385	一种复方替米考星口服液及其制备方法	西北农林科技大学
201010116121	化合物2-N-[（1R,2R）-1,3-二羟基-1-苯丙基]-脂肪酰胺及其制备和应用	西北农林科技大学
201010513002	一种脂肪酸五味子酯甲酯化合物	西北农林科技大学
201010173475	一种羟甲香豆素微乳药物及其制备方法	西北农林科技大学
201010013580	N-芳基-3,4-二氢异喹啉盐及其作为制备杀螨和抗菌药物的应用	西北农林科技大学
201110076550	一种茶多酚片及其制备方法	西北师范大学
201010175188	可降解聚（乳酸-谷氨酸）交联微凝胶及其制备和应用	西北师范大学
201110432646	布洛芬苯海拉明分散片及其制备方法	西南大学
201010186260	β-葡聚糖-茶多酚复合物及其应用	西南大学
200710092789	双苯并咪唑及其鎓类化合物、制备方法及其医药用途	西南大学
200710092667	一类具有曼尼希碱结构的化合物及在制备治疗和（或）预防白血病药物上的应用	西南大学

（续表）

专利号	发明专利名称	专利权人
201010564169	产薯蓣皂甙元的枯草芽孢杆菌 SWB8	西南大学
201010514620	一种具有降糖作用的黄连生物碱与阿魏酸复合物	西南大学
200910104006	N-烷酰基虫草素在制备治疗肿瘤疾病的药物中的应用	西南大学
201010130757	重酒石酸卡巴拉汀口腔崩解片及其制备方法	西南大学
201010129075	卡络磺钠口腔崩解片及其制备方法	西南大学
201010576363	一种促进冻疮结痂后快速愈合的药膏	西南大学
200810237245	对氨基苯甲酸拟二肽酯及其制备方法和应用	西南大学
201010524386	2,3,5,4′-四羟基二苯乙烯-2-O-β-D-葡萄糖苷在制备治疗抑郁症药物中的应用	西南交通大学
201010524376	大黄素在制备治疗抑郁症药物中的应用	西南交通大学
201010524378	大黄素甲醚在制备治疗抑郁症药物中的应用	西南交通大学
201010211446	2-[(2,3,4-三烷氧基-6-酰基)苯基]乙酸酯及其制备方法与应用	厦门大学
200610122184	抗肿瘤药物表阿霉素缓释微球制剂及制备方法	厦门大学
201010296566	一种生物碱的抗癌应用	厦门大学
201010589439	一种大豆苷元衍生物及其制备方法和应用	厦门大学
200810072183	双羟基-2-酰基苯乙酸酯及其制备方法与应用	厦门大学
201010120868	一种壳聚糖载丝裂霉素纳米靶向制剂及其制备方法	厦门大学
200810072486	利托那韦水溶性衍生物及其合成方法和应用	厦门大学
201110053003	一种阿昔洛韦醇质体及其制备方法	湘潭大学
200810143664	一种结构精确的两亲性聚合物为载体的抗肿瘤前药及合成方法	湘潭大学
200810009143	一种鉴定肉苁蓉属植物品种的方法	新疆医科大学
201110366333	连翘苷在制备抗慢性粒细胞白血病的药物中的应用	新乡医学院
201110366335	无羁萜-3β-醇在制备抗血管性痴呆的药物中的应用	新乡医学院
201010545980	枸杞多糖组分-Ⅲ在制备防治有机磷农药所致血管损伤的药物中的应用	新乡医学院
201110006518	一种治疗脊髓蛛网膜炎的中药及制备方法	新乡医学院
201010110807	一种吡唑并[3,4-b]喹啉化合物及其制备方法	新乡医学院
201010550315	一种刺梨多糖的电离辐射防护新用途	新乡医学院
201110066706	丁苯酞在制备治疗慢性酒精中毒的药物中的应用	新乡医学院
201010514213	一种用于抗心肌缺血和耐缺氧的药物组合物	盐城卫生职业技术学院
201110217856	一种水溶性金丝桃素超分子包合物的制备方法	扬州大学
201010553865	超顺磁性导电纳米γ-氧化铁/聚苯胺-地塞米松磷酸钠的制备方法	扬州大学
201010125348	4-氰基-β-D-糖苷在制备治疗慢性神经源性疼痛的药物中的用途	云南大学
201010175412	3-乙氧羰基苯基-β-D-糖苷在制备治疗慢性神经源性疼痛的药物中的用途	云南大学
201010175436	4-甲酰苯基-β-D-糖苷类化合物在制备用于治疗慢性神经源性疼痛的药物中的用途	云南大学
201010175439	7-O-β-D-乙酰化糖-香豆素类化合物在制备治疗慢性神经源性疼痛的药物中的用途	云南大学
201010175451	7-O-β-D-乙酰化糖-香豆素在制备治疗抑郁症的药物中的用途	云南大学
201010175424	3-乙氧羰基苯基-β-D-乙酰化糖苷治疗抑郁症的用途	云南大学
201010222125	一种异苯并呋喃酮类化合物及其制备方法和应用	云南民族大学
200910094504	一种乙酰氧基苯并酮类化合物及其制备方法和应用	云南民族大学
200910095109	一种红景天所含苯丙素类化合物及其制备方法和应用	云南民族大学
201010118201	滇瑞香所含的木脂素类化合物及其制备方法和应用	云南民族大学
201010614831	水溶性辅酶 Q10 复合物及其制备方法	云南师范大学
200910214065	谷维素微乳状液的制备方法	湛江师范学院
201110137122	一种麦冬总甾体皂苷提取物的制备和抗衰老制药用途	浙江大学
201110058974	含白香草木犀紫檀酚 A 的降香有效成分及制备方法与用途	浙江大学
201110066266	一种程序性释放多种药物的纳米粒脂质体及其制备与应用	浙江大学
201110113954	一种自乳化阿霉素纳米药物及其制备方法	浙江大学
201110314947	一种三股螺旋银耳多糖及其制备方法和应用	浙江大学
201010595204	麦角甾醇衍生物的制备及应用	浙江大学
201110066413	一种 1,6-二磷酸果糖在制备抗癌药物中的应用	浙江大学
201110058975	含人参皂苷 Rg1 的三七有效组分及制备方法与用途	浙江大学

（续表）

专利号	发明专利名称	专利权人
201010143719	阿吗碱类衍生物及制备和用途	浙江大学
201110137121	一种麦冬总甾体皂苷提取物的制备方法及应用	浙江大学
201010143703	异胡豆苷内酰胺类衍生物及制备和用途	浙江大学
201110001018	一种雌二醇透皮喷雾剂及其制备方法	浙江大学
201110025330	氯喹和阿霉素共载脂质体及其制备方法	浙江大学
200910098972	鹧鸪麻中环阿尔廷型三萜及制备方法和用途	浙江大学
201010164140	取代哌嗪乙基磺酰胺类衍生物及制备和用途	浙江大学
201010198342	吴茱萸碱在制备抗对虾白斑综合症的制剂中的应用	浙江大学
201010555353	环糊精-聚乙烯亚胺介导的超分子运载系统及制备方法	浙江大学
201110059064	桑叶中提取的多酚类衍生物及制备方法与用途	浙江大学
200910153139	氨基甲酸紫草素酯及其制备方法和用途	浙江大学
201110057637	含没食子酸甲酯的赤芍有效组分制备方法与用途	浙江大学
200910097497	具有抗肿瘤和免疫佐剂作用的多糖及其制备方法和用途	浙江大学
200710071435	吲哚取代咪唑啉-2-酮类衍生物及其制备方法和用途	浙江大学
201010161583	一种磁性脂质纳米粒及制备方法	浙江大学
200810063263	5-氧-取代苯烯丙酰奎尼酸甲酯化合物及其用途	浙江大学
201010143716	Nacyline 类衍生物及制备和用途	浙江大学
201110044323	羟基红花黄色素 A 缓释微丸及其制备方法和应用	浙江大学
201010231688	一种肠黏膜屏障保护剂的制备方法	浙江大学
201110058973	一种降香有效组分的制备方法与用途	浙江大学
201010039587	一种携载抗肿瘤药物的复合胶束及其制备方法	浙江大学
201010212826	DLK1 基因的用途以及 siRNA、BM-MSCs 和 FGF2	浙江大学
200910098974	具有 H3 受体亲和能力的含氮吲哚衍生物和用途	浙江大学
201010202354	含有 α-细辛醚的热熔压敏胶透皮贴剂及其制备方法	浙江大学
201010039543	一种基于 β-环糊精的聚合物的应用	浙江大学
200910097493	甘草苷制剂及应用	浙江大学
201010148516	一种协同治疗型多物质缓释滴眼剂及制备方法	浙江大学
200810162493	一种金钗石斛多糖提取物的制备和应用	浙江大学
201010140109	4-取代苯胺基表鬼臼毒素衍生物及用途	浙江大学
200910155888	一种吲唑化合物的用途及制备	浙江大学
201010176525	咪唑啉-2,4-二酮类衍生物及制备方法和用途	浙江大学
201010301422	一种含塞来昔布的固体分散物及其制备方法和应用	浙江大学宁波理工学院
201010212790	从禾叶山麦冬中分离制备禾叶山麦冬皂苷 A 的方法	浙江工商大学
201010296012	一种 5-氟嘧啶-4(3H)-酮类化合物及其制备方法和应用	浙江工业大学
201010504104	酰胺类化合物在制备单胺氧化酶抑制剂中的应用及化合物	浙江工业大学
201110070470	神经激肽受体拮抗剂在制备抗癌药物中的用途	浙江理工大学
201110080130	一种从密苯英中提取总黄酮的制备方法	浙江农林大学
201110080148	一种天然植物来源的总黄酮的制备方法	浙江农林大学
200810122303	聚乙二醇和姜黄素衍生物缀合的缀合物	浙江中医药大学
200910099489	亲水性聚合物-葛根素特异性缀合的非溶血性缀合物	浙江中医药大学
201110153926	一种治疗 ER 阴性乳腺癌的药物	郑州大学
201110116835	一种和厚朴酚或厚朴酚或二者的混合物固体脂质纳米粒制剂及其制备方法	郑州大学
200810230890	卤代 2-(a-羟基戊基)苯甲酸盐及其制法和用途	郑州大学
200810141369	槲皮素铂的合成	郑州大学
201010516322	15-苄亚基-14-脱氧-11,12-脱氢穿心莲内酯衍生物的药物用途	郑州大学
201010284721	用做可注射皮下植入剂的纳米粒水凝胶	郑州大学
200910177710	具有抗 II 型糖尿病活性的海洋寡糖化合物及制备方法	中国海洋大学
200910017937	含有羧基的醛改性多糖在制备药物和医用材料中的应用	中国海洋大学
200910256534	甘草次酸环磷酸酯衍生物及其制备方法	中国海洋大学
201010119068	一种含多硫键的哌嗪类化合物及其制备方法和用途	中国海洋大学
201010167113	吲哚咔唑和双吲哚马来酰亚胺生物碱及其制备方法和应用	中国海洋大学
200810017038	一种生物粘合剂及其应用	中国海洋大学
200810180617	一种 9-蒽酮螺环内酯类化合物及其制备方法和用途	中国海洋大学

（续表）

专利号	发明专利名称	专利权人
201010113442	一种作为药物载体的金纳米颗粒及其制备方法	中国科学技术大学
200910089429	牛磺酸及其药学上可接受的盐在制备抑制子宫收缩药物中的用途	中国农业大学
201110045158	原儿茶酸在制备防治畜禽病毒感染性疾病的药物中的应用	中国农业大学
201010248295	一种羧甲基化双歧杆菌胞外多糖及其制备方法和应用	中国农业大学
201010207956	一种具有抗菌活性的还原蒽醌类化合物	中国人民解放军第二军医大学
201010296921	CpG-ODN2395 在制备治疗辐射损伤药物中的应用	中国人民解放军第二军医大学
201110087412	芒果苷在制备抗真菌药物的增效剂的用途	中国人民解放军第二军医大学
201110255879	异黄酮类化合物在制备抗肿瘤的药物或食品中的应用	中国人民解放军第二军医大学
201010534136	一种抗黑色素瘤的 CTL 多表位肽及其应用	中国人民解放军第二军医大学
201010562249	氯化两面针碱在制备抗自身免疫病和抗移植排斥疾病药物中的应用	中国人民解放军第二军医大学
201010562285	菠萝花碱在制备抗自身免疫病和抗移植排斥疾病药物中的应用	中国人民解放军第二军医大学
200910194826	一类二取代咪唑酮类抗肿瘤化合物及其制备方法	中国人民解放军第二军医大学
201010180165	N-取代嘧啶磺酰基-取代苯甲酰胺类化合物及其制备药物的用途	中国人民解放军第二军医大学
201010241913	双苯吡喃酮氮杂环衍生物及其制备方法与应用	中国人民解放军第二军医大学
201010579510	高喜树碱类化合物及其作为药物的用途	中国人民解放军第二军医大学
201110003523	一种扯根菜提取物及其制备方法和用途	中国人民解放军第二军医大学
201010556911	复方制剂及其预防和治疗噪声性听力损伤的用途	中国人民解放军第二军医大学
201110078915	紫草素作为抗真菌药物增效剂的用途	中国人民解放军第二军医大学
201110087126	山奈酚作为抗真菌药物增效剂的用途	中国人民解放军第二军医大学
201110254627	异黄酮类化合物在制备抗肿瘤的药物或食品中的应用	中国人民解放军第二军医大学
201010568808	酮色林的应用	中国人民解放军第二军医大学
201010268313	E3 泛素连接酶 CHIP 在脑胶质瘤疾病中的应用	中国人民解放军第二军医大学
200710040639	取代苯并噁唑类抗真菌化合物及其制备方法	中国人民解放军第二军医大学
201110041349	青葙皂苷类化合物在制备抗肿瘤或抗炎药物中的应用	中国人民解放军第二军医大学
200910047188	大花鸡肉参酯甲(＋)2-(1-羟基-4-氧代环己基)咖啡酸乙酯化合物及其在制备白三烯 A4 水解酶功能调节药物中的应用	中国人民解放军第二军医大学
201010117531	取代吴茱萸碱类抗肿瘤和抗真菌化合物及其制备方法	中国人民解放军第二军医大学
201010126582	环烯醚萜类化合物在制备抗卵巢癌药物中的应用	中国人民解放军第二军医大学
201010247755	欧芹素乙在制备防治肝炎或肝损伤药物中的应用	中国人民解放军第二军医大学
201010588878	蜂斗菜提取物及其制备方法和用途	中国人民解放军第二军医大学
200910053366	一种小分子有机化合物 JFD-03554 在制备抗肿瘤药物中的用途	中国人民解放军第二军医大学
200910196146	仿刺参中三萜皂苷类抗真菌化合物 HolotoxinD～I 及其制备方法	中国人民解放军第二军医大学
200910201133	覆盆子提取物和从中分离得到的覆盆子素及其用途	中国人民解放军第二军医大学
201010110342	齐墩果酸在制备治疗皮肤瘢痕药物中的应用	中国人民解放军第二军医大学
201010117525	氮甲基侧链取代的三唑醇类抗真菌化合物及其制备方法	中国人民解放军第二军医大学
201010247778	紫草素及其组合物的应用	中国人民解放军第二军医大学
201010500762	尼克酰胺单核苷酸磷酸核糖转移酶抑制剂的应用	中国人民解放军第二军医大学
201110100390	商陆皂苷甲在制备防治肝纤维化或肝硬化药物中的应用	中国人民解放军第二军医大学
200910049131	一种抗感染性休克的药物组合物及其应用	中国人民解放军第二军医大学
200910200192	一种三氮唑类抗真菌化合物及其盐类	中国人民解放军第二军医大学
201010144912	异黄酮类化合物在制备抗肿瘤的药物或食品中的应用	中国人民解放军第二军医大学
201010179553	一种具有抗炎活性的三萜类化合物	中国人民解放军第二军医大学
200810039036	一类抗肿瘤化合物及其制备方法	中国人民解放军第二军医大学
200510025838	一种用于抗白内障的靶蛋白	中国人民解放军第二军医大学
200810032323	虎杖提取物用于制备抗艾滋病毒和抗乙肝病毒产品的用途	中国人民解放军第二军医大学
200910051001	一种二氢黄酮类化合物在制备防治糖尿病药物中的应用	中国人民解放军第二军医大学
201010100343	口服补液盐泡腾片及其应用	中国人民解放军第二军医大学
201010126573	小檗碱在制备防治类风湿关节炎的药物中的应用	中国人民解放军第二军医大学
201110207593	黄连素-苯乙酸类衍生物和其在药学上可接受的盐以及应用	中国人民解放军第三军医大学
201010618561	蒿甲醚在制备按蚊免疫系统抑制剂中的运用	中国人民解放军第三军医大学
200910250991	冬凌草甲素胶束制剂及其制备方法	中国人民解放军第三军医大学
201010286710	一种 LID-PEG-PLGA 缓释纳米微球及其制备方法	中国人民解放军第三军医大学
201010244246	一种用于治疗烟雾吸入性肺损伤的药物组合物	中国人民解放军第三军医大学

（续表）

专利号	发明专利名称	专利权人
201110027051	抗肿瘤药物结构	中国人民解放军第四军医大学
201110299651	叶酸介导的肿瘤靶向阿霉素前体药物的制备及其应用	中国人民解放军第四军医大学
201110175938	一种抗缺氧、抗疲劳的中药组合物及其制备方法	中国人民解放军第四军医大学
201110400768	创伤凝胶剂及其制备工艺	中国人民解放军第四军医大学
201110247873	一种κ-阿片受体激动剂的新用途	中国人民解放军第四军医大学
200910022632	一种治疗肿瘤新药酯苷胶囊及其制备方法	中国人民解放军第四军医大学
200810150084	富含半乳糖的改性多糖在制备阻止结肠炎癌变的药物中的应用	中国人民解放军第四军医大学
200810232501	抗耐甲氧西林金黄色葡萄球菌耐药基因 mecA 的反义核酸	中国人民解放军第四军医大学
200910023299	NO 供体药物及其合成方法	中国人民解放军第四军医大学
200810231733	多烯磷脂酰胆碱治疗认知功能障碍的药物用途	中国人民解放军第四军医大学
201010184524	椒目仁油喷雾剂的制备工艺和应用	中国人民解放军第四军医大学
200910023226	治疗胸痹瘀阻证的缓释片处方及其制备工艺	中国人民解放军第四军医大学
200710018105	肉桂酸透皮贴剂及其制备工艺	中国人民解放军第四军医大学
201010175779	酪醇糖苷在制备抗失血性休克药物中的应用	中国人民解放军第四军医大学
201110301287	灵仙新苷的调血脂、抗动脉粥样硬化及抗心肌缺血作用	中国药科大学
201110047331	一氧化氮供体型胆汁酸衍生物、其制备方法及医药用途	中国药科大学
201110125162	一种肌球蛋白 ATP 酶活性微量测定方法及其应用	中国药科大学
201210000772	丹酚酸 C 在制备防治高尿酸血症药物中的应用	中国药科大学
201110027483	一种具有抗病毒作用的药物组合物	中国药科大学
200910035060	二氢吡啶类肿瘤化疗增敏剂及其制备方法与应用	中国药科大学
201010275597	具有抗肿瘤活性的黄芩素衍生物及在医药上的应用	中国药科大学
201110072035	含α氨基酸结构的组蛋白去乙酰化酶抑制剂及其用途	中国药科大学
201010596043	齐墩果酸渗透泵片及其制备方法	中国药科大学
201110104810	哈巴俄苷类成分的医药用途	中国药科大学
201010155940	pH 敏感型壳聚糖衍生物及其在药剂学中的应用	中国药科大学
201110075654	CPURS86017 在制备治疗缺氧并发睾丸和脑损害的药物中的用途	中国药科大学
200910262996	齐墩果酸衍生物及其作为α-葡萄糖苷酶抑制剂的用途	中国药科大学
201010190645	一种鸢尾苷元衍生物、其制法及其治疗前列腺疾病的应用	中国药科大学
201010286575	一种高生物利用度的水飞蓟宾葡甲胺肠溶制剂及其制备方法	中国药科大学
201010583909	6-姜烯酚治疗宫颈癌的医药用途	中国药科大学
201110104445	一种改善三七总皂苷口服吸收的制剂及其制备方法	中国药科大学
201010118421	复方瑞格列奈-盐酸二甲双胍的缓释制剂	中国药科大学
200810212015	蛋白质偶联物及其药物组合物	中国药科大学
201010106835	基于两性离子的电荷反转型壳聚糖衍生物及其在药剂中的应用	中国药科大学
201010135588	一种具有酸敏性的血根碱脂质体的制备方法	中国药科大学
200810155076	取代的四氢异喹啉衍生物、其制备方法及含有它们的药物组合物	中国药科大学
200810196043	糖基化修饰的一氧化氮供体型齐墩果酸类化合物、其制备方法及用途	中国药科大学
201010126336	急性子抗类风湿性关节炎的医药用途	中国药科大学
201010225527	丙二酰黄芪皂苷Ⅰ及其苷元的抗肿瘤的用途	中国药科大学
200810123963	氨基糖衍生物、其制法及其医药用途	中国药科大学
200810155077	取代的四氢异喹啉衍生物的用途	中国药科大学
200810242967	15-羰基甜菊醇衍生物和盐、制备方法及用途	中国药科大学
201010581610	一种治疗急性淋巴白血病的复方药物组合物	中国药科大学
200810234507	联苯双酯自乳化制剂及其制备方法	中国药科大学
201010146029	一氧化氮供体型法尼基硫代水杨酸衍生物、其制备方法及其医药用途	中国药科大学
201010177952	穿心莲内酯衍生物在制备抗 HIV 药物中的用途	中国药科大学
201010108239	阿托伐他汀钙口崩片及其制备方法	中国药科大学
201010508245	具有抗炎活性的2-吲哚酮类化合物、其制备方法及医药用途	中国药科大学
200810156213	大豆黄素脂肪酸酯类衍生物、其制备方法和医药用途	中国药科大学
200910183101	新型核苷类化合物及其制备方法与应用	中国药科大学
200810025067	盐酸二甲双胍格列吡嗪缓释微丸及其制备方法	中国药科大学
201010182593	二咖啡酰奎尼酸衍生物在制备用于治疗支原体感染疾病药物中的用途	中国药科大学
200810020355	千层纸素在制药中的应用	中国药科大学

（续表）

专利号	发明专利名称	专利权人
200910234683	对氨磺酰基苯亚甲基环酮类化合物、其制备方法及其用途	中国药科大学
201010514113	23-HBA 在制备降低阿霉素所致心脏毒性的药物中的应用	中国药科大学
200810143057	垫状卷柏提取物在制备抗阿尔茨海默病药物中的用途	中南大学
201080002558	1-(取代芳基)-5-三氟甲基-2-(1H)吡啶酮化合物及其盐的制备方法及其用途	中南大学
201010202105	枳壳提取物水合橙皮内酯用于制备促肠动力药物的用途及制剂	中南大学
201010234072	三萜皂苷类化合物、用途及制备方法	中南民族大学
201110073572	一种用于预防和治疗动脉粥样硬化的药物组合物	中山大学
201010186371	一种喹唑酮衍生物及其制备方法和作为抗癌药物的用途	中山大学
201010292234	一种5α-雄甾(烷)-3β,5,6β-三醇注射剂及其制备方法	中山大学
201110020324	用于抗真菌的外用制剂及其制备方法	中山大学
201110089062	一种从荔枝果肉中提取的活性组合物及其制备方法和应用	中山大学
201110040995	溴代中氮茚并喹啉二酮类衍生物及其在制备抗菌药物中的应用	中山大学
200810029703	一种止痛消炎药物及其制备方法与应用	中山大学
200910041377	α-mangostin 在制备抗炎镇痛药物中的应用	中山大学
201010297276	一种香豆素衍生物及其制备方法和作为抗癌药物的用途	中山大学
200810198703	胆甾烷-3β,5α,6β-三醇在制备神经元保护药物中的应用	中山大学
201110063111	将疏水性药物均匀负载于亲水性聚合物电纺纳米纤维的方法	中山大学
200910214553	一种多取代色原酮并吡咯类化合物及其合成方法和应用	中山大学
200910193990	一种3′8′-双芹菜素型双黄酮类化合物的制备方法及应用	中山大学
200910261418	吡咯并氮杂卓酮类化合物及其作为蛋白酪氨酸磷酸酯酶1B抑制剂的应用	中山大学
200910192550	蒽醌 ZSU-H85 在制备抗耻垢分枝杆菌药物中的应用	中山大学
200910213965	苯并吡喃并呋喃化合物及其制备方法与应用	中山大学
201010204766	醌类化合物在制备抗结核菌药物中的应用	中山大学
201110030042	去氢碎叶紫堇碱和斯氏紫堇碱在制药中的应用	中山大学
200810008038	抑制谷胱甘肽 S-转移酶活性的化合物、其制备方法、其应用	中央民族大学
201110045503	一种水溶性黄酮-壳聚糖衍生物的生产方法	重庆大学
201010182689	一种藁本内酯脂肪乳剂及其制备方法	重庆工商大学
200810233399	一种吡酮化合物及其制备方法和用途	重庆理工大学
201010179891	溴新斯的明缓释片剂及其制备方法	重庆医科大学
200810070013	噻唑烷二酮金属盐类药物肠溶制剂及其制备方法	重庆医科大学
200910301763	金钗石斛生物总碱在制备治疗缺血性脑损伤的药物中的应用及产品	遵义医学院
200910301762	金钗石斛生物总碱在制备治疗老年痴呆的药物中的应用及产品	遵义医学院
200910302172	金钗石斛生物总碱在制备治疗糖尿病的药物中的应用及产品	遵义医学院
4 专利权人为国内医院		
201010547907	黄芪皂苷Ⅱ在制备抗肝癌药物中的应用	安徽医科大学第一附属医院
200810227669	一种用于抑制过度增生性瘢痕成纤维细胞增殖的药物	北京大学第三医院
201110174824	一种治疗冠心病的药物	北京大学第一医院
200910087893	丙戊酸钠在制备治疗视网膜疾病的药物中的应用	北京大学第一医院
201010161231	一种防治老年痴呆症的药物组合物	北京大学第一医院
201010534837	治疗耐药菌感染的药物及其活性成分在制药中的应用	成都军区昆明总医院
201010141917	二氢槲皮素及糖苷类化合物在制备抗耐药菌药物中的用途	成都军区昆明总医院
201010107579	人类新基因 FAMLF 在人基因重组、恶性肿瘤基因检测、特异性单克隆抗体的研制与应用	福建医科大学附属协和医院
200910112717	一种载多烯紫杉醇 PLGA 缓释微球的制备方法及其在超声介导下肿瘤间质化疗中的应用	福建医科大学附属协和医院
201010128467	一种含多烯紫杉醇的无水乙醇注射液在制备超声引导下治疗肿瘤药物中的应用	福建医科大学附属协和医院
200810033499	一种与人分子佐剂 hC3d3 同义突变体交联的疫苗读框	复旦大学附属妇产科医院
200810205367	碘化亚油酸去氧氟脲苷酯及其制备方法和用途	复旦大学附属华东医院
200910048102	miR-145 在制备治疗炎症药物中的应用	复旦大学附属华山医院
200910047985	淫羊藿素在制备抗血管生成药物中的应用	复旦大学附属华山医院
200810042471	几丁糖-胶原-得宝松缓释放系统及其制备方法和应用	复旦大学附属华山医院
201010154208	防治哮喘的药物组合物的制备方法	广西医科大学第一附属医院

（续表）

专利号	发明专利名称	专利权人
201110175408	一种双柏散瘀膏及其制备方法	广州市荔湾区中医医院
201110175416	一种陈术健脾膏及其制备方法	广州市荔湾区中医医院
201110070263	亚油酸在制备抗 HPV 药物中的应用	广州中医药大学第二附属医院
201110070367	油酸在制备抗 HPV 药物中的应用	广州中医药大学第二附属医院
201010294754	没食子酸在制备抗 HPV 药物中的应用	广州中医药大学第二附属医院
201110041252	一种治疗中风的喷鼻剂及其制备方法	广州中医药大学第一附属医院
200810121327	甘草皂苷及其制备方法和应用	杭州市第六人民医院
200710067242	一种制备抗病毒的药物组合物的方法	杭州市中医院
200910272561	一种抑制 Th1 和 Th17 分化的免疫调节性寡聚脱氧核苷酸及应用	华中科技大学同济医学院附属协和医院
201010611245	一种水溶基质及其在制备地蒽酚水溶性制剂中的应用	济南市皮肤病防治院
201010611264	一种适于制备维 A 酸水溶性制剂的水溶基质	济南市皮肤病防治院
200810043693	一氧化碳释放分子和肝素在制备治疗脓毒症药物中的应用	江苏大学附属医院
201110118074	一种提高拉米夫定抗乙肝病毒治疗应答的中药配方	江苏省中医院
201010506299	一种治疗颈椎病的中药颈枕	江苏省中医院
200910032955	淫羊藿苷作为制备治疗急性脑梗死病药物的应用	南京大学医学院附属鼓楼医院
201110283019	一种治疗外阴白色病变的中药组合物及其制备方法和应用	南京市妇幼保健院
201010187704	十二烷基苯磺酸钠在制备治疗兔疥螨病外用药物中的应用	青岛大学医学院附属医院
201110195263	一种治疗过敏性鼻炎的中药制剂	山东省立医院
201110164648	一种治疗流行性腮腺炎的中药外用组合物	山东省千佛山医院
201110060739	一种治疗过敏性鼻炎的中药组合物	山东省千佛山医院
201010503125	一种压疮膏及其制备方法与应用	山东省肿瘤医院
200910017798	一种用于治疗恶性肿瘤的白花蛇舌草多糖及其制备方法	山东中医药大学附属医院
201010588871	一种用于预防肾结石的组合物	上海交通大学医学院附属第三人民医院
200810032514	槐果碱在制备治疗由柯萨奇 A 病毒所引起疾病的药物中的应用	上海交通大学医学院附属仁济医院
200710047507	槐果碱在制备治疗柯萨奇 B 病毒引发疾病的药物中的应用	上海交通大学医学院附属仁济医院
201110002090	含有药用钙盐的早期预防大肠腺瘤或者大肠癌的药物组合物	上海交通大学医学院附属仁济医院
201010127886	一组能有效下调 PRDM1β 表达的 siRNA 分子及其应用	上海交通大学医学院附属瑞金医院
201010230647	一种长效苄丝肼缓释微球组合物及其制备方法	上海交通大学医学院附属新华医院
201010230634	一种苄丝肼缓释微球组合物及其制备方法	上海交通大学医学院附属新华医院
201010230637	一种左旋多巴甲酯缓释微球组合物及其制备方法	上海交通大学医学院附属新华医院
201110109528	敛痔散及其制备方法	上海市金山区中心医院枫泾分院
201010580408	一种增液合剂	上海市精神卫生中心
200810038998	一种小檗碱加成物、含有该加成物的药物及其制备方法	上海市徐汇区中心医院
200910004168	一种治疗颈椎病的复方制剂及其制备方法	上海中医药大学附属龙华医院
200710041027	丹参酮ⅡA 聚乳酸纳米粒的制备方法	上海中医药大学附属普陀医院
200710172984	苦豆碱在制备治疗慢性乙型肝炎药物中的用途	上海中医药大学附属曙光医院
200910057906	迷迭香酸、含迷迭香酸的夏枯草有效组分及其制备方法和其在防治癌症术后转移方面的应用	上海中医药大学附属曙光医院
200710075282	促进神经再生的免疫抑制剂 FK506 局部应用缓释膜片及其制备方法和用途	深圳市宝安区沙井人民医院
200710075273	特异性抑制 IL-6 受体蛋白表达的小干扰 RNA 分子表达载体及其构建方法与用途	深圳市第二人民医院
201010594067	异甘草素微乳剂组合物	石河子大学医学院第一附属医院
201010198166	含有环烯醚萜类化合物的组合物及其用途	首都医科大学宣武医院
200810223983	基于神经介入微导管技术的脑保护灌注液及其制备方法	首都医科大学宣武医院
200710084432	环烯醚萜类化合物在制备促进神经细胞增殖和分化药物中的用途	首都医科大学宣武医院
201010198154	淫羊藿苷和含有淫羊藿苷的淫羊藿黄酮的新用途	首都医科大学宣武医院
200510093723	一种防治缺血性血管病的药物制剂及其制备方法和用途	首都医科大学宣武医院
201010206942	取代苯酚羟基酸酯的磷酸酯化合物、制备方法及在药物中的应用	四川大学华西医院
200710049126	一种靶向抗骨质疏松的药物及其制备方法	四川大学华西医院
201110175006	SB-3CT 在治疗脑血管痉挛的应用	苏州大学附属第一医院
201110055536	苦杏仁苷凝胶剂及其制备方法和该凝胶剂的医药用途	天津市南开医院

（续表）

专利号	发明专利名称	专利权人
201010102870	异硫氰酸酯在制备防治肿瘤侵袭转移药物的用途	天津医科大学总医院
201010165008	异硫氰酸酯在制备防治耐药肿瘤药物的用途	天津医科大学总医院
201110296369	足癣酊	文山壮族苗族自治州皮肤病防治所
201010592291	含有丝裂霉素的膜剂及其制备方法	浙江大学医学院附属邵逸夫医院
201010154886	一种治未病的外用贴膏及其制作方法	浙江省中医院
201010567750	温郁金二萜类化合物C在制备治疗胃肠道炎药物中的应用	浙江省中医院
200910019399	泡腾滴丸的制备方法	中国人民解放军第八十八医院
200910196418	一种用于肝癌手术切口的冲洗液	中国人民解放军第二军医大学东方肝胆外科医院
200910195556	鸦胆子油乳复合配方在制备治疗肝癌门静脉癌栓药物中的应用	中国人民解放军第二军医大学东方肝胆外科医院
200910158235	熊去氧胆酸纳米混悬剂及其制备方法	中国人民解放军第三〇二医院
201110259399	枸杞多糖在制备创伤后应激障碍的药物中的应用	中国人民解放军第三军医大学第三附属医院
201010122029	一种治疗鲜红斑痣的药物组合物及其制备方法	中国人民解放军第三军医大学第三附属医院
201110075830	盐酸异丙嗪微型灌肠剂处方及其制备方法	中国人民解放军第三军医大学第一附属医院
201110081141	布洛芬微型灌肠剂处方及其制备方法	中国人民解放军第三军医大学第一附属医院
201110105547	阿克拉霉素纳米粒及其制备方法	中国人民解放军第三军医大学第一附属医院
201010135502	盐酸美沙酮分散片及其制备方法	中国人民解放军广州疗养院
200810154649	取代芳香基脲类化合物在作为肿瘤坏死因子抑制剂药物方面的应用	中国医学科学院血液病医院（血液学研究所）
201110090914	一种预防和（或）治疗糖尿病的产品	中国中医科学院广安门医院
200910214078	Toll-like receptor-3激动剂在制备促进伤口愈合的药物中的应用	中山大学中山眼科中心
5　专利权人为国内其他		
200910117505	甘草中glycyrrhisoflavone的筛选方法、提取方法、含量测定方法及用途	宁夏回族自治区药品检验所
201110098273	白术内酯Ⅰ在防治免疫性肝损伤药物中的应用	陕西省食品药品检验所
6　专利权人为国内共有的		
200810110794	具有肿瘤诱导分化作用的类维甲酸衍生物及其药物组合物与用途	安徽医科大学等
200810114220	含有绞股蓝总苷和叶酸类化合物的复方药物	北京奥萨医药研究中心有限公司等
200810114219	含有山楂总黄酮和叶酸类化合物的复方药物	北京奥萨医药研究中心有限公司等
200810113919	含有血管紧张素转化酶抑制剂、B族维生素和银杏叶提取物的药物组合物	北京奥萨医药研究中心有限公司等
200810113916	含有烟酸、HMG-CoA还原酶抑制剂和α-糖苷酶抑制剂的药物组合物	北京奥萨医药研究中心有限公司等
200810113921	含有氨氯地平和度他雄胺的药物组合物	北京奥萨医药研究中心有限公司等
200910084787	乙二醛基双缩氨基硫脲类化合物的用途	北京大学等
201110050663	邻苯二甲酰亚胺衍生物在制备抗新血管生成的药物中的用途	北京恩华医药研究院等
200610114017	含有氨氯地平的药物组合物在制备治疗下尿路疾病药物中的用途	北京华安佛医药研究中心有限公司等
200710175651	降同型半胱氨酸药物组合物	北京华安佛医药研究中心有限公司等
200880115597	含有烟酸氨氯地平和他汀类药物的治疗组合物	北京瑞康医药技术有限公司等
200910079855	一种多烯磷脂酰胆碱静脉制剂及其制备方法	北京瑞伊人科技发展有限公司等
200910085592	单唾液酸四己糖神经节苷脂的制备方法以及单唾液酸四己糖神经节苷脂钠注射液或冻干粉针	北京赛升药业股份有限公司等
200910243431	甘露醇甘油注射液及其制备方法	北京圣方达隆医药科技发展有限责任公司等
200910008478	一种盐酸纳洛酮与聚乙二醇的药物组合物及其制备方法	北京四环制药有限公司等
200910008476	一种单唾液酸四己糖神经节苷脂钠与谷氨酸的组合物	北京四环制药有限公司等
200910001263	一种甲钴胺与轻质氧化镁的药物组合物及其制备方法	北京四环制药有限公司等
200810146414	用于抗血栓性疾病的药物组合物及其制备方法和用途	北京四环制药有限公司等
200810085110	用于预防、诊断及治疗戊型肝炎病毒的多肽，及它们作为诊断试剂和疫苗	北京万泰生物药业股份有限公司等
201019063016	卢帕他定在预防或治疗肺纤维化方面的用途	北京伟峰益民科技有限公司等
200910235377	1,3,4-噻二嗪衍生物，其制备方法和用途	北京协和药厂等
200910081661	一种苯环喹溴铵定量吸入气雾剂及制备方法	北京银谷世纪药业有限公司等
201110142901	泰诺福韦的晶体	博瑞生物医药技术（苏州）有限公司等
200610023398	治疗多囊肾病的药物组合物及其应用	常州高新技术产业开发区三维工业技术研究所有限公司等
201010505562	含有表面活性剂的氯尼达明无定形多元固体分散体及其制备方法	常州瑞明药业有限公司等
201110005851	人参皂苷Rb3组合物及在制备治疗糖尿病药物的应用	大连大学等
201010179559	一种氯桂丁胺Ⅰ型晶体	迪沙药业集团山东迪沙药业有限公司等

（续表）

专利号	发明专利名称	专利权人
201010554157	氯桂丁胺组合物	迪沙药业集团有限公司等
201010600523	一种二氢卟吩类光敏剂及其制备和应用	东华大学等
201010613056	一种二氢卟吩类光敏剂及其制备和应用	东华大学等
201010611771	一种二氢卟吩类光敏剂及其制备和应用	东华大学等
200910053997	一种烷基卟啉类化合物及其制备和在医农药领域的应用	东华大学
200910212692	有机二羧酸和其盐及其制备方法	东南大学等
200810070569	南瓜蛋白在制备治疗慢性粒细胞白血病药物中的应用	福建医科大学等
201010583504	一种氮硫杂环化合物及其制备方法和用途	广西壮族自治区海洋研究所等
201010557241	一种曲安奈德眼用制剂及其制备方法	广州固志医药科技有限公司等
200810027211	用于抗感染的含氟光学活性化合物	广州市医药工业研究所等
200710175442	二氢人参皂苷 Rg2 的应用	广州天安医药科技有限公司等
201010164913	治疗放射性口干症的喷雾剂及其制备方法	桂林莱茵生物科技股份有限公司等
201110088429	一种田七提取物及其应用	桂林英美特生物技术有限公司等
200610015738	一组与人乳腺癌组织高特异性和高亲和力的核酸适配子及其制备方法与应用	国家纳米技术与工程研究院等
200610015739	一种亲和人白蛋白核酸适配子的制备与用途	国家纳米技术与工程研究院等
201010266293	富马酸卢帕他定滴眼液及其制备方法	海昌隐形眼镜有限公司等
200910009286	一种紫杉醇与苯丙氨酸的组合物及其制备方法	海南四环医药有限公司等
200910001262	一种亚叶酸钙与苯丙氨酸的组合物及其制备方法	海南四环医药有限公司等
201010266602	富马酸替诺福韦酯 α 晶型及其制备方法和应用	杭州和素化学技术有限公司等
200810060130	一种氟维司群的晶型及其制备方法	杭州九源基因工程有限公司等
200910155644	一种快速溶出的非那雄胺口服片剂及制备方法	杭州康恩贝制药有限公司等
201110141124	富马酸替诺福韦二吡呋酯分散片及其制备方法	杭州科本药业有限公司等
200810163963	一种药物组合物	杭州民生药业有限公司等
200910095834	一种双氯芬酸钠微丸制剂及其制备方法	杭州赛利药物研究所有限公司等
201010547074	壮骨麝香止痛膏及其半成品的指纹图谱测定方法	河南羚锐制药股份有限公司北京药物研究院等
201010547050	一种治疗烧烫伤的药物组合及其制备方法	河南羚锐制药股份有限公司等
200710054052	现代中药饮片、淫羊藿黄酮醇苷饮片及其制备方法	河南省科高植物天然产物开发工程技术有限公司
200910273267	活性羧甲基茯苓多糖及其生产工艺和应用	湖北省宏源药业有限公司等
200810201700	植物多酚与风化煤腐植酸降解物的接枝物及接枝方法	华东理工大学等
200810038065	苯烷酰胺类化合物及其用途	华东理工大学等
201010104633	一种抗糖尿病化合物及其制备方法和用途	华东理工大学等
200910197474	紫草酸酯类化合物在制备治疗疟疾药物中的应用	华东理工大学等
201010221526	一种治疗湿疹的外涂药物及其制备方法	华南理工大学等
201010108415	一种宠物体外杀虫香波及其制备和使用方法	华南农业大学等
201110049579	氨基噻唑类 MyD88 特异性抑制剂在医学上的用途	华中科技大学同济医学院附属同济医院等
201110058993	穿心莲内酯和黄连素组合物及其应用	暨南大学等
201010230436	一种苯乙烯苯酚类化合物作为制备胰岛素增敏剂的用途	暨南大学等
201010230421	2-乙酰氨基龙胆酸作为制备胰岛素增敏剂的用途	暨南大学等
201010230402	一种芳香类化合物作为制备 Caspase 3 抑制剂的用途	暨南大学等
200910233724	盐酸坦索罗辛缓释微丸制剂及其制备方法	江苏大学等
200810207609	取代苯基哌嗪芳烷醇衍生物及其在制备镇痛药物中的应用	江苏恩华药业股份有限公司等
200810038745	芳烷醇哌啶衍生物及其在制备抗抑郁症药物中的应用	江苏国华投资有限公司等
200910138887	一类组蛋白去乙酰化酶抑制剂及其应用	江苏国华投资有限公司等
200710040545	芳烷基哌啶(嗪)衍生物及在治疗精神神经疾病中的应用	江苏国华投资有限公司等
200980137112	长春花生物碱纳米乳剂注射液及其制备方法	江苏恒瑞医药股份有限公司等
201080002684	双环取代吡唑酮偶氮类衍生物的盐，及其制备方法和应用	江苏恒瑞医药股份有限公司等
200810156092	二苯乙烯类化合物及其制备方法	江苏正大天晴药业股份有限公司等
200910140129	多尼培南和氨基酸的组合物	江苏正大天晴药业股份有限公司等
200810010441	一对人参皂苷元和它们的混合体的医药用途	江苏正大天晴药业股份有限公司等
201010253757	女贞苷、金丝桃苷组合物及其制备药物用途	江西山香药业有限公司等
201010253760	女贞苷、野漆树苷组合物及其制备药物用途	江西山香药业有限公司等
201010253756	女贞苷的提取方法及其制备药物用途	江西山香药业有限公司等

（续表）

专利号	发明专利名称	专利权人
201010253791	金丝桃苷的提取方法及其制备药物的用途	江西山香药业有限公司等
201010253772	野漆树苷、金丝桃苷组合物及其制备药物用途	江西山香药业有限公司等
201010523593	一种用于补充人体能量和恢复疲劳的饮品	开平牵牛生化制药有限公司等
201010274265	对癌细胞有选择性的铂（Ⅱ）抗癌配合物	昆明贵金属研究所等
201010504751	一种水溶性S,S-型庚铂衍生物	昆明贵金属研究所等
200910218260	一种水溶性羧桥双核Pt（Ⅱ）抗肿瘤配合物	昆明贵金属研究所等
201010144406	化合物3,5,2′,4′-四羟基查尔酮作为制备防治高尿酸血症和痛风药物的应用	昆明医学院等
200810033775	蛇葡萄素碱性氨基酸助溶体系及其抗肿瘤活性研究	兰州大学等
200810150533	一种利用超高压提取香菇多糖的方法	南方李锦记有限公司等
201010149385	人碱性成纤维细胞生长因子滴眼液及其制备方法	南海朗肽制药有限公司等
200910025015	一种手性苯并喹嗪-2-羧酸精氨酸盐组合物、其制备方法及用途	南京长澳医药科技有限公司等
201010263108	5-氯-4-羟基-2（1H）-吡啶酮晶型及其制备方法和应用	南京工业大学等
201010289415	具有安神健脑作用的药物组合物	南京海陵中药制药工艺技术研究有限公司等
201010127606	地西他滨多晶型物和药用组合物	南京卡文迪许生物工程技术有限公司
200510039048	芳基取代丙烯腈类化合物及其制备方法和用途	南京理工大学等
201010250022	β-环糊精包合依达拉奉的口服药物组合物及其制备方法	南京师范大学等
201110008974	一种新的盐酸莫西沙星注射剂	南京新港医药有限公司等
200910212691	有机二羧酸盐在制备防治白内障药物中的应用	南京医科大学等
201110099404	一种治疗超级细菌的注射用药物组合物	南京优科生物医药有限公司等
201010122044	聚酰胺-胺树型高分子改性的大孔交联壳聚糖微球和制备方法	南开大学等
201010126666	肺靶向头孢噻呋微球及制备方法	青岛康地恩药业股份有限公司等
201010582327	阿莫西林可溶性粉及其制备方法和应用	青岛康地恩药业股份有限公司等
201010126394	一种畜禽用头孢噻呋的肺靶向微球及制备方法	青岛康地恩药业有限公司等
201010126395	兽用头孢噻呋盐酸盐的肺靶向微球及制备方法	青岛康地恩药业有限公司等
201110060142	抑制肿瘤生长的siRNA及其寡聚核酸组合与应用	清华大学深圳研究生院
201010208258	一种新型促渗剂组合物及其在透皮给药系统中的应用	润和生物医药科技（汕头）有限公司等
200910020655	氨肽酶N抑制剂乌苯美司迪诺酯及其合成与应用	山东大学等
200810301484	含吉西他滨的抗癌药物缓释注射剂	山东蓝金生物工程有限公司等
201110025129	单分散纳米氨曲南脂质体制剂及其制备方法	山东鲁抗立科药物化学有限公司等
201110025127	稳定的氨曲南组合物及其制备方法	山东鲁抗立科药物化学有限公司等
200810091425	3-（3′-羟基）-丁基苯酞酯及其制法和用途	山东绿叶天然药物研究开发有限公司等
201010033765	大豆异黄酮固体分散体栓剂及其制备方法	山西医科大学等
200810123645	荞麦七新黄酮化合物	陕西师范大学等
201010578234	一种乙酰谷酰胺注射液的制备方法	上海朝晖药业有限公司等
201110034221	一种具有缓解体力疲劳及增强免疫功能的组合物及其制备方法和	上海东锦食品集团有限公司等
201010022939	一种枸橼酸他莫昔芬口服固体制剂的制备方法	上海复旦复华药业有限公司等
200610030185	分离海姆泊芬异构体的方法及分离的异构体	上海复旦张江生物医药股份有限公司等
200810204296	一种格列吡嗪长效缓释制剂及其制备方法	上海复星普适医药科技有限公司等
200710173064	碳酸利多卡因注射液的制备方法	上海复星医药（集团）股份有限公司等
200710173065	喷昔洛韦乳膏的制备工艺	上海复星医药（集团）股份有限公司等
201010177293	硫酸化半乳聚糖及其制备方法	上海和臣医药工程有限公司等
201010229236	双环氮杂烷类衍生物、其制备方法及其在医药上的用途	上海恒瑞医药有限公司等
200880015008	吡咯并N杂环类衍生物及其在医药上的应用	上海恒瑞医药有限公司等
200880009761	四氢咪唑并[1,5-a]吡嗪类衍生物，其制备方法及其在医药上的应用	上海恒瑞医药有限公司等
200810034524	可用于抗肿瘤的含硫紫草素及萘醌类衍生物	上海交通大学等
201110096127	聚酮类化合物在制备抑制血管生成药物中的应用	上海交通大学医学院等
200910045118	川藏香茶菜甲素在防治急性淋巴细胞白血病及宫颈癌中的应用	上海交通大学医学院等
200910045513	一种维生素C前体脂质体及其应用	上海莱博生物科技有限公司等
200710045424	一种柘木提取物、其制备及应用	上海雷允上科技发展有限公司等
201010586512	以嵌段共聚物为载体的氟碳化合物纳米载药制剂的制备方法	上海纳米技术及应用国家工程研究中心有限公司等
200910055852	山楂酸衍生物及其制备和应用	上海朴颐化学科技有限公司等
200910050126	一种长效盐酸头孢噻呋注射液及其制备方法	上海市动物疫病预防控制中心等

（续表）

专利号	发明专利名称	专利权人
200910052110	治疗前列腺疾病的靶向药物	上海市计划生育科学研究所等
200710172126	含有吡唑并嘧啶酮的苯基胍衍生物、其药物组合物及其制备方法和用途	上海特化医药科技有限公司等
201010000559	吡唑并嘧啶酮衍生物及其制备方法和用途	上海特化医药科技有限公司等
200810042767	消除运动性疲劳的营养素组合物	上海体育科学研究所等
201010299361	微孔海绵状药膜制剂及其制备方法	上海现代药物制剂工程研究中心有限公司等
201010100033	伏格列波糖膜剂及其制备方法	上海现代药物制剂工程研究中心有限公司等
201010143572	蒲公英甾醇的应用	上海新康制药厂等
200810200742	一种治疗肿瘤的中药组合物及其制备方法	上海秀新臣邦医药科技有限公司等
200810034607	匹维溴铵制备方法及其应用	上海秀新臣邦医药科技有限公司等
200910049221	一种非水溶性药物的缓释微丸、其缓释口腔崩解片及其制备方法	上海医药工业研究院等
200910150374	黄酮类化合物或含其的植物提取物的应用	上海医药工业研究院等
200810203112	9,10-蒽醌类化合物的应用	上海医药工业研究院等
200910053425	利培酮缓释凝胶注射剂及其制备方法	上海医药集团股份有限公司等
200910057749	洋川芎内酯I在制备抗抑郁症药物、偏头痛药物及其他5-羟色胺能系统相关疾病药物中的应用	上海张江中药现代制剂技术工程研究中心等
200610119529	三七花总皂苷在制备治疗高血压病药物中的应用	上海中医药大学附属龙华医院等
201110210136	一种马钱子碱免疫纳米微粒	上海中医药大学附属普陀医院等
201110210143	马钱子碱免疫纳米微粒用于制备抗肝癌靶向药物的用途	上海中医药大学附属普陀医院等
200710165777	钙通道阻滞剂/利尿剂/叶酸联用的药物组合物及其用途	深圳奥萨医药有限公司等
200680013817	一种调节并保持阴道菌群和阴道酸度正常的组合物与方法	深圳福诺生物技术有限公司等
200910008475	一种脑蛋白水解物与马来酸的组合物及其制备方法	深圳四环医药有限公司等
200610046738	葫芦素药理用途	沈阳药科大学等
200910248632	香青兰总三萜提取物及其制备方法和用途	沈阳亿灵医药科技有限公司等
201010548306	一种莫西沙星双层栓及其制备方法	沈阳亿灵医药科技有限公司等
201010121847	一种奥美拉唑速释固体制剂及其制备方法	沈阳亿灵医药科技有限公司等
200910012373	一种口服缓释降压组合物	沈阳亿灵医药科技有限公司等
200910248630	一种治疗骨性关节炎的复方制剂	沈阳亿灵医药科技有限公司等
200910248631	芦笋皂苷提取制备方法	沈阳亿灵医药科技有限公司等
201010235300	一种注射用的含有布洛芬的药物组合物	石家庄中硕药业集团有限公司等
200510130367	β-榄香烯用于抑制脑血管内皮细胞的用途	石药集团远大（大连）制药有限公司等
200810043821	1-丁基-2-羟基芳烷哌嗪衍生物及作为抗抑郁剂应用	石药集团中奇制药技术（石家庄）有限公司等
200910258532	松属素外消旋体在制备治疗脑卒中药物中的用途	石药集团中奇制药技术（石家庄）有限公司等
201010541274	左旋丁基苯酞在制备治疗脑梗塞的药物中的应用	石药集团中奇制药技术（石家庄）有限公司等
201010116942	聚乙二醇电解质颗粒制剂及其制造方法	舒泰神（北京）生物制药股份有限公司等
201010113282	抗耐甲氧西林金黄葡萄球菌的（±）-marinopyrroleA 及其合成衍生物	四川大学等
200910164207	恒河猴颞叶癫痫点燃模型及其药物筛选方法	四川大学华西医院等
200510021319	溶媒法制备高纯度头孢他美钠工艺及医药用途	四川抗菌素工业研究所有限公司等
201010244757	取代苯并氮杂环类衍生物的制备及其药理用途	苏州大学附属第一医院等
201110065609	脑缺血保护用化合物及制备方法	苏州沪云肿瘤研究中心有限公司等
201110065761	抗艾药物尼非韦罗蓖麻油微乳及其制备方法	苏州纳康生物科技有限公司等
200910306571	一种普伐他汀钠晶型及其制备方法和应用	天津大学等
200810211731	多奈哌齐盐的多晶型物及其制备和应用	天津和美生物技术有限公司等
201010510728	埃博霉素类似物，制备方法及其药物组合物和用途	天津尚德药缘科技有限公司等
201010510726	含笑内酯及其衍生物用于治疗癌症的用途	天津尚德药缘科技有限公司等
201010510940	含笑内酯及其衍生物用于治疗丙型肝炎的用途	天津尚德药缘科技有限公司等
200910228414	从藏药绵参中提取的具有抗氧化活性的化合物及其提取方法	天津天狮生物发展有限公司等
200910228415	从藏药绵参中提取的具有抗氧化活性的化合物及其提取方法	天津天狮生物发展有限公司等
200910228416	从藏药绵参中提取的具有抗氧化活性的化合物及其提取方法	天津天狮生物发展有限公司等
200910228419	从藏药绵参中提取的具有抗氧化活性的化合物及其提取方法	天津天狮生物发展有限公司等
200910228420	从藏药绵参中提取的具有抗氧化活性的化合物及其提取方法	天津天狮生物发展有限公司等
200910228421	从藏药绵参中提取的具有抗氧化活性的化合物及其提取方法	天津天狮生物发展有限公司等
201010236615	艾拉莫德结晶形态及其组合物	天津药物研究院等
201010236636	艾拉莫德结晶形态及其组合物	天津药物研究院等

（续表）

专利号	发明专利名称	专利权人
201010236651	艾拉莫德结晶形态及其组合物	天津药物研究院等
201110061546	拉西地平分散片及其制备方法	北京百美特医药有限责任公司
200910119190	α-(8-喹啉氧基)单取代酞菁锌抗肿瘤的用途	北京贵千金医药科技有限公司
201110098727	一种缓解人体疲劳、增强免疫力的制剂	威海博力生物工程有限公司等
201110098758	一种用于增加骨密度、防治骨关节病及增强免疫力的制剂	威海博力生物工程有限公司等
200910260972	一种用于增强免疫的制剂	威海康博尔生物药业有限公司等
200910260971	一种用于缓解骨关节病、增强免疫力的制剂	威海康博尔生物药业有限公司等
200910191907	氨基酸修饰的氨基葡萄糖及其制备方法和应用	西南大学等
201010103853	皂苷类化合物及其应用	厦门大学等
201010527042	纳米级阿苯达唑微粉及其制备方法	新疆医科大学第一附属医院等
200910029498	反式-3,5-二羟基-4′-溴丁氧基二苯乙烯及其制法与用途	徐州市心血管病研究所等
201010184096	中华补血草多糖用于制备抗氧化药物的用途	盐城师范学院等
200910250695	复方西替利嗪伪麻黄碱缓释片剂及其制备方法	扬子江药业集团有限公司等
200910035900	茚喹诺啉的光学异构体、其制备方法及其医药用途	扬子江药业集团有限公司等
200810058297	13-卤代-3,15-二氧代赤霉酸酯及其制备方法	云南大学等
201110263379	乙氧基血根碱在制药中的应用	云南农业大学等
201110263143	苍术素醇在制药中的应用	云南农业大学等
201110266941	割舌树内酰胺A及其制备方法和在药物上的应用	云南西力生物技术有限公司等
200910111552	一种他克莫司注射制剂	福州华为医药技术开发有限公司
201010174968	抗癌用化合物及制备方法	苏州麦迪仙医药科技有限公司
200910186536	23-羟基白桦酸衍生物、其制备方法及应用	苏州麦迪仙医药科技有限公司
201010221658	抑制5型磷酸二酯酶的化合物及制备方法	苏州麦迪仙医药科技有限公司
201110080525	手性3-羟基吡啶-4-酮类衍生物及其合成和用途	浙江大学等
201010103098	2,3-二羟基苯甲酸酯类化合物及制备和应用	浙江大学等
201010130589	一种防治对虾白斑病的口服生物制剂	浙江大学等
200910153060	一种多烯大环内酯类化合物及其制备与应用	浙江大学等
201010101199	一种连续化稳定维生素A微胶囊的制备方法	浙江大学等
200810203891	布南色林晶型B及其制备方法	浙江华海药业股份有限公司等
200910000337	噻吩并哒嗪类化合物及其制备方法、药物组合物及其用途	浙江医药股份有限公司新昌制药厂
201110046858	稳定的盐酸替罗非班注射液及其制备方法	正大青春宝药业有限公司等
200910031106	一种新型哌嗪基哒嗪类化合物	中国科学院广州生物医药与健康研究院等
200810058291	抗乙型肝炎化合物，其药物组合物和在制药中的应用	中国科学院昆明植物研究所等
200910095051	乌药烷型二聚倍半萜类化合物，其制备方法及其在制药中的应用	中国科学院昆明植物研究所等
201010291812	水朝阳旋覆花提取物，以其为有效成分的抗肿瘤药物及其制备方法和应用	中国科学院昆明植物研究所等
201010105014	螺环生物碱化合物及含其的药物组合物及其制备方法和应用	中国科学院昆明植物研究所等
200810058170	15-氧代绣线菊内酯，其药物组合物和其制备方法及其应用	中国科学院昆明植物研究所等
200910218391	三宝木内酯A-D，其药物组合物，制备方法和应用	中国科学院昆明植物研究所等
200910198665	15-氧代绣线菊内酯抑制Wnt信号途径的新应用	中国科学院上海生命科学研究院等
201010157385	一种盐酸米诺环素缓释片及其制备方法	中国科学院上海生命科学研究院等
200710171486	葫芦烷型三萜皂苷化合物、其药物组合物及其制备方法和用途	中国科学院上海药物研究所等
200810033348	苦瓜中提取的化合物在制备预防和治疗糖尿病和肥胖的药物中的用途	中国科学院上海药物研究所等
200710171483	一种从黑桑中提取的化合物作为酪氨酸酶抑制剂的用途	中国科学院上海药物研究所等
200710039268	一类非甾体雄激素受体调节剂及其医学用途	中国科学院上海药物研究所等
200910050646	取代苯甲酰脲类化合物及其制备方法和用途	中国科学院上海药物研究所等
200810042922	截短侧耳素磷酸酯类化合物、其药物组合物及其制备方法和用途	中国科学院上海药物研究所等
201010510527	一种复方盐酸吡格列酮/盐酸二甲双胍双层渗透泵控释制剂及其制备方法	中国科学院上海药物研究所等
200710047200	1-(3-氨基丙基)哌啶-4-氨基酰胺类化合物、其药物组合物及其制备方法和用途	中国科学院上海药物研究所等
200910199732	人miR-133a反义核酸及其应用	中国科学院上海药物研究所等
200910047268	一类取代苯脒类化合物，及其制备方法和用途	中国科学院上海药物研究所等
201110032035	一种(S)-3-氟-2-(4-异丁基苯)丙酸的医药用途	中国科学院上海有机化学研究所等
201010182426	喹唑啉衍生物或其药用盐、制备方法和用途	中国科学院上海有机化学研究所等
201010108675	一种青藤碱衍生物、合成方法及其用途	中国科学院上海有机化学研究所等

（续表）

专利号	发明专利名称	专利权人
201110077328	枞酸盐在制备用于杀灭血吸虫的药物中的应用	中国林业科学研究院林产化学工业研所等
201010133555	贯众乌梅中药组合物制备方法及应用	中国农业大学等
201010185370	一类十字孢碱类似物及其制备方法和用途	中国热带农业科学院热带生物技术研究所等
201010148253	9-取代-2-氨基-6-胍基嘌呤类化合物及其制备和应用	中国人民解放军第二军医大学等
200910197473	黄酮苷类化合物在制备治疗疟疾的药物中应用	中国人民解放军第二军医大学等
201010296428	6-姜酚防治辐射损伤的医药用途	中国人民解放军第三军医大学等
201010520312	四氢小檗红碱制备用于抗焦虑、抗抑郁用途的药物	中国人民解放军军事医学科学院基础医学研究所等
201010182303	1-(3-氨基丙基)哌嗪-4-氨基酰胺类化合物及其制备方法与应用	中国人民解放军军事医学科学院生物工程研究所等
201110066680	吡咯喹啉醌在恢复放射后骨髓造血功能中的应用	中国人民解放军军事医学科学院生物工程研究所等
201010266763	抑制碳酸酐酶Ⅱ的磺胺类化合物及合成方法与用途	中国人民解放军军事医学科学院卫生学环境医学研究所等
200910233991	茚并异喹啉酮衍生物、其制备方法及其医药用途	中国药科大学等
201010136743	一类四氢异喹啉衍生物的用途	中国药科大学等
201110131028	一种具有1,12-二烯-3-酮骨架的甘草次酸衍生物、其制备方法及医药用途	中国药科大学等
200710099312	生松素化合物两种晶型和制备方法及在疾病治疗中的应用	中国医学科学院药物研究所等
200710130325	丹酚酸A在预防和\或治疗糖尿病及并发症中的应用	中国医学科学院药物研究所等
201010156815	有7-(3-氨基-4-肟基)-1-哌啶基取代基的氟喹诺酮及其组合物的应用	中国医学科学院医药生物技术研究所等
201010127024	含有靛红取代的喹啉羧酸衍生物及其制备方法	中国医学科学院医药生物技术研究所等
201010130632	一种8-二氟甲氧基氟喹诺酮及其组合物在治疗结核病中的应用	中国医学科学院医药生物技术研究所等
200710178724	7-(4-肟基-3-氨基-3-烷基-1-哌啶基)喹啉羧酸衍生物及其制备方法	中国医学科学院医药生物技术研究所等
200910083563	方酸衍生物及其制备方法	中国医学科学院医药生物技术研究所等
200910223572	药用头孢雷特的制备新方法	中国医药集团总公司四川抗菌素工业研究所等
201010181364	二氢芳基萘类化合物在制备治疗与预防肿瘤药物中的用途	中南大学等
201010501383	吡唑并嘧啶酮衍生物及其可药用盐、其制备方法和应用	中山大学等
200710026927	一种用于预防和治疗晕动症的药物组合物及其制剂	中山大学等
200810029098	双羟基油酸及它的制备方法与用途	中山市尤利卡天然药物有限公司等
200910077265	一种从西洋参中提取人参皂甙Rb1的方法及其粉针剂	重庆华森制药有限公司等
200910091532	一种治疗瘙痒性皮肤病的药物组合物	重庆华森制药有限公司等
201110108008	普仑司特注射制剂	重庆圣华曦药物研究开发有限公司等
201010119171	一种含有阿立哌唑微晶的固体口服药物组合物	重庆医药工业研究院有限责任公司等
二、含无机成分的药品发明专利		
1 专利权人为国内企业		
201110137667	一种治疗胃及十二指肠溃疡、胃炎等症的药物及其制备方法	安徽丰原药业股份有限公司
200610172626	增强记忆力的复方制剂	安徽辉克药业有限公司
200910266003	一种具有调节血脂功能的组合物	安琪酵母股份有限公司
200810187377	一种具有改善记忆功能的制剂、其制备方法及其应用	安琪酵母股份有限公司
200810187378	一种具有改善记忆功能的制剂、其制备方法及其应用	安琪酵母股份有限公司
200810210569	降血糖用酵母复合物及其制备方法	安琪酵母股份有限公司
201110029193	一种治疗类风湿性关节炎的中药组合物及其制备方法	蚌埠丰原涂山制药有限公司
200810227358	一种治疗皮肤损伤、化脓感染的中药组合物	北京宏泰康达医药科技有限公司
200710178948	一种含有天然抗菌剂的药用或保健组合物	北京慧宝康源医学研究有限责任公司
200810104117	一种保护关节、软组织的药物	北京康比特体育科技股份有限公司
200710106022	一种治疗妇科泌尿系统感染的药物及其制备方法	北京羚锐伟业科技有限公司
201010143044	女性阴部护理品	北京欧凯纳斯科技有限公司
201010112589	一种用于治疗脚气的二氧化氯软膏	北京欧凯纳斯科技有限公司
200910238015	含分子态二氧化氯的消毒组合物及其应用	北京欧凯纳斯科技有限公司
201010164829	一种杀菌止痒的妇科洗液	北京欧凯纳斯科技有限公司
200910077444	纤维蛋白封闭剂及其制备方法	北京赛升药业股份有限公司
201010296084	一种治疗病毒性下呼吸道感染的中药及其制备方法	北京天泰源医药技术开发有限公司

（续表）

专利号	发明专利名称	专利权人
201010034410	一种中药组合物及其制剂的检测方法	北京同仁堂科技发展股份有限公司
200910093993	一种治疗小儿感冒的中药组合物的制备方法	北京亚东生物制药有限公司
201010143126	一种治疗慢性肝炎的中药组合物及其制备方法	北京亚东生物制药有限公司
201110048991	具有解表、清热解毒的组合物及其制备、检测方法	北京亚东生物制药有限公司
201110204322	治疗小儿外呼吸道感染的中药制剂	北京亚东生物制药有限公司
200910079398	一种健脾养胃，补血生津中药组合物制剂的质量检测方法	北京亚东生物制药有限公司
200910080295	一种中药组合物制剂及制备方法和检测方法	北京亚东生物制药有限公司
201110049004	一种治疗肾虚阴冷所致妇科疾病的中药组合物及制备方法	北京亚东生物制药有限公司
201010283576	一种治疗喉痹及疖痈、疮疡的滴丸剂及其制备方法	北京亚东生物制药有限公司
200810223016	一种中药组合物在制备治疗咳嗽变异性哮喘药物中的应用	北京以岭药业有限公司
200810223017	一种中药组合物在制备治疗水痘药物中的应用	北京以岭药业有限公司
200810118820	一种中药组合物在制备治疗肺原性心脏病药物中的应用	北京以岭药业有限公司
200810116115	一种中药组合物在制备治疗泌尿系结石药物中的应用	北京以岭药业有限公司
200810118821	一种中药组合物在制备治疗鼻窦炎药物中的应用	北京以岭药业有限公司
200810116116	一种中药组合物在制备治疗慢性肾小球肾炎药物中的应用	北京以岭药业有限公司
200810113217	一种用于治疗白血病的中药组合物及其制备方法	北京因科瑞斯医药科技有限公司
200810113218	一种用于治疗白血病的中药组合物及其制备方法	北京因科瑞斯医药科技有限公司
200810113220	一种用于治疗白血病的中药组合物及其制备方法	北京因科瑞斯医药科技有限公司
200810113219	一种用于治疗白血病的中药组合物及其制备方法	北京因科瑞斯医药科技有限公司
200910078091	一种具有增加骨密度功能的组合物	北京因科瑞斯医药科技有限公司
201010188548	pH 缓冲生物活性玻璃及其制备方法和防治口腔疾病的用途	常州倍尔生生物科技有限公司
200710050656	羟乙基淀粉 130/0.4 氯化钠注射液及制备方法、用途	成都正康药业有限公司
200710202259	具有消炎、止痒、杀菌作用的外用制剂及其制法和用途	成都芝芝药业有限公司
201010536142	一种新健胃片及其制备方法	承德颈复康药业集团有限公司
201010536147	一种新健胃包芯片及其制备方法	承德颈复康药业集团有限公司
201110164257	锌硒咀嚼片	赤峰多维尔生物工程有限公司
201010145431	一种可内服和外用的微丸及其制备工艺	楚雄老拨云堂药业有限公司
200810228157	朱珀安神丹的检测方法	大连美罗中药厂有限公司
200910225965	一种竭红跌打药剂及其制备方法	佛山冯了性药业有限公司
200910090346	一种治疗胃病的药物及其制备方法	甘肃奇正藏药有限公司
200910211262	一种治疗白脉病的药物组合物搽剂或洗剂及其制备方法	甘肃奇正藏药有限公司
200910211264	一种治疗白脉病的膏药及其制备方法	甘肃奇正藏药有限公司
200910211265	一种治疗白脉病的涂膜剂及其制备方法	甘肃奇正藏药有限公司
200910211266	一种治疗白脉病的药物组合物酒剂或酊剂及其制备方法	甘肃奇正藏药有限公司
200910211267	一种治疗白脉病的凝胶剂及其制备方法	甘肃奇正藏药有限公司
200910211258	一种治疗白脉病的贴膏剂及其制备方法	甘肃奇正藏药有限公司
200910211259	一种治疗白脉病的药物组合物喷雾剂或气雾剂及其制备方法	甘肃奇正藏药有限公司
201110244914	一种治疗波尔山羊血精症的中药组合物	格特生物制药（天津）有限公司
201110142049	维生素 E 化合物的组合物制剂及其制备方法	广东如来医药进出口有限公司
201010290043	一种治疗牙炎的中药组合物及其制备方法	广州博济新药临床研究中心有限公司
201010282544	一种治疗糖尿病的药物组合物及其应用	广州市和藤医药研究开发有限公司
201010183008	用于治疗手足口病的抗病毒口服液的质量检测方法	广州市香雪制药股份有限公司
200910303922	痤疮软膏及其制备方法和质量检测方法	贵州百花医药股份有限公司
200910077858	一种治疗白血病的药物组合物及其制备方法	哈尔滨蒲公英药业有限公司
201010281169	纳米鼠李铋镁片及其制备方法	哈药集团三精千鹤望奎制药有限公司
201110291234	一种治疗口疮的中药组合物及其制备方法	哈药集团三精千鹤制药有限公司
200810064126	一种预防骨质疏松和骨关节病的组合物	哈药集团制药六厂
201110066769	一种复方聚乙二醇电解质散剂及其制备方法	海南锦瑞制药股份有限公司
201110066161	复方兰索拉唑咀嚼片	海南灵康制药有限公司
201010266586	炎热清片及其制备方法	海南新中正制药有限公司
201010134951	小儿肺热咳喘颗粒的制备方法	海南新中正制药有限公司
201010238070	克咳片及其制备方法	海南新中正制药有限公司
201110129493	一种舒筋活血胶囊及其制备工艺	杭州华东医药集团康润制药有限公司

（续表）

专利号	发明专利名称	专利权人
200710069335	一种三氧化二砷固体脂质纳米粒及其制剂	杭州民生药业有限公司
200710195828	一种抗病毒中药组合物的制备方法	河北以岭医药研究院有限公司
201010138262	透骨消痛贴	河南妙正医药有限公司
201010279473	治疗跌打损伤的中药组合物及其制备方法	黑龙江天翼药业有限公司
201010238049	铝碳酸镁分散片及其制备方法	湖北丽益医药科技有限公司
201110117286	一种治疗牙周炎的固齿散的制备工艺	湖北神农制药有限公司
200710035508	水溶性混合活性珍珠钙及其制备方法	湖南今珠生物科技有限公司
201010580432	一种抗癌中药及其配制方法	湖南景民制药有限公司
200910272188	一种碳酸钙二甲硅油咀嚼片及其制备方法	黄石李时珍药业集团武汉李时珍药业有限公司
201110217171	一种治疗艾滋病的中药及其制备方法	惠州市天舜实业发展有限公司
200810051116	一种治疗贫血的药物组合物	吉林华康药业股份有限公司
200910217767	一种降糖舒丸及其制备方法	吉林吉尔吉药业有限公司
200910067318	一种用于治疗丘疹样荨麻疹的药物组合物	吉林紫鑫药业股份有限公司
201110092083	一种海龙蛤蚧口服液的检测方法	济南宏济堂制药有限责任公司
200910231019	蒙脱石在制备药物中的应用	济南康众医药科技开发有限公司
200810123774	一种体外培育牛黄的制备方法	江苏华阳制药有限公司
201110146275	多肽驴皮胶的代血浆	江苏建中投资有限公司
200810175180	一种中药组合物在制备治疗手口足病药物中的应用	江苏康缘药业股份有限公司
200910168442	一种中药组合物在制备抗流感病毒药物中的应用	江苏康缘药业股份有限公司
201010101794	桑菊银翘散的质量检测方法	昆明中药厂有限公司
201010289512	一种快速循环渗漉提取中药材有效成分的方法	兰州佛慈制药股份有限公司
200710002522	一种止痒中药组合物及其制备方法	辽宁康辰药业有限公司
200710168916	一种治疗痔类肛肠疾病的熏洗剂及制备方法	马应龙药业集团股份有限公司
201110055689	一种金玄痔科熏洗散大孔树脂纯化提取物的制备方法	马应龙药业集团股份有限公司
201010160977	含有颠茄流浸膏的中药栓剂中硫酸阿托品含量的测定方法	马应龙药业集团股份有限公司
201110028831	一种复方甘草片的制备方法	内蒙古兰太药业有限责任公司
201010133632	一种用于治疗软组织损伤的蒙药外用药物组合物	内蒙古蒙药股份有限公司
201110097527	一种含有蒙脱石的利福昔明混悬液及其制备方法	南京威泰珐玛兽药研究所有限公司
201110036646	一种治疗头癣的中药熏洗剂	宁波市江北区众合技术开发有限公司
200910015456	专治胃癌的纯中药胶囊	宁波市江北区众合技术开发有限公司
201010582078	清肺止咳平喘口服液有效成分检测方法	宁夏多维药业有限公司
200910117507	金莲清热颗粒中牡荆苷的含量测定方法	宁夏启元国药有限公司
201110258765	一种用于治疗便秘、痤疮及高血脂的中药组合物及其制备方法	宁夏紫荆花制药有限公司
200710189796	一种具有清热解毒、止咳平喘功效的兽用药的制备方法	普莱柯生物工程股份有限公司
200910152373	一种健脑中药组合物及其制备方法和检测方法	青岛国风药业股份有限公司
201010186223	一种非 PVC 软袋包装血液滤过置换液的制备工艺及产品	青岛华仁药业股份有限公司
200810117079	金荞麦多酚提取物及其制备方法	曲靖开发区格力康生物科技发展有限公司
201010606364	一种治疗痔疮外用中药制剂的制备及检测方法	荣昌制药（淄博）有限公司
200910226225	一种中药乳剂的制备方法	山东东阿阿胶股份有限公司
200810016256	壳聚糖纳米银凝胶剂及其应用	山东赛克赛斯药业科技有限公司
201110033051	一种治疗缺铁性贫血的中药组合物及其制备方法	山东沃华医药科技股份有限公司
201110020268	一种外用中药及其制备方法	山西康洁司乐药业有限公司
201110049447	一种防止变黄的复方乳酸钠葡萄糖注射液生产方法	山西诺成制药有限公司
200910075704	一种用于预防和治疗感冒及炎症感染的药物	山西振东制药股份有限公司
200910009363	一种治疗前列腺疾病的中药组合物及其制备方法	陕西东泰制药有限公司
201010108813	腹膜透析液及其制备方法	上海蓝怡科技有限公司
200710041131	一种抗焦虑复方中药及其制备方法	上海双基药业有限公司
201010122729	一种氨茶碱的复方制剂及其制备方法	上海延安药业有限公司
200910223210	一种具备治疗功能的新型载药创可贴	深圳兰度生物材料有限公司
200810015105	一种人工唾液	深圳南粤药业有限公司
201110108139	一种小儿清肺化痰制剂的制备方法	神威药业集团有限公司
200810084285	含蜂蜡的微球基质、含有它的药物组合物及其用途	沈阳兴齐制药有限公司
201010536187	一种防治脚气的外用粉剂	石家庄乐足科技有限公司

（续表）

专利号	发明专利名称	专利权人
201010286037	舒肺糖浆的检测方法	四川逢春制药有限公司
201010584531	一种铝碳酸镁片及其制备方法	四川健能制药有限公司
201010145649	橘红胶囊的质量检测方法	四川美大康药业股份有限公司
201010266079	一种治疗脚气泡腾片及其制备工艺	苏州邦安新材料科技有限公司
201010266080	一种治疗脚气水剂及其制备方法	苏州邦安新材料科技有限公司
201010266092	一种药膏及其制备方法	苏州邦安新材料科技有限公司
201010113115	止血剂及其制备方法	苏州汇涵医用科技发展有限公司
200810237010	一种牛黄上清软胶囊及其制备方法	太极集团有限公司
201010115348	一种治疗慢性肠炎的中药组合物及其制备方法	泰一和浦（北京）中医药研究院有限公司
201010154245	一种治疗脘痞的中药组合物及其制备方法	泰一和浦（北京）中医药研究院有限公司
201010157029	一种治疗便秘的中药组合物及其制备方法	泰一和浦（北京）中医药研究院有限公司
201010188618	一种治疗心烦易怒的中药组合物及其制备方法	泰一和浦（北京）中医药研究院有限公司
201010214115	一种治疗经间期出血的中药组合物及其制备方法	泰一和浦（北京）中医药研究院有限公司
201010189309	一种治疗消渴病的中药组合物及其制备方法	泰一和浦（北京）中医药研究院有限公司
201010154167	一种治疗呕吐的中药组合物及其制备方法	泰一和浦（北京）中医药研究院有限公司
201010189963	一种治疗扁桃体炎的中药组合物及其制备方法	泰一和浦（北京）中医药研究院有限公司
201010189979	一种治疗月经先期的中药组合物及其制备方法	泰一和浦（北京）中医药研究院有限公司
201010300436	一种治疗脑积水的外用中药组合物及其制备方法	泰一和浦（北京）中医药研究院有限公司
201110253184	一种治疗猪无名高热症的中药组合物	天津集合科技有限公司
200910229197	具有疏风祛湿功能的中药组合物及其制备方法	天津中敖生物科技有限公司
200910229196	治疗呼吸道疾病的中药组合物及其制备方法	天津中敖生物科技有限公司
200610130519	一种疏风镇惊化痰导滞的中药组合物及其制备方法	天津中新药业集团股份有限公司
200610130521	一种清肺化痰止咳平喘的中药组合物及其制备方法	天津中新药业集团股份有限公司
200910228644	一种治疗小儿感冒发烧的中药组合物和制备方法	天津中新药业集团股份有限公司达仁堂制药厂
200910228639	一种清热解毒利湿化郁的中药组合物及其制备方法	天津中新药业集团股份有限公司达仁堂制药厂
201010107329	一种化痰平喘的中药组合物及其制备方法	天津中新药业集团股份有限公司达仁堂制药厂
201110102602	一种改进清肺消炎水蜜丸干燥的生产方法	天津中新药业集团股份有限公司达仁堂制药厂
200910071120	中药制剂小儿金丹的检测方法	天津中新药业集团股份有限公司达仁堂制药厂
201110102603	一种治疗慢性泄泻的中药制剂固肠胶囊的含量检测方法	天津中新药业集团股份有限公司达仁堂制药厂
200610130690	清眩软胶囊及其制备方法与检测方法	天津中新药业集团股份有限公司达仁堂制药厂
200910228623	中药制剂脉络通的检测方法	天津中新药业集团股份有限公司乐仁堂制药厂
200910228624	中药制剂舒筋定痛片的检测方法	天津中新药业集团股份有限公司乐仁堂制药厂
200810054169	一种治疗腮腺炎的中药复方制剂	天津中新药业集团股份有限公司乐仁堂制药厂
200910228622	一种中药制剂心脑静片的检测方法	天津中新药业集团股份有限公司乐仁堂制药厂
200810154421	一种治疗胃肠疾病的中药组合物胶囊及其制备方法	天津中新药业集团股份有限公司乐仁堂制药厂
200810154427	一种胃肠安丸的质量控制方法	天津中新药业集团股份有限公司乐仁堂制药厂
200810154413	一种药物组合物在制备降低肠黏膜通透性药物中的应用	天津中新药业集团股份有限公司乐仁堂制药厂
201010525362	一种二氧化氯皮肤凝胶及其制备方法	无锡龙腾画材有限公司
200610104452	空间诱变菌种及用途	西安亨通光华制药有限公司
201010598689	治疗外阴白斑外阴顽固性瘙痒的抗菌洗剂及其制备方法	西安万和医药科技有限公司
201010177472	一种右旋糖酐40与乳酸钠林格氏液组合物及制备方法	西安万隆制药有限责任公司
201110124435	通痹中药及其制备方法	烟台渤海制药集团有限公司
200910134129	用于辅助B型肝炎药物治疗效果的组合物	远东生物科技股份有限公司
200810062671	止痛消炎凝胶及其制备方法	浙江康恩贝制药股份有限公司
200910143992	用于提高生殖能力的药物组合物及其制备方法和应用	浙江医药股份有限公司新昌制药厂
201010129027	营养组合物在制备恢复线粒体损伤药物中的应用	珍奥集团股份有限公司
201010129030	营养组合物在制备促进肝脏干细胞增殖药物中的应用	珍奥集团股份有限公司
201010129033	营养组合物在制备恢复错配修复基因损伤药物中的应用	珍奥集团股份有限公司
201010595545	一种具有活血化瘀作用的药物	重庆多普泰制药有限公司
201010595588	一种有效成分含有水蛭素的药物	重庆多普泰制药有限公司
201010166215	一种磷酸钠盐组合物	重庆健能医药开发有限公司
201010122330	一种稳定的复方二甲硅油铝碳酸镁混悬液	重庆健能医药开发有限公司
201110292772	一种活血止痛的中药制剂及其制备方法	珠海安生凤凰制药有限公司

（续表）

专利号	发明专利名称	专利权人
2　**专利权人为国内研究所**		
200810114849	用于预防出生缺陷和改善记忆的药物组合物	北京冠五洲生物科学研究院
200810223883	用于预防出生缺陷并且改善记忆的药物组合物	北京冠五洲生物科学研究院
200810223147	用于预防出生缺陷并且改善记忆的药物组合物	北京冠五洲生物科学研究院
200810223148	用于预防出生缺陷并且改善记忆的药物组合物	北京冠五洲生物科学研究院
200810222855	用于预防出生缺陷和改善记忆的药物组合物	北京冠五洲生物科学研究院
200810222908	用于预防出生缺陷并改善记忆的药物组合物	北京冠五洲生物科学研究院
200810222592	用于预防出生缺陷并能改善记忆的药物组合物	北京冠五洲生物科学研究院
200810222710	用于预防出生缺陷并且改善记忆的药物组合物	北京冠五洲生物科学研究院
200810222928	用于预防出生缺陷和改善记忆的药物组合物	北京冠五洲生物科学研究院
200810223119	用于预防出生缺陷并改善记忆的药物组合物	北京冠五洲生物科学研究院
200810223133	用于预防出生缺陷及改善记忆的药物组合物	北京冠五洲生物科学研究院
200810223176	用于预防出生缺陷与改善记忆的药物组合物	北京冠五洲生物科学研究院
200810223180	用于预防出生缺陷和改善记忆的药物组合物	北京冠五洲生物科学研究院
200810223841	用于预防出生缺陷和改善记忆的药物组合物	北京冠五洲生物科学研究院
200810224066	用于优生优育预防出生缺陷与改善记忆的药物组合物	北京冠五洲生物科学研究院
200810224224	用于优生优育预防出生缺陷并且改善记忆的药物组合物	北京冠五洲生物科学研究院
200810119896	用于预防出生缺陷及改善记忆的药物组合物	北京冠五洲生物科学研究院
200810222593	用于预防出生缺陷并能改善记忆的药物组合物	北京冠五洲生物科学研究院
200810222595	用于预防出生缺陷并能改善记忆的药物组合物	北京冠五洲生物科学研究院
200810222857	用于预防出生缺陷和改善记忆的药物组合物	北京冠五洲生物科学研究院
200810222905	用于预防出生缺陷并能改善记忆的药物组合物	北京冠五洲生物科学研究院
200810222909	用于预防出生缺陷并改善记忆的药物组合物	北京冠五洲生物科学研究院
200810222911	用于预防出生缺陷并改善记忆的药物组合物	北京冠五洲生物科学研究院
200810222913	用于预防出生缺陷并且改善记忆的药物组合物	北京冠五洲生物科学研究院
200810222919	用于预防出生缺陷并改善记忆的药物组合物	北京冠五洲生物科学研究院
200810223120	用于预防出生缺陷并改善记忆的药物组合物	北京冠五洲生物科学研究院
200810223159	用于预防出生缺陷并能改善记忆的药物组合物	北京冠五洲生物科学研究院
200810223165	用于预防出生缺陷与改善记忆的药物组合物	北京冠五洲生物科学研究院
200810223175	用于预防出生缺陷与改善记忆的药物组合物	北京冠五洲生物科学研究院
200810223177	用于预防出生缺陷与改善记忆的药物组合物	北京冠五洲生物科学研究院
200810222907	用于预防出生缺陷并改善记忆的药物组合物	北京冠五洲生物科学研究院
200810223162	用于预防出生缺陷并能改善记忆的药物组合物	北京冠五洲生物科学研究院
200810222598	用于预防出生缺陷并能改善记忆的药物组合物	北京冠五洲生物科学研究院
200810222901	用于预防出生缺陷并能改善记忆的药物组合物	北京冠五洲生物科学研究院
200810222902	用于预防出生缺陷并能改善记忆的药物组合物	北京冠五洲生物科学研究院
200810222903	用于预防出生缺陷并能改善记忆的药物组合物	北京冠五洲生物科学研究院
200810222914	用于预防出生缺陷并改善记忆的药物组合物	北京冠五洲生物科学研究院
200810223161	用于预防出生缺陷并能改善记忆的药物组合物	北京冠五洲生物科学研究院
200810223163	用于预防出生缺陷并能改善记忆的药物组合物	北京冠五洲生物科学研究院
200810106291	用于优生优育预防出生缺陷和改善记忆的药物组合物	北京冠五洲生物科学研究院
200810114230	用于预防出生缺陷及改善记忆的药物组合物	北京冠五洲生物科学研究院
200810106287	用于预防出生缺陷和改善记忆的药物组合物	北京冠五洲生物科学研究院
200810106296	用于预防出生缺陷并改善记忆的药物组合物	北京冠五洲生物科学研究院
200910250138	一种治疗由甲型 H1N1 等流感病毒引起的流感的中药	北京市卫生局临床药学研究所
200810103277	一种中药制剂及其制备方法	北京卓越同创药物研究院
200910059290	一种治疗烧烫伤的特效药物及其制备方法	成都市飞龙水处理技术研究所
201010262756	一种治疗骨伤的药物	河南大学消化病研究所
201010593267	用于防治畜禽热应激的中药组合物	河南省农业科学院
200910020508	多糖衍生物的钒络合物及其应用	烟台海岸带可持续发展研究所
201110119128	治疗乳腺小叶增生的中药外用药组合物和巴布膏剂及制备方法	浙江省中医药研究院
201110033366	一种藏药南寒水石的寒制炮制方法	中国科学院西北高原生物研究所

（续表）

专利号	发明专利名称	专利权人
201110033367	藏药南寒水石猛制的炮制方法	中国科学院西北高原生物研究所
200910241835	养殖环境调节剂、制备方法及其在畜禽养殖业中的应用	中国农业科学院北京畜牧兽医研究所
201110214117	一种治疗浅部真菌感染的中药组合物及其药物组合物	中国人民解放军海军医学研究所
200910000817	包含旋复花的组合物的用途	中国人民解放军军事医学科学院毒物药物研究所
201110048026	促进虾蟹蜕壳硬壳和防病抗应激的水体泼洒复合制剂	中国水产科学研究院淡水渔业研究中心
200710078262	一种治疗胃炎、胃溃疡及十二指肠溃疡的复方药物及其制备方法	重庆北碚现代应用药物研究所
3　**专利权人为国内大学**		
200910078842	一种治疗感冒风寒的中药组合物	北京师范大学
200710037245	硫化氢及其供体硫氢化钠在制备药物中的用途	复旦大学
200810300509	一种治疗妇科炎症的外用中药制剂及其制备方法	贵阳中医学院
201110132809	一种使宫颈癌前病变患者病毒感染转阴的泡腾片及其制备方法	哈尔滨医科大学
201010146374	含有冰片和白矾的复合纳米乳及其制备方法	湖南中医药大学
201010023014	一种装载粉末型药物的聚乳酸纤维的制备方法	华东理工大学
201010605363	肿瘤细胞核靶向药物载体及其在制备抗肿瘤药物中的应用	吉林大学
201010605376	高效细胞核靶向药物载体及其在制备抗肿瘤药物中的应用	吉林大学
201010044838	外源模拟酶型生物分子损伤拮抗剂及其制备方法	集美大学
201110311355	银、壳聚糖和（或）其衍生物纳米复合物的液相合成法	聊城大学
201110197562	一种治疗鼻息肉的外用中成药、制备方法及应用	鲁东大学
201110045711	一种治疗痤疮的外用散剂	南方医科大学
201110045553	一种治疗湿热蕴结型痤疮的药物	南方医科大学
201110053085	一种治疗急性炎性渗出性皮肤病的外用制剂	南方医科大学
201110238360	一种紫硇砂的炮制方法和应用	南京中医药大学
201010177216	含石膏的中药复方水煎液中无机元素化学形态的分离分析方法	南京中医药大学
201110081246	一种用于治疗烫伤的中药软膏及其制备方法和应用	南京中医药大学
201110098953	去氢胆酸-钼杂多酸盐-去氢胆酸类化合物及其合成方法	南开大学
200910207863	一种淀粉多糖铁复方制剂	青岛科技大学
201110138851	一种治疗脾虚型肠易激综合征的隔药灸脐中药组合物	山东中医药大学
201010114890	蛋白质核糖核酸酶修饰的碲化锌量子点的制备方法	上海交通大学
200810043605	加减玉女煎在制备治疗甲状腺功能亢进症的药物中的应用	上海中医药大学
201110096136	一种氯化钾环戊噻嗪缓释片及其制备方法	沈阳药科大学
201010530655	顺铂抗肺癌主动靶向隐形类脂质体及其制备方法	苏州大学
200910031557	一种抗辐射和减轻放疗副反应的营养液	苏州大学
200610013836	纳米碳酸镧口腔崩解片及制备方法	天津大学
201010185915	负载量子点的活性炭颗粒及其制备方法和用途	同济大学
201010185953	量子点的碘化油分散液及其制备方法和用途	同济大学
201110006518	一种治疗脊髓蛛网膜炎的中药及制备方法	新乡医学院
201110167039	载铜壳聚糖抗菌剂的制备方法和用途	浙江大学
201010290363	一种硫化氢产生酶制剂及其用途	浙江大学
201110153926	一种治疗 ER 阴性乳腺癌的药物	郑州大学
201010113442	一种作为药物载体的金纳米颗粒及其制备方法	中国科学技术大学
201010100343	口服补液盐泡腾片及其应用	中国人民解放军第二军医大学
201010583846	肤康液	中国人民武装警察部队后勤学院
4　**专利权人为国内医院**		
200710300317	一种治疗湿疹皮炎、荨麻疹等各种瘙痒性皮肤病的中药制剂	长春同春堂皮肤病医院
201110175408	一种双柏散瘀膏及其制备方法	广州市荔湾区中医医院
201010611289	一种治疗病毒性上呼吸道感染的中药制剂及其制备方法	江苏省中医院
201110135807	一种治疗慢阻肺的复方组合药物及其制备方法和应用	江苏省中医院
201010586709	一种治疗不孕症的药物	句容市边城卫生院
201110207565	一种治疗抑郁症的中药组合物	荣成市商贸城卫生所
201110002090	含有药用钙盐的早期预防大肠腺瘤或者大肠癌的药物组合物	上海交通大学医学院附属仁济医院
201110109528	敛痔散及其制备方法	上海市金山区中心医院枫泾分院
201010580407	一种当归承气汤及其用途	上海市精神卫生中心

（续表）

专利号	发明专利名称	专利权人
201010580410	一种治疗抑郁症的合剂	上海市精神卫生中心
201110107481	一种治疗皮肤溃疡的中药贴膜及其制备方法	上海市中医医院
201110107537	一种治疗皮肤溃疡的药物及其制备方法	上海市中医医院
200810002155	一种治疗室性早搏的中药复方制剂	上海中医药大学附属普陀医院
200810223983	基于神经介入微导管技术的脑保护灌注液及其制备方法	首都医科大学宣武医院
201010234220	一种治疗神经胶质瘤的中药组合物及其制备方法	首都医科大学宣武医院
201010223282	一种靶向释放微量元素的药物组合物及制备方法和应用	四川大学华西医院
201110296369	足癣酊	文山壮族苗族自治州皮肤病防治所
201110167957	一种治疗痛风性关节炎和高尿酸血症的药物及制备方法	武汉市中医医院
200910196418	一种用于肝癌手术切口的冲洗液	中国人民解放军第二军医大学东方肝胆外科医院
201110113185	一种预防新发呼吸道传染病的喷雾剂的制备方法	中国人民解放军第三〇二医院
201110058680	一种治疗复发性口腔溃疡中药组合物、制剂及其制备方法	中国人民解放军总医院
201110083163	包含皂矾的药物组合物及其制备方法	重庆西南医院

5 专利权人为国内其他（无）

6 专利权人为国内共有

专利号	发明专利名称	专利权人
200910185881	一种灵芝孢子粉纳米硒复合物及其制备方法	安徽省康美来大别山生物科技有限公司等
200910093553	一种复方中药药物组合物及其制备方法和用途	北京大北农动物保健科技有限责任公司等
200910001263	一种甲钴胺与轻质氧化镁的药物组合物及其制备方法	北京四环制药有限公司等
201010570366	一种治疗高血压的中药制剂	广西正堂药业有限责任公司等
201010164913	治疗放射性口干症的喷雾剂及其制备方法	桂林莱茵生物科技股份有限公司等
200810163963	一种药物组合物	杭州民生药业有限公司等
201110041148	一种中药降脂通便胶囊及其制备方法	河南辅仁堂制药有限公司等
201010221526	一种治疗湿疹的外涂药物及其制备方法	华南理工大学等
201110067859	一种测定女金中药提取浓缩液中黄芪苷的方法	江西汇仁药业有限公司等
200810301114	自然铜微生物浸出液在制备治疗骨折药物中的应用	兰州大学等
201110257612	清血毒胶囊	海南省皮肤病医院等
201110257544	祛斑胶囊	海南省皮肤病医院等
201010116942	聚乙二醇电解质颗粒制剂及其制造方法	舒泰神（北京）生物制药股份有限公司等
200910223870	一种多口味钙咀嚼片及其生产制作工艺	天津天狮生物发展有限公司等
200910022731	抗肿瘤基质金属蛋白酶抑制剂	西北大学等
200910091532	一种治疗瘙痒性皮肤病的药物组合物	重庆华森制药有限公司等

三、天然药物发明专利

1 专利权人为国内企业

专利号	发明专利名称	专利权人
200910185663	接骨灵喷雾剂	安徽安科生物工程（集团）股份有限公司
200910144577	安神助眠膏	安徽奥来新能源有限公司
201110137667	一种治疗胃及十二指肠溃疡、胃炎等症的药物及其制备方法	安徽丰原药业股份有限公司
201110110714	一种治疗胆结石的中药组合物及其制备方法	安徽丰原药业股份有限公司
200910224003	脂肪乳注射液及其生产方法	安徽丰原药业股份有限公司
200910093476	一种益智仁中药制备方法	安徽沪谯中药科技有限公司
201010216512	一种桑叶黄酮、生物碱复合物的提取分离方法	安徽济人药业有限公司
201010524052	一种桑椹复合提取物的加工方法	安徽济人药业有限公司
201010257525	一种用于治疗神经根型颈椎病的中药组合物及其制备方法	安徽精方药业股份有限公司
201010268389	一种用于治疗肾炎病的中药组合物及其制备方法	安徽精方药业股份有限公司
201110207691	霍山石斛植株干品的加工方法	安徽康顺名贵中草药产业开发有限公司
201010245457	一种保肝和治疗慢性肝炎的中药及中药中地耳草总黄酮及其制备方法	安徽科创中药天然药物研究所有限责任公司
201010181151	灵芝孢子粉破壁方法	安徽立顿生物药业有限公司
201010148980	一种从藤茶中提取总黄酮的方法	安徽省瑞森生物科技有限责任公司
200910116846	一种男士专用的祛粉刺中药酊剂	安徽省泽平制药有限公司
200910116847	一种女士专用的祛粉刺中药酊剂	安徽省泽平制药有限公司
201110198866	一种复方霍山石斛浸膏的生产工艺	安徽圣农生物科技股份有限公司
200910266003	一种具有调节血脂功能的组合物	安琪酵母股份有限公司

（续表）

专利号	发明专利名称	专利权人
200810210569	降血糖用酵母复合物及其制备方法	安琪酵母股份有限公司
201110119062	救必应药材的综合利用	安士制药（中山）有限公司
201010209634	关节止痛凝胶膏剂及制备方法	安舒贴（天津）外用制剂科技有限公司
200810041753	异黄酮类化合物及其制备和应用	巴塞利亚药业（中国）有限公司
201110213800	一种肌氨肽苷注射液药物组合物及其制备方法	白求恩医科大学制药厂
200910066545	抗衰老的中药制剂	白求恩医科大学制药厂
201010222438	治疗骨关节炎的草本复方	佰研生化科技股份有限公司
201010600567	乳增宁胶囊的改进的制备方法	蚌埠丰原涂山制药有限公司
201110029193	一种治疗类风湿性关节炎的中药组合物及其制备方法	蚌埠丰原涂山制药有限公司
201010274232	一种金银花提取物的制备方法	蚌埠丰原涂山制药有限公司
201010624614	一种降糖降压的中药组合物及其制备方法	蚌埠丰原涂山制药有限公司
201110119466	一种治疗过敏性紫癜的药物	包头中药有限责任公司
201010503367	蔓越橘果实中花色苷及原花青素类成分的提取方法	宝鸡市虹源生物科技有限公司
200910022589	治疗脱发的首乌益寿片及其制备工艺	宝商集团陕西辰济药业有限公司
200710099833	一种红曲提取物及其制备方法和质量检测方法	北京北大维信生物科技有限公司
200810106793	一种治疗佝偻病的药物滴丸	北京北大维信生物科技有限公司
200810112116	一种治疗慢性膀胱炎的药物组合物及其制备方法	北京北大维信生物科技有限公司
200810106788	一种治疗糖尿病的药物组合物	北京北大维信生物科技有限公司
200810106776	一种治疗老年痴呆症的药物滴丸	北京北大维信生物科技有限公司
200810106777	一种治疗老年痴呆症的药物组合物及其制备方法	北京北大维信生物科技有限公司
201110119811	一种扶正固本、增强人体免疫力、抗疲劳、抗肿瘤、延缓衰老的中药组合物	北京采瑞医药科技有限公司
201110175461	一种扶正固本、增强人体免疫力、抗疲劳、抗肿瘤、延缓衰老的中药组合物	北京采瑞医药科技有限公司
201010620385	一种保肝组合物及其制备方法	北京迪诺基因科技有限公司
200710200123	一种以辅助降血糖为主的桑系列保健功能性饮料	北京国森科技发展有限责任公司
200710304710	一种用于肝脏损伤和肝硬化的细胞制剂及其制备方法	北京汉氏联合生物技术有限公司
200710099902	一种用离子交换树脂分离延胡索总生物碱的方法	北京和润创新医药科技发展有限公司
200710099901	一种用离子交换树脂分离喜树总生物碱的方法	北京和润创新医药科技发展有限公司
200810118425	一种用于治疗痛风的中药组合物及其制备方法和用途	北京和润创新医药科技发展有限公司
200710099915	一种用离子交换树脂分离辣椒总生物碱的方法	北京和润创新医药科技发展有限公司
200710099899	一种用离子交换树脂分离长春花总生物碱的方法	北京和润创新医药科技发展有限公司
201010162903	肝干细胞的选择培养基、选择性分离并扩增肝干细胞的方法及用于治疗糖尿病的药物组合物	北京弘润天源生物技术有限公司
200810227358	一种治疗皮肤损伤、化脓感染的中药组合物	北京宏泰康达医药科技有限公司
201010166466	治疗糖尿病的中药药物及其制备方法	北京华仁堂药物科技有限公司
200910119200	丹参素和丹酚酸B的组合物及其用途	北京环京弘方生物科技有限公司
200710178948	一种含有天然抗菌剂的药用或保健组合物	北京慧宝康源医学研究有限责任公司
200910136303	一种治疗支气管哮喘的中药组合物及其制备方法	北京嘉博弘康医药科技有限公司
201110164558	一种治疗原发性肝癌血瘀郁结证的药物组合物及制备方法	北京建生药业有限公司
200810227822	一种防治高脂血症和动脉粥样硬化的中药组合物	北京凯晋科技有限公司
200810104117	一种保护关节、软组织的药物	北京康比特体育科技股份有限公司
200810056501	含挥发油成分的中药配方颗粒及其制备方法	北京康仁堂药业有限公司
200710120306	一种中药枳实的检测和含量测定方法	北京康仁堂药业有限公司
200810184563	一种桂枝配方颗粒的检测方法	北京康仁堂药业有限公司
200810184570	一种玄参配方颗粒的检测方法	北京康仁堂药业有限公司
200810184573	一种枸杞子配方颗粒及其制备方法和质量控制方法	北京康仁堂药业有限公司
200810184574	一种白芍配方颗粒及其制备方法和质量控制方法	北京康仁堂药业有限公司
200810184576	一种熟地黄配方颗粒的检测方法	北京康仁堂药业有限公司
200810184580	一种制吴茱萸配方颗粒及其制备方法和质量控制方法	北京康仁堂药业有限公司
200810184581	一种炒栀子配方颗粒及其制备方法和质量控制方法	北京康仁堂药业有限公司
200810184582	一种黄连配方颗粒及其制备方法和质量控制方法	北京康仁堂药业有限公司
200710118748	一种钩藤配方颗粒及其制备方法和质量检测方法	北京康仁堂药业有限公司
200710118749	一种生姜配方颗粒及其制备方法和质量检测方法	北京康仁堂药业有限公司
200710175350	一种葛根配方颗粒及其制备方法和质量控制方法	北京康仁堂药业有限公司

（续表）

专利号	发明专利名称	专利权人
200810184561	一种防风配方颗粒及其制备方法和质量控制方法	北京康仁堂药业有限公司
200810184562	一种当归配方颗粒及其制备方法和质量控制方法	北京康仁堂药业有限公司
200810184566	一种牛膝配方颗粒的检测方法	北京康仁堂药业有限公司
200810184567	一种羌活配方颗粒及其制备方法和质量控制方法	北京康仁堂药业有限公司
200810184568	一种白术配方颗粒及其制备方法和质量控制方法	北京康仁堂药业有限公司
200810184569	一种瓜蒌配方颗粒的检测方法	北京康仁堂药业有限公司
200810184571	一种黄芪配方颗粒的检测方法	北京康仁堂药业有限公司
200810184572	一种北沙参配方颗粒的检测方法	北京康仁堂药业有限公司
200810184575	一种桔梗配方颗粒的检测方法	北京康仁堂药业有限公司
200810184577	一种野菊花配方颗粒的检测方法	北京康仁堂药业有限公司
200810184578	一种茵陈配方颗粒及其制备方法和质量控制方法	北京康仁堂药业有限公司
200810132404	用于防治血管性痴呆的天麻植物提取物及其制备方法	北京科莱博医药开发有限责任公司
201010245005	一种治疗白内障的中药组合物及其药物制剂和制备方法	北京科莱博医药开发有限责任公司
200910249574	一种71型肠道病毒及其应用	北京科兴生物制品有限公司
200710106022	一种治疗妇科泌尿系统感染的药物及其制备方法	北京羚锐伟业科技有限公司
200810084269	一种含红豆越橘提取物的美容组合物及其应用	北京绿色金可生物技术股份有限公司
200910083219	一种治疗慢性肝炎的中药	北京绿源求证科技发展有限责任公司
200910084202	一种治疗肺气肿的中药	北京绿源求证科技发展有限责任公司
200810101836	一种治疗鼻咽癌的中药	北京绿源求证科技发展有限责任公司
200910093703	一种治疗哮喘的中药	北京绿源求证科技发展有限责任公司
200810101838	一种治疗卵巢癌的中药	北京绿源求证科技发展有限责任公司
200910093716	一种治疗慢性肝炎的中药	北京绿源求证科技发展有限责任公司
200910238314	一种治疗慢性肾功能衰竭的中药	北京绿源求证科技发展有限责任公司
200910237114	一种治疗鱼鳞病的中药	北京绿源求证科技发展有限责任公司
201010164829	一种杀菌止痒的妇科洗液	北京欧凯纳斯科技有限公司
201010240010	一种用于治疗糖尿病的知母黄连组合物制剂及其制备方法	北京普瑞博思投资有限公司
200710164082	一种红花注射液制剂及其制备方法	北京普瑞博思投资有限公司
200610138766	新的西克拉明甙Ⅰ及其制备方法和药物组合物	北京瑞康医药技术有限公司
200610011833	辛芩胶囊的制备方法及由该方法制备的辛芩胶囊	北京赛而生物药业有限公司
200910087427	一种止血消毒剂及其制备方法	北京赛升药业股份有限公司
201110094485	用于湿热体质人祛湿化湿的中药制剂及其制备方法和应用	北京身心康生物科技有限公司
201110094511	用于毒郁体质人排毒解郁的中药制剂及其制备方法和应用	北京身心康生物科技有限公司
200810167086	一种治疗风湿骨痹的湿敷剂及制备方法	北京神州汉方医药科技有限公司
201110105898	香连消毒液的制备及质量检测方法	北京生泰尔生物科技有限公司
200810007472	具有调理艾滋病的纯天然保健食品	北京世纪博爱国际医药科技发展有限公司
201010033856	一种用于治疗重症肌无力的中药组合物	北京世纪博康医药科技有限公司
201010536895	一种贯叶连翘提取物的提取方法、提取物和制药用途	北京世纪博康医药科技有限公司
200810103375	低分子量褐藻多糖硫酸酯在糖尿病肾病药物制备中的用途	北京世纪博康医药科技有限公司
200810119497	一种含有褐藻多糖硫酸酯和葛根的组合物和其应用	北京世纪博康医药科技有限公司
200910162437	银杏叶软胶囊的配方及其制备方法	北京双鹤高科天然药物有限责任公司
201010143022	一种治疗十二指肠溃疡的中药组合物及其制备方法	北京水圣木科技有限公司
200910079041	一种治疗慢性胃炎的中药组合物	北京水圣木科技有限责任公司
200910211268	温脾益肾，泄浊祛瘀的药物组合物的检测方法	北京四环科宝制药有限公司
201110026523	外用拓	北京泰颐堂科技发展有限公司
200910081628	一种治疗乙型肝炎的分散片及其制备方法	北京天科仁祥医药科技有限公司
200910081629	一种治疗乙型肝炎的药物组合物及其制备方法	北京天科仁祥医药科技有限公司
200910081784	一种治疗老年痴呆的药物组合物及其制备方法	北京天科仁祥医药科技有限公司
200910143924	一种复原再造中药	北京天力正元医药技术开发有限公司
201010296084	一种治疗病毒性下呼吸道感染的中药及其制备方法	北京天泰源医药技术开发有限公司
200910241482	一种软胶囊制剂及其应用	北京天佑国康科技有限公司
201010249222	半夏曲的炮制方法	北京同仁堂（亳州）饮片有限责任公司
200810247014	治疗更年期综合征的中药固体制剂及其制备方法	北京同仁堂股份有限公司
200810247011	一种中药液体制剂的检测方法	北京同仁堂股份有限公司

（续表）

专利号	发明专利名称	专利权人
200910236322	一种具有辅助降血脂功能的组合物	北京同仁堂健康药业股份有限公司
200910236324	一种具有改善营养性贫血功能的组合物	北京同仁堂健康药业股份有限公司
201010034410	一种中药组合物及其制剂的检测方法	北京同仁堂科技发展股份有限公司
201010034409	一种中药组合物制剂的检测方法	北京同仁堂科技发展股份有限公司
200910171787	治疗头痛的中药组合物和制剂及其制备方法	北京同仁堂科技发展股份有限公司
201010034408	一种中药组合物制剂的检测方法	北京同仁堂科技发展股份有限公司
201010612096	中草药复方祛斑美白组合物及外用制剂	北京同仁堂麦尔海生物技术有限公司
201110324167	一种具有滋阴助阳、培元固本功效的中药组合物	北京同仁堂天然药物有限公司
201010108738	普通变形菌（甘露糖敏感血凝）菌毛株	北京万特尔生物制药有限公司
201010034113	一种对胃粘膜和肝损伤有保护作用的药物及其制备方法	北京维卫康科技有限公司
200810167726	黄芩黄酮在制备治疗肠道病毒感染药物的应用	北京五和博澳医药科技发展有限公司
200610087479	黄芩天然活性成分的固体脂质纳米粒及其制备方法和制剂	北京五和博澳医药科技发展有限公司
200610104399	灵芝孢子粉有效成分的肠溶制剂	北京协和药厂
200810112681	一种芦笋组合物	北京星昊嘉宇医药科技有限公司
200810101749	一种凤尾草黄酮类化合物的提取方法	北京星昊嘉宇医药科技有限公司
200710121053	一种治疗乙型肝炎的药物组合物	北京星昊嘉宇医药科技有限公司
200710121054	一种降血脂的药物组合物	北京星昊医药股份有限公司
200710175654	一种治疗妇科崩漏疾病的中药复方	北京星昊医药股份有限公司
200810056653	六月雪提取物的制备方法及其应用	北京星昊医药股份有限公司
200810111902	杏香兔耳风总酚酸提取物及其制备方法	北京星昊医药股份有限公司
200710121057	抗肿瘤复方番荔枝制剂及其制备方法	北京星昊医药股份有限公司
200710121056	一种用于治疗心脑血管疾病的中药组合物	北京星昊医药股份有限公司
200910079399	一种中药组合物制剂及制备方法和检测方法	北京亚东生物制药有限公司
200910087617	参苓白术制剂新用途	北京亚东生物制药有限公司
201010148464	一种中药组合物分散片	北京亚东生物制药有限公司
201010559018	一种治疗眩晕的中药组合物检测方法	北京亚东生物制药有限公司
201010559052	治疗乳腺疾病的中药软胶囊剂的制备方法及其产品	北京亚东生物制药有限公司
201010576827	一种治疗血尿的中药组合物的检测方法	北京亚东生物制药有限公司
200910093993	一种治疗小儿感冒的中药组合物的制备方法	北京亚东生物制药有限公司
200910093994	一种具有益气养血作用的中药组合物制备方法	北京亚东生物制药有限公司
201010143126	一种治疗慢性肝炎的中药组合物及其制备方法	北京亚东生物制药有限公司
201010148533	一种治疗肝肾不足的中药组合物及其制备方法	北京亚东生物制药有限公司
201110033496	一种理气宽胸、止痛的中药组合物及其检测方法	北京亚东生物制药有限公司
201110048991	具有解表、清热解毒的组合物及其制备、检测方法	北京亚东生物制药有限公司
201110083514	一种治疗小儿风热感冒的药物组合物的检测方法	北京亚东生物制药有限公司
201110149988	治疗咳喘病的中药组合物的检测方法	北京亚东生物制药有限公司
201110153653	一种养心安神的中药组合物及其制备方法和检测方法	北京亚东生物制药有限公司
200910080806	一种治疗乙型肝炎的中药组合物及其制备方法	北京亚东生物制药有限公司
201010109614	一种治疗风寒感冒的药物组合物制备方法	北京亚东生物制药有限公司
201010299716	一种具有清热泻火解毒作用的中药组合物及其制备方法和检测方法	北京亚东生物制药有限公司
201110048995	一种清热解毒、消滞和胃的中药制剂的检测方法	北京亚东生物制药有限公司
201110066177	一种益气养肝，清热解毒的中药组合物制备方法及新用途	北京亚东生物制药有限公司
200810105197	心脑康胶囊的质量控制方法	北京亚东生物制药有限公司
200810117228	一种治疗乳腺疾病的中药颗粒剂及其制备方法	北京亚东生物制药有限公司
200910076332	一种具有补肾、活血、止痛的中药组合物及其制备方法	北京亚东生物制药有限公司
200910080667	一种清热解毒，利尿通淋的中药组合物及制备方法	北京亚东生物制药有限公司
201010514401	一种治疗心脑血管疾病的药物组合物的检测方法	北京亚东生物制药有限公司
201010576837	一种治疗痛经的药物组合物及制备方法和检测方法	北京亚东生物制药有限公司
200710064601	一种治疗高血压的药物组合物及制备方法和检测方法	北京亚东生物制药有限公司
200810101331	西黄丸的检测方法	北京亚东生物制药有限公司
200910081763	一种疏肝理气，活血化瘀的中药组合物及质量检测方法	北京亚东生物制药有限公司
200910086375	一种疏肝解郁，健脾利湿的中药组合物的检测方法	北京亚东生物制药有限公司
200910143347	一种舒肝健脾，益气活血的中药组合物及其制备方法	北京亚东生物制药有限公司

（续表）

专利号	发明专利名称	专利权人
201010514403	一种治疗心脑血管疾病的药物组合物的检测方法	北京亚东生物制药有限公司
201110204322	治疗小儿外呼吸道感染的中药制剂	北京亚东生物制药有限公司
200810211653	一种舒肝健脾，益气活血的中药组合物及其制备方法	北京亚东生物制药有限公司
200810211654	一种治疗乙型肝炎的中药组合物及其制备方法	北京亚东生物制药有限公司
200910079398	一种健脾养胃，补血生津中药组合物制剂的质量检测方法	北京亚东生物制药有限公司
200910093320	一种治疗感冒的中药组合物的制备方法	北京亚东生物制药有限公司
200810211655	一种治疗肝胆湿热证的中药组合物及其制备方法	北京亚东生物制药有限公司
200910080295	一种中药组合物制剂及制备方法和检测方法	北京亚东生物制药有限公司
200910093992	一种治疗小儿伤食的中药组合物制备方法	北京亚东生物制药有限公司
200910235715	一种治疗痛经的药物组合物制备方法	北京亚东生物制药有限公司
201010526780	一种治疗乳腺增生、乳腺癌的中药组合物软胶囊制剂的制备方法	北京亚东生物制药有限公司
201010538070	治疗更年期综合症的组合物的检测方法	北京亚东生物制药有限公司
201010559033	一种治疗眩晕的中药组合物及其制备方法	北京亚东生物制药有限公司
201110049004	一种治疗肾虚阴冷所致妇科疾病的中药组合物及制备方法	北京亚东生物制药有限公司
201010514412	一种治疗乳腺增生、乳腺癌的中药组合物及其制备方法	北京亚东生物制药有限公司
200710120119	一种治疗心脑血管疾病的药物组合物及其制备方法	北京亚东生物制药有限公司
200710176222	具有散结消肿，化瘀止痛的药物组合物及制备方法和质量控制方法	北京亚东生物制药有限公司
200810102254	治疗慢性前列腺炎的中药组合物的质量控制方法	北京亚东生物制药有限公司
200810104050	温中和胃的中药颗粒剂	北京亚东生物制药有限公司
200610113541	治疗冠心病的滴丸剂及其制备方法	北京亚东生物制药有限公司
200710176624	一种治疗眩晕的中药组合物及其制备方法和质量控制方法	北京亚东生物制药有限公司
200810117189	疏风散热胶囊的检测方法	北京亚东生物制药有限公司
201010283576	一种治疗喉痹及疖痈、疮疡的滴丸剂及其制备方法	北京亚东生物制药有限公司
200710099507	一种清热，解毒、消炎的中药颗粒剂及其制备方法	北京亚东生物制药有限公司
200810104051	治疗风寒感冒的中药组合物及其制备方法	北京亚东生物制药有限公司
200710099506	一种具有益气养血作用的药物组合物的检测方法	北京亚东生物制药有限公司
200710179527	治疗小儿食积的中药组合物及其制备方法和质量检测方法	北京亚东生物制药有限公司
200910076157	一种温补气血的中药组合物及其制备方法、质量控制方法	北京亚东生物制药有限公司
200910083299	一种活血通脉、益气养阴的药物组合物及其制备方法	北京亚东生物制药有限公司
200810113147	一种中药组合物在制备治疗高龄患者顽固性早搏药物中的应用	北京以岭药业有限公司
200810223016	一种中药组合物在制备治疗咳嗽变异性哮喘药物中的应用	北京以岭药业有限公司
200810223017	一种中药组合物在制备治疗水痘药物中的应用	北京以岭药业有限公司
200810118820	一种中药组合物在制备治疗肺原性心脏病药物中的应用	北京以岭药业有限公司
200810113154	一种中药组合物在制备治疗阵发性心房颤动药物中的应用	北京以岭药业有限公司
200810116115	一种中药组合物在制备治疗泌尿系结石药物中的应用	北京以岭药业有限公司
200810116117	一种中药组合物在制备治疗膀胱炎的药物中的应用	北京以岭药业有限公司
200810113156	一种中药组合物在制备治疗急性心肌梗塞合并心律失常药物中的应用	北京以岭药业有限公司
200810118821	一种中药组合物在制备治疗鼻窦炎药物中的应用	北京以岭药业有限公司
200810116116	一种中药组合物在制备治疗慢性肾小球肾炎药物中的应用	北京以岭药业有限公司
200910077206	一种具有促进消化功能的中药组合物及其制备方法	北京因科瑞斯医药科技有限公司
200910077207	一种用于治疗痛经的中药组合物及其制备方法	北京因科瑞斯医药科技有限公司
200810056697	一种具有降血糖功能的组合物及其制备方法	北京因科瑞斯医药科技有限公司
200810224407	一种缓解和治疗脂肪肝的组合物及其制备方法	北京因科瑞斯医药科技有限公司
200810224409	一种增强体质的组合物及其制备方法	北京因科瑞斯医药科技有限公司
200810224410	一种延缓男性衰老的组合物及其制备方法	北京因科瑞斯医药科技有限公司
200910077958	马钱子总碱囊泡及其制备方法	北京因科瑞斯医药科技有限公司
200810113212	一种用于治疗痛风的中药组合物及其制备方法	北京因科瑞斯医药科技有限公司
200810113213	一种用于治疗痛风的中药组合物及其制备方法	北京因科瑞斯医药科技有限公司
200810113217	一种用于治疗白血病的中药组合物及其制备方法	北京因科瑞斯医药科技有限公司
200810113218	一种用于治疗白血病的中药组合物及其制备方法	北京因科瑞斯医药科技有限公司
200810113220	一种用于治疗白血病的中药组合物及其制备方法	北京因科瑞斯医药科技有限公司
200810113214	一种用于治疗痛风的中药组合物及其制备方法	北京因科瑞斯医药科技有限公司
200810113215	一种用于治疗痛风的中药组合物及其制备方法	北京因科瑞斯医药科技有限公司

（续表）

专利号	发明专利名称	专利权人
200810113216	一种用于治疗痛风的中药组合物及其制备方法	北京因科瑞斯医药科技有限公司
200810113219	一种用于治疗白血病的中药组合物及其制备方法	北京因科瑞斯医药科技有限公司
200810056706	一种具有清咽功能的中药组合物及其制备方法	北京因科瑞斯医药科技有限公司
200810103172	一种治疗哮喘的中药组合物及其制备方法	北京因科瑞斯医药科技有限公司
200810103171	一种治疗心脑血管疾病的中药组合物及其制备方法	北京因科瑞斯医药科技有限公司
200910242411	一种治疗帕金森病的细胞微囊及复合细胞支架	北京殷华激光快速成形与模具技术有限公司
200910088217	一种抗氧化保健软胶囊	北京盈康宝科技发展有限公司
201010228226	防脱发中药组合物、其制备方法及其在制备防脱发产品中的应用	北京章光101科技股份有限公司
200910087021	一种精制银杏叶提取物、粉针及其制备方法	北京中海康医药科技发展有限公司
200810118356	促进成纤维细胞分泌细胞外基质成分的制剂及其制备方法	北京中科颐诺生物技术有限公司
200810056412	一种净脂除痘的复方精油	北京中科雍和医药技术有限公司
200610137880	一种治疗咳嗽的药物组合物的制备方法	北京中新申康医药科技有限公司
200710195140	一种当药制剂及其质量控制方法	北京中研同仁堂医药研发有限公司
200810112016	一种纯植物来源的药物组合物及其应用	博仲盛景医药技术(北京)有限公司
201010189752	九里香叶总黄酮在制备预防与治疗糖尿病肾病药物中的应用	长春瑞德医药科技有限公司
201010177251	狗枣猕猴桃叶总黄酮在制备预防与治疗血管性痴呆药物中的应用	长春瑞德医药科技有限公司
200910044558	一种罗汉果苷V含量大于60%的罗汉果提取物生产方法	长沙绿蔓生物科技有限公司
201110125900	一种鸭胆粉及其制备方法	常德云港生物科技有限公司
201110046441	一种治疗慢性牙周炎的口腔中药制剂及其制备方法	常熟华港制药有限公司
201110065287	一种治疗急性牙周炎的口腔中药制剂	常熟华港制药有限公司
201010195115	一种具有抗肿瘤作用的中药组合物及其制备方法和应用	常熟雷允上制药有限公司
200810194441	一种治疗尿潴留和前列腺炎的中药组合物及其制备方法	常州善美药物研究开发中心有限公司
200810194445	一种治疗迁延性肝炎的中药组合物及其制备方法	常州善美药物研究开发中心有限公司
201110095197	一种冬虫夏草的冻干保鲜加工工艺	常州市炉奇虫草行
201010574196	一种山茶油芦荟烧伤膏	郴州邦尔泰苏仙油脂有限公司
201010183182	茶皂素足浴粉	郴州邦尔泰苏仙油脂有限公司
201010615201	一种银杏叶提取物的生产工艺	晨光生物科技集团股份有限公司
200910164001	一种可对抗体脂肪形成的红曲生成成份组合物及其制作方法	晨晖生物科技股份有限公司
200910203288	治疗皮肤病的中药组合物	成都拜特尔药业有限公司
200910263555	一种具有免疫调节作用的药物或保健食品组合物及其制备方法和用途	成都宝祥健康科技有限公司
200810104248	一种益气补血，滋养肝肾的药物组合物及其制备方法和用途	成都地奥集团天府药业股份有限公司
201110030328	丹参总酚酸的制备方法	成都地奥九泓制药厂
201110030015	一种低剂量地榆固体制剂	成都地奥制药集团有限公司
201110031171	丹参的水溶性提取物及其制备方法和用途	成都地奥制药集团有限公司
200510022042	一种石榴皮提取物的鉴别方法	成都华高药业有限公司
200810306391	一种同时从石榴皮提取安石榴苷和鞣花酸的方法	成都华高药业有限公司
201110128380	一种治疗头痛或失眠的药物组合物及其制备方法和用途	成都科尔医药技术有限公司
201010624582	一种制剂前对中药提取液进行处理的方法	成都科尔医药技术有限公司
200680013880	一种病毒灭活方法、其中所用的处理系统以及装置	成都夸常医学工业有限公司
200810046161	一种喜树碱的高效分离纯化方法	成都普思生物科技有限公司
200810161847	枇杷花及其提取物的新用途	成都青山利康药业有限公司
201010258697	防治绿脓杆菌感染的组合物及其制备方法	成都蓉生药业有限责任公司
201110127440	一种治疗痛证或痹症的药物组合物及其制备方法和用途	成都神黄医药科技开发有限公司
201010186824	用于治疗腹泻的中药组合物、制剂及其制备方法	成都晟铭医药科技有限公司
201010192864	一种含有红豆杉叶的药包	成都市知春红豆杉种植专业合作社
201010237135	一种银杏叶丸及其制备方法	成都天宇联盟医药科技有限责任公司
200810097971	一种具有明确谱效关系的西藏胡黄连组合物	成都新恒创药业有限公司
201110143846	中药组合物及其制剂和应用	成都永康制药有限公司
200710202259	具有消炎、止痒、杀菌作用的外用制剂及其制法和用途	成都芝芝药业有限公司
200510020806	一种治疗糖尿病的药物及其制备和质量控制方法	成都中汇制药有限公司
201010536142	一种新健胃片及其制备方法	承德颈复康药业集团有限公司
201010536147	一种新健胃包芯片及其制备方法	承德颈复康药业集团有限公司
200910250654	一种腰痛宁胶囊的检测方法	承德颈复康药业集团有限公司

（续表）

专利号	发明专利名称	专利权人
201010533935	一种苦参药材及其制剂中苦参碱和氧化苦参碱定量测定方法	承德燕峰药业有限责任公司
200810013095	复方羊角胶囊的制备方法	赤峰丹龙药业有限公司
201110172816	一种治疗痤疮的组合药物	赤峰鼎基生物工程科技有限公司
201010521790	山菊降压颗粒制备工艺	赤峰天奇制药有限责任公司
201010516716	北沙参的炮制工艺及饮片的质量控制方法	赤峰天奇制药有限责任公司
201110227748	改良的中药组合物	楚雄老拨云堂药业有限公司
201010145431	一种可内服和外用的微丸及其制备工艺	楚雄老拨云堂药业有限公司
201110263403	一种和胃、润肠通便、降血脂的中药制剂及其制备方法	楚雄老拨云堂药业有限公司
201010153339	含有绞股蓝总甙的香烟及其制备方法	大百汇实业集团有限公司
201010586826	一种海参复方制品、制法及其在使用中的剂型	大连海晏堂生物有限公司
201010586833	复方海参制剂及其制备方法	大连海晏堂生物有限公司
201110133506	一种舒筋止痛的外用中药搽剂	大连蓝德奥科技有限公司
200810228157	朱珀安神丹的检测方法	大连美罗中药厂有限公司
201010155092	海星在制备治疗骨质疏松症的药物中的应用	大连美罗中药厂有限公司
200910010491	高纯度叶黄素酯的制备、稳态化及其污染物脱除方法	大连医诺生物有限公司
201010623129	一种富集纯化桑黄中桑黄总黄酮的方法	大兴安岭林格贝有机食品有限责任公司
201010184358	一种冬凌草外用抗菌霜剂的制备方法	迪特克（济源）绿色生物科技有限公司
200910011267	地衣芽孢杆菌与寡糖类益生元的合生元及其组合物和制剂	东北制药集团公司沈阳第一制药厂
200910036567	一种辅助降血脂的中药组合物及其制备方法	东方药林药业有限公司
201010019553	一种尿石通丸的检测方法	东莞市亚洲制药有限公司
200610124141	楮树提取物的制备方法	东莞市正幸电器有限公司
201010230444	护骨胶囊在预防继发性骨质疏松的新用途	东莞万成制药有限公司
200910073000	五加生化胶囊的检测方法	多多药业有限公司
201110005450	沙棘总黄酮提取纯化的方法	鄂尔多斯市天骄资源发展有限责任公司
200810008307	预防或辅助治疗心血管类疾病的中药组合物及其制备方法	佛山德众药业有限公司
201110153157	一种金线莲干品及其加工方法	福建宝草堂生物科技有限公司
201110088052	治疗足部真菌感染的乳膏药物组合物及其制备方法	福建美菰林生物科技有限公司
201110234236	一种太子参冻干饮片及其制备方法	福建省闽东力捷迅药业有限公司
200810072140	一种镇痛的中药复方制剂及其制备方法	福州长富星生物医药科技有限公司
200810072138	一种健目胶囊及其制备方法	福州长富星生物医药科技有限公司
200810072139	一种治疗偏正头痛的中药复方制剂及其制备方法	福州长富星生物医药科技有限公司
200810070785	苋菜黄连素片及其制备方法	福州海王金象中药制药有限公司
200910150099	中药口服制剂的检测方法及应用	甘肃独一味生物制药股份有限公司
200910203675	一种兼治瘀肿、出血和镇痛的胶囊制剂，其制备方法及用途	甘肃独一味生物制药股份有限公司
201010103253	一种治疗慢性肾炎的中药组合物及其制备方法	甘肃河西制药有限责任公司
200810118135	青鹏膏剂及其制剂的检测方法	甘肃奇正藏药有限公司
200910093098	治疗糖尿病的药用植物	甘肃奇正藏药有限公司
200910252555	一种治疗头痛或偏头痛的药物组合物及其制备方法	甘肃奇正藏药有限公司
200910117638	伤湿止痛树脂贴及其制备	甘肃奇正藏药有限公司
200810180489	由高乌头和独一味组成的药物组合物及其制备方法和用途	甘肃奇正藏药有限公司
200910090346	一种治疗胃病的药物及其制备方法	甘肃奇正藏药有限公司
200910158074	一种用于治疗寒性黄水病的药物及其制备方法	甘肃奇正藏药有限公司
200910252554	治疗头痛或偏头痛的药物组合物及其制备方法	甘肃奇正藏药有限公司
200910211262	一种治疗白脉病的药物组合物搽剂或洗剂及其制备方法	甘肃奇正藏药有限公司
200910118990	藏药流感丸的检测方法	甘肃奇正藏药有限公司
200910211264	一种治疗白脉病的膏药及其制备方法	甘肃奇正藏药有限公司
200910211265	一种治疗白脉病的涂膜剂及其制备方法	甘肃奇正藏药有限公司
200910211266	一种治疗白脉病的药物组合物酒剂或酊剂及其制备方法	甘肃奇正藏药有限公司
200910211267	一种治疗白脉病的凝胶剂及其制备方法	甘肃奇正藏药有限公司
201010126328	消痛贴膏指纹图谱检测方法	甘肃奇正藏药有限公司
200910211258	一种治疗白脉病的贴膏剂及其制备方法	甘肃奇正藏药有限公司
200910211259	一种治疗白脉病的药物组合物喷雾剂或气雾剂及其制备方法	甘肃奇正藏药有限公司
201110132575	一种中药提取液与益生菌混合的肠溶型微胶囊	甘肃易源生物制药有限公司

（续表）

专利号	发明专利名称	专利权人
200910040310	一种治疗冠心病、心绞痛及降血脂、降血糖的药物及其制备方法	广东八加一医药有限公司
200510112576	枳术宽中浓缩丸及其制备方法	广东合鑫医药有限公司
200410027057	养肾补血颗粒的制造方法	广东红珊瑚药业有限公司
200410027058	益气维血颗粒的制造方法	广东红珊瑚药业有限公司
200410027059	精肝颗粒及其制造方法	广东红珊瑚药业有限公司
200810198044	一种治疗冠心病、心绞痛、心律失常的中药组合物及其制备方法	广东宏兴集团股份有限公司宏兴制药厂
201110223499	一种具有调节血脂、延缓衰老的中药组合物及制造方法	广东九天绿药业有限公司
201110242378	一种用于降脂、护肝及解酒的中药组合物及其制备方法	广东九天绿药业有限公司
200910042361	一种注射用促肝细胞生长素冻干粉针剂的制备方法	广东隆赋药业有限公司
201110142049	维生素 E 化合物的组合物制剂及其制备方法	广东如来医药进出口有限公司
201110142048	阿胶的组合物制剂及其制备方法	广东如来医药进出口有限公司
201010042696	牛樟菇提取物及其含有牛樟菇提取物的香烟	广东神农烟科技术有限公司
201010282543	一种改善风湿性关节炎的沐浴泡腾片	广东养美医药投资有限公司
201010179673	一种缓解头颈疼痛的中药面膜及其制备方法	广东养美医药投资有限公司
201010282548	一种改善气虚血瘀型胸痹的沐浴泡腾片	广东养美医药投资有限公司
201010180201	一种预防和治疗失眠、健忘、老年痴呆症的中药及方法	广东一禾药业有限公司
200910213682	一种用于治疗冠心病的中药有效部位组合物及其制备方法	广东一品红药业有限公司
201010144681	一种从桑黄中提取抗病毒活性物质的方法	广东粤微食用菌技术有限公司
201010520759	一种促进睡眠的药物及其制备方法和应用	广东肇庆星湖生物科技股份有限公司
200810073729	宫炎康颗粒的质量控制方法	广西博科药业有限公司
200910114303	滴通鼻炎水的制备方法	广西博科药业有限公司
200810073410	玉叶清火胶囊的质量控制方法	广西博科药业有限公司
200910114146	一种药物组合物及其制备方法	广西博科药业有限公司
200710050196	滴通鼻炎水滴剂及喷雾剂的质量检测方法	广西博科药业有限公司
201010102297	具有祛风除湿、消肿止痛的透皮贴剂及其制备方法	广西方略药业集团有限公司
201010153006	金花茶茶多酚缓释微球颗粒及其生产方法	广西桂人堂金花茶产业集团股份有限公司
200910114566	复方板蓝根口服液中表告依春的含量测定方法	广西汇科药物研究有限责任公司
200910113825	益母草及其制剂的质量检测方法	广西汇科药物研究有限责任公司
201110077016	一种益心健脾胶囊的制备方法	广西健丰药业有限公司
201010616225	一种辅助治疗心脑血管疾病的保健品及其制备方法	广西金海堂药业有限责任公司
201110031866	治疗痔疮的中药制剂及其制备方法	广西柳州今传古草生物科技有限公司
200710186853	一种治疗跌打损伤、风湿性关节炎的中药制剂及其制备方法	广西万寿堂药业有限公司
201110001988	鸡骨草胶囊的含量测定方法	广西玉林制药有限责任公司
200910114337	一种治疗风湿关节疼痛、感冒头痛、脘腹疼痛、冻疮的中药组合物及其制备方法	广西玉林制药有限责任公司
201010505560	一种番荔枝内酯类提取物、其制备方法及其在抗癌及减缓癌性疼痛方面的用途	广西正鑫生物科技有限公司
200710160509	一种用于镇咳祛痰、平喘的中药颗粒剂及其制备方法	广西壮族自治区花红药业股份有限公司
200710196893	细辛药材和消肿止痛酊中马兜铃酸 A 的检测方法	广西壮族自治区花红药业股份有限公司
201110315091	一种小柴胡颗粒剂及其制备方法	广州白云山光华制药股份有限公司
200810180836	预防和(或)治疗抑郁症和更年期综合症的药物组合物	广州白云山和记黄埔中药有限公司
201010106230	柿叶提取物制剂及其制备方法和用途	广州白云山和记黄埔中药有限公司
201010251496	一种复方丹参片的质量检测方法及应用	广州白云山和记黄埔中药有限公司
200910171357	治疗慢性咽炎的中药制剂及其制备方法	广州白云山和记黄埔中药有限公司
201010290043	一种治疗牙炎的中药组合物及其制备方法	广州博济新药临床研究中心有限公司
201010290048	一种治疗风寒湿痹的中药组合物及其制备方法	广州博济新药临床研究中心有限公司
201010614762	一种治疗心脑血管疾病的中药组合物及其制备方法	广州博济医药生物技术股份有限公司
201010139502	一种中药组合物在制备治疗骨质疏松症药物中的应用	广州陈李济药厂有限公司
201010545809	一种治疗急性上呼吸道感染的中药组合物及其制备方法	广州固志医药科技有限公司
201010117094	一种水溶性银杏提取物的制备方法	广州汉方现代中药研究开发有限公司
201110079784	一种肾石通的检验方法	广州汉方现代中药研究开发有限公司
201010117049	一种麦冬总皂苷的制备方法	广州汉方现代中药研究开发有限公司
201010117050	一种能同时富集丹参脂溶性与水溶性有效部位的提取方法	广州汉方现代中药研究开发有限公司

（续表）

专利号	发明专利名称	专利权人
201010117078	一种测定银杏提取物中总银杏酸的方法	广州汉方现代中药研究开发有限公司
201010507175	治疗中风的中药丸剂及其制备方法	广州和华中药研究开发有限公司
200910193572	一种促进组织修复的蹄甲多肽制剂及其制备方法	广州加原医药科技有限公司
201010257858	猪蹄甲在制备治疗产后抑郁药品或保健品中的应用	广州加原医药科技有限公司
200910193573	猪蹄甲及其提取物在制备治疗子宫肌瘤药物的应用	广州加原医药科技有限公司
200910192931	一种改善或预防围绝经期综合征的中药组合物	广州加原医药科技有限公司
200910193574	一种改善胃肠功能的中药组合物及其制备方法	广州加原医药科技有限公司
200910194384	测定土茯苓药材有效成分的方法	广州敬修堂(药业)股份有限公司
200810246855	黄芪总黄酮在制备防治糖尿病肾病药物中的应用	广州康臣药业有限公司
200710028456	一种清热解毒、利湿祛瘀的中药制剂及其制备方法和应用	广州蓝韵医药研究有限公司
201010282544	一种治疗糖尿病的药物组合物及其应用	广州市和藤医药研究开发有限公司
201110198170	一种中药育发液及其制备方法与应用	广州市娇兰化妆品有限公司
201010239577	一种枸杞反应物	广州市凯虹香精香料有限公司
200910039184	一种保护胃粘膜的中药组合物及其制备方法	广州市喜草医药科技有限公司
200810223440	一种药物及其制备方法与应用	广州市香雪制药股份有限公司
201010281928	中风回春胶囊的质量分析方法	广州市香雪制药股份有限公司
201010273815	检测复方杜仲片中松脂醇二葡萄糖苷含量的方法	广州市香雪制药股份有限公司
201010281930	一种壮腰健肾口服液的质量分析方法	广州市香雪制药股份有限公司
201010183008	用于治疗手足口病的抗病毒口服液的质量检测方法	广州市香雪制药股份有限公司
200610011183	一种治疗胃肠疾病中药泡腾片及其制备方法	广州王老吉药业股份有限公司
200610011174	一种具有解表、去湿、和中的中药颗粒剂及其制备方法	广州王老吉药业股份有限公司
200610011180	一种治疗胃肠疾病的中药组合物及其制备方法	广州王老吉药业股份有限公司
200910040959	制备消炎退热制剂的药材提取液分离浓缩方法	广州星群(药业)股份有限公司
200910040958	制备痔炎消制剂的药材提取液分离浓缩方法	广州星群(药业)股份有限公司
201110023133	一种治疗消化性溃疡的中成药在制备抗酒精药物中的应用	广州中一药业有限公司
200910193643	一种加味藿香正气丸的检测方法	广州中一药业有限公司
201010125079	一种防治糖尿病的药物制剂及其制备方法	贵阳春科药业技术研发有限公司
200710203547	一种治疗牛皮癣的药物制剂及其制备方法	贵阳春科药业技术研发有限公司
200710202035	一种治疗前列腺疾病及尿路感染的药物及其制备方法	贵阳春科药业技术研发有限公司
201010133612	具有较强抑菌作用的抑菌洗液及其制备方法	贵阳德昌祥药业有限公司
200910102912	心宁胶囊的质量检测方法	贵阳新天药业股份有限公司
200910102908	调经活血胶囊的质量检测方法	贵阳新天药业股份有限公司
200710201880	杏丹注射剂的检测方法	贵阳云岩西创药物科技开发有限公司
201010235158	一种钩藤缓释片剂及其制备方法	贵州百花医药股份有限公司
200910303923	杜仲降压中药缓释制剂的制备方法及产品	贵州百花医药股份有限公司
200910303922	痤疮软膏及其制备方法和质量检测方法	贵州百花医药股份有限公司
200910303920	六味防脱生发制剂及其制备方法和质量检测方法	贵州百花医药股份有限公司
201010205632	治疗痛风的中药制剂及其制备方法	贵州百灵企业集团制药股份有限公司
201010528244	一种治疗原发性痛经的药物制剂及制备方法	贵州百灵企业集团制药股份有限公司
200910305919	咳速停胶囊的检测方法	贵州百灵企业集团制药股份有限公司
201110054438	一种鲜品益母草和鲜品芦荟的药用制剂及其制备方法	贵州百灵企业集团制药股份有限公司
200710202497	一种前列泰胶囊的质量检测方法	贵州百灵企业集团制药有限公司
200910300079	清热解毒、利尿通淋的颗粒剂及其制备方法和检测方法	贵州本草堂药业有限公司
200910300084	治疗小儿厌食症的中药颗粒剂及其制备方法和检测方法	贵州本草堂药业有限公司
201010301414	一种杀菌止痒的洗剂及其制备方法	贵州长生药业有限责任公司
201010287779	一种花粉祛痒止痛酊的制备方法	贵州弘康药业有限公司
201110171888	调经止痛的药物口服制剂的制备方法	贵州弘康药业有限公司
201010574307	呋喃苦参黄连素片的质量检测方法	贵州神奇药业股份有限公司
200910309834	一种洁阴护理品	贵州神奇药业股份有限公司
201010297174	一种用于预防和治疗心脑血管疾病的中药组合物及其制备方法	贵州太和制药有限公司
200810069061	一种参苏中药制剂的检测方法	贵州信邦制药股份有限公司
200810069076	一种六味安消中药制剂的质量检测方法	贵州信邦制药股份有限公司
201010135474	一种防治口腔、咽喉疾病的中药制剂	贵州益佰制药股份有限公司

（续表）

专利号	发明专利名称	专利权人
201110158035	治疗癌症的药物组合物、药物制剂及应用和制法	贵州益佰制药股份有限公司
201010178953	一种祛斑药物组合物及其制备方法	贵州益佰制药股份有限公司
200810301949	一种治疗癌症的中药注射制剂及其制备方法	贵州益佰制药股份有限公司
201010531105	艾迪注射制剂的检测方法	贵州益佰制药股份有限公司
200810069011	含有荭草的组合物在制备治疗脑血管及相关疾病药物中的应用	贵州益佰制药股份有限公司
200910102893	艾迪制剂在制备治疗老年多器官功能不全综合征药物中的用途	贵州益佰制药股份有限公司
200910102894	一种治疗癌症的中药提取物制剂及其制备方法	贵州益佰制药股份有限公司
200910102895	一种复方斑蝥总提取物制剂及其制备方法	贵州益佰制药股份有限公司
200910177229	艾迪制剂在制备治疗神经系统疾病药物中的应用	贵州益佰制药股份有限公司
201010531088	艾迪注射制剂的检测方法	贵州益佰制药股份有限公司
200810068837	荭草和灯盏细辛组合物在制备治疗脑血管及相关疾病药物中的应用	贵州益佰制药股份有限公司
200810068790	复方荭草制剂在制备预防和治疗糖尿病及其并发症的药物中的应用	贵州益佰制药股份有限公司
200810069012	含有荭草的组合物在制备治疗肾脏疾病药物中的应用	贵州益佰制药股份有限公司
200910307842	鸡眼睛药材中鞣花酸类成分的含量测定方法	贵州益康制药有限公司
201010160862	一种治疗肝炎的药物制剂的质量检测方法	贵州益康制药有限公司
200910304933	一种保肝护肝的中药组合物及其制备方法和质量控制方法	桂林金可保健品有限公司
201110058021	一种酶法提取积雪草总苷的方法	桂林普兰德生物科技有限公司
201110003597	从柿叶提取含量为85-98%的柿叶黄酮的方法	桂林普兰德生物科技有限公司
201110033118	逆流提取结合膜分离提取分离积雪草总苷的方法	桂林普兰德生物科技有限公司
200910311103	一种中药组合物在制备治疗尿细胞因子或其受体水平过高及大肠埃希菌感染的药物上的应用	桂林三金药业股份有限公司
201010300225	一种西瓜霜的检测方法	桂林三金药业股份有限公司
200810089423	一种菝葜的质量控制方法	桂林三金药业股份有限公司
201010156010	一种适用于Ⅱ型糖尿病患者的保健食品	桂林三养胶麦生态食疗产业有限责任公司
200980000324	一种人用药物组合物及铋或锌剂的制备	桂林商源植物制品有限公司
200710167420	分离自牛樟芝萃取物的化合物	国鼎生物科技股份有限公司
201010605214	治疗小儿湿疹的中药外用制剂及其制备方法	国药控股深圳中药有限公司
201010187054	治疗肺结核的中药组合物及其制备方法	哈尔滨华雨制药集团有限公司
201010225595	包含红参皂苷提取物和麦冬皂苷提取物的药物组合物、其制备方法和用途	哈尔滨吉尔生物科技有限公司
200910077858	一种治疗白血病的药物组合物及其制备方法	哈尔滨蒲公英药业有限公司
201010119840	刺五加泡腾片的制备方法及其产品	哈尔滨仁皇药业股份有限公司
201010119861	一种提高五味子药材价值的综合利用方法	哈尔滨仁皇药业股份有限公司
201010119871	一种高纯度五味子总木脂素的提取方法	哈尔滨仁皇药业股份有限公司
201010576604	乳癖消制剂在制备治疗痛经的药物中的用途	哈尔滨泰华药业股份有限公司
200910073497	清开灵糖浆的制备方法	哈尔滨一洲制药有限公司
201110138659	一种治疗风湿痹阻症外敷散剂及其制备方法	哈尔滨怡康药业有限公司
200910000792	一种鹿瓜多肽药物组合物口服制剂及其制备方法	哈尔滨誉衡药业股份有限公司
200910131109	一种三七总皂苷胶囊及其制备方法和含量测定方法	哈尔滨珍宝制药有限公司
200910000860	一种双黄连液体制剂及其含量测定方法	哈尔滨珍宝制药有限公司
201010194759	一种双黄连药物组合物及其制备方法	哈尔滨珍宝制药有限公司
201010281169	纳米鼠李铋镁片及其制备方法	哈药集团三精千鹤望奎制药有限公司
201010281342	金鸡化瘀滴丸及其制备方法	哈药集团三精千鹤望奎制药有限公司
201010281152	金鸡化瘀颗粒及其制备方法	哈药集团三精千鹤望奎制药有限公司
201110291234	一种治疗口疮的中药组合物及其制备方法	哈药集团三精千鹤制药有限公司
200910072888	双黄连气雾剂的制备方法	哈药集团三精制药股份有限公司
200910071650	一种补血组合物	哈药集团制药六厂
200810064126	一种预防骨质疏松和骨关节病的组合物	哈药集团制药六厂
200710305328	一种药物组合物、含有该组合物的药物制剂及其应用	海南碧凯药业有限公司
201010152622	治疗人乳头瘤病毒持续感染的药物组合物	海南碧凯药业有限公司
201110031905	原料为莪术油和冰片的药物组合物的用途	海南碧凯药业有限公司
201010604068	含有莪术油和冰片的药物组合物的用途	海南碧凯药业有限公司
201010604070	原料为莪术油和冰片的药物组合物的用途	海南碧凯药业有限公司
201110099931	珍珠调血脂胶囊	海南京润珍珠生物技术股份有限公司

（续表）

专利号	发明专利名称	专利权人
201010004462	一种保健或药品组合物及其制备方法和用途	海南龙盛生物科技发展有限公司
201010004814	一种降血压或降血脂的药物或保健品组合物及其制备方法和用途	海南龙盛生物科技发展有限公司
201010531685	一种小儿氨酚黄那敏颗粒	海南新中正制药有限公司
201010266586	炎热清片及其制备方法	海南新中正制药有限公司
201010134951	小儿肺热咳喘颗粒的制备方法	海南新中正制药有限公司
201010238070	克咳片及其制备方法	海南新中正制药有限公司
201010134954	小儿康颗粒的制备方法	海南新中正制药有限公司
200610093603	一种从人参叶中提取分离F组人参皂苷的方法	海南亚洲制药有限公司
200610093615	从人参叶中制备人参皂苷单体的方法	海南亚洲制药有限公司
201010186313	运用活性酶诱导技术提高黄花蒿中青蒿素含量的方法	杭州柏希特医药科技有限公司
200710068178	维生素E的复合胶囊	杭州海王生物工程有限公司
200710181031	紫草及其有效成分在制备治疗肿瘤干细胞的药物中的应用	杭州贺博生物技术有限公司
201110099272	一种治疗乳腺增生病的中药制剂及其制备方法	杭州胡庆余堂药业有限公司
201110129493	一种舒筋活血胶囊及其制备工艺	杭州华东医药集团康润制药有限公司
201010144293	一种用于戒除烟瘾的中药制剂及其制备方法	杭州灵泽生物科技有限公司
200710071477	通关藤新甙B在制备治疗肿瘤疾病的药物中的应用及制备	杭州民生药业有限公司
200910216269	掩蔽生物碱中药药物	杭州平和安康医药科技有限公司
200910101981	治疗慢性盆腔炎的药物及其制备方法	杭州天目山药业股份有限公司
201110059499	一种预防、治疗肿瘤疾病的芦笋口服液药物及其制备方法	合肥七星医药科技有限公司
200910185365	一种温胃舒胶囊的检测方法	合肥神鹿双鹤药业有限责任公司
200910185367	一种养胃舒胶囊检测方法	合肥神鹿双鹤药业有限责任公司
200910185368	一种养胃舒颗粒的检测方法	合肥神鹿双鹤药业有限责任公司
200910185366	一种温胃舒颗粒的检测方法	合肥神鹿双鹤药业有限责任公司
200810246220	一种高纯度丹参素钠的制备方法	合肥紫金医药科技有限公司
200710047765	一种穿心莲提取物及其医药用途	和记黄埔医药(上海)有限公司
201010589995	一种益气强身口服制剂及制备方法	河北奥星集团药业有限公司
200810055262	一种中药组合物在制备治疗糖尿病并发症药物中的应用	河北以岭医药研究院有限公司
200810055465	一种中药组合物在制备治疗急性心衰的药物中的应用	河北以岭医药研究院有限公司
200810079241	一种中药组合物在制备治疗风湿性心脏病药物中的应用	河北以岭医药研究院有限公司
200810079434	一种中药组合物在制备治疗和预防高血压药物中的应用	河北以岭医药研究院有限公司
201110246243	一种白术的增荧光薄层鉴别方法	河北以岭医药研究院有限公司
200810055437	一种中药组合物在制备治疗糖尿病肾病药物中的应用	河北以岭医药研究院有限公司
200810054806	一种中药组合物在制备治疗老年痴呆药物中的应用	河北以岭医药研究院有限公司
200810079246	一种中药组合物在制备治疗低血压药物中的应用	河北以岭医药研究院有限公司
200810079248	一种中药组合物在制备治疗Ⅱ型糖尿病药物中的应用	河北以岭医药研究院有限公司
200810055148	一种中药组合物在制备增殖人体外周血内皮祖细胞的药物中的应用	河北以岭医药研究院有限公司
200810055149	一种中药组合物在制备保护内皮细胞屏障功能完整性药物中的应用	河北以岭医药研究院有限公司
200810055434	一种中药组合物在制备治疗血管微栓塞的药物中的应用	河北以岭医药研究院有限公司
200810055438	一种中药组合物在制备治疗干眼症药物中的应用	河北以岭医药研究院有限公司
200810055441	一种中药组合物在制备治疗急性心梗药物中的应用	河北以岭医药研究院有限公司
200810055467	一种中药组合物在制备治疗更年期综合征的药物中的应用	河北以岭医药研究院有限公司
200810079432	一种中药组合物在制备治疗眩晕药物中的应用	河北以岭医药研究院有限公司
200810055439	一种中药组合物在制备治疗慢性疲劳综合症药物中的应用	河北以岭医药研究院有限公司
200810079243	一种中药组合物在制备预防心律失常药物中的应用	河北以岭医药研究院有限公司
200710079644	一种中药组合物在制备治疗慢性疲劳综合症药物中的应用	河北以岭医药研究院有限公司
200710188057	一种含降香的治疗血管内皮功能障碍的药物及其制备方法	河北以岭医药研究院有限公司
200810054805	一种中药组合物在制备抗缺氧药物中的应用	河北以岭医药研究院有限公司
200810055063	一种治疗脂质沉积性肌病的药物及其制备方法	河北以岭医药研究院有限公司
200810055064	一种治疗高血压肾损害的药物及其制备方法	河北以岭医药研究院有限公司
200810055210	一种中药组合物在制备治疗慢性肾炎的药物中的应用	河北以岭医药研究院有限公司
200810055211	一种中药组合物在制备治疗和预防辐射线损伤的药物中的应用	河北以岭医药研究院有限公司
200810055212	一种中药组合物在制备治疗抑郁症的药物中的应用	河北以岭医药研究院有限公司
200810055213	一种中药组合物在制备治疗结膜炎药物中的应用	河北以岭医药研究院有限公司

（续表）

专利号	发明专利名称	专利权人
200910074107	一种药物组合物及其制备方法和制药用途	河北以岭医药研究院有限公司
200710195828	一种抗病毒中药组合物的制备方法	河北以岭医药研究院有限公司
200810055062	一种治疗肝豆状核变性的药物	河北以岭医药研究院有限公司
200810055174	一种含有附子的治疗重症肌无力的中药组合物及其制剂	河北以岭医药研究院有限公司
200810055184	一种中药组合物在制备治疗高血压性脑出血的药物中的应用	河北以岭医药研究院有限公司
200810055185	一种中药组合物在制备改善细胞因子表达药物中的应用	河北以岭医药研究院有限公司
200810055214	一种中药组合物在制备治疗高血压药物中的应用	河北以岭医药研究院有限公司
200810104593	一种中药组合物在制备治疗急性重型颅脑损伤的药物中的应用	河北以岭医药研究院有限公司
200710003039	一种中药组合物在制备心肌细胞钾离子通道调节药物中的应用	河北以岭医药研究院有限公司
200910075218	一种药物的检测方法	河北以岭医药研究院有限公司
200710152247	一种中药组合物在制备治疗焦虑症药物中的应用	河北以岭医药研究院有限公司
200810054809	一种中药组合物在制备治疗缓慢型心律失常药物中的应用	河北以岭医药研究院有限公司
200810055065	一种治疗重症肌无力的药物及其制备方法	河北以岭医药研究院有限公司
200810104594	一种中药组合物在制备治疗癫痫的药物中的应用	河北以岭医药研究院有限公司
200710002670	一种中药组合物在制备促进骨髓间质干细胞在体存活和成心肌分化的药物中的应用	河北以岭医药研究院有限公司
200810055260	一种中药组合物在制备治疗中心性浆液性脉络膜视网膜病变的药物中的应用	河北以岭医药研究院有限公司
200810055435	一种中药组合物在制备治疗肺动脉高压的药物中的应用	河北以岭医药研究院有限公司
200810055468	一种中药组合物在制备治疗情感性精神病药物中的应用	河北以岭医药研究院有限公司
200910074238	一种中药组合物中马钱苷的含量测定方法	河北以岭医药研究院有限公司
200810055115	一种中药组合物在制备治疗抑郁症的药物中的应用	河北以岭医药研究院有限公司
200810055116	一种中药组合物在制备治疗更年期综合征的药物中的应用	河北以岭医药研究院有限公司
200810055171	一种治疗多发性硬化的药物及其制备方法	河北以岭医药研究院有限公司
200910074702	一种治疗失眠的药物及其制备方法	河北以岭医药研究院有限公司
200610107202	元胡止痛口服液的制备工艺	河南福森药业有限公司
200910066082	一种七清败毒泡腾颗粒及其制备方法	河南惠通天下动物药业有限公司
201010104959	一种治疗腰椎管狭窄症的中药片及其生产工艺	河南羚锐制药股份有限公司
201010138262	透骨消痛贴	河南妙正医药有限公司
201110177105	治疗广泛性焦虑症的中药组合物及其制备方法	河南省宛西制药股份有限公司
201110047442	一种能够缓解痛经的妇女卫生用品	河南省宛西制药股份有限公司
200810049805	阿胶补血膏检测方法	河南省新四方制药有限公司
201110021697	一种治疗风湿性关节炎的中药组合物	河南太龙药业股份有限公司
200810137561	一种由金盏菊提取物制备高含量叶黄素晶体的方法	黑龙江省嘉宝生物技术开发有限公司
201010279473	治疗跌打损伤的中药组合物及其制备方法	黑龙江天翼药业有限公司
200910072781	一种治疗风湿类风湿病的中药口服制剂	黑龙江一辰北药制药有限公司
200910072548	蚂蚁精油的生产方法	黑龙江一辰北药制药有限公司
200910072782	一种治疗风湿类风湿病的中药外用贴剂	黑龙江一辰北药制药有限公司
201110275873	一种含黄芪的药物组合物在制备治疗过敏性紫癜症的药物中的应用	黑龙江珍宝岛药业股份有限公司
200710178553	一种注射用三七总皂苷冻干粉针制剂及其制备方法	黑龙江珍宝岛药业股份有限公司
201010140385	一种药物组合物	黑龙江珍宝岛药业股份有限公司
201110077943	一种防治心脑血管疾病的药物组合物及其制备方法	呼伦贝尔松鹿制药有限公司
200910006904	小儿广朴止泻颗粒剂及其制备方法	湖北贝克药业有限公司
200910247018	菝葜有效部位群及其提取纯化工艺	湖北福人药业股份有限公司
200810110949	从莲(荷)植株中提取抗微生物和消炎活性成份的方法	湖北汇特生物医药技术有限公司
200810110947	从莲果实中提取抗微生物和消炎活性成份的方法	湖北汇特生物医药技术有限公司
201110287802	采用补料分批发酵法制备高密度酪酸菌活菌制剂的方法	湖北绿雪生物产业有限公司
200910272948	一种治疗冠心病的口服液	湖北民康制药有限公司
201110070845	一种治疗小儿脾虚所致贫血的中药制剂及其制备方法	湖北民康制药有限公司
201010187963	一种治疗高血压的中药	湖北神农本草中药饮片有限公司
201110117286	一种治疗牙周炎的固齿散的制备工艺	湖北神农制药有限公司
200910063806	一种虫草素 SOD 冲剂的制备方法	湖北泰榕药业有限公司
201010148280	药物组合物及其应用	湖南方盛制药股份有限公司

（续表）

专利号	发明专利名称	专利权人
201110141133	一种活血化瘀、行气止痛中药组合物及其制备方法	湖南恒伟药业股份有限公司
201010617767	一种中药组合物及其制备方法	湖南佳信佰生物技术有限公司
200710035504	多维富硒活性珍珠口服剂及其制备方法	湖南今珠生物科技有限公司
200710035506	珍珠洋参制剂及其制备方法	湖南今珠生物科技有限公司
200710035508	水溶性混合活性珍珠钙及其制备方法	湖南今珠生物科技有限公司
201110180955	疏风活络片的质量控制方法	湖南金沙药业有限责任公司
201010580432	一种抗癌中药及其配制方法	湖南景民制药有限公司
201010578464	一种防治肝病的中药组合物及其制备方法	湖南九典制药有限公司
201010588105	一种祛风除湿的中药组合物及其制备方法	湖南九典制药有限公司
200710007803	一种抗菌消炎的中药组合物	湖南九典制药有限公司
200810176106	一种治疗妇科疾病的药物及其制备方法	湖南九典制药有限公司
201110006841	一种复方铁皮石斛降糖组合物及其制备方法	湖南龙石山铁皮石斛基地有限公司
201110007739	可双向调节人体机能的铁皮石斛复方制剂及其制备方法	湖南龙石山铁皮石斛基地有限公司
201110237197	一种中药制剂及其用途	湖南省普天春生物科技有限公司
201110237205	一种中药外用制剂及其用途	湖南省普天春生物科技有限公司
200910043045	一种博落回提取物的制备方法	湖南省中药提取工程研究中心有限公司
200810031588	五味子提取物在治疗酒精肝中的应用	湖南省中药提取工程研究中心有限公司
200810031590	五味子提取物在抗抑郁药物中的应用	湖南省中药提取工程研究中心有限公司
201110001291	抗病毒中草药组合物、中药组合物及其制备方法	湖南时代阳光药业股份有限公司
200910009076	用于补血的药物组合物的生产方法	湖南时代阳光药业股份有限公司
201010283765	一种治疗风湿性关节炎或类风湿性关节炎的中药制剂	湖南湘泉制药有限公司
200910043236	土茯苓皂甙、黄酮类提取物及其制备方法	湖南湘泉制药有限公司
200610031450	一种治疗呼吸系统感染的药物	湖南中达骞马制药有限责任公司
200910043452	一种从红车轴草中提取分离异黄酮的生产工艺	花垣恒远植物生化有限责任公司
200810079430	一种中药组合物及其制备方法	华北制药集团新药研究开发有限责任公司
200810055181	高异黄酮类化合物及其用途	华北制药集团新药研究开发有限责任公司
200710121257	一种无醇型六神祛暑液体口服制剂的制备方法	华诺通(北京)医药科技有限公司
200710020197	三腔袋包装的脂肪乳、氨基酸和葡萄糖注射液的组合物及其制备方法	华瑞制药有限公司
201110131042	一种用于中风恢复期的中药组合物及其制备方法	华颐药业有限公司
200710087591	一种化橘红提取物的检测方法	化州市绿色生命有限公司
201110217171	一种治疗艾滋病的中药及其制备方法	惠州市天舜实业发展有限公司
200910067254	肾复康片的有效成分含量测定和鉴别方法	吉林敖东集团力源制药股份有限公司
201110134051	一种治疗肿瘤的小牛脾提取物	吉林敖东洮南药业股份有限公司
200910067261	一种用于治疗感冒的药物组合物	吉林草还丹药业有限公司
200910067325	一种用于治疗小儿急性支气管炎的药物组合物	吉林草还丹药业有限公司
200810051116	一种治疗贫血的药物组合物	吉林华康药业股份有限公司
200810051117	一种治疗心脑血管疾病的药物组合物	吉林华康药业股份有限公司
200810050988	鹿胎制剂及其制备方法	吉林吉春制药有限公司
200910217767	一种降糖舒丸及其制备方法	吉林吉尔吉药业有限公司
200910308063	感冒疏风胶囊及其制备方法和质量控制方法	吉林龙鑫药业有限公司
200810050930	一种琥珀参的制法	吉林省宏久生物科技股份有限公司
200810050723	一种风味人参的制法	吉林省宏久生物科技股份有限公司
200810050924	一种天然烹调人参的制法	吉林省宏久生物科技股份有限公司
201010574800	祖师麻叶提取物及其药物用途	吉林圣亚医药科技有限公司
200710056379	一种治疗白细胞减少症疾病辅助药物的制备方法	吉林双药药业集团有限公司
200710080239	一种总生物碱的制备方法	吉林四环制药有限公司
201110041233	一种治疗骨质疏松的复方中药及其制备方法	吉林天药药物研发有限公司
201010607538	一种药物组合物在制备防治酒精性肝损伤、脂肪肝及降血脂的药物中的应用	吉林修正药业新药开发有限公司
200910088319	一种镇痛抗炎药物及其制备方法	吉林一正药业集团有限公司
200910090332	一种用于缓解人体疼痛的药物及其制备方法	吉林一正药业集团有限公司
200910090333	一种用于缓解颈肩、腰腿、关节、肌肉疼痛的药物及其制备方法	吉林一正药业集团有限公司
201010539692	一种治疗肺结核的中药组合物及其制备方法和应用	吉林一正药业集团有限公司

（续表）

专利号	发明专利名称	专利权人
201010034433	一种用于治疗糖尿病及其并发症的药物与其制备方法	吉林一正药业集团有限公司
201010217345	一种治疗头晕、头痛的药物及其制备方法	吉林一正药业集团有限公司
200910159924	一种用于缓解人体疼痛的药物及其制备方法	吉林一正药业集团有限公司
201110023456	一种改善疲劳的药物组合物及其制备方法	吉林紫鑫药物研究有限公司
201110023849	一种提高免疫力的药物组合物及其制备方法	吉林紫鑫药物研究有限公司
201110023836	一种健脾和胃的药物组合物及其制备方法	吉林紫鑫药物研究有限公司
201110023840	一种祛黄褐斑的药物组合物及其制备方法	吉林紫鑫药物研究有限公司
200910067324	一种用于治疗胆囊炎、胆管炎的药物组合物	吉林紫鑫药业股份有限公司
200910067318	一种用于治疗丘疹样荨麻疹的药物组合物	吉林紫鑫药业股份有限公司
200910067274	一种用于治疗心脑血管疾病的药物组合物	吉林紫鑫药业股份有限公司
200910067319	一种用于治疗类风湿性关节炎的药物组合物	吉林紫鑫药业股份有限公司
200910204848	耐受性肿瘤细胞抗原负载树突状细胞，其制法以及应用	济南迪博生物技术有限公司
201110092083	一种海龙蛤蚧口服液的检测方法	济南宏济堂制药有限责任公司
201110312375	一种注射用血小板冻干粉制剂及其制备方法	济南环肽医药科技有限公司
201110312734	一种注射用红细胞冻干粉制剂及其制备方法	济南环肽医药科技有限公司
200910161997	具有肠胃道吸附能力及排除胆固醇能力的植物乳杆菌	家医国际生化股份有限公司
200910035994	一种治疗骨质增生所致疼痛等疾病的药酒	江苏华荣生物科技有限公司
201110122274	一种消炎生肌的中药敷剂及其制备方法	江苏华生安颐生物科技有限公司
200810123774	一种体外培育牛黄的制备方法	江苏华阳制药有限公司
201110026813	超声提取制备低酸值银杏提取物的方法	江苏九久环境科技有限公司
200810175180	一种中药组合物在制备治疗手口足病药物中的应用	江苏康缘药业股份有限公司
200710021680	胆木叶提取物及制备方法及其制剂与用途	江苏康缘药业股份有限公司
200810175184	一种中药组合物在制备治疗手口足病药物中的应用	江苏康缘药业股份有限公司
200910140342	一种药物组合物的指纹图谱质量检测方法	江苏康缘药业股份有限公司
200910168443	一种中药组合物在制备抗流感病毒药物中的应用	江苏康缘药业股份有限公司
201010530161	澳洲茄边碱脂质体及其制备方法与用途	江苏康缘药业股份有限公司
200910168454	一种银翘解毒软胶囊药物及其制备方法与质量检测方法	江苏康缘药业股份有限公司
200810130827	一种银杏内酯药物制剂的质量控制方法	江苏康缘药业股份有限公司
200910134074	一种治疗盆腔炎的中药组合物及其制备方法	江苏康缘药业股份有限公司
200910168442	一种中药组合物在制备抗流感病毒药物中的应用	江苏康缘药业股份有限公司
200610038085	抗肿瘤药物组合物及其制备方法	江苏康缘药业股份有限公司
200910134075	一种治疗卵巢早衰的中药组合物及其制备方法	江苏康缘药业股份有限公司
201010194993	抗痛风组合物、其制备方法及其在制备抗痛风药物中的应用	江苏南星药业有限责任公司
200910234314	黑胡椒提取物及其制备方法与在制备防治咳嗽药中的应用	江苏神华药业有限公司
201110077213	一种银杏酮酯分散片的制备方法	江苏神龙药业有限公司
201010538558	一种预防酒精性肝损伤的中药组合物	江苏省奥康生物科技有限公司
201110071439	一种肾石通颗粒的制备方法	江苏苏南药业实业有限公司
201110232484	一种用于治疗感冒的药物及其制备方法	江苏苏南药业实业有限公司
201110071605	一种白蚁巢胶囊的生产方法	江苏苏南药业实业有限公司
201110283352	黄蜀葵花提取物、制剂及其制备方法	江苏苏中药业集团股份有限公司
201010100871	一种具有清热解毒功能的组合物及制备方法	江苏天济药业有限公司
200710191487	通关藤提取物	江苏先声药物研究有限公司
200710191486	通关藤提取物	江苏先声药物研究有限公司
201110157186	一种用于防治脓毒症的中药组合物及其制备方法	江苏信孚药业有限公司
200910184788	一种乌骨藤皂苷组合物	江苏正大天晴药业股份有限公司
200810122739	一种新的老鹳草提取物	江苏正大天晴药业股份有限公司
200610041070	一种植物生物碱提取物及其制剂与用途	江苏中康药物科技有限公司
200610041072	植物生物碱提取物及其制剂与用途	江苏中康药物科技有限公司
201010124704	一种参芪健胃颗粒中芍药苷含量的测定方法	江苏中兴药业有限公司
201110455682	一种活血止痛中药组合物及制备工艺和应用	江西百神药业股份有限公司
201010612118	一种益气健脾药物及其制备方法	江西百神药业集团有限公司
200910186800	复方山腊梅叶提取物及其制备方法和用途	江西本草天工科技有限责任公司
200810106857	一种辅助降血压的保健饮料及其制备方法和用途	江西本草天工科技有限责任公司

（续表）

专利号	发明专利名称	专利权人
200910115506	治疗慢性咽炎的中药复方及其制备方法	江西本草天工科技有限责任公司
200810106928	一种中药复方结肠靶向给药制剂及其制备方法	江西本草天工科技有限责任公司
200510019528	乌鸡白凤分散片	江西本草天工科技有限责任公司
200510019532	一种具有清热泻火解毒功能的分散片	江西本草天工科技有限责任公司
201110038362	杏香兔耳风咖啡酰奎宁酸类提取物及其制备与应用	江西本草天工科技有限责任公司
200810136660	一种治疗心脑血管疾病的中药制剂	江西本草天工科技有限责任公司
200910186830	乌鸡白凤分散片及其制备工艺	江西赣药全新制药有限公司
201010590133	九华痔疮栓及其制备方法	江西九华药业有限公司
201010144859	山香圆叶水提取物及其制备方法和用途	江西山香药业有限公司
201010144871	山香圆叶乙醇回流提取物及其制备方法和用途	江西山香药业有限公司
201010144875	山香圆叶总黄酮乙醇回流提取物及其制备方法和用途	江西山香药业有限公司
201010144885	山香圆叶乙醇渗漉提取物及其制备方法和用途	江西山香药业有限公司
201110160155	一种苦参泡腾片的制备工艺	江西施美制药有限公司
201010217498	一种强力蜜炼枇杷膏及其制备方法	江西滕王阁药业有限公司
201010285509	一种银黄口服液及其制备方法	江西天施康中药股份有限公司
200610075920	治疗神经衰弱的药物组合物及其制备工艺、质量检测方法	江西天施康中药股份有限公司
200710052114	复方鱼腥草滴丸的制备方法	江西天施康中药股份有限公司
201010124756	一种治疗感冒的复方制剂的质量检测方法	江西新赣江药业有限公司
201010102357	一种益肾壮骨、补血益精中药复方制剂的含量检测方法	江西新赣江药业有限公司
200910186780	一种活血通脉、清热解毒的药物组合物及其制备方法和应用	江西泽众制药股份有限公司
201010172750	金叶清瘟散及其制备方法	江西中成中药原料有限公司
201110025477	提高脂肪油类中药提取液浓缩效率和浓缩液浓度的方法	江阴天江药业有限公司
201110002934	改善中药配方颗粒干法制粒成型性和颗粒质量的方法	江阴天江药业有限公司
200910145154	改善含油脂类中药配方颗粒水中分散性的方法	江阴天江药业有限公司
200810107272	抗肿瘤中药组合物及其制备方法	江中药业股份有限公司
201010594231	一种能清除体内香烟油及润喉的药物及其制备方法	揭东县康明保健品有限公司
200910272175	利用膜分离法分离中药仙茅有效成分的方法	劲牌有限公司
200910060580	菟丝子提取液膜分离工艺	劲牌有限公司
200910060581	一种制备黄芪甲苷的生产方法	劲牌有限公司
201010567585	具有抗炎活性的乳杆菌分离株及其用途	景岳生物科技股份有限公司
201010612986	一种具有辅助降血脂功能的软胶囊及其制备方法	九三粮油工业集团有限公司
200910006081	一种结肠定位制剂及其制备方法	九芝堂股份有限公司
200810103461	一种壳聚糖的微孔复材、微孔滤材及其应用	凯特森生物科技（北京）有限公司
201110033709	治疗感染性疾病的药物、其制备方法及用途	康美药业股份有限公司
201010566071	制备挥发油包合物的方法及其应用	康美药业股份有限公司
201010193273	治疗慢性胃炎及胃十二指肠溃疡的中成药及其制备方法	昆明段洪光消化道疾病专科医院有限公司
200910139459	红曲提取物油及其软胶囊的制备和应用	昆明法莫泰克生物技术有限公司
200810233716	一种血塞通软胶囊的临床新用途	昆明圣火药业（集团）有限公司
200410022391	高含量 α、γ 亚麻酸不饱和脂肪酸配方产品及其制备方法	昆明翔昊科技有限公司
201010535542	妇科消炎药物洗液组合物及其洗液的制备方法	昆明远方生物制品有限公司
200810058363	以核桃油为基质的治疗骨质疏松及心脑血管病的保健品	昆明云大医药开发有限公司
201010575529	一种竹红菌药材及其制剂的检测方法	昆明振华制药厂有限公司
201010101096	感冒疏风丸的质量检测方法	昆明中药厂有限公司
201010101463	清肺化痰丸的质量检测方法	昆明中药厂有限公司
201010101794	桑菊银翘散的质量检测方法	昆明中药厂有限公司
200810058315	用于治疗乳腺增生疾病的舒肝颗粒	昆明中药厂有限公司
200610126232	防治更年期综合症和骨质疏松症的组合物及其制备方法	兰州大得利生物化学制药（厂）有限公司
201010289512	一种快速循环渗漉提取中药材有效成分的方法	兰州佛慈制药股份有限公司
201110031346	一种用于治疗眩晕的中药制剂	兰州佛慈制药股份有限公司
201010190837	用于祛除体内湿热气的中药组合物及其在解酒养生中的应用	兰州古驰生物科技有限公司
201010190838	一种用于治疗复发性过敏性皮炎的中药组合物	兰州古驰生物科技有限公司
201010551763	一种抑制肿瘤的中药复方制剂	兰州圆融生物科技有限公司

（续表）

专利号	发明专利名称	专利权人
200910115426	穿心莲总内酯与新穿心莲内酯、脱水穿心莲内酯、去氧穿心莲内酯的生产工艺	雷允上药业有限公司
201110058699	一种治疗乳腺增生病的浓缩丸剂的检测方法	雷允上药业有限公司
201110057527	一种治疗乳腺增生病和子宫肌瘤的药物组合物及其制备方法	雷允上药业有限公司
201010296180	一种中药组合物的用途	辽宁奥达制药有限公司
201010296183	一种中药组合物、中药制剂的用途	辽宁奥达制药有限公司
201010224661	治疗儿童多动症的中药口服液的制备方法	辽宁东方人药业有限公司
200710002522	一种止痒中药组合物及其制备方法	辽宁康辰药业有限公司
200910187203	一种灵芝液体制剂及其制备方法	辽宁鹿源参茸饮片有限公司
200910187205	一种梅花鹿鹿茸液及其制备方法	辽宁鹿源参茸饮片有限公司
200610156653	红色诺卡氏菌细胞壁骨架在制备治疗皮肤损伤和疮疡的药物中的用途	辽宁纳可佳生物制药有限公司
200510077407	红色诺卡氏菌细胞壁骨架在制备抗真菌感染的药物中的用途	辽宁纳可佳生物制药有限公司
200910187234	复方多烯紫杉醇脂微球注射液及其制备方法	辽宁万嘉医药科技有限公司
201010127025	一种含有丹参的复方胶囊及其制备方法和质量测定方法	辽宁正鑫药物研究有限公司
201010011353	一种具有降血糖功效的中药制剂及其制备方法与应用	临沂山松生物制品有限公司
200810166068	一种预防高原反应的胶囊剂及其制备方法和用途	炉霍县林业开发总公司
200810224349	一种具有保健作用的中药组合物	鲁南厚普制药有限公司
200910034648	溶瘤Ⅰ型单纯疱疹病毒靶向和杀伤前列腺肿瘤细胞的方法	罗益（无锡）生物制药有限公司
200910066319	板蓝根含片及其制备方法	洛阳新春都生物制药有限公司
201110092809	一种中医经络理疗液及其制备方法和应用	洛阳御康源保健服务有限公司
200710168916	一种治疗痔类肛肠疾病的熏洗剂及制备方法	马应龙药业集团股份有限公司
201110055689	一种金玄痔科熏洗散大孔树脂纯化提取物的制备方法	马应龙药业集团股份有限公司
201010160977	含有颠茄流浸膏的中药栓剂中硫酸阿托品含量的测定方法	马应龙药业集团股份有限公司
200810027605	一种从丹参中分离富集隐丹参酮的方法	美晨集团股份有限公司
200810028000	芪黄补肾制剂的检测方法	美晨集团股份有限公司
201110028831	一种复方甘草片的制备方法	内蒙古兰太药业有限责任公司
201010535932	一种补肾助阳的中药组合物及其制备方法	内蒙古蒙药股份有限公司
201010133632	一种用于治疗软组织损伤的蒙药外用药物组合物	内蒙古蒙药股份有限公司
200910253872	一种益生菌片剂及其制备方法	内蒙古双奇药业股份有限公司
201110184054	苦豆子口腔抑菌液及其制备方法	内蒙古永业生物技术有限责任公司
201110186338	苦豆子肌肤抑菌喷剂及其制备方法	内蒙古永业生物技术有限责任公司
200810191750	苦豆子肌肤抑菌喷剂的生产方法	内蒙古永业生物技术有限责任公司
200910186709	荷丹片在制备治疗脂肪肝药物中的应用	南昌济顺制药有限公司
201110061435	一种补气脱敏剂及其用途	南京赫采生物科技有限公司
201110057711	一种具有免疫增强作用的中药组合物及其应用	南京日升昌生物技术有限公司
200910232805	一种治疗乳腺增生的组合物及其制备方法	南京荣世医药科技有限公司
201110199029	一种缓解体力疲劳的中药组合物及其制备方法和应用	南京苏美瑞医药科技有限公司
200910184789	赤芍总苷液体组合物及其制备方法	南京正大天晴制药有限公司
201110209996	一种防治心脑血管疾病的葛根酒及制备方法和应用	南京正宽医药科技有限公司
201110303836	一种用于治疗出血性中风的中药组合物及制备方法和应用	南京正宽医药科技有限公司
201110158567	一种用于治疗风湿性关节炎的药酒	南京正宽医药科技有限公司
201110158312	一种用于治疗高脂血症的中药组合物及其制备方法和应用	南京正宽医药科技有限公司
201110212218	治疗高脂血症的含葛根组合物及制备方法和应用	南京正宽医药科技有限公司
201010532922	一种舒缓减压中药组合物及其制备方法	南京正庭健康科技有限公司
201010574391	一种舒经活络、祛风除湿的中药组合物及其制备方法	南京正庭健康科技有限公司
201010531826	一种温肾补阳中药组合物及其制备方法	南京正庭健康科技有限公司
200910027877	一种含灵芝孢子油的抗肿瘤中药制剂及其制备方法	南京中科集团股份有限公司
200910030347	一种组合物及其制备方法和应用	南京中科集团股份有限公司
200810023324	一种中药组合物及其制备方法和应用	南京中科集团股份有限公司
200910184532	一种治疗小儿感冒的颗粒的制备方法	南京中山制药有限公司
200910184533	一种中药组合物及其制备方法	南京中山制药有限公司
201010576809	一种治疗高血压的药物	南宁多灵生物科技有限公司
200910119871	一种西兰花多酚胶囊	宁波海逸生物科技有限公司

（续表）

专利号	发明专利名称	专利权人
201010241451	一种具有治疗类风湿关节炎作用的组合物	宁波立华制药有限公司
201110036646	一种治疗头癣的中药熏洗剂	宁波市江北区众合技术开发有限公司
200910015456	专治胃癌的纯中药胶囊	宁波市江北区众合技术开发有限公司
200910157034	一种南方红豆杉叶片的提取物及制备方法	宁波泰康红豆杉生物工程有限公司
201010295538	一种用于治疗幼儿外感风寒型感冒的外用药水	宁波浙成科技咨询有限公司
201010582078	清肺止咳平喘口服液有效成分检测方法	宁夏多维药业有限公司
201010139804	杞蓉片中淫羊藿苷的含量测定方法	宁夏启元国药有限公司
201010139803	杞蓉片中枸杞子和蛇床子的鉴别方法	宁夏启元国药有限公司
200910117507	金莲清热颗粒中牡荆苷的含量测定方法	宁夏启元国药有限公司
201110258765	一种用于治疗便秘、痤疮及高血脂的中药组合物及其制备方法	宁夏紫荆花制药有限公司
201010218537	一种提高含人参皂苷类中药提取物质量的制备方法	培力(南宁)药业有限公司
200710189796	一种具有清热解毒、止咳平喘功效的兽用药的制备方法	普莱柯生物工程股份有限公司
201110002826	一种妇科外用洗液及其制备方法	普正药业股份有限公司
200910088239	一种药物组合物制剂的含量测定方法和鉴别方法	青岛国风药业股份有限公司
200910148324	一种治疗感冒的药物组合物及其制备方法	青岛国风药业股份有限公司
201010212156	一种益气活血的药物组合物及其制备方法检测方法和用途	青岛国风药业股份有限公司
200910152373	一种健脑中药组合物及其制备方法和检测方法	青岛国风药业股份有限公司
200910177090	一种 dsRNA 与柴胡皂甙的药物组合及其应用	青岛汉河动植物药业有限公司
201110048867	一种从白刺果皮中提取多酚类物质的方法	青海省轻工业研究所有限责任公司
201010563142	一种用于治疗草鱼出血病的中草药复方制剂	清远海贝生物技术有限公司
200810058477	叶黄素油膏生产中用于清除浸出混合液中杂质的技术	曲靖博浩生物科技股份有限公司
200810117079	金荞麦多酚提取物及其制备方法	曲靖开发区格力康生物科技发展有限公司
201010587262	一种皮肤抑菌剂及其制备方法	确山龙源药业有限公司
200910018907	一种中药蒺藜组合物的化学成分分离方法及其临床应用	荣昌制药(淄博)有限公司
201010606364	一种治疗痔疮外用中药制剂的制备及检测方法	荣昌制药(淄博)有限公司
201110050375	一种耐热型微胶囊益生菌及其制备方法和用途	润盈生物工程(上海)有限公司
200910078141	一种固体分散体及其制备方法	三九医药股份有限公司
200910089643	一种千里香药材中九里香酮的含量测定方法	三九医药股份有限公司
200910307418	从草珊瑚中同步提取异嗪皮啶和黄酮类化合物的工艺及应用	三明华健生物工程有限公司
200710171900	白英总皂苷提取物及制备方法和用途	桑迪亚医药技术(上海)有限责任公司
201110067193	一种治疗妇科炎症的中药软胶囊剂及其制备方法	山东步长神州制药有限公司
200710199256	用于治疗中风的中药胶囊剂的检测方法	山东步长制药有限公司
200710019162	治疗药流术后阴道出血的胶囊剂、制法、鉴别方法和含量测定方法	山东步长制药有限公司
200910226225	一种中药乳剂的制备方法	山东东阿阿胶股份有限公司
200910128489	治疗失眠的中药组合物及其制备方法	山东东阿阿胶股份有限公司
200810238543	一种木糖醇护肝片的制备方法	山东福田药业有限公司
200710113304	一种低聚木糖健胃润肠口服液及其制备方法	山东龙力生物科技股份有限公司
200710113824	莫诺苷的制药用途	山东绿叶天然药物研究开发有限公司
201010011611	一种治疗四季感冒的系列中药制剂及其制备工艺和质控方法	山东明仁福瑞达制药有限公司
201010011610	一种治疗小儿感冒的系列中药制剂及其制备工艺和检测方法	山东明仁福瑞达制药有限公司
201010218089	一种预防和治疗过敏性鼻炎的组合物及其制备方法	山东赛克赛斯药业科技有限公司
201110059294	一种治疗创伤的外用中药制剂及其制备方法	山东盛宏医药科技有限公司
201110033051	一种治疗缺铁性贫血的中药组合物及其制备方法	山东沃华医药科技股份有限公司
201110094016	中药组合物在制备治疗冠心病伴随的焦虑、抑郁的药物中的应用	山东沃华医药科技股份有限公司
200810100197	小儿退热颗粒	山东沃华医药科技股份有限公司
201110192706	一种治疗白癜风的中药组合物及其制备方法	山东新宝医药有限公司
200510104555	一种复方药物组合物及其制备方法	山东轩竹医药科技有限公司
200510045067	一种新的复方药物组合物及其制备方法和用途	山东轩竹医药科技有限公司
200510045070	一种复方半枝莲抗肿瘤药物组合物及其制备方法	山东轩竹医药科技有限公司
200510045413	一种由黄芪、丹参和苦参素制成的药物组合物及其制备方法	山东轩竹医药科技有限公司
200510045411	一种由黄芩苷、灵芝和丹参制成的药物组合物	山东轩竹医药科技有限公司
200510104372	一种肿节风复方药物组合物及其制备方法	山东轩竹医药科技有限公司
200510044767	一种具有抗菌消炎作用的药物组合物	山东轩竹医药科技有限公司

（续表）

专利号	发明专利名称	专利权人
200510104223	由木犀草素和连翘制成的药物组合物及其制备方法和用途	山东轩竹医药科技有限公司
200510044769	一种新的抗菌抗病毒药物组合物及其制备方法	山东轩竹医药科技有限公司
200510104222	一种由头花蓼和茯苓制成的药物组合物	山东轩竹医药科技有限公司
200610070052	丹参和桂枝的药物组合物	山东轩竹医药科技有限公司
200510044768	一种由连翘和新鱼腥草素钠制成的药物组合物	山东轩竹医药科技有限公司
200510104552	一种治疗肝炎的药物组合物	山东轩竹医药科技有限公司
201010172109	一种构树活性成分的分离方法	山东中科生物科技股份有限公司
201110081205	一种治疗反流性食管炎的药物及其制备方法	山西黄河中药有限公司
201110102933	一种治疗颈椎病的药物及其制备方法	山西黄河中药有限公司
201110020268	一种外用中药及其制备方法	山西康洁司乐药业有限公司
201010126560	一种银冰含片及制备方法和应用	山西仟源制药有限公司
201010502854	红枣配制酒及其生产工艺	山西悦卜林创业投资有限公司
201010622177	一种木香顺气缓释制剂及其制备方法	山西振东开元制药有限公司
201010622265	一种治疗痔疮便血的中药槐角栓剂及其制备方法	山西振东制药股份有限公司
200910075704	一种用于预防和治疗感冒及炎症感染的药物	山西振东制药股份有限公司
201010622185	一种用于促进白细胞生成的药物	山西振东制药股份有限公司
200710017643	吩噻嗪类染料修饰的磁性微粒的制备方法	陕西北美基因股份有限公司
201110152949	一种治疗头痛的中药口服液及其制备方法	陕西步长制药有限公司
201110218927	一种治疗子宫肌瘤的中药制剂及其制备方法	陕西步长制药有限公司
201110153282	一种治疗头痛的中药滴丸剂及其制备方法	陕西步长制药有限公司
201110152950	一种治疗头痛的中药制剂及其制备方法	陕西步长制药有限公司
200910024100	一种中药组合物的制备方法及其质量控制方法	陕西东泰制药有限公司
200910009363	一种治疗前列腺疾病的中药组合物及其制备方法	陕西东泰制药有限公司
200910147700	一种用于养血益气、调经温寒的中药组合物及其制备方法	陕西东泰制药有限公司
200910147699	一种治疗乳腺疾病的中药组合物及其制备方法	陕西东泰制药有限公司
200810172684	一种治疗胃病的中药制剂及其制备方法	陕西东泰制药有限公司
200910023879	一种治疗胃病的中药组合物及其制备方法和质量控制方法	陕西东泰制药有限公司
201110225397	一种抗疲劳口服液及其制备方法	陕西关爱制药有限公司
201110115400	一种从油橄榄叶中提取橄榄苦苷的方法	陕西禾博天然产物有限公司
201110147416	一种双歧杆菌微胶囊及其制备方法	陕西巨子生物技术有限公司
201010164816	一种治疗前列腺炎的中药检测方法	陕西康惠制药股份有限公司
200910020838	一种接骨木果实中黄酮与花青素的提取和分离方法	陕西明锐天然产物有限责任公司
201010285575	木芙蓉总黄酮中黄酮类化合物的检测方法	陕西省中医药研究院汉唐制药有限公司
201110093193	用于预防和治疗普通感冒及流感的中药组合物及制备方法	陕西省中医药研究院汉唐制药有限公司
201010221187	中药植物商陆提取物的纯化水生产工艺	陕西同康药业有限公司
201110253383	一种补肾口服液	陕西同心康博生物科技有限公司
200910023332	一种治疗痤疮的口服中药制剂及其制备方法	陕西雨茂制药有限公司
200910048798	中药唐草片的检测方法	上海百岁行药业有限公司
201110020277	一种治疗癌症的组合物	上海蟾宝生物科技有限公司
201110020278	一种治疗癌症的组合物	上海蟾宝生物科技有限公司
200910195153	一种具有缓解和治疗骨关节病功能的配方	上海春芝堂生物制品有限公司
200810041276	一种治疗病毒性心肌炎的中药组合物及其制备工艺	上海慈济药业有限公司
201010142720	一种牛蒡子炮制方法及其炮制品	上海德华国药制品有限公司
201110039846	一种治疗脂肪肝的中药组合物及其制备方法	上海方心健康科技发展有限公司
200810033621	黄果茄提取物、其制备方法及其药物用途	上海海天医药科技开发有限公司
200810032971	夏枯草属植物提取物及其药物用途	上海海天医药科技开发有限公司
200810032977	一种夏枯草属植物提取物及该提取物的药物用途	上海海天医药科技开发有限公司
200810033619	龙葵提取物、其制备方法及其药物用途	上海海天医药科技开发有限公司
201110066705	用于降血脂防治心脑血管疾病的保健物或药物组合物及其应用	上海海维生物科技有限公司
201110066236	用于提高免疫力防治三高的保健物或药物组合物及其应用	上海海维生物科技有限公司
201010591634	一种用于治疗脑血管疾病的中药组合物及其应用	上海和黄药业有限公司
200510027631	一种夏天无提取物及其制备方法和用途	上海华拓医药科技发展有限公司
200910194740	一种含有益生菌和西洋参提取物的组合物及其应用	上海交大昂立股份有限公司

（续表）

专利号	发明专利名称	专利权人
200910194742	一种含有益生菌和茶叶提取物的组合物及其应用	上海交大昂立股份有限公司
200610027332	一种山羊角提取物的制备方法	上海凯宝药业股份有限公司
200810201536	增强免疫力和缓解体力疲劳的中药保健酒及其制备方法	上海雷允上药业有限公司
200910057368	富含肌醇和总黄酮的荞麦提取物、制备方法及其用途	上海诺金科生物科技有限公司
200610119542	桦树皮中白桦脂醇的提取纯化方法	上海睿智化学研究有限公司
201010146018	具有抗过敏作用的天然植物提取物的组合物及制法和用途	上海赛福化工发展有限公司
201010273320	中药神曲在壳聚糖包覆的溶菌酶脂质体中作为肠道吸收促进剂的应用	上海沈李科工贸有限公司
200710041131	一种抗焦虑复方中药及其制备方法	上海双基药业有限公司
200810201751	一种免疫唤醒微系统及其制备方法和应用	上海威科生物技术有限公司
200910049150	具有治疗雄激素源性脱发作用的生发制剂	上海现代药物制剂工程研究中心有限公司
200610029869	中药片剂全水型薄膜包衣预混剂	上海新菲尔生物制药工程技术有限公司
200710043678	黄芪甲苷的制备方法	上海新康制药厂
201010605687	银杏叶总内酯在制备预防或治疗耳聋耳鸣药物中的应用	上海信谊百路达药业有限公司
200810038506	一种注射制剂用水溶性银杏叶提取物的制备工艺	上海信谊百路达药业有限公司
200910051102	一种三七花提取物的制备方法	上海信谊百路达药业有限公司
201010547193	一种治疗血管性痴呆症的中药复方制剂及其制备方法与应用	上海信谊百路达药业有限公司
200810039499	一种银杏叶提取物与双密达莫的复方注射液及其制备工艺	上海信谊百路达药业有限公司
200710093812	一种治疗冠心病的中药组合物及其制备方法	上海玉森新药开发有限公司
200910194559	一种龙虎人丹植物药组合物及其制备和应用	上海中华药业有限公司
200810043050	一种应用膜过滤技术制备栀子提取物的方法	上海中药制药技术有限公司
200810043052	一种应用膜过滤技术制备黄柏提取物的方法	上海中药制药技术有限公司
200810043053	一种应用膜过滤技术制备柴胡提取物的方法	上海中药制药技术有限公司
200810043054	一种治疗肝病的外用贴剂及其制备方法	上海中药制药技术有限公司
200810043026	一种治疗带状疱疹的中药组合物的制备方法	上海中药制药技术有限公司
200810043021	归苓分散片及其制备方法	上海中药制药技术有限公司
200810043051	一种应用膜过滤技术制备金银花提取物的方法	上海中药制药技术有限公司
200810208206	高纯度 Z-蒿本内酯和蛇床内酯 A 的制备方法	上海中药制药技术有限公司
200810144947	用于控制代谢症候群的中草药组成物及其制备方法	韶安生物科技股份有限公司
200810241262	苍术总萜醇包合物及其药用组合物与制备方法	深圳海创医药科技发展有限公司
200810239177	苍术总萜醇提取物及其制备方法和用途	深圳海王药业有限公司
200910190226	一种抗病毒提取物及其制备方法	深圳海王药业有限公司
200810217301	“痛泻要方”中药提取物的制备方法和用途	深圳海王药业有限公司
201110235892	一种抗衰老的植物提取组合物及其制备方法和应用	深圳华博生物科技发展有限公司
201010248943	苦丁茶总苷及其制备方法	深圳市华熙生物科技有限公司
201010107393	一种具有增强免疫力和抗辐射作用的灵芝组合物及其制备方法	深圳市汇康生物科技有限公司
200910106279	一种含有脂肪酶的组合物	深圳市绿微康生物工程有限公司
201010531095	一种川芎总苯酞提取物	深圳市泰康制药有限公司
200810167824	一种治疗肿瘤的中药组合物及其制作方法	深圳市中科海外科技有限公司
200710090848	一种超临界二氧化碳流体萃取虫草油的生产方法	深圳市中科海外科技有限公司
200710073368	一种治疗湿热淋证的片剂及其制备方法	深圳市卓海科技文化实业有限公司
200910105486	含有西洋参的组合物和西洋参茶饮料	深圳太太药业有限公司
200910223491	一种治疗肝炎的中药组合物及其制备方法	深圳同安药业有限公司
200910263909	一种心脑清缓释软胶囊及其制备方法	神威药业集团有限公司
201010600901	一种冠心宁药物制剂的制备方法	神威药业集团有限公司
201110108139	一种小儿清肺化痰制剂的制备方法	神威药业集团有限公司
201110112407	一种中成药检测方法	神威药业有限公司
200910074524	一种舒筋通络颗粒的质量控制方法	神威药业有限公司
200910227992	一种清热醒脑的药物制剂及制备方法和用途	神威药业有限公司
200710157431	辣椒风湿巴布膏及其制造方法	沈阳红药制药股份有限公司
201110137856	一种三七总皂苷的生产方法	沈阳神龙药业有限公司
200810228186	薏生颗粒及其制备方法	沈阳盛达科医药科技有限公司
200910001509	具有去腐生肌效用的喷雾配方	生春堂制药工业股份有限公司
200910258587	植物乳酸杆菌株 LP28 及其减缓过敏反应之用途	生合生物科技股份有限公司

（续表）

专利号	发明专利名称	专利权人
200910203171	松杉灵芝活性物质、其制备法及其组合物	生展生物科技股份有限公司
200810192930	副干酪乳杆菌副干酪亚种菌株及其抑菌组合物和用途	生展生物科技股份有限公司
200710126166	一种治疗糖尿病的药物组合物	石药集团中奇制药技术（石家庄）有限公司
200910109529	一种具有润肠通便及补益功能的组合物	顺天堂商业（深圳）有限公司
200910113078	一种清咽利喉的口服制剂及其制备方法	斯必利药业（厦门）有限公司
200610021311	一种柴黄制剂的制备方法	四川百利药业有限责任公司
200810045630	一种辽源七厘散超细粉体的制备方法	四川大千药业有限公司
201010286037	舒肺糖浆的检测方法	四川逢春制药有限公司
201110025260	一种治疗肿瘤的药物组合物及其制备方法和用途	四川国康药业有限公司
201110025242	一种抗感冒病毒的药物组合物及其制备方法和用途	四川国康药业有限公司
200910059921	黄芫花提取物的制备方法及治疗肝病的药物	四川国康药业有限公司
201110025272	一种抗肝炎病毒的药物组合物及其制备方法和用途	四川国康药业有限公司
201110025225	一种治疗心脑血管疾病的药物组合物及其制备方法和用途	四川国康药业有限公司
201110025245	一种治疗妇科炎症的药物组合物及其制备方法和用途	四川国康药业有限公司
200810306711	一种柿叶软胶囊制剂及其制备方法	四川禾邦阳光制药股份有限公司
201010584531	一种铝碳酸镁片及其制备方法	四川健能制药有限公司
200810305398	赶黄草提取物的新用途	四川科伦新光医药有限公司
200710098036	一种治疗烧烫伤或胃溃疡的药物组合物及其制备方法	四川科伦药业股份有限公司
201010145649	橘红胶囊的质量检测方法	四川美大康药业股份有限公司
201010251401	芎杞颗粒剂的检测方法	四川美大康药业股份有限公司
201010145817	心达康制剂的鉴别方法	四川美大康药业股份有限公司
200810306375	一种杞菊地黄制剂的制备方法	四川美大康药业股份有限公司
200810306383	一种精制银翘解毒制剂及其制备方法	四川美大康药业股份有限公司
200980157266	药物组合物及其在制备药剂中的用途	四川升和药业股份有限公司
200810046546	一种口服中药组合物及其制备、服用、质量检查方法和用途	四川升和药业股份有限公司
200710048752	治疗感冒的药物组合物及其制备方法和用途	四川省宜宾五粮液集团有限公司
200810055725	厚朴及其加工工艺	四川新荷花中药饮片股份有限公司
200910167724	一种草乌炮制方法	四川新荷花中药饮片股份有限公司
201010279865	川芎配方颗粒及其制备方法	四川新绿色药业科技发展股份有限公司
200910059942	肾石通制剂的药物用途	四川旭华制药有限公司
200910058681	一种保护及促进肝细胞再生功能的药物组合物及制备方法	四川旭华制药有限公司
200810147655	麦味地黄液体硬胶囊及其制备方法	四川旭阳药业有限责任公司
200610022381	红景天咀嚼片及其制备方法和用途	四川宇妥藏药药业有限责任公司
201110153466	无咖啡因茶多酚及其制备方法	四川中测科技投资有限公司
201110254795	一种 SOD 复合胶囊及其制备方法	苏州爱斯欧蒂生物科技有限公司
201010154218	抗流感药物、其制备方法及应用	苏州东方楷模医药科技有限公司
201010113115	止血剂及其制备方法	苏州汇涵医用科技发展有限公司
201010151272	负载茶多酚的多重乳液及其制备方法	苏州纳康生物科技有限公司
200910183564	一种治疗高血压的组合物及其制备方法	苏州派腾生物医药科技有限公司
200910183552	一种治疗缺血性心脏病的组合物及其制备方法	苏州派腾生物医药科技有限公司
200910183554	一种治疗缺血性心脏病的组合物及其制备方法	苏州派腾生物医药科技有限公司
200910232988	一种治疗骨质疏松症的组合物及其制备方法	苏州派腾生物医药科技有限公司
200810037134	治疗头痛的鼻腔给药系统	苏州易川健康用品有限公司
200910115462	应用膜分离技术对板蓝根提取液精制的工艺方法	太仓华辰净化设备有限公司
200810237010	一种牛黄上清软胶囊及其制备方法	太极集团有限公司
201010115177	从甘草干浸膏中提取稀醇可溶性物质的方法	太极集团重庆涪陵制药厂有限公司
201110247778	治疗上呼吸道感染的中药组合物的制备方法	太极集团重庆涪陵制药厂有限公司
201110247749	乳核内消液的制备方法	太极集团重庆涪陵制药厂有限公司
200910104600	藿香正气制剂中紫苏烯和紫苏醛的鉴别方法和含量测定方法	太极集团重庆涪陵制药厂有限公司
200910104599	紫苏叶油的鉴别方法和测定方法	太极集团重庆涪陵制药厂有限公司
200910309362	一种治疗肝脏晚期恶性肿瘤病证的中药组合物及其制备方法	泰一和浦（北京）中医药研究院有限公司
201010115348	一种治疗慢性肠炎的中药组合物及其制备方法	泰一和浦（北京）中医药研究院有限公司
201010115350	一种治疗肠梗阻的中药组合物及其制备方法	泰一和浦（北京）中医药研究院有限公司

（续表）

专利号	发明专利名称	专利权人
201010154245	一种治疗脘痞的中药组合物及其制备方法	泰一和浦（北京）中医药研究院有限公司
201010157029	一种治疗便秘的中药组合物及其制备方法	泰一和浦（北京）中医药研究院有限公司
201010188618	一种治疗心烦易怒的中药组合物及其制备方法	泰一和浦（北京）中医药研究院有限公司
201010214115	一种治疗经间期出血的中药组合物及其制备方法	泰一和浦（北京）中医药研究院有限公司
201010215103	一种治疗经行头痛的中药组合物及其制备方法	泰一和浦（北京）中医药研究院有限公司
201010189309	一种治疗消渴病的中药组合物及其制备方法	泰一和浦（北京）中医药研究院有限公司
201010154167	一种治疗呕吐的中药组合物及其制备方法	泰一和浦（北京）中医药研究院有限公司
201010189963	一种治疗扁桃体炎的中药组合物及其制备方法	泰一和浦（北京）中医药研究院有限公司
201010189979	一种治疗月经先期的中药组合物及其制备方法	泰一和浦（北京）中医药研究院有限公司
201010300436	一种治疗脑积水的外用中药组合物及其制备方法	泰一和浦（北京）中医药研究院有限公司
200910000343	一种穴位眼贴及其制备方法和应用	天津奥克莱斯生物技术有限公司
201110025738	一种用于治疗神经性皮炎和顽癣的软膏及其制备方法	天津达仁堂京万红药业有限公司
200810152968	一种治疗痹症的中药组合物及其制备方法	天津达仁堂京万红药业有限公司
201110085430	一种治疗过敏性鼻炎的药物及其制备方法	天津东方华康医药科技发展有限公司
201010593882	一种具有抗菌消炎功效的中药组合物的制备方法	天津汉普森药业有限公司
201110249095	治疗冻伤的外用中药制剂及制备方法	天津尖峰弗兰德医药科技发展有限公司
200610013478	一种辅助治疗类风湿的膏药及其制备方法	天津开发区太人生物科技有限公司
200910228638	一种清肺化痰止嗽定喘的中药组合物和制备方法	天津隆顺榕发展制药有限公司
200910070410	含有蒽磺酸钠的妇科专用冲洗剂	天津市顶硕科贸有限公司
200610159780	一种治疗缺血性中风的中药组合物及其制备方法	天津市石天药业有限责任公司
201010171146	苹果多酚在制备护肝药物、保健食品或食品中的应用	天津市壹杯红生物技术有限公司
200910069565	一种改变厚朴提取物粘性的方法	天津市中央药业有限公司
200910069426	良附液体胶囊的制备工艺	天津太平洋制药有限公司
201010600830	沙棘叶提取物制剂及其制备方法	天津泰阳制药有限公司
201010600829	高纯度银杏黄酮及组合物	天津泰阳制药有限公司
200810153781	一种人参，麦冬和五味子的提取方法及其制剂	天津天士力之骄药业有限公司
200810153782	一种麦冬，人参和五味子的提取方法及其制剂	天津天士力之骄药业有限公司
200810153783	一种麦冬、人参和五味子的提取方法及其制剂	天津天士力之骄药业有限公司
200810153784	一种麦冬，人参和五味子的提取方法及其制剂	天津天士力之骄药业有限公司
200810153785	麦冬，人参和五味子的提取方法及其制剂	天津天士力之骄药业有限公司
200810153795	一种人参、麦冬和五味子的提取方法及其制剂	天津天士力之骄药业有限公司
200810153796	一种人参/麦冬和五味子的提取方法及其制剂	天津天士力之骄药业有限公司
200810153797	人参，麦冬和五味子的提取方法及其制剂	天津天士力之骄药业有限公司
200610014222	一种治疗心脑血管疾病的中药冻干粉针剂及其制备方法	天津天士力之骄药业有限公司
200610014225	一种含丹酚酸 B 的复方丹参冻干粉针剂及其制备方法	天津天士力之骄药业有限公司
200610014199	党参药材和含党参的制剂的鉴别方法	天津天士力之骄药业有限公司
200610014196	一种用于癌症辅助治疗药物制剂及其制备方法	天津天士力之骄药业有限公司
200610014227	一种含冰片的复方丹参冻干粉针剂及其制备方法	天津天士力之骄药业有限公司
200710150319	一种含当归提取物的中药颗粒剂及其制备方法	天津天士力制药股份有限公司
200910179090	一种治疗冠心病的滴丸及其制备方法	天津天士力制药股份有限公司
200610014237	含丹参、川芎和冰片的中药组合物及其制剂	天津天士力制药股份有限公司
200610014258	含丹参、三七和人参或党参的中药组合物及制剂	天津天士力制药股份有限公司
200610014263	含丹参、三七、红花和麝香或麝香酮的中药组合物及制剂	天津天士力制药股份有限公司
200710111279	二羟基苯基乳酸在制备治疗败血症的药物中的应用	天津天士力制药股份有限公司
200710150076	一种五味子的有效组分及其制备方法与用途	天津天士力制药股份有限公司
200710150302	一种含银杏提取物的中药颗粒及其制备方法	天津天士力制药股份有限公司
200710150321	一种含穿心莲内酯的中药颗粒及其制备方法	天津天士力制药股份有限公司
200810052597	一种王不留行的有效组分及其制备方法	天津天士力制药股份有限公司
200610013743	一种柴胡药材的提取分离方法	天津天士力制药股份有限公司
200610014245	一种含赤芍治疗心血管疾病的组合物及其制剂	天津天士力制药股份有限公司
200610014334	含丹参、三七、麝香或麝香酮的中药组合物及其制剂	天津天士力制药股份有限公司
200710058575	一种治疗糖尿病的药物组合物	天津天士力制药股份有限公司
200710150081	一种白鲜皮的有效组分及其制备方法与用途	天津天士力制药股份有限公司

（续表）

专利号	发明专利名称	专利权人
200710150161	五倍子有效组分及其制备方法与用途	天津天士力制药股份有限公司
200710150304	一种含石菖蒲提取物的中药颗粒及其制备方法	天津天士力制药股份有限公司
200710150305	一种含山楂提取物的中药颗粒及其制备方法	天津天士力制药股份有限公司
200710150310	一种含苦参提取物的中药颗粒及其制备方法	天津天士力制药股份有限公司
200710150320	一种含丹参总酚酸的中药颗粒及其制备方法	天津天士力制药股份有限公司
200810052599	白薇有效组分及其制备方法	天津天士力制药股份有限公司
200810052996	丹参总酚酸对微循环障碍引发的疾病的预防和治疗	天津天士力制药股份有限公司
200710123263	一种赤芍的有效组分及其制备方法与用途	天津天士力制药股份有限公司
200610129956	一种治疗头痛的口含片及其制备方法	天津天士力制药股份有限公司
200610129958	一种治疗头痛的舌下口含片及其制备方法	天津天士力制药股份有限公司
200710123261	茜草有效组分及其制备方法	天津天士力制药股份有限公司
200710150083	白鲜皮有效组分及其制备方法与用途	天津天士力制药股份有限公司
200710150159	一种五倍子的有效组分及其制备方法与用途	天津天士力制药股份有限公司
200710150323	一种含赤芍提取物的中药颗粒及其制备方法	天津天士力制药股份有限公司
200810052991	一种药物组合物在制备减轻胰岛素抵抗药物中的应用	天津天士力制药股份有限公司
200710123280	一种防己的有效组分及其制备方法	天津天士力制药股份有限公司
200710150073	一种药物组合物在制备改善脑微循环障碍药物中的应用	天津天士力制药股份有限公司
200710150158	一种白鲜皮的有效组分及其制备方法与用途	天津天士力制药股份有限公司
200810052603	巴戟天有效组分及其制备方法	天津天士力制药股份有限公司
200410093887	一种含有何首乌的药物组合物	天津天士力制药股份有限公司
200610014270	含有三七的中药组合物及其制剂	天津天士力制药股份有限公司
200710150074	王不留行有效组分及其制备方法与用途	天津天士力制药股份有限公司
200710150080	诃子有效组分及其制备方法与用途	天津天士力制药股份有限公司
200710150136	王不留行有效组分及其制备方法与用途	天津天士力制药股份有限公司
200710150154	五倍子有效组分及其制备方法与用途	天津天士力制药股份有限公司
200710150155	王不留行有效组分及其制备方法与用途	天津天士力制药股份有限公司
200710150301	一种含知母提取物的中药颗粒及其制备方法	天津天士力制药股份有限公司
200710150303	一种含酸枣仁提取物的中药颗粒及其制备方法	天津天士力制药股份有限公司
200810151480	一种中药组合物在制备降低 PCI 术后炎症反应的药物中的应用	天津天士力制药股份有限公司
200510015721	一种治疗头痛的糖浆剂	天津天士力制药股份有限公司
200610129945	治疗脉管炎的纳米乳剂及其制备方法	天津天士力制药股份有限公司
200610129946	一种脉络宁滴丸及其制备方法	天津天士力制药股份有限公司
200710150071	五味子的有效组分及其制备方法与用途	天津天士力制药股份有限公司
200710150082	一种五倍子的有效组分及其制备方法与用途	天津天士力制药股份有限公司
200710150160	一种白鲜皮的有效组分及其制备方法与用途	天津天士力制药股份有限公司
200710150306	一种含三七提取物的中药颗粒及其制备方法	天津天士力制药股份有限公司
200710150316	一种含黄芪提取物的中药颗粒及其制备方法	天津天士力制药股份有限公司
200710150322	一种含丹参提取物的中药颗粒及其制备方法	天津天士力制药股份有限公司
200810052604	一种艾叶的有效组分及其制备方法	天津天士力制药股份有限公司
200610014192	一种含有红花和人参的药物组合物、制备方法和制剂	天津天士力制药股份有限公司
200610014193	一种含有降香和苏合香的药物组合物、制备方法和制剂	天津天士力制药股份有限公司
200710150137	一种白鲜皮的有效组分及其制备方法与用途	天津天士力制药股份有限公司
200810052431	养血清脑颗粒在制备减少脑梗死区域的药物中的应用	天津天士力制药股份有限公司
200510012276	一种枳壳药材的提取分离方法	天津天士力制药股份有限公司
200510012277	一种丹参药材的提取分离方法	天津天士力制药股份有限公司
200610014194	一种含有丹参和人参的药物组合物、制备方法和制剂	天津天士力制药股份有限公司
200610014205	含有丹参的中药组合物及其制剂	天津天士力制药股份有限公司
200610014273	含有丹参、山楂的中药组合物及其制剂	天津天士力制药股份有限公司
200610065629	一种用于祛痰止咳的滴丸制剂及其制备方法	天津天士力制药股份有限公司
200710150079	一种白头翁的有效组分及其制备方法与用途	天津天士力制药股份有限公司
200510073288	一种治疗头痛的滴丸及其制备方法	天津天士力制药股份有限公司
200710123279	防己有效组分及其制备方法	天津天士力制药股份有限公司
200710150138	一种五倍子的有效组分及其制备方法与用途	天津天士力制药股份有限公司

(续表)

专利号	发明专利名称	专利权人
200610014253	一种含红花治疗心血管疾病的组合物及其制剂	天津天士力制药股份有限公司
200610014262	含丹参、三七、黄芪和苏合香的中药组合物及制剂	天津天士力制药股份有限公司
200610014265	一种含有红花和黄芪的药物组合物、制备方法和制剂	天津天士力制药股份有限公司
200710123281	黄药子有效组分及其制备方法与用途	天津天士力制药股份有限公司
200710150077	五味子有效组分及其制备方法与用途	天津天士力制药股份有限公司
200710150157	诃子有效组分及其制备方法与用途	天津天士力制药股份有限公司
200780022358	颗粒剂的制备方法	天津天士力制药股份有限公司
200810052601	一种白茅根有效组分及其制备方法	天津天士力制药股份有限公司
200910244932	麝香风湿跌打膏	天津同仁堂集团股份有限公司
200910070618	关节炎膏	天津同仁堂集团股份有限公司
200810152346	肾炎康复片的鉴别方法	天津同仁堂集团股份有限公司
201010277045	一种治疗高血脂的中药组合物及其制备方法	天津药业集团新郑股份有限公司
200910229160	一种二氧化硅改性纳米珍珠粉的制备方法	天津兆阳纳米科技有限公司
200910229195	具有回阳祛寒功能的中药口服液及其制备方法	天津中敖生物科技有限公司
200910229197	具有疏风祛湿功能的中药组合物及其制备方法	天津中敖生物科技有限公司
200910229199	具有健胃消食功能的中药组合物及其制备方法	天津中敖生物科技有限公司
200910229196	治疗呼吸道疾病的中药组合物及其制备方法	天津中敖生物科技有限公司
200910312172	一种中药消炎滴丸	天津中天制药有限公司
200610130519	一种疏风镇惊化痰导滞的中药组合物及其制备方法	天津中新药业集团股份有限公司
200610130518	疏风活络止痛利窍的中药组合物及其制备方法	天津中新药业集团股份有限公司
200610130521	一种清肺化痰止咳平喘的中药组合物及其制备方法	天津中新药业集团股份有限公司
200910228644	一种治疗小儿感冒发烧的中药组合物和制备方法	天津中新药业集团股份有限公司达仁堂制药厂
201010107347	一种散风解热的中药组合物及制备方法	天津中新药业集团股份有限公司达仁堂制药厂
200910228639	一种清热解毒利湿化郁的中药组合物及其制备方法	天津中新药业集团股份有限公司达仁堂制药厂
201010107320	一种温补肾阳、化气行水的中药组合物及制备方法	天津中新药业集团股份有限公司达仁堂制药厂
201010107342	一种散风解热的中药组合物和制备方法	天津中新药业集团股份有限公司达仁堂制药厂
200910228636	一种清肺化痰止嗽定喘的中药组合物及其制备方法	天津中新药业集团股份有限公司达仁堂制药厂
201010107329	一种化痰平喘的中药组合物及其制备方法	天津中新药业集团股份有限公司达仁堂制药厂
200910070907	中药制剂保幼化风丹的检测方法	天津中新药业集团股份有限公司达仁堂制药厂
200710060190	一种散风解表清热解毒的中药组合物及其制备方法	天津中新药业集团股份有限公司达仁堂制药厂
201110102602	一种改进清肺消炎水蜜丸干燥的生产方法	天津中新药业集团股份有限公司达仁堂制药厂
200710060522	一种藿香正气软胶囊及其制备方法	天津中新药业集团股份有限公司达仁堂制药厂
200910070397	中药血脂宁丸的鉴别方法	天津中新药业集团股份有限公司达仁堂制药厂
200910070960	中药制剂五仁润肠丸的检测方法	天津中新药业集团股份有限公司达仁堂制药厂
200910071117	中药制剂玉露保肺丸的检测方法	天津中新药业集团股份有限公司达仁堂制药厂
200910071120	中药制剂小儿金丹的检测方法	天津中新药业集团股份有限公司达仁堂制药厂
200810152289	一种牛黄降压丸的含量测定方法	天津中新药业集团股份有限公司达仁堂制药厂
200910070962	中药制剂四红丹的检测方法	天津中新药业集团股份有限公司达仁堂制药厂
201110102603	一种治疗慢性泄泻的中药制剂固肠胶囊的含量检测方法	天津中新药业集团股份有限公司达仁堂制药厂
200910070921	一种治疗便秘的中药制剂麻仁滋脾丸的检测方法	天津中新药业集团股份有限公司达仁堂制药厂
200910070959	中药制剂小儿明目丸的检测方法	天津中新药业集团股份有限公司达仁堂制药厂
200610130690	清眩软胶囊及其制备方法与检测方法	天津中新药业集团股份有限公司达仁堂制药厂
201010109719	一种祛痰止咳平喘的中药组合物及其制备方法	天津中新药业集团股份有限公司第六中药厂
201010109727	一种祛痰止咳平喘的中药组合物及制备方法	天津中新药业集团股份有限公司第六中药厂
200710187897	一种舒肝调气丸	天津中新药业集团股份有限公司乐仁堂制药厂
200810154426	一种治疗胃肠疾病的中药组合物颗粒剂及其制备方法	天津中新药业集团股份有限公司乐仁堂制药厂
200910228623	中药制剂脉络通的检测方法	天津中新药业集团股份有限公司乐仁堂制药厂
200910228627	中药制剂健胃宽胸丸的检测方法	天津中新药业集团股份有限公司乐仁堂制药厂
201010107351	一种温补肾阳、化气行水的中药组合物及其制备方法	天津中新药业集团股份有限公司乐仁堂制药厂
200910228359	中药制剂清热凉血丸的检测方法	天津中新药业集团股份有限公司乐仁堂制药厂
200910228624	中药制剂舒筋定痛片的检测方法	天津中新药业集团股份有限公司乐仁堂制药厂
200810054169	一种治疗腮腺炎的中药复方制剂	天津中新药业集团股份有限公司乐仁堂制药厂
200910228362	一种中药制剂羊痫疯癫丸的检测方法	天津中新药业集团股份有限公司乐仁堂制药厂

（续表）

专利号	发明专利名称	专利权人
200910228363	治疗妇女血亏月经不调的养荣百草丸的检测方法	天津中新药业集团股份有限公司乐仁堂制药厂
200810154414	治疗胃肠疾病中药组合物及其制备方法	天津中新药业集团股份有限公司乐仁堂制药厂
200810154416	治疗胃肠疾病中药组合物及其制备方法	天津中新药业集团股份有限公司乐仁堂制药厂
200910228628	用于健胃消食橘半枳术丸的检测方法	天津中新药业集团股份有限公司乐仁堂制药厂
200810154755	一种含檀香治疗胃肠疾病中药组合物及其制备方法	天津中新药业集团股份有限公司乐仁堂制药厂
200910228364	治疗湿热黄疸的茵陈五疸丸的检测方法	天津中新药业集团股份有限公司乐仁堂制药厂
200910228622	一种中药制剂心脑静片的检测方法	天津中新药业集团股份有限公司乐仁堂制药厂
200910228358	治疗乳疮的乳疮丸的测定方法	天津中新药业集团股份有限公司乐仁堂制药厂
200810154408	一种治疗胃肠疾病的药物组合物及其制备方法	天津中新药业集团股份有限公司乐仁堂制药厂
200810154415	一种治疗胃肠疾病的中药巴布剂及其制备方法	天津中新药业集团股份有限公司乐仁堂制药厂
200810154417	一种治疗胃肠疾病的中药组合物滴丸及其制备方法	天津中新药业集团股份有限公司乐仁堂制药厂
200810154418	一种治疗胃肠疾病的中药贴剂及其制备方法	天津中新药业集团股份有限公司乐仁堂制药厂
200810154419	一种含木香治疗胃肠疾病的中药组合物及其制备方法	天津中新药业集团股份有限公司乐仁堂制药厂
200810154420	一种治疗胃肠疾病的中药凝胶剂及其制备方法	天津中新药业集团股份有限公司乐仁堂制药厂
200810154421	一种治疗胃肠疾病的中药组合物胶囊及其制备方法	天津中新药业集团股份有限公司乐仁堂制药厂
200810154423	一种治疗胃肠疾病的中药软膏剂及其制备方法	天津中新药业集团股份有限公司乐仁堂制药厂
200810154424	一种含麝香治疗胃肠疾病的中药组合物及其制备方法	天津中新药业集团股份有限公司乐仁堂制药厂
200810154425	一种含当归治疗胃肠疾病中药组合物及其制备方法	天津中新药业集团股份有限公司乐仁堂制药厂
200810154427	一种胃肠安丸的质量控制方法	天津中新药业集团股份有限公司乐仁堂制药厂
200810154756	一种治疗胃肠疾病中药组合物片剂及其制备方法	天津中新药业集团股份有限公司乐仁堂制药厂
200810154411	一种含木香治疗胃肠疾病中药组合物及其制备方法	天津中新药业集团股份有限公司乐仁堂制药厂
200810154412	一种含沉香治疗胃肠疾病中药组合物及其制备方法	天津中新药业集团股份有限公司乐仁堂制药厂
200810154413	一种药物组合物在制备降低肠黏膜通透性药物中的应用	天津中新药业集团股份有限公司乐仁堂制药厂
200910244825	藿香正气片的检测方法	天津中新药业集团股份有限公司隆顺榕制药厂
200910228637	一种清肺化痰止嗽定喘的中药组合物及制备方法	天津中新药业集团股份有限公司隆顺榕制药厂
201010104894	清瘟解毒片的检测方法	天津中新药业集团股份有限公司隆顺榕制药厂
201010104921	连翘败毒片的检测方法	天津中新药业集团股份有限公司隆顺榕制药厂
201010104895	通络生乳糖浆中天花粉的鉴别方法	天津中新药业集团股份有限公司隆顺榕制药厂
200810240682	一种从金雀草中提取总异黄酮及其胶囊剂的制备方法	天科仁祥技术(北京)有限责任公司
200810246761	具有化痰止咳作用的中药及其制备方法	天科仁祥技术(北京)有限责任公司
200910079511	一种治疗不孕症的药物组合物及其制备方法	天科仁祥技术(北京)有限责任公司
200810246760	一种治疗乙型肝炎的中药及其制备方法	天科仁祥技术(北京)有限责任公司
200910104535	一种调血脂降血糖的中药组合物及其制备方法	天圣制药集团股份有限公司
201010042031	一种含金针菇多糖和香菇多糖的双菇多糖配制品及其制法和用途	天圣制药集团股份有限公司
200810052598	一种马鞭草的有效组分及其制备方法	天士力制药集团股份有限公司
200710150315	一种含黄杨宁的中药颗粒及其制备方法	天士力制药集团股份有限公司
200810153629	首乌丹参滴丸中天然冰片含量测定方法	天士力制药集团股份有限公司
200810153630	首乌丹参滴丸中丹酚酸 B 含量测定方法	天士力制药集团股份有限公司
200810052995	丹参总酚酸和三七总皂苷的配伍对微循环障碍引发的疾病的预防和治疗	天士力制药集团股份有限公司
200810052605	艾叶有效组分及其制备方法	天士力制药集团股份有限公司
200610016633	龙骨颈椎药物及制备方法	通化神源药业有限公司
200710200304	柴黄软胶囊的检测方法	通化盛和药业股份有限公司
201110099781	一种安神、健脑、强身、抗疲劳药物及制备方法	通化斯威药业股份有限公司
200610109288	谷红控释片及其制备方法	通化特立杰尔医药咨询有限公司
201110048560	蝎毒注射液在治疗癌症中的应用	通化卫京药业股份有限公司
201110051436	一种治疗肝炎疾病的微波协助提取中药制剂的制备方法	通化玉圣药业股份有限公司
201010149151	一种缓解痔疮症状的湿巾及其生产方法	铜陵洁雅生物科技股份有限公司
200910116223	含牡丹叶的清热降火、抗菌消炎袋泡茶及其制作方法	铜陵凯润牡丹生物医药科技有限公司
200910116224	含牡丹叶的降血压、降血脂袋泡茶及其制作方法	铜陵凯润牡丹生物医药科技有限公司
200910116225	含牡丹叶的镇静、安神袋泡茶及其制作方法	铜陵凯润牡丹生物医药科技有限公司
200910116220	含牡丹叶的抗辐射袋泡茶及其制作方法	铜陵凯润牡丹生物医药科技有限公司
200910116226	含牡丹叶的提高免疫力袋泡茶及其制作方法	铜陵凯润牡丹生物医药科技有限公司
201010143026	一种治疗高血糖的中药组合物及其制备方法	铜陵市维新投资咨询有限公司

（续表）

专利号	发明专利名称	专利权人
201010143027	一种治疗糖尿病的中药组合物及其制备方法	铜陵市维新投资咨询有限公司
201110034295	一种具有缓解视疲劳功能的中药组合物及其制备方法	完美(中国)有限公司
201110034107	一种具有缓解体力疲劳功能的中药组合物及其制备方法	完美(中国)有限公司
200910185120	银杏叶提取物除铅方法	皖南大鹏天然产物有限公司
200910307717	治疗心脑血管疾病的天参通脉颗粒	威海东宝制药有限公司
201010222498	营养胰岛、降低血糖、调节血压血脂的制剂及其制备方法	威海康宝生物科技开发有限公司
201010570060	一种养肝护肝的无花果制剂	威海新异生物科技有限公司
200910265832	具有抗氧化与护肝功能的混合物及其制造方法	味全食品工业股份有限公司
201010190793	天然中草药香味成分的提取方法及其提取物的应用	无锡华海香料有限公司
200810240125	一种治疗上呼吸道感染的配方及其应用	无锡济民可信山禾药业股份有限公司
200910186698	一种醒脑静注射液的检测方法	无锡济民可信山禾药业股份有限公司
200910186792	一种治疗软组织急性损伤的组合物及其应用	无锡济民可信山禾药业股份有限公司
201010227504	口腔吸收固体能量泡腾制剂	无锡健而乐医药科技有限公司
201010227505	口腔吸收固体戒烟泡腾制剂	无锡健而乐医药科技有限公司
200910027732	一种治疗糖尿病和高血脂的中药	无锡康莱宝生物科技有限公司
201010109621	一种具有增强免疫功能的中草药组合物	无限极(中国)有限公司
200910185588	香砂养胃软胶囊的制备方法	芜湖绿叶制药有限公司
200910116218	一种补肾、健心脾、增强人体机能的中药及其制备方法	芜湖张恒春药业有限公司
200810048213	银杏叶提取物缓释微丸及其制备方法	武汉爱民制药有限公司
201110430982	一种制备牛胆结石的方法	武汉大鹏药业有限公司
201110003489	一种治疗前列腺疾病的中药制剂-牛黄前列康栓及其制备方法	武汉大鹏药业有限公司
200910272758	一种能改善眼底和视网膜微循环病变及修复眼部病变损伤的制剂及其制备方法	武汉代代木生物科技有限公司
201010148507	一种清肾毒,强健五脏六腑,增强体质延缓衰老的制剂及其制备方法	武汉枫叶红生物科技有限公司
201010291697	骨肽注射液的制备方法	武汉华龙生物制药有限公司
201010291699	小牛血去蛋白提取物的制备方法	武汉华龙生物制药有限公司
201010147918	一种枯草芽胞杆菌及1万亿活芽胞每克枯草芽胞杆菌原粉的制备方法	武汉科诺生物科技股份有限公司
200910063822	一种地衣芽胞杆菌及原药的制备方法	武汉科诺生物科技股份有限公司
201010028955	一种能补肝肾、益精血、抗疲劳的复方虫草制剂及其制备方法	武汉名实药业有限责任公司
201110031764	一种口腔炎症性疾病的口腔喷剂及其制备方法	武汉耦合医学科技有限责任公司
201110031254	一种口腔干燥症凝胶医疗用品及其制备方法	武汉耦合医学科技有限责任公司
200810177562	田基黄复方制剂及其制备方法和应用	武汉施瑞福生物技术有限公司
201110207780	一种能调压、调脂,改善动脉硬化、冠心病、脑栓塞的红曲复方制剂	武汉小扁鹊生物技术有限公司
201110165871	一种肉苁蓉保鲜方法	武威市医药有限责任公司
200610032877	华蟾素注射乳剂及其制备方法	西安安健药业有限公司
201110287003	一种和血明目中药组合物及其制备方法	西安碑林药业股份有限公司
201110288710	一种用于凉血止血、滋阴化瘀、养肝明目的中药组合物及其制备方法	西安碑林药业股份有限公司
200910243072	一种治疗增生性玻璃体视网膜病变的中药	西安碑林药业股份有限公司
201110200139	一种前列通瘀片的制备工艺	西安大唐制药集团有限公司
201010287209	治疗崩漏、消化道出血及创伤性出血的中药及制备方法	西安千禾药业有限责任公司
200810150515	一种治疗乳腺疾病的中药	西安三八妇乐健康产业有限公司
200910021259	一种治疗阳痿早泄的中药组合物	西安天一制药有限责任公司
201010598689	治疗外阴白斑外阴顽固性瘙痒的抗菌洗剂及其制备方法	西安万和医药科技有限公司
201110102641	用于治疗胃炎的中药分散片及其制备方法	西安兆兴制药有限公司
200910311049	薏参含片及其制备方法	西安兆兴制药有限公司
200910024226	一种乳酸菌阴道胶囊及其制备方法	西安正浩生物制药有限公司
201010610965	用于止痛消肿的青鹏喷射制剂及其制备方法	西藏奇正藏药股份有限公司
201010241409	一种具有抗炎镇痛作用的药物组合物及其制备方法和用途	西藏奇正藏药股份有限公司
201010275547	一种具有抗炎镇痛作用的药物组合物及其制备方法和用途	西藏奇正藏药股份有限公司
201010241162	一种具有抗炎镇痛作用的药物组合物及其制备方法和用途	西藏奇正藏药股份有限公司
201010231328	抗炎镇痛或抗炎免疫药物组合物及其制备方法和用途	西藏奇正藏药股份有限公司
201010231331	抗炎镇痛药物组合物及其制备方法和用途	西藏奇正藏药股份有限公司
201010241165	一种具有抗炎镇痛作用的药物组合物及其制备方法和用途	西藏奇正藏药股份有限公司

（续表）

专利号	发明专利名称	专利权人
201010610984	一种用于止痛消肿的青鹏涂膜剂及其制备方法	西藏奇正藏药股份有限公司
201010275550	一种具有抗炎镇痛作用的药物组合物及其制备方法和用途	西藏奇正藏药股份有限公司
201010221363	一种抗炎镇痛药物组合物及其制备方法和用途	西藏奇正藏药股份有限公司
201010275556	一种具有抗炎镇痛作用的药物组合物及其制备方法和制备药物的用途	西藏奇正藏药股份有限公司
201010593708	一种藏药组合物在制备戒酒药物中的应用	西藏奇正藏药股份有限公司
201010611981	一种用于止痛消肿的青鹏口服制剂及其制备方法	西藏奇正藏药股份有限公司
201010611967	一种用于止痛消肿的青鹏酒剂或酊剂及其制备方法	西藏奇正藏药股份有限公司
201010611969	一种用于止痛消肿的青鹏散剂或颗粒剂及制备方法	西藏奇正藏药股份有限公司
201010612070	一种用于止痛消肿的青鹏露剂及其制备方法	西藏奇正藏药股份有限公司
201010611966	一种用于止痛消肿的青鹏鼻用制剂及其制备方法	西藏奇正藏药股份有限公司
201010612067	一种用于止痛消肿的青鹏膏药及其制备方法	西藏奇正藏药股份有限公司
201010612076	一种用于止痛消肿的青鹏搽剂或洗剂及其制备方法	西藏奇正藏药股份有限公司
201010593686	一种藏药组合物在制备治疗脑供血不足药物中的应用	西藏奇正藏药股份有限公司
201110020831	一种功能青稞红曲茶及其制备方法	西藏月王生物技术有限公司
201110022281	一种治疗胃溃疡的药物	西双版纳版纳药业有限责任公司
200710118548	脑肽及其制备方法及其用途	锡林郭勒盟鑫泰生物制品有限责任公司
201010552051	一种治疗妇科炎症的药物及其制备方法	厦门金日制药有限公司
200810071729	一种具有抗辐射及改善皮肤水分作用的组合物	厦门金日制药有限公司
200810044049	一种治疗咳嗽的植物提取物、药物组合物及其制备方法	湘北威尔曼制药股份有限公司
200710041068	治疗肝病的药物组合物及其用途	湘北威尔曼制药股份有限公司
200610025401	巴西苏木素类化合物在制备抗肿瘤药物中的用途	湘北威尔曼制药股份有限公司
200810072824	从甘草渣中生产光甘草定的方法	新疆富沃药业有限公司
200910113415	芳香新塔花提取物及其生产方法和心血管药物的应用	新疆科宇科技有限公司
201110103676	一种复方银翘氨敏胶囊组合物	新疆全安药业有限公司
200610147972	一种洋地黄提取物及其制备方法	信谊药厂
200510030723	含玻璃酸钠的治疗眼底黄斑变性的眼用制剂及其制备方法	信谊药厂
200510080493	一种从银杏叶提取物中脱除多环芳烃的生产工艺	徐州技源天然保健品有限公司
201010622038	一种复方银杏叶胶囊、片剂配制方法	徐州银杏源生物工程有限公司
201110124435	通痹中药及其制备方法	烟台渤海制药集团有限公司
201110124452	一种治疗痛经和月经不调的中药制剂的制备方法	烟台渤海制药集团有限公司
200910135849	治疗痔疮的药物及其制备方法	烟台荣昌制药股份有限公司
200810051232	一种人参超浓缩液的提取方法	延边特产实业有限公司
200710191922	一种银杏叶提取物及其制备方法	扬子江药业集团有限公司
200810182239	一种从独一味中同时制备高纯度5-羟基-独一味素A苷和独一味素A苷提取物的方法	扬子江药业集团有限公司
201010564394	一种暖胃舒乐片的制备方法	杨凌无为制药集团有限公司
201010257219	黄芪提取物的制备方法	药都制药集团股份有限公司
200610127042	真菌免疫调节蛋白之用途	益生生技开发股份有限公司
200910137669	真菌免疫调节蛋白之用途	益生生技开发股份有限公司
201110108634	苦水玫瑰油软胶囊	永登苦水兴顺玫瑰花有限公司
200910134129	用于辅助B型肝炎药物治疗效果的组合物	远东生物科技股份有限公司
201010230803	小儿氨酚黄那敏口服溶液组方及其制备方法	岳阳新华达制药有限公司
201010233165	银杏叶提取物注射液的制备方法及其银杏叶提取物注射液	悦康药业集团有限公司
200810233795	一种治疗妇科疾病的药物组合物	云南白药集团股份有限公司
201010249068	水凝胶贴剂及其制备方法	云南白药集团无锡药业有限公司
201010133291	消结安制剂的质量检测及含量测定方法	云南良方制药有限公司
201010154700	一种茶精华素软胶囊及其制备方法	云南龙润茶业集团有限公司
201010548322	一种雨生红球藻提取物制剂、其制备方法和用途	云南绿A生物工程有限公司
201010237626	治疗心血管疾病的滴丸剂及制备方法	云南名扬药业有限公司
201010192182	一种用于戒毒的药物组合物	云南明镜亨利制药有限公司
200910261202	灵丹草油提取物、其制备方法、药物组合物及用途	云南盘龙云海药业有限公司
201110230107	蜚蠊提取物及所制备的口腔护理组合物及制备方法和应用	云南省腾冲制药厂
200910094977	一种治疗慢性支气管炎的中药组合物及其制备方法	云南永孜堂制药有限公司

（续表）

专利号	发明专利名称	专利权人
200910218363	茯苓与蛹虫草固体共发酵提高主要药用成分的方法	云南云百草生物技术有限公司
201110024222	一种黄花败酱浸膏的制备方法	云南云河药业有限公司
201010555272	一种复方龙血竭制剂及其制备方法	云南云河药业有限公司
201110024214	一种用于健胃消食的药物组合物	云南云河药业有限公司
201110092025	一种具有抗菌药理活性的三七提取物及其制备方法与应用	云南云科药业有限公司
200810233775	一种三七总皂苷的提纯方法	云南云科药业有限公司
201110181104	一种药物组合物及制剂及在治疗冠心病、心绞痛中的应用	云南云药科技股份有限公司
200810058426	云南红药提取物及其提取方法和应用	云南植物药业有限公司
201110039788	一种连续逆流超声提取结合膜技术提取三七总皂苷的方法	云南植物药业有限公司
200810212253	治疗糖尿病的纯天然药物	湛江市贤博科技有限公司
200810212256	一种治疗艾滋病的纯天然药物	湛江市贤博科技有限公司
200810212254	具有多种功能治疗癌症的纯天然药物	湛江市贤博科技有限公司
200810212255	治疗地中海贫血的纯天然药物	湛江市贤博科技有限公司
200810047777	抗对虾白斑综合症病毒重组伤寒沙门氏菌株及制备和用途	湛江肽源生物工程有限公司
201010126293	一种治疗风热感冒的中药组合物片剂的制备方法	漳州片仔癀药业股份有限公司
201010112522	归脾颗粒的检测方法	浙江爱生药业有限公司
200710200023	治疗妇科疾病的胶囊剂及其制备方法和检验方法	浙江大德药业集团有限公司
200810062672	粉末包衣制备养血当归胶囊的方法	浙江康恩贝制药股份有限公司
200810062671	止痛消炎凝胶及其制备方法	浙江康恩贝制药股份有限公司
200710153856	一种润肠软胶囊及其制备方法和用途	浙江康莱特集团有限公司
200910155281	一种铁皮石斛花挥发油的提取方法	浙江森宇实业有限公司
200910101997	一种铁皮石斛多糖含片及其制备方法	浙江森宇实业有限公司
200710302093	一种葡菊胶囊及其制备方法	浙江省中药研究所有限公司
200810162401	一种治疗糖尿病的中药及制备方法	浙江省中药研究所有限公司
201110129780	复方藤梨根中药组合物、制备方法及其用途	浙江思贤制药有限公司
201010158818	五苓胶囊及其制备方法	浙江泰康药业集团新余制药有限公司
201010197363	利用铁皮石斛花制备的预防治疗高血压中风的药及方法	浙江天皇药业有限公司
200910165837	一种血脂灵片的制备方法及制得的产品	浙江天一堂集团有限公司
200810130924	千层塔控释片及其制造方法	浙江万邦药业股份有限公司
201110234052	一种降脂灵分散片及其制备工艺	浙江维康药业有限公司
200910143992	用于提高生殖能力的药物组合物及其制备方法和应用	浙江医药股份有限公司新昌制药厂
200810127095	一种胆乐胶囊的质量控制方法	浙江永宁药业股份有限公司
200910155911	制备单核细胞型干细胞的方法及应用	浙江中赢控股集团有限公司
201010129027	营养组合物在制备恢复线粒体损伤药物中的应用	珍奥集团股份有限公司
201010129030	营养组合物在制备促进肝脏干细胞增殖药物中的应用	珍奥集团股份有限公司
201010129033	营养组合物在制备恢复错配修复基因损伤药物中的应用	珍奥集团股份有限公司
200710120048	一种丹参丹酚酸 A 的注射制剂及其制备方法	正大青春宝药业有限公司
200810061462	一种丹酚酸 B 的提取方法	正大青春宝药业有限公司
200910155685	一种龙脑苷在控制参麦注射液质量时的用途	正大青春宝药业有限公司
200810141295	一种博落回注射液及其制备方法	郑州后羿制药有限公司
200910165039	一种仿沉香油以及具有舒心功效的中药精油和香薰制品	中山市中南烛业有限公司
200910165042	一种复方抑菌油以及具有抑菌功效的中药精油和香薰制品	中山市中南烛业有限公司
201010547776	一种石歧外感中药饮料	中山市中智药业集团有限公司
201010547769	一种石歧外感中药无糖颗粒	中山市中智药业集团有限公司
201010547778	一种石歧外感中药片剂	中山市中智药业集团有限公司
201010203067	一种骨刺消痛胶囊的生产方法	中山市中智制药有限公司
200910211420	中药组合物颗粒剂及其制备方法	中山市中智中药饮片有限公司
201110150775	用于治疗因细菌病毒引起的流感或高热症状的药物组合物	重庆巴仕迪动物药业有限公司
201010604155	一种水蛭为原料的肠溶片	重庆多普泰制药有限公司
201010604136	一种治疗冠心病、心绞痛的药物组合物	重庆多普泰制药有限公司
201010595610	一种水蛭为原料的肠溶胶囊的制备方法	重庆多普泰制药有限公司
200510021729	一种对抗细胞色素氧化酶 P450 抑制剂的药物组合物及其用途	重庆莱美药业股份有限公司
201010561079	治疗胃肠道痉挛的中药制剂	重庆灵方生物技术有限公司

（续表）

专利号	发明专利名称	专利权人
200910191548	金茵利胆药物及其制备方法和质量控制方法	重庆赛诺生物药业股份有限公司
201110138580	水蛭结肠靶向口服制剂及其制备方法	重庆时珍阁普生药业有限公司
201110159260	加味脉血康制剂、肠溶制剂及其制备方法和用途	重庆时珍阁普生药业有限公司
201010042006	续断和黄芪的活性提取物组合物及其在医药方面的应用	重庆天生药业有限公司
200910087106	一种治疗妇科功血疾病的中药组合物、其制备方法以及其胶囊剂的质量控制方法	株洲千金药业股份有限公司
201110292772	一种活血止痛的中药制剂及其制备方法	珠海安生凤凰制药有限公司
200910172851	一种降血糖的药物	珠海恩诏尔生物科技有限公司
200910038392	一种分离的副溶血弧菌噬菌体及其在杀菌和防菌中的应用	珠海市晋平科技有限公司
200810008028	药物组合物	涿州东乐制药有限公司
200910020438	一种肠道缓释控释胶囊	淄博开发区亚大制药有限责任公司
201010531395	治疗肝胃不和型胸胁胀痛的药物	左权县蓝天中药科技开发有限公司
200910075214	降脂排毒汤	左权县蓝天中药科技开发有限公司
201010525716	治疗中心性浆液性视网膜脉络病变的药物	左权县蓝天中药科技开发有限公司
2　**专利权人为国内研究所**		
201010171738	一种吴茱萸总生物碱新的医药用途	安徽省药物研究所
201010501159	一种治疗癌症的药物组合物	北海市生化调控药物研究所
200710100284	一种栀子总苷提取物及其制备方法	北京本草天源药物研究院
200710090922	一种含有丹参丹酚酸 A 的口服药物组合物的制备方法	北京本草天源药物研究院
200710121916	含有杂质人参皂苷 Rd 的人参皂苷 Rb1	北京本草天源药物研究院
200810114849	用于预防出生缺陷和改善记忆的药物组合物	北京冠五洲生物科学研究院
200810223883	用于预防出生缺陷并且改善记忆的药物组合物	北京冠五洲生物科学研究院
200810222906	用于预防出生缺陷并能改善记忆的药物组合物	北京冠五洲生物科学研究院
200810223147	用于预防出生缺陷并且改善记忆的药物组合物	北京冠五洲生物科学研究院
200810223148	用于预防出生缺陷并且改善记忆的药物组合物	北京冠五洲生物科学研究院
200810222855	用于预防出生缺陷和改善记忆的药物组合物	北京冠五洲生物科学研究院
200810222908	用于预防出生缺陷并改善记忆的药物组合物	北京冠五洲生物科学研究院
200810222592	用于预防出生缺陷并能改善记忆的药物组合物	北京冠五洲生物科学研究院
200810222710	用于预防出生缺陷并且改善记忆的药物组合物	北京冠五洲生物科学研究院
200810222910	用于预防出生缺陷并改善记忆的药物组合物	北京冠五洲生物科学研究院
200810222928	用于预防出生缺陷和改善记忆的药物组合物	北京冠五洲生物科学研究院
200810223119	用于预防出生缺陷并改善记忆的药物组合物	北京冠五洲生物科学研究院
200810223133	用于预防出生缺陷及改善记忆的药物组合物	北京冠五洲生物科学研究院
200810223176	用于预防出生缺陷与改善记忆的药物组合物	北京冠五洲生物科学研究院
200810223180	用于预防出生缺陷和改善记忆的药物组合物	北京冠五洲生物科学研究院
200810223841	用于预防出生缺陷和改善记忆的药物组合物	北京冠五洲生物科学研究院
200810224066	用于优生优育预防出生缺陷与改善记忆的药物组合物	北京冠五洲生物科学研究院
200810224224	用于优生优育预防出生缺陷并且改善记忆的药物组合物	北京冠五洲生物科学研究院
200810112226	用于优生优育预防出生缺陷和改善记忆的药物组合物	北京冠五洲生物科学研究院
200810112301	用于优生优育预防出生缺陷和改善记忆的药物组合物	北京冠五洲生物科学研究院
200810119896	用于预防出生缺陷及改善记忆的药物组合物	北京冠五洲生物科学研究院
200810222593	用于预防出生缺陷并能改善记忆的药物组合物	北京冠五洲生物科学研究院
200810222595	用于预防出生缺陷并能改善记忆的药物组合物	北京冠五洲生物科学研究院
200810222857	用于预防出生缺陷和改善记忆的药物组合物	北京冠五洲生物科学研究院
200810222904	用于预防出生缺陷并能改善记忆的药物组合物	北京冠五洲生物科学研究院
200810222905	用于预防出生缺陷并能改善记忆的药物组合物	北京冠五洲生物科学研究院
200810222909	用于预防出生缺陷并改善记忆的药物组合物	北京冠五洲生物科学研究院
200810222911	用于预防出生缺陷并改善记忆的药物组合物	北京冠五洲生物科学研究院
200810222912	用于预防出生缺陷并改善记忆的药物组合物	北京冠五洲生物科学研究院
200810222913	用于预防出生缺陷并且改善记忆的药物组合物	北京冠五洲生物科学研究院
200810222919	用于预防出生缺陷并改善记忆的药物组合物	北京冠五洲生物科学研究院
200810223120	用于预防出生缺陷并改善记忆的药物组合物	北京冠五洲生物科学研究院
200810223159	用于预防出生缺陷并能改善记忆的药物组合物	北京冠五洲生物科学研究院

（续表）

专利号	发明专利名称	专利权人
200810223165	用于预防出生缺陷与改善记忆的药物组合物	北京冠五洲生物科学研究院
200810223175	用于预防出生缺陷与改善记忆的药物组合物	北京冠五洲生物科学研究院
200810223177	用于预防出生缺陷与改善记忆的药物组合物	北京冠五洲生物科学研究院
200810222907	用于预防出生缺陷并改善记忆的药物组合物	北京冠五洲生物科学研究院
200810223162	用于预防出生缺陷并能改善记忆的药物组合物	北京冠五洲生物科学研究院
200810222598	用于预防出生缺陷并能改善记忆的药物组合物	北京冠五洲生物科学研究院
200810222901	用于预防出生缺陷并能改善记忆的药物组合物	北京冠五洲生物科学研究院
200810222902	用于预防出生缺陷并能改善记忆的药物组合物	北京冠五洲生物科学研究院
200810222903	用于预防出生缺陷并能改善记忆的药物组合物	北京冠五洲生物科学研究院
200810222914	用于预防出生缺陷并改善记忆的药物组合物	北京冠五洲生物科学研究院
200810223161	用于预防出生缺陷并能改善记忆的药物组合物	北京冠五洲生物科学研究院
200810223163	用于预防出生缺陷并能改善记忆的药物组合物	北京冠五洲生物科学研究院
200810106291	用于优生优育预防出生缺陷和改善记忆的药物组合物	北京冠五洲生物科学研究院
200810114230	用于预防出生缺陷及改善记忆的药物组合物	北京冠五洲生物科学研究院
200810106287	用于预防出生缺陷和改善记忆的药物组合物	北京冠五洲生物科学研究院
200810106296	用于预防出生缺陷并改善记忆的药物组合物	北京冠五洲生物科学研究院
200610138309	治疗高脂血症的制剂及其制法	北京奇源益德药物研究所
201110099913	用于血瘀体质的人缓解其症状的中药制剂及其制备方法和应用	北京身心康国际中医研究院
201110099949	用于气郁、痰湿体质人缓解两胁部胀痛症状的中药制剂及其制备方法和应用	北京身心康国际中医研究院
201110099932	用于阳虚、痰湿体质人祛风除湿、通络止痛的中药制剂及其制备方法和应用	北京身心康国际中医研究院
201110099918	用于气郁体质、痰湿体质人行气活血、软坚散结的中药制剂及其制备方法和应用	北京身心康国际中医研究院
201110099956	用于气虚体质人调节脾胃虚弱的中药制剂及其制备方法和应用	北京身心康国际中医研究院
201110099922	用于阴虚体质人缓解津液不足症状的中药制剂及其制备方法和应用	北京身心康国际中医研究院
201110099908	用于气郁、血瘀体质人祛湿活血、软坚散结的中药制剂及其制备方法和应用	北京身心康国际中医研究院
201010553714	用于抑菌的药物组合物及其制备方法和应用	北京市水产科学研究所
200910250138	一种治疗由甲型 H1N1 等流感病毒引起的流感的中药	北京市卫生局临床药学研究所
200610059821	一种用于治疗胃肠疾病的中药制剂及其制备方法	北京因科瑞斯生物制品研究所
200610001732	一种治疗妇科疾病的保妇康凝胶及其制备方法	北京因科瑞斯生物制品研究所
200610165847	一种治疗肝病的药物	北京因科瑞斯生物制品研究所
201010533520	北虫草寡肽组合物及其制备方法和使用	北京中生奥普寡肽技术研究所
200810118142	一种药物组合物	北京卓越同创药物研究院
200810118143	一种药物组合物	北京卓越同创药物研究院
200810103277	一种中药制剂及其制备方法	北京卓越同创药物研究院
200810113679	一种具有降血糖作用的药物制剂及其制备方法	北京卓越同创药物研究院
200810105389	一种中药制剂及其制备方法	北京卓越同创药物研究院
200810106428	一种二醇皂苷中药制剂及其制备方法	北京卓越同创药物研究院
200810098712	诱导免疫细胞产生干扰素和活化 TOLL 样受体的中草药萃取物及其制备方法	财团法人工业技术研究院
200910006596	抗 C 型肝炎的植物萃取组合物	财团法人工业技术研究院
200910006597	治疗 C 型肝炎的医药组合物	财团法人工业技术研究院
200610067939	抑制自由基的中草药组合物	财团法人工业技术研究院
200810001091	用于治疗类风湿性关节炎的植物萃取物	财团法人生物技术开发中心
200910119464	小桑树的萃取物及 Kuwanon H 化合物的抗菌用途	财团法人医药工业技术发展中心
201010605458	一种治疗肿瘤的中药	昌图县肿瘤研究所
201010141970	抗蝰蛇蛇毒冻干血清及制备方法	成都军区疾病预防控制中心军事医学研究所
201010179174	一种中国陆生常见蝰科蛇毒多价抗血清的制备方法及用法	成都军区疾病预防控制中心军事医学研究所
200910059290	一种治疗烧烫伤的特效药物及其制备方法	成都市飞龙水处理技术研究所
200910059518	一种治疗脚气的药物及其制备方法	成都市飞龙水处理技术研究所
201110125882	一种清热解毒注射液及其制备方法	成都市农林科学院
201110067691	一种预防和治疗冠心病与心绞痛的中药合方制剂及其制备方法	承德医学院中药研究所
201010592916	一种中药提取过程中的在线检测方法与装置	东莞广州中医药大学中医药数理工程研究院
200810218458	防治 2 型糖尿病的药物组合及制备方法	东莞广州中医药大学中医药数理工程研究院

（续表）

专利号	发明专利名称	专利权人
200810171952	一种提取和纯化虫草素的方法以及制备虫草素干粉的方法	东莞市生物技术研究所
201110043487	一种冬虫夏草菌丝体固体发酵提取物及其在制备抗疲劳产品的应用	广东省微生物研究所
201010526431	一种白木香果皮提取物及其制备方法和用途	广东省微生物研究所
201010113507	具有抗疲劳作用的菌物复合剂	广东省微生物研究所
201010143894	番茄水溶性皂苷提取物、其制备方法及其应用	广西壮族自治区中国科学院广西植物研究所
201110065948	治疗痛风的药物及其制备方法	广西壮族自治区中医药研究院
201110201221	具有抑制α-葡萄糖苷酶活性的组合物及其制备方法	贵州省中国科学院天然产物化学重点实验室
201110079359	一种刺参拮抗菌及其应用	国家海洋局第一海洋研究所
201010571561	从拐枣中提取解酒毒物质的方法	杭州市农业科学研究院
200910144923	一种治疗心动过缓的植物提取物	合肥恒星药物研究所
201010262743	一种治疗胃病的药物	河南大学消化病研究所
201010262756	一种治疗骨伤的药物	河南大学消化病研究所
200910064284	一种治疗骨伤病的中药乳膏及制备方法	河南省正骨研究院
201110235969	消肿散瘀贴的制备方法	黑龙江省中医研究院
201010122066	一种补钙制剂	黑龙江省中医研究院
201110006184	一种治疗痛风的中药制剂及其制备方法	湖南省药物安全评价研究中心
200910043894	中药超微配方颗粒的制备方法	湖南省中医药研究院
200910218137	一种治疗慢性肾衰竭的中药组合物的制备方法	吉林省现代中药研究开发中心
200810051251	蜂胶黄酮及其制备方法和在治疗糖尿病中的用途	吉林省中医药科学院
201110094140	一种用于治疗妇科炎症的药物组合物及其制备方法	吉林省中医药科学院
200610017237	人参糖肽的制备方法、药物制剂及医药用途	吉林省中医中药研究院
200910263295	一种产肠毒素性大肠杆菌的噬菌体 EK99-C 及其应用	江苏省农业科学院
200910232357	一种甘薯叶抗氧化活性提取物的制备方法	江苏省农业科学院
201010607483	一种枇杷叶总三萜酸提取物的制备方法	江苏省中国科学院植物研究所
200910032916	可塑性外用脐贴膏、其制备方法及可塑性小儿腹泻脐贴膏及其制备方法	江苏省中医药研究院
201010603281	一种含钩藤具有抗衰老作用的组合物	江苏省中医药研究院
200910027826	具有抗肺癌作用的药物组合物的制备方法	江苏省中医药研究院
200910027230	具有抗肿瘤活性的灵芝子实体提取物及其制备方法	江苏省中医药研究院
200910031997	灵芝三萜提取物的自微乳化纳米组合物及其制备方法	江苏省中医药研究院
200610139127	一种治疗慢性肾功能衰竭的药物及其制备方法	江西省药物研究所
200810136181	一种升高白细胞的中药复方药物	江西省药物研究所
200910163218	中药材土千年健在制药中的新应用	昆明贝叶傣医药研究所
200810228564	一种抗失眠的药物及其制备方法	辽宁省中医药研究院
201010184881	一种用于治疗偏头痛风瘀证的药物及其制备工艺	辽宁省中医药研究院
200810228876	一种治疗急性炎症的药物及其制备方法	辽宁省中医药研究院
201010184885	用于治疗痰浊瘀阻证引起的高血脂症药物及其制备工艺	辽宁省中医药研究院
200810084663	一种治疗肺结核的蒙药及其制备方法	内蒙古蒙药技术研究工程中心
200910094074	茶褐素在制药中的应用	普洱茶研究院
200810134822	板栗种仁醇提取物作为抗炎药物的使用方法	迁西县板栗产业研究发展中心
201010292746	一种海参用复方免疫增强剂及其制备方法	山东省海水养殖研究所
201110142708	一种治疗儿童多动症的金针菇口服液	山东省农业科学院农产品研究所
201110130529	一种治疗宫颈糜烂的宫颈缓释药栓及其制备方法	山东省医疗器械研究所
200610068983	一种抗癌化合物、该化合物的提取方法、含有该化合物的组合物、及其在制药中的应用	山东省医学科学院药物研究所
200910019726	一种用于阿尔茨海默氏症的中药组合物及其制备方法	山东省医药工业研究所
201010166168	一种用于治疗高泌乳素血症的药物及其制备方法	山东省医药工业研究所
201110163128	一种补铁补血的中药复方制剂及其制备方法	山东省中医药研究院
201010127218	种治疗焦虑症的中药制剂	山东省中医药研究院
201110146238	一种治疗慢性肝胆炎的中药制剂	山东省中医药研究院
201010559672	一种中药组合物及其制备方法和应用	山东省中医药研究院
201110005242	一种桂枝茯苓微丸的制备方法	山东省中医药研究院
201010525403	一种治疗产后缺乳的中药及其制备方法	山东省中医药研究院
201010509858	一种抗骨质疏松的中药制剂及其制备方法	山东省中医药研究院

（续表）

专利号	发明专利名称	专利权人
201010116338	一种蜜炙甘草的炮制方法	山东省中医药研究院
201010171954	一种治疗银屑病的中药及其制备方法和检测方法	山东省中医药研究院
201110047666	一种具有保肝利胆作用的中药提取物混合制剂及其应用	山东省中医药研究院
201110024451	一种防治血管性痴呆的中药	山东省中医药研究院
200910075229	一种具有调节血糖功能的食品及其制备方法	山西广济中医糖尿病防治研究所
200810080185	苦参生物碱的络合萃取剂及其萃取方法	山西省农业科学院农产品加工研究所
201110048889	一种治疗2型糖尿病胰岛素抵抗的药物	山西省中医药研究院
201010509691	一种天麻与卵磷脂的组合物及其制备方法	陕西新药技术开发中心
201110188612	一种济川大滴丸的制备方法	陕西中药研究所
200710041320	一种治疗软组织损伤的外用药物及其制备方法	上海方心科技研究所
200710045477	一种中药组合物及其制备方法和用途	上海市计划生育科学研究所
200710043634	一种预防和治疗前列腺炎穴位缓释贴片及其制品、制备方法和用途	上海市肿瘤研究所
200810036936	两种甾醇衍生物及其分离提取方法和在防治前列腺增生疾病中的应用	上海医药工业研究院
200910045869	一种石菖蒲提取物、含其药物组合物及其制备方法和应用	上海医药工业研究院
200610148301	一种藁本内酯的制备方法	上海医药工业研究院
200810201016	一种石菖蒲提取物及其制备方法和应用	上海医药工业研究院
200810033907	制备泽拉木醛的方法	上海医药工业研究院
200810202734	一种蟾酥纳米长循环脂质体及其制备方法	上海医药工业研究院
200710170657	豨莶草叶提取物、其制备方法及其应用	上海医药工业研究院
200810040443	夏天无总生物碱酸盐冻干物的制备方法及所得冻干物的应用	上海医药工业研究院
200810036933	一种多羟基长链脂肪酸及其分离提取方法和在抑制芳香化酶活性中的应用	上海医药工业研究院
200810036934	一种长链脂肪酸的糖醇酯及其分离提取方法和在抑制芳香化酶活性中的应用	上海医药工业研究院
200610030860	积雪草总苷局部成膜凝胶组合物及其应用	上海医药工业研究院
201010222272	坚龙胆和关龙胆药材的鉴别方法	上海中药标准化研究中心
200910247876	秦艽药材的鉴别方法	上海中药标准化研究中心
200810216815	用于治疗慢性咽炎的药物组合物的制备方法	深圳清华大学研究院
200910161444	一种治疗小儿反复感冒的中药组合物	四川省天然药物研究所
201110026124	连荚总碱胃滞留系统及其制备方法和应用	四川省中医药科学院
201110089276	具有清热泻火解毒和化瘀凉血止血功效的药物制剂	四川省中医药科学院
201010503887	用于防治糖尿病并发症的药物组合物及其制备方法	四川省中医药科学院
200910059894	防治肝损伤的药物组合物	四川省中医药科学院
201110009037	治疗心脑血管疾病的药物组合物及制备方法	四川省中医药科学院
200910265019	补肾强心，化瘀通络的中药	四川省中医药科学院中医研究所
201010113970	治疗痔疮的中药植入剂及其生产方法	四川省中医药科学院中医研究所
200610022184	灵芝液体发酵物、含该发酵物的组合物及制备方法和用途	四川省中医药研究院
200910186880	沙苑子总黄酮提取物在制备防治肺纤维化药物中的应用	苏州中药研究所
201010106231	花锚提取物及其制备方法、药物组合物和用途	天津药物研究院
200910069154	独一味总苷在制备药物中的用途	天津药物研究院
201010173831	治疗糖尿病肾病的中药复方制剂及其制备方法	天津药物研究院
201010293269	一种治疗呼吸道感染性疾病的中药复方制剂及其制备方法	天津药物研究院
200910244872	一种治疗糖尿病肾病的中药组合物、制剂及其制备方法	天津药物研究院
200710151003	用于治疗肾虚的中成药滴丸、其制备方法及用途	天津药物研究院
200610013727	一种治疗心脑血管病的药物组合物及其制剂	天津药物研究院
200910068386	一种祖师麻总香豆素提取物的制备方法和含量测定方法	天津药物研究院
200810152101	一种治疗类风湿性关节炎的药物组合物及其制剂	天津药物研究院
201010178037	芫根提取物用于制备减肥降血脂药物的用途	西藏自治区高原生物研究所
201010178040	芫根总黄酮制备减肥降血脂药物的用途	西藏自治区高原生物研究所
201010178042	芫根总皂苷制备减肥降血脂药物的用途	西藏自治区高原生物研究所
201010178044	芫根有机酸制备减肥降血脂药物的用途	西藏自治区高原生物研究所
201010171324	一种治疗妇科疾病的药物	西双版纳傣族自治州民族医药研究所
201010171168	一种治疗泌尿系感染和结石病的药物	西双版纳傣族自治州民族医药研究所
200810142582	鸡血藤提取物、其制备方法及其制剂和医药用途	香港理工大学深圳研究院

（续表）

专利号	发明专利名称	专利权人
201110062585	雪莲巴布剂及其生产方法	新疆维吾尔自治区药物研究所
201010612158	刺山柑果凝胶膏剂及其生产方法和抗风湿药物的应用	新疆维吾尔自治区药物研究所
200910113503	石榴皮提取物及其生产方法和应用	新疆维吾尔自治区药物研究所
200910113528	金鸡菊提取物在制备治疗高血压和高血脂药物或保健食品中的应用	新疆维吾尔自治区药物研究所
200910113473	滨蒿提取物及其生产方法和应用	新疆维吾尔自治区药物研究所
201110003833	新塔花滴丸及其生产方法和心血管药物的应用	新疆维吾尔自治区药物研究所
201010182078	金蒿滴丸及其生产方法和应用	新疆维吾尔自治区药物研究所
201010580841	金鸡菊提取物的制备和应用	新疆维吾尔自治区药物研究所
201010250936	黑种草子总苷提取物及其制备方法和应用	新疆维吾尔自治区药物研究所
201010275131	天山雪莲石油醚提取物及其应用制备方法和应用	新疆维吾尔自治区药物研究所
200810072804	鹰嘴豆油脂在制备治疗糖尿病药物或保健食品的应用	新疆维吾尔自治区药物研究所
200910113416	芳香新塔花总黄酮提取物及其生产方法和心血管药物的应用	新疆维吾尔自治区药物研究所
200910113536	雪莲自微乳制剂及其制备方法和应用	新疆维吾尔自治区中药民族药研究所
201010512175	抑制乳腺癌细胞血管生成的药组合物及其制备方法	云南省农业科学院药用植物研究所
201010573141	一种从甘薯中获得的纯化物及其用途	浙江省医学科学院
201010256203	一种双控释高剂量低刺激性的辣椒碱复方透皮贴剂	浙江省医学科学院
201010551771	蝇蛆提取物及其制备方法和用途	浙江省医学科学院
201110152622	一种增强小儿免疫力的中药组合物及其应用	浙江省中医药研究院
201110119128	治疗乳腺小叶增生的中药外用药组合物和巴布膏剂及制备方法	浙江省中医药研究院
201010158979	一种治疗子宫肌瘤的中药胶囊及其制备方法	浙江省中医药研究院
201110075192	一种蜂胶中药组合物	浙江省中医药研究院
200910153986	一种治疗心脑血管病的药物组合物	浙江省中医药研究院
200910218074	一种中药大青叶的质量检测方法	中国科学院长春应用化学研究所
201010251537	一种中药复方板蓝根颗粒的质量检测方法	中国科学院长春应用化学研究所
201110199761	一种精制鸵鸟油的制备方法及用途	中国科学院成都生物研究所
200810148026	一种降血脂的组合物	中国科学院成都生物研究所
200910058342	一种蜂胶有效成分超临界萃取原料预处理方法	中国科学院成都生物研究所
200910060123	一种厚朴生物碱的用途	中国科学院成都生物研究所
200910216418	一种防治神经衰弱的药物及其制备方法	中国科学院成都生物研究所
200810226455	一种中药单味和复方汽爆炮制处理的方法	中国科学院过程工程研究所
200810100965	麻中可溶性功能组分汽爆提取分离的方法	中国科学院过程工程研究所
200810014711	一种交叉保护性疫苗抗原及其制备方法和应用	中国科学院海洋研究所
200810115665	黑丑提取物在制备抗肿瘤药物中的应用	中国科学院化学研究所
200810119398	三叶草提取物在制备抗肿瘤药物中的应用	中国科学院化学研究所
200810226063	枳椇子提取物及其制备方法与在制备抗肿瘤药物中的应用	中国科学院化学研究所
200810119701	相思子提取物在制备抗肿瘤药物中的应用	中国科学院化学研究所
201110269263	蜣螂提取物，以其为有效成份的抗焦虑药物及其制备方法和应用	中国科学院昆明植物研究所
201010506196	以蜣螂提取物为有效成份的抗焦虑药物及其制备方法和应用	中国科学院昆明植物研究所
201010101733	双吲哚生物碱类化合物，其药物组合物及其制备方法和用途	中国科学院昆明植物研究所
200910094463	一种核桃全营养素在制备益智和增强免疫力的药品或保健品中的应用	中国科学院昆明植物研究所
200810058449	抗肿瘤药物组合物，其制备方法和其应用	中国科学院昆明植物研究所
201010521894	治疗乳腺增生病的药物及其制备方法与应用	中国科学院昆明植物研究所
200910117753	液相超声制备纳米天然药材颗粒方法	中国科学院兰州化学物理研究所
200910117752	从甘肃棘豆中提取总生物碱提取物的制备工艺	中国科学院兰州化学物理研究所
200810041219	白念珠菌的菌丝发育相关基因及其用途	中国科学院上海生命科学研究院
201010542518	抗氧化黑果枸杞提取物制备方法	中国科学院西北高原生物研究所
200910117635	香叶蒿挥发油及其提取工艺和应用	中国科学院西北高原生物研究所
201010165906	一种提高藏药花锚提取物溶出度的固体分散物	中国科学院西北高原生物研究所
201010241351	一种黑果枸杞原花青素提取物的制备方法	中国科学院西北高原生物研究所
200910117636	冷蒿挥发油及其制备方法和应用	中国科学院西北高原生物研究所
201010542616	一种枸杞叶黄酮的提取制备方法	中国科学院西北高原生物研究所
200910117632	含有烈香杜鹃油的药物组合物及其应用	中国科学院西北高原生物研究所
201010525734	黑果枸杞原花青素产品及其制备方法	中国科学院西北高原生物研究所

（续表）

专利号	发明专利名称	专利权人
201010592705	一种菊苣降糖有效部位及其制备方法	中国科学院新疆理化技术研究所
200910113276	一种新塔花总黄酮的制备方法及其应用	中国科学院新疆理化技术研究所
200710180020	鹰嘴豆胚芽和豆芽有效部位及其制备方法和应用	中国科学院新疆理化技术研究所
200810072950	一种鹰嘴豆降脂营养粉及其制备方法	中国科学院新疆理化技术研究所
201010614555	一种孜然种子中有效部位的制备方法	中国科学院新疆理化技术研究所
201010614623	鹰嘴豆豆芽有效部位及其制备方法和应用	中国科学院新疆理化技术研究所
200910113484	玫瑰多酚制备方法及其在妇产科应用	中国科学院新疆理化技术研究所
201110151448	一种从油茶壳中提取天然抗氧化物质的方法	中国林业科学研究院林产化学工业研究所
201010298504	松针脂溶性提取物的制备方法及其在制备治疗胃溃疡药物中的应用	中国林业科学研究院林产化学工业研究所
201010221841	抗乙肝病毒的银杏叶聚戊烯醇活性组合物及其制备方法	中国林业科学研究院林产化学工业研究所
201019144002	提取琵琶甲中抑菌物质、水溶性多糖和甲壳素的方法	中国林业科学研究院资源昆虫研究所
201110054761	一种辣木油乳剂	中国林业科学研究院资源昆虫研究所
201110214117	一种治疗浅部真菌感染的中药组合物及其药物组合物	中国人民解放军海军医学研究所
201010172605	一种冬虫夏草 DNA 指纹高分辨率的显带检测方法	中国人民解放军海军医学研究所
201010604032	抗焦虑的药物及其制备方法	中国人民解放军海军医学研究所
200610150092	当归芍药方提取物、其制备方法及医药用途	中国人民解放军军事医学科学院毒物药物研究所
200910000817	包含旋复花的组合物的用途	中国人民解放军军事医学科学院毒物药物研究所
200510074801	巴豆根、茎、叶提取物，其抗炎镇痛有效成分和它们的用途	中国人民解放军军事医学科学院毒物药物研究所
200810211764	没食子酰基葡萄糖类化合物的制备方法与用途	中国人民解放军军事医学科学院毒物药物研究所
200880015929	具有抗增殖活性的苯甲酰胺类衍生物及其药用制剂	中国人民解放军军事医学科学院放射与辐射医学研究所
200810115464	杀灭芽孢杆菌芽孢的复合制剂	中国人民解放军军事医学科学院微生物流行病研究所
200810103037	一种含五味子乙醇提取物的抗艾滋病药物组合物	中国人民解放军军事医学科学院野战输血研究所
201110007853	具有抗肿瘤作用的短葶山麦冬提取物及其制备方法	中国食品药品检定研究院
200710065069	从红花中分离出的化合物、其制法和药物组合物与用途	中国医学科学院药物研究所
200910148759	斑蝥素、斑蝥提取物的羟丙基-β-环瑚精包合物及其制备方法	中国医学科学院药用植物研究所
201010176227	肉豆蔻复方精油	中国医学科学院药用植物研究所海南分所
200910243699	川芎或其提取物在制备延缓衰老产品中的应用	中国中医科学院医学实验中心
201010255098	一种用于中药饮片炮制原理研究的模拟炮制方法	中国中医科学院中药研究所
201010273502	一种提取物的制备方法	中国中医科学院中药研究所
200910236477	高良姜提取物在制备抑制钙离子通道药物中的应用	中国中医科学院中药研究所
200910237348	鱼腥草防治血栓的新制药用途	中国中医科学院中药研究所
201110042157	一种同时制备枳实挥发油、总黄酮和总生物碱的方法	中国中医科学院中医基础理论研究所
200710109268	转录调控物组合物	中央研究院
201110061372	用于治疗子宫内膜异位症药物组合、制备方法及用途	重庆市中药研究院
201110128975	用于治疗糖尿病肾病的绿萝花提取物、制备方法及用途	重庆市中药研究院
201010124458	一种川贝母的加工方法	重庆市中药研究院
201010176104	一种从乌头药材中提取生物碱的方法	重庆市中药研究院
200910104726	一种续断皂苷Ⅵ的提取纯化工艺	重庆市中药研究院
3　专利权人为国内大学		
200810100550	治疗慢性盆腔炎的中药及其制备方法	安徽大学
201010127667	一种连续提取黄精皂甙和黄精多糖的工艺	安徽师范大学
201010582025	金盏银盘总黄酮提取物、制备工艺及其制剂	安徽医科大学
200810182203	中药玉屏风散在制备防治肝损伤药物中的应用	安徽医科大学
200810000003	降血糖药物组合物	北华大学
200810112375	愈创木内酯类倍半萜二聚体及其制备方法与制药用途	北京大学
200910235809	复方祛痘中药提取物及其制备方法	北京工商大学
200810097284	一种低分子量阿胶水解物的制备方法	北京化工大学
201110092285	从小蓟中提取抗肿瘤活性物质的方法以及小蓟抗肿瘤药物	北京联合大学
200910088011	微生物发酵法制备附桂骨痛复方的工艺	北京联合大学生物化学工程学院
200810227337	一种治疗足癣的乳化油及其制备方法	北京农学院

（续表）

专利号	发明专利名称	专利权人
200910078842	一种治疗感冒风寒的中药组合物	北京师范大学
200710146056	一种制剂在制备改善因老化致认知功能障碍和老年痴呆药物中的应用	北京师范大学
201010100295	一种预防肥胖症和降低高血脂的柳茶有效部位提取物及其制备方法和用途	北京师范大学
200910080690	一种治疗儿童咳喘的中药组合物	北京师范大学
200810167551	一种治疗糖尿病周围神经病变的药物组合物及其制备方法	北京中医药大学
201110129070	贝母总生物碱的提取富集方法	北京中医药大学
201010612516	甘蔗渣用于制备防治慢性阻塞性肺病的药物中的应用	北京中医药大学
200710062879	一种治疗阿尔茨海默症的中药组合物及其制备方法	北京中医药大学
201010172128	人参蒸制、烘干自动加工设备及工艺方法	长春工业大学
200810051485	玉米须提取物及其制备方法和在制备治疗痛风药物中的应用	长春中医药大学
201110182089	一种治疗失眠的药物组合物	长春中医药大学
201110119176	黄花草木犀总皂苷及其制备方法和药物用途	长春中医药大学
201110098491	一种治疗血虚证的药物组合物及其制备方法	长春中医药大学
201110146987	肉桂油、桂皮醛及其衍生物在制备组胺H3受体拮抗剂或反向激动剂药物中的用途	成都医学院
201010622736	一种白芷药材、白芷提取物或含有白芷提取物的药物组合物的检测方法	成都中医药大学
201110314949	一种穿心莲总内酯缓释制剂及其制备方法和用途	成都中医药大学
201110135578	一种白芷饮片的制备方法	成都中医药大学
201110155285	一种预防高血压的药物或保健食品组合物及其制备方法和用途	成都中医药大学
201110212265	一种治疗溃疡性结肠炎的药物组合物及其制备方法和用途	成都中医药大学
200910262686	一种治疗脑卒中的药物组合物的用途	成都中医药大学
201010158441	治疗乳腺增生的药物组合物及其制备方法	成都中医药大学
201110064024	大花红景天提取物及其制备方法	成都中医药大学
201010622739	藿香油在制备治疗细菌感染性疾病的药物中的用途	成都中医药大学
201110147006	一种白芷产地加工的方法	成都中医药大学
201010238776	一种煨木香乙酸乙酯提取物及其制备方法和用途	成都中医药大学
200910059674	一种川芎地上部分袋泡茶及其制备工艺和用途	成都中医药大学
201110162761	一种治疗肺纤维化的药物组合物	成都中医药大学
200910179228	一种具有视神经保护作用的药物组合物及制备方法和用途	成都中医药大学
201110162621	一种治疗肺纤维化的药物组合物	成都中医药大学
201010296866	一种治疗类风湿性关节炎的药物组合物及制备方法和用途	成都中医药大学
201010623450	藿香油在制备治疗奶牛乳房炎的药物中的用途	成都中医药大学
201010174851	酒蒸黄连炮制品及其制备方法和用途	成都中医药大学
201010190966	一种治疗婴幼儿哮喘的药物组合物及其制备方法和用途	成都中医药大学
200810300555	芸香科花椒属植物果皮提取物、组合物及制备方法和用途	成都中医药大学
200910164365	一种治疗溃疡性结肠炎的药物组合物及其制备方法	成都中医药大学
200910312277	抗疲劳的药物组合物及其制备方法	成都中医药大学
201010296869	一种治疗类风湿性关节炎的药物组合物及其制备方法和用途	成都中医药大学
201010301396	人参总皂苷渗透泵胶囊剂及其制备方法	成都中医药大学
201010551085	一种青黛饮片及其制备方法	成都中医药大学
201010301376	人参总皂苷双层渗透泵片及其制备方法	成都中医药大学
200910167931	一种治疗肝纤维化或肝硬化失代偿早期的药物组合物及制备方法和用途	成都中医药大学
200810059054	大孔吸附树脂制备的美洲大蠊抗肿瘤有效部位及用途	大理学院
201010521318	一种核桃壳提取物及其抗艾滋病毒的药物用途	大理学院
200910011604	一种治疗银屑病的药物及其胶囊的制备方法	大连大学
200910010746	一种治疗系统性红斑狼疮的中药复方制剂	大连大学
201110131138	短梗五加白酒及其酿造方法	大连工业大学
200810228869	构树叶黄酮的提取方法	大连工业大学
200910188399	降胆固醇乳酸菌的微胶囊化方法	大连工业大学
200810229466	一株兼性厌氧海洋红细菌的活性提取物及其制法和用途	大连交通大学
200910220539	一株海洋真菌爪曲霉、其活性提取物以及活性提取物和活性组分的制法和用途	大连交通大学

（续表）

专利号	发明专利名称	专利权人
201110033172	一种南极磷虾中回收氟化物及制备低氟虾粉的方法	大连理工大学
201110404475	一种噬菌体口服微球制剂及其制备方法	大连理工大学
201110096248	微波辅助提取海藻多酚的方法	大连民族学院
201010181290	海胆用复方中草药免疫增强剂	大连水产学院
200910248962	具有多种生物活性的蛤蛏酶解液的制备方法	大连水产学院
200910248963	蛤蛏组织提取物的制备方法	大连水产学院
200910248964	蛤蛏贝壳提取物的制备方法	大连水产学院
200810012641	治疗刺参细菌性化皮病的复方中草药制剂	大连水产学院
200910187414	大菱鲆用复方中草药免疫增强剂	大连水产学院
200810013221	大蒜在菲律宾蛤仔大规模生态育苗中的应用方法	大连水产学院
200710157910	具有抗肿瘤活性的香菇发酵干粉制剂及制备方法	大连医科大学
200710157911	具有抗肿瘤活性的香菇发酵口服液及制备方法	大连医科大学
200810228214	金樱子高纯度总黄酮的提取及在制备心、脑血管药物中的应用	大连医科大学
201110167864	一种治疗糖尿病肾病的灌肠制剂	德州学院
201110182044	一种治疗中风的中药制剂	德州学院
201010174896	用于发热辅助治疗及应急物理降温的 BC 退热醒脑贴及其制备	东华大学
200910113023	治疗颈椎病伴眩晕的中药汤剂	福建工程学院
201010300103	一种利用高速逆流色谱分离中药蝼蛄药效学物质的方法	福建农林大学
201010618688	一种复方中药颗粒剂及其在制备防治猪消化道疾病药物中的应用	福建农林大学
200910112521	从泽泻中提取并富集泽泻总三萜酮醇类组分的方法	福建中医学院
201010238741	粗叶悬钩子总生物碱的用途	福建中医药大学
201010556341	一种玳玳果总黄酮有效部位的制备方法	福建中医药大学
201010238755	一种治疗变应性鼻炎的药物组合物及其制备方法和用途	福建中医药大学
201010115912	一种具有抗氧化活性的鸡骨泥酶解物的制备方法	福州大学
201010177339	中药醒酒护肝药剂及其制备方法	福州大学
200610069042	一种枇杷核水提取物的制备方法与用途	福州大学
200610069043	一种枇杷叶水提取物的制备方法与用途	福州大学
200910200115	一种含龙胆总苷磷脂复合物的脂质制剂及其制备方法	复旦大学
200710047257	半枝莲总黄酮及其在制备抗流感病毒药物中的用途	复旦大学
201010022880	鱼腥草总多糖及其制备方法和在制药中的用途	复旦大学
200710042337	山楂叶总黄酮缓释片	复旦大学
200910045755	钩藤提取物及其在制备降血脂及抗心肌肥厚药物中的用途	复旦大学
200710046222	一种植物多糖及其制备方法和用途	复旦大学
200810208086	一种神经细胞诱导剂及其应用	复旦大学
200910021505	一种抗辐射药物的分离纯化方法	甘肃中医学院
201010190920	当归黄芪合剂醇提物与水提物制备及干预肺纤维化的应用	甘肃中医学院
200910194389	一种超声耦合剂	广东工业大学
200710085958	鳐血管生成抑制因子 1 及其制药用途	广东海洋大学
201110212732	一种复方中药在防治骨质疏松疾病中的应用	广东药学院
200810219398	一种丹参多酚酸口腔崩解片及其制备方法	广东药学院
200910214281	一种缓释骨架型复方喘平缓释片及其制备方法和应用	广东药学院
200910214230	一种复方脑得生有效成分的纯化方法	广东药学院
201010611075	治疗缺血性中风脑清喷鼻乳剂的制备方法	广东药学院
200810198529	一种鼻腔表面制剂	广东药学院
201010172280	一种治疗抑郁症的药物组合物及其制备方法和应用	广东药学院
201110008006	一种防治动脉硬化的复方中药提取物及其制备方法	广东药学院
200910038857	毛茛总苷在制备治疗心血管疾病药物中的应用	广东药学院
201010176351	具有降血脂功能的蝇类小分子活性物质的制备方法	广东药学院
200910036693	一种脑清喷鼻微乳制剂、其制备方法和应用	广东药学院
201110007891	一种防治糖代谢紊乱的复方中药提取物及其制备方法	广东药学院
200910193269	一种龙须菜粉及咀嚼片和制备方法	广东药学院
201110008007	一种防治脂代谢紊乱的复方中药提取物及其制备方法	广东药学院
200910193924	一种复方注射液的检测方法	广东药学院

（续表）

专利号	发明专利名称	专利权人
200910114640	一种滇桂艾纳香水溶性多糖的制备方法	广西大学
200810073974	一种改善记忆功能的保健食品及其制备方法	广西中医学院
201010120930	一种岗梅总皂苷提取物的检测方法	广州中医药大学
200910042330	一种治疗冠心病的药物及其制备方法	广州中医药大学
201110021148	一种治疗遗尿症的药物	广州中医药大学
200810068924	一种药物制剂	贵阳中医学院
201010231533	一种治疗咳喘病的胶囊剂的检测方法	贵阳中医学院
200810300509	一种治疗妇科炎症的外用中药制剂及其制备方法	贵阳中医学院
201010300853	一种刺梨高纤维全果粉及制作方法	贵州大学
200810300567	川楝子提取物在制药中的应用及其提取方法	贵州大学
200910102986	一种饿蚂蟥提取物及其制备方法和应用	贵州大学
201010249501	饿蚂蝗提取物及其应用	贵州大学
200810073893	大肠杆菌及其基因工程菌在制备抗肝癌实体瘤药物中的应用	桂林医学院
200780030215	用于治疗糖尿病血管并发症的方法	国立阳明大学
201110007300	蟾蜍蛆虫分离蟾肽抗生素及制备抗菌药品的方法	哈尔滨工业大学
201110007368	蟾肽抗生素在制备治疗带状疱疹药品中的应用	哈尔滨工业大学
201110007379	蟾肽抗生素在制备治疗手足癣药品中的应用	哈尔滨工业大学
201110053908	一种治胃癌的药品，是由蟾肽抗生素制备而成	哈尔滨工业大学
201110053920	蟾肽抗生素用于制备治肝癌的药品	哈尔滨工业大学
201110053934	一种由蟾肽抗生素制成的、用于治疗肺癌的药品	哈尔滨工业大学
201110007276	蟾肽抗生素在制备治疗糖尿病足药品中的应用	哈尔滨工业大学
201010297578	沙生蜡菊花提取物及其制备方法和用途	哈尔滨医科大学
201110132809	一种使宫颈癌癌前病变患者病毒感染转阴的泡腾片及其制备方法	哈尔滨医科大学
200810137004	预防原发性肝癌的树莓提取方法	哈尔滨医科大学
201010154969	一种清热、抗炎镇痛中药提取物	海南大学
201110041012	一种抗热应激、热疲劳复方制剂	海南师范大学
201110284448	一种降血糖组合食物	合肥工业大学
200810080133	具有抗肿瘤活性的乳菇菌素及其制备方法和应用	河北大学
201010221561	治疗 2 型糖尿病的中药制剂及其制备方法	河北联合大学
201010546451	一种从褐环粘盖牛肝菌中提取药用活性物质的方法及其应用	河北师范大学
200810141287	滇丁香降血糖有效部位及有效成分以及制备方法和应用	河南大学
200810049888	一种薯蓣皂苷的提取方法	河南大学
201110008008	南湖菱壳的用途、降糖有效部位及该部位的提取方法	河南大学
200810049869	一种提取儿茶素的方法	河南大学
200810141286	茜草降血糖有效部位及有效成分及其制备方法和应用	河南大学
200910065554	茜草提取物及其制备方法和应用	河南大学
201110249570	一种昆虫或节肢动物次生代谢物的提取方法	河南科技大学
201110186729	一种用于治疗鼻炎、鼻窦炎的中药组合物及其制备方法	河南科技大学
201010537400	天花粉皂苷及其在制备治疗缺血性脑血管疾病药物中的用途	河南科技学院
201110260377	一种毛冬青提取物在制备提高脑缺血耐受药物中的新用途	河南中医学院
201110211202	一种从卷柏中连续提取降血糖活性成分和雌激素活性成分的方法	河南中医学院
201110003113	一种柿叶中提高脑缺血耐受作用的提取物	河南中医学院
201110123910	绞股蓝混悬液、提取物在制备治疗抗抑郁症药物中的应用	河南中医学院
201110205234	一种治疗慢性阻塞性肺疾病肺脾气虚证的中药	河南中医学院
201110030871	具有防治癌症作用的金钱草与雷公藤中药组合物及其应用	河南中医学院
201110253143	一种锁阳提取物在制备治疗女性更年期综合症药物的用途	河南中医学院
201010181764	一种治疗糖尿病及早期糖尿病肾病的姜芪胶囊	河南中医学院
201110053697	一种马鞭草中提取的治疗前列腺炎的马鞭草提取物	河南中医学院
201110117578	治疗慢性阻塞性肺疾病肺肾气虚证的中药颗粒	河南中医学院
201110072572	治疗由艾滋病 HAART 疗法所引起的骨髓抑制的中药胶囊	河南中医学院
200810230897	一种治疗溃疡性结肠炎的中药栓剂	河南中医学院
201110032518	一种治疗非酒精性脂肪性肝炎的中药颗粒	河南中医学院
201010576491	一种凌霄花提取物在制备治疗抗脑缺血药物中的应用	河南中医学院

（续表）

专利号	发明专利名称	专利权人
201010214233	一种治疗阳痿的补肾胶囊	河南中医学院
201110054436	一种泽兰提取物的制备方法及其提取物的应用	河南中医学院
201110003143	一种治疗跌打损伤的天南星外用制剂	河南中医学院
200810050048	从卷柏中提取纯化黄酮类物质的方法	河南中医学院
201110088499	一种治疗肝郁脾虚型中风后抑郁症的中药	河南中医学院
201010548888	一种冬凌草提取物在制备治疗抗脑缺血药物中的应用	河南中医学院
201110003112	一种治疗痤疮的中药制剂	河南中医学院
201010107589	山橿乙酸乙酯部位提取物及其应用	河南中医学院
201110003144	一种外用治疗骨关节痛的中药止痛喷剂	河南中医学院
201110136840	一种榛叶黄酮的提取方法	黑龙江大学
201110089498	榛叶提取物的微丸及其制备方法	黑龙江大学
201110089490	榛叶提取物的液体组合物及其制备方法	黑龙江大学
200710144962	北青龙衣中的抗肿瘤化合物及其含量测定方法和应用	黑龙江大学
201110166082	一种从水飞蓟秸秆中提取水飞蓟总黄酮的方法	黑龙江大学
201110081155	一种提高北五味子有效成分的微生物发酵方法	黑龙江大学
200710144963	从北青龙衣中分离的新化合物及其制备方法及应用	黑龙江大学
200810176773	从连翘中提取连翘苷的方法	黑龙江大学
200710144961	北青龙衣提取物、制备方法及制药用途	黑龙江大学
200810184588	具抗肿瘤活性的羊毛甾烷型三萜化合物及制备方法和应用	湖北工业大学
200810197033	江南卷柏抗柯萨奇病毒和疱疹病毒提取物及提取工艺和制剂	湖北中医学院
201110399957	以 HZ816 大孔吸附树脂分离纯化飞机草黄酮类物质的方法	湖南农业大学
201110279766	复方黄连注射剂配方及制备方法	湖南农业大学
200910201395	一种改性的腐植酸降解物及其制备方法和组合物药贴	华东理工大学
201010023014	一种装载粉末型药物的聚乳酸纤维的制备方法	华东理工大学
200810034190	一种镇痛抗炎的中药组合物及其制剂的制备方法和应用	华东理工大学
200810207330	荔枝草总黄酮提取物及其制备方法和用途	华东理工大学
200910051420	一种利用芦笋渣分级提取芦笋皂苷和芦笋多糖的方法	华东师范大学
201010268435	光合细菌和枯草芽孢杆菌混合菌液在制备防治大菱鲆红嘴病菌剂中的应用	华南理工大学
200910042278	控制和消除乳腺炎致病菌的微生物制剂及其应用	华南理工大学
201010202514	尖顶羊肚菌颗粒冲剂及其制备方法和用途	华南师范大学
200910194396	虫草素提取物和在制备降血糖药物或保健食品中的应用	华南师范大学
200910273099	口腔粘膜给药的小葱提取物纳米乳药物组合物及其制法	华中科技大学
200910062308	一种治疗口腔溃疡的药物组合物	华中科技大学
201010592762	一种用于治疗增生性瘢痕的外用中药及其制备方法	华中科技大学
200910272542	一种火棘果汁的加工方法	华中科技大学
201010282430	一种具有抗肿瘤作用的普通针毛蕨提取物及其制备方法	华中科技大学
201110088181	基于生物催化法制备的“去火”人参	淮阴工学院
201010248836	以凹土为载体的益生菌制剂的制备方法	淮阴工学院
201110147689	复方鼠妇提取物及制备方法和在镇痛药物中的应用	吉林大学
201010154383	黄紫堇总生物碱的制备方法	吉林大学
200810051597	一种虫草缓控释胶囊及其制备方法	吉林大学
201110091577	刺玫果总黄酮提取物及其提取方法和其医药用途	吉林化工学院
201010139015	玉米须黄酮在制备治疗高血脂症药物中的应用	吉林化工学院
201010150786	虎皮兰皂苷及其制备方法和应用	吉林农业大学
200910218003	一种抗肿瘤的复方中药制剂	吉林农业大学
201110036040	一种减少红参黄皮的方法	吉林农业大学
201110073687	防治微波辐射组合物及其应用	吉林医药学院
201010160880	复方林蛙油冲剂及其应用	吉林医药学院
201010160887	林蛙油制剂的制备方法	吉林医药学院
201110073675	防护微波辐射组合物及其应用	吉林医药学院
200710027878	改善学习记忆能力和防治学习记忆障碍的中药	暨南大学
200810029042	肿节风提取物及其制剂的检测方法及其应用	暨南大学
201110174056	一种治疗血热毒盛型小儿鼻衄的中药及其制备方法	暨南大学

（续表）

专利号	发明专利名称	专利权人
201110029344	一种用于防治乳腺增生的霜剂及其制备方法	暨南大学
201010259724	毛杜仲藤缩合鞣质提取物的制备方法及其用途	暨南大学
200910213741	一种鹅不食草总倍半萜内酯提取物及其制备方法和应用	暨南大学
201010163267	预防和治疗前列腺癌的含羟基酸提取物及提取方法与应用	暨南大学
201110178136	利用角质酶提取苹果多酚的方法及其应用	江南大学
201110059827	一种抗幽门螺杆菌感染的植物乳杆菌及其用途	江南大学
200910035996	一种洋葱皮中黄酮类化合物的提取方法	江南大学
200910264841	一种抑制嗜水气单胞菌的植物提取物组合物	江南大学
201010561185	一种灵芝孢子粉多糖指纹图谱的构建方法及其标准指纹图谱	江南大学
200710190177	通过金耳液体发酵生产胞外多糖的方法	江苏大学
201010188415	葡萄籽提取物的双频超声辅助提取方法及作为脂肪酶抑制剂的应用	江苏大学
201010240591	一种槟榔总生物碱的制备方法	江苏大学
201010119769	一种枳壳的炮制方法	江西中医学院
200810058983	一种鲜天麻全粉及其制备工艺	昆明理工大学
201010562893	一种治疗急性腰扭伤的内服中药及其制备方法	昆明理工大学
200810233442	富含他汀化合物的黑茶提取物及其制备工艺及用途	昆明理工大学
200910218355	具有降血糖作用的黄腐酸或黄腐酸钠物质	昆明理工大学
201010562904	一种治疗扭伤的外用中药及其制备方法	昆明理工大学
200810233428	一种黄酮醇化合物及其制备方法和应用	昆明理工大学
200810233522	一种治疗乙肝的中药及其制备方法	昆明理工大学
200710153810	从红车轴草提取异黄酮类物质的工艺	兰州大学
201010111656	一种从甘草废渣中提取降血糖活性成分的方法	兰州大学
200810018018	一种治疗慢性胃炎的药物及其制备方法	兰州理工大学
201110265419	一种治疗子宫肌瘤的中药组合物	辽宁大学
201110202025	一种具有促进排铅作用的中药组合物	辽宁大学
201110118023	一种大孔树脂富集纯化齿叶白鹃梅叶中总黄酮的方法	辽宁中医药大学
201110112487	一种刺槐花总黄酮提取物的制备方法	辽宁中医药大学
201010220817	一种治疗自身免疫性甲状腺炎的中药及生产方法	辽宁中医药大学
201110197562	一种治疗鼻息肉的外用中成药、制备方法及应用	鲁东大学
200910259420	一种线叶菊黄酮滴丸及其制备工艺和用途	内蒙古医学院
200810098089	八味沉香胶囊的制备方法	内蒙古医学院
200810145228	治疗痤疮的药物	内蒙古医学院
200910186770	一种车前子可溶性膳食纤维制备方法和用途	南昌大学
200810136301	荷叶黄酮的制备方法及其药物应用	南昌大学
200810219933	一种具有抗缺氧作用的饮料及其制备方法	南方医科大学
201010274148	一种凝胶贴剂的基质及其制备方法和应用	南方医科大学
201110045711	一种治疗痤疮的外用散剂	南方医科大学
201110053046	一种防治亚健康疲劳的中药制剂	南方医科大学
201110045587	一种治疗寻常型痤疮的药物	南方医科大学
201110045548	一种治疗痰瘀凝结型痤疮的药物	南方医科大学
201110045556	一种治疗冲任不调型痤疮的药物	南方医科大学
201110045588	一种治疗肺经风热型痤疮的药物	南方医科大学
200810219223	一种防治疲劳型亚健康的凉茶及其制备方法	南方医科大学
201010183710	春砂仁挥发油在制备治疗真菌感染的皮肤癣的药物中的应用	南方医科大学
201110045566	一种缓解体力疲劳的药物组合物	南方医科大学
201010575253	一种防治苯丙胺类和阿片类药物依赖的药物	南方医科大学
201110045553	一种治疗湿热蕴结型痤疮的药物	南方医科大学
201110003208	一种治疗肾炎血尿的中药组合物	南方医科大学
201010274140	一种防治病毒性心肌炎的药物组合物及其制备方法	南方医科大学
201010506336	一种治疗心脑血管疾病的中药组合物	南方医科大学
201110053085	一种治疗急性炎性渗出性皮肤病的外用制剂	南方医科大学
201010242655	五味子木脂素类成分在制备抗肺癌的药物中的应用	南京大学
200910032019	海滨锦葵皂甙的制备工艺及用途	南京大学

（续表）

专利号	发明专利名称	专利权人
200910184333	蚯蚓纤溶酶抗肝纤维化的应用	南京农业大学
200910183265	治疗胃肠功能紊乱的组合物、其制备方法及其在制备治疗胃肠功能紊乱药物中的应用	南京师范大学
200810244181	从一枝黄花中提取分离绿原酸的方法	南京师范大学
200910025035	一种骨碎补和丹参药物组合物及其应用	南京师范大学
200910233126	治疗胃肠功能紊乱或肠易激综合症的中药挥发油组合物、其制备方法及在制备药物中的应用	南京师范大学
200910033499	一种地龙蛋白多肽制剂	南京中医药大学
200810243499	牡蛎煅制的工艺方法	南京中医药大学
201110172601	一种用于治疗骨折的中药组合物及其制备方法和应用	南京中医药大学
201010214582	夜交藤的医药应用	南京中医药大学
201110062008	一种复合型四角蛤蜊有机钙制剂及其制备方法	南京中医药大学
201010274144	一种治疗糖尿病的中药复方外用制剂及其制备方法和应用	南京中医药大学
201010100533	一种用于治疗妇科炎症的中药及其制备方法和应用	南京中医药大学
201010586427	一种具有抗菌活性的当归地上部分有效部位及其制备方法和其应用	南京中医药大学
201010565402	当归和川芎组合物的提取物在制备促进卵巢颗粒细胞增殖药物中的应用	南京中医药大学
201110155223	一种用于治疗系统性红斑狼疮的中药组合物及其制备方法	南京中医药大学
201110138815	白附子的中药炮制方法	南京中医药大学
201110027631	黄药子总皂苷的提取纯化方法及其在制药中的应用	南京中医药大学
201110128929	一种降糖和保护糖尿病血管病变的药物提取物及制备方法	南京中医药大学
201010177177	一种具有治疗妇科疾病的中药复方有效部位及其制备方法与应用	南京中医药大学
201110117576	一种治疗肝纤维化的中药复方制剂及其制备方法	南京中医药大学
201010205024	一种降压益肾中药组合物及其制备方法和应用	南京中医药大学
200910264179	一种具有抗骨关节炎功效的中药复方及其应用	南京中医药大学
201010177216	含石膏的中药复方水煎液中无机元素化学形态的分离分析方法	南京中医药大学
201110138816	天南星的中药炮制方法	南京中医药大学
201010183273	一种具有治疗糖尿病作用的中药复方及其制备方法和应用	南京中医药大学
201010175131	一种中药半夏的炮制方法	南京中医药大学
201010258476	一种莪术油的羟丙基-β-环糊精包合物脂质体及其制备方法	南京中医药大学
201110081246	一种用于治疗烫伤的中药软膏及其制备方法和应用	南京中医药大学
201010211975	一种治疗冠心病的中药复方及其制备方法与应用	南京中医药大学
201010219915	具有抑制α-葡萄糖苷酶和黄嘌呤氧化酶作用的中药组合物及其制备方法和用途	南京中医药大学
201010502522	一种含有四物汤提取物的抗肿瘤作用组合物及其应用	南京中医药大学
201110081214	一种用于治疗脂肪肝的中药组合物及其制备方法和应用	南京中医药大学
201010116745	一种抗癌药及其制备方法和应用	南京中医药大学
200910031701	一种预防和治疗流行性感冒的中药香囊及其制备方法	南京中医药大学
201010601411	一种治疗脱发和白发病的桑何育发搽剂和制备药物的应用	南京中医药大学
200910027802	四角蛤蜊提取物及其制备方法和应用	南京中医药大学
201110004330	一种具有改善微循环的中药组合物及其制备药物的应用	南京中医药大学
201110201940	复方黄精口服液及其制备方法	南通大学
201110102256	一种治疗崩漏的中药组合物	南阳理工学院
201110106399	排毒祛痘剂及其制备方法和使用方法	宁夏大学
201110079461	生姜与土木香组合物、其制备方法及其在制备癌症放、化疗中减毒增效药物中的用途	青岛大学
201110079449	生姜与丁香组合物、其制备方法及其在制备癌症放、化疗中减毒增效药物中的用途	青岛大学
201110079468	草豆蔻与生姜组合物、其制备方法及其在制备癌症放、化疗中减毒增效药物中的用途	青岛大学
201110049332	生姜与佛手组合物、其制备方法及其在制备癌症放、化疗中减毒增效药物中的用途	青岛大学
201110049333	生姜与花椒组合物、其制备方法及其在制备癌症放、化疗中减毒增效药物中的用途	青岛大学

（续表）

专利号	发明专利名称	专利权人
201110049335	紫苏叶与生姜组合物、其制备方法及其在制备癌症放、化疗中减毒增效药物中的用途	青岛大学
201110049353	干姜与吴茱萸组合物、其制备方法及其在制备癌症放、化疗中减毒增效药物中的用途	青岛大学
201110049355	生姜与乌梅组合物、其制备方法及其在制备癌症放、化疗中减毒增效药物中的用途	青岛大学
200880001478	一种防治缺血性脑卒中的药物组合物及其制备方法	清华大学
200910134915	一种用于降解β淀粉样蛋白的细胞培养提取物及其制备方法和应用	清华大学
201010561177	一种杂合酶P450sca2-BMR及其编码基因与应用	清华大学
200810113013	一种治疗人宫颈癌的树突状细胞疫苗	清华大学深圳研究生院
201010148782	排风藤生物碱提取物及其制备方法和用途	三峡大学
201110166145	一种治疗口腔溃疡的中药制剂	山东大学
201110166932	一种治疗脚气的外用膏剂	山东大学
201110339880	一种治疗放射性脑病的中药制剂	山东大学
200610042181	一种拟威克酵母变种抗肿瘤活性槐糖脂粗提物的制备方法	山东大学
200810016005	鲜地黄中分离梓醇的方法	山东大学
201110080164	一种适于制备治疗II型糖尿病的中药组合物	山东大学
201010188059	一种无花果树叶提取物口含片	山东大学
201110083408	多棘海盘车多糖提取物的制备方法及其医药用途	山东大学威海分校
201110008803	一种复方黄精制剂的制备方法及其用途	山东大学威海分校
201110009603	一种复方黄芪制剂的制备方法及其用途	山东大学威海分校
200910018600	水蛭酶解丙酮粉肠溶剂及其制备方法与应用	山东大学威海分校
201010163006	复方红景天提取物的制备工艺及抗疲劳作用	山东大学威海分校
201110008798	一种复方白芍制剂的制备方法及其用途	山东大学威海分校
201110060040	一种复方楮实子制剂的制备方法及其用途	山东大学威海分校
201110060039	一种复方薄荷精油制剂及其作用	山东大学威海分校
201010562406	一种中药制剂的制备方法及其制备抗氧化药物的用途	山东大学威海分校
201010562417	一种中药抗氧化制剂的制备方法	山东大学威海分校
201110007733	一种复方柴胡制剂的制备方法及其用途	山东大学威海分校
201110007794	一种复方枸杞子制剂的制备方法及其用途	山东大学威海分校
201110008794	一种复方何首乌制剂的制备方法及其用途	山东大学威海分校
201110060073	一种复方鸡骨草制剂的制备方法及其用途	山东大学威海分校
200910145727	暴马丁香树皮提取物的制备新工艺和新用途	山东大学威海分校
200910230087	一种芜菁子咀嚼片	山东轻工业学院
200910230089	一种小檗果咀嚼片	山东轻工业学院
201110053254	一种护肝养颜颗粒	山东师范大学
201110053255	一种护肝解郁颗粒	山东师范大学
201110270890	一种治疗输卵管阻塞性不孕症的隔药灸脐中药组合物	山东中医药大学
201110138851	一种治疗脾虚型肠易激综合征的隔药灸脐中药组合物	山东中医药大学
201110138853	一种治疗痛经的隔药灸脐中药组合物	山东中医药大学
201110084715	一种逍遥散抗抑郁症提取物的制备方法	山西大学
201010110283	逍遥散抗抑郁症有效部位及其提取方法	山西大学
201110024179	一种具有降血糖作用的制剂及其制备方法	山西医科大学
201010204983	一种中药活性筛选方法	山西医科大学
200910091531	一种生物转化性高GTF活性牛奶及其生产方法	山西中医学院
201010193651	一种益生菌片的制备方法	陕西科技大学
201010259988	一种速溶阿胶颗粒及其制备方法	陕西科技大学
201110096884	一种治疗支气管炎和哮喘的药物及其制备方法	陕西科技大学
201010522179	一种桃叶有效成分提取物方法	陕西科技大学
200910023741	柿叶总黄酮的制备方法	陕西师范大学
201010273238	一种超声提取珠子参总皂苷的方法	陕西师范大学
201010249822	一种超声提取银线草总黄酮的方法	陕西师范大学
201110175846	一种防治黄颡鱼出血性水肿病的复合免疫增强剂及其制备方法和应用	上海海洋大学

（续表）

专利号	发明专利名称	专利权人
200610147493	一种水蛭的真空冷冻干燥工艺	上海海洋大学
201010022898	胡萝卜提取物及其制备方法和应用	上海交通大学医学院
201010111965	一种红景天多酚类微胶囊及制备方法	上海应用技术学院
201010129582	一种食品级基质的中药浸膏滴丸及其制备方法	上海应用技术学院
200810043734	用于帕金森病治疗或辅助治疗的中药制剂	上海中医药大学
200910196870	翼首草总皂苷有效部位提取物及其制备方法和应用	上海中医药大学
200810032937	一种高含量多种酚酸类化合物的丹参毛状根及其培养技术	上海中医药大学
200810204811	一种黄芩总黄酮苷元提取物的制药用途	上海中医药大学
201110004437	一种中药组合物及其制备方法和用途	上海中医药大学
200810043605	加减玉女煎在制备治疗甲状腺功能亢进症的药物中的应用	上海中医药大学
200810204480	一种治疗糖尿病的中药提取物的组合物	上海中医药大学
200910047914	一种不含绿原酸的金银花提取物及制备方法	上海中医药大学
201110070964	一种快速冻干冬虫夏草的方法	沈阳大学
200810228070	藏药独一味总黄酮提取物及其提取方法和用途	沈阳药科大学
200810228071	精制紫苏籽油脂肪乳注射液及制备工艺	沈阳药科大学
201110101596	一种大蒜油脐贴及其制备方法和应用	沈阳药科大学
200810011899	山茶花有效成分及其提取方法和用途	沈阳药科大学
201010570881	一种了哥王总木脂素的制备方法	沈阳药科大学
200710159196	提取五味子总木脂素的原料及制备工艺和用途	沈阳药科大学
201010570851	一种双水相萃取白英中总皂苷的方法	沈阳药科大学
200510129906	一种由当归和川芎组成的药物组合物及其制法	沈阳药科大学
200810072803	调血脂的药物及生产方法	石河子大学
201010198879	一种阿里红提取物的检测方法	首都医科大学
200810240462	藤梨根提取物及其制备方法与应用	首都医科大学
200910161936	黄芩及黄芩苷在制备改善学习记忆及治疗老年性痴呆药物中的应用	首都医科大学
201110161831	一种从西青果中提取 α-葡萄糖苷酶抑制剂的方法	四川大学
200810302378	多舌飞蓬提取物、含该提取物的组合物及制备方法和用途	四川大学
201110045450	从无患子中提取小肠 α-葡萄糖苷酶抑制剂的方法	四川大学
201010233179	一种液体创口贴及制备方法	四川理工学院
201010206623	山楂叶及其提取物的制药用途	天津中医药大学
200910070417	芒果叶中裂环芒果苷及含有裂环芒果苷的芒果叶提取物的用途	天津中医药大学
200910070845	芒果叶苷及其制备方法与应用	天津中医药大学
200910067885	含有人参皂苷和杠柳毒苷的药物组合物及其用途	天津中医药大学
201010577341	用作植物雌激素的中药组合物及其用途	天津中医药大学
201110086418	莳萝子挥发油防治阴道念珠菌病的用途	武汉大学
200910063375	植物病毒在制备治疗恶性肿瘤的药物中的应用	武汉大学
201110115539	一种酶水解技术制备桂花浸膏和桂花总黄酮的方法	武汉工业学院
201010100759	一种用于术后恢复的中药香囊及其制备方法	西安交通大学
200910218499	一种用于治疗腮腺炎的复方巴布剂及其制备方法	西安交通大学
200910023801	对风寒湿所致关节不适有预防保健作用的喷剂及制备方法	西安交通大学
201110003779	用于乳腺增生的中药组合物及其水凝胶贴剂的制备方法	西安医学院
201110046179	大叶秦艽花提取物及其提取方法和在药物中的应用	西北大学
201010275253	连翘挥发油高效活性部位纳米乳的制备方法	西北大学
201110123221	化香树果序多酚类提取物及其提取方法和用途	西北大学
201010149597	沙芥提取物及其应用	西北大学
201010131640	一种预防和治疗中老年便秘的药物	西北农林科技大学
201010000965	从枳椇中提取生物碱的方法及枳椇生物碱的纯化方法	西北农林科技大学
200910021857	一种含有牛至油和维生素的纳米药物	西北农林科技大学
201010275230	一种具有减肥降脂健脾功效的复方中药组合物	西北农林科技大学
201110321155	一种芽孢杆菌及其应用	西北农林科技大学
201010186260	β-葡聚糖-茶多酚复合物及其应用	西南大学
201110258401	一种预防和治疗糖尿病肾病的中药复方制剂	西南大学
201010514620	一种具有降糖作用的黄连生物碱与阿魏酸复合物	西南大学

（续表）

专利号	发明专利名称	专利权人
200810233362	一种以黄连须根为原料联产黄连生物碱提取方法	西南大学
201010559086	一种从波棱瓜中提取具有抗菌活性组分的方法	西南大学
200910191189	消除魔芋粉中二氧化硫的方法	西南大学
201010514629	一种从黄连中提取阿魏酸和绿原酸等酸性成分的方法	西南大学
201010547697	一种治疗湿热困脾型糖尿病的黄连复方制剂	西南大学
200610095323	重楼提取物的抗曲霉菌新用途	西南大学
200910059024	一种生何首乌和制何首乌的检测方法	西南交通大学
201010562597	一种从陈皮中串联提取黄酮和果胶的方法	西南科技大学
201110135734	一种实现肿瘤靶向的非病毒载体的表面修饰方法及其应用	厦门大学
201110073133	新疆一枝蒿制剂及制备治疗糖尿病药物中的应用	新疆大学
201010045506	一种提高紫草利用率的新工艺	新疆大学
200910113355	一种复方异常黑胆质成熟剂的总酚的提取制备方法	新疆医科大学
201010545980	枸杞多糖组分-Ⅲ在制备防治有机磷农药所致血管损伤的药物中的应用	新乡医学院
201110006518	一种治疗脊髓蛛网膜炎的中药及制备方法	新乡医学院
201010570876	刺梨黄酮在制备电离辐射防护药物中的应用	新乡医学院
201110052620	洋参益智复方制剂	徐州工业职业技术学院
201110020423	一种五味子木脂素的提取纯化方法	烟台大学
200710128906	一种温莪术油提取物及其制备方法和用途	烟台大学
201110032025	一种提高轮叶党参抗癌活性的方法	延边大学
201010281697	海蓬子提取物抑制酪氨酸酶活性的应用	盐城工学院
201010514248	一种用于耐缺氧的药物组合物	盐城卫生职业技术学院
201010514213	一种用于抗心肌缺血和耐缺氧的药物组合物	盐城卫生职业技术学院
201010251068	银杏外种皮抗肿瘤有效部位及其制剂的制备方法	扬州大学
201110088951	一种用于防治辐射的中药制剂及其制备方法	扬州大学
201010508130	防治婴幼儿湿疹的中药制剂及其制备方法	扬州大学
201110100725	一种用于防治辐射的中草药外用乳膏及其制备方法	扬州大学
200710025343	南蛇藤茎总萜提取物及其制备方法及用途	扬州大学
201010556451	从植物蒙自蕈树中提取的活性成分及其应用	云南大学
201010556453	从植物肥荚红豆中提取的活性成分及其应用	云南大学
201010552503	预防和治疗急性上呼吸道感染药物的制备方法	云南中医学院
200910036736	野生仙人掌多糖提取物的制备及高效降血清胆固醇的作用	湛江师范学院
201110110586	一种用于醒酒的药物组合物	肇庆学院
201010514049	一种地黄叶总苷浸膏干燥物的制备方法	浙江大学
201110137122	一种麦冬总甾体皂苷提取物的制备和抗衰老制药用途	浙江大学
201110057639	赤芍有效组分及其制备方法与用途	浙江大学
201110059038	一种黄芪有效组分制备方法与用途	浙江大学
201110058967	一种红参有效组分的制备方法与用途	浙江大学
201110059030	一种红花有效组分制备方法与用途	浙江大学
201110058974	含白香草木犀紫檀酚 A 的降香有效成分及制备方法与用途	浙江大学
201110059032	一种红花有效组分的制备方法与用途	浙江大学
201110059033	具心肌保护作用的红花有效组分及制备方法与用途	浙江大学
201110206332	一种海洋青霉菌菌株及其应用	浙江大学
200810164191	治疗心脑血管疾病的木波罗提取物及其制备方法	浙江大学
201110030851	一种提高子宫内膜容受性的中药组合物及应用	浙江大学
200710070553	一种丹酚酸 A 的提取纯化方法	浙江大学
201110058975	含人参皂苷 Rg1 的三七有效组分及制备方法与用途	浙江大学
201010238089	一种口服免疫阻断鸡抑制素作用的转化子及其应用	浙江大学
201010125531	一种快速测定丹参提取液中鞣质含量的方法	浙江大学
200910097489	甘草黄酮镇咳剂及应用	浙江大学
201010219045	一种口服免疫阻断猪生长抑素作用的转化子及其应用	浙江大学
201110098135	一种提高卵巢反应性的中药组合物及应用	浙江大学
200810062107	一种降血糖调整血脂的金针菇罐头食品制备方法	浙江大学
201010039544	一种用于中药复杂成分分析的实时特征提取方法	浙江大学

（续表）

专利号	发明专利名称	专利权人
201010214780	一种凌霄花有效组分的制备方法和应用	浙江大学
201010214786	一种苦楝皮有效组分的制备方法和应用	浙江大学
200910097497	具有抗肿瘤和免疫佐剂作用的多糖及其制备方法和用途	浙江大学
201110030852	一种用于药物流产后宫内残留的中药组合物及应用	浙江大学
200710070447	一种具有吸湿保湿功能的蜂王浆酶解产物	浙江大学
201010214798	一种菊花有效组分的制备方法和应用	浙江大学
201110058973	一种降香有效组分的制备方法与用途	浙江大学
201010212826	DLK1 基因的用途以及 siRNA、BM-MSCs 和 FGF2	浙江大学
201010606383	一种治疗偏头痛的中药复方制剂及其制备方法	浙江大学
200810162493	一种金钗石斛多糖提取物的制备和应用	浙江大学
201110030846	一种用于多囊卵巢综合症的中药组合物及应用	浙江大学
201010506239	一种贯叶连翘精提取物的制备方法	浙江大学城市学院
200810062318	一种从蚕蛹中提取不饱和脂肪酸的方法	浙江大学城市学院
200910154369	一种竹醋抗菌液的制备方法	浙江工业大学
201010108789	一种柑橘精油及其制备方法和应用	浙江工业大学
200910154774	一种灵芝生物碱类物质指纹图谱鉴定方法	浙江工业大学
201010296130	抗前列腺癌贻贝酶解提取物的制备方法及应用	浙江海洋学院
200910095731	一种从含羞草中提取总黄酮的方法	浙江林学院
201110080147	一种植物提取物的制备方法和用途	浙江农林大学
201110080148	一种天然植物来源的总黄酮的制备方法	浙江农林大学
200910095461	一种治疗面瘫的中成药及其制备方法	浙江树人大学
201110086501	一种治疗骨质疏松症的中药组合物及补肾活血颗粒剂	浙江中医药大学
201010177917	一种治疗糖尿病周围神经病变的药物及其制备方法	浙江中医药大学
201010161388	一种治疗股骨头坏死的中药颗粒剂及其制备方法	浙江中医药大学
201010104499	一种防治缺血性脑损伤的药物及其制备方法	浙江中医药大学
201010257592	一种治疗甲状腺的中药组合物及其散瘿巴布剂的制备方法	浙江中医药大学
201010137126	一种抗抑郁中药组合物及滴丸	浙江中医药大学
201010218452	一种治疗软组织损伤的巴布剂的制备方法	浙江中医药大学
200810049144	一种治疗酒渣鼻的中药组合物及其使用方法	郑州大学
201010280361	一种牡蛎壳提取物的制备方法和应用	中国海洋大学
201010528352	一种植物乳杆菌及其细菌素发酵和制备方法与用途	中国农业大学
201010539988	一种粪肠球菌 ANSE228 及其应用	中国农业大学
200910090498	一种戊型肝炎感染模型的构建方法	中国农业大学
201010592754	一种桦褐孔菌降血糖有效部位及其制备方法与应用	中国农业大学
200910077227	一种复合膨化怀山药粉及其制备方法	中国农业大学
201110039116	一种肉苁蓉提取物提取方法及其应用	中国农业大学
201010539983	用于降解黄曲霉毒素的枯草芽孢杆菌及其分泌的活性蛋白	中国农业大学
201110059384	鼠曲草提取物在制备防治类风湿性关节炎药物中的应用	中国人民解放军第二军医大学
201110023571	一种治疗溃疡性结肠炎的药物组合物及其结肠靶向微丸制剂	中国人民解放军第二军医大学
201010588878	蜂斗菜提取物及其制备方法和用途	中国人民解放军第二军医大学
200910201133	覆盆子提取物和从中分离得到的覆盆子素及其用途	中国人民解放军第二军医大学
200810032678	山楂叶中单体化合物的分离纯化方法	中国人民解放军第二军医大学
200710048139	甘西鼠尾草提取物在制备治疗肾小球肾炎药物中的应用	中国人民解放军第二军医大学
200810037585	对萼猕猴桃叶提取物及其制备方法和用途	中国人民解放军第二军医大学
200810032323	虎杖提取物用于制备抗艾滋病毒和抗乙肝病毒产品的用途	中国人民解放军第二军医大学
200910250947	靶向诱导成骨分化细胞凋亡的重组慢病毒及其制备方法和应用	中国人民解放军第三军医大学
200810237232	木瓜抗氧化精华素及其制备方法	中国人民解放军第三军医大学
201010042002	HSV1-TK 基因重组溶瘤腺病毒及其制备方法和应用	中国人民解放军第三军医大学
201010600823	一种防治电磁辐射损害男性生殖的药物及制备方法	中国人民解放军第三军医大学
200910104509	木瓜营养泡腾片及其制备方法	中国人民解放军第三军医大学
201110175938	一种抗缺氧、抗疲劳的中药组合物及其制备方法	中国人民解放军第四军医大学
200910021239	治疗偏头痛中药复方制剂及其制备工艺	中国人民解放军第四军医大学
201110400768	创伤凝胶剂及其制备工艺	中国人民解放军第四军医大学

（续表）

专利号	发明专利名称	专利权人
200910022632	一种治疗肿瘤新药酯苷胶囊及其制备方法	中国人民解放军第四军医大学
201110024713	治疗和预防辐射损伤的口服药物	中国人民解放军第四军医大学
200910024286	一种防治冻伤的中药制剂及其制备工艺	中国人民解放军第四军医大学
201110024698	治疗皮炎的口服药物	中国人民解放军第四军医大学
201010580003	小茴香挥发油用于制备预防术后腹腔粘连药物的应用	中国人民解放军第四军医大学
201010184524	椒目仁油喷雾剂的制备工艺和应用	中国人民解放军第四军医大学
201110006923	治疗皮肤损伤的中药复方制剂及其制备方法和应用	中国人民解放军第四军医大学
201010563883	固公果根提取物的鉴别方法	中国人民武装警察部队后勤学院
200610130438	蕨麻提取物在制备抗缺血药物中的应用	中国人民武装警察部队后勤学院
201010267636	一种防治糖尿病的风轮菜有效部位的制备方法与药物用途	中国药科大学
201110124839	一种红花磷脂物理混合物的液体制剂及其制备方法	中国药科大学
201110052213	木棉叶总酚提取物、其制备方法和治疗2型糖尿病的应用	中国药科大学
201010126336	急性子抗类风湿性关节炎的医药用途	中国药科大学
200810143057	垫状卷柏提取物在制备抗阿尔茨海默病药物中的用途	中南大学
201110170851	一种分离和富集莲子心总黄酮和总生物碱的方法	中南大学
200810143582	一种中药组合物	中南大学
200910043708	一种尾参颗粒及其制备方法	中南大学
200710034396	TPO基因修饰的人骨髓间质干细胞及其制备方法和用途	中南大学
201010183877	一种治疗皮肤创伤的中药组合物及其制备方法	中南大学
201010184447	预防和治疗高血脂和脂肪肝的中药组合物及其制备方法	中南大学
201110089062	一种从荔枝果肉中提取的活性组合物及其制备方法和应用	中山大学
201010181280	一种崖柏提取物及其在制备预防或治疗神经退行性疾病药物中的应用	中山大学
200810029703	一种止痛消炎药物及其制备方法与应用	中山大学
200910041384	山竹子果壳总提取物在制备抗炎镇痛药物中的应用	中山大学
201010258932	人胎盘肽在制备治疗干眼症等眼表疾病药物中的应用	中山大学中山眼科中心
200810008038	抑制谷胱甘肽S-转移酶活性的化合物、其制备方法、其应用	中央民族大学
201110045489	一种用接枝槲皮素交联壳聚糖树脂分离荞麦黄酮的方法	重庆大学
201110045503	一种水溶性黄酮-壳聚糖衍生物的生产方法	重庆大学
4　专利权人为国内医院		
201110095704	一种治疗寒湿痹阻症的药物及其制备方法	安徽中医学院第一附属医院
201110095718	一种用于治疗湿热痹阻症的药物及其制备方法	安徽中医学院第一附属医院
201110174824	一种治疗冠心病的药物	北京大学第一医院
201010161227	一种防治老年痴呆症的复方中药提取物组合物	北京大学第一医院
200910077713	一种治疗骨关节炎的药物组合物及制备方法和检测方法	北京市石景山区老医药卫生工作者协会模式口中医医院
201110221762	温络舒筋胶囊	长春市南关区中医院
201110221779	健骨填髓胶囊	长春市南关区中医院
201010199081	贝母润肺胶囊	长春市南关区中医院
200710300317	一种治疗湿疹皮炎、荨麻疹等各种瘙痒性皮肤病的中药制剂	长春同春堂皮肤病医院
201110038697	一种中药汤剂的制备方法	成都中医药大学附属医院
201010010139	茶多酚抗痤疮外用制剂	大连市皮肤病医院
201010203636	阴地蕨提取物在制备抗肿瘤转移药物中的应用	福建省立医院
200910201103	一种促进神经肌肉再生的复方制剂及其制备方法	复旦大学附属华山医院
201010125585	一种治疗中风急性期的中药组合物及其制备方法	广东省中医院
200910114581	一种治疗慢性萎缩性胃炎、消化性溃疡的药物组合物	广西中医学院附属瑞康医院
201110175408	一种双柏散瘀膏及其制备方法	广州市荔湾区中医医院
201110175416	一种陈术健脾膏及其制备方法	广州市荔湾区中医医院
201110003494	荔枝核皂苷提取工艺	广州市中医医院
201110070263	亚油酸在制备抗HPV药物中的应用	广州中医药大学第二附属医院
201110070367	油酸在制备抗HPV药物中的应用	广州中医药大学第二附属医院
201110041252	一种治疗中风的喷鼻剂及其制备方法	广州中医药大学第一附属医院
201110075802	一种治疗慢性腹泻的胶囊剂	广州中医药大学第一附属医院

（续表）

专利号	发明专利名称	专利权人
201110194682	一种治疗糖尿病视网膜病变的中药制剂及其制备方法	贵阳中医学院第二附属医院
201110134691	抗栓消栓制剂	海城市中医院
201110136227	化瘀消肿制剂	海城市中医院
200710067242	一种制备抗病毒的药物组合物的方法	杭州市中医院
200810048729	具有综合调整机体代谢机能的降糖调脂中药及其制备方法	华中科技大学同济医学院附属同济医院
200810048719	具有祛脂清肝功能的中药及其制备方法	华中科技大学同济医学院附属同济医院
201110156544	治疗本源虚损性疾病并有延寿功效的中成药及其制作方法	黄兆华中医内科诊所
201110045822	一种山茱萸中药饮片的炮制方法	江苏省中医院
201010611289	一种治疗病毒性上呼吸道感染的中药制剂及其制备方法	江苏省中医院
201110118074	一种提高拉米夫定抗乙肝病毒治疗应答的中药配方	江苏省中医院
201110135807	一种治疗慢阻肺的复方组合药物及其制备方法和应用	江苏省中医院
201110135809	一种治疗上气道咳嗽综合征的复方组合药物及其制备方法和应用	江苏省中医院
201010506059	泄浊通瘀剂	江苏省中医院
200910027931	陈皮提取物在制备治疗肺纤维化药物中的应用	江苏省中医院
201010286272	一种具有抗骨质疏松功效的中药复方及其制备方法与应用	江苏省中医院
201010506299	一种治疗颈椎病的中药颈枕	江苏省中医院
201010555092	一种治疗小儿外感发热的中药组合物及其制备方法	江苏省中医院
201010298894	一种治疗持续性植物状态的中药制剂	江苏省中医院
201010516943	一种抗肿瘤中药及其制备方法	江苏省中医院
201010517616	一种治疗颈椎病的药物及其制备方法	江苏省中医院
201010514325	膝痹宁及其制备方法和应用	江苏省中医院
201010532950	一种治疗脑转移瘤的复方组合药物及其制备方法和应用	江苏省中医院
201010506057	采用豁痰泄浊法治疗慢性阻塞性肺疾病的莛葶合剂	江苏省中医院
201010573939	一种治疗胃脘痛的中药组合物	介休市中医医院
201010573951	一种治疗骨折的中药组合物	介休市中医医院
201010573953	一种治疗骨质增生的中药组合物	介休市中医医院
201010573986	一种治疗中风偏瘫或中风先兆的中药组合物	介休市中医医院
201010586709	一种治疗不孕症的药物	句容市边城卫生院
201010586735	一种治疗痛经的药物及其制备方法	句容市边城卫生院
201110172395	云南宣威和草坝蜂胶在促进成骨细胞生长药物中的应用	昆明医学院附属口腔医院
201010207407	中药复方制剂舒阴液及其制备与应用	南昌市男科医院
201010211147	中药复方制剂前列腺康复胶囊及其制备工艺与应用	南昌市男科医院
200910025085	骨髓间质干细胞在制备治疗系统性硬化症药物中的应用	南京大学医学院附属鼓楼医院
201110283019	一种治疗外阴白色病变的中药组合物及其制备方法和应用	南京市妇幼保健院
201110109952	一种用于治疗盆腔炎的中药组合物及其制备方法和应用	南京市妇幼保健院
201110210335	治疗尖锐湿疣用中药组合物及其制备方法	南京医科大学第一附属医院
200880115431	适于临床应用的人胎盘间质细胞库的建立方法	宁夏医科大学附属医院
201110107664	治疗宫外孕的药物	平阴县人民医院
200910015666	治疗免疫性不孕不育症的药物及其制备方法	平阴县中医医院
200810157752	一种治疗血管性头痛的中药制剂	青岛市市立医院
201110207565	一种治疗抑郁症的中药组合物	荣成市商贸城卫生所
200810230999	羚羊利脑合剂	汝州市中医院
200810230998	一种治疗Ⅱ型糖尿病的七味地黄降糖胶囊	汝州市中医院
201110144322	治疗痛经的药物	山东大学齐鲁医院
200910130891	一种防治心血管疾病支架再狭窄的中药制剂及制备方法	山东大学齐鲁医院
200910130890	一种治疗充血性心力衰竭的中药复方制剂及其制备方法	山东大学齐鲁医院
201110195263	一种治疗过敏性鼻炎的中药制剂	山东省立医院
201110169571	一种治疗扁平疣的外用膏剂	山东省千佛山医院
201110182145	一种治疗牙痛的中药制剂	山东省千佛山医院
201110041198	治疗牙龈肿痛的中药	山东省千佛山医院
201110060736	一种治疗慢性胃炎的中药蜜丸	山东省千佛山医院
201110164648	一种治疗流行性腮腺炎的中药外用组合物	山东省千佛山医院
201110060682	一种治疗便秘的中药制剂	山东省千佛山医院

（续表）

专利号	发明专利名称	专利权人
200910018471	一种治疗人体蠕形螨病的中药复方乳液及其制备方法	山东省千佛山医院
201110060612	一种治疗偏头痛的中药制剂	山东省千佛山医院
201110060739	一种治疗过敏性鼻炎的中药组合物	山东省千佛山医院
200910018437	一种用于治疗小儿抽动-秽语综合征的中药制剂	山东省千佛山医院
200910229600	一种治疗冠心病的中药制剂	山东省千佛山医院
201010298538	一种治疗脑梗死的药物及其制备方法	山东省千佛山医院
201010503125	一种压疮膏及其制备方法与应用	山东省肿瘤医院
201110385040	一种治疗急性痛风性关节炎的中药制剂及其制备方法	山东中医药大学附属医院
201110218382	一种治疗心悸的中药制剂	山东中医药大学附属医院
200810079911	一种治疗失眠症的中药	山西省长治精神病院
201010183636	中药复方灌注液的制备方法及用途	山西省肿瘤医院
201010584525	一种治疗肾小球源性血尿的中成药及其制备方法	山西医科大学第一医院
200910048175	一种治疗淋巴水肿和静脉水肿的药物及其应用	上海交通大学医学院附属第九人民医院
200810201314	一种组合物及其制备方法和用途	上海交通大学医学院附属瑞金医院
201010200447	一种辛夷挥发油纳米脂质体冻干粉及其温敏型辛夷纳米凝胶和制备方法	上海交通大学医学院附属新华医院
201110004109	一种治疗小儿遗尿的药物及其制备和检测方法	上海市儿童医院
201110109528	敛痔散及其制备方法	上海市金山区中心医院枫泾分院
201010580408	一种增液合剂	上海市精神卫生中心
201010580407	一种当归承气汤及其用途	上海市精神卫生中心
201010580410	一种治疗抑郁症的合剂	上海市精神卫生中心
201010580411	一种治疗周期性精神病的药物	上海市精神卫生中心
201010580439	一种治疗心病型神经衰弱的药物	上海市精神卫生中心
201010580395	一种治疗心病型神经衰弱症的合剂及其应用	上海市精神卫生中心
201010580406	一种治疗神经衰弱的合剂	上海市精神卫生中心
201010580452	一种治疗神经衰弱的药物及其应用	上海市精神卫生中心
200910049435	一种用于治疗尿路感染的中药组合物	上海市闵行区中心医院
200910045882	一种治疗脂肪肝的复方制剂	上海市普陀区中心医院
200910051008	一种治疗代谢综合征的纯中药组合物及由其制备的纯中药制剂	上海市杨浦区中心医院
201110107481	一种治疗皮肤溃疡的中药贴膜及其制备方法	上海市中医医院
201110107537	一种治疗皮肤溃疡的药物及其制备方法	上海市中医医院
201110139179	一种抗抑郁症的中药组合物及其制备方法和应用	上海市中医医院
200910050391	治疗小儿反复呼吸道感染的植物药复方制剂及制备和应用	上海市中医医院
201010027208	防治心肌缺血再灌注损伤的中药组合物及其制备方法	上海中医药大学附属龙华医院
200810202042	一种升高白细胞的中药组合物及其制备方法和应用	上海中医药大学附属龙华医院
200910004167	一种治疗老年骨质疏松性腰痛的复方制剂及其制备方法	上海中医药大学附属龙华医院
200710040667	一种治疗高血压的中药复方制剂及其制备方法	上海中医药大学附属龙华医院
200910004168	一种治疗颈椎病的复方制剂及其制备方法	上海中医药大学附属龙华医院
200810002155	一种治疗室性早搏的中药复方制剂	上海中医药大学附属普陀医院
201010172561	一种治疗子宫内膜异位症的灌肠剂及其制备方法	上海中医药大学附属曙光医院
200910201845	治疗慢性尿路感染的中药组合物及其制备方法	上海中医药大学附属曙光医院
200810200115	一种治疗乳腺癌的药物制剂及其制备方法	上海中医药大学附属曙光医院
200910057416	治疗非酒精性脂肪性肝病的中药组合物	上海中医药大学附属曙光医院
200910057133	保护肝脏、预防肝损伤的中药组合物及其制备方法	上海中医药大学附属曙光医院
200710041690	夏枯草活性部位及其在制备药物组合物中的应用	上海中医药大学附属曙光医院
200910048888	一种治疗2型糖尿病的药物组合物及其制备方法	上海中医药大学附属岳阳中西医结合医院
201010501511	一种用于预防及治疗支气管哮喘的药物组合物及其制备与应用	上海中医药大学附属岳阳中西医结合医院
201110082694	慢性咽炎制剂	深圳市宝安区人民医院
201010506327	一种治疗胃动力障碍的纯中药制剂	石家庄长城中西医结合医院
201110117270	用于治疗菌群失调症菌群紊乱症的大肠埃希氏菌、制剂及其制备方法	首都医科大学附属北京友谊医院
200910131374	一种治疗脑动脉粥样硬化的药物	首都医科大学宣武医院
201010234220	一种治疗神经胶质瘤的中药组合物及其制备方法	首都医科大学宣武医院
201010171323	一种改善放化疗消化道反应的中药复方制剂	四川大学华西医院
201010153836	三针注射及熏蒸治疗股骨头坏死的药物及制备方法	四平市中西医结合医院

（续表）

专利号	发明专利名称	专利权人
201110002145	治疗骨坏死复活的药物及其制备方法	台州市博爱医院
200910068177	治疗脂肪肝的药物及其制备方法	天津市传染病医院
200710057130	治疗老年期痴呆的中药制剂及其制备方法	天津中医药大学第一附属医院
200810154758	一种治疗儿童脾胃虚寒的熨烫剂及其制备方法和用途	天津中医药大学第一附属医院
201010527070	薤白作为预防肠粘连药物的应用	通城县人民医院
201010624764	败酱草及其制剂的新用途	卫生部北京医院
201110155457	治疗非酒精性脂肪性肝病的中药	温州医学院附属第一医院
201110055606	改善高血压性左室肥厚的中药复方制剂	无锡市中医医院
201110055607	改善高血压性左室肥厚的中药复方制剂的制备方法	无锡市中医医院
201110167957	一种治疗痛风性关节炎和高尿酸血症的药物及制备方法	武汉市中医医院
200910059789	一种治疗湿疹皮炎的外用药物组合物及其制备方法	西藏自治区藏医院
200810082682	一种治疗泌尿系炎症的药物及其制备方法	新疆阿勒泰地区哈医医院
201110082149	一种治疗心力衰竭的中药	新疆医科大学附属中医医院
201010125508	口服用补肾健骨治疗药液及其生产方法	玉林市骨科医院
201010175623	抗肝炎、抗肿瘤及提高机体免疫功能的药物及其制备方法	粤北人民医院
201010185717	一种治疗风湿病的中药制剂及其制备方法	云南省中医医院
201010580028	可诱导、双重稳定 P53 表达的细胞株及其构建方法和应用	浙江大学医学院附属第二医院
201010620363	人参有效部位及其制备方法和应用	浙江省中医院
201110139259	一种防治甲流的中药组合物及其应用	浙江省中医院
201010154886	一种治未病的外用贴膏及其制作方法	浙江省中医院
200810163416	一种用于治疗异位性皮炎的中药提取物及其颗粒剂	浙江省中医院
201010147785	一种降糖中药组合物及滴丸	浙江中医药大学附属第二医院
200910195556	鸦胆子油乳复合配方在制备治疗肝癌门静脉癌栓药物中的应用	中国人民解放军第二军医大学东方肝胆外科医院
201010598961	一种治疗肝炎的中药组合物、提取物及制备方法、应用和剂型	中国人民解放军第三〇二医院
201010553322	一种治疗慢性疾病相关性营养不良的药物及其应用	中国人民解放军第三二三医院
201010034401	一种中药组合物及其制备方法	中国人民解放军第三〇二医院
201010257175	一种治疗腹泻的中药咀嚼片及其制备方法	中国人民解放军第三〇二医院
201110113185	一种预防新发呼吸道传染病的喷雾剂的制备方法	中国人民解放军第三〇二医院
201010598933	一种治疗肝炎和肝脏代谢综合症的中药组合物、提取物及其制备方法和应用	中国人民解放军第三〇二医院
200810069332	一种治疗乳腺增生的中药组合物、制剂及其制备方法	中国人民解放军第三军医大学第一附属医院
201010294950	一种治疗乳腺增生的中药组合物质量检测方法	中国人民解放军第三军医大学第一附属医院
201010518498	兼有防晒与治疗晒伤功效的中药组合物及其乳膏的制备方法与乳膏剂	中国人民解放军第三军医大学第一附属医院
201110137644	一种治疗骨关节疼痛的中药	中国人民解放军第三七一医院
201110004001	一种治疗慢性肾炎、肾病综合症的中药复方制剂	中国人民解放军第三七一医院
201110004012	治疗由放、化疗引起的白细胞减少及肠胃不适的中药制剂	中国人民解放军第三七一医院
201010252475	治疗人体颈肩腰腿疼痛疾病的外用热疗包	中国人民解放军第四五一医院
201010185405	灵芝孢子精油复方软胶囊制剂及其制备方法	中国人民解放军第四一一医院
201110095172	一种用于治疗气管炎的中药制剂及其制备方法	中国人民解放军第一医院
200910170249	脐带华通胶来源的间充质干细胞在急性心肌梗死细胞移植治疗中的应用	中国人民解放军海军总医院
201010166639	一种乳清蛋白水解物及其在制备降糖药物中的用途	中国人民解放军总医院
201110058680	一种治疗复发性口腔溃疡中药组合物、制剂及其制备方法	中国人民解放军总医院
201110090914	一种预防和(或)治疗糖尿病的产品	中国中医科学院广安门医院
200910085331	一种治疗甲状腺功能亢进的药物及其制备方法	中国中医科学院广安门医院
201010525724	黄连总生物碱树脂复合物及其缓释制剂与它们的制备方法	中国中医科学院广安门医院
200910085330	一种治疗 2 型糖尿病心脏病的药物及其制备方法	中国中医科学院广安门医院
200910081445	预防脊柱椎板切除术后粘连的三七玻璃酸钠凝胶	中国中医科学院望京医院
201110007105	一种防治阿尔茨海默病的中药及其制备方法	中国中医科学院西苑医院
201110007023	一种用于治疗类风湿性关节炎的提取物	中南大学湘雅二医院
200910091912	一种治疗慢性肾小球肾炎的药物组合物及其制备方法	中日友好医院
200910079088	从人羊膜上皮细胞中诱导分化出多巴胺能神经元的方法及分离所得神经元的用途	中日友好医院
200710030195	一种治疗乙肝的中药制剂	中山大学附属第三医院
201010201318	一种治疗代谢综合征的中药及其制备方法	中山大学附属第一医院

（续表）

专利号	发明专利名称	专利权人
200710030097	一种治疗痛风和高尿酸血症的中药组合物及其制备方法	中山大学附属第一医院
201010561862	一种治疗慢性乙型肝炎的制剂	中山市中医院
201010166998	一种治疗泌尿系统结石的制剂及其制备方法	中山市中医院
201110083163	包含皂矾的药物组合物及其制备方法	重庆西南医院
201010148013	骨伤科外敷药及其生产方法及其使用方法	株洲市中医伤科医院
5　专利权人为国内其他		
201010158487	果味青钱柳咀嚼片的制备方法	广西壮族自治区药用植物园
201010540530	一种快速测定硫熏中药材的方法	辽宁省食品药品检验所
200910109624	小花鬼针草提取物及其制备方法和在制备抗前列腺疾病药物中的应用	深圳市药品检验所
200810111564	一种提高机体抗疲劳度的中药复方制剂	中国航天员科研训练中心
6　专利权人为多个		
200910185881	一种灵芝孢子粉纳米硒复合物及其制备方法	安徽省康美来大别山生物科技有限公司等
201010294974	一种治疗泌尿道感染的中药及其制备方法	安徽省药物研究所等
201110100149	一种治疗乳腺增生的药物及其制备方法	安徽省药物研究所等
200910259670	一种治疗银屑病的药物	北大方正集团有限公司等
200810114220	含有绞股蓝总苷和叶酸类化合物的复方药物	北京奥萨医药研究中心有限公司等
200810114219	含有山楂总黄酮和叶酸类化合物的复方药物	北京奥萨医药研究中心有限公司等
200810114218	一种治疗良性前列腺增生的中药复方	北京奥萨医药研究中心有限公司等
200810113919	含有血管紧张素转化酶抑制剂、B族维生素和银杏叶提取物的药物组合物	北京奥萨医药研究中心有限公司等
200910093555	一种渔用复方杀虫剂及其制备方法和用途	北京大北农动物保健科技有限责任公司等
200910093553	一种复方中药药物组合物及其制备方法和用途	北京大北农动物保健科技有限责任公司等
200910087548	一种抗菌抗病毒兽用中药组合物及预混料	北京大北农科技集团股份有限公司等
201010615594	芹菜籽提取物的微丸及其制备方法	北京人福军威医药技术开发有限公司等
200810187652	一种舒肝降脂的药物组合物及其制备方法	北京施强时代医药技术开发有限公司等
200710178210	一种治疗血液病的中药组合物及其制备方法和用途	北京天雨义鸣生物科技有限公司等
201010512474	一种药物组合物的质量检测控制体系	北京同仁堂科技发展股份有限公司等
201010204396	用于治疗骨折的注射剂及其制备方法	北京悬壶京琼医药科技发展研究院等
200910244625	复方苦参注射液用于制备治疗前列腺炎疾病药物的新用途	北京振东光明药物研究院有限公司等
200910244324	一种复方苦参注射液的检测方法	北京振东光明药物研究院有限公司等
201110093717	一种治疗耐多药肺结核的复方中药	长沙市中心医院等
200810194443	一种治疗哮喘的中药组合物及其制备方法	常州善美药物研究开发中心有限公司等
200810194442	一种治疗慢性胃炎的中药组合物及其制备方法	常州善美药物研究开发中心有限公司等
200910089325	一种治疗急性心肌梗塞的中药组合物及其制备方法	赤峰天奇制药有限责任公司等
201110115185	一种鹿血粉的鉴定方法	大连民族学院等
200910019248	一种预防流感的药物	德州丽康生物科技有限公司等
201010184445	一种高效酶诱导提取老鹳草中多酚类活性成分的方法	东北林业大学等
200810028729	一种具有通便功能的饼干的配方及制备方法	东莞锦泰食品有限公司等
200910207406	药用贴膏基质及其制备方法和应用	佛山德众药业有限公司等
200910047607	光叶桂木提取物及其用途	复旦大学等
201110419525	软化鹿茸片的方法	梅花鹿业（辽宁）发展有限公司等
201110269850	红曲菌丝体提取物在制备预防骨质疏松保健食品及药品的应用	广东医学院等
201010570366	一种治疗高血压的中药制剂	广西正堂药业有限责任公司等
200910139909	一种鉴别红腺忍冬和金银花的方法及其应用	广州白云山和记黄埔中药有限公司等
200910037371	一种口炎清颗粒的质量控制方法及应用	广州白云山和记黄埔中药有限公司等
200910038562	含蚕抗菌肽的蚕粉或蛹粉以及蛹血清粉的制备方法	广州暨南大学医药生物技术研究开发中心等
200810219088	中草药药剂的制作方法	广州市柏盛堂中药有限公司等
200910038404	一种用于心脏护理和治疗冠心病的药物	广州市惠润医疗设备有限公司等
200810027097	一种桑叶主要活性成分的提取方法及其提取物用途	广州唐百服生物科技有限公司等
201110009652	一种治疗肝癌的中药制剂	广州中医药大学等
201010164913	治疗放射性口干症的喷雾剂及其制备方法	桂林莱茵生物科技股份有限公司等
201110088429	一种田七提取物及其应用	桂林英美特生物技术有限公司等
201010503237	一种复合辅酶药的制备方法	海南康永药品有限公司等

（续表）

专利号	发明专利名称	专利权人
200510095243	一种胆木注射液的质量检测方法	海南制药厂有限公司等
201110139809	一种治疗癌性疼痛的药物组合物及其制剂	杭州爱可润健康咨询有限公司等
200910308171	一种黄酮苷类物质的提取方法	杭州富春食品添加剂有限公司等
201110008591	一种治疗慢性原发性肾小球疾病的中药组合物及其应用	杭州市中医院等
200610118773	梅树非果部分提取物的用途	杭州尤美特科技有限公司等
200610118774	梅树提取物及其制备方法和用途	杭州尤美特科技有限公司等
201110041148	一种中药降脂通便胶囊及其制备方法	河南辅仁堂制药有限公司等
201010547074	壮骨麝香止痛膏及其半成品的指纹图谱测定方法	河南羚锐制药股份有限公司等
201010547050	一种治疗烧烫伤的药物组合及其制备方法	河南羚锐制药股份有限公司北京药物研究院等
200710054052	现代中药饮片、淫羊藿黄酮醇苷饮片及其制备方法	河南省科高植物天然产物开发工程技术有限公司等
200810046832	造纸法薄片原料用功能性植物填料的制备和应用方法	湖北中烟工业有限责任公司等
200910061787	一种从中草药中提取有效成份的工艺方法	湖北中烟工业有限责任公司等
200910054284	天然黄藤素结晶物及其大孔吸附树脂制备方法	华宝食用香精香料（上海）有限公司等
201010221526	一种治疗湿疹的外涂药物及其制备方法	华南理工大学等
200910060476	金刚藤分散片及其制备方法	黄石飞云制药有限公司等
201010178703	一种治疗由于肝脏损伤所造成的低蛋白血证的中药制剂	吉林大学等
200910079261	用于治疗缓慢性心律失常病态窦房结综合征的药物	吉林康乃尔药业有限公司等
201110095573	一种治疗溃疡性结肠炎的中药组合物及其制备方法	吉林省中医药科学院等
200810234149	治疗痛风的药物组合物及其制备方法与用途	江苏康缘药业股份有限公司等
200910181879	一种鲜山药提取物及其制备方法和用途	江苏省中国科学院植物研究所等
200910183003	一种山药多糖提取物及其制备方法和用途	江苏省中国科学院植物研究所等
201010258459	一种用模式生物斑马鱼研究药物代谢的新方法	江苏省中医药研究院等
201110067857	一种中药杏香兔耳风提取过程质量控制方法	江西汇仁药业有限公司等
201110067858	一种测定肾宝合剂渗漉液近红外光谱，比重及淫羊藿苷含量的方法	江西汇仁药业有限公司等
201110067859	一种测定女金中药提取浓缩液中黄芪苷的方法	江西汇仁药业有限公司等
201110067860	一种测定六味地黄丸浓缩丸提取浓缩液比重及马钱苷、丹皮酚含量的方法	江西汇仁药业有限公司等
201110067866	一种中药大黄乙醇提取过程质量控制方法	江西汇仁药业有限公司等
201110068304	一种栀子渗漉液质量控制方法	江西汇仁药业有限公司等
201010608296	水煎煮提取的枳实或枳壳总黄酮提取物及其用途	江西青峰药业有限公司等
201110041157	一种药用茶油制备的在线监测方法	江西山村油脂食品有限公司等
201110041156	一种高纯度油茶皂苷的制备方法	江西山村油脂食品有限公司等
201010541649	黄腐酸钠在制备治疗腹泻药物中的应用	昆明理工大学等
200710202066	洪连提取物在制备抗病毒药物中的应用	兰州大学等
200710201082	一种藏药唐古特青兰提取物及其在制备抗病毒药物中的应用	兰州大学等
201010567508	治疗子宫肌瘤的中药及其制备方法	复旦大学等
200910260749	丹参提取物缓释微丸及其制备方法和用途	丽珠医药集团股份有限公司等
200910148341	一种中药组合物在制备用于预防和治疗猪流感的药物和（或）保健品中的应用	丽珠医药集团股份有限公司等
200910137510	一种用于治疗秋燥感冒的药物组合物及其制备方法	辽宁本溪三药有限公司等
200910137508	一种治疗胃脘痛阴虚证的药物组合物及其制备方法	辽宁本溪三药有限公司等
201110257612	清血毒胶囊	海南省皮肤病医院等
201110257544	祛斑胶囊	海南省皮肤病医院等
200810093626	玉米提取物调节机体免疫功能及其在食品中的应用	龙井民康生物制品厂等
200810150132	中草药粉碎炮制过程喷施液氮防止氧化褐变的方法	南方李锦记有限公司等
201010289415	具有安神健脑作用的药物组合物	南京海陵中药制药工艺技术研究有限公司等
200810203253	防止蜂蜜王浆口服液絮凝分层的组合物和加工方法	南京老山药业股份有限公司等
200910184046	黄芪药渣发酵开发的植物源动物用免疫增强剂	南京南农高科兽药研究所有限公司等
201010242300	一种酰化支链淀粉修饰卡介菌多糖核酸口服兽用脂质体及其冻干制剂	南京农业大学等
200910030704	破壁灵芝孢子粉与环糊精的组合物及其制备方法	南京师范大学等
200910030702	灵芝孢子粉的湿法破壁方法	南京师范大学等
200910030707	松花粉与环糊精组合物、其制备方法及其在制备抗疲劳与提高机体免疫力保健品中的应用	南京师范大学等

（续表）

专利号	发明专利名称	专利权人
201010167131	一种用于增强免疫力的中药组合物及其制备方法	南京中科药业有限公司等
201010174361	一种治疗胃肠功能紊乱的中药贴剂及其制备方法	南京中科药业有限公司等
201010017125	一种高效浓缩虫草菌丝体的工艺	南京中科药业有限公司等
201110025226	一种大川芎方微乳鼻腔给药制剂及其制备方法与应用	南京中医药大学等
200710129319	益生菌在制备治疗与预防手足口病组合物中的应用	青岛东海药业有限公司等
201010185582	一种紫锥菊的超微粉散剂及其制备方法和应用	青岛康地恩药业有限公司等
200810123645	荞麦七新黄酮化合物	陕西师范大学等
201110034221	一种具有缓解体力疲劳及增强免疫功能的组合物及其制备方法和用途	上海东锦食品集团有限公司等
201110158864	一种治疗痛风的药物	上海丰泽园医药研究所等
200910196969	雷公藤多甙提取方法及所得产品及其包合物和药物组合物	上海复旦复华药业有限公司等
201110123387	一种心脑舒通片的制备方法	上海复旦复华药业有限公司等
200610029443	从废血中提取免疫增强剂的联产方法	上海汉德食品有限公司等
200910196291	一种中药组合物、其制备方法及应用	上海莱博生物科技有限公司等
200810205102	一种丹参分散片及其应用	上海雷允上科技发展有限公司等
200710045425	一种柘木提取物、其制备及应用	上海雷允上科技发展有限公司等
200710045424	一种柘木提取物、其制备及应用	上海雷允上科技发展有限公司等
200910055788	一种天然植物花椒提取物在制备抑制组胺释放的药物、化妆品及保健食品中的用途	上海汝莱芾生物科技有限公司等
200910047623	一种活血、镇痛和抗炎的药物和应用	上海师范大学等
200610118154	槲皮素-7-O-葡萄糖甙在柘木或其制剂检测方法中的应用	上海市中药研究所等
200910198759	一种降脂药物及其制备方法和应用	上海新康制药厂等
200810200742	一种治疗肿瘤的中药组合物及其制备方法	上海秀新臣邦医药科技有限公司等
200910150374	黄酮类化合物或含其的植物提取物的应用	上海医药工业研究院等
200710042036	一种云芝糖肽生产方法及其制剂	上海芝草生物技术有限公司等
200610119530	三七花蕾活性部位及其制备方法	上海中医药大学附属龙华医院等
200610119529	三七花总皂苷在制备治疗高血压病药物中的应用	上海中医药大学附属龙华医院等
200610147305	治疗充血性心力衰竭合并心绞痛的中药组合物及其制备	上海中医药大学附属曙光医院等
200610169134	一种生姜和金银花复合口味软冰淇淋浆料的制备方法	深圳市海川实业股份有限公司等
200910248628	一种用于预防和治疗肿瘤疾病的中药复方口服制剂	沈阳亿灵医药科技有限公司等
200910248627	预防和治疗妇科出血疾病的中药复方制剂	沈阳亿灵医药科技有限公司等
201010587901	一种治疗皮肤病中药片剂的制备方法	陕西君碧莎制药有限公司等
201110103405	一种柴胡皂苷的提取纯化方法	四川德培源中药科技开发有限公司等
201010028013	一种白头翁汤颗粒剂的制备方法	四川滇虹医药开发有限公司等
201110074505	蚕砂提取液生产过程中的澄明方法	天津大学等
201010282458	中药复方增生平的制备方法	天津康晨瑞信医药集团有限公司等
200910068871	基于治未病和药食同源理论的排毒养颜食疗制剂	天津太平洋制药有限公司等
200910068862	基于治未病和药食同源理论的防治便秘的食疗制剂	天津太平洋制药有限公司等
200910068868	基于治未病和药食同源理论的防治更年期综合症的食疗制剂	天津太平洋制药有限公司等
200910068864	基于治未病和药食同源理论的防治哮喘的食疗制剂	天津太平洋制药有限公司等
200910068863	基于治未病和药食同源理论的防治胃病的食疗制剂	天津太平洋制药有限公司等
200910068865	基于治未病和药食同源理论的防治糖尿病的食疗制剂	天津太平洋制药有限公司等
200910068869	基于治未病和药食同源理论的防治心血管病的食疗制剂	天津太平洋制药有限公司等
200910068870	基于治未病和药食同源理论的增强免疫力的食疗制剂	天津太平洋制药有限公司等
201110142107	一种口腔喷雾剂及其制备方法	天津天狮生物发展有限公司等
200910223870	一种多口味钙咀嚼片及其生产制作工艺	天津天狮生物发展有限公司等
201010527067	预防肠粘连的薤白制剂及其制备方法	通城县人民医院等
201010526502	红茂草生物碱的提取方法及由该方法获得的提取物	王廷璞等
201110098727	一种缓解人体疲劳、增强免疫力的制剂	威海博力生物工程有限公司等
201110098758	一种用于增加骨密度、防治骨关节病及增强免疫力的制剂	威海博力生物工程有限公司等
201110098760	一种抗辐射、增强人体免疫力及防治肿瘤的制剂	威海博力生物工程有限公司等
200910260970	一种用于改善睡眠、提高免疫的制剂	威海康博尔生物药业有限公司等
200910260972	一种用于增强免疫的制剂	威海康博尔生物药业有限公司等
200910260971	一种用于缓解骨关节病、增强免疫力的制剂	威海康博尔生物药业有限公司等

（续表）

专利号	发明专利名称	专利权人
201010561967	具有保湿滋润功效的中药组合物、制剂及其制备方法	新时代健康产业（集团）有限公司等
201010561792	具有美白祛斑功效的中药组合物、制剂及其制备方法	新时代健康产业（集团）有限公司等
201010592271	一种具有防治黄褐斑和调节免疫功能的药品或者保健食品	烟台大洋制药有限公司等
200910163476	一种治疗肠炎的药物	烟台大洋制药有限公司等
201010605896	一种具有降脂保肝作用的药品或者保健食品	烟台大洋制药有限公司等
200910014317	一种治疗炎症性肠病的药物组合物及该组合物在制备治疗炎症性肠病药物中的用途	烟台新时代健康产业有限公司等
200910014429	松花粉及其提取物在治疗炎症性肠病中的用途及该提取物的制备方法	烟台新时代健康产业有限公司等
201010607364	用于治疗脂肪肝的松花粉提取物及其制备方法、用途	烟台新时代健康产业有限公司等
201010607391	用于治疗女性卵巢早衰的松花粉水提取物及其制备方法、用途	烟台新时代健康产业有限公司等
201010607395	用于治疗儿童性早熟的松花粉水提取物的制备方法	烟台新时代健康产业有限公司等
201010607363	用于治疗脂肪肝的松花粉片剂的生产方法	烟台新时代健康产业有限公司等
201010607394	用于治疗前列腺肥大的松花粉保健酒生产方法	烟台新时代健康产业有限公司等
200910021907	复方栀子油软胶囊及其制备方法	延安大学等
201010228285	一种治疗银屑病的药物及其制备方法	宜昌市伍家岗区怡康皮肤病研究所等
200910218240	使用 HPLC 法测定肾衰宁胶囊中丹参素含量的方法	云南理想药业有限公司等
201110176933	一种中药组合物及其用于制备抗风湿止痛药物的用途	张家港天乙传统医药研究院有限公司等
200910226619	一种大鲵油软胶囊、制备方法及其用途	张家界金鲵生物科技有限公司等
200910101136	厚壳贻贝脂溶性提取物的用途	浙江大学等
201110027875	一种降血脂的中药组合物	浙江大学等
201010262621	一种从丹参醇沉沉淀物中提取丹参总酚酸的方法	浙江大学等
200710043270	一种破壁花粉的提取物及其提取方法和应用	浙江海正药业股份有限公司等
200710043271	一种破壁花粉的提取物及其提取方法和应用	浙江海正药业股份有限公司等
200910098151	一种油菜花粉软胶囊及其制备方法	浙江康恩贝制药股份有限公司等
201110046230	从金佛手饮料废渣中提取黄酮的方法	浙江师范大学等
201010291812	水朝阳旋覆花提取物，以其为有效成分的抗肿瘤药物及其制备方法和应用	中国科学院昆明植物研究所等
200810037162	雷公藤活性成分调控热休克蛋白和视黄醇 X 受体 α 的应用	中国科学院上海生命科学研究院等
200810037163	白花蛇舌草作用于视黄醇 X 受体的应用	中国科学院上海生命科学研究院等
200710171486	葫芦烷型三萜皂苷化合物、其药物组合物及其制备方法和用途	中国科学院上海药物研究所等
201010133555	贯众乌梅中药组合物制备方法及应用	中国农业大学等
201110206291	一种用于强筋壮骨、舒筋活络、缓解风湿痹痛、腰膝酸痛的液体制剂及其制备方法	中国热带农业科学院热带作物品种资源研究所等
201110197202	一种肉桂多酚提取物、其制备方法及其用途	中国药科大学等
201110143890	一种缓解紧张性头痛的沉香复方精油	中国医学科学院药用植物研究所海南分所等
201110143869	一种能够改善睡眠的沉香复方精油	中国医学科学院药用植物研究所海南分所等
200710032806	一种肉苁蓉提取物的生产方法	中山大学等
200710032810	一种肉苁蓉抽提物的生产方法	中山大学等
200910077265	一种从西洋参中提取人参皂甙 Rb1 的方法及其粉针剂	重庆华森制药有限公司等
200910091532	一种治疗瘙痒性皮肤病的药物组合物	重庆华森制药有限公司等
200610054217	一种治疗胃腹疾病的中药组合物及其制备方法	重庆医药工业研究院有限责任公司等
201010588890	一种红花注射液及其制备方法	武汉福星生物药业有限公司等

四、含肽或抗原或抗体的药品发明专利

1 专利权人为国内企业

专利号	发明专利名称	专利权人
200610172626	增强记忆力的复方制剂	安徽辉克药业有限公司
200610159369	具有抗血小板聚集活性的重组组织型纤溶酶原激活物的双功能变异体	百奥泰生物科技（广州）有限公司
201110030083	一种利拉鲁肽长效微球注射剂及其制备方法	蚌埠丰原涂山制药有限公司
200910238770	蚓激酶肠溶胶囊用于制备治疗颈动脉粥样硬化药物的应用	北京百奥药业有限责任公司
200980000177	一种复合干扰素及其制备方法	北京百川飞虹生物科技有限公司
200510082777	一种胸腺五肽缓释微球制剂及其制备方法	北京博恩特药业有限公司
200810187988	一种胸腺五肽口服微球制剂及其制备方法	北京博恩特药业有限公司
201010205166	一种 Exendin-4 及其类似物融合蛋白	北京东方百泰生物科技有限公司
201010205088	广谱型流感疫苗及其制备方法	北京精益泰翔技术发展有限公司

（续表）

专利号	发明专利名称	专利权人
200810247336	一种蛋白咀嚼片	北京康比特体育科技股份有限公司
201010520193	一种用于防治关节软组织损伤及并发炎症的组合物	北京康比特体育科技股份有限公司
200910118800	尖吻蝮蛇血凝酶	北京康辰药业有限公司
200910249574	一种71型肠道病毒及其应用	北京科兴生物制品有限公司
200910143922	手足口病疫苗及其制备方法和应用	北京科兴生物制品有限公司
200910131558	EV71病毒广谱性单克隆抗体及其应用	北京科兴生物制品有限公司
201010127032	一种手足口病病毒疫苗	北京绿竹生物技术有限责任公司
200910210379	通用的注射用重组人血清白蛋白融合蛋白制剂配方	北京美福源生物医药科技有限公司
200910258161	线粒体膜电位下降相关的多核苷酸及其编码多肽和用途	北京诺赛基因组研究中心有限公司
201010164829	一种杀菌止痒的妇科洗液	北京欧凯纳斯科技有限公司
200710120377	复合磷酸酯酶及其提取方法，和该复合磷酸酯酶胶囊	北京赛而生物药业有限公司
200710120084	巴曲酶冻干粉针制剂及其制备方法	北京赛升药业股份有限公司
200910087427	一种止血消毒剂及其制备方法	北京赛升药业股份有限公司
200910077444	纤维蛋白封闭剂及其制备方法	北京赛升药业股份有限公司
201110407544	干扰素α与异丙托溴铵的雾化吸入剂	北京三元基因工程有限公司
201110407384	干扰素α与地塞米松磷酸钠的雾化吸入剂	北京三元基因工程有限公司
200510137774	包含人HSP70 ATPase结构域与哺乳动物p53蛋白的融合蛋白及其应用	北京沙东生物技术有限公司
201010562267	一种利用细胞工厂生产鸡马立克氏病疫苗的方法	北京市兽医生物药品厂
200510082945	一种无丝裂原活性抗CD3小分子抗体的设计方法	北京天广实生物技术股份有限公司
201010108738	普通变形菌（甘露糖敏感血凝）菌毛株	北京万特尔生物制药有限公司
200910076609	一种治疗过敏性疾病的药物及其制备方法	北京新华联协和药业有限责任公司
200810056697	一种具有降血糖功能的组合物及其制备方法	北京因科瑞斯医药科技有限公司
200910078091	一种具有增加骨密度功能的组合物	北京因科瑞斯医药科技有限公司
200910242411	一种治疗帕金森病的细胞微囊及复合细胞支架	北京殷华激光快速成形与模具技术有限公司
200810118356	促进成纤维细胞分泌细胞外基质成分的制剂及其制备方法	北京中科颐诺生物技术有限公司
200910067156	百白破、A+C群脑膜炎球菌-b型流感嗜血杆菌结合疫苗	长春长生生物科技股份有限公司
200910066991	次血红素短肽化合物在抗脑缺血药物制备中的用途	长春大政药业科技有限公司
200810051562	含PEG化人生长激素缀合物的药物及其应用	长春金赛药业股份有限公司
200910217800	一种注射用醋酸曲普瑞林的缓释微球的制备方法	长春金赛药业有限责任公司
201010538967	冻干带状疱疹减毒活疫苗及制备方法	长春祈健生物制品有限公司
201010160514	一种甲型肝炎灭活疫苗及其制备方法	长春生物制品研究所有限责任公司
200610152501	胰激肽原酶在制备放射治疗肿瘤的药物中的应用	常州千红生化制药股份有限公司
201010129404	一种新的肺炎球菌结合疫苗及其制备方法	成都安特金生物技术有限公司
200910146687	纳豆激酶在制备脑保护剂类药物中的用途	成都地奥九泓制药厂
200680013337	一株枯草芽孢杆菌新菌株及其在制备治疗血栓疾病药物中的用途	成都地奥九泓制药厂
200810046277	VEGF受体融合蛋白在制备治疗伴随VEGF升高的炎症反应的药物中的应用	成都康弘生物科技有限公司
200910103512	流感口服含片疫苗、流感口服缓释疫苗以及二者制备方法	成都康华生物制品有限公司
201110170338	流感口服缓释疫苗及其制备方法	成都康华生物制品有限公司
200910103513	人胚肺成纤维细胞乙型脑炎疫苗及其制备方法	成都康华生物制品有限公司
200910155068	一种人用二倍体细胞狂犬灭活疫苗及其制备方法	成都康华生物制品有限公司
201010258697	防治绿脓杆菌感染的组合物及其制备方法	成都蓉生药业有限责任公司
201010175628	纤维蛋白溶解系统激活蛋白	成都瑞益科技有限责任公司
201110068695	PGBD-2融合防御素及其制备方法与其应用	成都市金之源生物技术有限公司
201010300590	具备抗血管生成活性的白蛋白变异体及其制备方法	成都正能生物技术有限责任公司
201110126060	一种含铝佐剂乙肝疫苗的制备方法	大连汉信生物制药有限公司
200810013282	一种超声波萃取海参活性多肽的制备方法	大连正大海洋生物有限公司
200910177426	二联手足口病灭活疫苗	福尔生物制药股份有限公司
200610054832	肺炎链球菌多糖-外膜蛋白结合疫苗及制备方法	福州昌晖生物工程有限公司
201110028083	一种草鱼注射疫苗增效剂及其制备方法	广东海大集团股份有限公司
200910042361	一种注射用促肝细胞生长素冻干粉针剂的制备方法	广东隆赋药业有限公司
201110142048	阿胶的组合物制剂及其制备方法	广东如来医药进出口有限公司
201110092759	免疫刺激剂口服糖浆及其制作方法	广东顺峰药业有限公司

（续表）

专利号	发明专利名称	专利权人
200810187703	一种稳定的乌司他丁水针剂药物组合物	广东天普生化医药股份有限公司
201010200138	人尿激肽原酶在制备治疗急性肾衰药物中的应用	广东天普生化医药股份有限公司
200710123537	一种用于治疗脑梗塞的含有人尿激肽原酶的药物组合物	广东天普生化医药股份有限公司
200910193930	一种水包油型复方疫苗佐剂及其制备方法	广东温氏食品集团有限公司
200910193896	猪链球菌病、多杀性巴氏杆菌病灭活疫苗及其制备方法	广东永顺生物制药有限公司
201010103600	由还原型谷胱甘肽与碳酸钠或碳酸氢钠组成组合物	广州白云山天心制药股份有限公司
201010178173	一种Ⅱ型胶原关节软骨修复液及其制备方法	广州创尔生物技术有限公司
200910193572	一种促进组织修复的蹄甲多肽制剂及其制备方法	广州加原医药科技有限公司
201110091489	狂犬病灭活抗原及其制备方法	广州市华南农大生物药品有限公司
200710028952	IL-12 表达载体及该载体表达的真核细胞株及应用	广州市恺泰生物科技有限公司
201110092054	一种注射用 N(2)-L-丙氨酰-L-谷氨酰胺制剂及其制备方法	贵州益佰制药股份有限公司
201010261030	突变的人源成纤维生长因子及在治疗内分泌疾病中的用途	哈尔滨博翱生物医药技术开发有限公司
200910224026	一种大豆缩氨酸的制备方法	哈尔滨美佳娜生物工程有限责任公司
200810064126	一种预防骨质疏松和骨关节病的组合物	哈药集团制药六厂
200710098139	胸腺五肽鼻喷雾剂，其制备方法及应用	海南中和药业股份有限公司
200610051915	一种 β-内酰胺酶、其制备方法及其应用	杭州北斗生物技术有限公司
201010297959	水溶性还原型辅酶 Q10 组合物及其制备方法	杭州华东医药集团康润制药有限公司
200710157162	含有艾塞那肽的药物制剂	杭州九源基因工程有限公司
200910152680	一种延缓衰老的含片的制作方法	杭州六易科技有限公司
200810004757	流感全病毒减活疫苗重组体、其构建方法及应用	河北摩百生物科技有限公司
200910066396	一种黑皮素类似物及其制备方法和应用	河南玄美生物科技有限公司
200910063806	一种虫草素 SOD 冲剂的制备方法	湖北泰榕药业有限公司
200610162005	高亲和性靶向融合蛋白	湖南康都制药有限公司
200910075772	一种三磷酸腺苷辅酶胰岛素冻干粉针剂的制备方法	华北制药集团制剂有限公司
200510130914	治疗病毒型肝病的复方制剂	淮北辉克药业有限公司
200910157564	一种新型抗生素及其核苷酸序列、制备方法与应用	畿晋庆三联（北京）生物技术有限公司
200810101237	成纤维细胞生长因子在制备促进血管生成药物中的应用	吉林农大生物反应器工程有限公司
200710055840	尿激酶型纤溶酶原激活剂 a 链与蜂毒素的融合蛋白及其制备	吉林圣元科技有限责任公司
200910204848	耐受性肿瘤细胞抗原负载树突状细胞，其制法以及应用	济南迪博生物技术有限公司
201110111359	一种骨钙素的注射用冻干粉制剂的制备方法	济南环肽医药科技有限公司
201110062557	一种人类松弛素-2 Relaxin 的注射用冻干粉制剂	济南环肽医药科技有限公司
201110146275	多肽驴皮胶的代血浆	江苏建中投资有限公司
201010184471	用于防治骨关节痛的复方组合制剂及其制备方法	江苏江山制药有限公司
201010184479	用于防治骨关节痛的复方组合制剂及其制备方法	江苏江山制药有限公司
200910169810	用于关节保健的复合制剂及其制备方法	江苏江山制药有限公司
200810018656	新的甲型肝炎灭活疫苗病毒毒株及其培养方法	江苏先声卫科生物制药有限公司
200810242790	一种重组融合蛋白及其制备方法和应用	江苏先声药物研究有限公司
201110101864	重组人血管内皮抑制素缓释注射油制剂及其制备工艺	江苏先声药物研究有限公司
200710132804	重组人血管内皮抑制素缓释注射组合物	江苏先声药物研究有限公司
201010274209	注射用重组人血管内皮抑制素温度敏感性凝胶组合物	江苏先声药物研究有限公司
201010182183	一种药物组合物及其应用	江苏先声药物研究有限公司
201010231337	一种注射用重组人血管内皮抑制素壳聚糖纳米粒的制备方法	江苏先声药物研究有限公司
200710135101	重组人血管内皮抑制素缓释注射油制剂及其制备工艺	江苏先声药物研究有限公司
200810019876	注射用重组人血管内皮抑制素多孔缓释微球及其制备方法	江苏先声药物研究有限公司
200810122764	含微粉化重组人血管内皮抑制素缓释微球的制备方法	江苏先声药物研究有限公司
200810196585	一种具有凝血活性的蛋白类物质	江苏正大天晴药业股份有限公司
201010534828	一种静注人免疫球蛋白的制备工艺	江西博雅生物制药股份有限公司
200910114806	一种促进手术后伤口愈合的食品或药品	江中药业股份有限公司
200910092433	口蹄疫疫苗制备方法	金宇保灵生物药品有限公司
200680027046	新型生物活性肽及其新用途	康哲医药研究（深圳）有限公司
200810036768	合成抗菌肽、其制备方法及应用	昆山博青生物科技有限公司
200710112387	重组人睫状神经营养因子、突变体及其应用	兰州生物制品研究所有限责任公司
200910187321	去除疫苗制品中杂蛋白及宿主 DNA 的方法	辽宁依生生物制药有限公司

（续表）

专利号	发明专利名称	专利权人
201010132556	利用超声结合 EDTA 溶液去除狂犬病疫苗制品中残留 DNA 的方法	辽宁依生生物制药有限公司
201010011353	一种具有降血糖功效的中药制剂及其制备方法与应用	临沂山松生物制品有限公司
200910237204	人纤维蛋白原的生产方法	绿十字（中国）生物制品有限公司
200910260923	聚赖氨酸在制备杀灭口腔螺旋杆菌药物的应用	美利泰格诊断试剂（嘉兴）有限公司
200910181747	治疗糖尿病的口服药物及其制备方法	南京凯瑞尔纳米生物技术有限公司
201010198230	恩拉霉素预混剂的制备方法	濮阳泓天威药业有限公司
200810139858	治疗性疫苗制剂	齐鲁制药有限公司
200810237709	去氨普酶 α1 突变体	齐鲁制药有限公司
200910013968	稳定等渗的去氨普酶 α1 或其突变体制剂	齐鲁制药有限公司
201110221884	供骨伤患者食用含低聚肽和 D-氨基葡萄糖盐酸盐的组合物	山东鲁健生物医药科技有限公司
201110009384	一种甘精胰岛素注射液及其制备方法	山东新时代药业有限公司
201010613663	一种重组人肿瘤坏死因子受体-Fc 融合蛋白冻干粉针剂	山东新时代药业有限公司
201010618740	聚乙二醇化重组人粒细胞集落刺激因子冻干粉针剂及其制备方法	山东新时代药业有限公司
200810150561	血红蛋白类氧载体冻干制剂的制备方法	陕西北美基因股份有限公司
200710017643	吩噻嗪类染料修饰的磁性微粒的制备方法	陕西北美基因股份有限公司
201110147418	一种胶原蛋白滴眼液及其制备方法	陕西巨子生物技术有限公司
200610027292	一种可溶性 TNF 受体突变体	上海复旦张江生物医药股份有限公司
200910223409	一组新的抗菌肽及其制备方法和应用	上海高科联合生物技术研发有限公司
200910223410	一组新的抗菌肽及其制备方法和应用	上海高科联合生物技术研发有限公司
200910223411	一组新的抗菌肽及其制备方法和应用	上海高科联合生物技术研发有限公司
200510028721	乙型肝炎病毒表面 L 蛋白相关肽	上海贺普生物科技有限公司
200710138718	带有聚乙二醇基团的艾塞丁或其类似物及其制剂和用途	上海华谊生物技术有限公司
200810204640	一种羽毛蛋白肽的制备方法	上海杰隆生物制品股份有限公司
200880013620	骨桥蛋白的功能表位、与其特异性结合的单克隆抗体及用途	上海抗体药物国家工程研究中心有限公司
200810043351	可溶性 VEGFR 双功能融合受体、其制备方法及用途	上海抗体药物国家工程研究中心有限公司
200880013440	骨桥蛋白的功能表位、针对该单位的单克隆抗体及它们的应用	上海抗体药物国家工程研究中心有限公司
200910247386	一种禽流感疫苗及其制备方法	上海联合赛尔生物工程有限公司
200710045653	水痘减毒活疫苗	上海荣盛生物药业有限公司
201010273320	中药神曲在壳聚糖包覆的溶菌酶脂质体中作为肠道吸收促进剂的应用	上海沈李科工贸有限公司
201010127121	单体速效胰岛素及其制法和用途	上海生物泰生命科学研究有限公司
201010139034	SERPINE2 基因的用途	上海生物芯片有限公司
200710045280	新型结核病疫苗的制备及其应用	上海生物制品研究所有限责任公司
200910246446	人表皮生长因子和金属硫蛋白的融合蛋白及其制备方法和应用	上海司睿宝生物科技有限公司
200810202907	一种安全的冻干哺乳动物源凝血酶制剂及其制备方法	上海松力生物技术有限公司
200910055951	一种氮杂环己肽或其药学上可接受的盐及其制备方法和用途	上海天伟生物制药有限公司
200810200343	糖蛋白中去除/灭活病毒的方法	上海天伟生物制药有限公司
200710045768	一种卵泡刺激素的纯化方法	上海天伟生物制药有限公司
200810038422	稳定的激肽释放酶-1 注射液	上海万兴生物制药有限公司
200710173372	一种结核分枝杆菌多价重组蛋白疫苗的制备	上海万兴生物制药有限公司
200810201751	一种免疫唤醒微系统及其制备方法和应用	上海威科生物技术有限公司
200810033915	含有重组人血清白蛋白融合干扰素的稳定水溶液	上海欣百诺生物科技有限公司
200810032654	用毕赤酵母表达系统制备抗人乳头瘤病毒 16 型感染的疫苗的方法	上海泽润生物科技有限公司
200810032655	用毕赤酵母表达系统制备抗人乳头瘤病毒 18 型感染的疫苗的方法	上海泽润生物科技有限公司
200780030048	生长因子神经调节蛋白的下游蛋白组激酶	上海泽生科技开发有限公司
200910118522	神经调节蛋白用于心血管疾病治疗的方法和组合物	上海泽生科技开发有限公司
200610024703	一种嵌合受体及其制备方法和用途	上海中信国健药业股份有限公司
201110120265	口蹄疫病毒抗原多肽、融合抗原多肽及疫苗	申联生物医药（上海）有限公司
201010570255	环孢素 A 前体脂质体、药物组合物及其制备方法	深圳海王药业有限公司
201010622268	一种制备甲型肝炎灭活疫苗的方法	深圳康泰生物制品股份有限公司
201010622258	甲型肝炎病毒株 SH 及其二倍体细胞适应方法	深圳康泰生物制品股份有限公司
201010106159	超声雾化法制备载骨生长因子微球技术	深圳兰度生物材料有限公司
200710123683	聚合物/重组人促红素偶联物	深圳赛保尔生物药业有限公司
200910106279	一种含有脂肪酶的组合物	深圳市绿微康生物工程有限公司

（续表）

专利号	发明专利名称	专利权人
201010596058	细胞载体生物反应器大量繁殖禽流感病毒的方法	深圳市南海潮生物技术有限公司
201010249133	药用保健型固体电子烟雾化液及制备方法	深圳市如烟生物科技有限公司
200810066430	抗菌肽的固体发酵制备方法及应用	深圳市圣西马生物技术有限公司
201010297445	一种含环孢素的软胶囊囊壳组合物及制备方法和由其制成的含环孢素的软胶囊	深圳信立泰药业股份有限公司
200510116846	抗禽流感特异性 IgY 的制备方法及其制剂	深圳雅臣生物科技有限公司
201010115163	叶黄素多维营养保健药物组合物、其制备方法及应用	石家庄惠仕医药保健品有限公司
201010281253	一种眼用原位凝胶	舒泰神（北京）生物制药股份有限公司
201010281292	一种眼用原位凝胶	舒泰神（北京）生物制药股份有限公司
201010136337	一种用于消化道的药物组合物及其应用	四川健能制药有限公司
201010274782	一种多靶点重组基因及其蛋白在防治幽门螺旋杆菌感染中的应用	四川万可泰生物技术有限责任公司
201110254795	一种 SOD 复合胶囊及其制备方法	苏州爱斯欧蒂生物科技有限公司
201010266079	一种治疗脚气泡腾片及其制备工艺	苏州邦安新材料科技有限公司
201010266080	一种治疗脚气水剂及其制备方法	苏州邦安新材料科技有限公司
201010266092	一种药膏及其制备方法	苏州邦安新材料科技有限公司
200810202087	血管抑素受体 β 亚基人源化嵌合及人抗体、其制备及应用	苏州工业园区晨健抗体组药物开发有限公司
201010113115	止血剂及其制备方法	苏州汇涵医用科技发展有限公司
201010162833	重组促红细胞生成素及制备方法	苏州元基生物技术有限公司
200810174302	丙型肝炎病毒蛋白酶抑制剂	太景生物科技股份有限公司
200810174745	丙型肝炎病毒蛋白酶抑制剂	太景生物科技股份有限公司
200910175011	丙型肝炎病毒蛋白酶抑制剂	太景生物科技股份有限公司
200910303630	一种动物干扰素的制备方法	天津艾森生物工程有限公司
201110074364	一种抗肿瘤生物制品的制备方法	天津济命生生物科技有限公司
200810157649	聚乙二醇化红细胞生成素蛋白长效制剂	天津派格生物技术有限公司
200910013711	柱层析 PEG 与干扰素类似物蛋白氮端定点偶联方法及其产物	天津派格生物技术有限公司
200910071074	一种含群多普利掩味组合物的药用组合物	天津市汉康医药生物技术有限公司
200910088039	一种狂犬病、破伤风双效价人免疫球蛋白及其制备方法以及其在制药物中的应用	同路生物制药有限公司
200910096432	靶向识别肿瘤细胞的纳米药物载体材料及其制备和应用	无锡纳奥生物医药有限公司
201010271416	聚明胶肽注射液的制备方法	武汉东方红医药科技有限公司
201010291725	胸腺肽注射液的制备方法	武汉华龙生物制药有限公司
201010140032	治疗或预防癌症的多肽或其衍生产品及应用	武汉凯泰新生物技术有限公司
200710168525	一种抗耐药菌的多肽及用途	武汉摩尔生物科技有限公司
201110031764	一种口腔炎症性疾病的口腔喷剂及其制备方法	武汉耦合医学科技有限责任公司
201110031254	一种口腔干燥症凝胶医疗用品及其制备方法	武汉耦合医学科技有限责任公司
201110322593	一种对脱毒后的百日咳疫苗抗原溶液进行纯化的方法	武汉生物制品研究所有限责任公司
200910061286	一种作为 A 群链球菌四价疫苗保护性抗原的重组多肽	武汉生物制品研究所有限责任公司
200810071315	鼠神经生长因子的制备方法和注射用鼠神经生长因子的制备方法	厦门北大之路生物工程有限公司
200780050542	聚乙二醇修饰的干扰素 α2b 及其制备方法和应用	厦门伯赛基因转录技术有限公司
200810071729	一种具有抗辐射及改善皮肤水分作用的组合物	厦门金日制药有限公司
201010294593	一种油茶籽多肽及其制备方法	厦门盛洲植物油有限公司
200910112957	PTD-SOD 融合蛋白在防醉解酒产品中的应用	厦门意奇生物科技有限公司
200710041068	治疗肝病的药物组合物及其用途	湘北威尔曼制药股份有限公司
201110131029	拮抗血管新生诱导因子的融合蛋白及其用途	烟台荣昌生物工程有限公司
201110132218	FGFR-Fc 融合蛋白及其用途	烟台荣昌生物工程有限公司
201110021339	优化的 TACI-Fc 融合蛋白用于制备治疗类风湿性关节炎药物的应用	烟台荣昌生物工程有限公司
201010159741	一种 H9N2 亚型禽流感灭活疫苗的制备方法及产品	扬州优邦生物制药有限公司
200810115478	一种培养敏感细胞生产蓝耳病疫苗的方法	扬州优邦生物制药有限公司
200680053048	药物-聚合物的结合物	药华医药股份有限公司
200610127042	真菌免疫调节蛋白之用途	益生生技开发股份有限公司
201010112015	真菌免疫调节蛋白之用途	益生生技开发股份有限公司
200910137669	真菌免疫调节蛋白之用途	益生生技开发股份有限公司
201010176378	一种天然脑蛋白水解物注射剂及其制备方法	云南盟生药业有限公司

（续表）

专利号	发明专利名称	专利权人
200810060568	血清白蛋白与白介素1受体拮抗剂的融合蛋白及应用	浙江海正药业股份有限公司
201010613983	超高密度大规模产猪繁殖与呼吸综合征病毒的方法及设备	浙江诺倍威生物技术有限公司
201110172595	不含明胶、人血白蛋白保护剂的冷冻干燥甲型肝炎减毒活疫苗及制备方法	浙江普康生物技术股份有限公司
200810044084	凋亡素-EC-SOD羧基末端蛋白转导域融合蛋白	浙江日升昌药业有限公司
200910154525	一种多层培养瓶培养原代细胞制备出血热疫苗的方法	浙江天元生物药业有限公司
200810215775	一种重组人血清白蛋白与干扰素α融合蛋白的药物组合物	浙江我武生物科技股份有限公司
200910000456	一种重组超氧化物歧化酶基因的杆状病毒及其制备与应用	浙江中奇生物药业股份有限公司
200810161332	禽流感疫苗及其制备方法	浙江中奇生物药业股份有限公司
200810118967	O型口蹄疫合成肽疫苗	中牧实业股份有限公司
200810227103	兔病毒性出血症、多杀性巴氏杆菌病二联灭活疫苗的制法	中牧实业股份有限公司
200910084322	一种亚洲一型口蹄疫合成肽疫苗	中牧实业股份有限公司
200910091463	禽流感合成肽疫苗及其制备方法	中牧实业股份有限公司
201010595545	一种具有活血化瘀作用的药物	重庆多普泰制药有限公司
201010595575	一种具有治疗心脑血管疾病作用的药物	重庆多普泰制药有限公司
201010595588	一种有效成分含有水蛭素的药物	重庆多普泰制药有限公司
201110007643	原料含有水蛭素、纤溶素的药物的用途	重庆多普泰制药有限公司
201110007658	原料为水蛭素、纤溶素和透明质酸酶的药物的用途	重庆多普泰制药有限公司
201110007692	原料含有水蛭素、纤溶素的药物的用途	重庆多普泰制药有限公司
201110007683	原料含有水蛭素的药物组合物及其用途	重庆多普泰制药有限公司
201010595607	一种水蛭为原料的肠溶片的制备方法	重庆多普泰制药有限公司
200910191240	人源化重组尿酸酶及其突变体	重庆富进生物医药有限公司
201110138580	水蛭结肠靶向口服制剂及其制备方法	重庆时珍阁普生药业有限公司
200710032894	开环式智能胰岛素泵的控制方法	珠海福尼亚医疗设备有限公司
201110342422	重组牛碱性成纤维细胞生长因子凝胶	珠海亿胜生物制药有限公司
201110342439	重组牛碱性成纤维细胞生长因子滴眼液	珠海亿胜生物制药有限公司
201110342456	外用重组牛碱性成纤维细胞生长因子冻干制剂	珠海亿胜生物制药有限公司
201110342436	重组牛碱性成纤维细胞生长因子眼用凝胶	珠海亿胜生物制药有限公司
2　专利权人为国内研究所		
200910081128	一种抗冻多肽、其合成及含有这种多肽的组合物和应用	北京金迪克生物技术研究所
200810094513	脊髓灰质炎疫苗	北京生物制品研究所
200810094515	脑膜炎球菌疫苗	北京生物制品研究所
200810105770	SNCG的单克隆抗体及其应用	北京市肿瘤防治研究所
200610113568	用于血管生成治疗的小肽及其应用	北京市肿瘤防治研究所
201010571507	燕窝寡肽组合物及其制备方法和使用	北京中生奥普寡肽技术研究所
201010533520	北虫草寡肽组合物及其制备方法和使用	北京中生奥普寡肽技术研究所
200780053210	突变的大肠杆菌不耐热肠毒素	财团法人生物技术开发中心
201010141970	抗蝰蛇蛇毒冻干血清及制备方法	成都军区疾病预防控制中心军事医学研究所
201010179174	一种中国陆生常见蝰科蛇毒多价抗血清的制备方法及用法	成都军区疾病预防控制中心军事医学研究所
201110123382	斑蝥素及其衍生物在制备肿瘤化疗增敏药物中的应用	东北师范大学遗传与细胞研究所
200810137591	一种绿脓杆菌疫苗的制备方法	黑龙江省科学院微生物研究所
200610017237	人参糖肽的制备方法、药物制剂及医药用途	吉林省中医中药研究院
200810025285	一种重组人淀粉样蛋白Aβ42的制备方法及应用	江苏省原子医学研究所
200810014731	一种具有生理活性的核肽复合物及其制备方法与应用	山东省科学院生物研究所
200910017284	用羟胺切割法制备的含胞浆引导肽的人表皮生长因子融合蛋白及其用途	山东省科学院中日友好生物技术研究中心
201110159073	抗类风湿性关节炎的多肽及其在制药中的应用	山东省医药生物技术研究中心
201110159075	抗类风湿性关节炎的多肽及其在制药中的应用	山东省医药生物技术研究中心
201110159084	抗类风湿性关节炎的多肽及其在制药中的应用	山东省医药生物技术研究中心
201110159085	抗类风湿性关节炎的多肽及其在制药中的应用	山东省医药生物技术研究中心
201110159086	抗类风湿性关节炎的多肽及其在制药中的应用	山东省医药生物技术研究中心
201110159106	抗类风湿性关节炎的多肽及其在制药中的应用	山东省医药生物技术研究中心
201110159109	抗类风湿性关节炎的多肽及其在制药中的应用	山东省医药生物技术研究中心
200910209945	一种基于抗菌肽的双功能融合蛋白及其制备方法和用途	陕西省微生物研究所

（续表）

专利号	发明专利名称	专利权人
200610147282	一种稳定的抗 IgE 人源化单抗制剂	上海国健生物技术研究院
200810043043	一种通过 RNA 干扰抑制人 ZCCHC13 基因表达的 siRNA	上海人类基因组研究中心
200810043048	一种通过 RNA 干扰抑制人 CSAG1 基因表达的 siRNA 及其应用	上海人类基因组研究中心
200810043044	MAGEA9 基因的应用	上海人类基因组研究中心
200810038848	特异性结合蛋白及其使用	上海市肿瘤研究所
200710043634	一种预防和治疗前列腺炎穴位缓释贴片及其制品、制备方法和用途	上海市肿瘤研究所
200610027026	聚乙二醇修饰的 L-门冬酰胺酶	上海医药工业研究院
200710040727	一种抗菌肽的多肽片段及其核苷酸序列和应用	上海医药工业研究院
200910127994	环六肽抗菌化合物	西北农林科技大学农药研究所
201110152622	一种增强小儿免疫力的中药组合物及其应用	浙江省中医药研究院
201010233022	一种用于流感病毒亚单位疫苗研究的合成多肽	中国检验检疫科学研究院
201110023708	一种胰岛素载药微球及其制备方法	中国科学院长春应用化学研究所
200910060121	一种抗菌化合物及其制备方法和用途	中国科学院成都生物研究所
200710011681	具有抑制 α-葡萄糖苷酶活性的酶解产物及其应用	中国科学院大连化学物理研究所
200810001317	南瓜蛋白 2 及其制备方法和用途	中国科学院福建物质结构研究所
200510114000	八棱丝瓜蛋白 1 的快速分离纯化及其晶体生长技术	中国科学院福建物质结构研究所
200910036549	蛋白磷酸酯酶 PPM1E 作为疾病的治疗靶标及其应用和 siRNA	中国科学院广州生物医药与健康研究院
200610011207	支链聚乙二醇-干扰素结合物及其制备方法	中国科学院过程工程研究所
200610011205	支链 PEG-GCSF 和 PEG-GMCSF 结合物及其制备方法	中国科学院过程工程研究所
200810237789	一种交叉保护疫苗及其构建方法	中国科学院海洋研究所
201010124895	中华绒螯蟹半胱氨酸蛋白酶抑制剂 EsCystatin 基因编码蛋白及应用	中国科学院海洋研究所
201010544907	一种溶菌酶及其制备和应用	中国科学院海洋研究所
200710015285	一种迟缓爱德华氏菌弱毒活疫苗	中国科学院海洋研究所
200910014517	一种免疫保护性亚单位疫苗及其制备和应用方法	中国科学院海洋研究所
201010201257	文蛤溶菌酶基因及其编码蛋白和应用	中国科学院海洋研究所
200710016696	栉孔扇贝丝氨酸蛋白酶抑制剂 CfKZSPI 基因及其编码蛋白和应用	中国科学院海洋研究所
200710114039	一种延长条斑星鲽排精期的方法	中国科学院海洋研究所
200910164591	迟缓爱德华菌弱毒菌株及应用	中国科学院海洋研究所
200810014711	一种交叉保护性疫苗抗原及其制备方法和应用	中国科学院海洋研究所
200910014515	迟缓爱德华氏菌密度感应系统阻断因子及其构建和应用	中国科学院海洋研究所
200910229807	一种哈氏弧菌分泌型疫苗及其构建方法	中国科学院海洋研究所
201110113660	与 HCV 病毒非结构蛋白 NS2 特异结合的核酸适体及其应用	中国科学院化学研究所
201110053657	地鳖虫抗血栓酶 Eupolytin1 及其基因和应用	中国科学院昆明动物研究所
200710066302	人源性抗菌肽及其衍生物的用途	中国科学院昆明动物研究所
200710044543	胆固醇代谢调控蛋白及其用途	中国科学院上海生命科学研究院
200910051737	抗骨桥蛋白 OPN 单克隆抗体及其应用	中国科学院上海生命科学研究院
200910054042	用 IL-12p40 siRNA 促进肝再生	中国科学院上海生命科学研究院
200910045147	一种抗病毒相关蛋白及其用途	中国科学院上海生命科学研究院
200710038085	α-突触核蛋白与 Sph1 的相互作用位点及其在筛选帕金森症药物中的应用	中国科学院上海生命科学研究院
200810200877	一种炎症性疾病相关的药物靶点及其应用	中国科学院上海生命科学研究院
200810200480	一种肝损伤相关的药物靶点及其应用	中国科学院上海生命科学研究院
200810041219	白念珠菌的菌丝发育相关基因及其用途	中国科学院上海生命科学研究院
201010122565	抗高迁移率族蛋白 B-1 的单克隆抗体及其应用	中国科学院生物物理研究所
201010122562	抗高迁移率族蛋白 B1 的单克隆抗体	中国科学院生物物理研究所
200810101356	蚯蚓纤连蛋白酶在乙型肝炎治疗中的应用	中国科学院生物物理研究所
200610165104	一种抗免疫耐受性和免疫缺陷性病毒的鸡尾酒疫苗及其应用	中国科学院微生物研究所
200910078857	抗原呈递细胞及其制备方法与应用	中国科学院微生物研究所
200910085530	一种禽流感 H5N1 病毒的 CTL 表位多肽及其应用	中国科学院微生物研究所
200910085529	禽流感 H5N1 病毒的 CTL 表位多肽及其应用	中国科学院微生物研究所
200610078765	乙肝病毒包膜小蛋白及中蛋白基因在苜蓿中的诱导性表达	中国农业科学院生物技术研究所
201010203183	一种椰子球蛋白亚铁络合物补铁剂的制备及应用	中国热带农业科学院椰子研究所
201010146657	促进脊髓神经再生与功能恢复的 hNgR-Fc 融合蛋白疫苗	中国人民解放军第三军医大学野战外科研究所
200910225952	能阻断 LPS 与 MD2 结合的抗炎抗菌多肽	中国人民解放军第三军医大学野战外科研究所

（续表）

专利号	发明专利名称	专利权人
200910050728	一种结核多价表位的基因疫苗及其用途	中国人民解放军海军医学研究所
200610114911	PTD-酪氨酸羟化酶催化区域融合蛋白及其应用	中国人民解放军军事医学科学院毒物药物研究所
200910076242	一种抑制肿瘤细胞增殖的药物及其应用	中国人民解放军军事医学科学院放射与辐射医学研究所
200810101528	LSECtin 的一种新用途	中国人民解放军军事医学科学院放射与辐射医学研究所
200810119932	DNA 依赖蛋白激酶催化亚基单链抗体及其编码基因与应用	中国人民解放军军事医学科学院放射与辐射医学研究所
200810225714	LSECtin 及其融合蛋白在制备抑制癌细胞向肝转移药物中的应用	中国人民解放军军事医学科学院放射与辐射医学研究所
200610092323	特异性抗凝血物质的制备及其应用	中国人民解放军军事医学科学院放射与辐射医学研究所
201110097677	一种肠道病毒 71 衣壳蛋白 1 抗原、制备方法及免疫检测试剂	中国人民解放军军事医学科学院基础医学研究所
201110030837	IL-1ra-Fcε 融合基因及其编码的蛋白在治疗过敏性鼻炎方面的应用	中国人民解放军军事医学科学院基础医学研究所
200910260048	增强免疫反应的人半乳凝素-9 缺失体的制备及应用	中国人民解放军军事医学科学院基础医学研究所
200710063848	SCIRR69 基因、调节 BDNF 转录及在生物医学研究、生物治疗药物研发中的应用	中国人民解放军军事医学科学院基础医学研究所
200710099001	一种多肽在制备自身免疫性肝炎诊断试剂上的应用	中国人民解放军军事医学科学院基础医学研究所
200710179499	一种具有神经修复作用的基因，其编码蛋白质，与其相互作用的受体及其应用	中国人民解放军军事医学科学院基础医学研究所
200810166805	FHL1 在制备用于治疗肿瘤的药物中的用途	中国人民解放军军事医学科学院生物工程研究所
200910242310	一种抗 uPAR 人源化抗体及其应用	中国人民解放军军事医学科学院生物工程研究所
200910076241	人血清白蛋白-干扰素融合蛋白及其编码基因与应用	中国人民解放军军事医学科学院生物工程研究所
200910237802	一种抗体及其编码基因与应用	中国人民解放军军事医学科学院生物工程研究所
200910242312	一种抗 uPAR 人源化抗体及其编码基因	中国人民解放军军事医学科学院生物工程研究所
201110029444	一种抗 EGFR 人源化抗体 L3-H3 及其编码基因与应用	中国人民解放军军事医学科学院生物工程研究所
201110029453	一种抗 EGFR 人源化抗体 L4-H3 及其编码基因与应用	中国人民解放军军事医学科学院生物工程研究所
201110029625	一种抗 EGFR 人源化抗体 L1-H3 及其编码基因与应用	中国人民解放军军事医学科学院生物工程研究所
201110029641	一种抗 EGFR 人源化抗体 L2-H3 及其编码基因与应用	中国人民解放军军事医学科学院生物工程研究所
201010182252	幽门螺杆菌尿素酶 B 抗原表位多肽及其应用	中国人民解放军军事医学科学院生物工程研究所
200810226513	一种制备基因工程 N-乙酰化胸腺素 α1 的方法	中国人民解放军军事医学科学院生物工程研究所
200910237803	一种抗体及其制备方法与应用	中国人民解放军军事医学科学院生物工程研究所
201010121879	α 型芋螺多肽及其应用	中国人民解放军军事医学科学院生物工程研究所
201010290461	抑制 2 型志贺毒素活性的多肽 TF1 及其编码基因与应用	中国人民解放军军事医学科学院微生物流行病研究所
201010290475	抑制 2 型志贺毒素活性的多肽 WA8 及其编码基因与应用	中国人民解放军军事医学科学院微生物流行病研究所
201010290471	融合蛋白 SAmB 及其编码基因与应用	中国人民解放军军事医学科学院微生物流行病研究所
200910135972	破伤风毒素受体结合区 Hc 在大肠杆菌中的高效表达及应用	中国人民解放军军事医学科学院微生物流行病研究所
201010172178	肠道病毒及其应用	中国人民解放军军事医学科学院微生物流行病研究所
200810115464	杀灭芽孢杆菌芽孢的复合制剂	中国人民解放军军事医学科学院微生物流行病研究所
200910085981	一种抗 I 型志贺毒素 IgY 抗体、及其制备方法和用途	中国人民解放军军事医学科学院微生物流行病研究所
200810222982	抗 B 型肉毒神经毒素中和性单克隆抗体、其制备方法及用途	中国人民解放军军事医学科学院微生物流行病研究所
200710166311	一种抗肿瘤融合蛋白，其制备方法及用途	中国人民解放军军事医学科学院微生物流行病研究所
200510077737	一种具有靶向功能的超抗原，其制备方法及用途	中国人民解放军军事医学科学院微生物流行病研究所
200810103141	具有免疫保护功能的鼠疫菌蛋白与编码基因及其应用	中国人民解放军军事医学科学院微生物流行病研究所

（续表）

专利号	发明专利名称	专利权人
200910092286	一种新型融合蛋白SSI、其用途及专用基因	中国人民解放军军事医学科学院微生物流行病研究所
200710129792	肺炎嗜衣原体的一种重组主要外膜蛋白及其制备方法	中国人民解放军军事医学科学院微生物流行病研究所
200810226896	一种具有较高免疫原性的融合蛋白及其应用	中国人民解放军军事医学科学院微生物流行病研究所
200810247022	透皮免疫流感多价疫苗的制备及其方法	中国人民解放军军事医学科学院微生物流行病研究所
200910070978	人源基因工程抗体TRD109及其制备方法与应用	中国人民解放军军事医学科学院卫生学环境医学研究所
201010162750	一种双重靶向DNA疫苗及其构建方法	中国人民解放军军事医学科学院野战输血研究所
200810056754	共表达CTLA4Ig和CTLA4的重组腺病毒载体、重组腺病毒及其应用	中国人民解放军军事医学科学院野战输血研究所
201110112709	胆固醇修饰的抗HIV多肽药物及其用途	中国医学科学院病原生物学研究所
201010136368	抑制丙型肝炎病毒侵入的多肽	中国医学科学院病原生物学研究所
200910236831	针对2009新甲型流感病毒多聚酶基因和核蛋白基因的siRNA序列及其应用	中国医学科学院病原生物学研究所
200910068038	重组β-内酰胺酶与RGD融合蛋白及其在医学中的应用	中国医学科学院放射医学研究所
200610079644	人乳头瘤病毒16型DNA疫苗和基因佐剂及其应用	中国医学科学院基础医学研究所
201010105060	人肠道病毒71型的亚单位混合疫苗	中国医学科学院实验动物研究所
200510081540	胸腺五肽缓释微球及其制备方法	中国医学科学院药物研究所
200610113277	抗Toll样受体2抗体抑制肿瘤转移的用途	中国医学科学院药物研究所
200710175805	保护骨髓造血功能寡肽，其制法和药物组合物与用途	中国医学科学院药物研究所
200610113437	骨生肽、其制备方法和其药物组合物与用途	中国医学科学院药物研究所
201110027724	一种复合疫苗佐剂	中国医学科学院医学生物学研究所
201010513414	磷酸锌疫苗佐剂	中国医学科学院医学生物学研究所
200810058812	冻干甲型肝炎减毒活疫苗及其制备方法	中国医学科学院医学生物学研究所
200910000300	一种双单链抗体强化融合蛋白dFv-LDP-AE及其制备方法和应用	中国医学科学院医药生物技术研究所
201010177528	一种有抗肿瘤协同增效作用的药物组合物	中国医学科学院医药生物技术研究所
200910138489	一种能够协同增效抑制肿瘤生长的新型药物组合物	中国医学科学院医药生物技术研究所
200810057025	用于制备抗肿瘤抗体的TM4SF3蛋白及其应用	中国医学科学院肿瘤研究所
200510130277	PUMA在肿瘤放化疗增敏中的新用途	中国医学科学院肿瘤研究所
200510109131	用于制备抗肿瘤抗体的多肽及其应用	中国医学科学院肿瘤研究所
200780051631	重组病毒蛋白及颗粒	中央研究院
3　专利权人为国内大学		
201010135959	抗牙龈卟啉单胞菌卵黄免疫球蛋白疫苗的制备方法	安徽医科大学
201110041063	钙激活氯通道ANO1/TMEM16A在诊断和治疗前列腺癌中的用途	北京大学
201010122615	一种抗阿片肽的拮抗肽与该拮抗肽的应用	北京大学
201010217968	一种三叶因子3的新用途	北京大学
201010217952	三叶因子3在制备预防和(或)治疗抑郁症药物中的用途	北京大学
200810227525	氨基酰色氨酰色氨酸三肽苄酯及其制备方法和应用	北京大学
200610113621	CMTM1-v17的新应用及其拮抗剂	北京大学
201010581137	抗阿片肽的拮抗肽与该拮抗肽的应用	北京大学
201010581145	一种抗阿片肽的拮抗肽与该拮抗肽的应用	北京大学
201010586602	取代四氢异喹啉化合物、其制备方法及用途	北京大学
201010182001	一种抑制新生血管生成的融合多肽及其编码基因与应用	北京大学
200910081834	一种用于栓塞治疗的药物组合物及其制备方法	北京大学
200710100029	取代-四氢异喹啉-3-羧酸化合物、其制备方法及应用	北京大学
200910088565	抑制兴奋性毒性损伤的多肽及其应用	北京大学
200910241723	一种燕麦多肽及其制备方法与应用	北京工商大学
200810226840	一种血小板膜糖蛋白寡肽或其修饰物/衍生物以及它们的应用	北京航空航天大学
200910082077	抗阿尔茨海默病单克隆抗体及其应用	北京交通大学
201010264246	一种朊蛋白异构体单克隆抗体基因及其应用	北京交通大学
200910076365	中国林蛙功能基因Rd-RNase2序列、构建方法及其氨基酸序列和用途	北京联合大学生物化学工程学院
201010291038	一种治疗肿瘤的药物	北京师范大学

（续表）

专利号	发明专利名称	专利权人
200910129243	具有抗氧化活性的乳清蛋白多肽及其制备方法	东北农业大学
200910025731	与整合素 $\alpha v\beta 3$ 具有高结合活性的多肽及其应用	东南大学
200910025685	戊型肝炎蛋白-核酸复合疫苗及其制备方法	东南大学
200810071034	一种促进骨髓造血细胞增殖的肽类药物系列	福州大学
200810203053	一种口蹄疫病毒抑制剂、其制备方法及应用	复旦大学
201010216388	一种甲型 H1N1 流感病毒及其用途	复旦大学
200710041457	重组纳豆激酶口服制剂及其制备方法和应用	复旦大学
200810033549	一种分支杆菌差异表达系统及其制备方法与应用	复旦大学
200810034329	一种靶向杀伤肿瘤细胞的复合物、其制备方法及应用	复旦大学
200510025128	一种多肽 gapM1 及其制备方法	复旦大学
200910194210	一种来自蝎尾的纤溶活性蛋白及其制备方法和应用	广东工业大学
201010292971	一种来自斑蝥的纤溶活性蛋白及其制备方法和应用	广东工业大学
200710085958	鳐血管生成抑制因子 1 及其制药用途	广东海洋大学
201010618851	一种表皮生长因子受体二聚化抗原肽	广东药学院
201010125962	一种家蝇天蚕素-人溶菌酶融合蛋白及其制备方法和应用	广东药学院
200810006828	一种十二指肠钩虫抗凝肽及其制备和应用	广东医学院
200710079673	犬钩虫抗凝肽及其制备和应用	广东医学院
201010114485	一种编码溶菌酶的基因及其应用	广西大学
201010210919	方格星虫纤溶酶及其制备方法	广西医科大学
200810199015	穿膜肽 Tat 介导的生长因子在透皮转运中的应用	广州暨南大学医药生物技术研究开发中心
201110442291	缓释 BIO/IGF 的复合水凝胶的制备方法及其应用	哈尔滨工业大学
201110007300	蟾蜍蛆虫分离蟾肽抗生素及制备抗菌药品的方法	哈尔滨工业大学
201110007368	蟾肽抗生素在制备治疗带状疱疹药品中的应用	哈尔滨工业大学
201110007379	蟾肽抗生素在制备治疗手足癣药品中的应用	哈尔滨工业大学
201110053908	一种治胃癌的药品，是由蟾肽抗生素制备而成	哈尔滨工业大学
201110053920	蟾肽抗生素用于制备治肝癌的药品	哈尔滨工业大学
201110053934	一种由蟾肽抗生素制成的、用于治疗肺癌的药品	哈尔滨工业大学
201110007276	蟾肽抗生素在制备治疗糖尿病足药品中的应用	哈尔滨工业大学
201010131658	一种用于预防和治疗肿瘤的疫苗	河北医科大学
201110116099	一种亚单位疫苗免疫佐剂及应用	河南科技大学
201010023014	一种装载粉末型药物的聚乳酸纤维的制备方法	华东理工大学
200910051282	一种重组人骨形态发生蛋白-2 壳聚糖微球及其制备方法	华东理工大学
200910045188	一种 GLP-1 衍生物	华东师范大学
200910049291	一种新型抗菌脂肽及其制备和应用	华东师范大学
201110008658	一种载抗肿瘤小分子干扰 RNA 磁性纳米探针的制备方法	华南理工大学
200810220725	一种中药何首乌蛋白质的提取方法及其应用	华南师范大学
201010210143	脑靶向防治老年性痴呆的神经营养因子融合多肽及制备方法	华中科技大学
201010197729	重组 Trx-TAT-hMsrA 融合蛋白及其在神经细胞保护方面的应用	华中科技大学
201010182630	透脑屏障防治老年性痴呆的融合多肽	华中科技大学
200610019239	一种抗肿瘤生物药物 PTD4-GFP-Apoptin 融合蛋白及其制备方法	华中科技大学
200810236895	TNF-α 结合肽和 TNFR1 封闭肽及其在治疗 TNF 相关疾病中的应用	华中科技大学
200910273357	一种缺失 gG 和 TK 基因的重组牛传染性鼻气管炎病毒和应用	华中农业大学
200810197553	显性抑制突变体 F427D 作为炭疽芽孢杆菌毒素抑制剂及疫苗的应用	华中农业大学
200910067288	牛蛙皮肤活性肽及其基因和在制药中的应用	吉林大学
201010180733	一种 Asia 1 型 FMDV 复合多表位	吉林大学
200910067530	人溶菌酶-抗菌肽 Catesbeianin-1 融合蛋白制备方法及其在防治奶牛乳房炎中的应用	吉林大学
200810050899	微小隐孢子虫双价核酸疫苗及制备方法	吉林大学
201010174866	一种可抑制恶性疟原虫侵入的抗 Pf332-DBL 区单克隆抗体	吉林大学
200810051423	林蛙抗菌肽及制备工艺和在抗病毒药物中的应用	吉林大学
201010106102	一种重组风疹病毒蛋白及应用	吉林大学
201010165332	一种猪血凝性脑脊髓炎细胞培养灭活疫苗及其制备方法	吉林大学
200910066499	一种用于治疗老年痴呆症的重组抗原多肽及多肽基因	吉林大学

（续表）

专利号	发明专利名称	专利权人
200910138875	一种低分子量 EC-SOD 重组酶及其制备方法及其用途	吉林大学
200910066479	微小隐孢子虫双价蛋白疫苗及其制备方法	吉林大学
200910067287	联合利用抗菌肽和超高压制备细菌菌影的方法及应用	吉林大学
200910067286	利用抗菌肽制备细菌菌影的方法及应用	吉林大学
201010120759	牛病毒性腹泻病毒转基因黄芪疫苗及生产方法	吉林农业大学
201010140852	乙肝 L 基因和结核 Esat6 融合基因及其表达载体的构建与应用	暨南大学
201010140853	结核 Ag85B 基因的玉米表达载体及其应用	暨南大学
201010226527	一种假环多肽及其合成方法和应用	暨南大学
201010226536	一种线性多肽及其合成方法和应用	暨南大学
201010019511	内皮细胞生长因子 VEGF 抗原表位的模拟短肽 12B 及其应用	暨南大学
201010019523	内皮细胞生长因子 VEGF 抗原表位的模拟短肽 9B 及其应用	暨南大学
201010565230	一种与人血清白蛋白结合的七肽与应用	暨南大学
201010019508	一种抑制肿瘤血管新生的基因工程复合肽疫苗及其应用	暨南大学
200810198926	重组蓝藻抗病毒蛋白的制备方法及应用	暨南大学
201010140845	乙肝病毒 L 基因的玉米表达载体及其应用	暨南大学
201010191509	一种鲨鱼软骨血管生成抑制因子小分子多肽及其生产纯化方法和应用	暨南大学
201010291350	胰高血糖素样多肽-1 类似物及其制备方法与应用	暨南大学
201010111612	聚乙二醇-聚唾液酸嵌段共聚物的制备方法及应用	江南大学
200910184593	一种制备葵花籽粕蛋白水解肽的新方法及用途	江苏大学
200910030017	连续酶解与超滤分离偶联制备麦胚蛋白 ACE 抑制肽的方法	江苏大学
201110144002	一种结核分枝杆菌 ESAT-6-F2 融合蛋白亚单位疫苗及其制备方法	昆明理工大学
201110144443	一种结核分枝杆菌 TB10.4-F1 融合蛋白疫苗及制备方法	昆明理工大学
200910095184	早老综合征所致 ALT 肿瘤的特有 p53 突变蛋白-p53N236S 及其应用	昆明理工大学
201010613320	结核分枝杆菌融合蛋白 Mtb10.4-Hsp16.3 的构建、表达和纯化方法及其应用	兰州大学
200810012534	从东北林蛙皮肤中分离出的抗菌肽及其在抗菌药物中的应用	辽宁大学
200810230190	林蛙抗癌肽及其制备方法	辽宁师范大学
200610134683	重组日本七鳃鳗口腔腺分泌 L-250 蛋白抗凝血功效	辽宁师范大学
201110000932	对瘢痕成纤维细胞生长具有抑制作用的蛋白质的应用	牡丹江医学院
200910184370	一种重组 Fas 相关死亡结构域蛋白的制备方法及其应用	南京大学
201010211999	中药芪藿糖免疫增强剂	南京农业大学
201010599687	一种日本脑炎颗粒疫苗及其制备方法和应用	南京农业大学
200910184333	蚯蚓纤溶酶抗肝纤维化的应用	南京农业大学
201010598068	暗纹东方鲀 B 淋巴细胞刺激因子 cDNA 及其克隆方法和重组应用	南京师范大学
201010598400	绵羊 IFN-γ 诱导的溶酶体巯基还原酶 cDNA 及其克隆方法和重组应用	南京师范大学
200910033499	一种地龙蛋白多肽制剂	南京中医药大学
201110062008	一种复合型四角蛤蜊有机钙制剂及其制备方法	南京中医药大学
201010505519	一种具有抗氧化活性的四角蛤蜊蛋白多肽及其制备方法和应用	南京中医药大学
200910207863	一种淀粉多糖铁复方制剂	青岛科技大学
201010550987	同时结合多种淀粉样蛋白单体的多肽及其应用	清华大学
201010552707	淀粉样蛋白寡聚体构象型抗原表位多肽及其应用	清华大学
200810239766	与视网膜光反应相关的蛋白及其编码基因与应用	清华大学
200810113013	一种治疗人宫颈癌的树突状细胞疫苗	清华大学深圳研究生院
200910020656	α-氨基酰环酰亚胺类肽金属蛋白酶抑制剂及其应用	山东大学
200910229465	一种治疗 2 型糖尿病的药物组合物	山东大学
201010246786	一种深海弹性蛋白酶基因及其制备方法与应用	山东大学
201010224435	力生长因子多肽及其制备方法和用途	山西大学
200810030223	一种抗病毒蛋白质及其应用	汕头大学医学院
200910052136	中期因子蛋白的用途及含该蛋白的医用装置	上海交通大学
200910308755	白细胞介素-1 受体拮抗剂的用途及其药物组合物	上海交通大学
200910052595	一种免疫避孕的合成肽和嵌合肽及其应用	上海交通大学医学院
200710042222	钩端螺旋体两个疫苗候选的外膜蛋白	上海交通大学医学院
200810036032	大肠杆菌热敏性肠毒素双突变体作为疫苗黏膜免疫佐剂	上海市农业科学院
200610135059	一种环孢菌素 A 半固体骨架胶囊	沈阳药科大学

（续表）

专利号	发明专利名称	专利权人
200810228808	环孢素A注射用微乳制剂及其制备方法	沈阳药科大学
200910010828	盐酸博安霉素脂质体及其制备方法	沈阳药科大学
200710158772	生物黏附性环孢素A固体脂质纳米粒原位凝胶制剂及其制备方法	沈阳药科大学
200910085152	氨基酸-(3,4-二羟基-Phe)-Ser-Leu 伪肽及其合成方法和应用	首都医科大学
201110053721	旋毛虫 Ts27 基因、其编码蛋白及其用途	首都医科大学
200910085158	咔啉羧酸-四肽偶联物及其合成方法和在医学中的应用	首都医科大学
200910084400	饱和脂肪链醇 RGD 五肽酯化合物及其合成方法和用途	首都医科大学
201010171554	1,1-二甲基-β-咔啉-3-甲酰基氨基酸苄酯的合成和抗肿瘤活性评价	首都医科大学
200910084801	饱和脂肪链醇 RGD 五肽双酯化合物及其合成方法和应用	首都医科大学
200910085072	脂肪烷基五肽缀合物及其制备方法和在医学中的应用	首都医科大学
200910085124	脂肪链和 YIGSR 五肽缀合物及其合成方法和应用	首都医科大学
200910085324	(3S)-1,2,3,4-四氢异喹啉-3-羧酸三肽缀合物及其制备方法和应用	首都医科大学
200810113859	氨基酰苯丙氨酰色氨酸或其衍生物、其合成方法和应用	首都医科大学
200810057220	具有溶血栓活性的化合物、其制备方法、其应用	首都医科大学
200910085155	1,3-二氧六环类化合物及其合成方法和在医学中应用	首都医科大学
200910085196	两根 Arg-Gly-Asp-Ser 链通过 Lys 与一根脂肪醇链的偶联物、它们的合成及在医学中的应用	首都医科大学
200610144234	具有靶向抗血栓活性的多肽、其制备方法和应用	首都医科大学
200610144238	具有溶血栓活性的化合物、其制备方法和应用	首都医科大学
200910085191	两根 Arg-Gly-Asp 链通过 Lys 与一根脂肪醇链的偶联物、它们的合成及在医学中的应用	首都医科大学
200910085322	饱和脂肪链酸 Glu-Asp-Gly 三肽酰胺及其合成方法和应用	首都医科大学
200910085323	饱和脂肪链胺 Glu-Asp-Gly 三肽酰胺及其合成方法和应用	首都医科大学
200910085325	饱和脂肪链醇 His-Gly-AA 三肽酯及其合成方法和应用	首都医科大学
200810113856	N-(L-氨基酰)-1,2,3,4-四氢咔啉酰氨基酸苄酯及其合成方法及应用	首都医科大学
201110004607	具有溶血栓活性的化合物、其制备方法和应用	首都医科大学
200910085194	一根 Arg-Gly-Asp 链与两根脂肪醇链的偶联物、它们的合成及在医学中的应用	首都医科大学
200910085195	一根 Arg-Gly-Asp-Ser 链通过 Asp 与两根脂肪醇链的偶联物、它们的合成及在医学中的应用	首都医科大学
201010241625	PEG-PCL-PEG 的新用途及装载抗原的混合物	四川大学
200910308102	抗 EGFR 单链抗体融合 Gelonin 重组免疫毒素及其制备方法与用途	四川大学
200910216686	医用级Ⅲ型胶原的制备方法	四川大学
200810044474	鼠 β-防御素1的重组质粒、多肽及其用途与制备方法	四川大学
200810304731	成纤维生长因子受体介导的血管靶向脂质体载体及制备方法和用途	四川大学
200910216784	一种改良的重组卡介苗	四川大学
200910263441	一种嗜群血蜱的重组亚单位疫苗及其制备方法	四川农业大学
200810045089	血多肽及其制备方法和用途	四川省中医药科学院
201110056456	抗人 CXCR3 分子单抗及其应用	苏州大学
201010540182	一种丝素蛋白微载体及其制备方法	苏州大学
200910144909	眼镜蛇短链神经毒素在制备治疗关节炎药物中的用途	苏州大学
200810195871	程序化死亡蛋白2类似物的区域2蛋白及其用途	苏州大学
200910031557	一种抗辐射和减轻放疗副反应的营养液	苏州大学
201010161096	一种家蚕生物反应器制备人白介素 28A 的方法及其制药用途	苏州大学
201010129805	产生抗真菌脂肽的微生物及其抗真菌脂肽制备方法与应用	天津科技大学
201010129850	一种含有抗真菌脂肽的皮肤擦剂及其制备方法	天津科技大学
201010130901	一种制备 App 菌影的方法及 App 菌影装载巴氏杆菌抗原制备亚单位疫苗的方法	天津农学院
201010590155	用于骨关节炎造模的药物组合物及其制备方法	天津中医药大学
201010142592	抗 HIV-I 的多肽、其编码序列及其用途	同济大学
200710037104	抗 HIV-I 的多肽、其编码序列及其用途	同济大学
200810036429	BMP-7 在制备预防和(或)治疗肝纤维化药物中的应用	同济大学
200910046612	人乳头瘤病毒和沙眼衣原体嵌合核酸疫苗及其用途	温州医学院

（续表）

专利号	发明专利名称	专利权人
200710053679	基因工程免疫抑制多肽及制备方法和用途	武汉大学
201010270574	一种亚洲雨林蝎毒抗菌多肽基因及制备方法和应用	武汉大学
200710168889	抑制丙型肝炎病毒感染人细胞的 12 肽 ZA 及制备方法和用途	武汉大学
201010293705	一种 H5N1 禽流感病毒样颗粒疫苗的规模化制备方法	武汉大学
200710053326	一种细尖狼蝎 Kv1.3 阻断剂基因及制备方法和应用	武汉大学
201010257748	一种蝎源抗病毒活性多肽及其用途	武汉大学
200910219230	一种抗肿瘤的蟾蜍多肽及其制备方法和用途	西安交通大学
201010140804	表达 PCV-2 免疫原基因的重组杆状病毒及其制备和应用	西北农林科技大学
201010140792	表达 PRRSV 免疫原基因的重组杆状病毒及其制备和应用	西北农林科技大学
201010576363	一种促进冻疮结痂后快速愈合的药膏	西南大学
201010616867	肿瘤血管靶向多肽与组织因子的融合蛋白及其制备方法	厦门大学
201110127379	拟穴青蟹抗脂多糖因子及其制备方法与应用	厦门大学
201010044868	一种滴眼液及其制备方法	厦门大学
200710009304	高唾液酸含量的免疫球蛋白抗体的制备方法与应用	厦门大学
200910112798	抗人死亡受体 5 的单链抗体基因	厦门大学
200910235998	一种重组腺病毒及其制备方法和应用	徐州医学院
201010238089	一种口服免疫阻断鸡抑制素作用的转化子及其应用	浙江大学
201110170253	EV71 病毒单克隆抗体、杂交瘤细胞株及应用	浙江大学
200710084568	表达传染性法氏囊病毒 VP2 基因编码蛋白永生化细胞制备方法	浙江大学
201010219045	一种口服免疫阻断猪生长抑素作用的转化子及其应用	浙江大学
200910097497	具有抗肿瘤和免疫佐剂作用的多糖及其制备方法和用途	浙江大学
200910154925	对虾抗白斑综合症相关蛋白及其特征序列与应用	浙江大学
201010290363	一种硫化氢产生酶制剂及其用途	浙江大学
200910246023	抗人 CD45RA 鼠免疫球蛋白可变区基因及用途	浙江大学
200810084705	一种抗 I 型糖尿病融合蛋白及其制备方法	浙江大学
201010212826	DLK1 基因的用途以及 siRNA、BM-MSCs 和 FGF2	浙江大学
200910097433	鲍鱼 HINT 基因、蛋白质及其在制备抗癌药物中的应用	浙江大学
201010148516	一种协同治疗型多物质缓释滴眼剂及制备方法	浙江大学
201010238116	一种口服免疫阻断鸡肌抑素作用的转化子及其应用	浙江大学
201010296130	抗前列腺癌贻贝酶解提取物的制备方法及应用	浙江海洋学院
201010505085	转基因盐藻制备口服型禽流感疫苗的方法	郑州大学
201010276917	PIWIL2 抗肿瘤 CTL 表位肽及其应用	郑州大学
201010212521	MAGE-4 抗肿瘤 CTL 表位肽及其应用	郑州大学
201010205684	PLAC1 抗肿瘤 CTL 表位肽及其应用	郑州大学
201010292253	副溶血弧菌二价 DNA 疫苗及其制备方法和应用	中国海洋大学
201010186539	哈维氏弧菌和副溶血弧菌二联 DNA 疫苗	中国海洋大学
201010211554	一种人源化抗体及其人源化改造方法	中国科学技术大学
201010521965	一种南美油藤多肽口服液	中国科学院西双版纳热带植物园
200580002701	T 细胞免疫反应抑制剂	中国农业大学
201010141974	源自胶原蛋白的抗氧化肽及其用途	中国农业大学
201010528352	一种植物乳杆菌及其细菌素发酵和制备方法与用途	中国农业大学
200910090498	一种戊型肝炎感染模型的构建方法	中国农业大学
201010121830	具有抑制病毒混合感染活性的多肽	中国农业大学
200910088317	细菌群体感应信号降解酶及其编码基因与应用	中国农业大学
201010280671	利用 MicroRNA-155 的核酸疫苗佐剂及其构建方法	中国人民解放军第二军医大学
201010534136	一种抗黑色素瘤的 CTL 多表位肽及其应用	中国人民解放军第二军医大学
201010185140	一种抗人 SIRPα 的单克隆抗体及其细胞株、制备方法和应用	中国人民解放军第二军医大学
201010508688	血栓靶向溶栓融合蛋白 mAnxB1ScuPA 及其构建与应用	中国人民解放军第二军医大学
201010526157	一种问号钩端螺旋体 DNA 疫苗及其构建方法和应用	中国人民解放军第二军医大学
201010576421	一种真核表达载体以及在制备抑制白血病细胞增殖药物中的应用	中国人民解放军第二军医大学
201010278582	一种 O 型口蹄疫病毒 VP2 抗原表位的分子模拟肽及其用途	中国人民解放军第二军医大学
201010280672	一种核酸疫苗佐剂及其构建方法	中国人民解放军第二军医大学
200910055203	多肽小分子 MLIF 在制备防治心肌缺血药物中的应用	中国人民解放军第二军医大学

（续表）

专利号	发明专利名称	专利权人
200810203289	利用 SOCS1 干扰技术增强核酸疫苗免疫活性的方法	中国人民解放军第二军医大学
200810201391	SG 融合蛋白	中国人民解放军第二军医大学
200910048990	西沙海绵中一种环七肽类化合物及其用途	中国人民解放军第二军医大学
200510025838	一种用于抗白内障的靶蛋白	中国人民解放军第二军医大学
201010149779	一种水母毒素去溶血毒性的方法	中国人民解放军第二军医大学
201110111406	促红细胞生成素来源肽在制备治疗神经系统自身免疫性疾病的药物中的应用	中国人民解放军第三军医大学
201110171175	调控性 CIAPIN1 基因重组腺病毒及其制备方法和应用	中国人民解放军第三军医大学
200710092479	一种百日咳基因工程融合亚单位疫苗及其制备方法	中国人民解放军第三军医大学
201010540826	锌转运蛋白 8 的 HLA-A＊0201 限制性 CTL 表位及其应用	中国人民解放军第三军医大学
200510057206	EspA 人和牲畜预防用出血性大肠杆菌 O157：H7 疫苗及制备方法	中国人民解放军第三军医大学
200810233209	疟原虫环子孢子蛋白抗肿瘤增殖和迁移的新用途	中国人民解放军第三军医大学
201010212575	基于人 TLR9 受体功能区片段 LRR11 的新型多肽及其应用	中国人民解放军第三军医大学
201010213193	乙肝病毒表面抗原的免疫增强型基因疫苗及其制备方法	中国人民解放军第三军医大学
201010292145	一种减毒活疫苗及其应用	中国人民解放军第三军医大学
201010130747	免疫增强型乙肝治疗性多价疫苗及其制备方法	中国人民解放军第三军医大学
200810069396	肠出血性大肠杆菌 O157：H7 志贺毒素 2A1 亚单位活性片段 Stx2a1 重组蛋白及表达方法与应用	中国人民解放军第三军医大学
201010102943	乙肝病毒抗原与路易斯寡糖的复合物及其制备方法和应用	中国人民解放军第三军医大学
201010212602	登革病毒-日本脑炎病毒嵌合假病毒疫苗及其制备方法	中国人民解放军第三军医大学
200810069545	抗登革病毒 E 蛋白的单克隆抗体、制备方法及其应用	中国人民解放军第三军医大学
200910104548	基于肿瘤内皮标记物-8 基因的双靶标肿瘤疫苗及其制备方法	中国人民解放军第三军医大学
200910251081	VSIG4 和 IGRP 双基因共表达重组腺病毒及其制备方法和应用	中国人民解放军第三军医大学
200910251083	DcR3 和 GAD65 双基因共表达重组腺病毒及其制备方法和应用	中国人民解放军第三军医大学
200910191485	人 α-防御素 5 抗病毒活性突变体多肽及制备方法和应用	中国人民解放军第三军医大学
200810232894	附睾蛋白酶抑制剂的功能肽段及利用该功能肽段构建的多重抗原肽	中国人民解放军第三军医大学
200910190996	人 HMGB1 A box 和酸性尾端的新型融合蛋白及其应用	中国人民解放军第三军医大学
201010180012	环孢素 A 在制备抗轮状病毒药物中的应用	中国人民解放军第三军医大学
200810170954	一种人附睾蛋白酶抑制蛋白免疫避孕多肽	中国人民解放军第三军医大学
200810069787	一种中和肠出血性大肠杆菌 O157：H7 志贺毒素 Ⅱ 的单克隆抗体、Fab 抗体与应用	中国人民解放军第三军医大学
201010206024	透膜肽介导的抗细菌 RNA 聚合酶 σ70 因子基因 rpoD 的反义肽核酸	中国人民解放军第四军医大学
200910023032	一组含 γ-核心模序的未环化抗菌肽及其制备方法和应用	中国人民解放军第四军医大学
200910022248	一种基于人 MUC1 重复序列与 GM-CSF 融合表达的重组卡介苗疫苗	中国人民解放军第四军医大学
201010246051	一种人工纳米红细胞	中国人民解放军第四军医大学
201010246233	一种人工纳米红细胞的制备方法	中国人民解放军第四军医大学
200910020936	抗人前列腺特异性膜抗原胞外区单链抗体及其应用	中国人民解放军第四军医大学
200910221358	一种基于多串联表位的重组腺病毒 HIV 疫苗及其制备方法	中国人民解放军第四军医大学
201010241529	靶向 hIL-10 重组蛋白及其应用	中国人民解放军第四军医大学
201010604351	胶原靶向治疗增生性瘢痕蛋白药物的制备及应用	中国人民解放军第四军医大学
201110050117	新型多层多糖结构修饰的血红蛋白脂质体纳米囊血液替代品	中国人民解放军第四军医大学
201110107172	orexin-A 载药脂质体的制备方法及用于治疗发作性睡眠的药剂	中国人民解放军第四军医大学
200810232700	重组胸腺素 α1 二串体蛋白及其制备方法	中国人民解放军第四军医大学
200810232479	一种 B19 病毒 VP1 独特区基因	中国人民解放军第四军医大学
201010189471	可表达结核分枝杆菌 Ag85B 和 ESAT-6 融合蛋白的重组耻垢分枝杆菌株及其应用	中国人民解放军第四军医大学
201110006124	一种口服肿瘤纳米疫苗及其构律方法	中国人民解放军第四军医大学
200910262008	一种分泌细菌复苏促生长因子的重组卡介苗疫苗及其应用	中国人民解放军第四军医大学
200810018130	一种单克隆抗体 1F1 及其应用以及分泌该抗体的杂交瘤细胞系 BCSP31-1F1	中国人民解放军第四军医大学
200910023033	一组含 γ-核心模序的新型环化抗菌肽及其制备方法和应用	中国人民解放军第四军医大学
200910023349	一种多肽、蛋白类药物口腔粘膜吸收剂型的组方及制备方法和应用	中国人民解放军第四军医大学
200810151125	迟缓爱德华菌抗独特型抗体基因工程疫苗及其制备方法	中国人民解放军第四军医大学
200910021226	特异性双链 RNA 结合蛋白嵌合体及其在病毒感染性疾病中的应用	中国人民解放军第四军医大学

（续表）

专利号	发明专利名称	专利权人
200710018734	人胰高血糖素样肽-1类似物的融合蛋白及其应用	中国人民解放军第四军医大学
201010167071	藻类的一种捕光色素蛋白对晶状体上皮细胞的保护作用	中国药科大学
201110182757	基质金属蛋白酶-9多肽抑制剂4及其应用	中国药科大学
201110182841	基质金属蛋白酶-9多肽抑制剂2及其应用	中国药科大学
201010104821	一种人工合成的新抗菌肽及其制备方法和应用	中国药科大学
201110182844	基质金属蛋白酶-9多肽抑制剂3及其应用	中国药科大学
200810124641	一类新型胰高血糖素样肽-1(GLP-1)类似物及其应用	中国药科大学
201010107067	一种双功能蛋白及其衍生物的结构及用途	中国药科大学
201110096271	重组质粒pET32a-hIL-23R-CHR及其构建表达	中国药科大学
201010018251	胰岛素-羟基磷灰石纳米复合物及其制备方法和应用	中国药科大学
201010155940	pH敏感型壳聚糖衍生物及其在药剂学中的应用	中国药科大学
200710133867	人胰岛素类似物的制备方法及用途	中国药科大学
201010548129	含乳化剂的诺卡沙星抗生素药物组合物	中国药科大学
201010284823	一种人工合成的新型抗血栓多肽衍生物及其制备方法和应用	中国药科大学
201010106835	基于两性离子的电荷反转型壳聚糖衍生物及其在药剂中的应用	中国药科大学
201010155967	一种重组抗栓肽突变体、制备方法及用途	中国药科大学
200910183319	微波促进固相合成苦瓜MC-JJ6多肽类似物及其应用	中国药科大学
200910212545	藻蓝蛋白用于防治糖尿病的用途	中国药科大学
200910025839	一种免佐剂具有防治1型糖尿病作用的免疫调节剂	中国药科大学
201110142008	一种用于结核分枝杆菌疫苗制备的核苷酸序列及其应用	中南大学
201010513226	大肠杆菌TolC抗原及其抗体与应用	中山大学
201010234908	文昌鱼糖类模式识别分子Bjfcn1基因及其应用	中山大学
201010577872	一种黄斑蓝子鱼L-氨基酸氧化酶的基因全序列及其用途	中山大学
200910193558	副溶血弧菌外膜蛋白VP2850的制备及其免疫保护功能的应用	中山大学
201010620115	中国南海疣镐芋螺神经毒素及其编码序列和用途	中山大学
200910037701	一种人血管内皮细胞生长抑制因子嵌合多肽及其制备方法和在靶向性抗肿瘤活性中的应用	中山大学
201010234879	重组文昌鱼非融合蛋白LRR1、LRR2和LRR3的表达方法	中山大学
201010109028	一种来自深海宏基因组的L-蛋氨酸裂解酶基因及其表达产物	中山大学
201110064446	黑青斑河鲀干扰素IFNγ2及其制备方法和应用	中山大学
201110064456	黑青斑河鲀干扰素IFNγ1及其制备方法和应用	中山大学
200810029833	溶藻弧菌外膜蛋白VA0760的表达和作为疫苗组份的应用	中山大学
200910214492	靶向CCL18抑制乳腺癌细胞浸润和转移的方法及其应用	中山大学
200910215379	蛇毒细胞毒素-CTX1在制备具有镇痛作用药中的应用	中山大学
200910215378	蛇毒来源的细胞毒素-CTX1在制备戒毒药物中的应用	中山大学
201010535309	中国南海线纹芋螺毒素S4.3的制备及应用	中山大学
200910213940	利用支链淀粉-对硝基肉桂酸接枝物原位包埋蛋白类生物大分子的方法	中山大学
200910038692	传染性脾肾坏病毒疫苗及其制备方法和应用	中山大学
201010258932	人胎盘肽在制备治疗干眼症等眼表疾病药物中的应用	中山大学中山眼科中心
201110066294	靶向多功能防栓融合蛋白及其制备方法和应用	重庆大学
200910103269	尿酸酶脂质纳米粒及其制备方法	重庆医科大学
200910103741	一种重组苛求芽孢杆菌胞内尿酸酶及其聚乙二醇修饰与应用	重庆医科大学
4　专利权人为国内医院		
200610083299	卵巢癌抗独特型抗体6B11 T细胞表位肽及其应用	北京大学人民医院
201010107579	人类新基因FAMLF在人基因重组、恶性肿瘤基因检测、特异性单克隆抗体的研制与应用	福建医科大学附属协和医院
200810072473	一种高效低毒的载蓖麻毒素A链超声微泡及其制备方法	福建医科大学附属协和医院
200810033499	一种与人分子佐剂hC3d3同义突变体交联的疫苗读框	复旦大学附属妇产科医院
201010154208	防治哮喘的药物组合物的制备方法	广西医科大学第一附属医院
201010118564	枝化状聚乙二醇衍生物的功能化修饰方法	华中科技大学同济医学院附属协和医院
201010611262	一种适于制备博来霉素及其同系物水溶制剂的水溶基质	济南市皮肤病防治院
200810201438	一种肿瘤组织全抗原的制备方法和用途	江苏省中医院
201010184141	一种血管内皮生长因子受体在颞颌关节结构紊乱中的应用	上海交通大学医学院附属第九人民医院

（续表）

专利号	发明专利名称	专利权人
201110002090	含有药用钙盐的早期预防大肠腺瘤或者大肠癌的药物组合物	上海交通大学医学院附属仁济医院
200810033544	预防和治疗血管新生的小分子多肽及其应用	上海市第一人民医院
200810207807	抗人甲状腺球蛋白单克隆抗体及应用	上海中医药大学附属普陀医院
200810223983	基于神经介入微导管技术的脑保护灌注液及其制备方法	首都医科大学宣武医院
200910216210	一种蛙皮素导向的抗肿瘤多肽及其制备方法和应用	四川大学华西医院
200910175776	一种抗肿瘤蛋白及其制备方法和应用	四川大学华西医院
201010153836	三针注射及熏蒸治疗股骨头坏死的药物及制备方法	四平市中西医结合医院
200810041581	一种肿瘤靶向重组 DNA 疫苗及其制备与应用	同济大学附属上海市肺科医院
200910097652	一种抗肿瘤融合基因及其表达蛋白与应用	浙江省台州医院
200510115661	在酵母系统高密度发酵生产重组蚯蚓纤溶酶 PI239 的方法以及工程菌	中国疾病预防控制中心病毒病预防控制所
201010171774	一种编码甲型流感病毒 NP 蛋白和 M2e 多肽的融合基因	中国疾病预防控制中心病毒病预防控制所
200810227047	HPV 融合蛋白、基因、载体、菌株、制备方法及用途	中国疾病预防控制中心病毒病预防控制所
201010170856	人源抗狂犬病毒糖蛋白中和性抗体（RVFab5）	中国疾病预防控制中心病毒病预防控制所
201010171543	人源抗狂犬病毒糖蛋白中和性抗体（RVFab8）	中国疾病预防控制中心病毒病预防控制所
201010171612	人源抗狂犬病毒糖蛋白中和性抗体（RVFab3）	中国疾病预防控制中心病毒病预防控制所
200910252895	华支睾吸虫的特异性抗原及用途	中国疾病预防控制中心寄生虫病预防控制所
200610007566	基于复制型痘苗病毒载体的 SARS 疫苗	中国疾病预防控制中心性病艾滋病预防控制中心
201110027337	一种生长因子缓释微球及其制备方法	中国人民解放军第三军医大学第二附属医院
200910104554	肿瘤抗原 TRAG-3 模拟表位肽及其应用	中国人民解放军第三军医大学第二附属医院
200910104132	与 MHC-Ⅰ类分子结合的鼠Ⅲ型肝炎病毒多肽表位及应用	中国人民解放军第三军医大学第二附属医院
200810180518	一种靶向抑制 $\alpha\nu\beta3$ 阳性细胞增殖的环肽	中国人民解放军第三军医大学第三附属医院
201010111921	一种具有穿膜作用的抗炎短肽	中国人民解放军第三军医大学第三附属医院
200910008806	一种具有示踪功能的抗肿瘤化合物	中国人民解放军第三军医大学第三附属医院
201110114031	β-内酰胺酶抑制肽及其应用	中国人民解放军第三军医大学第一附属医院
201110083745	TAp73 基因在制备肿瘤干细胞化疗增敏药物中的应用	中国人民解放军第三军医大学第一附属医院
201110056429	MBD2-mTEM8 融合的 DNA 疫苗及其制备方法与应用	中国人民解放军第三军医大学第一附属医院
200810007540	重组 CREG 蛋白及其用途	中国人民解放军沈阳军区总医院
201010595334	苯硼酸聚乙二醇凝胶及其作为葡萄糖敏感材料的用途	中国人民解放军总医院
201010166639	一种乳清蛋白水解物及其在制备降糖药物中的用途	中国人民解放军总医院
200910091766	诱导分泌表达生产重组葎草主要致敏蛋白 Hum j 3 的方法	中国医学科学院北京协和医院
200910004903	CTLA4Ig 及其衍生物用于抗肿瘤	重庆西南医院
200910004904	CTLA4Ig 及其衍生物用于抗病毒	重庆西南医院
200910004905	CTLA4Ig 及其衍生物用于抗细菌	重庆西南医院
5 专利权人为国内其他		
201010218238	血清胸腺因子在制备抗肿瘤药物、肿瘤物理及化学治疗药物的保护药物方面的用途	中国生化制药工业协会
200510123930	复合鼠疫疫苗及其制备方法	中国药品生物制品检定所
6 专利权人为国内共有		
200510102434	含有人干扰素的药物组合物在制备预防或（和）治疗呼吸道病毒感染疾病药物方面的应用	北京金迪克生物技术研究所等
3122221	重组人干扰素在制备预防严重性急性呼吸道综合征的药物的用途	北京金迪克生物技术研究所等
200710003525	广谱抗流感病毒拮抗肽鼻腔喷雾制剂及应用	北京金迪克生物技术研究所等
201110095641	PEG 化白介素 15	北京凯因科技股份有限公司等
200780034504	干扰素 α 突变体及其聚乙二醇衍生物	北京三元基因工程有限公司等
201110187964	一种可抑制 HIV-1 反转录酶的蝉花蛋白酶及制备方法	北京市农林科学院等
201010528863	新型抗 ErbB2 人源化抗体 MIL12 的制备及其应用	北京天广实生物技术股份有限公司等
200910131355	基于 erbB2 蛋白胞外区 C-端功能表位特征设计抗 erbB2 功能抗体	北京天广实生物技术股份有限公司等
200810085110	用于预防、诊断及治疗戊型肝炎病毒的多肽，及它们作为诊断试剂和疫苗	北京万泰生物药业股份有限公司等
200810093817	截短的人乳头瘤病毒 18 型 L1 蛋白	北京万泰生物药业股份有限公司等
200810110951	一种多拷贝多肽及其应用	北京中天康泰生物科技有限公司等
200810212317	新颖抗高血压肽及其用途	大叶大学等
200810070569	南瓜蛋白在制备治疗慢性粒细胞白血病药物中的应用	福建医科大学等

（续表）

专利号	发明专利名称	专利权人
201010166686	南瓜蛋白在制备治疗乳腺癌药物中的应用	福建医科大学等
201010166697	南瓜蛋白在制备治疗宫颈癌药物中的应用	福建医科大学等
200610082284	乙肝表面抗原-抗体复合物在制备对乙肝疫苗无应答或低应答预防制品中的用途	复旦大学等
201010164913	治疗放射性口干症的喷雾剂及其制备方法	桂林莱茵生物科技股份有限公司等
200610015666	一种利用超临界流体技术制备人胰岛素吸入干粉的方法	国家纳米技术与工程研究院
200810149510	人干扰素 α 衍生物及其聚乙二醇化修饰物的制备和用途	海南四环心脑血管药物研究院有限公司等
200910131149	人干扰素 α 衍生物及其聚乙二醇化修饰物	海南四环心脑血管药物研究院有限公司等
200910118981	胸腺五肽衍生物及其制备方法以及该衍生物及其含该衍生物的组合物在制备药物中的应用	海南四环心脑血管药物研究院有限公司等
200810210881	一种胸腺肽 α1 与胸腺五肽的组合物及其制备方法	海南中和多肽药物研发有限公司等
200910178481	抗边缘无浆体 MSP5 蛋白的单克隆抗体及其应用	黑龙江八一农垦大学等所
200910193620	家蚕抗菌肽及其 cDNA 序列与应用	暨南大学等
200810208089	艾塞那肽或其类似物在制备治疗或预防糖尿病合并脑梗塞药物中的用途	江苏万邦生化医药股份有限公司等
200710021667	重组人血管内皮抑制素长效制剂及其制备方法和用途	江苏先声药物研究有限公司等
200610113970	N-取代肽酰胺,其药物组合物与用途	江苏正大天晴药业股份有限公司等
200710107917	具有提高产率及免疫原性的重组蛋白质表达系统	康泰生医科技股份有限公司等
201010282324	一类以 NGR(NO_2)为靶向载体的新型抗癌药物、制备及其用途	江西润泽药业有限公司
200810043213	H5 亚型禽流感病毒 H5N1 血凝素单克隆抗体及其核苷酸序列和制备方法	南方医科大学等
201010149385	人碱性成纤维细胞生长因子滴眼液及其制备方法	南海朗肽制药有限公司等
200910028379	灭活疫苗的油佐剂	南京联海化工有限公司等
201010559141	抗 H5N1 型高致病性禽流感 scFv 抗体及其应用	南京医科大学等
200610011246	一种用于肿瘤治疗的新型复合物	清华大学等
201010176445	白介素-11 半成品溶液的制备方法及其产品	山东东阿阿胶股份有限公司等
201110004370	一种注射用还原型谷胱甘肽的冻干方法	山东绿叶制药有限公司等
200810013673	共表达 PRRSV ORF3 及 ORF5 双基因核酸疫苗的制备方法	山东省农业科学院畜牧兽医研究所等
201010299263	肠道病毒 71 型肌肉注射感染的乳鼠模型的建立方法	山东省医学科学院基础医学研究所等
201010176117	一种穿梭质粒、以及高效表达杀菌肽与溶菌酶基因的方法	上海艾魁英生物科技有限公司等
200610029443	从废血中提取免疫增强剂的联产方法	上海汉德食品有限公司等
200710094018	产人胃蛋白酶原的酵母工程菌及其制备方法和应用	上海华冠生物芯片有限公司等
200910049954	一种短肽及含有其的免疫抑制剂和应用	上海交通大学医学院附属瑞金医院等
200810034360	一种镰孢菌纤溶酶及其制备方法	上海来益生物药物研究开发中心有限责任公司等
200510025541	多巴胺转运蛋白拟肽抑制剂及其应用	上海南方模式生物科技发展有限公司等
201010299361	微孔海绵状药膜制剂及其制备方法	上海现代药物制剂工程研究中心有限公司等
200810242980	含艾塞那肽或其类似物的药物组合物	上海医药工业研究院等
200710042036	一种云芝糖肽生产方法及其制剂	上海芝草生物技术有限公司等
201010151797	针对脑膜炎奈瑟氏球菌的免疫组合物	深圳市孚沃德生物技术有限公司等
201010272381	重组促胰岛素分泌肽药物微球的制备方法	深圳市通产丽星股份有限公司等
200910008475	一种脑蛋白水解物与马来酸的组合物及其制备方法	深圳四环医药有限公司等
200810178914	用作疫苗的融合抗原	生宝生物科技股份有限公司等
200510028550	抗 HIV-1 的 Furin 酶抑制剂及其制法	同济大学等
201110098727	一种缓解人体疲劳、增强免疫力的制剂	威海博力生物工程有限公司等
201110098758	一种用于增加骨密度、防治骨关节病及增强免疫力的制剂	威海博力生物工程有限公司等
201110098760	一种抗辐射、增强人体免疫力及防治肿瘤的制剂	威海博力生物工程有限公司等
201010291928	人成纤维细胞生长因子-21 的聚乙二醇化学修饰物及其制备方法	温州医学院等
201010142436	一种增加促胰岛素分泌肽融合蛋白生物活性的方法	无锡和邦生物科技有限公司等
200910022731	抗肿瘤基质金属蛋白酶抑制剂	西北大学等
200910191906	L-对硝基苯丙氨酸二肽衍生物及其制备方法和应用	西南大学等
200810111390	截短的人乳头瘤病毒 6 型 L1 蛋白	厦门大学等
200810071912	胸腺素 α1 的一种新用途	厦门大学等
200910111409	重组人胸腺素 α 原在制备预防及治疗脂肪肝药物中的应用	厦门大学等
200810222219	与胶原蛋白特异结合的血管内皮生长因子及其应用	烟台正海生物技术有限公司等

（续表）

专利号	发明专利名称	专利权人
201010554973	一种广谱多肽菌素及其应用	浙江大学等
201010617336	以免疫活性肽为载体的分支多肽及其衍生物与应用	中国疾病预防控制中心病毒病预防控制所等
200710159029	一种血管紧张素转化酶抑制剂及其制备	中国科学院大连化学物理研究所等
200910174273	南瓜蛋白在制备治疗肺癌药物中的应用	中国科学院福建物质结构研究所等
200910077281	检测人癌细胞的多肽及其应用	中国科学院化学研究所等
201010542434	一种蛇毒丝氨酸蛋白酶、其编码基因及应用	中国农业大学等
200810127520	狂犬病毒抗原的制备方法	中国农业科学院兰州兽医研究所等
201010224980	一种人工抗菌肽及其基因与制备方法	中国农业科学院兰州畜牧与兽药研究所等
201010149905	假黑盘菌素成熟多肽二聚体融合蛋白及其制备方法	中国农业科学院生物技术研究所等
200910191454	具有高效升血小板作用的融合蛋白及其制备方法	中国人民解放军第三军医大学等
201010197830	破伤风外毒素C片段的B细胞表位肽的应用	中国人民解放军第三军医大学等
201010180697	耐甲氧西林金黄色葡萄球菌（MRSA）重组多亚单位基因工程疫苗及其制备方法	中国人民解放军第三军医大学等
200780046340	低出血抗凝血融合蛋白的制备及其应用	中国人民解放军军事医学科学院放射与辐射医学研究所等
201110066680	吡咯喹啉醌在恢复放射后骨髓造血功能中的应用	中国人民解放军军事医学科学院生物工程研究所等
200710121034	用于制备治疗耐药结核病的结核杆菌基因疫苗	中国人民解放军总医院第二附属医院等
201010107449	含有复合佐剂的结核亚单位疫苗	中国食品药品检定研究院等
200910083932	禽流感病毒血凝素、表位肽和抗它们的单克隆抗体及其应用	中国医学科学院基础医学研究所等
201010256942	一种鳖甲免疫佐剂及含有该佐剂的流感疫苗	中国医学科学院医学生物学研究所等
200910060288	经口腔粘膜吸收的还原型谷胱甘肽药物	重庆市力扬医药开发有限公司等

五、药用辅料和药用剂型发明专利

1　专利权人为国内企业

专利号	发明专利名称	专利权人
201010600566	乳增宁软胶囊及其制备方法	蚌埠丰原涂山制药有限公司
201010034135	一种植物胶囊的密封技术	北京东兴堂科技发展有限公司
200710187270	表面修饰的羧基被活化后的磁性纳米晶体干粉及其制备方法	北京万德高科技发展有限公司
200710187275	在生理缓冲液中能够高度溶解并稳定分散的生物相容性磁性纳米晶体及其制备方法	北京万德高科技发展有限公司
200910259865	缓释透皮给药系统	北京伊斯康科技有限公司
200810111819	兰索拉唑缓释滴丸及其制备方法	北京正大绿洲医药科技有限公司
200810143747	一种山茶精油软胶囊及其制备方法	郴州邦尔泰苏仙油脂有限公司
200910167812	一种重组腺病毒的制剂	成都康弘生物科技有限公司
201110000852	一种用于冠心病检测和治疗的纳米磁性粒子的制备方法	成都西南交大科技园管理有限责任公司
201010298594	一种纳米核酸导向药物及其制备方法和应用	东莞市麦亘生物科技有限公司
201110031191	软胶囊的植物性囊壳	广东仙乐制药有限公司
201010163294	一种咀嚼性软胶囊及其制备方法	广东仙乐制药有限公司
201110158359	一种软胶囊溶胶的新技术	贵州地道药业有限公司
201110158360	一种软胶囊囊壳配方	贵州地道药业有限公司
201110158398	一种中成药软胶囊配料技术	贵州地道药业有限公司
201110171874	麦味地黄口服制剂的制备方法	贵州弘康药业有限公司
200710077863	一种复方斑蝥注射制剂及其制备方法	贵州益佰制药股份有限公司
201010608420	一种以粘合剂雾化状态制粒的缓释片制备方法	哈药集团三精制药股份有限公司
201110271298	一种盐酸多西环素脂质体注射剂	海南美大制药有限公司
201110196594	一种美罗培南脂质体注射剂	海南美兰史克制药有限公司
201110264690	恩诺沙星微囊及其制备方法	河南迪冉生物科技有限公司
201110281552	注射用兰索拉唑冻干粉针剂及制备方法	湖北荷普药业股份有限公司
201010239153	药用衬布及其加工方法	湖北康源药业有限公司
200910075771	一种蜂毒注射液的制备方法	华北制药股份有限公司
200910075879	一种防止中药浸膏粉吸潮结块的方法	华北制药集团制剂有限公司
200710126505	靶向速释泡腾制剂及其制备方法	淮北辉克药业有限公司
200910222752	一种稳定的热敏凝胶组合物	济南宏瑞创博医药科技开发有限公司

（续表）

专利号	发明专利名称	专利权人
201110202527	一种注射用克林霉素磷酸酯组合物及其制备方法	江苏奥赛康药业股份有限公司
200880021159	聚乙二醇化促红细胞生成素偶联物和其制备方法与用途	江苏豪森药业股份有限公司
200880014247	促红细胞生成素模拟肽衍生物及其可药用盐和其制备方法与用途	江苏豪森药业股份有限公司
201110068693	一种穿心莲胶囊的制备方法	江苏苏南药业实业有限公司
201110071641	一种桑椹颗粒的制备方法	江苏苏南药业实业有限公司
200810122763	含微粉化人血管内皮抑制素的药物组合物	江苏先声药物研究有限公司
200710070462	一种健胃消食口腔崩解片及制备方法	江中药业股份有限公司
200910172304	一种抗感染剂长效注射液的制备方法	洛阳惠中兽药有限公司
201010255409	注射用聚山梨酯-80 的合成方法	南京威尔化工有限公司
201110100215	一种油菜花粉脂肪酸软胶囊制备方法	青海花宝蜂业股份合作公司
200910230086	一种睡莲花咀嚼片及其制备方法	日照金禾生化集团有限公司
201010211129	一种生物药物/类水滑石复合材料的合成方法	山东炳坤腾泰陶瓷科技有限公司
201110067194	一种治疗妇科炎症的中药制剂	山东步长神州制药有限公司
201110067195	一种治疗妇科炎症的中药口服液及其制备方法	山东步长神州制药有限公司
201110067231	一种治疗妇科炎症的中药滴丸剂及其制备方法	山东步长神州制药有限公司
200910247125	软胶囊囊皮组合物、由其制备的软胶囊以及制备它们的方法	山东达因海洋生物制药股份有限公司
201110111317	四氢嘧啶及其衍生物在制备透皮吸收促进剂中的应用	山东弘立医学动物实验研究有限公司
201010622263	一种木香顺气胃漂浮制剂及其制备方法	山西振东开元制药有限公司
201010622195	生化膏及其制备方法	山西振东制药股份有限公司
200810018195	超顺磁性环糊精复合微粒的制备方法	陕西北美基因股份有限公司
200810236462	交联葡聚糖磁性复合微粒及其制备方法及其使用	陕西北美基因股份有限公司
201010518683	具有抗菌消炎作用的中药组合物的检测方法	陕西步长制药有限公司
200910054155	一种生产医药级透明质酸的方法	上海佰加壹医药有限公司
201010184194	一种口腔崩解片的多功能辅料及其制备方法	上海华茂药业有限公司
200910049831	一种葡萄糖加氢制备山梨醇的方法	上海华谊丙烯酸有限公司
200610025971	无有机溶剂结冷胶及其生产工艺	上海慧源植物胶囊股份有限公司
200710048141	非明胶肠溶硬胶囊壳材料及其生产方法	上海慧源植物胶囊股份有限公司
201110098654	微孔型盐酸格拉司琼透皮贴膜及其制法	上海现代药物制剂工程研究中心有限公司
201010174765	聚苯乙烯磺酸钠离子交换树脂的制备方法	上海现代药物制剂工程研究中心有限公司
200910197845	能独立控制的含有孕激素和雌激素的避孕透皮贴剂及制法	上海现代药物制剂工程研究中心有限公司
201010590219	一种防治月经不调的中药组合物的制备方法	上海中药制药技术有限公司
200910223211	一种由纯天然材料吸水垫构建的创可贴	深圳兰度生物材料有限公司
200810217570	复方制剂及其制备方法	深圳致君制药有限公司
200610047403	含有蟾酥提取物的脂质微球注射液及其制备方法	沈阳药大医药发展有限公司
201110214607	妇科阴道用酸性缓冲杀菌凝胶	石家庄诺利达医疗器械有限公司
201010600228	一种羟丙基-β-环糊精的制备方法	石药集团中诺药业（石家庄）有限公司
200910074221	一种聚乙二醇化的 1，2-二脂肪酰磷脂酰乙醇胺的制备方法	石药集团中奇制药技术（石家庄）有限公司
200910078255	一种软胶囊包衣的方法	四川珍珠制药有限公司
200910052769	一种药用辅料及其制备方法	苏州迪星生物医药科技有限公司
201010160644	微球型栓塞剂的制备工艺	苏州迦俐生生物医药科技有限公司
201010291079	用于细胞内药物传递的星形聚合物纳米药物载体制剂及其制备方法	苏州同科生物材料有限公司
201110138411	一种用于治疗上呼吸道和口腔病症的 OTC 药物棒冰及其制备方法	苏州先阔生物科技有限公司
201110247780	感冒清热颗粒的制备方法	太极集团重庆涪陵制药厂有限公司
201110247762	九味羌活丸的制备方法	太极集团重庆涪陵制药厂有限公司
201010538411	泡腾药物制剂	天大药业（珠海）有限公司
201010135395	一种用于维生素类药物的薄膜包衣剂及其制备方法	天津博科林药品包装技术有限公司
201010135389	一种用于浸膏类药物固体制剂的薄膜包衣剂及其制备方法	天津博科林药品包装技术有限公司
200910069077	用于易渗出药物固体制剂的薄膜包衣剂及其制备方法	天津博科林药品包装技术有限公司
201110078062	阿托伐他汀的环糊精包合物及其口服固体制剂的制备方法	天津红日药业股份有限公司
200810154531	一种经口腔用肺吸入粉雾剂	天津金耀集团有限公司
200910070151	新型外用辅料及其制备方法	天津京英透皮材料科技开发有限公司
200910068412	一种等渗型胶原海绵	天津市贝亿生物制品有限公司
200710150313	一种含降香油的中药颗粒的制备方法	天津天士力制药股份有限公司

（续表）

专利号	发明专利名称	专利权人
200710150317	一种含黄芪总皂甙的中药颗粒的制备方法	天津天士力制药股份有限公司
200710150308	一种含人参提取物的中药颗粒及其制备方法	天津天士力制药股份有限公司
200710150314	一种含藿香提取物的中药颗粒及其制备方法	天津天士力制药股份有限公司
200710085959	多层给药系统滴丸剂及其制备方法	天津天士力制药股份有限公司
201110096779	一种治疗心脑血管疾病的复方喷雾剂及其制备方法	天圣制药集团股份有限公司
200710150325	含藿香提取物的中药颗粒及其制备方法	天士力制药集团股份有限公司
200910027900	一种海藻酸盐软胶囊的制备方法	无锡福尔顺科技有限公司
200910186699	一种治疗脑卒中的醒脑静口服乳剂及其制备方法	无锡济民可信山禾药业股份有限公司
201010525360	一种二氧化氯粘膜凝胶及其制备方法	无锡龙腾画材有限公司
200910209510	表面改性的乳酸-乙醇酸共聚物微球及其制法	无锡中科光远生物材料有限公司
200910209502	生物相容壳核结构复合超细纤维膜及其制作方法	无锡中科光远生物材料有限公司
200910209508	可生物降解及吸收的单分散聚酯微球及其制法	无锡中科光远生物材料有限公司
200910209504	一种聚乳酸-乙醇酸共聚物微球及其制备方法	无锡中科光远生物材料有限公司
201010570308	一种雷公藤提取物巴布剂及其制备方法	吴江迪星科技有限公司
201010534357	一种叶酸偶联抗体药物及其制备方法与应用	武汉华耀生物医药有限公司
201110179111	一种含非离子型纤维素类滴眼液的制备方法	扬子江药业集团有限公司
201010564265	一种消癌平片的制备方法	杨凌无为制药集团有限公司
201010275316	含氙气的油脂类液体及其制备方法	营口艾特科技有限公司
201110103822	四物胶囊的制备方法及应用	悦康药业集团有限公司
201010195587	无溶剂挤出滚圆法制备阿司匹林肠溶制剂	浙江金华康恩贝生物制药有限公司
200910146863	一种治疗咽喉肿痛、疮疡热疖的珍黄片及其制备方法	浙江天一堂集团有限公司
200910101969	雌二醇透皮缓释贴片	浙江亚太药业股份有限公司
201110182886	布洛芬咀嚼片	中美天津史克制药有限公司
201010547777	一种石歧外感中药口服液	中山市中智药业集团有限公司
201010547770	一种石歧外感中药胶囊	中山市中智药业集团有限公司
201010547786	一种石歧外感中药软胶囊	中山市中智药业集团有限公司
201010604151	一种水蛭为原料的肠溶微丸	重庆多普泰制药有限公司
200810143671	一种复合氨基酸胶囊及其制备方法	株洲市湘东氨基酸有限公司
200910252513	碱性泡腾片及其制备方法	珠海经济特区尔康药业有限公司、珠海庆鸿药业有限公司
200710030015	泡腾制剂及其制备方法	珠海清大弘瑞生物科技有限公司
201110110647	一种颗粒型黄原胶的制备方法	淄博中轩生化有限公司
2　专利权人为国内研究所		
200810172596	新型双室渗透泵控释片及其制备方法	北京天衡药物研究院
200810131686	持续释放组合物及其制备方法	财团法人工业技术研究院
201010187513	一种蚕桑复合油脂微胶囊及其制备方法	广东省农业科学院蚕业与农产品加工研究所
200810246620	羟丙基聚轮烷-磷脂聚合物及其制备方法和应用	国家纳米科学中心
201010001047	以氨基酸为稳定剂的聚合物胶束载药系统	南京泛太化工医药研究所
200910247576	聚乙二醇-聚乳酸羟基乙酸-聚赖氨酸纳米递送系统、制备方法及其应用	上海市肿瘤研究所
200810207879	一种软胶囊囊壳组合物及其应用	上海医药工业研究院
200610029761	外用避孕乳胶剂及其制备方法	上海医药工业研究院
200810036216	一种阴道用避孕凝胶组合物及其制备方法和应用	上海医药工业研究院
201010255833	聚酯及其制备方法	中国科学院长春应用化学研究所
201110023965	聚(γ-丙炔基-L-谷氨酸酯)嵌段共聚物、其制备方法及水凝胶	中国科学院长春应用化学研究所
201010561226	聚合物纳米水凝胶及其制备方法	中国科学院长春应用化学研究所
201010130890	一种聚合物微凝胶及其制备方法	中国科学院长春应用化学研究所
201019100010	一种基于非线性聚乙二醇-聚乳酸嵌段共聚物的胶束及制备方法	中国科学院长春应用化学研究所
200810144526	一种阳离子聚合物	中国科学院成都有机化学有限公司
200810013523	一种两亲性壳聚糖纳米药物载体的制备方法	中国科学院大连化学物理研究所
200810229273	一种靶向粘附壳聚糖材料及其应用	中国科学院大连化学物理研究所
200910042001	一种含金刚烷基的温敏性水凝胶及其制备方法与应用	中国科学院广州化学研究所
201110007772	一种生物可降解的聚合物及其制备方法以及核酸药物运输载体	中国科学院广州生物医药与健康研究院

（续表）

专利号	发明专利名称	专利权人
200510051350	一种可注射型 pH 敏感壳聚糖季铵盐水凝胶及其制备方法	中国科学院过程工程研究所
200810056252	一种琼脂糖凝胶微球及其制备方法	中国科学院过程工程研究所
201110310299	一种生物自发光的药物载体及其制备方法	中国科学院化学研究所
201110087754	一种肿瘤靶向载体材料及其制备方法与应用	中国科学院化学研究所
200810118825	含有聚氨基保护(N-二胺)甘氨酸二肽甲基丙烯酰胺的聚合物及其制备方法	中国科学院化学研究所
200910259801	可降解的双亲性三嵌段共聚物胶束及其制备方法和用途	中国科学院化学研究所
200910242242	一种利用超分子复合物增溶碳纳米管及利用光控制其溶解度的方法	中国科学院理化技术研究所
200910092261	透皮药物组合制剂和透皮药物试剂盒	中国科学院理化技术研究所
201010118000	三嵌段聚氨基酸及其水凝胶	中国科学院宁波材料技术与工程研究所
201010512844	聚乳酸-聚乙二醇/铕掺杂的磷酸钙纳米复合材料、其改性物及两者的制备	中国科学院上海硅酸盐研究所
201010221708	多孔羟基磷灰石的制备方法和应用	中国科学院上海硅酸盐研究所
201010609438	一种镶嵌金纳米棒的介孔硅基纳米复合材料的合成方法	中国科学院上海硅酸盐研究所
201010524731	一种具有磁性和发光性能的中空核壳纳米介孔载药体系及其制备与应用	中国科学院上海硅酸盐研究所
201010533214	一种磷酸钙纳米载药体系的制备方法	中国科学院上海硅酸盐研究所
201010185030	一种渗透控释药物传递系统及其制备方法	中国科学院上海药物研究所
201010106435	糖基聚醚、制备方法及用途	中国科学院上海有机化学研究所
200910183928	用于巨噬细胞相关疾病靶向给药的药物载体及其制备方法	中国科学院苏州纳米技术与纳米仿生研究所
201010291425	一种糖基酰胺改性聚硅氧烷的制备方法	中国日用化学工业研究院
201110029749	扇贝抗氧化肽纳米脂质体及其制备方法	中国水产科学研究院黄海水产研究所
200610112334	Q 型非病毒载体以及包含其的药物组合物	中国医学科学院基础医学研究所
201010178962	胆甾化壳聚糖纳米载体及其载药纳米粒子和制造方法	中国医学科学院生物医学工程研究所
200910228301	胆固醇基-羧甲基可德兰多糖纳米粒子及制备方法	中国医学科学院生物医学工程研究所
200710177322	药用可吸入微粒、使用其的肺部吸入制剂及其制备方法	中国医学科学院药用植物研究所
200810094299	LDP 蛋白作为肿瘤靶向药物导向载体的应用	中国医学科学院医药生物技术研究所
201010605456	以细菌纳米磁小体为载体的复合肿瘤基因疫苗及其制备方法	中国医学科学院肿瘤研究所
3 **专利权人为国内大学**		
200710121430	用于口服制剂的 pH 敏感性固体药物组合物及制备方法	北京大学
200910176039	一种整合素介导的肿瘤双重靶向脂质体及其制备方法	北京大学
200910259208	一种用于栓塞治疗和止痛的药物组合物及其制备方法	北京大学
200910236541	一种促肠吸收的纤溶酶载酶脂质体及其制备方法	北京工商大学
201010537211	一种难溶性药物的水溶性包合物的制备方法	北京工业大学
200910080103	一种用聚天门冬氨酸衍生物制备可注射原位凝胶的方法	北京化工大学
201010596906	一种糖响应型药物输送材料及其制备方法	北京化工大学
201010237837	透明质酸和聚天门冬氨酸原位交联型凝胶及其制备方法	北京化工大学
201010242108	两亲性热熔压敏胶及其制备方法	大连理工大学
201110055069	脂质体-壳聚糖复合基因载体的制备方法及应用	大连民族学院
201110104623	一种可完全生物降解的纳米淀粉接枝聚谷氨酸苄酯	东北师范大学
201010154563	温度和 pH 值双重刺激响应性智能聚合物微囊及其制备	东华大学
201010132541	一种自组装壳聚糖载药纳米粒及其制备方法	东华大学
201010171894	一种载抗肿瘤光敏剂纳米纤维膜及其制备方法	东华大学
201010273254	多孔硅水凝胶互穿网络(IPN)膜的制备方法	东华大学
200910047350	紫草素 PCL/PTMC 复合纳米纤维及其制备和应用	东华大学
201010263498	一种超细细菌纤维素粉末的制备方法	东华大学
201010241059	一种凝胶软膏制剂及其制备方法	东南大学
201110097996	一种端氨基聚醚及其连续化制备方法	复旦大学
201110098099	一种基于化学交联凝胶颗粒的温敏性水凝胶及其制备方法	复旦大学
201010599953	聚乙烯醇交联的巯基化透明质酸/聚乙烯醇膜及其制备方法与应用	复旦大学
200710044250	带有水化层包衣的壳聚糖季铵盐纳米粒及其制备方法	复旦大学
200810202447	一种环境响应性介孔硅球的制备方法	复旦大学
200910051970	一种脑靶向递药系统	复旦大学
201010157424	一种 N-乙烯基吡咯烷酮与甲基丙烯酸甲酯嵌段共聚物及其制备方法	广东工业大学
201010160533	一种复合功能脂质体及其制备方法和应用	广东药学院

（续表）

专利号	发明专利名称	专利权人
200910040629	一种糖基双孔型炭材料及其制备方法和应用	广东药学院
201010590898	一种采用挤出滚圆法制备粘附微丸的方法	广州中医药大学
200910072538	基于季戊四醇的复合脂质及其制备方法	哈尔滨工业大学
201110122427	一种羟基磷灰石纳米结构微球的制备方法	合肥工业大学
201010599019	一种温度响应三维有序大孔控制释放材料	河北工业大学
201010599020	一种 pH 值响应三维有序大孔控制释放材料	河北工业大学
201010199655	PEG、mPEG 化学修饰剂及其制备水溶性白藜芦醇前药的方法	河北科技大学
200710072365	川芎茶调软胶囊及制备方法	黑龙江大学
201010273386	介孔硅/聚合物复合型控释药物载体、其制备方法及应用	华东理工大学
201010266055	一种脑靶向基头修饰性环糊精衍生物的合成方法	华东理工大学
201110197971	碳纳米管-壳聚糖-藻蓝蛋白纳米粒的制备方法	华南理工大学
201010215072	一种具有 pH 响应性的两亲性共聚物刷及其制法和应用	华南理工大学
201010268633	蛭弧菌蛭质体在制备防治大菱鲆红嘴病菌剂中的应用	华南理工大学
201010564281	单糖或其糖醇与乳酸的共聚物的制备方法	华南师范大学
201010564307	一种固体薄荷型香料的制备方法	华南师范大学
201010281414	一种岩藻依聚糖药物载体及其制备方法	华侨大学
201010281398	一种微包纳药物载体及其制备方法	华侨大学
200810070767	罗伊氏乳杆菌益生中空微胶囊的制备方法	华侨大学
201010183608	一种巯基壳聚糖的磺酸化修饰工艺	华侨大学
201010257774	一种小粒径、高机械强度缓释载药复合微球的制备方法	淮阴工学院
200910067289	一种类脂质体及其制剂的制备方法	吉林大学
201010107772	基于上转换材料的红外光触发可控药物载体及其制备方法	吉林大学
200910217879	银纳米链网状材料及制备方法和在制备治疗肿瘤药物中的应用	吉林大学
201110113445	一种骨钙素的注射用缓释微球制剂	吉林医药学院
201010194056	米团花苷 B 及其制备方法与应用	暨南大学
200910041879	一种壳聚糖-聚乳酸接枝共聚物及其制备方法和应用	暨南大学
201010194055	米团花苷 A 及其制备方法与应用	暨南大学
200810097395	崩散剂、崩散剂的制造方法和应用方法	嘉南药理科技大学
201010548973	一种具有抗菌活性的黄麻根提取物的制备方法	江南大学
200910033722	一种添加乙醇提高 β-环糊精产率的方法	江南大学
200910030261	一种甘氨酸螯合铁纳米脂质体分散液的制备方法	江南大学
200910186014	一种靶向性高分子药物载体及制备方法和应用	江西科技师范学院
201010121540	一种压缩中药药饼的制备方法	江西中医学院
201010247491	薄膜分散-动态高压微射流制备中链脂肪酸纳米脂质体	南昌大学
201110174554	一种治疗溃疡性结肠炎的胶囊剂	南方医科大学
201110181169	生物质肌酐催化共缩聚法合成聚乳酸-乙醇酸	南京大学
200910184607	酪蛋白或酪蛋白-聚丙烯酸复合物的纳米微球或空心球及其制法和用途	南京大学
201010202070	一种 DHA 微胶囊及其制备工艺	南京工业大学
200810243230	高光稳定性痂囊腔菌素二氧化硅纳米粒的制备方法及其在制备静脉注射剂中的应用	南京师范大学
200910212789	治疗胃肠功能紊乱或肠易激综合症的中药提取物组合物、制备方法及其在制备药物中的应用	南京师范大学
200910034725	三七总皂苷-丹参酮复合干粉吸入剂及其制备方法	南京中医药大学
200810154352	环糊精修饰单层石墨及其超分子复合物和制备方法及用途	南开大学
200910070083	邻菲咯啉钌环糊精-金刚烷芘-单壁碳纳米管三元超分子体系的制备方法及应用	南开大学
200910117372	一种磁性层状复合氢氧化物的合成方法	宁夏医科大学
201110052824	一种具有缓释功能的介孔氧化硅微粒复合载体及其制备方法和应用	青岛大学
201010292330	具有温度响应性能的海藻酸钙复合微球的制备方法	青岛大学
201110185431	一种叶酸受体介导的 pH 敏感性 Decoy-ODN 纳米粒制剂及其制备方法	山东大学
201010294380	一种类脂-阳离子聚合物及其制备方法	山东大学
200810238353	一种新型阳离子类脂及其制备方法和应用	山东大学
200910016482	一种用于治疗牙周病的外用原位成型基质	山东大学威海分校

（续表）

专利号	发明专利名称	专利权人
201010191783	有序鸟巢状多孔羟基磷灰石材料的制备方法	山东轻工业学院
201110189845	环糊精/Fe3O4 磁性纳米复合体及其药物包合物	山西大学
200910045024	水包油-油包油-油包水制备微球的方法	上海交通大学
200910310620	基于配位键制备 pH 响应的药物释放载体的制备方法	上海交通大学
200910312550	壳-核双层微球的制备方法	上海交通大学
201010186237	药用生物可降解聚(ε-已内酯)的合成及其应用方法	上海交通大学
201010283937	基于高分子的 pH 响应金属有机配位聚合物的制备方法	上海交通大学
201010169295	具有荧光标记性质的壳聚糖纳米粒子及其制备方法	上海交通大学
200910312647	胰岛素缓释微米球组合物及其制备方法	上海交通大学
201110142002	一种固相纳米胶束及其制备方法	上海交通大学医学院
200910047023	一种 K237 多肽修饰的隐形纳米粒及其应用	上海交通大学医学院
201010129585	一种中药浸膏固体新剂型及其制备方法	上海应用技术学院
201110040226	一种生物质聚酯	绍兴文理学院
200610077297	一种提高脂质体包封率的方法	沈阳药科大学
201110020033	可断裂 PEG 脂质衍生物在制剂中的应用	沈阳药科大学
200510047058	精制冠心缓释制剂及其制备方法	沈阳药科大学
200610074935	一种新的脂质体制备方法	沈阳药科大学
200610079736	基于水溶性环糊精聚合物的难溶性药物给药系统	沈阳药科大学
200710012875	多种表面活性剂联合使用制备的混合胶束药物制剂及其制备方法	沈阳药科大学
200710159161	可断裂聚乙二醇脂质衍生物的制备方法以及应用	沈阳药科大学
200510046592	可过滤除菌的中药或动植物挥发油或油脂乳剂及制备方法	沈阳药科大学
200810119801	一种硅壳荧光磁性纳米粒及制备方法和应用	首都医科大学
201110044973	具有 pH 突释特性的壳聚糖中空和核壳微囊的制备方法	四川大学
201110197327	一种基于胆固醇修饰的还原敏感性肿瘤靶向脂质体	四川大学
200810304717	靶向人 FAK 和 PLK1 基因的 RNA 干扰表达质粒-阳离子脂质体-肝素抗肿瘤复合物	四川大学
201110197551	释放传质速率可调控型智能给药载体及其制备方法	四川大学
201010611152	一种聚合物中空纳米微球及其制备方法	四川大学
200910216645	一种聚合物多孔纳米微球及其制备方法	四川大学
201110047613	靶向性聚乙二醇化脂质药用材料的合成方法	四川大学
201010136539	PEDF 基因 PLGA 纳米复合物及其制备方法和用途	四川大学
201010271029	一种用于负载水溶性小分子药物的多核芯粘附微球及其制备方法	四川大学
201010119040	一种原花青素交联胶原为基质的可食用膜及其制备方法	四川大学
201010144446	有机胺衍生物作为小分子药物脑靶向修饰基团的用途	四川大学
201110115431	一种可注射成型的丝素蛋白水凝胶及其制备方法	苏州大学
201010233435	丝素蛋白多孔三维材料的制备方法	苏州大学
200910264247	生物可降解聚合物囊泡及其制备和应用	苏州大学
201110437116	由化学键负载药物的温敏原位凝胶及制备	天津大学
200710060352	有机硅交联的聚乙烯醇涂膜剂和制备方法及应用	天津大学
200910068583	黏米淀粉/丙烯酸酯共聚物及其组合物和应用	天津大学
201110140929	一类基于聚氨基酸与季铵盐的高分子脂质体及其制备方法	天津大学
200910070601	聚乙二醇嵌段可生物降解聚酯梳型接枝共聚物及其制备方法和应用	天津大学
201010263494	磁性纳米层片状羟基磷灰石与 DNA 复合物及其制备方法和应用	天津大学
201010563409	一种高分子脂质体及其制备方法	天津大学
200910070809	氧化硅与精蛋白微囊及其制备方法	天津大学
201110144320	一种亲水性多孔葡聚糖基微球及其制备方法	天津大学
200910070599	ABC 型两亲性生物降解聚酯三嵌段共聚物及制备方法和应用	天津大学
200910143234	两亲性可生物降解聚酯梳型接枝共聚物及其温敏原位凝胶体系	天津大学
201010200249	含环醚侧基的可生物降解两亲性嵌段共聚物及其制备方法和应用	天津大学
200910070247	DNA 与纳米层状羟基磷灰石复合物及其制备方法和应用	天津大学
201010511225	具有 pH 响应性的可生物降解聚氨酯材料的制备方法	天津理工大学
201010264607	双重靶向兼具 pH 敏感的抗肿瘤药物载体材料及制备和应用	天津医科大学
201110030557	一种用于逆转肿瘤多药耐药性的原位磁热温敏靶向纳米药物载体	同济大学

（续表）

专利号	发明专利名称	专利权人
201110259505	一种用于核磁共振成像和药物载体的磁性纳米聚合物囊泡及其制备方法	同济大学
200810036627	一种骨科药物载体系统及其制备方法	同济大学
201110089036	一种具备温度和 pH 双重敏感性的五嵌段共聚物、制备方法及其应用	同济大学
200810162963	一种控释胶囊剂及其制备方法	温州医学院
201110142251	一种海藻酸钠-碳酸钙杂化微米粒子的制备方法	武汉大学
201110324675	磁性壳聚糖/掺杂稀土复合微粒及其制备方法	武汉大学
201110101936	树状接枝聚己内酯	武汉大学
201010154628	还原敏感性聚乙烯亚胺衍生物及其制备方法和应用	武汉大学
200810048486	一种温度敏感性生物可降解水凝胶及其制法和用途	武汉大学
201010201774	一种生物降解性水凝胶及其合成方法	武汉大学
200910273271	肿瘤靶向性非病毒基因载体与质粒 DNA 的复合物及其制备方法	武汉大学
201010509837	一种可还原降解超分子水凝胶的制备方法	武汉理工大学
201010519685	两亲性梯度共聚物的制备方法	武汉理工大学
201110004873	一种可还原降解纳米载药胶束及其制备方法	武汉理工大学
201010125391	一种光交联纳米水凝胶及其制备方法	武汉理工大学
201010273287	一种用于瞬间脉冲电场透皮给药的导电水凝胶贴剂及其制备方法	西北大学
201010226715	丹参提取物纳米颗粒及其制备方法	西北大学
201010192087	仿细胞外层膜结构聚合物交联纳米胶束的制备方法	西北大学
201010275720	一种利用静电自组装涂层改善材料血液相容性的方法	西北大学
200910219142	仿细胞外层膜结构聚合物纳米胶束溶液的制备方法	西北大学
201010161425	羽毛角蛋白膜的制备及作为药物载体的应用	西北师范大学
201010116015	一种新型壳聚糖纳米载体的制备及其功能化的方法	厦门大学
201010231270	一种可降解生物水凝胶及其制备方法	厦门大学
201010199834	核壳结构的聚苯乙烯/海藻酸钙复合凝胶微球及其制备方法	厦门大学
200910112692	一种腰部交联双亲性纳米胶束及其制备方法	厦门大学
201010156677	一种甜杏仁油微胶囊的制备方法	新疆农业大学
201110209786	一种包载亲水性药物的微球制剂及其制备方法	浙江大学
201010561727	7-乙基-10-羟基喜树碱的两亲性药物前体及其制备方法	浙江大学
201110022611	一种羧基化介孔二氧化硅纳米粒载体材料及制备方法	浙江大学
200910154359	一种原位载治疗性物质微胶囊的制备方法	浙江大学
201010118032	pH 响应型两亲接枝聚膦腈给药胶束及其制备方法	浙江大学
201010522822	一种温敏性可降解微水凝胶及其制备和应用	浙江大学
201010127827	一种改善微胶囊血液相容性的方法	浙江大学
201110269445	一种和厚朴酚亚微乳注射剂及其生产方法	郑州大学
201110154812	一种水分散性的碳纳米管冻干粉及其制备方法	郑州大学
201110001674	一种以煅烧高岭土为催化剂催化一步法合成聚乳酸的方法	中国地质大学(武汉)
201010500305	以锻烧高岭土为催化剂催化合成聚乳酸的方法	中国地质大学(武汉)
201010617070	一种海洋植物褐藻多糖肠溶硬质胶囊的制备方法	中国海洋大学
200910098273	一种介孔纳米磁性材料的制备方法	中国计量学院
201010001808	一种生物相容性纳米颗粒及其作为药物输送载体的应用	中国科学技术大学
201110008455	聚电解质逐层组装的自膨胀微凝胶脉冲制剂及其制备方法	中国人民解放军第二军医大学
200910103656	氨基硅烷偶联剂与葡聚糖共修饰的超顺磁性纳米颗粒及其制备方法	中国人民解放军第三军医大学
201010102956	基于 Isthmin 基因的免疫脂质体及其制备方法和应用	中国人民解放军第三军医大学
201010100280	抗炎药物-多糖偶联物及其药物组合物的制备和应用	中国药科大学
201110048057	生物体病灶部位特异性释药的两亲性多糖衍生物载体及其药学组合物的制备和应用	中国药科大学
201010100332	羧酸类药物-多糖偶联物及其制备方法与应用	中国药科大学
201010100335	两亲性多糖偶联物及其药物组合物的制备和应用	中国药科大学
201010231936	疏水改性葡聚糖修饰的长循环脂质体及其制备方法	中南大学
200910311407	一种可携带基因和药物的磁性靶向载体及其制备方法和应用	中南大学
201010599249	一种水溶性药物纳米粒及其混悬型气雾剂的制备方法	中山大学
201110121148	一种难溶性药物共晶固体分散体及其制备方法	中山大学
201010515991	一种树枝化壳聚糖衍生物及其制备方法	中山大学

（续表）

专利号	发明专利名称	专利权人
201010121723	一种热增强型负载液态氟碳的聚合物纳米超声显像胶束及其制备方法	中山大学
200910250887	植入式磁控药物微芯片的制备方法	重庆大学
201010512814	可程序性控制给药的核/壳结构纳微粒多药给药系统的制备方法	重庆大学
201010239461	一种基于哌嗪嵌段端羟基聚酯类材料及其制备方法	重庆大学
201110200716	一种具逐步降解性能的丝素共混材料的制备方法	重庆理工大学
4 专利权人为国内医院		
201010227328	一种软骨亲和多肽序列、其筛选方法及应用	北京大学第三医院
201010183648	苏木提取物制备灌注液制备工艺及其在治疗膀胱癌上的用途	山西省肿瘤医院
201019087034	一种外用大黄脂质体及其制备方法和用途	四川大学华西医院
200810224249	一种含利钠肽基因的药物及制备方法和应用	四川大学华西医院
200910180726	新型难溶性药物口服固体自乳化制剂及其制备方法	中国人民解放军广州军区武汉总医院
200910044663	利用傅氏反应接枝制备抗凝血聚砜材料的方法	中南大学湘雅医院
200910193876	一种具有低细胞毒性、高转染效率的阳离子聚合物基因载体及其制备方法和应用	中山大学附属第一医院、中山大学附属口腔医院
5 专利权人为国内其他(无)		
6 专利权人为共有		
201110027782	一种亳菊总黄酮滴丸及其制备方法	安徽协和成药业饮片有限公司等
201010295579	一种植物性软胶囊囊材及制备方法	北京航洋健康科技有限公司等
201010187190	一种含漂浮性魔芋葡甘聚糖的胃漂浮缓释片及其制备方法	北京理工大学等
201010187181	一种漂浮性魔芋葡甘聚糖的制备方法和用途	北京理工大学等
201010615591	芹菜籽提取物的组合物及其制备方法	北京人福军威医药技术开发有限公司等
201010289024	一种中药蜜丸包装蜡组合物	北京同仁堂股份有限公司等
200810224011	金壳包覆的中空介孔二氧化硅球及其制备方法和在肿瘤治疗方面的用途	中国科学院理化技术研究所
201110028642	B族晶体维生素微胶囊及利用喷雾干燥法制备该微胶囊的方法	广东省农业科学院畜牧研究所等
201010193728	一种药用辅料的应用	广州迈特兴华制药厂有限公司
200910095835	一种大蒜油肠溶微丸胶囊及其制备方法	杭州赛利药物研究所有限公司等
201010547059	新型可降解聚合物微针贴剂及其制备方法	河南羚锐制药股份有限公司北京药物研究院等
201110241369	一种肿瘤化疗药物制剂及其制备方法	湖北盛齐安生物科技有限公司等
201110038361	四逆泡腾片	江西本草天工科技有限责任公司等
200910007607	治疗前列腺炎的栓剂或膏剂药物的基质及其制备方法	丽珠医药集团股份有限公司等
201110200767	一种熊果酸滴丸及其制备方法	山东省中医药研究院等
201110027281	以天然蚕丝蛋白为乳化剂的生物活性乳液及其制备方法	上海交通大学等
201010586419	壳聚糖纳米粒及其制备方法	上海纳米技术及应用国家工程研究中心有限公司等
200910046881	一种N-环丙基-反-2-顺-6-壬二烯酸酰胺的合成方法	上海应用技术学院等
201010607361	用于治疗脂肪肝的松花粉软胶囊的生产方法	烟台新时代健康产业有限公司等
201010607396	用于治疗前列腺肥大的松花粉片剂的生产方法	烟台新时代健康产业有限公司等
200910055356	磷酸钙/嵌段共聚物复合多孔纳米球及其制备方法	中国科学院上海硅酸盐研究所等
200810240365	纳米生物机器人及其应用	中国科学院生物物理研究所等
201010206113	芦荟多糖粉及其制备方法	中国热带农业科学院南亚热带作物研究所等
200910237305	壳聚糖-Math1基因纳米微粒及其制备方法	中国人民解放军总医院等
201010271960	一种载药缓控释纳米材料的制备方法和应用	中华人民共和国卫生部肝胆肠外科研究中心等
201010528341	盐酸阿霉素纳米脂质体制剂的制备	中南大学肝胆肠外科研究中心等
200910193876	一种具有低细胞毒性、高转染效率的阳离子聚合物基因载体及其制备方法和应用	中山大学附属第一医院等
200910252513	碱性泡腾片及其制备方法	珠海经济特区尔康药业有限公司等

（张伟波　韩雅婷）

科研机构简介

中国医学科学院药物研究所 中国医学科学院药物研究所成立于1958年，由当时中央卫生研究院的药用植物系、药物化学系、药理学系组建而成，隶属于中国医学科学院北京协和医学院。该所现已成为一个学科齐全、设备先进、科研教学力量雄厚的国家重点药物研究机构，是我国高级药学人才的培养基地，其中药学学科是国家教育部批准的全国高校一级重点学科，并且建立了博士后流动站。该所拥有一支高素质教师队伍，承担了北京协和医学院的研究生教学任务，现开设研究生课程29门，目前在所研究生350余人。

该所现有职工450余人，正副研究员99人，中国科学院院士3人，中国工程院院士2人。其中包括获国家政府特殊津贴专家58名；国家级有突出贡献专家2名，卫生部有突出贡献专家8名，新世纪百千万人才工程国家级人选6名，国家杰出青年科学基金获得者4名，“长江特聘教授”4名，“协和学者特聘教授”6名，教育部新世纪优秀人才支持计划获得者4名。

该所学科齐全，下设合成药物化学、天然药物化学、药理学、药物分析、生物合成、药物筛选、药物晶型、药物制剂、药物代谢、新药开发等研究科室，并建有国家药物及代谢产物分析研究中心、国家新药开发工程技术研究中心、国家药物筛选中心、科技部药效学平台、院校新药安全评价研究中心、药物所药物晶型研究中心。“十一五”期间国家“重大新药创制”科技重大专项在药物研究所建立了包括综合大平台在内的多个技术平台，有效地提高了研究所的研究能力。此外，该所现建有1个国家重点实验室，即天然药物活性物质与功能国家重点实验室（筹）；6个省部级重点实验室，即卫生部天然药物生物合成重点实验室、北京市活性物质发现与适药化研究重点实验室、药物传输技术及新型制剂重点实验室、药物靶点研究与新药筛选重点实验室、晶型药物研究重点实验室和新药作用机制研究与药效评价重点实验室。该所还与新疆维吾尔自治区药物研究所建立了横向合作关系，新疆药物所挂牌为“中国医学科学院药物研究所新疆分所”。

该所始终坚持走产学研相结合的发展道路，现有2家全资企业，即北京协和药厂、北京协和制药二厂；3家相对控股企业，即北京联馨药业有限公司、北京协和建昊医药技术开发有限责任公司、北京科莱博医药开发有限责任公司。2012年，药物所企业产值稳步上升，其中北京协和药厂和北京协和制药二厂两厂总资产已近10亿元。

该所科研设备先进，目前拥有仪器设备共计5 669台，合计2.9亿多元。其中包括500兆、600兆高分辨超导核磁共振谱仪，单晶X射线衍射仪，Q-TOF液相色谱/质谱/质谱联用仪，傅立叶变换离子回旋共振质谱仪，MALDI-TOF-TOF质谱仪，植入式生理信号遥测系统，高分辨整体小动物成像系统，细胞动力学监测系统，实时遥感传送血流测量仪等100万元以上大型仪器设备52台。

该所开展网络化信息化建设较早，目前全所局域网通过多路光纤分别与北京电信骨干网、医科院校园网及图书馆互联。近年来结合自身科研工作需要，充分利用院校丰富的医学馆藏资源，通过订购、合作共享等方式引进了一系列数字化文献信息资源和数据库系统，包括新药研发数据库、化学反应数据库、文摘数据库、期刊全文数据库等，可提供近8 000种生物医学与药学中外文专业期刊网络版的全文阅览。同时，该所馆藏中外文专业图书期刊近30 000册。该所还负责编辑出版《药学学报》、*Chinese Chemical Letters*（中国化学快报）、*Journal of Asian Natural Products Research*（亚洲天然产物研究）及*Acta Pharmaceutica Sinica B*四种学术期刊，此外，中国药理学会挂靠在药物所。

该所采用现代药学理论和高新技术开展新药研究，其中天然药物研究是其研究的特色之一，研究方向包括抗肿瘤药物、防治心脑血管疾病药物、治疗神经精神类疾病药物、抗代谢紊乱药物、抗感染药物、抗炎免疫类药物、治疗老年退行性疾病药物等。自从我国设立基金制以来，药物所共承担项目1 500余项，其中2001～2012年有600余项，其中包括国家重点研究课题100余项，主要项目有：“重大新药创制科技重大专项”，“863”计划重大、重点项目，科技部基础性专项、国际科技合作项目，国家自然科学基金重大、重点及杰出青年基金项目，卫生部公益性行业科研专项等。开展的研究主要包括：创新化药、中药候选药物成药性、临床前以及临床阶段的系列研究，心脑血管病/糖尿病并发症，神经退行性疾病药物药效学评价，中药经典复方作用机制现代研究，天然药物中活性物质的结构与功能研究，国际标准药物安全评价、中药新药发现与评价以及药物筛选新技术平台的建设等。

2001年以来，获得各级科研成果奖励共22项。其中：“国家一类抗肝炎新药双环醇的研究”和“丁苯酞原料及软胶囊”2项研究，分获2006年、2009年国家科学技术进步奖二等奖。“治疗急性缺血性脑卒中的一类创新药丁基苯酞的研究”、“国家一类抗肝炎新药双环醇的研究”及“桑属植物及其代谢产物的化学和生物活性基础研究”3项研究，分获2004年、2005年、2012年北京市科学技术奖一等奖。“中国若干中药有毒药用植物活性成分研究”获得2010年教育部自然科学奖一等奖。“芹菜甲素在制备预防和治疗哺乳动物或人类脑缺血引起的疾病的药中的应用”获得2009年中国专利优秀奖。

2001年以来，药物所研制成功新药70余项，其中新一代抗肝炎新药“双环醇”、治疗急性脑卒中的新药“丁苯酞”、心血管用药“注射用丹参多酚酸”和治疗风湿性关节炎的创新药物“艾瑞昔布”成功上市，取得了显著的经济和社会效益。另外，“布格呋喃胶囊”等12个创新品种进入了临床研究，其中11个为化药1.1类新药,1个为中药五类新药。目前已有“羟戊基苯甲酸钾片”、“百可利咀嚼片”等6个品种进入Ⅰ期临床;“左黄皮酰胺片”等2个品种进入Ⅱ期临床;“注射用盐酸椒苯酮胺”等3个品种申报Ⅱ、Ⅲ期临床试验;心脏负荷试验药物“盐酸去甲乌药碱注射液”正在申请新药证书和生产批件。

2001~2012年期间:药物所共申请国内外专利726项,其中PCT专利48项;授权专利147项,其中PCT专利40项;共发表论文3 200余篇,其中SCI论文1 400余篇。药物所以第一署名单位发表论文2 700余篇,SCI收录1 100余篇;编写学术著作共130部,其中专著5部,主编44部;其中《当代药理学》(第二版)荣获了第二届中国出版政府奖;《新药药理学》、《实验药理学》等著作被列为教学参考书;还主持编写了《天然产物化学丛书》和《中草药现代研究》(第五卷)。

该所与日、美、德、法等30多个国家和地区的制药公司、大学、科研机构进行了广泛的科技合作和学术交流,与国内百余家科研单位及企业建立了密切的协作关系。

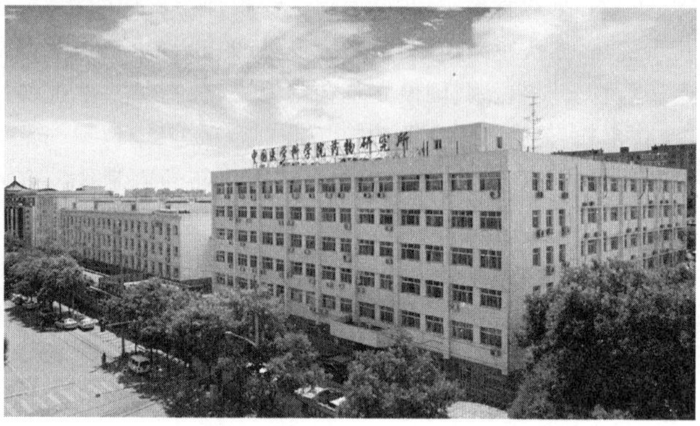

中国医学科学院药物研究所外景

地址:北京市西城区南纬路甲2号　邮编:100050
电话:010-63036794　传真:010-63017757
E-mail:lidm@ imm. ac. cn
网址:http://www. imm. ac. cn

中国医学科学院药用植物研究所　中国医学科学院药用植物研究所成立于1983年,是在中国医学科学院药物研究所药用植物研究室、药用植物栽培研究室和药用植物栽培试验场的基础上成立的,原名为中国医学科学院药用植物资源开发研究所,1994年更名为中国医学科学院药用植物研究所。该研经过近30年的发展与建设,已成为世界上五大药用植物专业研究机构之一。总所设在北京,下设有云南、海南、广西、新疆四个分所,隶属于中国医学科学院。

研究所现有职工681人,其中中国工程院院士1人,正副研究员151人,国家级有突出贡献专家和全国杰出专业技术人才1名、卫生部“有突出贡献”专家5人。硕士和博士研究生导师79人,在读硕士和博士研究生175人。该所下设有药用植物栽培研究中心、中药资源研究中心、药用植物亲缘学研究中心、药用植物鉴定研究中心、天然药物化学研究中心、制剂研究中心、分析研究中心、药理毒理研究中心、生物信息研究中心、科技开发中心、科研保障中心等十多个科研中心。

近年来,研究所购置的仪器设备达1.2亿元,配有600兆核磁共振波谱仪、液质联用仪、透射电子显微镜、遗传分析仪、气相色谱议、全自动固相萃取仪、气相色谱质谱联用仪、原子吸收光谱仪、高分辨磁质谱、红外、紫外、旋光光谱仪等大中型仪器,以满足科研需求。研究所图书馆有馆藏专业图书18 000余册,并拥有网络版专业文献电子检索数据库。

研究所的主要任务是:应用现代科学技术和手段,对我国药用植物资源进行保护、研究、开发和利用。在国家中药现代化和产业化项目中,该所承担着中药资源、中药栽培、药用植物生物技术、中药药效物质基础、中药药理与毒理、中草药化学与质量控制、安全性评价、新制剂研究、中药新药研发等重大科研任务。

研究所先后承担国家重点研究课题600余项;共发表学术论文4 000余篇;与天津药物研究院联合主办了中国中药专业首份英文期刊《Chinese Herbal Medicines》;主持编写了《新编中药志》、《中国本草图录》、《中国药用植物栽培学》、《中国药用真菌学》、《中国药材产地生态适宜性区划》、《中国药材图鉴》等专著100余部(卷);多年来获省、市级以上科研成果15项,其中“天麻种子与真菌共生萌发及生长机制和纯菌种伴播技术研究与应用”2000年获国家科技进步奖二等奖、“66种常用中药材质量标准及其对照品的研究”2001年获国家科技进步奖二等奖、“中国药用植物种质资源迁地保护与利用”2008年获国家科技进步奖二等奖。

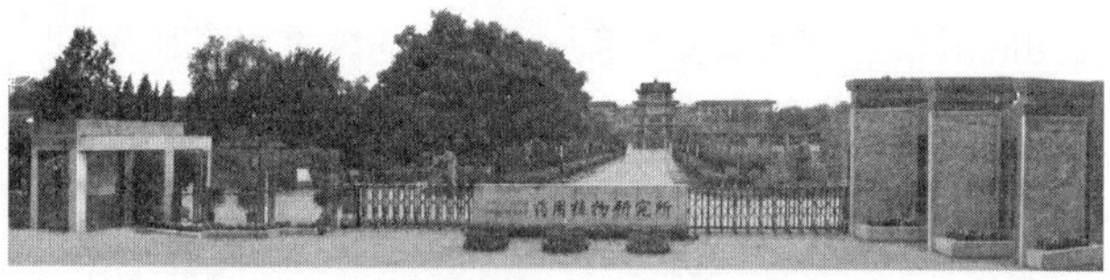

药用植物研究所大门

地址:北京市海淀区马连洼北路151号　邮编:100193
电话:010-57833028　传真:010-57833018
网址:http://www. implad. ac. cn

(肖培根　彭　勇)

北京生物制品研究所有限责任公司　北京生物制品研究所有限责任公司前身——“北京生物制品研究所”成立于1919年(北洋政府中央防疫处),是中国历史上第一个国家卫生防疫和血清疫苗研究与生产的专门机构,先后研制生产了中国最早的牛痘、霍乱、伤寒、狂犬病疫苗及白喉抗毒素等15种制品;分离出中国第一株青霉素菌种,实现了中国生物制品零的突破。北京生物制品研究所英文简称“NVSI”(National Vaccine and Serum Institute)。1998 年,北京生物制品研究所重组优质资产,成立北京天坛生物制品股份有限公司(同年6月成功上市)。2005 年,北京生物制品研究所组建北京微谷生物医药有限公司(以下简称"微谷公司"),承担国家重点项目"新型疫苗国家工程研究中心"的建设工作。2011 年,拥有百年历史的北京生物制品研究所完成公司制改革,更名为北京生物制品研究所有限责任公司(以下简称"公司"),隶属中国生物技术股份有限公司。

公司现有专业研究人员百余人,其中国工程院院士 1 人;共设置 7 个专业实验室和中试室、动物实验室。自 1983 年起,北京生物制品研究所开始招收包括免疫学和病原生物学两个专业研究方向的基础医学硕士研究生,三十年来累计培养研究生近二百人。

经国家发改委批准,2008 年公司全面启动了国家重点项目——新型疫苗国家工程研究中心的建设工作,项目已于 2013 年 1 月 15 日顺利通过国家发改委的全面验收。作为国家级的技术研发和工程技术转化平台,新型疫苗国家工程研究中心集中了多项国际先进技术和工艺,建有符合 GMP 标准的 5 条中试单元(减毒活疫苗及灭活疫苗中试单元、细菌疫苗中试单元、基因工程中试单元及昆虫细胞中试单元,其中含 3 个生物安全二级 BSL-2 级区域);4 个专业实验室(病毒实验室、细菌实验室、基因工程实验室及 QC 实验室,其中含 2 个生物安全二级 BSL-2 级实验室);2 条分装单元(活苗及灭活苗分装单元)、包装区及实验动物房等配套设施,可全面承担国家及地方重大项目的工程化研发及技术支持。公司专业实验室、中试及动物实验室配备了 GE 全自动液相色谱层析系统、全自动细胞培养生物反应器、全自动细菌发酵罐培养生物反应器、B + C 西林瓶注射剂流水线、ProteomeLab PA800 plus 生物制药分析系统、ABI StepOnePlus 实时荧光定量 PCR 仪、Luminex 液相悬浮芯片系统、Malvern 动态光散射仪、倒置荧光显微镜等先进的科研仪器设备。

公司独立设置的图书馆纸质文献资源总量达到 5 万余册,其中期刊 3 万余册、图书 2 万余册;并可享用中外文电子期刊 1 万余种(其中包含中文电子期刊 1 800 余种、外文电子期刊 8 000 余种),生物制品标准库和专利库(中文),中文博硕论文数据库等。图书馆收藏涵盖生物学及医药卫生等领域,侧重预防医学、微生物学、免疫学、生物工程、生物化学等方面的专著及期刊;早期的书刊可追溯到十九世纪末,是见证我国生物制品研究历史最早珍贵资料。

作为中国生物技术股份有限公司研发中心和新型疫苗国家工程研究中心项目的法人单位,公司主要从事和承接新型疫苗、抗体、新型佐剂、治疗类生物制剂以及基因与蛋白质诊断试剂等生物制品的研究和中试工艺的开发,为我国新型生物制品的研发提供完整的工程化和产业化技术平台。目前公司承担着手足口病疫苗、宫颈癌疫苗、艾滋病疫苗、治疗性乙肝疫苗、灭活脊髓灰质炎疫苗、北京株水痘疫苗等一系列国家重点研发项目,其中国家和省部级研发课题 9 项,自主立项课题和国际合作课题 10 项。

1998 年以来,公司共获得省部级以上科技奖励 9 项(国家级 2 项、省部级以上 7 项),新药证书 5 项,发明专利授权 3 项,其中"SARS 病原学及其防控系列研究"于 2005 年获得国家科学技术进步奖二等奖、"抗原-抗体复合物免疫治疗乙肝病毒感染的机制研究"于 2012 年荣获国家教育部"自然科学奖一等奖。公司对外积极开展与美国、欧盟、日本、世界卫生组织(WHO)等国家、机构的交流与合作,对内与十余家大学、研究院在预防医学和生物制药方面进行合作,形成了适应生物技术快速发展的生物技术研发体系。

北京生物制品研究所有限责任公司为北京微生物学会和中华预防医学会生物制品分会的依托单位,同时承办由中华医学会主办的国家一级杂志《中华微生物学与免疫学杂志》,并多次获得全国优秀期刊奖。

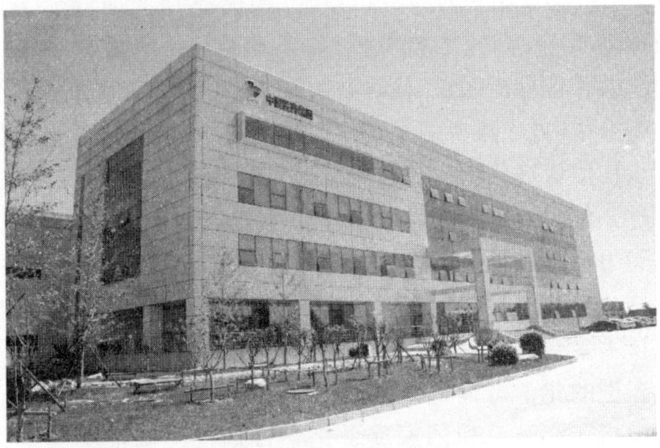

北京生物制品研究所外景

地址:北京市经济技术开发区经海二路 38 号
邮编:101111　电话:010-52245000　传真:010-52245135
E-mail:nvsi@ cnvsi. com

(江　薇)

军事医学科学院毒物药物研究所　军事医学科学院毒物药物研究所隶属于中国人民解放军军事医学科学院,组建于 1958 年 5 月,由军事医学科学院药物、化学、药理三个系合并而成,时称药理毒理研究所;1970 年 5 月改称防化医学研究所,1985 年 7 月起更名为毒物药物研究所。1989 年该所组建了四环制药厂,其生产的华素片等系列产品至今仍畅销市场,1998 年该药厂被无偿移交北京市。该所现拥有国际禁止化学武器公约组织(OPCW)指定实验室、国家应急防控药物工程技术研究中心、国家新药研发综合性大平台、国家北京新药安全性评价研究中心和军队特需药品评价等 3 个军队重点实验室以及神经精神药理学北京市重点实验室等一批国家、军队重点实验室和技术平台,同时建有一支国家级防化医学应急救援队伍,是我国化学毒剂毒物医学防护研究的核心力量、化学突发事件应急救援的突击力量和新药研发的骨干力量。

该所建有新药评定、毒理学、中药药理学、药物安全性评价、药物代谢、药剂学、药物合成、药物分析和植物化学等研究室，主办《国际药学研究杂志》和《中国药理学与毒理学杂志》2 本杂志。研究所目前拥有院士 2 名，总后“三星”人才 5 名，新世纪百千万人才工程国家级人选 3 名、国家自然科学基金杰出青年基金获得者 3 名、教育部“长江学者”1 名、中国科协“求是”杰出青年 2 名、国家“973”首席科学家 1 名、国家“863”主题专家 1 名，形成了一支以院士领衔、知名中青年科学家为骨干、博士硕士为主体的科技人才队伍。研究所拥有预防医学、药理学、药物化学等博士、硕士学位授权学科专业各 8 个，研究生导师约 50 名，近五年先后培养研究生近 200 名。

该所建有先进配套的药学研究平台，拥有 10 万元以上的大型仪器设备 300 余台套，包括计算机集群系统、小动物 PET/CT、全自动平面膜片钳系统、四极杆-飞行时间质谱仪、液-质联用仪、高速细胞分析仪、自动纯化平行液相系统、多功能微孔板分析系统、核磁共振仪、高内涵活细胞分析系统、X-粉末衍射仪、数字病理切片扫描系统、等温滴定微量热仪、差示扫描量热仪和反应实时监测分析系统等，仪器设备总值超过 2 亿元。该所药物设计平台拥有国内医药卫生系统运算能力最强的计算机集群，可为复杂结构药物设计提供支撑，并先后完成系列抗流感等药物的结构设计；该所毒物检测技术平台拥有完善配套的化学分析检测设备，建立了国际先进的化学毒剂毒物分析检测技术体系，是国际禁化武组织指定实验室和国家反恐化学毒剂检测确证实验室；该所药物合成技术平台建有从克到公斤级原料药中试生产线，可为不同规模的药物合成研究提供条件支持；该所药物安全评价平台建有规范配套的动物实验设施，是国家首批 GLP 认证单位；同时该所还建有小动物全身暴露染毒、药物同位素合成标记和小动物行为药理学研究等先进、具有特色的技术平台以及化合物与天然产物综合样品库等实验室，为开展新药研发提供了有力的条件支撑。该所使用中国人民解放军医学图书馆的图书、期刊以及提供的医学电子信息。

该所主要从事化学毒剂毒物损伤医学防护和新药创制研究工作，重点开展化学损伤防治、神经精神调节、抗肿瘤、抗病毒等药物的研发，研究领域涉及新药设计、合成、药理学、毒理学、分析化学、制剂学、药物代谢、实验病理学等多个学科，能够独立完成新药临床前研究的全部工作。“十一五”以来，先后承担国家和军队各类科研基金项目近 200 项，包括国家自然科学基金重点和面上项目 98 项；国家重大专项课题 46 项；国家支撑计划课题 7 项；“863”课题 8 项；“973”课题 7 项等，经费总额超过 5 亿元。其中，“综合性新药研究开发技术大平台”获得国家“重大新药创制”科技重大专项重点支持，累计获准经费 2.5 亿元，为研究所的发展提供了良好的支撑。

50 年来，该所先后创立了叔胺型重活化解毒理论，首次获得人脑乙酰胆碱酯酶计算机模拟三维结构，提出了 M 和 N 胆碱受体双重拮抗解毒理论，阐明了乙酰胆碱 N 受体是神经性毒剂急性中毒致死的主要靶器官，提出并丰富了抗体酶和水解酶等神经性毒剂解毒理论。该所先后获得国家和军队新药证书 73 个，其中包括盐酸二氢埃托啡、盐酸苯环壬酯、盐酸戊乙奎醚和帕拉米韦三水合物等 4 个国家一类新药；其研发的系列抗毒药物已被国家和军队储备，成为我国化学毒剂毒物中毒应急救援最主要的药物保障，其中盐酸戊乙奎醚注射液曾被国家卫生部列入百项推广计划，被誉为“抗毒神针”；其研发的磷酸奥司他韦胶囊、颗粒剂和帕拉米韦氯化钠注射液等系列抗流感药物，在 2005 年以来国家历次流感疫情防控中发挥了重要作用，累计为国家节省经费超过 58 亿元，获得党和国家领导的高度赞扬。“十一五”以来，由该所抽组成立的国家级防化医学应急救援队先后圆满完成了汶川抗震救灾、北京奥运安保、国庆 60 周年庆典活动保障、系列神舟飞船发射保障、日军遗弃化武挖掘保障等国家和军队防化医学应急救援和保障任务近 50 项，为国家安全做出了贡献。1997 年以来，该所共获得省部级二等奖以上成果奖励 49 项，其中包括“新发突发传染病综合防控技术体系的建立与应用”2011 年获国家科技进步奖一等奖；“镰刀菌素的系统提取分离分析及其毒理研究”1998 年获国家科技奖三等奖；“神经元 N 受体及其失敏态的药理毒理和病理生理学特征的系列研究”2006 年获国家自然科学奖二等奖；“抗晕动病新药盐酸苯环壬酯的研制”、“长效有机磷毒物抗毒剂盐酸戊乙奎醚的研制”和“用于治疗Ⅱ型糖尿病的专利新药—太罗”分别于 1998、2002 和 2010 年获国家技术发明奖二等奖。十一五以来，研究所共授权发明专利 156 项，发表论文 1 621 篇，其中 SCI 论文 442 篇。

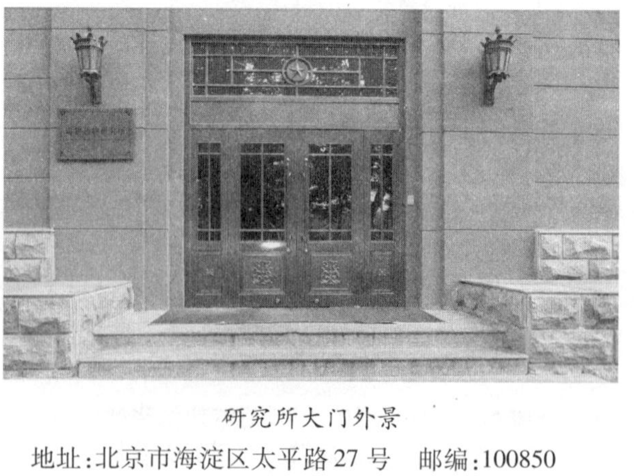

研究所大门外景

地址：北京市海淀区太平路 27 号　邮编：100850
电话：010-66931606　传真：010-68211656
E-mail：qiyanjia0325@126.com

（房彤宇　贾启燕）

上海中药现代化研究中心 上海中药现代化研究中心(以下简称中心)隶属于中国科学院上海药物研究所,成立于2005年1月,当时上海市科委以药物所为核心,通过人才引进,组建成立了该中心。经过近三年的发展建设,中心于2007年底,联合其他8家共建单位申报建立了中药标准化技术国家工程实验室,并于2008年6月18日获批开始建设,是国家发改委首批建立的工程实验室之一,并于2012年5月顺利通过验收。

中心科研队伍现有80余人,其中科研人员30余人,包括研究员7人(2名国家杰出青年基金获得者;博士生导师5人,硕士生导师2人),副研究员4人;硕士学历以上工作人员占90%,另有在读博、硕研究生40余人。中心科研领域涉及中药化学、天然产物化学、药剂学、药物分析、药理学、细胞生物学、生物信息学等。中心建有标准品生产技术平台,中药指纹图谱与生物指纹图谱技术平台,质量标准制定技术平台,中药药效物质筛选技术平台,中药作用机理研究平台,中药研发技术平台。

中心实验室面积达2 500 m^2,拥有总价值6 000余万元的仪器设备,包括三重四级杆串联离子质谱仪、离子肼质谱仪,分析型和制备型高效液相色谱仪、超高效液相色谱仪、高速液滴逆流色谱仪、蛋白质双相电泳系统、酶标仪、ADI血流仪、在体荧光显微镜等先进仪器设备,处于国内同类研究领域一流水平。该中心的图书资料服务由中科院上海药物所提供。

中心的方向任务为:应用现代生物医学领域研究成果,特别是人类基因组和蛋白组计划以及系统生物学领域的新技术和手段,研究祖国的传统中药,加速中药现代化进程,并致力于推动中药标准化、国际化的发展进程。七年来,中心重点开展了中药标准化技术相关领域的系统技术方法探索与研究,尤其是中药现代质量控制技术方面的研究,在国内起到了引领作用;承担中药标准化技术研究领域国家重大研究课题与攻关项目30余项,包括国家新药创制科技重大专项、科技部支撑计划项目、科技部863项目、科技部国际合作项目、国家自然科学基金委重要方向项目、中国科学院知识创新工程重大项目及上海市科委重大项目等;遵循"深入研究,浅出标准"的理念,制定中药质量标准,为我国多个中药企业提供技术服务支撑,已有8个质量标准收载入《中国药典》,"中药丹参药材和粉末"2个标准被《美国药典》采纳,是第一个由我国学者完成被《美国药典》接受的中药标准,并被美国药典会认定为今后中药标准收入美国药典的典范和模板;中心发表了高水平的SCI论文400余篇,单篇最高影响因子9.39;授权发明专利20余项;获得新药证书2项,临床批件2项,候选药物若干,与绿谷(集团)有限公司、太极集团、江苏豪森制药公司等合作完成成果转化;研究开发了中药二类新药"丹参多酚酸盐及其粉针剂"被国家发改委列为中药现代化示范项目,截止2010年底累计销售7.45亿元,惠及100万病患;研制中药五类新药"丹七通脉片",是第一个药效物质基础清楚、质量标准先进可行、作用机制明确的现代创新中药新药,于2009年获得临床研究批件,目前正在进行二期临床试验。此外中心已获得多项省级以上的成果奖励:"丹参多酚酸盐及其粉针剂"2007年获上海市技术发明奖一等奖,2011年度获国家技术发明奖二等奖;"中药复杂体系活性成分系统分析方法及其在质量标准中的应用研究"2012年获国家自然科学奖二等奖。

中心与国际知名科研机构与院校建立了广泛的国际合作关系,成立了多个中外联合实验室,从2008年开始中心已成功举办了五届"上海中药与天然药物国际大会",为推动中药国际化做出了重要贡献。

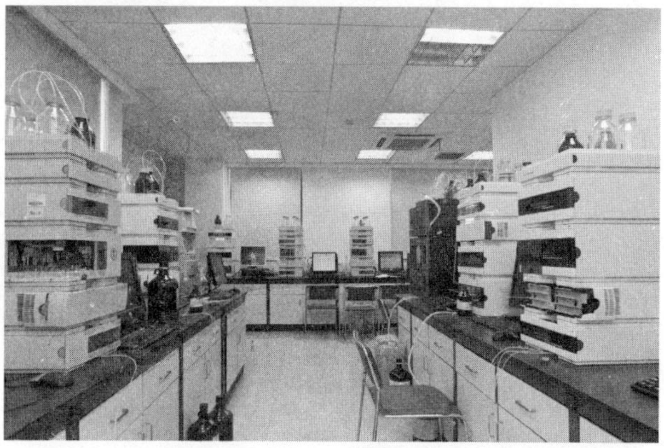

上海中药现代化中心部分仪器设备

地址:上海市浦东新区海科路501号　邮编:201203

电话/传真:021-50272223

E-mail:sh_guan@ mail. shcnc. ac. cn

(关树宏、屈华)

上海医药工业研究院创新药物与制药工艺国家重点实验室 上海医药工业研究院创建于1957年,是一家综合性、应用型的国家级医药工业技术研究机构,在国内外医药界享有盛誉,曾先后隶属于国家化工部、医药局、药监局;2000年10月转制为国有重要骨干企业,先后隶属于中央企业工委、国务院国资委。"创新药物与制药工艺国家重点实验室"是2007年科技部批准建立的第一批企业国家重点实验室之一,于2010年9月顺利通过验收。

实验室现有科研人员115名,其中高级职称49人,获博士学位32人;其中"第十一届上海市科技精英"获得者1人,"中央企业劳动模范"获得者1人,"2008年上海领军人才"获得者1人,"上海市青年文明号"获得者1人;下设药物化学、生物技术、中药学、药理学和药物分析等五个专业领域的18个研究团队。

实验室拥有美国沃特世公司磁式质谱仪、美国安捷伦公司毛细管电泳质谱仪、德国布鲁克公司的核磁共振仪、单晶X衍射仪、多晶X衍射仪等多种先进科研仪器;图书馆藏书约50 000册,中外文期刊约700种50 000册。建有独立的计算机内部网络系统和OA办公系统。

实验室已形成了五大研究方向:①抗感染创新药物与重大产品的工艺创新;②心脑血管创新药物与重大产品的工艺创新;③神经系统类创新药物与重大产品的工艺创新;④抗肿瘤类创新药物与重大品种的工艺创新;⑤新型释药系统的研究开发。实验室重点开发具有自主知识产权的创新药物。

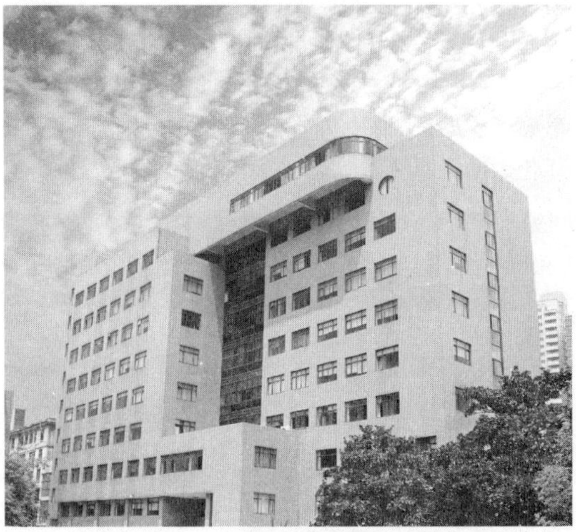

国家重点实验室实验大楼外景

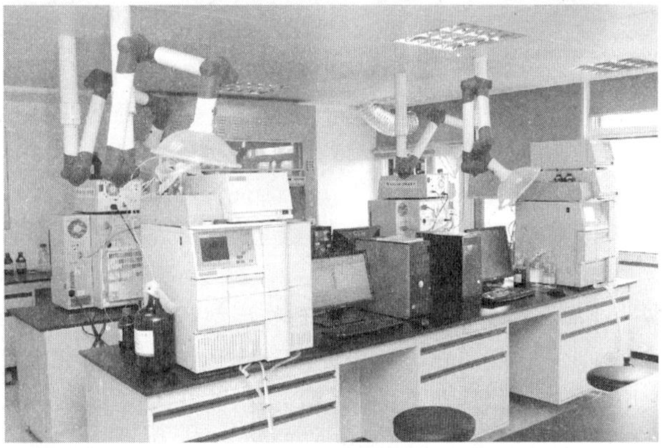

国家重点实验室部分仪器设备

近年来,实验室共承担国家和地方的课题70余项,获得资助7 521万元;课题包括国家"十一五"重大新药创制,国家自然科学基金,国家973项目等。近三年实验室申请中国发明专利254件,申请国际PCT专利13件,获得发明专利授权165件(含6件国外专利),成为医药行业创新科研成果的重要输出源;主要获奖项目有:"万古霉素关键技术研究及产业化"2007年获国家科技进步奖二等奖;"普利类药物关键技术开发及产业化"2008年获国家科技进步奖二等奖;"普伐他汀钠新工艺"2008年获上海市技术发明奖一等奖;"重大疾病治疗药物产业化关键技术创新平台建设"2009年获上海市科技进步奖一等奖;"盐酸麻黄碱的生产新工艺"2009年获上海市技术发明奖一等奖;"N-羧烷基二肽型血管紧张素转化酶抑制剂的制备方法"2009年获第十一届中国专利优秀奖;"[(S)-(-)-a-甲胺基苯丙酮]2.(2R,3R)-酒石酸衍生物的制备方法"和"生产普伐他汀钠的微生物和方法"2010年获第十二届中国专利优秀奖等。

实验室积极推动国内外学术交流,2008~2011年共举办国际学术会议三次,分别为"2008年吸入制剂国际学术研讨会"、"2010年吸入制剂国际学术研讨会"、"联合国MTOC会议";并每年举办一次以重点实验室的名称冠名的"创新药物与制药工艺研讨会",至2011年已成功举办了4次。

地址:上海市北京西路1320号　邮编:200040

电话:021-62479808　传真:021-32090795

E-mail:liuyingsipi@163.com

(徐文君)

辽宁省中药炮制工程技术研究中心　辽宁省中药炮制工程技术研究中心是2005年经辽宁省科技厅、财政厅批准组建的省级工程中心,投资100万元,2007年通过验收,是全国同行业首家工程中心,依托于辽宁中医药大学。

中心现有科研人员13人,其中具有高级职称的9人,中级职称的4人;博士学位的11人,硕士学位的2人;辽宁省优秀专家1人;培养博士研究生20余人,硕士研究生100余人。

辽宁省中药炮制工程技术研究中心的实验室面积达1 600 m^2;下设中药炮制工艺研究室、质量研究室、化学研究室、药理毒理研究室、发酵研究室、细胞实验室、炮制工艺中试实验室等。中心拥有沃特世、安捷伦和岛津3个品牌的高效液相色谱仪,其中两台为四元泵自动进样;中低压制备液相、冷冻干燥机、酶标仪、PCR仪等先进的仪器设备;还有进行炮制工艺中试生产的切药机、炒药机等炮制设备;总资产达1 500余万元。中心设有资料室,具备信息化、网络化条件;兼用学校图书馆馆藏,现有文献79万余册,数据库13个,自建数据库7个,与吉林大学、大连理工大学可馆际互借,文献传递。

中心有4个研究方向:①中药炮制工艺及质量标准规范化研究;②中药炮制化学与化学炮制学研究;③中药炮制生物工程研究;④中药炮制品新药研究。中心承担了从国家"八五"攻关到"十一五"科技支撑的多项课题;如国家"十一五"科技支撑课题:"中药饮片炮制技术与相关设备研究"(全国总牵头人);国家自然基金课题:"中药狗脊炮制品大极性抗骨质疏松成分分离与炮制原理的深入解析"、"依据制药论的黄柏一药二制物质基础与药效学变化机制研究"、"中药狗脊炮制品新成分分离与原理研究";国家自然基金青年基金课题"知母炮制前后降糖作用变化物质基础研究"和"制巴戟炮制前后功效变化物质基础研究";国家发改委公益性行业专项课题:"19种生熟异用中药饮片临床规范使用研究"、"中药麸制与有毒中药醋制工艺规范化研究";省科技厅支持的工程中心课题:"阿胶珠等3种中药炮制工艺产业化研究"等,科研经费总额已达2 000余万元。

在白术炮制原理研究中,提出了"减酮减燥、增酯增效"的新理论,同时创立了炮制白术的新工艺;根据传统炮制理论,研究开发了"平性人参";还对肉豆蔻、狗脊、五味子、阿胶珠、骨碎补、蛋黄馏油等炮制品进行了较为深入的研究;炮制研究证明了狗脊的刺激性成分为5-羟甲基糠醛等一类醛酮类化合物;在五味子研究中,除制订了规范工艺标准外,还证明了"入嗽药生用、入补药熟用"的原理;建立了蛋黄馏油炮制的新工艺,同时解决了脱色、脱臭的难题,并建立了以前没有的高效液相色谱法控制α-苯并芘及海尔满的测定方法;在对肉豆蔻的炮制研究中,规范并创立了新炮制工艺,还解析了炮制原理提出了"降醚减毒、增酚增效"的理论。

中心兼用学校图书馆现有馆藏文献79万余册,引进数据库13个,自建数据库7个,与吉林大学、大连理工大学可馆际互借/文献传递。

"常用中药肉豆蔻饮片研究"获得国家中医药管理局1997年度科技进步奖一等奖;"狗脊炮制工艺及原理研究"获辽宁省科技进步奖三等奖;另外还获得中华中医药学会科技进步奖二等奖1项;辽宁省科技进步奖二等奖2项,沈阳市科技进步奖一等奖1项;新药临床批件1份;申请专利6项,获专利权1项;发表论文800余篇。

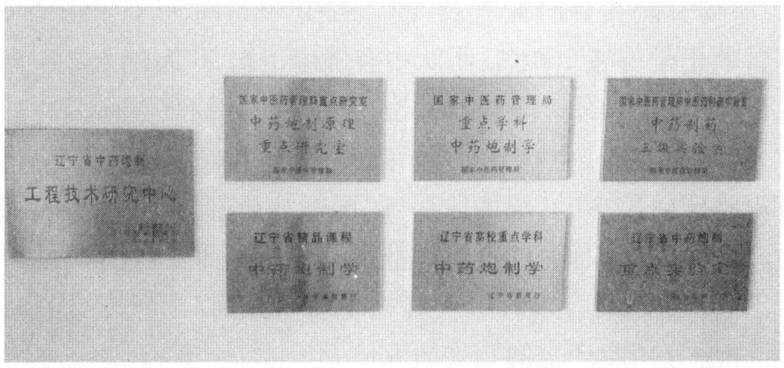

中心铭牌

地址:大连市双D港生命一路79号　邮编:116600
电话:0411-87586499
E-mail:jiatianzhu51@ yahoo. com. cn

(贾天柱)

大连大学药物研究所　大连大学药物研究所始建于1999年末,是集中医药科研、教学于一体的校级科研机构,隶属于大连大学。经13年的发展,研究所已成为基础性研究与医药研究开发及人才培养为一体的综合性科研机构。

研究所现有教授3人,副教授3人,讲师3人,实验人员2人,共11人;其中博士5人,在读博士3人,硕士1人;下设天然药化研究室、药理研究室、药剂研究室和海洋生物研究室等。

研究所配备有大型仪器设备20余台,万元以上仪器150余件,总价值达2 000余万元;其中大型进口仪器有圆二色谱仪、流式细胞仪、多功能电泳系统、气相色谱仪、高效液相色谱仪、真空冷冻干燥机、台式高速冷冻离心机、电穿孔仪、酶标仪、超声波细胞粉碎机、全自动凝胶成像分析系统、PCR扩增仪、元素分析仪、原子吸收光谱仪和发酵罐等。该所兼用大连大学图书馆的馆藏,目前藏书130.9万余册,可提供13万种全文电子图书检索,万方外文文献数据库、中国学术期刊全文数据库、中国优秀博硕士论文数据库等,涉及生命科学、生物学、医药学及相关学科数据库,可查询检索国内外生物医学和药学期刊题录与全文资料以满足科研需要。

研究所的主要研究方向为:①天然生物活性物质的研究;②生物大分子结构与功能研究;③病原生物的基因结构与功能研究。历年来该所承担国家级、省部级、市级、校级科研项目30多项,获科技成果奖3项:"三子养亲汤及其味药的研究",2006年获教育部科技进步奖一等奖;"中药有效部位新药紫苏降脂软胶囊治疗高脂血症的研究"2006年获吉林省科技进步奖三等奖;"藏葵的研究"2009年获大连市科技进步奖三等奖。另外,该所还发表学术论文160余篇,其中有10余篇论文发表在SCI、EI收录的国际著名学术刊物上;申请获得国内发明专利5项;拟出版专著2部;历年来召开过4次国际药物交流会议。该所开发出的系列产品"智视源"胶囊等5种保健药品和食品已进入市场,治疗脑血管疾病的Ⅱ类新药《紫苏降脂软胶囊》已获国家新药生产批准文号。

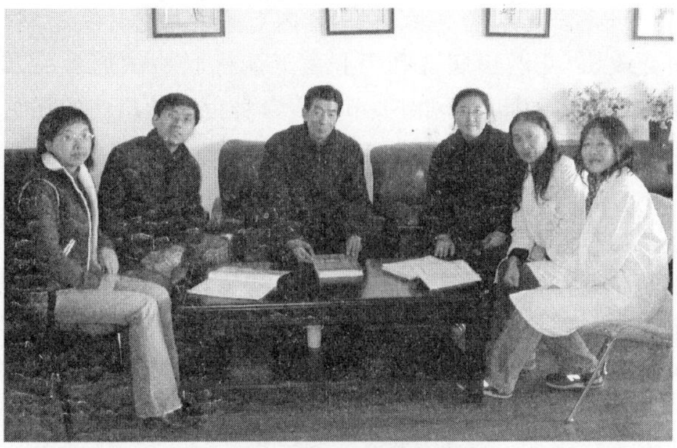

药物所科研人员合影

地址:辽宁省大连市经济技术开发区大连大学
邮编:116622　电话:0411-87403834
E-mail:fbmdlu@ 163. com;fengbaomin@ dlu. edu. cn

(冯宝民　史丽颖)

山东省医药生物技术研究中心　山东省医药生物技术研究中心成立于1997年4月,隶属于山东省医学科学院。该中心下设5个业务科室。

中心现有职工26人,其中研究员6人,副研究员6人;博士生导师1人、硕士生导师7人;具有博士学位人员6人,硕士学位人员8人;拥有新世纪百千万人才工程国家级人选1人、享受国务院政府特殊津贴1人、泰山学者特聘专家1

人、山东省有突出贡献的中青年专家 1 人、山东省卫生系统杰出学科带头人 2 人、山东省青年科技奖获得者 1 人。中心下设五个研究科室(课题组),并拥有国家卫生部生物技术药物重点实验室、山东省罕少见疾病重点实验室,并且是山东省微生物与生化药学泰山学者岗位设立点、微生物与生化药学硕士研究生培养单位和生物化学与分子生物学专业联合博士研究培养单位。

该研拥有先进的大型仪器设备,如 Mj DNA 扩增仪、NBS 低温带光照摇床、NBS ML-4100 型发酵罐、低温高速离心机、BIO-CAD 蛋白纯化系统、GRADI FRAC 低压层析系统、BioLgic Duo-flow 柱层析系统、冷冻干燥机、PIXSYS5500 生物芯片点样仪及喷点系统、DNA 合成仪、DNA 序列分析仪、DNA/RNA 提取纯化仪、PE 公司 DNA 扩增仪、高精密酶标仪、基因扫描系统、蛋白核酸分析系统、灌注层析系统、液相色谱仪、摇床、数字影像分析系统等。该中心由山东省医学科学院图书室提供图书信息服务,目前藏书共 15 余万册,其中包括中外文图书 7 万余册,中外文期刊合订本 6 万册,其它书刊 2 万余册,现订购中文期刊 500 余种,各种检索工具书近千种、上万册。

该中心主要从事医药生物的基础性、前沿性研究,重大疾病和罕见病的机制研究以及生物安全研究,先后以病毒性肝炎、白血病和肿瘤学为主要研究对象,发展核酸药物和针对核酸位靶的药物研究;1999 年后中心把研究重点转向生物芯片研究领域,建立国家首批、省内首家生物芯片实验室,并研究成功"艾滋病病毒和丙肝病毒酶标联检试剂盒";2005 年后重点为肿瘤、类风湿关节炎等自身免疫性疾病的相关基因及标记物的筛选,对筛选出的靶点进行功能性研究,并致力于寻找新的靶点;进一步研究开发具有自主知识产权的治疗药物和诊断试剂,开展了 PADI4 基因在类风湿关节炎中作用的研究;以开展胰腺癌的组织、血清为切入点,为肿瘤的分子诊断和寻找治疗的新靶点提供理论依据。目前承担国家和山东省重大科技项目 20 多项。

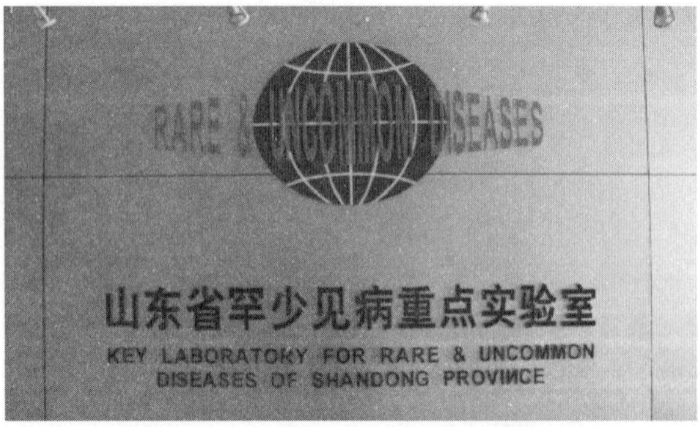

重点实验室铭牌

近年来该中心先后取得了一批在国内外具有重大影响的科研成果,获得发明专利 12 项,新药证书 2 项;在核心期刊发表论文 256 篇,其中 SCI 收录 29 篇;获得成果奖励 14 多项,包括山东省技术发明奖一等奖 1 项,山东省科技进步奖一等奖 2 项、二等奖 3 项、三等奖 8 项。如:"系列新型生物芯片的研制"2005 年获山东省科技进步奖一等奖;"脑脊液病原体抗体诊断蛋白芯片的研制"2007 年获山东省技术发明奖一等奖,"基于定量蛋白质组学技术的肿瘤标志物筛选"2010 年获山东省科技进步奖一等奖。

地址:山东省济南市经十路 18877 号　邮编:250062
电话:0531-82919645　传真:0531-82951586
E-mail:yky_swzx@ 126. com

(吴国屏)

齐鲁制药有限公司药物研究院　齐鲁制药有限公司药物研究院是齐鲁制药有限公司的主体研发机构,前身是齐鲁制药厂的中心实验室。1982 年以来,经过二十多年的发展,现成为拥有一支高素质研究队伍的、在化学药物和生物技术药物领域拥有丰富研究成果的、建立了完善的产品生产线的企业新药研发单位。研究院现为国家级企业技术中心,建有"哺乳动物细胞高效表达国家工程实验室"、"省注射用微粒给药系统研究重点实验室"、"省小分子靶向药物重点实验室",设置了"靶向药物研究与开发"泰山学者岗位,拥有济南市"小分子靶向抗肿瘤药物优秀创新团队"的称号。

研究院共有研究人员 550 名,其中具有博士学位者 33 名,硕士学位者 260 名;团队中有济南市 5150 海外人才 4 名,济南市拔尖人才 2 名;下设化学研究所、药物化学研究所、药物制剂研究所、生物技术研究所、分析测试中心、药理研究部、临床研究中心、国内注册部、国际注册部、信息部、项目合作部、知识产权部、项目管理部以及协管部等部门,建立了从药物设计合成、药理筛选,到临床前研究、临床研究、国内国际注册等功能齐全的药物研究体系。

研究院拥有完备的新药设计、药理筛选、工艺研究与质量控制及中试放大所需的相关仪器设备,价值超过 2 亿元;拥有医药学图书期刊一万余册;拥有多个国内外权威医药信息数据库,方便查询药物研发、药物销售、工艺、知识产权等信息。

研究院的研究方向是承担化学药物、生物技术药物的仿制与创新研究。20 多年来,研究院共获得新药证书 120 余个;申请发明专利 120 余项、拥有 51 项授权发明专利;承担重大新药创制国家科技重大专项课题 8 个;近五年获得国家科技进步奖二等奖 3 项、省级科技进步奖 2 项。"单唾液酸四己糖神经节苷脂(GM1)的研制与产业化"2009 年获国家科技进步奖二等奖;"新型非典型抗精神分裂症药物利培酮的研制与产业化"2010 年获山东省科技进步奖二等奖,"重组人白介素-11 的研制及产业化关键技术"2011 年获国家科技进步奖二等奖;"多靶点抗代谢类抗肿瘤药物培美曲塞的研制与产业化"2011 年获山东省科技进步奖一等奖,2012 年获国家科技进步奖二等奖。

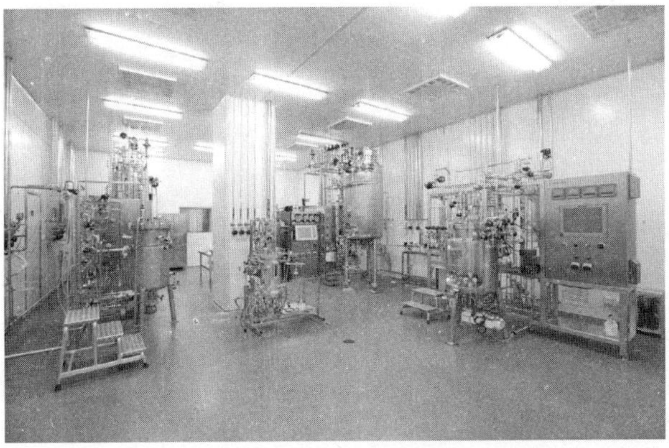

研究院生物技术药物中试室

地址:济南市工业北路 243 号　邮编:250100
电话:0531-83126991　传真:0531-83126999
E-mail: xia. li @ qilu-pharma. com; minghui. zhang @ qilu-pharma. com

（李　霞）

南京农业大学中药材研究所　南京农业大学中药材研究所成立于 1999 年,是一个集教学、科研及技术应用与推广于一体的中药材方面的专业科研机构,主要从事中药材的科学研究和应用推广工作,隶属于南京农业大学园艺学院。

研究所现有中、高级研究人员 13 名,其中教授 2 名,副教授 7 名,讲师 3 名,实验师 1 名,另外聘兼职教授 6 名,在校硕士研究生 36 人、博士研究生 9 人。

研究所拥有一批精密仪器及设备,如 LC20AT 岛津高效液相色谱仪,1120 COMPACT LC 安捷伦高效液相色谱仪,LI-6400XT 便携式光合仪,StepOne 荧光定量 PCR 仪,PTC200PCR 仪,荧光显微镜等;其图书资料由南京农业大学图书馆提供,现有藏书 157 万册,电子图书 65 万册,电子西文期刊 10 000 种,电子中文期刊 8 000 种。

研究所主要科研方向为:①药用植物种质资源与评价,重点开展有关药用植物遗传多样性的综合评价方法研究,进而筛选优良种质以保障和提高药材质量;②中药材质量评价与监控;③药物资源化学与利用;④药用植物栽培与生理;⑤药用植物(动物)引种驯化。

研究所成立以来承担国家自然科学基金委及国家科技部国家重点科技项目等 20 余项及省部级科研项目 30 余项;发表学术论文 300 余篇,其中 SCI 论文 42 篇;获技术发明专利授权 11 项;主编《中国药用植物种子原色图鉴》(中文、英文版)、《药用植物研究与中药现代化》等专业著作 9 部,参编 11 部;主编国家级规划教材 7 部,其中《药用植物资源学》和《药用植物栽培学》被评为普通高等教育"十一五"国家级规划教材,《药用植物资源学》2008 年被教育部评为国家级精品教材,《药用植物栽培学》2011 年被评为江苏省高等学校精品教材并获全国高等农业院校优秀教材奖;其主要科研成果有:"现代农业开发园区(项目)的策划、规划与实施推广"2000 年获教育部科学技术进步奖三等奖;"江苏省地产中药资源及其开发利用现状的调查与评价"2003 年获中华中医药学会科学技术奖;"水蛭人工驯化及繁育技术研究",于 2005 年通过了江苏省科技厅的科学技术成果鉴定(鉴字 2005-544)。

地址:江苏省南京市玄武区卫岗 1 号　邮编:210095
电话/传真:025-84395980
E-mail: gqs@ njau. edu. cn

（郭巧生　朱再标）

中山大学药学院天然药物与中药研究所　中山大学药学院天然药物与中药研究所是在原中山大学生物系"中草药植物资源专业"与"植物化学教研室"的基础上发展而来的。1997 年创立了"天然药物与中药研究室"。2002 年原中山大学与中山医科大学合并组建了新的药学院,研究室更名为中山大学药学院天然药物与中药研究所。2009 年,研究所与广州国际医药港有限公司、国家健康基地中山尤利卡天然药物公司三方合作组建了"广东省现代中药工程技术研究开发中心",是融教学、科学研究、新药开发与产业化于一体的"产学研"基地。

该研究所现有人员 38 名,其中教师 8 名,包括教授 1 名,副教授 5 名,研究生和技术人员约 30 名;可在生药学、药物分析学与制药工程专业招收硕士生、博士生与博士后;中心团队多数成员为广东或香港知名企业的特派员或首席科学家,积极推进产学的合作;组建了两个中试基地(中山尤利卡天然药物有限公司提取分离中试基地,百正药业股份有限公司制剂与合成中试基地),主持和参与组建了两个国家科技部、教育部与广东省科技厅产学研基地(广州国际医药港有限公司医药产业经济产学研基地,中山火炬开发区生物医药产学研基地);从 2002 年至今,研究所承担各类国家或省部级、企业合作课题 50 余项,如国家自然科学基金、科技部对外国际合作、支撑计划、973 专项以及广东省计划项目、产学研项目、高新技术项目等,合计经费 2 000 万元以上。

研究所拥有大型仪器设备,如高效液相色谱仪、气质联用仪、液质联用仪、高速逆流色谱仪、薄层扫描仪、分子蒸馏、超临界二氧化碳萃取仪等。该所图书资料由中山大学图书馆提供,馆藏总量达 601.66 万册(件),其中,古籍图书近 44 万册;中文期刊 58.88 万册;外文期刊 34.76 万册;中文电子期刊 31 339 种;外文电子期刊 33 901 种;中文电子图书 112.03 万册;外文电子图书 40.31 万册;光盘及网络数据库 300 多种;多媒体光盘资源 5.51 万片。

研究所主要从事现代中药的研究与开发工作,包括:①中草药化学成分及其质量控制,尤其在生药分析、中药有效成分活性筛选、结构修饰与改造、药物分析与质量控制技术方面;②现代中药创制,专注于有效部位、有效组分以及单体化合物的临床前研究,发展具有知识产权保护的创新现代中药;③提取分离技术与中药标准提取物,尤其是分子蒸馏技术,包括从实验室、中试到工业化规模生产技术;④中药资源及其原产地保护与开发,尤其关注岭南特色药材、名贵药材、海洋药物、现代植物药与芳香植物的GAP种植技术,并将建立本草园、生态养生园或芳疗植物园。

研究所已发表相关论文400余篇,其中SCI收录文章80篇,申请发明专利56项,已授权45项,包括美国专利1项、欧盟专利1项。其中如"用于减肥、降脂、降糖、降血压、防治骨质疏松的复方制剂"2009年获专利授权;"山奈提取物的新应用及包含山奈提取物化妆品"2012年获专利授权;"双羟基油酸及它的制备方法与用途"2012年获专利授权等。

研究所与澳洲悉尼大学、西悉尼大学、法国弗朗什-孔泰大学及香港大学中医药学院有长期固定的合作交流关系以促进科研发展。

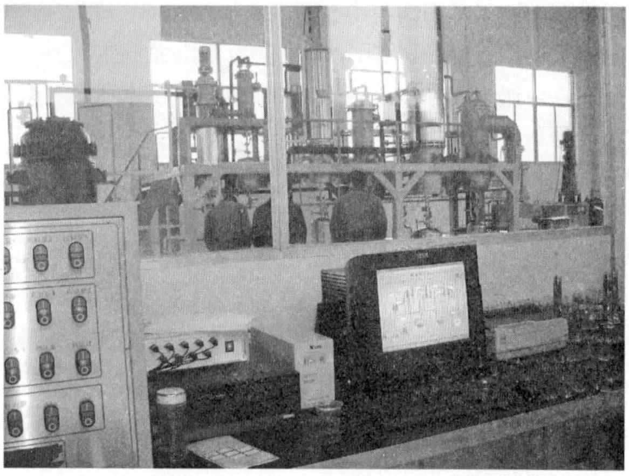

中药提取分离分子蒸馏设备

地址:广州大学城外环东路132号,中山大学药学院
邮编:510006　　电话:020-39943043
E-Mail:lssydp@ mail. sysu. edu. cn
网站:www. gdacm. com;　　(赵志敏　朱龙平)

四川省中医药科学院中药药理毒理研究所　四川省中医药科学院中药药理毒理研究所成立于2007年,是以原建立于1958年的四川省中药研究所中药药理毒理研究室为基础建立的,隶属四川省中医药科学院。研究所现有正式科研人员42人,其中正高级研究人员5名,副高级研究人员12名;享受政府特殊津贴专家3名,四川省突出贡献优秀专家2名,四川省学术技术带头人2名;博士生导师1名,硕士生导师2名;具有博士学历的科研人员10名,具有硕士学历研究人员7名。

研究所主要研究方向分为消化、免疫、内分泌、神经、心血管、妇科、肿瘤、病理以及生化检测等,并设有《中药药理与临床》编辑部(中国药理学会主办、中国药理学会中药药理专业委员会承办)。此外研究所现为国家中医药管理局生物评价重点研究室、国家中医药管理局中药药理实验室三级实验室、省级博士后科研工作站拥有中药ADME/TOX高通量并行性筛选评价技术平台、防治重大疾病中药药效学评价平台以及中药细胞与分子生物学实验室。

科研设备与条件:该所目前拥有1 200平方米SPF级动物实验用房、BIOPAC公司16导生理记录仪(MP150)、希斯美康XT-2000iV血细胞学分析仪(动物用)、日立7020全自动生化分析仪、GE双向电泳仪、实时荧光定量PCR仪,DSI遥测系统、Luminex200液相悬浮芯片检测系统、徕卡激光共聚焦显微镜、Thermo VarioskanTM Flash全波段酶标仪、Beckman超速冷冻离心机(100 000 g)、IPP7.0病理图像采集及分析系统、OLYMPUS/DP10摄影生物显微镜(数码)、WATERS高效液相色谱仪、KODAK凝胶成像系统、UV-2401PC紫外分光光度计、低温高速离心机、CO_2孵箱、半干转印系统、日立荧光分光光度计、日本Eicom公司微透析系统等设备。

科研方向为开展中药新药有效性、安全性评价,同时还开展中医药基础理论研究;川产道地药材、民族医药和创新药物的开发研究;中药品质评价和标准化研究,包括防治消化系统疾病药物,防治免疫系统疾病药物,防治内分泌系统失调性疾病药物,防治心、脑血管疾病药物,防治神经系统疾病药物,防治肿瘤药物,以及药物代谢动力学及毒代动力学研究、中药药性研究、中药复方配伍理论研究;其中中医药基础理论研究包括:药性理论研究,复方配伍理论研究,川产道地药材的系统开发研究,中药毒性作用机制及其解救方法的研究。

近20年以来,该所先后承担国家各级各类科研课题500余项,与上海、北京、西藏、青海、江西、广东、重庆、云南、四川、香港以及澳门等近20个省、市制药企业、科研单位、学校建立了广泛的联系,并在以下重要科研成果中发挥了重要作用:川楝素的开发研究;穿心莲系列产品的研制(川琥宁冻干粉针等6个新药);青蒿素的开发研究、白血宁(靛玉红)、肝康宁(甲基斑蝥胺)等抗癌药物的开发研究;紫杉醇原料药及其注射剂的研制、抗内毒素新药热毒平胶囊的研制。

近年来,以该所科研人员牵头获得的奖项主要有:"中药抗内毒素作用—中医解毒法实质研究"获1990年四川省政府一等奖,"川产道地药材郁金(姜黄)的系统研究与开发"2008年获四川省科学技术进步奖一等奖,并获得中药新药证书3项,国家发明专利授权30余项;与企业合作获得中药新药生产批件10余项,临床研究批件20余项。

地址:四川省成都市人民南路四段51号　邮编:610041
电话:028-85258982　传真:028-85224504
E-mail:tanzhh@ yahoo. cn

(谭正怀)

药学教育

Pharmaceutical Education

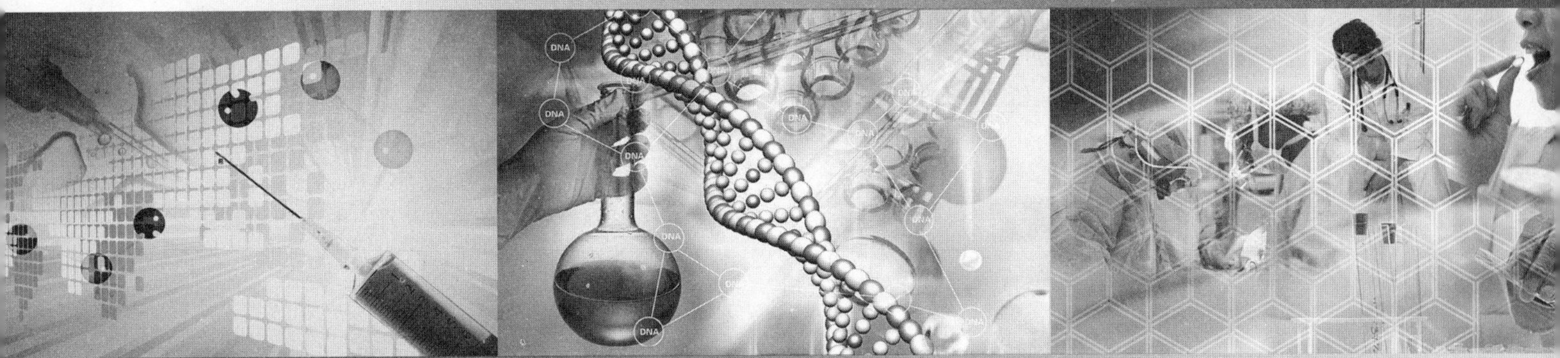

概　述

国家教育事业发展"十二五"规划　2012年6月14日，教育部印发《国家教育事业发展第十二个五年规划》(教发[2012]9号)。为全面实施《国家中长期教育改革和发展规划纲要(2010-2020年)》和《国家中长期人才发展规划纲要(2010-2020年)》，制定本规划。规划包括12个部分：1. 发展环境，2. 指导思想、主要目标和基本思路，3. 构建更加完善的教育体系，4. 创新国家教育制度，5. 调整人才培养与供给结构，6. 扩大和保障公平受教育机会，7. 提高人才培养质量，8. 促进区域、城乡教育协调发展，9. 实施教育对外开放战略，10. 建设高素质专业化教师队伍，11. 加强教育条件保障，12. 组织实施。　(樊陈琳)

"本科教学质量与教学改革工程"建设项目批准实施　2012年1月20日，教育部印发《关于批准实施"十二五"期间"高等学校本科教学质量与教学改革工程"2012年建设项目的通知》(教高函[2012]2号)，批准实施"高等学校本科教学质量与教学改革工程"2012年建设项目：(1)清华大学等53所高校实施专业综合改革试点项目，建设180个专业综合改革示范点，每个专业点支持建设经费150万元；(2)清华大学等51所高校实施校外实践教育基地项目，建设90个校外实践教育基地，每个校外实践教育基地支持建设经费200万元；(3)北京大学等109所高校实施16 300个大学生创新创业训练计划项目，每个大学生创新创业训练计划项目支持建设经费1万元；(4)高等教育出版社组织实施精品视频公开课建设项目，建设350门精品视频公开课，每门精品视频公开课支持建设经费20万元；(5)高等教育出版社组织实施精品资源共享课建设项目，建设1100门精品资源共享课，每门精品资源共享课支持建设经费10万元；(6)高等教育出版社继续实施2011年立项的精品开放课程共享平台项目，安排经费600万元，其中国家精品开放课程共享系统建设400万元，高校教师网络培训系统建设200万元。　(樊陈琳)

教育部进一步加强高校基础研究工作　2012年3月9日，教育部印发《教育部关于进一步加强高等学校基础研究工作的指导意见》(教技[2012]2号)。意见提出：(1)以"四个坚持"为指导，推动基础研究发展方式转变；(2)加快人才队伍建设，以高水平科学研究支撑高质量人才培养；(3)加强创新平台建设，完善高等学校基础研究体系；(4)促进学科交叉和汇聚，培育新兴学科和优势学科集群；(5)推动机制体制改革，营造有利于基础研究发展的环境氛围；(6)加强基础研究条件建设，增强承担国家重大科研任务的能力；(7)开展协同创新，提升服务经济社会发展的能力；(8)推进国际化战略，提升学术影响力和国际竞争力；(9)培育创新文化，加强科研诚信和学风建设；(10)加大投入力度，建立稳定支持的长效机制。　(樊陈琳)

教育部印发《高校"十二五"科学和技术发展规划》　2012年3月14日，教育部印发《高等学校"十二五"科学和技术发展规划》(教技[2012]4号)。规划包括：形势与需求，总体思路、发展目标和战略重点，全面提升高校科技创新能力，深入推进高校科技体制机制改革，加强科技人才队伍和创新文化建设，加快建设高校创新体系，高校创新计划，保障措施，共八个部分。

"十二五"高校科技工作的总体思路是：高举中国特色社会主义伟大旗帜，以邓小平理论和"三个代表"重要思想为指导，以科学发展为主题，以科教结合为主线，以提升自主创新能力为核心，以推进协同创新为战略选择，以体制机制改革为突破口，通过试点先行、重点突破，带动全局发展；着力提升基础研究和前沿技术研究的原始创新能力，着力提升关键共性技术的有效供给能力，着力提升支撑高质量创新人才培养的能力，着力提升服务国家和区域经济社会发展战略需求的能力，为加快转变经济发展方式、全面推进国家创新体系建设、实现创新型国家战略目标奠定坚实基础。

"十二五"高校科技发展的总体目标是：科技综合实力、原始创新能力显著提升，科技国际竞争力和学术影响力显著增强，高校创新体系基本建成，为教育强国、人才强国和科技强国建设奠定坚实基础。　(樊陈琳)

两部委下发实施"2011计划"的意见　2012年3月15日，教育部、财政部发布《教育部财政部关于实施高等学校创新能力提升计划的意见》(教技[2012]6号)。意见强调了"高等学校创新能力提升计划"(以下简称"2011计划")的实施意义：是落实胡锦涛在清华大学百年校庆重要讲话精神的重大举措，是加快创新型国家建设的重要支撑，是推动我国教育与科技、经济、文化紧密结合的战略行动。

"2011计划"实施的指导思想是按照"国家急需、世界一流"的要求，瞄准科学前沿和国家发展的重大需求，以重点学科建设为基础，以机制体制改革为重点，以创新能力提升为突破口，大力推动协同创新，充分发挥高等教育作为科技第一生产力和人才第一资源重要结合点在国家发展中的独特作用，支撑经济社会又好又快发展。其基本原则是需求导向、全面开放、深度融合、创新引领。

"2011计划"实施的总体目标是：充分发挥高等学校多学科、多功能的优势，积极联合国内外创新力量，有效整合创新资源，构建协同创新的新模式与新机制，形成有利于协同创新的文化氛围。建立一批"2011协同创新中心"，集聚和培养一批拔尖创新人才，取得一批重大标志性成果，成为具有国际重大影响的学术高地、行业产业共性技术的研发基地、区域创新发展的引领阵地和文化传承创新的主力阵营。推动知识创新、技术创新、区域创新的战略融合，支撑国家创新体系建设。以构建协同创新平台与模式、建立协同创新机制与体制为重点任务。（樊陈琳）

教育部印发《高等教育专题规划》 2012年3月21日，教育部印发《高等教育专题规划》（教高［2012］5号）。规划旨在贯彻落实《国家中长期教育改革和发展规划纲要（2010-2020年）》，推动高等教育在新的历史起点上科学发展，包括指导思想、战略目标、主要任务、重大项目、组织实施五大部分。

规划指出高等教育的主要任务包括：(1)提高人才培养质量；(2)提高科学研究水平；(3)提高社会服务能力；(4)加强大学文化建设；(5)建设高水平教师队伍；(6)加快高等教育信息化建设；(7)提升高等教育国际化水平；(8)改革高等教育体制机制；(9)优化结构办出特色；(10)统筹区域高等教育发展；(11)加强高等学校党的建设。

规划指出高等教育的重大项目包括：(1)高等教育人才培养质量提高计划；(2)中西部高等教育振兴计划；(3)高水平大学和重点学科建设计划；(4)高等学校科学研究促进计划；(5)高等学校师资队伍水平提升计划。（樊陈琳）

教育部公布首批“精品视频公开课”名单 2012年4月26日，教育部发布《教育部关于公布首批“精品视频公开课”名单的通知》（教高函［2012］10号）。经有关高校建设和申报、教育部组织专家评审遴选，共有43门课程在“爱课程”网、中国网络电视台及网易等三个网站免费向社会开放，被教育部确定为首批“精品视频公开课”。

教育部自2011年起，组织“985工程”高校先行启动了视频公开课建设试点工作。2012年，教育部将“精品视频公开课”建设学校范围扩大至“211工程”高校及少量具有鲜明学科特色优势的非“211工程”高校。要求有关教育行政部门和相关高校充分认识开展“精品视频公开课”建设工作的重要意义，精心组织建设。同时，通过在本单位网站建立与“爱课程”网等视频公开课网站链接的方式，加大课程推介力度，积极引导广大师生和社会学习者学习使用。（樊陈琳）

两部委印发“2011计划”实施方案 2012年5月4日，教育部、财政部印发《高等学校创新能力提升计划实施方案》（教技［2012］7号）。方案包括基本要求、实施原则、计划管理、实施方式、支持措施、其他六个部分。

“高等学校创新能力提升计划”（以下简称“2011计划”）的重点任务是以国家重大需求为牵引，以机制体制改革为核心，以协同创新中心建设为载体，以创新资源和要素的有效汇聚为保障，转变高校创新方式，提升高校人才、学科、科研三位一体的创新能力。突破高校与其他创新主体间的壁垒，充分释放人才、资本、信息、技术等创新要素的活力，大力推进高校与高校、科研院所、行业企业、地方政府以及国外科研机构的深度合作，探索适应于不同需求的协同创新模式，营造有利于协同创新的环境和氛围。协同创新中心分为面向科学前沿、面向文化传承创新、面向行业产业和面向区域发展四种类型。“2011计划”面向各类高校开放，以高校为实施主体，积极吸纳科研院所、行业企业、地方政府以及国际创新力量参与。“2011计划”的实施周期为四年，自2012年启动实施。教育部、财政部每年组织一次“2011协同创新中心”的申报认定，通过认定的中心建设运行满四年后，教育部、财政部将委托第三方评估。（樊陈琳）

教育部印发《精品资源共享课建设工作实施办法》 2012年5月21日，教育部办公厅印发《精品资源共享课建设工作实施办法》（教高厅［2012］2号）。精品资源共享课建设是国家精品开放课程建设项目的组成部分，旨在促进教育教学观念转变，引领教学内容和教学方法改革，推动高等学校优质课程教学资源通过现代信息技术手段共建共享，提高人才培养质量，服务学习型社会建设。

精品资源共享课以量大面广的公共基础课、专业基础课和专业核心课为重点，以课程资源系统、丰富和适合网络传播为基本要求，经过国家、省、校三级建设，形成普通本科教育、高等职业教育、网络教育多层次、多类型的优质课程教学资源共建共享体系，为高校师生和社会学习者提供优质课程教学资源。

“十二五”期间，教育部将在原国家精品课程建设成果基础上，科学规划，合理布局，优化结构，通过高等学校本科教学质量与教学改革工程支持建设5 000门国家级精品资源共享课。其中，2012年和2013年重点开展原国家精品课程转型升级为国家级精品资源共享课的建设，采取遴选准入方式选拔课程；同时，从2013年起结合高等教育发展趋势和教学改革成果，采取招标建设和遴选准入两种方式建设一批新的课程。

文件还就精品资源共享课建设的组织与实施、国家级精品资源共享课建设要求、国家级精品资源共享课建设的保障措施三方面进行了规定和说明。（樊陈琳）

《教育部印发普通本科学校创业教育教学基本要求》 2012年8月1日，教育部办公厅印发《普通本科学校创业教育教学基本要求（试行）》。创业教育的教学目标：使学生掌握创业的基础知识和基本理论，熟悉创业的基本流程和基本方法，了解创业的法律法规和相关政策，激发学生的创业意识，提高学生的社会责任感、创新精神和创业能力，促进学生创业就业和全面发展。

教学原则：面向全体、注重引导、分类施教、结合专业、强化实践。

教学内容：普通高等学校创业教育教学内容以教授创业知识为基础，以锻炼创业能力为关键，以培养创业精神为核心。

教学方法：遵循教育教学规律和人才成长规律，以课堂教学为主渠道，以课外活动、社会实践为重要途径，充分利用现代信息技术，创新教育教学方法，努力提高创业教育教学质量和水平。

教学组织：高等学校要把创业教育教学纳入学校改革发展规划，纳入学校人才培养体系，纳入学校教育教学评估指标，建立健全领导体制和工作机制，制订专门教学计划，提供有力教学保障，确保取得实效。（樊陈琳）

2012 年全国教育工作会议 2012 年 1 月 6 日至 7 日，“2012 年全国教育工作会议”在北京举行。中共中央政治局委员、国务委员刘延东在出席会议时强调，要认真贯彻党的十七届六中全会和中央重大决策部署，大力推进社会主义核心价值体系建设，深入实施教育规划纲要，坚持育人为本，着力深化改革，促进教育公平，全面提高质量，奋力开创教育改革发展的新局面，以优异成绩迎接党的十八大胜利召开。教育部党组书记、部长袁贵仁在会上强调，2012 年是教育规划纲要贯彻落实的关键一年，也是我国发展进程中具有特殊重要意义的一年，我们党将召开十八大，做好今年教育改革发展稳定各项工作意义重大。要以更加强烈的责任感和使命感，求真务实，锐意进取，不断把教育规划纲要贯彻落实工作推向前进。一是加强改进党建和思想政治工作，着力维护教育系统和谐稳定。二是加强重点领域和薄弱环节，着力推进各级各类教育协调发展。三是深入推进教育体制改革，着力在关键环节取得突破。四是优化配置资源，着力提高教育改革发展保障水平。（樊陈琳）

高等药学教育

高等药学院校（系）

2012 年全国高等药学院校概况 截至 2012 年底，全国设置有药学类及其相关专业的普通高等学校共 703 所，其中，本科院校 371 所（药学院校 3 所，医学院校 50 所，中医药院校 23 所，综合性院校 123 所，理工、化工、工业、科技院校 82 所，农业、林业、海洋院校 29 所，师范院校 37 所，商业院校 5 所，邮电大学 1 所，计量学院 1 所，外事学院 1 所，民族院校 12 所，部队医药院校 4 所）；医药高等专科学校 46 所；独立设置的高等（含高专）职业技术学院 286 所。

703 所高校的分布：华北地区 86 所，其中北京 12 所，天津 15 所，河北省 29 所，山西省 15 所，内蒙古自治区 15 所；东北地区 83 所，其中辽宁省 24 所，吉林省 21 所，黑龙江省 38 所；华东地区 206 所，其中上海市 13 所，江苏省 49 所，浙江省 26 所，安徽省 32 所，福建省 15 所，江西省 18 所，山东省 53 所；华中地区 114 所，其中河南省 43 所，湖北省 41 所，湖南省 30 所。华南地区 59 所，其中广东省 34 所，广西壮族自治区 19 所，海南省 6 所。西南地区 95 所，其中重庆市 15 所，四川省 26 所，贵州省 23 所，云南省 29 所，西藏自治区 2 所。西北地区 56 所，其中陕西省 27 所，甘肃省 14 所，青海省 4 所，宁夏回族自治区 5 所，新疆维吾尔自治区 6 所。部队院校 4 所。

703 所高校的管理体制：教育部主管的 35 所，工业和信息化部主管的 2 所，国家民委主管的 6 所，国务院侨办主管的 2 所，新疆生产建设兵团主管的 1 所，解放军总后勤部及武警总队主管的 4 所，省、直辖市、自治区主管的 653 所。

表 1　2012 年全国设置药学类及其相关专业的本科高等院校

学校名称	专业设置	主管部门	专业创建年份	地　址	邮　编
北京大学	药学**、药学（药学院）	教育部	1941	北京市海淀区学院路 38 号	100083
清华大学	药学（医学院）	教育部	2009	北京市海淀区清华园 1 号	100084
北京理工大学	制药工程（化工与环境学院）	工业和信息化部	2002	北京市海淀区中关村南大街 5 号	100081
北京化工大学	制药工程（生命科学与技术学院）；制药工程（北方学院※）	教育部	2000	北京市朝阳区北三环东路 15 号	100029
北京石油化工学院	制药工程（化学工程学院）	北京市	2007	北京大兴黄村清源北路 19 号	102617
首都医科大学	药学、临床药学*（化学生物学与药学院）；中药学（中医药学院）；药学（燕京医学院）	北京市	2002	北京市右安门外西头条 10 号	100069
北京中医药大学	药学、中药学、制药工程、中药制药（中药学院）；工商管理[含药事管理、市场营销]（管理学院）；中药学、中草药栽培与鉴定、中药制药、工商管理（东方学院※）；中药（高职部）	教育部	1960	北京市朝阳区望京中环南路 6 号	100102
中央民族大学	制药工程（生命与环境科学学院）	国家民委	2002	北京市海淀区中关村南大街 27 号	100081
北京联合大学	制药工程、药物制剂技术（生物化学工程学院）	北京市	2000	北京市朝阳区垡头西里三区 18 号	100023
北京城市学院	药学、中药学、生物技术[生物制药]、生物制药技术、中药（生物医药学部）	北京市教育委员会	2006	北京市海淀区永丰高科技园区	100083

（续表）

学校名称	专业设置	主管部门	专业创建年份	地　　址	邮　编
南开大学	药学(药学院)	教育部	2002	天津市南开区卫津路94号	300071
天津大学	药学(药物科学与技术学院);制药工程(化工学院)	教育部	1998	天津市南开区卫津路92号	300072
天津科技大学	制药工程(生物工程学院)	天津市	2001	天津市经济技术开发区第十三大街29号	300457
天津工业大学	制药工程(环境与化学工程学院)	天津市	2004	天津市河东区成林道63号	300160
天津理工大学	药学、制药工程(化学化工学院)	天津市	2000	天津市南开区红旗南路263号	300191
天津农学院	生物制药(基础科学系)	天津市	2006	天津市西青区津静路22号	300384
天津中医药大学	药学、中药学、药物制剂、制药工程、中药资源与开发、中药制药、临床药学(中药学院);市场营销[医药营销](人文管理学院)	天津市	1985	天津市南开区鞍山西道312号	300073
天津商业大学	制药工程、药事管理(生物技术与食品科学学院)	天津市	2001	天津市北辰区津坝公路东口	300314
天津医科大学	药学、药物制剂、临床药学(药学院);药学、市场营销(临床医学院※)	天津市	1978	天津市和平区气象台路22号	300070
河北大学	药学、中药学(药学院);中药学、中药(中医学院);医药营销(公共卫生学院)	河北省	1996	保定市裕华东路342号	071000
河北工业大学	制药工程(化工学院);制药工程(城市学院※)	河北省	1998	天津市红桥区丁字沽一号路	300130
河北科技大学	药学、药物制剂、制药工程(化学与制药工程学院);药学、药物制剂、制药工程(理工学院※)	河北省	1993	石家庄市裕华东路186号	050018
河北联合大学	药学*、中药学、药物制剂(药学院);药学、中药学、药物制剂、生物技术(冀唐学院※)	河北省	1998	唐山市建设南路57号	063000
河北北方学院	药学、药物制剂(药学系);信息管理与信息系统[医药方向]、计算机信息管理[医药方向](信息科学与工程学院);中药学、中药(中医学院)	河北省	2002	张家口市高新区钻石南路11号	075000
承德医学院	中药学(中药学系)	河北省	2002	承德市上二道河子	067000
邯郸学院	应用化学[制药技术方向]、化学制药技术(化学系)	河北省	2007	邯郸市邯山区学院北路530号	056005
石家庄学院	药物制剂、制药工程、化学制药技术(化工学院)	河北省	2004	石家庄高新技术产业开发区长江大道6号	050035
河北师范大学	药学(化学与材料科学学院)	河北省	2010	石家庄市裕华东路113号	050016
河北医科大学	药学、药物制剂、临床药学、药物分析(药学院);中药学(中医学院)	河北省	1972	石家庄市中山东路361号	050017
河北农业大学	中药学、中草药栽培技术(农学院);制药工程、生物制药技术(生命科学学院);制药工程(现代科技学院※);生物制药技术(海洋学院)	河北省	2003	保定市灵雨寺街289号	071001
山西大学	药学(化学化工学院)	山西省	2001	太原市坞城路36号	030006
太原科技大学	制药工程、化学制药技术(化学与生物工程学院)	山西省	2005	太原市晋祠路二段264号	030021
中北大学	制药工程(化工与环境学院)	山西省	2003	太原市学院路3号	030051
太原理工大学	制药工程(化学化工学院)	山西省	1996	太原市迎泽西大街79号	030024
山西农业大学	制药工程(农学院);中药资源与开发(生命科学学院);制药工程(信息学院※)	山西省	2005	山西省太谷县	030801
山西医科大学	药学、中药学、药物制剂、生物制药(药学院);药学、中药学、药物制剂、信息管理与信息系统(晋祠学院※);医药营销(汾阳学院※)	山西省	1980	太原市新建南路86号	030001
长治医学院	药学(药学系);药学(职业技术教育学院)	山西省	2002	长治市解放东街161号	046000
山西中医学院	药学、中药学、制药工程、市场营销、中药、医药营销(中药学院);信息管理与信息系统、市场营销(医药管理学院)	山西省	2000	太原市晋祠路一段89号	030024
太原工业学院	制药工程(化学化工系)	山西省	2003	太原市迎新街	030008
山西大同大学	药学(医学院)	山西省	1958	大同市医卫街4号	037008

（续表）

学校名称	专业设置	主管部门	专业创建年份	地　址	邮　编
内蒙古科技大学	药学、医药营销（包头医学院）	内蒙古自治区	2005	包头市东河区建设路31号	014040
内蒙古工业大学	制药工程（化工学院）	内蒙古自治区	2002	呼和浩特市爱民路49号	010051
内蒙古农业大学	制药工程（生命科学学院）	内蒙古自治区	2006	呼和浩特市昭乌达路306号	010018
内蒙古医科大学	药学、中药学、药物制剂、制药工程、临床药学、中药资源与开发、药物制剂技术（药学院）；市场营销、医药营销（卫生管理学院）；蒙药学（蒙医药学院）	内蒙古自治区	1977	呼和浩特市金山开发区	010110
内蒙古民族大学	药物制剂、蒙药学（蒙医药学院）	内蒙古自治区	1987	通辽市科尔沁区霍林河大街西536号	028043
赤峰学院	药学（医学院）	内蒙古自治区	2007	赤峰市红山区迎宾路1号	024000
辽宁大学	制药工程（药学院）	辽宁省	2003	沈阳市皇姑区崇山中路66号	110036
大连理工大学	制药工程（制药科学与技术学院）	教育部	2002	大连市甘井子区凌工路2号	116023
沈阳化工大学	制药工程（化学工程学院）；制药工程（科亚学院※）	辽宁省	2002	沈阳市经济技术开发区11号街	110142
沈阳农业大学	中草药栽培与鉴定（园艺学院）	辽宁省	2004	沈阳市东陵路120号	110161
中国医科大学	药学*、临床药学、药物制剂、制药工程（药学院）；药学（临床医药学院※）	辽宁省	2003	沈阳市和平区北二马路92号	110001
辽宁医学院	药学*（药学院）；医药营销（高职学院）；药学（医疗学院※）	辽宁省	2002	锦州市松坡路3段40号	121017
大连医科大学	药学、临床药学（药学院）；生物制药（生物技术系）；药事管理、公共事业管理、计算机科学与技术（中山学院※）；医药营销（高等职业技术学院）	辽宁省	1993	大连市旅顺口区旅顺南路西段9号	116044
辽宁中医药大学	药学、中药学、药物制剂、制药工程、食品科学与工程（药学院）；市场营销（经济管理学院）；中药学、制药工程（杏林学院※）	辽宁省	1973	大连市开发区双D港生命一路77号	116600
沈阳药科大学	药学、药学（基础药学理科基地）、药物制剂、药物分析（药学院）；制药工程、应用化学、环境科学、药物化学（制药工程学院）；生物工程、生物制药（国家生命科学与技术人才培养基地）、生物制药、临床药学*（生命科学与生物制药学院）；中药学、中药资源与开发、药学［食品药学］、食品科学与工程（中药学院）；国际经济与贸易、工商管理、市场营销、药事管理（工商管理学院）；生物医学工程（医疗器械学院）中药制药	辽宁省	1931	沈阳市沈河区文化路103号	110016
沈阳医学院	药学、医药营销（医学应用技术学院）	辽宁省	2006	沈阳市黄河北大街146号	110034
辽宁师范大学	药学（化学化工学院）	辽宁省	2004	大连市沙河口区黄河路850号	116029
大连大学	中药学（医学院）；制药工程（生命科学与技术学院）；药物制剂技术（高等职业技术学院）	辽宁省	2000	大连市经济开发区学府大街10号	116622
辽宁科技学院	制药工程、中药制药技术（生物医药与化学工程学院）	辽宁省	2004	本溪经济开发区香槐路176号	117004
大连民族学院	制药工程（生命科学学院）	国家民委	2010	大连市经济开发区辽河西路18号	116600
大连交通大学	制药工程（环境与化学工程学院）	辽宁省	2010	大连市沙河口区黄河路794号	116028
辽宁何氏医学院	药学、制药工程、药物制剂技术（药学系）；医药营销、市场营销（管理系）	辽宁省教育厅	2011	沈阳市东陵区泗水街66号	110163
吉林大学	药学、临床药学、生物工程*（药学院）；药物制剂、制药工程（生命科学学院）；中药学、药物制剂、制药工程（珠海学院※）	教育部	1993	长春市朝阳区富锦路1266号	130021
延边大学	药学、药物制剂、制药工程（药学院）	吉林省	1976	延吉市局子街1829号	133000
长春工业大学	制药工程（化学工程学院）；制药工程（人文信息学院※）	吉林省	2002	长春市延安大街2055号	130012
吉林化工学院	药物制剂、制药工程、生物制药（化学与制药工程学院）	吉林省	1997	吉林市龙潭区承德街45号	132022

（续表）

学校名称	专业设置	主管部门	专业创建年份	地　址	邮　编
吉林农业大学	中药学、中药资源与开发、中药制药技术（中药材学院）；制药工程（生命科学学院）；中药学、生物制药技术（发展学院※）	吉林省	1958	长春市东环路南新城大街2888号	130118
长春中医药大学	药学、中药学、药物制剂、制药工程、生物制药、中药资源与开发（药学院）；市场营销、药事管理（人文管理学院）；中药学、中药制药（国际教育学院）；药物制剂技术、医药营销（职业技术学院）	吉林省	1980	长春市净月旅游开发区博硕路1035号	130117
东北师范大学	中药资源与开发、生物技术[生物制药]、市场营销[药品营销]（人文学院※）	教育部	2004	长春市净月潭旅游经济开发区博硕路1488号	130117
北华大学	药学（药学院）	吉林省	2002	吉林市滨江东路3999号	132013
通化师范学院	中药学、药物制剂、药物制剂技术（制药与食品科学学院）	吉林省	2000	通化市东昌区育才路950号	134002
吉林农业科技学院	中药学、药物制剂、中药资源与开发、中草药栽培与鉴定、中草药栽培技术、药材营销、中药（中药学院）；制药工程、生物制药技术（动物科学学院）；医药营销、中药（高等职业技术学院）	吉林省	2004	吉林市新经济技术开发区翰林路77号	132101
吉林医药学院	药学、药物制剂、市场营销[医药营销]（药学院）	吉林省	1986	吉林市吉林大街5号	132013
黑龙江大学	制药工程（化学化工与材料学院）；制药工程（生命科学学院）	黑龙江省	2002	哈尔滨市南岗区学府路74号	150080
齐齐哈尔大学	制药工程（化学与化学工程学院）	黑龙江省	2001	齐齐哈尔市建华区文化大街42号	161006
佳木斯大学	药学、制药工程、医药营销（药学院）	黑龙江省	1976	佳木斯市学府街148号	154007
黑龙江八一农垦大学	制药工程（生命科学技术学院）	黑龙江省	2004	大庆高新技术产业开发区	163319
东北农业大学	制药工程（生命科学学院）	黑龙江省	2003	哈尔滨市香坊区木材街59号	150030
哈尔滨医科大学	药学、药物制剂、临床药学（药学院）；中药学、药学、中药、医药营销（大庆校区药学院）	黑龙江省	2001	哈尔滨市南岗区保健路157号	150086
黑龙江中医药大学	药学、中药学、药物制剂、中草药资源与开发、制药工程、生物技术、中药制药、食品科学与工程（药学院）；中药学、药物制剂、制药工程、生物技术、中药资源与开发、食品科学与工程、药学（国际教育学院）；市场营销（人文与管理学院）；中药、中药制药技术（佳木斯学院）	黑龙江省	1972	哈尔滨市香坊区和平路24号	150040
牡丹江医学院	药学、药物制剂、制药工程（药学院）；市场营销[医药营销]（卫生经济管理学院）	黑龙江省	2003	牡丹江市爱民区通乡街3号	157011
哈尔滨师范大学	制药工程（化学化工学院）	黑龙江省	2009	哈尔滨市利民经济技术开发区师大南路1号	150025
哈尔滨学院	生物科学[生物制药]（理学院）	黑龙江省	2008	哈尔滨市南岗区学府四道街9号	150086
大庆师范学院	生物制药（生命科学学院）	黑龙江省	2012	大庆市让胡路区西宾西路	163712
牡丹江师范学院	制药工程（化学化工学院）	黑龙江省	2009	牡丹江市文化街19号	157422
绥化学院	制药工程（食品与制药工程学院）	黑龙江省	2007	绥化市黄河南路18号	152061
哈尔滨商业大学	药学、中药学、制药工程（药学院）；制药工程（国际教育学院）	黑龙江省	1976	哈尔滨市道里区通达街138号	150076
齐齐哈尔医学院	药学、中药学、药物制剂、制药工程、临床药学（药学院）	黑龙江省	2003	齐齐哈尔市建华卜奎北大街333号	161006
哈尔滨理工大学	制药工程（化学与环境工程学院）	黑龙江省	2004	哈尔滨市香坊区林园路4号	150040
黑河学院	应用化学[化学制药]、化学制药技术（物理化学系）	黑龙江省	2006	黑河市教育科技区学院路1号	164300
复旦大学	药学*、药学（药学院）	教育部	1936	上海浦东新区张衡路826号	201203
上海交通大学	药学（药学院）；药学（医学院）	教育部	2000	上海市闵行区东川路800号	200240
华东理工大学	药学、药物制剂、制药工程（药学院）	教育部	1952	上海市徐汇区梅陇路130号	200237
上海应用技术学院	制药工程（化学与环境工程学院）	上海市	2006	上海市漕宝路120号	200235

（续表）

学校名称	专业设置	主管部门	专业创建年份	地址	邮编
上海海洋大学	生物技术（食品学院）；食品药品监督管理（高等职业技术学院）	上海市	2001	上海市浦东新区临港新城沪城环路999号	201306
上海理工大学	药物制剂、制药工程（医疗器械与食品学院）	上海市	2003	上海市杨浦区军工路516号	200093
上海中医药大学	药学、中药学、中药制药技术（中药学院）	上海市	1972	上海市浦东张江高科技园蔡伦路1200号	201203
上海工程技术大学	制药工程、药物化学（化学化工学院）	上海市	2003	上海市长宁区仙霞路350号	200336
苏州大学	药学、中药学、生物制药（药学院）	江苏省	1996	苏州工业园区横一路苏大独墅湖校区	215123
东南大学	制药工程（化学化工学院）；制药工程、药事管理（成贤学院※）	教育部	2001	南京市江宁区东南大学路2号	211189
南京理工大学	制药工程（化工学院）；制药工程（泰州科技学院※）	工业和信息化部	1997	南京市孝陵卫200号	210094
南京工业大学	药学、药物制剂（药学院）；制药工程（生物与制药工程学院）；药物制剂、制药工程（浦江学院※）	江苏省	1996	南京市模范马路5号	210009
常州大学	药学、制药工程（药学院）；制药工程（怀德学院※）	江苏省	2002	常州市科教城武进校区	213164
江南大学	制药工程（医药学院）	教育部	2003	无锡市蠡湖大道1800号	214122
南京林业大学	生物制药（化学工程学院）	江苏省	2003	南京市龙蟠路159号	210037
江苏大学	药学、药物制剂、制药工程（药学院）；药物制剂、制药工程（京江学院※）	江苏省	1998	镇江市学府路301号	212013
盐城工学院	制药工程（化学与生物工程学院）	江苏省	2005	盐城市迎宾大道9号	224051
南京农业大学	中药学（园艺学院）	教育部	1996	南京市卫岗1号	210095
南通大学	药学（药学院）	江苏省	2005	南通市启秀路19号	221006
南京医科大学	药学*、临床药学*（药学院）；公共事业管理（医政学院）；药学*（康达学院※）药事管理	江苏省	2002	南京市江宁区天元东路818号	211166
徐州医学院	药学、药物制剂、临床药学（药学院）；药学（华方学院※）	江苏省	2001	徐州市铜山路209号	221004
南京中医药大学	药学、中药学、药物制剂、制药工程、中药资源与开发、生物制药、中药制药（药学院）；国际经济与贸易、公共事业管理、电子商务、市场营销、信息管理与信息系统（经贸管理学院）；计算机科学与技术（信息技术学院）；药学、中药学、药物制剂、制药工程、中药资源与开发、国际经济与贸易、市场营销、信息管理与信息系统、生物制药、药事管理（翰林学院※）	江苏省	1960	南京市仙林大学城仙林大道138号	210046
中国药科大学	药学、药学（基础药学理科基地和国家生命科学与技术人才培养基地）、临床药学*、药物制剂、制药工程、药物分析、药物化学、食品质量与安全（药学院）；中药学、中药资源与开发、中药制药（中药学院）；生物工程、生物技术、海洋药学、生物制药（生命科学与技术学院）；国际经济与贸易、工商管理、市场营销、经济学、药事管理（国际医药商学院）；信息管理与信息系统、环境科学（基础部）；英语（外语系）；药物分析技术、药物制剂技术、中药制药技术、化学制药技术、国际经济与贸易（高等职业技术学院）；	教育部	1936	南京市中央路童家巷24号	210009
南京师范大学	生物工程[生物制药]（生命科学学院）；制药工程（泰州学院※）	江苏省	2000	南京市栖霞区文苑路1号	210046
江苏师范大学	制药工程（化学化工学院）；制药工程（科文学院※）	江苏省	2002	徐州市铜山新区上海路101号	221116
盐城师范学院	制药工程（化学化工学院）；生物制药（生命科学与技术学院）；制药工程（黄海学院）	江苏省	2005	盐城市开放大道50号	224002

（续表）

学校名称	专业设置	主管部门	专业创建年份	地　址	邮　编
淮阴工学院	制药工程（生命科学与化学工程学院）	江苏省	2002	淮安市枚乘东路1号	223003
扬州大学	药学（医学院）；制药工程（化学化工学院）；制药工程（广陵学院※）	江苏省	2000	扬州市淮海路11号	225001
南京晓庄学院	生物科学[生物制药]（生物化工与环境工程学院）	江苏省	2005	南京市江宁区弘景大道3601号	211171
淮海工学院	制药工程、药物制剂（化学工程学院）；制药工程（东港学院）	江苏省	2002	连云港市新浦苍梧路59号	222005
浙江大学	药学、中药学、药物制剂（药学院）；制药工程（材料与化学工程学院）；药学（城市学院※）；制药工程（宁波理工学院※）	教育部	1913	杭州市西湖区余杭塘路388号	310058
浙江工业大学	药学、药物制剂、中药学、制药工程（药学院）	浙江省	1997	杭州市朝晖六区潮王路18号	310014
衢州学院	化学制药技术（化学与材料工程学院）	浙江省	2007	衢州市九华北大道78号	324000
浙江海洋学院	药学、生物制药（食品与医药学院）；药学（东海科学技术学院※）	浙江省	2005	舟山市定海区海院路18号	316000
浙江农林大学	中药学、生物技术[生物制药]（林业与生物技术学院）；中药学（天目学院※）	浙江省	2002	杭州临安市环城北路88号	311300
浙江理工大学	生物制药（生命科学学院）	浙江省	2010	杭州下沙高教园区2号大街5号	310018
温州医学院	药学*、中药学、制药工程、临床药学（药学院）；市场营销（人文与管理学院）；生物技术（生命科学学院）；药学、中药学、生物技术（仁济学院※）	浙江省	2001	温州市茶山高教园区	325035
浙江中医药大学	药学、中药学、药物制剂、中草药栽培与鉴定、食品科学和工程（药学院）；生物技术（生命科学学院）；生物工程、制药工程（生物工程学院）；计算机科学与技术（信息工程学院）；市场营销（管理学院）；药学、中药学、药物制剂、制药工程、生物技术、生物工程、食品科学与工程、计算机科学与技术、市场营销（滨江学院※）	浙江省	1986	杭州市滨江区滨文路548号	310053
杭州师范大学	药学（医学院）；制药工程（材料与化学化工学院）	浙江省	2001	杭州市下沙高教园区学林街16号	310036
湖州师范学院	制药工程（生命科学学院）；制药工程（求真学院※）	浙江省	2004	湖州市学士路1号	313000
绍兴文理学院	药学（化学化工学院）；药学（元培学院※）	浙江省	2002	绍兴市环城西路508号	312000
台州学院	制药工程（医药化工学院）	浙江省	2002	临海市东方大道605号	317000
丽水学院	生物制药（生态学院）	浙江省	2012	丽水市学院路1号	323000
嘉兴学院	药学（医学院）；制药工程（生物与化学工程学院）	浙江省	2000	嘉兴市嘉杭路1号	314001
中国计量学院	药学（生命科学学院）	浙江省	2004	杭州市下沙高教园区学源街	310018
浙江科技学院	制药工程（生物与化学工程学院）	浙江省	2002	杭州市西湖区留和路318号	310023
宁波大学	海洋药学（海洋学院）	浙江省	2012	宁波市江北区风华路818号	315211
合肥工业大学	制药工程（医学工程学院）	教育部	1996	合肥市屯溪路193号	230009
安徽工业大学	制药工程（化学工程学院）	安徽省	2008	马鞍山市湖东中路59号	243002
安徽理工大学	药学（医学院）；制药工程（化学工程学院）	安徽省	2001	淮南市舜耕中路168号	232001
安徽农业大学	中药资源与开发、生物制药（生命科学学院）	安徽省	2002	合肥市长江西路130号	230036
安徽医科大学	药学*、中药学、临床药学（药学院）；生物技术（基础医学院）；药学（临床医学院※）	安徽省	1997	合肥市梅山路81号	230032
蚌埠医学院	药学、药物分析、制药工程（药学系）	安徽省	2001	蚌埠市大学城东海大道2600号	233030
蚌埠学院	制药工程、生物制药技术（食品与生物工程系）	安徽省	2005	蚌埠市大学城曹山路1866号	233030
合肥师范学院	制药工程（化学化工系）	安徽省	2011	合肥市经济技术开发区莲花路1688号	230601
皖南医学院	药学、中药学、药物制剂、制药工程（药学院）	安徽省	2003	芜湖市高教园文昌西路22号	241002

（续表）

学校名称	专业设置	主管部门	专业创建年份	地　址	邮　编
安徽中医学院	药学、中药学、药物制剂、制药工程*、药物分析、中药资源与开发、药学［药物分析与检验］（药学院）；国际经济与贸易、人力资源管理、公共事业管理、医药营销（医药经济管理学院）；信息管理和信息系统、计算机科学与技术（医药信息工程学院）	安徽省	1974	合肥市史和路45号	230031
安徽新华学院	药学、药物制剂、制药工程、药物制剂技术、药品质量检测技术、药品经营与管理（药学院）；	安徽省教育厅	2006	合肥市国家级高新技术开发区望江西路555号	230088
黄山学院	制药工程（化学化工学院）	安徽省	2004	黄山市屯溪区稽灵山路9号	245041
皖西学院	制药工程（生物与制药工程学院）	安徽省	2004	六安市云露桥西	237012
滁州学院	制药工程（材料与化学工程学院）	安徽省	2011	滁州市琅琊路2号	239000
宿州学院	生化制药技术（化学与生命科学院）	安徽省	2007	宿州市汴河中路71号	234000
安徽科技学院	中药学、药物制剂（食品药品学院）	安徽省	2001	安徽省凤阳县东华路9号	233100
安徽三联学院	医药营销（工商管理系）	安徽省教育厅	1999	合肥市经济技术开发区合安路47号	230601
厦门大学	药学（医学院）	教育部	2003	厦门市思明区大学路168号	361005
华侨大学	制药工程（化工学院）；药学（生物医学学院）	国务院侨办	2003	厦门市集美大道668号	361021
福州大学	制药工程（化学化工学院）	福建省	2001	福州市大学新区学园路2号	350108
福建农林大学	制药工程（植物保护学院）；中药资源与开发（蜂学学院）；生物科学［药用植物资源与利用］（生命科学学院）	福建省	2003	福州市仓山区上下店路15号	350002
福建医科大学	药学、药物制剂、临床药学、生物制药（药学院）	福建省	2000	福州市交通路88号	350004
福建中医药大学	药学、中药学、药物制剂、制药工程、市场营销、食品科学与工程（药学院）；药学、药物制剂、中药学、制药工程、市场营销（海外教育学院）	福建省	1988	福州市闽侯上街华佗路1号	350108
莆田学院	药学（医学院）	福建省	2002	莆田市城厢区学园路中街1133号	351100
江西农业大学	中药资源与开发（园林与艺术学院）；制药工程（生物科学与工程学院）	江西省	2003	南昌市经济技术开发区	330045
江西中医学院	药学、中药学、药物制剂、制药工程、中药资源与开发、环境科学、应用化学、中药制药（药学院）；生物工程［生物制药］（生命科学学院）；药学、市场营销（经济与管理学院）；药学、中药学、药物制剂、中药资源与开发、制药工程、生物工程（科技学院※）；药学、中药、药物制剂技术、医药营销（高等职业技术学院）	江西省	1973	南昌市湾里区云湾路18号	330004
赣南医学院	药学、中药学、制药工程、药品质量检测技术（药学院）；医药营销（人文社会科学学院）	江西省	2005	赣州市医学院路1号	341000
宜春学院	药学、制药工程、中药制药技术、药物分析技术（化学与生物工程学院）	江西省	2002	宜春市学府路576号	336000
井冈山大学	药学（医学院）	江西省	1993	吉安市吉福路23号	343009
江西科技师范学院	药学、制药工程（药学院）	江西省	2004	南昌市昌北开发区枫林西大街605号	330013
九江学院	药学、药物制剂、药品经营与管理（基础医学院）；生物技术［生物制药方向］、生物制药技术（生命科学学院）；化学制药技术（化学与环境工程学院）	江西省	1998	九江市庐峰路17号	332000
南昌大学	制药工程（环境与化学工程学院）；制药工程、生物技术（科学技术学院※）；药学（医学院）；药学（抚州医学分院）；生物制药技术（高等职业技术学院）	江西省	2001	南昌市红谷滩新区学府大道999号	330031
南昌理工学院	中药制药技术、食品药品监测管理（生物环境工程学院）	江西省教育厅	2010	南昌市昌北经济开发区枫林大道892号	330013
山东大学	药学、制药工程（药学院）；药学（威海分校）	教育部	1925	济南市文化西路44号	250012
中国海洋大学	药学（医药学院）	教育部	1997	青岛市鱼山路5号	266003

（续表）

学校名称	专业设置	主管部门	专业创建年份	地址	邮编
青岛科技大学	药物制剂、制药工程、药物制剂技术（化工学院）	山东省	1997	青岛市郑州路53号	266042
济南大学	药学、制药工程（医学与生命科学学院）	山东省	2002	济南市济微路106号	250022
山东轻工业学院	药学、药物制剂、制药工程（化学与制药工程学院）	山东省	2002	济南市西部新城大学科技园	250353
山东农业大学	制药工程（植物保护学院）；制药工程（动物科技学院）；中药资源与开发（农学院）	山东省	2002	泰安市岱宗大街61号	271018
青岛农业大学	药学、制药工程、生物制药技术（化学与药学院）	山东省	2002	青岛市城阳区长城路700号	266109
潍坊医学院	药学、生物技术（药学与生物科学学院）；市场营销（管理学院）	山东省	2004	潍坊市宝通西街7166号	261053
泰山医学院	药学、中药学、制药工程、化学制药技术（药学院）；市场营销（管理学院）；生物制药、生物技术、生物工程、生物技术及应用[生物科学学院）	山东省	2002	泰安市长城路619号	271016
滨州医学院	药学、生物技术、生物制药、市场营销、医药营销（药学院）	山东省	2004	烟台市莱山区观海路346号	264003
山东中医药大学	药学、中药学、制药工程、中草药栽培与鉴定、市场营销、中药（药学院）；信息管理与信息系统（信息管理学院）；计算机科学与技术（理工学院）；中药学、制药工程（国际教育学院）	山东省	1976	济南市长清区大学科技园	250355
曲阜师范大学	制药工程（化学与化工学院）	山东省	2011	曲阜市静轩西路57号	273165
济宁医学院	药学、药物制剂、中药学、制药工程、药物制剂技术（药学院）；市场营销（管理学院）；生物技术（生物科学系）	山东省	2000	济宁市北湖新区荷花路16号	272067
齐鲁师范学院	化学制药技术（化学系）	山东省	2012	章丘市文博路2号	250200
聊城大学	制药工程、生物制药、生物工程[抗体药物工程方向]、化学制药技术（药学院）	山东省	2011	聊城市湖南路1号	252059
山东协和学院	中药（医学院）	山东省教育厅	2011	济南市历山北路黄台	250100
山东师范大学	制药工程（化学化工与材料科学学院）	山东省	2004	济南市长清区大学科技园大学路1号	250358
德州学院	制药工程、生物制药（医药与护理学院）	山东省	2011	德州市德城区大学西路566号	253023
泰山学院	制药工程（化学化工学院）	山东省	2011	泰安市迎宾大道中段	271021
临沂大学	制药工程、生化制药技术（化学化工学院）	山东省	2005	临沂市兰山区双岭路中段	276005
菏泽学院	制药工程、生物制药技术（制药工程系）	山东省	2009	菏泽市大学路60号	274015
枣庄学院	制药工程（生命科学学院）	山东省	2010	枣庄市北安路	277160
烟台大学	药学、制药工程（药学院）	山东省	2000	烟台市莱山区清泉路32号	264005
潍坊学院	制药工程、生化制药技术（生物与农业工程学院）	山东省	2011	潍坊市东风东街5147号	261061
青岛大学	药学（医学院）	山东省	2002	青岛市登州路38号	266021
山东万杰医学院	药学、药物制剂、医药营销（药学系）	山东省教育厅	1999	淄博市博山经济开发区西过境路246号	255213
中国石油大学（华东）	药学（胜利学院※）	教育部	2003	东营市济南路1号	257000
郑州大学	药学、药物制剂（药学院）；制药工程（化学与能源学院）；药学（护理学院）；药学、化学制药技术（佛罗里达国际学院）	河南省	1992	郑州市高新区科学大道100号	450001
河南理工大学	药学（医学院）	河南省	2012	焦作高新区世纪大道2001号	454000
河南工业大学	制药工程	河南省	2011	郑州高新技术产业开发区莲花街	450001
河南科技大学	药学（医学院）；制药工程、生物制药（化工与制药学院）；	河南省	2003	洛阳市涧西区西苑路48号	471003

（续表）

学校名称	专业设置	主管部门	专业创建年份	地　　址	邮　编
河南农业大学	中药学（农学院）；药物制剂（牧医工程学院）；制药工程（植物保护学院）	河南省	2002	郑州市金水区文化路95号	450002
河南科技学院	制药工程（化学化工学院）；制药工程（新科学院※）	河南省	2002	新乡市华兰大道	453003
河南中医学院	药学、中药学、药物制剂、制药工程、中药制药、市场营销、中药资源与开发（药学院）；市场营销、计算机科学与技术、信息管理与信息系统（人文学院）	河南省	1959	郑州市金水路1号	450008
河南师范大学	制药工程（化学化工学院）	河南省	2010	新乡市建设路东段46号	453007
平顶山学院	药学（护理学院）	河南省	2012	平顶山市新城区未来路南段	467099
新乡学院	制药工程、生物制药技术（化学与化工学院）	河南省	2007	新乡市金穗大道东段	453003
新乡医学院	药学、药物制剂（药学院）；药学、制药工程、药物制剂（三全学院※）	河南省	2002	新乡市金穗大道东段	453003
河南大学	药学、中药学、药物制剂（药学院）；药学、药物制剂（民生学院※）；	河南省	1958	开封市西门大街357号	475001
信阳师范学院	生物制药（生命科学学院）	河南省	2011	信阳市长安路237号	46400
安阳师范学院	制药工程（化学化工学院）	河南省	2007	安阳市弦歌大道校区	455002
南阳师范学院	制药工程（化学与制药工程学院）；生物工程（生命科学与技术学院）	河南省	2006	南阳市卧龙区卧龙路1638号	473061
河南城建学院	生物制药（生命科学与工程学院）	河南省	2012	平顶山市新城区明月路	467036
南阳理工学院	中药学、中药（张仲景国医学院）	河南省	2008	南阳市卧龙路1439号	473004
郑州华信学院	药学、药物制剂、药物制剂技术、药品经营与管理（药学系）	河南省教育厅	2001	郑州市南大学城新郑新城区中华北路	451100
黄河科技学院	药学、药物制剂（医学院）	河南省教育厅	2004	郑州市南三环与花寨路交叉口	450006
武汉大学	药学、生物制药（药学院）	教育部	1993	武汉市武昌区东湖路185号	430071
华中科技大学	药学、中药学、药学[生物药学基地班]（同济药学院）；生物制药（生命科学与技术学院）	教育部	1972	武汉市汉口航空路13号	430030
武汉工程大学	药物制剂、制药工程（化工与制药学院）；市场营销[医药药品营销]（职业技术学院）；药物制剂、制药工程（邮电与信息工程学院※）	湖北省	1972	武汉市洪山区雄楚大街693号	430074
武汉工业学院	药物制剂、制药工程、生物制药（生物与制药工程学院）；制药工程（工商学院※）	湖北省	2002	武汉市汉口常青花园学府路68号	430023
武汉理工大学	制药工程（化学工程学院）；制药工程、生物制药、药物制剂技术、市场营销[药品营销]（华夏学院※）	教育部	2000	武汉市武昌珞狮路205号	430070
湖北工业大学	制药工程、生化制药技术（生物工程学院）	湖北省	2000	武汉市武昌南湖	430068
湖北中医药大学	药学、中药学、药物制剂、制药工程、中药资源与开发（药学院）；市场营销、医药营销（管理学院）；生物技术（检验学院）；药学、中药学、药物制剂、制药工程、生物技术、中药资源与开发、市场营销、中药制药技术、药物制剂技术、医药营销（生物医药工程学院、职业技术学院）	湖北省	1971	武汉市洪山区黄家湖西路1号	430065
湖北大学	药学	湖北省	2012	武汉市武昌区友谊大道368号	430062
黄冈师范学院	制药工程（化工学院）	湖北省	2002	黄冈市黄州科技开发区新港二路146号	438000
湖北民族学院	中药学（医学院）；制药工程（化学与环境工程学院）；中药学、制药工程（科技学院※）	湖北省	2002	恩施市学院路39号	445000
中南民族大学	药学、药物制剂、药物分析、化学生物学（药学院）	国家民委	2003	武汉市民院路708号	430074
湖北工程学院	药学（生命科学技术学院）	湖北省	2011	孝感市交通大道272号	432000
武汉长江工商学院	生物制药技术（环境与生命科学系）	湖北省教育厅	2011	武汉市洪山区黄家湖西路8号	430065

（续表）

学校名称	专业设置	主管部门	专业创建年份	地　址	邮　编
湖北理工学院	药学(医学院)	湖北省	2004	黄石市桂林北路16号	435003
湖北科技学院	药学*、药物制剂(药学院)	湖北省	1996	咸宁市咸宁大道88号	437100
湖北医药学院	药学、制药工程(药学院)；信息管理与信息系统(公共管理学院)；药学(药护学院※)	湖北省	2002	十堰市人民南路30号	442000
江汉大学	药学(医学院)	湖北省	2012	武汉市经济技术开发区	430056
三峡大学	药学(医学院)；药学(科技学院)；制药工程(化学与生命科学学院)	湖北省	2010	宜昌市大学路8号	443002
武汉科技大学	药学(医学院)；药物制剂(城市学院※)	湖北省	2004	武汉青山区和平大道947号	430081
武昌理工学院	制药工程(生命科学学院)	湖北省教育厅	2011	武汉江夏大道18号	430223
武汉生物工程学院	中药学、制药工程、生物制药技术、药品营销与管理(制药工程系)	湖北省教育厅	2005	武汉市阳逻经济开发区汉施路1号	430415
荆楚理工学院	制药工程、药物制剂技术(化工与药学院)；生物制药技术(生物工程学院)	湖北省	2005	荆门市象山大道33号	448000
湘潭大学	药学(化学学院)；制药工程(化工学院)；制药工程、药学(兴湘学院※)	湖南省	2001	湘潭市西郊羊牯塘	411105
吉首大学	制药工程(化学化工学院)	湖南省	2011	首市人民南路120号	416000
中南大学	药学(药学院)；制药工程(化学化工学院)	教育部	1996	长沙市桐梓坡路172号	410013
湖南科技大学	制药工程；制药工程(潇湘学院※)	湖南省	2008	湘潭市桃园路	411201
湖南农业大学	中药资源与开发(园艺园林学院)	湖南省	2005	长沙市芙蓉区东湖	410128
湖南中医药大学	药学、中药学、药物制剂、制药工程、中药资源与开发、生物工程、食品科学与工程、中药(药学院)；公共事业管理、市场营销、英语、计算机科学与技术(人文信息管理学院)；药学、中药学、药物制剂、制药工程、市场营销、生物工程(湘杏学院※)	湖南省	1975	长沙市望城县含浦镇象嘴路含浦科教园	410208
湖南师范大学	药学(医学院)；制药工程(化学化工学院)；药学、制药工程(树达学院※)	湖南省	2002	长沙市岳麓区桐梓坡路371号	410013
湖南理工学院	制药工程(化学化工学院)；制药工程(南湖学院※)	湖南省	2002	岳阳市学院路	414000
湘南学院	药学(化学与生命科学系)	湖南省	2004	郴州市王仙岭生态公园东	423000
怀化学院	制药工程(化学与化学工程系)	湖南省	2004	怀化市迎丰东路612号	418008
湖南科技学院	制药工程(生命科学与化学工程系)	湖南省	2009	永州市零陵区杨梓塘路130号	425100
南华大学	药学、药物制剂(药学与生命科学学院)；制药工程(化学化工学院)；药学、制药工程(船山学院※)	湖南省	2002	衡阳市常胜西路28号	421001
长沙医学院	药学、药物制剂(药学系)	湖南省教育厅	2002	长沙市岳麓区望城坡雷锋大道九公里处	410219
中山大学	药学(药学院)；药学(新华学院※)	教育部	1995	广州大学城外环东路132号	510006
暨南大学	药学、中药学、生物制药(药学院)；药学(国际学院)	国务院侨办	2001	广州市黄埔大道西601号	510632
华南理工大学	制药工程(化学与化工学院)；生物制药(生物科学与工程学院)	教育部	1997	广州市天河区五山路381号	510641
电子科技大学	生物技术[生物制药](中山学院※)	教育部	2007	广东中山市石岐区学院路1号	528402
华南农业大学	制药工程(资源环境学院)	广东省	2004	广州市天河区五山路483号	510642
广东海洋大学	制药工程(理学院)	广东省	2002	湛江市湖光岩东	524088
广州医学院	药学、中药学(药学院)	广东省	2003	广州市东风西路195号	510182
广东医学院	药学、中药学(药学院)	广东省	2003	东莞市松山湖科技园西区新城大道1号	523808
广州中医药大学	药学、中药学、药物制剂、制药工程、中药资源与开发、中药制药(中药学院)；国际经济与贸易(经济与管理学院)；英语(人文社科学院)	广东省	1975	广州市番禺区广州大学城外环东路232号	510006

（续表）

学校名称	专业设置	主管部门	专业创建年份	地　址	邮　编
广东药学院	药学、药物制剂、制药工程、药事管理、药物化学、药物分析、临床药学*（药科学院）；应用化学、化学工程与工艺（医药化工学院）、中药学、中药资源与开发、中草药栽培与鉴定、中药制药、中药（中药学院）；生物制药、生物技术、生物科学（生命科学与生物制药学院）；国际经济与贸易、电子商务、市场营销、公共事业管理、人力资源管理、物流管理、医药营销（医药商学院）；生物医学工程、计算机科学与技术、信息管理与信息系统（医药信息工程学院）	广东省	1978	广州市番禺区广州大学城	510006
韶关学院	药学（医学院）；生物制药技术（英东生命科学学院）	广东省	2006	韶关市大学路	512005
湛江师范学院	制药工程（化学科学与技术学院）	广东省	2003	湛江市赤坎区寸金路29号	524048
肇庆学院	制药工程（化学化工学院）	广东省	2003	肇庆市瑞州区东岗	526061
嘉应学院	药学（医学院）	广东省	2005	梅州市梅松路	514015
深圳大学	药学（医学院）	广东省	2012	深圳市南山区南海大道3688号	518060
佛山科学技术学院	药学（医学院）	广东省	2005	佛山市江湾一路18号	528000
广东工业大学	制药工程（轻工化工学院）	广东省	2003	广州市东山区东风东路729号	510090
南方医科大学	药学、药物制剂（药学院）；中药学、制药工程（中医药学院）、生物技术（生物技术学院）；经济学、市场营销（人文社会科学学院）	广东省	1951	广州市广州大道北1838号	510515
广西大学	制药工程（化学化工学院）	广西壮族自治区	2004	南宁市大学路100号	530004
广西工学院	制药工程、生物工程[生物制药方向]（生物与化学工程学院）	广西壮族自治区	2004	柳州市东环大道268号	545006
广西医科大学	药学、中药资源与开发（药学院）	广西壮族自治区	2001	南宁市双拥路22号	530021
右江民族医学院	药学、中药学、中药（药学系）	广西壮族自治区	2003	百色市右江区城乡路98号	533000
广西中医药大学	药学、中药学、药物制剂、临床药学、制药工程、中草药资源与开发、食品科学与工程、市场营销、药物制剂技术、医药营销、中药（药学院）；药学、药物制剂技术、医药营销（高等职业技术学院）；药学、中药学、药物制剂、市场营销（赛恩斯新医药学院※）	广西壮族自治区	1974	南宁市明秀东路179号	530001
桂林医学院	药学、药物制剂、中药学、市场营销、医药营销（药学院）；生物技术（生物技术学院）	广西壮族自治区	1976	桂林市环城北二路109号	541004
广西师范大学	制药工程（化学化工学院）、制药工程（漓江学院※）	广西壮族自治区	2006	广西桂林市育才路15号	541004
玉林师范学院	制药工程（生命科学与技术学院）	广西壮族自治区	2006	玉林市教育中路299号	537000
广西民族大学	制药工程（化学化工学院）	广西壮族自治区	2006	南宁市大学东路188号	530006
广西民族师范学院	制药工程、药品经营与管理（化学与生物工程系）	广西壮族自治区	2009	崇左市丽川路1号	532200
贺州学院	化学制药技术（化学与生物工程系）	广西壮族自治区	2006	贺州市芳林路147号	542800
梧州学院	制药工程（数理系）	广西壮族自治区	2010	广西梧州市富民三路82号	543002
河池学院	制药工程（化学与生命科学系）	广西壮族自治区	2010	宜州市龙江路42号	546300
海南大学	制药工程（海洋学院）	海南省	2003	海口市人民大道58号	570228
海南师范大学	制药工程（化学与化工学院）	海南省	2003	海口市龙昆南路99号	571158
海南医学院	药学、中药学（药学院）；市场营销（管理学院）；药学、医药营销（高等职业教育学院）；生物技术（理学院）	海南省	2001	海口市龙华区学院路3号	571101
重庆大学	药学、制药工程（化学化工学院）	教育部	2002	重庆市沙坪坝区沙正街174号	400044
重庆邮电大学	中药学、制药工程（生物信息学院）	重庆市	2000	重庆市南岸区黄桷垭崇文路2号	400065

（续表）

学校名称	专业设置	主管部门	专业创建年份	地　址	邮　编
重庆医科大学	药学、药物制剂、临床药学*（药学院）；中药学（中医药学院）	重庆市	1996	重庆市渝中区医学院路1号	400016
西南大学	药学、制药工程（药学院）	重庆市	2002	重庆市北碚区天生路2号	400715
重庆文理学院	制药工程（材料与化工学院）	重庆市	2008	重庆市永川区红河大道319号	402160
重庆理工大学	药学、制药工程（药学与生物学院）	重庆市	2003	重庆市巴南区红光大道69号	400054
重庆科技学院	制药工程（化学化工学院）	重庆市	2010	重庆市沙坪坝区虎溪大学城	401331
重庆工商大学	制药工程（环境与生物工程学院）	重庆市	2010	重庆市南岸区学府大道19号	400067
重庆第二师范学院	化学制药技术、药品经营与管理（生物与化学工程系）	重庆市	2012	重庆市南岸区学府大道9号	400067
西南交通大学	中药学、制药工程（生命科学与工程学院）	教育部	2002	成都市高新区西部园区	611756
成都理工大学	制药工程（材料与化学化工学院）	四川省	2002	成都市二仙侨东三路1号	610059
西南科技大学	制药工程（生命科学与工程学院）	四川省	2002	绵阳市青龙大道中段59号	621010
四川理工学院	制药工程、生物制药（化学与制药工程学院）	四川省	2002	自贡市汇兴路学苑街180号	643033
西华大学	制药工程（生物工程学院）	四川省	2002	成都市金牛区金周路999号	610039
四川农业大学	药学、药物制剂、制药工程（动物医学院）；中草药栽培与鉴定（农学院）	四川省	2002	雅安市雨城区新康路46号	625014
泸州医学院	药学、中药学）、临床药学（药学院）；市场营销（人文社会科学院	四川省	2001	泸州市忠山路3段319号	646000
成都中医药大学	药学、中药学、药物制剂、制药工程、中药资源与开发、食品质量与安全、药物制剂技术、中药制药技术（药学院）；中药学、药物制剂、制药工程、植物保护[药用植物]（国际教育学院）；藏药学（民族医药学院）；工商管理、市场营销、医药营销（公共卫生与管理学院）；中药学、中药制药技术、医药营销、药物制剂、医药电子商务、医药物流、保健品生产营销、中药炮制（峨眉学院）	四川省	1959	成都市十二桥路37号	610075
宜宾学院	制药工程（化学与化工学院）	四川省	2008	宜宾市五粮液大道酒圣路8号	644000
西南民族大学	药学、中药学、药物制剂、制药工程（化学与环境保护工程学院）；藏药学（藏学学院）	国家民委	2002	成都市一环路南四段16号	610041
成都学院	药学、制药工程、生物技术及应用（生物产业学院）；药学、中药（医护学院）	四川省	2003	成都市成洛大道十陵	610106
四川大学	药学、临床药学（药学院）；制药工程（化学工程学院）	教育部	1932	成都市人民南路三段17号	610041
成都医学院	药学、药物制剂（药学院）；生物制药、生物技术（生物医学系）	四川省	1993	成都市金牛区蓉都大道天回路601号	610083
西昌学院	生物科学[生物制药]（动物科学学院）；食品药品监督管理（轻化工程学院）	四川省	2006	西昌市马坪坝	615013
四川文理学院	制药工程（化学与化学工程系）	四川省	2010	达州市通川区塔石路中段519号	635000
成都师范学院	生物制药技术、药品经营与管理（生物科学系）	四川省	2012	成都市温江区海科路东段99号	611130
川北医学院	药学（药学院）	四川省	2010	南充市顺庆区涪江路234号	637007
内江师范学院	化学制药技术（化学化工学院）	四川省	2012	内江市东桐路705号	641300
贵州大学	药物制剂（化学与化工学院）；制药工程（生命科学学院）；中草药栽培与鉴定（农学院）；制药工程（明德学院※）	贵州省	2002	贵阳市花溪	550025
贵阳医学院	药学、药物制剂、药事管理、中药学、药品营销（药学院）；药学（神奇民族医药学院※）	贵州省	1973	贵阳市北京路4号	550004
遵义医学院	药学、药物制剂、临床药学、制药工程（药学院）；生物工程、药物制剂技术（珠海校区）；药学、药物制剂、制药工程（医学与科技学院※）	贵州省	1997	遵义市大连路201号	563003
贵阳中医学院	药学、中药学、药物制剂、制药工程（药学院）；中药制药技术、医药营销、中草药栽培技术（职业技术学院）；中药学、药物制剂（时珍学院※）	贵州省	1975	贵阳市市东路50号	550002

（续表）

学校名称	专业设置	主管部门	专业创建年份	地　　址	邮　编
贵州民族大学	药学、中药制药技术（化学与环境科学学院）	贵州省	2006	贵阳市花溪区	550025
贵阳学院	制药工程、生物制药技术（生物与环境工程系）	贵州省	1999	贵阳市龙洞堡见龙洞路103号	550005
贵州师范学院	制药工程、生化制药技术（化学与生命科学学院）	贵州省	2009	贵阳市乌当区高新路115号	550018
铜仁学院	制药工程（生物科学与化学系）	贵州省	2010	铜仁市清水大道103号	554300
凯里学院	制药工程（化学与材料工程学院）	贵州省	2011	凯里经济开发区开元大道3号	556011
云南大学	制药工程（化学科学与工程学院）	云南省	2002	昆明市翠湖北路2号	650091
昆明理工大学	制药工程（生命科学与技术学院）	云南省	2000	昆明市一二一大街文昌路68号	650093
云南农业大学	中草药栽培与鉴定（农学与生物技术学院）	云南省	2002	昆明市北市区沣源路	650201
西南林业大学	农学［药用植物］（林学院）	云南省	2008	昆明市白龙寺300号	650224
昆明医科大学	药学、药物制剂、临床药学、市场营销（药学院）；药学（海源学院※）	云南省	1996	昆明市呈贡新城雨花街道春融西路1168号	650500
大理学院	药学、药物制剂（药学院与化学学院）	云南省	1997	大理市古城弘圣路2号	671003
云南中医学院	药学、药物制剂、制药工程（药学院）、中药学、中草药资源与开发、中草药栽培与鉴定、食品科学与工程（中药学院）	云南省	1978	昆明市关上双桥路201号	650200
云南民族大学	制药工程（化学与生物技术学院）	云南省	2009	昆明市一二一大街134号	650031
云南师范大学	制药工程（化学化工学院）	云南省	2010	昆明市一二一大街298号	650092
玉溪师范学院	生物制药技术、食品药品监督管理	云南省	2006	玉溪市凤凰路134号	653100
昆明学院	药学（医学院）；中药制药技术（化学科学与技术系）	云南省	2004	昆明市经济技术开发区浦新路2号	650214
文山学院	中药制药技术（生化系）	云南省	2005	文山市学府路66号	663000
西藏大学	药学（医学院）	西藏自治区	2005	拉萨市江苏路36号	850000
西藏藏医学院	藏药学*（藏药系）	西藏自治区	2001	拉萨市当热中路10号	850000
西北大学	中药学（生命科学学院）；制药工程（化工学院）；制药工程（现代学院※）	陕西省	1937	西安市太白北路229号	710069
西安交通大学	药学、制药工程（医学院）	教育部	1971	西安市朱雀大街205号	710061
西安理工大学	制药工程（理学院）	陕西省	2002	西安市金花南路5号	710048
陕西科技大学	药物制剂、制药工程（生命科学与工程学院）；药物制剂（镐京学院※）	陕西省	1985	西安市北郊未央大学园区	710021
西北农林科技大学	制药工程（植物保护学院）	教育部	2002	杨凌国家农业高新技术产业示范区西农路22号	712100
陕西中医学院	中药学、药物制剂、制药工程、生物技术、市场营销、中药制药技术、药品经营与管理（药学院）	陕西省	1978	西安市西咸新区世纪大道	712046
宝鸡文理学院	制药工程（化学化工系）	陕西省	2003	宝鸡市宝光路44号	721007
西安培华学院	药学（医学院）	陕西省	2006	西安市高新区白沙路南段2号	710065
西安思源学院	医药营销（管理学院）	陕西省教育厅	2012	西安市东郊水安路28号	710038
西安医学院	药学、中药学、市场营销、中药、药物制剂技术、医药营销（药学院）；药学（高职学院）	陕西省	1994	西安市含光北路74号	710068
陕西国际商贸学院	药学、药物制剂、中药学、制药工程、中药制药技术（步长医药学院）；医药营销（商学院）	陕西省教育厅	2002	咸阳市沣渭新区大学园区统一西路35号	712046
西安外事学院	药学（医学院）	陕西省教育厅	2008	西安市丈八北路408号	710077
延安大学西安创新学院※	制药工程	陕西省	2006	西安市长安区皂河路2号	710100
安康学院	中药制药技术（化学化工系）、生物技术与应用［生物技术制药方向］（农学与生命科学学院）	陕西省	2006	安康市育才路92号	725000
商洛学院	制药工程、中药（生物医药工程系）	陕西省	2006	商洛市北新街10号	726000
陕西服装工程学院	制药工程	陕西省教育厅	2011	西安西咸新区沣西新城大学园区	712046
兰州大学	药学、中药学、药物制剂（药学院）	教育部	1959	兰州城关区东岗西路199号	730020
兰州理工大学	制药工程（生命科学与工程学院）	甘肃省	2004	兰州市七里河区兰工坪路287号	730050
甘肃农业大学	中草药栽培与鉴定（农学院）	甘肃省	2003	兰州市安宁区营门村1号	730070

（续表）

学校名称	专业设置	主管部门	专业创建年份	地址	邮编
甘肃中医学院	中药学、药物制剂、中草药栽培与鉴定、中药资源与开发（药学系）；藏药学（藏医学院）；国际经济与贸易、公共事业管理（经济贸易与管理系）	甘肃省	1985	兰州市定西东路35号	730000
西北师范大学	制药工程（生命科学学院）	甘肃省	2002	兰州市安宁东路967号	730070
天水师范学院	中药学（生命科学与化学学院）	甘肃省	2005	天水市秦州区藉河南路	741001
西北民族大学	制药工程（化工学院）	国家民委	2003	兰州市城关区西北新村1号	730030
青海大学	药学、中药学、药物制剂、藏药学（医学院）；制药工程（化工学院）	青海省	2001	西宁市昆仑路16号	810001
青海民族大学	药学、药物制剂（化学与生命科学学院）	青海省	2002	西宁市八一中路3号	810007
宁夏大学	制药工程（化学化工学院）	宁夏回族自治区	2002	银川市西夏区贺兰山西路489号	750021
宁夏医科大学	药学、中药学（药学院）；市场营销（管理学院）；药学（高等职业技术学院）	宁夏回族自治区	2002	银川市兴庆区胜利街1160号	750004
北方民族大学	制药工程（化学与化学工程学院）	国家民委	2007	银川市西夏区文昌街204号	750021
宁夏师范学院	药学（医学院）	宁夏回族自治区	2006	宁夏固原市文化街161号	756000
新疆农业大学	药学（食品科学与药学学院）；药学（科学技术学院※）	新疆维吾尔自治区	2003	乌鲁木齐市农大东路311号	830052
石河子大学	药学、中药学（药学院）；药学（高等职业技术学院）；药学（科技学院※）	新疆生产建设兵团	1984	新疆石河子市北四路	832003
新疆医科大学	药学（药学院）；中药学（中医学院）；药学、生物技术（厚博学院※）	新疆维吾尔自治区	1978	乌鲁木齐市新医路8号	830054
第二军医大学	药学（药学院）	解放军总后勤部	1949	上海市国和路325号	200433
第三军医大学	药学（药学院）	解放军总后勤部	2007	重庆市沙坪坝高滩岩	400038
第四军医大学	药学、药物制剂、生物技术（药学系）	解放军总后勤部	2000	西安市长乐西路17号	710032
武警医学院	药学*（药学系）	武警总队	1993	天津市河东区程林庄道	300162

*为5年制，**为6年制；※为教育部批准和确认的独立学院

表2　2012年设置药学类及其相关专业的医药高等专科学校

学校名称	专业设置	主管部门	专业创建年份	地址	邮编
天津医学高等专科学校	药物制剂技术、药学、中药、药品经营与管理	天津市	2002	天津市河西区柳林路14号	300222
石家庄医学高等专科学校	药学、中药、药品经营与管理	河北省教育厅	2003	石家庄市石获南路209号	050081
石家庄人民医学高等专科学校	药学	河北省教育厅	2012	石家庄红旗大街汇丰路18号	050091
沧州医学高等专科学校	药学、医药营销	河北省	2004	沧州市迎宾大道西高教区	061001
邢台医学高等专科学校	药学、中药、医药营销	河北省	2002	邢台市桥西区钢铁北路618号	054000
乌兰察布医学高等专科学校	药学、药品经营与管理	内蒙古自治区	2009	乌兰察布市集宁区新区职教园区	012000
长春医学高等专科学校	生物制药技术、中药制药技术、药物制剂技术、生物技术及应用、药学、药品经营与管理	吉林省	1993	长春市吉林大路6177号	130031
白城医学高等专科学校	药学、医药营销	吉林省	2004	白城市洮北区棉纺路27号	137000
黑龙江护理高等专科学校	药学、中药、药品经营与管理	黑龙江省	2010	哈尔滨市南岗区学府路209号	150086
大庆医学高等专科学校	药学	黑龙江省	2007	大庆市世纪大道卡尔加里路7号	163312
上海医药高等专科学校	药学	上海市教育委员会	2005	上海市浦东新区周祝公路279号	201318
浙江医药高等专科学校	生物制药技术、化学制药技术、中药制药技术、药物制剂技术、食品药品监督管理、药品质量检测技术、药品经营与管理、医药营销、药学、中药、制药设备管理与维护	浙江省食品药品监督管理局	2002	宁波市高教园区鄞县大道东段888号	315100
浙江医学高等专科学校	药学	浙江省	2004	杭州市滨江区滨文路481号	310053
安徽医学高等专科学校	生物制药技术、药物制剂技术、药品质量检测技术、药学、药品经营与管理	安徽省	2002	合肥市芙蓉路632号	230601

（续表）

学校名称	专业设置	主管部门	专业创建年份	地址	邮编
安徽中医药高等专科学校	药物制剂技术、中药制药技术、生物制药技术、食品药品监督管理、药品质量检测技术、保健品开发与管理、中药、药学、医药营销	安徽省	2002	芜湖市荆山西路16号	241000
安庆医药高等专科学校	生物制药技术、药物制剂技术、药物分析技术、药学、中药、药品经营与管理	安徽省	2007	安庆市宜秀区大龙山镇	246052
泉州医学高等专科学校	生物制药技术、药品质量检验技术、药学、医药营销	福建省	2004	泉州市洛江区安吉路2号	362011
厦门医学高等专科学校	生物制药技术、中药制药技术、药物制剂技术、食品药品监督管理、医药营销、药学、中药	福建省	2007	厦门市思明区岩前路8号	361008
江西中医药高等专科学校	药物制剂技术、中药制药技术、中药、医药营销	江西省	2004	抚州市赣东大道1111号	344000
江西医学院上饶分院	药物制剂技术、药学	江西省	2012	上饶市信州区志敏大道399号	334000
山东中医药高等专科学校	药物制剂技术、中药制药技术、药学、中药、药品经营与管理医药营销	山东省	2004	烟台市滨海东路508号	264199
山东医学高等专科学校	药物制剂技术、药学、中药、药品经营与管理	山东省	2003	济南市二环南路5460号	250002
菏泽医学专科学校	药学、医药营销	山东省	2002	菏泽市曹州路2988号	274000
南阳医学高等专科学校	药物制剂技术、药学、中药、药品经营与管理	河南省	2004	南阳市卧龙路1439号	473058
郑州澍青医学高等专科学校	药学、药品经营与管理	河南省教育厅	2002	郑州市二七区马寨工业苑区东方路23号	450064
漯河医学高等专科学校	药学、食品药品监督管理	河南省	2004	漯河市大学路148号	462002
商丘医学高等专科学校	药学	河南省	2012	商丘市北海路西段486号	476100
湖北中医药高等专科学校	药学、中药、中药制药技术、药品经营与管理	湖北省	2002	荆州市学苑路87号	434020
湖南中医药高等专科学校	中药制药技术、食品药品监督管理、药品质量检测技术、药品经营与管理、药学、中药	湖南省	2004	株洲市芦淞区高家坳	412012
邵阳医学高等专科学校	药学	湖南省	2004	邵阳市宝庆西路18号	422000
怀化医学高等专科学校	药学、医药营销	湖南省	2000	怀化市锦溪南路148号	418000
益阳医学高等专科学校	药学、中药	湖南省	2007	益阳市迎宾东路516号	413000
肇庆医学高等专科学校	药学、医药营销	广东省	2004	肇庆市西江南路6号	526020
柳州医学高等专科学校	药学	广西壮族自治区	2003	柳州市柳石路257号	545005
重庆医药高等专科学校	生物制药技术、中药制药技术、药物制剂技术、药品质量检测技术、药学、中药、药品经营与管理、制药设备管理与维护	重庆市	2006	重庆市沙坪坝区汉渝路173号	400030
重庆三峡医药高等专科学校	中药制药技术、药物制剂技术、药品质量检测技术、药学、中药、医药营销、制药设备管理与维护	重庆市	2006	重庆市万州区百安坝天星路366号	404120
四川中医药高等专科学校	中药制药技术、中草药栽培技术、医药营销、药学、中药	四川省	2006	绵阳市涪城区长虹大道南段178号	621000
黔南民族医学高等专科学校	药学、中药、中药制药技术、中草药栽培技术、药品经营与管理	贵州省	2001	都匀市黔医路1号	558000
遵义医药高等专科学校	药学、中药、医药营销	贵州省	2006	遵义市桃溪寺银河路	563002
楚雄医药高等专科学校	药物分析技术、药品经营与管理、药学、中药	云南省	2006	楚雄市东瓜镇	675005
曲靖医学高等专科学校	药学、药品经营与管理	云南省	2006	曲靖市麒麟区	655000
保山中医药高等专科学校	中药	云南省	2007	保山市隆阳区	678000
西安医学高等专科学校	药学	陕西省教育厅	2009	西安市户县秦镇	710309
张掖医学高等专科学校	药学	甘肃省	2003	张掖市甘州区丹霞东路24号	734000
平凉医学高等专科学校	药学、中药	甘肃省	2003	平凉市崆峒区柳湖路中段	744000
新疆维吾尔医学专科学校	药学、维药学	新疆维吾尔自治区	1992	和田市北京西路370号	848000

表3　2012年设置药学类及其相关专业的高等职业技术学院(含高专)

学校名称	专业设置	主管部门	专业创建年份	地　址	邮　编
北京吉利大学	药品经营与管理	北京市教育委员会	2001	北京中关村昌平科技园	102202
北京卫生职业学院	药学、中药	北京市	2012	北京市西城区南横西街94号	100053
天津职业大学	生物制药技术	天津市	2000	天津市北辰区洛河道2号	300410
天津渤海职业技术学院	化学制药技术、药物制剂技术、生化制药技术	天津市	2000	天津市河西区郁江道3号	300221
天津开发区职业技术学院	生物技术及应用	天津市	2002	天津开发区第十三大街9号	300457
天津生物工程职业技术学院	生物制药技术、化学制药技术、中药制药技术、药物制剂技术、药品质量检测技术、药品经营与管理、药学中药、现代中药技术	天津市	2006	天津市经济开发区西区南大街175号	300462
天津现代职业技术学院	生物制药技术	天津市	2009	天津海河教育园区雅观路3号	300350
石家庄财经职业学院	化学制药技术、生化制药技术、医药营销	河北省教育厅	2002	石家庄学府路236号	050061
石家庄职业技术学院	化学制药技术、生物制药技术、药物制剂技术、药品经营与管理	河北省	1989	石家庄市中山西路长兴街12号	050081
河北工业职业技术学院	生化制药技术、药物制剂技术、医药营销	河北省	1999	石家庄市红旗大街333号	050091
石家庄科技信息职业学院	药物制剂技术、生物制药技术、生化制药技术、药物分析技术、医药营销、药学	河北省教育厅	2004	石家庄市红旗大街南端578号	050091
石家庄理工职业学院	药品经营与管理	河北省教育厅	2010	石家庄市中山路西获铜路	050228
沧州职业技术学院	化学制药技术、生物制药技术	河北省	2000	沧州市运河区朝阳南路	061001
石家庄科技职业学院	生化制药技术、药物制剂技术、药物分析技术、药学、药品经营与管理	河北省教育厅	2009	石家庄经济技术开发区创业路23号	052165
河北化工医药职业技术学院	生化制药技术、化学制药技术、中药制药技术、药物制剂技术、医药营销、药学、中药、中药鉴定与质量检测技术、药品经营与管理、医药连锁经营管理、医药物流管理	河北省	2002	石家庄市方兴路88号	050026
渤海石油职业学院	药学、生物制药技术	河北省	2003	河北省任丘市	062552
廊坊卫生职业学院	药学	河北省	2011	廊坊市经济开发区东方大学城四光路南	065001
河北旅游职业学院	中草药栽培技术	河北省	2004	承德市开发区高教园区	067000
保定职业技术学院	生物技术及应用[生物制药]	河北省	2009	保定市朝阳南大街613号	071051
承德护理职业学院	药学	河北省	2012	承德市双桥区下二道河子	067000
唐山职业技术学院	药物制剂技术、医药营销	河北省	2001	唐山市新华西道120号	063000
山西药科职业学院	生物制药技术、中药制药技术、药物制剂技术、药品质量检测技术、药剂设备制造与维护、药品经营与管理、医药物流管理、医药电子商务、医药连锁经营管理、医药营销、药学、中药、中药鉴定与质量检测技术、现代中药技术	山西省食品药品监督管理局	2001	太原市民航南路16号	030031
晋中职业技术学院	生物制药技术	山西省	2005	晋中市榆次区蕴华西街229号	030600
忻州职业技术学院	药学	山西省	2012	忻州市开发区学院路1号	034000
运城护理职业学院	药品经营与管理	山西省	2012	运城市复旦西街2155号	044000
山西同文职业技术学院	药学	山西省教育厅	2012	晋中介休市北坛西路239号	032000
内蒙古北方职业技术学院	中药制药技术、医药营销	内蒙古自治区教育厅	2003	呼和浩特市赛罕区巴彦镇高职园区	010070
内蒙古化工职业学院	化学制药技术	内蒙古自治区	2008	呼和浩特市高职园区	010070
呼和浩特职业学院	生物技术及应用	内蒙古自治区	2012	呼和浩特市赛罕区巴彦镇高职园区	010070
包头轻工职业技术学院	生物制药技术、生物技术制药	内蒙古自治区	2006	包头市青山区建华路19号	014035
锡林郭勒职业学院	生物技术及应用[生物制药]、医药营销	内蒙古自治区	2003	锡林浩特市那达慕街122号	026000

（续表）

学校名称	专业设置	主管部门	专业创建年份	地　址	邮　编
兴安职业技术学院	药学	内蒙古自治区	2012	乌兰浩特市乌察公路160号	137400
通辽职业学院	药物制剂技术、药学、药品经营与管理	内蒙古自治区	2004	通辽市经济开发区辽河大街东段	028000
呼伦贝尔职业技术学院	生物制药技术、蒙药学	内蒙古自治区	2010	呼伦贝尔市新区中心城规划3街	021000
辽阳职业技术学院	生物制药技术	辽宁省	2000	辽阳市铁西路150号	111004
辽宁卫生职业技术学院	药物制剂技术、中药制药技术、药品质量检测技术、中草药栽培技术、医药营销	辽宁省	2010	沈阳市苏家屯区乔松路2号	110101
辽宁经济职业技术学院	生物制药技术	辽宁省	2002	沈阳市沈北新区沈北路88号	110122
辽宁农业职业技术学院	生物制药技术	辽宁省	2009	营口市鲅鱼圈区熊岳城	115009
大连职业技术学院	生物技术及应用	辽宁省	2009	大连市甘井子区夏泊路100号	116035
盘锦职业技术学院	化学制药技术	辽宁省	2012	盘锦市兴隆台区惠宾大街119号	124010
铁岭卫生职业学院	药学、中药制药技术、药品经营与管理	辽宁省	2010	铁岭市凡河新区钟山路21号	112000
辽宁政法职业学院	食品药品监督管理、药品经营与管理、中药	辽宁省	2012	沈阳市东陵区东陵东路82号	110161
长春职业技术学院	中药制药技术、生物技术及应用、药品经营与管理	吉林省	2002	长春市卫星路3278号	130033
长春东方职业学院	生物制药技术、药学	吉林省教育厅	2000	长春市净月经济开发区博学路	130118
吉林工业职业技术学院	化学制药技术、药物制剂技术、中药制药技术、医药营销	吉林省	2002	吉林市丰满区恒山西路15号	132013
吉林农业工程职业技术学院	生物制药技术	吉林省	2006	四平市长发路1299号	136001
白城职业技术学院	化学制药技术	吉林省	2007	白城市白平公路50-34号	137000
长白山职业技术学院	中药制药技术、中草药栽培技术、药品经营与管理、中药	吉林省	2008	白山市浑江大街76号	134300
辽源职业技术学院	生物制药技术、医药营销	吉林省	2010	辽源市西安区仙城大街52号	136201
延边职业技术学院	化学制药技术	吉林省	2012	延吉市站前街875号	133001
黑龙江农垦职业学院	生物制药技术、中药制药技术、药物制剂技术、药学	黑龙江省农垦总局	2001	哈尔滨市利民开发区学院路3号	150025
黑龙江生物科技职业学院	生物制药技术、药物制剂技术、中药制药技术、中草药栽培技术、药物分析技术	黑龙江省	2004	哈尔滨市利民开发区时代大街2号	150025
黑龙江生态工程职业学院	中药制药技术、中药	黑龙江省	2004	哈尔滨市利民开发区学院路77号	150025
黑龙江民族职业学院	生化制药技术、生物制药技术、化学制药技术、中药制药技术、药物制剂技术、药物分析技术、医药营销	黑龙江省	2005	哈尔滨市平房区江南中环路职业教育园区	150081
黑龙江农业工程职业学院	生物制药技术	黑龙江省	2011	哈尔滨市南岗区哈双路348号	150088
哈尔滨现代公共关系职业学院	药品经营与管理、医药营销	黑龙江省教育厅	2005	哈尔滨市南岗区京哈公路13.5公里处	150089
哈尔滨应用职业技术学院	生物制药技术	黑龙江省教育厅	2006	哈尔滨市道里区机场路998号	150078
哈尔滨科学技术职业学院	生物制药技术、药物制剂技术	黑龙江省	2007	哈尔滨市阿城区环城西路	150301
黑龙江旅游职业技术学院	生物制药技术、药品质量检测技术	黑龙江省	2004	哈尔滨市南岗区学府路315号	150086
哈尔滨职业技术学院	生物制药技术	黑龙江省	2012	哈尔滨市香坊区哈平路217号	150081
黑龙江农业职业技术学院	生物制药技术、药品质量检测技术、药品经营与管理、医药营销	黑龙江省	2001	佳木斯市胜利路52号	154007
黑龙江农垦科技职业学院	生物制药技术、药品质量检测技术、食品药品监督管理、医药营销	黑龙江省	2003	哈尔滨宾西经济开发区大学城1号	150431
牡丹江大学	生物制药技术、食品药品监督管理、市场营销[药品营销]	黑龙江省	1983	牡丹江市爱民区西地明街60号	157011
黑龙江林业职业技术学院	生物制药技术	黑龙江省	2001	牡丹江市爱民区文化街15号	157011
黑龙江农业经济职业学院	生物制药技术、中药制药技术、药物制剂技术、药品质量检测技术、药品经营与管理、生物技术及应用	黑龙江省	2002	牡丹江市西安区	157041
黑龙江粮食职业学院	生物制药技术、医药营销	黑龙江省	2007	哈尔滨市南岗区和兴三道街83号	150080

（续表）

学校名称	专业设置	主管部门	专业创建年份	地　址	邮　编
大兴安岭职业学院	药学	黑龙江省	2002	大兴安岭·加格达奇晨光街13号	165000
哈尔滨江南职业技术学院	药品经营与管理、药品质量检测技术	黑龙江省教育厅	2009	哈尔滨市阿城开发区江南大学城	150317
黑龙江职业学院	生物制药技术、中药制药技术、药物制剂技术、药品质量检测技术、药品经营与管理、保健品开发与管理	黑龙江省	2012	哈尔滨市南岗区学府路5号	150080
上海工会管理职业学院	医药营销	上海市	2009	上海市奉贤区南亭公路2080号	201415
上海健康职业技术学院	药学	上海市	2010	上海市徐汇区梅陇路21号	200237
上海医疗器械高等专科学校	生物制药技术、食品药品监督管理、制药设备管理与维护	上海市	2011	上海市杨浦区营口路101号	200093
上海震旦职业学院	药学	上海市教育委员会	2012	上海市宝山区罗店镇市一路88号	201908
南通职业大学	生化制药技术、生物技术及应用、药品经营与管理	江苏省	1983	南通市青年东路139号	226007
扬州市职业大学	药学	江苏省	2012	扬州市文昌西路458号	225009
南通纺织职业技术学院	生物制药技术	江苏省	2012	南通市青年东路105号	226007
连云港职业技术学院	化学制药技术、生物制药技术、药品质量检测技术、食品药品监督管理	江苏省	1999	连云港市新浦区晨光路2号	222006
连云港师范高等专科学校	生物制药技术、化学制药技术	江苏省	2007	连云港市新浦区圣湖路28号	222006
江苏畜牧兽医职业技术学院	生物制药技术、化学制药技术、药物制剂技术、药品质量检测技术、中药制药技术、药品经营与管理、食品药品监督管理	江苏省	2001	泰州市凤凰东路8号	225300
徐州生物工程职业技术学院	药物制剂技术、生物制药技术、药品经营与管理	江苏省	2012	徐州市三环西路	221006
江苏联合职业技术学院连云港中医药分院	中药制药技术、药物制剂技术、药物分析技术、药品经营与管理、药学、中药、药剂设备制造与维修	江苏省	2003	连云港市新浦区海连东路38号	222006
江苏联合职业技术学院徐州医药分院	化学制药技术、药物制剂技术、生物制药技术、中药制药技术、药物分析技术、药学、药品经营与管理、食品药品监督管理、生产过程自动化技术[药物制剂自动化技术]、医用电子仪器与维护	江苏省	2003	徐州市铜山新区学府路	221116
江苏联合职业技术学院无锡卫生分院	生物制药技术、药物分析技术、药学	江苏省	2007	无锡市旺庄东路219号	214028
江苏联合职业技术学院常州卫生分院	药学、药品经营与管理	江苏省	2007	常州市锦绣路18号	213002
江苏联合职业技术学院盐城技师分院	化学制药技术	江苏省	2008	盐城市文港南路5号	224001
江苏联合职业技术学院淮阴卫生分院	药学	江苏省	2007	淮安市黄河西路2号	223300
泰州职业技术学院	药物制剂技术、药物分析技术、食品药品监督管理、药学、医药营销	江苏省	1998	泰州市迎春东路8号	225300
扬州工业职业技术学院	化学制药技术	江苏省	2004	扬州市扬子津科教园区华扬西路199号	225127
苏州农业职业技术学院	生物技术及应用[生物制药]、食品药品监督管理	江苏省	2001	苏州市西园路279号	215008
常州工程职业技术学院	生物制药技术、化学制药技术、药物制剂技术、药品质量检测技术	江苏省	2002	常州科教城（武进区滆湖中路3号）	213164
江苏食品药品职业技术学院	生物制药技术、化学制药技术、药物制剂技术、药物分析技术、食品药品监督管理、药品质量检测技术、药学	江苏省	2002	淮安市高教园区枚乘东路4号	223003
江苏经贸职业技术学院	食品药品监督管理	江苏省	2009	南京江宁区天元东路龙眠大道180号	211168

（续表）

学校名称	专业设置	主管部门	专业创建年份	地　址	邮　编
江苏建康职业学院	药学、中药、医药营销、药品经营与管理、药物制剂技术	江苏省卫生厅	2009	南京市汉中路129号	210029
苏州卫生职业技术学院	药物制剂技术、药学、中药、药品经营与管理	江苏省	2005	苏州市书院巷20号	215002
苏州工业职业技术学院	生化制药技术	江苏省	2011	苏州吴中大道国际教育园致能大道1号	215104
盐城卫生职业技术学院	生物制药技术、药物制剂技术、药物分析技术、药学、中药、药品经营与管理	江苏省	2005	盐城市建军西路156号	224006
盐城纺织职业技术学院	化学制药技术	江苏省	2009	盐城市解放南路265号	224005
扬州环境资源职业技术学院	药学、医药营销、生物技术及应用[制药]	江苏省	2003	扬州市润扬南路33号	225127
徐州工业职业技术学院	化学制药技术	江苏省	2002	徐州市九里区襄王路1号	221140
硅湖职业技术学院	生物技术及应用[中药加工与鉴定、中药绿化与设计、中药营销]	江苏省教育厅	1998	昆山市花桥国际商务城	215332
镇江市高等专科学校	化学制药技术、药物分析技术	江苏省	2008	镇江市学府路61号	212003
江苏农林职业技术学院	生化制药技术、食品药品监督管理	江苏省	2006	句容市长江路3号	212400
紫琅职业技术学院	生物技术及应用[生物制药]	江苏省教育厅	2000	南通市港闸经济开发区永兴路14号	226002
健雄职业技术学院	生化制药技术	江苏省	2011	太仓市科教新城健雄路1号	215411
南京化工职业技术学院	化学制药技术	江苏省	2012	南京大厂葛关路625号	210048
杭州职业技术学院	生物制药技术、药物制剂技术	浙江省	1998	杭州市下沙高教园区学源街68号	310018
衢州职业技术学院	药品经营与管理	浙江省	2002	衢州市西区江源路18号	324000
嘉兴职业技术学院	食品药品监督管理	浙江省	2002	嘉兴市昌盛南路1123号	314001
金华职业技术学院	生物制药技术、化学制药技术、药学、中药、医药营销	浙江省	1998	金华市婺州街1188号	321007
台州职业技术学院	生化制药技术、药物制剂技术、药品经营与管理	浙江省	2001	台州市经济开发区学院路788号	318000
台州科技职业学院	生化制药技术	浙江省	2010	台州市黄岩区桔乡大道北端	318020
浙江经贸职业技术学院	生物制药技术	浙江省	2002	杭州下沙高教园东区学林街280号	310018
合肥职业技术学院	药学、医药营销	安徽省	2002	巢湖市居巢区姥山路南端	238000
铜陵职业技术学院	药学、医药营销	安徽省	2000	铜陵市宝山路85号	244000
淮南联合大学	化学制药技术、药物制剂技术、药品经营与管理	安徽省	1991	淮南市洞山西路	232038
芜湖职业技术学院	生物制药技术	安徽省	1997	芜湖市银湖北路62号	241006
民办万博科技职业学院	生物技术及应用	安徽省教育厅	2001	合肥市高新技术产业开发区创业西路1号	230031
淮南职业技术学院	药学、药品经营与管理营销	安徽淮南矿业集团	2000	淮南市洞山	232001
皖西卫生职业学院	药物制剂技术、药物分析技术、药品经营与管理、药学、中药	安徽省	2010	六安市皋城东路9号	237005
亳州职业技术学院	中草药栽培技术、生化制药技术、中药制药技术、药物制剂技术、药品质量检测技术、药品经营与管理、保健品开发与管理、药剂设备制造与维护、药学、中药、中药鉴定与质量检测技术	安徽省	2003	亳州市药都大道	236800
亳州师范高等专科学校	药物分析技术	安徽省	2012	亳州市汤王大道2266号	236800
滁州城市职业学院	药学	安徽省	2012	安徽省滁州市琅琊路64号	239000
阜阳职业技术学院	生化制药技术	安徽省	2012	阜阳市阜南路465号	236031
黄山职业技术学院	医药营销	安徽省	2012	黄山市学院路1号	245000
福州黎明职业技术学院	药物制剂技术、药品质量检测技术、医药营销	福建省教育厅	2004	福州市西二环中路218号	350002

（续表）

学校名称	专业设置	主管部门	专业创建年份	地址	邮编
福建卫生职业技术学院	生物制药技术、药学、中药、医药营销、保健品开发与管理、药品经营与管理	福建省卫生厅	2005	福州市闽侯荆溪关口366号	350101
福建生物工程职业技术学院	生物制药技术、中药制药技术、药物制剂技术、药物分析技术、食品药品监督管理、药品经营与管理、保健品开发与管理、药学、中药	福建省食品药品监督管理局	2006	福州市洪山桥中店42号	350002
漳州卫生职业学院	药学、中药、药品经营与管理、生物制药技术	福建省	2004	漳州芗城区西洋坪路12号	363000
漳州职业技术学院	生物技术及应用[生物制药与检测技术]	福建省	2002	漳州市马鞍山路1号	363000
厦门华夏职业学院	药品质量检验技术	福建省教育厅	2009	厦门市集美文教区	361024
南昌职业学院	医药营销	江西省教育厅	2003	南昌市湾里区翠岩路200号	330004
江西护理职业技术学院	药学	江西省	2004	南昌市顺外路1228号	330029
江西工商职业技术学院	医药营销	江西省	2011	南昌市象湖新城金沙二路3199号	330200
宜春职业技术学院	药学	江西省	2003	宜春市中山西路399号	336000
江西应用技术职业学院	化学制药技术	江西省	2006	赣州市经济技术开发区高校园区	341000
江西农业工程职业学院	中草药栽培技术、中药制药技术	江西省	2004	樟树市四特大道266号	331200
江西工业贸易职业技术学院	食品药品监督管理	江西省	2012	南昌市红谷滩新区红角洲嘉言路699号	330038
山东杏林科技职业学院	药学、中药	山东省教育厅	2004	山东省济南市经十路3028号	250200
山东药品食品职业学院	生物制药技术、化学制药技术、中药制药技术、药物制剂技术、药物分析技术、食品药品监督管理、药品经营与管理、制药设备管理与维护、药学、中药	山东省食品药品监督管理局	2005	威海市高技术产业开发区科技新城	264210
莱芜职业技术学院	生物制药技术	山东省	2000	莱芜高新区凤凰路北首	271100
山东经贸职业学院	市场营销(医药营销方向)	山东省	2003	潍坊市潍城区青年路2798号	261011
滨州职业学院	生物制药技术、药学	山东省	2001	滨州市黄河12路919号	256603
淄博职业学院	生物制药技术、化学制药技术、药物制剂技术、食品药品监督管理、药学、中药	山东省	2002	淄博新区联通路西首	255314
山东现代职业学院	中药	山东省教育厅	2003	济南市经十东路东首(新校)	250100
山东力明科技职业学院	药学、中药、医药营销	山东省教育厅	2001	济南市市中区济微路389号	250116
山东商业职业技术学院	生化制药技术、生物制药技术、药物制剂技术、药品质量检测技术、医药营销	山东省	1999	济南市旅游路4516号	250103
威海职业学院	生化制药技术	山东省	2000	威海市科技新城	264210
菏泽家政职业学院	生物制药技术、药学	山东省	2010	单县开发区学院中路	274300
枣庄科技职业学院	药学、药品经营与管理	山东省教育厅	2005	滕州市学院东路888号	277500
潍坊工程职业学院	生化制药技术	山东省	2011	青州市云门山南路8979号	262500
济南护理职业学院	药学、中药、生物制药技术	山东省	2011	济南市历城区港西路3636号	250102
济宁职业技术学院	生化制药技术	山东省	2012	济宁市金宇路3号	272037
青岛职业技术学院	生物制药技术	山东省	2012	青岛市钱塘江路369号	266555
山东职业学院	生物制药技术	山东省	2005	济南市解放路79号	250013
山东畜牧兽医职业学院	生物制药技术、药品质量检测技术	山东省	2008	潍坊市胜利东街88号	261061
潍坊护理职业学院	药学、中药	山东省	2011	潍坊市奎文区鸢飞路360号	261041
聊城职业技术学院	药学	山东省	2001	聊城市花园北路133号	252000
东营职业学院	生物制药技术	山东省	2012	东营市府前大街129号	257
烟台职业学院	生物制药技术	山东省	2012	烟台市高新技术开发区滨海中路2018号	264670
潍坊职业学院	生物制药技术	山东省	2012	潍坊市东风东街243号	261041
信阳农业高等专科学校	生物制药技术、中药制药技术、中药、中草药栽培技术、药用植物栽培加工	河南省	1992	信阳市农专路1号	464000
郑州牧业工程高等专科学校	生物制药技术、中药制药技术、食品药品监督管理	河南省	2006	郑州市金水区北林路16号	450011

（续表）

学校名称	专业设置	主管部门	专业创建年份	地　　址	邮　编
河南商业高等专科学校	医药营销	河南省	2005	郑州市英才街2号	450044
郑州职业技术学院	生物制药技术、药物制剂技术、药品经营与管理	河南省	2004	郑州市郑上路西二十里铺经济开发区	450121
鹤壁职业技术学院	药学、食品药品监督管理	河南省	2010	鹤壁市淇滨区华山路南段	458030
开封大学	药学	河南省	2010	开封市滨河路中段28号	475003
商丘职业技术学院	中草药栽培技术	河南省	2011	商丘市神火大道南段566号	476005
信阳职业技术学院	生化制药技术、药物制剂技术、药学、中药	河南省	2004	信阳市大庆路中段	464000
周口职业技术学院	药用植物栽培加工	河南省	2008	周口市中州路北段455号	466001
郑州铁路职业技术学院	药学、中药、食品药品监督管理、药品经营与管理	河南省	1999	郑州市二七区幸福路2号	450052
河南护理职业学院	药学	河南省	2011	安阳市盘庚街67号	455001
三门峡职业技术学院	生物制药技术、药品经营与管理	河南省	2011	三门峡市崤山西路42号	472000
郑州黄河护理职业学院	药学	河南省教育厅	2012	郑州市铁魏路东段	450066
河南化工职业学院	化学制药技术、中药制药技术、药物制剂技术	河南省	2012	郑州市郑上路548号	450042
洛阳职业技术学院	药学	河南省	2012	洛阳市高新区丰华路	471000
漯河食品职业学院	食品药品监督管理	河南省	2012	漯河市郾城区牡丹江路	462000
漯河职业技术学院	食品药品监督管理	河南省	2012	漯河市大学路123号	462000
南阳职业学院	中药制药技术	河南省教育厅	2012	南阳西峡白羽路52号	473000
安阳职业技术学院	中药	河南省	2012	安阳市高新开发区平原路南段461号	455008
嵩山少林武术职业学院	医药营销、食品药品监督管理	河南省教育厅	2012	登封市大禹路西段	452470
湖北职业技术学院	药学	湖北省	2003	孝感市玉泉路17号	432000
荆州职业技术学院	医药营销、药学	湖北省	2001	荆州市学苑路21号	434020
仙桃职业学院	医药营销	湖北省教育厅	2005	仙桃市纺织大道8号	433000
恩施职业技术学院	生物制药技术、药品质量检测技术	湖北省	2000	恩施市学院路122号	445000
湖北生物科技职业学院	生物制药技术、药学、医药营销	湖北省	2004	武汉市洪山区狮子山野芷湖1号	430070
湖北生态工程职业技术学院	生物技术及应用	湖北省	2004	武汉市江夏区纸坊大街110号	430200
鄂州职业大学	药学、医药营销	湖北省	1984	鄂州市凤凰路78号	436000
襄阳职业技术学院	生物制药技术、化学制药技术、药学、市场营销[医药营销]	湖北省	2001	襄阳市襄城区隆中路18号	441050
黄冈职业技术学院	生物制药技术	湖北省	1999	黄冈市黄州南湖桃园街109号	438002
黄冈科技职业学院	化学制药技术	湖北省教育厅	2011	黄冈市东坡大道62号	438000
湖北三峡职业技术学院	药学	湖北省	2010	宜昌市体育场路31号	443000
武汉职业技术学院	生物制药技术、药物制剂技术、药品经营与管理	湖北省教育厅	1999	武汉市关山大道463号	430074
武汉软件工程职业学院	生化制药技术	武汉市	2004	武汉市东湖新技术开发区光谷大道117号	430205
随州职业技术学院	医药营销	湖北省	2003	随州市城南新区迎宾大道中端	441300
武汉外语外事职业学院	医药营销	湖北省教育厅	2011	武汉市东湖生态旅游风景管理区黄家大湾特1号	430083
十堰职业技术学院	生物化工工艺[生物制药技术方向]	湖北省	1998	十堰市北京中路38号	442000
咸宁职业技术学院	生物制药技术	湖北省	2003	咸宁市咸宁大道118号	437100
荆州理工职业学院	化学制药技术	湖北省	2009	荆州市工农路22号	434000
岳阳职业技术学院	药学、药品经营与管理	湖南省	2003	岳阳市学院路	414000
湖南网络工程职业学院	药学	湖南省	2012	长沙市天心区青园路168号	410004
湖南环境生物职业技术学院	生物制药技术、医药营销、药学、中药	湖南省教育厅、林业厅	2001	衡阳市石鼓区望城路165号	421005
邵阳职业技术学院	生物制药技术、食品药品监督管理	湖南省	2003	邵阳市城南梅子井	422004

（续表）

学校名称	专业设置	主管部门	专业创建年份	地　址	邮　编
湖南食品药品职业学院	生物制药技术、药物制剂技术、药物分析技术、食品药品监督管理、药品经营与管理、医药营销、药学、中药	湖南省食品药品监督管理局、教育厅	2011	长沙市雨花区体院路510号	410014
长沙南方职业学院	医药营销	湖南省教育厅、海航集团	2003	长沙市岳麓区大学城含浦科教园	410208
长沙卫生职业学院	药学	湖南省	2011	长沙星沙经济技术开发区灰埠路87号	410100
湘潭职业技术学院	药学	湖南省	2009	湘潭市双拥中路	411102
湖南九嶷职业技术学院	医药营销	湖南省教育厅	2005	永州市冷水滩区湘永路2号	425000
湖南科技职业学院	生化制药技术、药学	湖南省	2001	长沙市中意三路花园	410118
湖南化工职业技术学院	化学制药技术、药品经营与管理	湖南省	2003	株洲市石峰区清石路2号	412004
常德职业技术学院	生物制药技术、药学	湖南省	2003	常德市城西常桃路7号	415000
永州职业技术学院	药学	湖南省	2000	永州市零陵区永州大道大学城	425100
广州科技职业技术学院	医药营销	广东省	2004	广州市钟落潭广从九路1038号	510550
广州华夏职业学院	医药营销	广东省教育厅	2012	广州市从化城鳌大道东772号	510935
广东食品药品职业学院	生物制药技术、化学制药技术、中药制药技术、药物制剂技术、药物分析技术、食品药品监督管理、药品经营与管理、药学、中药、制药设备管理与维修、电子商务、物流管理、市场营销	广东省食品药品监督管理局	2003	广州市天河区龙洞北路321号	510520
广东岭南职业技术学院	生物制药技术、药学、中药	广东省教育厅	2001	广州天河区东圃大观中路492号	510663
深圳职业技术学院	药学、药品经营与管理	广东省	1993	深圳市南山区西丽湖	518055
珠海城市职业技术学院	药物制剂技术	广东省	2012	珠海市金湾区金二路	519090
顺德职业技术学院	药学	广东省教育厅	1999	佛山市顺德区大良德胜东路	528333
广东轻工职业技术学院	生物制药技术、药品经营与管理	广东省	1999	广州市海珠区新港西路152号	510300
民办南华工商学院	药品经营与管理、医药营销	广东省教育厅	2006	广州市黄埔区长洲街金洲南路9号	510720
清远职业技术学院	生物制药技术、药物制剂技术、药品质量检测技术、药品经营与管理	广东省	2002	清远市清城区东城街蟠龙园	511510
中山火炬职业技术学院	生物制药技术、食品药品监督管理	广东省	2008	中山火炬开发区中山港大道	528436
揭阳职业技术学院	药学、生物技术及应用[生物制药]	广东省	2009	揭阳市仙桥镇紫峰山下	522000
惠州卫生职业技术学院	药学	广东省	2012	惠州市惠南大道福长岭	516025
广东文理职业学院	药学	广东省教育厅	2012	湛江市廉江开发区78号	524400
汕头职业技术学院	药品质量检测技术、药品经营与管理	广东省	2012	汕头市濠江区东湖	515078
广西工业职业技术学院	生物制药技术、药品质量检测技术、药品经营与管理、食品药品监督管理	广西壮族自治区	2003	南宁市秀灵路37号	530001
广西农业职业技术学院	中草药栽培技术、食品药品监督管理	广西壮族自治区	2007	南宁市大学东路176号	530007
广西卫生职业技术学院	药物制剂技术、药物分析技术、药品经营与管理、医药营销、药学、中药	广西壮族自治区	2010	广西南宁市桃源路37号	530021
广西生态工程职业技术学院	中草药栽培技术	广西壮族自治区	2012	柳州市柳北区君武路168号	545004
桂林师范高等专科学校	生化制药技术、药品经营与管理	广西壮族自治区	2007	桂林市信义路21号	541001
海南职业技术学院	生化制药技术	海南省	2000	海口市南海大道95号	570216
海南工商职业学院	药物制剂技术	海南省教育厅	2011	海口市国兴大道文坛路2号	570203
海南科技职业学院	生物制药技术	海南省	2009	海口市美兰区琼山大道18号	571126
重庆工贸职业技术学院	生物制药技术	重庆市	2003	重庆市涪陵区涪南路108号	408000
重庆工业职业技术学院	化学制药技术	重庆市	2012	重庆市渝北区桃源大道1000号	401120
重庆化工职业学院	化学制药技术	重庆市	2012	重庆市江北区嘉陵四村100号	400020
重庆三峡职业学院	生物技术及应用	重庆市	2003	重庆市万州区科龙路8号	404155
成都职业技术学院	药学	四川省	2012	成都市新都区新都大道783号	610500
四川化工职业技术学院	生化制药技术、药物分析技术	四川省	2003	泸州市瓦窑坝62号	646005
四川商务职业学院	医药营销	四川省	2012	成都市温江区和盛镇和盛大道88号	611131

（续表）

学校名称	专业设置	主管部门	专业创建年份	地 址	邮 编
达州职业技术学院	药学	四川省	2001	达州市通川区徐家坝路448号	635000
乐山职业技术学院	药物制剂技术、药学	四川省	2002	乐山市市中区白塔街156号	614000
雅安职业技术学院	生物制药技术、药学、中药	四川省	2002	雅安市育才路130号	625000
四川卫生康复职业学院	药学	四川省	2012	自贡市自流井区汇兴路551号	643000
黔东南民族职业技术学院	药学	贵州省	2001	凯里市红洲路51号	556000
黔南民族职业技术学院	生物制药技术	贵州省	2012	都匀市甘塘镇	558022
铜仁职业技术学院	药物制剂技术、中药制药技术、药品经营与管理	贵州省	2002	铜仁市清水大道137号	554300
安顺职业技术学院	中药制药技术	贵州省	2001	安顺市凤西路27号	561000
贵州工业职业技术学院	化学制药技术	贵州省	2002	贵阳市金阳新区长岭南路	550008
贵州轻工职业技术学院	生物制药技术	贵州省	2004	贵阳市南明区新村路10号	550000
贵阳职业技术学院	生物制药技术、药学	贵州省	2006	贵阳市金阳新区云潭南路609号	550081
贵阳护理职业学院	药物分析技术、药学、中药	贵州省	2007	贵阳市金阳新区石林西路2号	550081
黔西南民族职业技术学院	药学、医药营销、中草药栽培技术	贵州省	2004	贵州省兴义市文化路36号	562400
毕节职业技术学院	中草药栽培技术	贵州省	2010	毕节市学院路	551700
贵州盛华职业学院	药用植物栽培加工	贵州省教育厅	2012	黔南自治州惠水百鸟河景区	550600
贵州亚泰职业学院	药品经营与管理	贵州省教育厅	2012	贵阳市花溪区鸿源路8号	550025
云南热带作物职业学院	中草药栽培技术	云南省	2004	普洱市思茅区思亭路3号	665000
云南农业职业技术学院	中草药栽培技术、生物制药技术	云南省	2003	昆明市茨菱路128号	650031
云南城市建设职业学院	医药营销	云南省教育厅	2004	昆明市五华区黑林铺昭宗路70号	650100
昆明卫生职业学院	药学	云南省教育厅	2011	昆明市晋宁昆阳镇东风路2005号	650600
云南经济管理职业学院	药品经营与管理、药学	云南省教育厅	2010	昆明市五华区海屯路296号	650106
云南新兴职业学院	生化制药技术、生物制药技术、中药制药技术、药物制剂技术、药品经营与管理、医药营销、中草药栽培技术保健品开发与管理	云南省教育厅	2006	昆明市国家经济技术开发区	650501
云南科技信息职业学院	药物制剂技术、中药制药技术、医药营销	云南省教育厅	2001	昆明市穿金路757-1号	650106
玉溪农业职业技术学院	中草药栽培技术	云南省	2012	玉溪市红塔区研和镇向家庄42号	653106
云南三鑫职业技术学院	药学	云南省教育厅	2012	文山县文砚路1号	663000
云南现代职业技术学院	生物制药技术	云南省教育厅	2012	楚雄市东南新区楚雄州职教园区	675000
德宏职业学院	药学	云南省	2009	德宏州芒市团结大街147号	678400
西双版纳职业技术学院	中药制药技术、中草药栽培技术	云南省	2009	西双版纳州景洪市宣慰大道93号	666100
云南经贸外事职业学院	药品经营与管理	云南省教育厅	2011	云南省昆明市西山区海口400号	650114
红河卫生职业学院	药学	云南省	2012	云南红河州蒙自市	661100
西安海棠职业学院	中药、医药营销	陕西省教育厅	2004	西安市东郊水安路30号	710038
陕西国防工业职业技术学院	化学制药技术	陕西省	2001	西安市户县人民路8号	710300
陕西能源职业技术学院	药物制剂技术、医药营销	陕西省	2001	咸阳市文林路中段	712000
杨凌职业技术学院	生物制药技术、药物分析技术、药物制剂技术、中药制药技术、药品经营与管理	陕西省	1999	陕西杨凌高新技术产业示范区渭惠路24号	712100
渭南职业技术学院	中药	陕西省教育厅	2005	渭南市高新区胜利大街西段职教园区	714000
宝鸡职业技术学院	中药制药技术、药学、中药、医药营销	陕西省	2003	宝鸡市高新技术开发区高新大道239号	721013
汉中职业技术学院	药学、中药	陕西省	2005	汉中市经济开发区北区宗营镇	723000
安康职业技术学院	药学	陕西省	2009	安康市汉滨区育才路1号	725000
商洛职业技术学院	药学	陕西省	2005	商洛市商鞅大道西段丹南新区	726000

（续表）

学校名称	专业设置	主管部门	专业创建年份	地　　址	邮　编
铜川职业技术学院	药学、医药营销	陕西省	2005	铜川市新区朝阳路西段	727031
甘肃农业职业技术学院	生物制药技术	甘肃省	2011	兰州市城关区段家滩路425号	730020
兰州职业技术学院	生物制药技术	甘肃省	2012	兰州市安宁区刘沙公路37号	730070
武威职业学院	药学、中药	甘肃省	2011	武威市凉州区皇台路102号	733000
定西师范高等专科学校	中草药栽培技术	甘肃省	2012	定西市定临路4号	743000
酒泉职业技术学院	化学制药技术	甘肃省	2012	酒泉市肃州区解放路66号	735000
青海卫生职业技术学院	药学	青海省	2003	西宁市七一路340号	810000
青海畜牧兽医职业技术学院	中草药栽培技术	青海省	2008	西宁市湟源县西大街13号	812100
宁夏职业技术学院	生物制药技术、中药制药技术	宁夏回族自治区	2002	银川市西夏区文萃路宁夏职业教育园区	750002
新疆现代职业技术学院	药学	新疆维吾尔自治区	2004	乌鲁木齐新市区河南东路9号	830011
新疆农业职业技术学院	生物制药技术、药品质量检验技术	新疆维吾尔自治区	2009	昌吉市文化东路29号	831100

2012年新增设药学、化工与制药类等专业的高校

2012年经教育部批准增设药学类、化工与制药类及国家控制布点的临床药学本科专业高等学校（含教育部批准和确认的独立学院）共75所。其中：

药学专业（代码100701）：北京中医药大学、北京城市学院、常州大学、河南理工大学、平顶山学院、郑州华信学院、湖北大学、江汉大学、深圳大学、重庆理工大学、遵义医学院、贵阳中医学院、遵义医学院医学与科技学院※。

药物制剂专业（代码100702）：河北北方学院、淮海工学院、武汉科技大学城市学院※。

临床药学专业（代码100703TK）：吉林大学、天津中医药大学、天津医科大学、河北医科大学、内蒙古医科大学、广西中医药大学、遵义医学院。

药事管理专业（代码100704T）：大连医科大学中山学院※、长春中医药大学、东南大学成贤学院※、南京中医药大学翰林学院※、贵阳医学院。

药物分析专业（代码100705T）：中南民族大学、河北医科大学、蚌埠医学院、安徽中医学院、广东药学院。

药物化学专业（代码100706T）：沈阳药科大学、上海工程技术大学。

海洋药学专业（代码100707T）：宁波大学。

中药学专业（代码100801）：右江民族医学院、贵阳医学院。

中药资源与开发专业（代码100802）：内蒙古医科大学、长春中医药大学、甘肃中医学院。

藏药学专业（代码100803T）：西南民族大学、甘肃中医学院。

中药制药（代码100805T）：北京中医药大学、北京中医药大学东方学院※、沈阳药科大学、黑龙江中医药大学。

中草药栽培与鉴定专业（代码100806T）：北京中医药大学东方学院※。

制药工程专业（代码081302）：辽宁何氏医学院、上海理工大学、蚌埠医学院、荆楚理工学院、三峡大学、贵州师范学院。

生物工程专业（代码083001）：河南中医学院。

生物制药专业（代码083002T）：天津农学院、大连医科大学、大庆师范学院、苏州大学、南京林业大学、盐城师范学院、南京中医药大学翰林学院※、浙江海洋学院、丽水学院、安徽农业大学、聊城大学、滨州医学院、德州学院、河南科技大学、河南城建学院、武汉工业学院、武汉理工大学华夏学院※、华南理工大学、暨南大学、成都医学院。

※为经教育部批准和确认的独立学院

2012年高等院校设置药学类、化工与制药类等本科专业点情况　据2012年年底统计，高等院校本科药学专业点为199个，药物制剂专业点104个，临床药学专业点24个，药事管理专业点10个，药物分析专业点7个，药物化学专业点4个，海洋药学专业点2个，中药学专业点97个，中药资源与开发专业点27个，藏药学专业点4个，蒙药学专业点2个，中药制药专业点11个，中草药栽培与鉴定专业点12个，制药工程专业点262个；生物技术专业点38个，生物工程专业点15个，生物制药专业点30个。详见表4。另有一些医药院校设置了非药学类专业，详见表5。

表 4　2012 年设置有药学类、化工与制药类等专业的高等院校

专业名称(代码)	专业点数	设置有该专业的高校
药学(100701)	199	北京大学**、清华大学、首都医科大学、北京中医药大学、北京城市学院、南开大学、天津大学、天津理工大学、天津中医药大学、天津医科大学、河北大学、河北科技大学、河北联合大学*、河北北方学院、河北师范大学、河北医科大学、山西大学、山西医科大学、长治医学院、山西中医学院、内蒙古科技大学、内蒙古医学院、中国医科大学*、辽宁医学院*、大连医科大学、辽宁中医药大学、沈阳药科大学、辽宁师范大学、沈阳医学院、辽宁何氏医学院、吉林大学、延边大学、长春中医药大学、北华大学、吉林医药学院、佳木斯大学、哈尔滨医科大学、黑龙江中医药大学、牡丹江医学院、哈尔滨商业大学、齐齐哈尔医学院、复旦大学*、上海交通大学、华东理工大学、上海中医药大学、苏州大学、南京工业大学、江苏大学、南通大学、南京医科大学*、徐州医学院、南京中医药大学、中国药科大学、扬州大学、常州大学、浙江大学、浙江工业大学、浙江海洋学院、温州医学院*、浙江中医药大学、杭州师范大学、绍兴文理学院、中国计量学院、嘉兴学院、安徽医科大学*、蚌埠医学院、皖南医学院、安徽中医学院、安徽新华学院、安徽理工大学、厦门大学、华侨大学、福建医科大学、福建中医药大学、莆田学院、江西中医学院、赣南医学院、宜春学院、井冈山学院、江西科技师范学院、九江学院、南昌大学、山东大学、中国海洋大学、山东轻工业学院、青岛农业大学、潍坊医学院、泰山医学院、滨州医学院、山东中医药大学、济宁医学院、烟台大学、青岛大学、济南大学、山东万杰医学院、郑州大学、河南中医学院、新乡医学院、河南大学、黄河科技学院、河南科技大学、河南理工大学、平顶山学院、郑州华信学院、武汉大学、华中科技大学、湖北中医药大学、中南民族大学、黄石理工学院、咸宁学院*、湖北医药学院、三峡大学、武汉科技大学、湖北工程学院、湖北大学、江汉大学、湘潭大学、中南大学、湖南中医药大学、湖南师范大学、湘南学院、南华大学、长沙医学院、中山大学、暨南大学、广州医学院、广东医学院、广州中医药大学、广东药学院、嘉应学院、佛山科学技术学院、南方医科大学、深圳大学、广西医科大学、广西中医药大学、桂林医学院、右江民族医学院、海南医学院、重庆大学、重庆医科大学、西南大学、重庆理工大学、四川农业大学、泸州医学院、成都中医药大学、川北医学院、西南民族大学、成都学院、四川大学、成都医学院、贵阳医学院、贵州民族学院、遵义医学院、贵阳中医学院、昆明医学院、大理学院、云南中医学院、西藏大学、西安交通大学、西安培华学院、西安医学院、陕西国际商贸学院、兰州大学、青海大学、青海民族学院、宁夏医科大学、新疆农业大学、石河子大学、新疆医科大学、天津医科大学临床学院※、河北科技大学理工学院※、河北联合大学冀唐学院※、山西医科大学晋祠学院※、中国医科大学临床医药学院※、辽宁医学院医疗学院※、南京医科大学康达学院※、南京中医药大学翰林学院※、浙江大学城市学院※、绍兴文理学院元培学院※、温州医学院仁济学院※、浙江海洋学院东海科学技术学院※、浙江中医药大学滨江学院※、安徽医科大学临床医学院※、江西中医学院科技学院※、河南大学民生学院※、新乡医学院三全学院※、湖北医药学院药护学院※、湘潭大学兴湘学院※、湖南师范大学树达学院※、南华大学船山学院※、湖南中医药大学湘杏学院※、中山大学新华学院※、广西中医药大学赛恩斯新医药学院※、贵阳医学院神奇民族医药学院※、遵义医学院医学与科技学院※、昆明医学院海源学院※、新疆农业大学科学技术学院※、石河子大学科技学院※、新疆医科大学厚博学院※
药物制剂(100702)	104	天津中医药大学、天津医科大学、河北科技大学、河北联合大学、石家庄学院、河北医科大学、河北北方学院、山西医科大学、内蒙古医学院、内蒙古民族大学、辽宁中医药大学、沈阳药科大学、中国医科大学、吉林大学、延边大学、吉林化工学院、长春中医药大学、通化师范学院、吉林医药学院、吉林农业科技学院、黑龙江中医药大学、牡丹江医学院、齐齐哈尔医学院、哈尔滨医科大学、华东理工大学、上海理工大学、南京工业大学、江苏大学、南京中医药大学、中国药科大学、徐州医学院、淮海工学院、浙江大学、浙江工业大学、浙江中医药大学、皖南医学院、安徽中医学院、安徽科技学院、安徽新华学院、福建医科大学、福建中医药大学、江西中医学院、九江学院、青岛科技大学、山东轻工业学院、济宁医学院、山东万杰医学院、郑州大学、河南农业大学、河南中医学院、新乡医学院、河南大学、郑州华信学院、黄河科技学院、武汉工程大学、湖北中医药大学、中南民族大学、武汉工业学院、咸宁学院、湖南中医药大学、长沙医学院、南华大学、广州中医药大学、广东药学院、南方医科大学、广西中医药大学、桂林医学院、重庆医科大学、四川农业大学、成都中医药大学、西南民族大学、成都医学院、贵阳医学院、遵义医学院、贵阳中医学院、贵州大学、大理学院、云南中医学院、昆明医学院、陕西科技大学、陕西中医学院;陕西国际商贸学院、兰州大学、甘肃中医学院、青海大学、青海民族学院、河北科技大学理工学院※、河北联合大学冀唐学院※、山西医科大学晋祠学院※、吉林大学珠海学院※、南京工业大学浦江学院※、南京中医药大学翰林学院※、江苏大学京江学院※、浙江中医药大学滨江学院※、江西中医学院科技学院※、河南大学民生学院※、武汉工程大学邮电与信息工程学院※、武汉科技大学城市学院※湖南中医药大学湘杏学院※、广西中医药大学赛恩斯新医药学院※、遵义医学院医学与科技学院※、贵阳中医学院时珍学院※、陕西科技大学镐京学院※、新乡医学院三全学院※
临床药学(100703TK)	24	首都医科大学*、天津中医药大学、天津医科大学、河北医科大学、内蒙古医科大学、沈阳药科大学*、大连医科大学、吉林大学、哈尔滨医科大学*、齐齐哈尔医学院、中国医科大学*、中国药科大学*、南京医科大学*、徐州医学院*、温州医学院、安徽医科大学、福建医科大学、广东药学院*、广西中医药大学、重庆医科大学*、四川大学*、泸州医学院、遵义医学院、昆明医学院*
药事管理(100704T)	10	天津商业大学、沈阳药科大学、长春中医药大学、中国药科大学、南京中医药大学、广东药学院、贵阳医学院、大连医科大学中山学院※、东南大学成贤学院※、南京中医药大学翰林学院※
药物分析(100705T)	7	河北医科大学、沈阳药科大学、中国药科大学、蚌埠医学院、安徽中医学院、中南民族大学、广东药学院
药物化学(100706T)	4	沈阳药科大学、上海工程技术大学、中国药科大学、广东药学院
海洋药学(100707T)	2	中国药科大学、宁波大学

（续表）

专业名称（代码）	专业点数	设置有该专业的高校
中药学（100801）	97	首都医科大学、北京中医药大学、北京城市学院、天津中医药大学、河北大学、河北联合大学、承德医学院、河北医科大学、河北农业大学、河北北方学院、山西医科大学、山西中医学院、内蒙古医学院、辽宁中医药大学、沈阳药科大学、大连大学、吉林农业大学、长春中医药大学、通化师范学院、吉林农业科技学院、哈尔滨医科大学、黑龙江中医药大学、齐齐哈尔医学院、哈尔滨商业大学、上海中医药大学、苏州大学、南京农业大学、南京中医药大学、中国药科大学、浙江大学、浙江工业大学、浙江林学院、温州医学院、浙江中医药大学、安徽医科大学、皖南医学院、安徽中医学院、安徽科技学院、福建中医药大学、江西中医学院、赣南医学院、泰山医学院、山东中医药大学、济宁医学院、河南农业大学、河南中医学院、河南大学、南阳理工学院、华中科技大学、湖北中医药大学、湖北民族学院、武汉生物工程学院、湖南中医药大学、暨南大学、广州中医药大学、广东药学院、南方医科大学、广东医学院、广西中医药大学、桂林医学院、右江民族医学院、海南医学院、重庆邮电大学、重庆医科大学、西南交通大学、泸州医学院、成都中医药大学、西南民族大学、贵阳中医学院、贵阳医学院、云南中医学院、西北大学、陕西中医学院、西安医学院、陕西国际商贸学院、兰州大学、甘肃中医学院、天水师范学院、青海大学、宁夏医科大学、石河子大学、新疆医科大学、北京中医药大学东方学院※、河北联合大学冀唐学院※、山西医科大学晋祠学院※、辽宁中医药大学杏林学院※、吉林大学珠海学院※、吉林农业大学发展学院※、南京中医药大学翰林学院※、温州医学院仁济学院※、浙江林学院天目学院※、浙江中医药大学滨江学院※、江西中医学院科技学院※、湖北民族学院科技学院※、湖南中医药大学湘杏学院※、广西中医药大学赛恩斯新医药学院※、贵阳中医学院时珍学院※
中药资源与开发（100802）	30	天津中医药大学、山西农业大学、内蒙古医科大学、沈阳药科大学、东北师范大学人文学院※、吉林农业大学、吉林农业科技学院、长春中医药大学、黑龙江中医药大学、南京中医药大学、南京中医药大学翰林学院※、中国药科大学、安徽农业大学、安徽中医学院、福建农林大学、江西农业大学、江西中医学院、江西中医学院科技学院※、山东农业大学、河南中医学院、湖北中医药大学、湖南农业大学、湖南中医药大学、广州中医药大学、广东药学院、广西医科大学、广西中医药大学、成都中医药大学、云南中医学院、甘肃中医学院
藏药学（100803T）	4	成都中医药大学、西南民族大学、西藏藏医学院*、甘肃中医学院
蒙药学（100804T）	2	内蒙古医学院、内蒙古民族大学
中药制药（100805T）	11	北京中医药大学、天津中医药大学、沈阳药科大学、黑龙江中医药大学、中国药科大学、南京中医药大学、江西中医学院、河南中医学院、广州中医药大学、广东药学院、北京中医药大学东方学院※
中草药栽培与鉴定（100806T）	12	沈阳农业大学、吉林农业科技学院、浙江中医药大学、山东中医药大学、广东药学院、四川农业大学、贵州大学、云南农业大学、云南中医学院、甘肃农业大学、甘肃中医学院、北京中医药大学东方学院※
制药工程（081302）	261	北京理工大学、北京化工大学、北京石油化工学院、北京中医药大学、中央民族大学、北京联合大学、天津大学、天津科技大学、天津工业大学、天津理工大学、天津商业大学、天津中医药大学、河北工业大学、河北科技大学、石家庄学院、河北农业大学、中北大学、太原理工大学、太原科技大学、山西农业大学、山西中医学院、太原工业学院、内蒙古工业大学、内蒙古农业大学、内蒙古医学院、辽宁大学、大连理工大学、沈阳化工大学、辽宁中医药大学、沈阳药科大学、中国医科大学、大连大学、辽宁科技学院、大连民族学院、辽宁何氏医学院、大连交通大学、吉林大学、延边大学、长春工业大学、吉林化工学院、吉林农业大学、长春中医药大学、吉林农业科技学院、黑龙江大学、齐齐哈尔大学、佳木斯大学、黑龙江八一农垦大学、东北农业大学、黑龙江中医药大学、牡丹江医学院、绥化学院、哈尔滨商业大学、齐齐哈尔医学院、哈尔滨理工大学、哈尔滨师范大学、牡丹江师范学院、华东理工大学、上海应用技术学院、上海工程技术大学、上海理工大学、东南大学、南京理工大学、南京工业大学、常州大学、江南大学、江苏大学、盐城工学院、南京中医药大学、中国药科大学、江苏师范大学、盐城师范学院、淮阴工学院、扬州大学、淮海工学院、浙江大学、浙江工业大学、温州医学院、浙江中医药大学、杭州师范大学、湖州师范学院、台州学院、浙江科技学院、嘉兴学院、合肥工业大学*、安徽理工大学、皖南医学院、安徽中医学院*、蚌埠学院、黄山学院、皖西学院、安徽新华学院、安徽工业大学、滁州学院、合肥师范学院、蚌埠医学院、华侨大学、福州大学、福建农林大学、福建中医药大学、江西中医学院、宜春学院、江西科技师范学院、南昌大学、江西农业大学、赣南医学院、山东大学、青岛科技大学、济南大学、山东轻工业学院、山东农业大学、菏泽学院、枣庄学院、青岛农业大学、泰山医学院、山东中医药大学、山东师范大学、临沂大学、德州学院、潍坊学院、济宁医学院、曲阜师范大学、聊城大学、泰山学院、烟台大学、郑州大学、河南科技大学、河南农业大学、河南科技学院、河南中医学院、南阳师范学院、新乡学院、河南工业大学、河南师范大学、安阳师范学院、武汉工程大学、武汉工业学院、武汉理工大学、武昌理工学院、湖北工业大学、湖北中医药大学、黄冈师范学院、武汉生物工程学院、湖北医药学院、荆楚理工学院、三峡大学、湖北民族学院、湘潭大学、中南大学、湖南中医药大学、湖南师范大学、湖南理工学院、怀化学院、南华大学、湖南科技大学、湖南科技学院、吉首大学、南方医科大学、华南理工大学、华南农业大学、广东海洋大学、广州中医药大学、广东药学院、湛江师范学院、肇庆学院、广东工业大学、广西大学、广西工学院、广西中医药大学、河池学院、玉林师范学院、广西民族大学、梧州学院、广西民族师范学院、广西师范大学、海南大学、海南师范大学、重庆大学、重庆邮电大学、西南大学、重庆工学院、重庆工商大学、重庆文理学院、重庆科技学院、西南交通大学、西南科技大学、四川理工学院、西华大学、成都中医药大学、四川文理学院、西南民族大学、成都学院、四川大学、宜宾学院、成都理工大学、贵州大学*、贵阳中医学院、铜仁学院、遵义医学院、凯里学院、贵阳学院、贵州师范学院、云南大学、昆明理工大学、云南中医学院、云南师范大学、云南民族大学、西北大学、西安交通大学、西安理工大学、陕西科技大学、西北农林科技大学、陕西中医学院、宝鸡文理学院、兰州理工大学、西北师范大学、西北民族大学、陕西国际商贸学院、商洛学院、陕西服装工程学院、青海大学、宁夏大学、北方民族大学、北京化工大学北方学院※、河北科技大学理工学院※、河北工业大学城市学院※、河北农业大学现代科技学院※、山西农业大学信息学院※、辽宁中

（续表）

专业名称（代码）	专业点数	设置有该专业的高校
		医药大学杏林学院※、沈阳化工大学科亚学院※、吉林大学珠海学院※、长春工业大学人文信息学院※、东南大学成贤学院※、南京理工大学泰州科技学院※、南京工业大学浦江学院※、南京中医药大学翰林学院※、江苏大学京江学院※、扬州大学广陵学院※、江苏师范大学科文学院※、常州大学怀德学院※、南京师范大学泰州学院※、浙江大学宁波理工学院※、湖州师范学院求真学院※、浙江中医药大学滨江学院※、南昌大学科学技术学院※、江西中医学院科技学院※、河南科技学院新科学院※、新乡医学院三全学院※、武汉理工大学华夏学院※、、武汉工程大学邮电与信息工程学院※、湖北民族学院科技学院※、湖南师范大学树达学院※、湘潭大学兴湘学院※、湖南科技大学潇湘学院※、南华大学船山学院※、湖南中医药大学湘杏学院※、湖南理工学院南湖学院※、广西师范大学漓江学院※、贵州大学明德学院※、遵义医学院医学与科技学院※、西北大学现代学院※、延安大学西安创新学院※
生物技术（071002）	38	河北联合大学、河北联合大学冀唐学院※、内蒙古医学院、大连医科大学、沈阳药科大学、长春中医药大学、吉林医药学院、哈尔滨医科大学、黑龙江中医药大学、南京医科大学、中国药科大学、温州医学院、温州医学院仁济学院※、浙江中医药大学、浙江中医药大学滨江学院※、安徽医科大学、赣南医学院、潍坊医学院、泰山医学院、滨州医学院、济宁医学院、新乡医学院、新乡医学院三全学院※、湖北中医药大学、长沙医学院、广州医学院、广东药学院、南方医科大学、广西医科大学、桂林医学院、海南医学院、重庆医科大学、成都中医药大学、成都医学院、贵阳医学院、陕西中医学院、宁夏医科大学、新疆医科大学厚博学院※
生物工程（083001）	15	沈阳药科大学、中国药科大学、浙江中医药大学、江西中医学院、泰山医学院、济宁医学院、河南中医学院、新乡医学院、湖南中医药大学、遵义医学院、浙江中医药大学滨江学院※、江西中医学院科技学院※、新乡医学院三全学院※、湖南中医药大学湘杏学院※、遵义医学院医学与科技学院※
生物制药（083002T）	30	天津农学院、沈阳药科大学、大连医科大学、长春中医药大学、吉林化工学院、大庆师范学院、中国药科大学、苏州大学、南京林业大学、盐城师范学院、浙江理工大学、浙江海洋学院、丽水学院、福建医科大学、安徽农业大学、泰山医学院、聊城大学、滨州医学院、德州学院、信阳师范学院、河南科技大学、河南城建学院、武汉工业学院、广东药学院、华南理工大学、暨南大学、四川理工学院、成都医学院、南京中医药大学翰林学院※、武汉理工大学华夏学院※

**为6年制，*5为年制，※为经教育部批准和确认的独立学院；
武汉工业学院工商学院※于2012年4月更名为武昌工学院，原设制药工程专业未列入。

表5　2012年经教育部批准设置或备案新增的非药学类专业高等医药院校

专业名称（代码）	设置专业的院校
经济学专业（020101）	中国药科大学、南方医科大学
国际经济与贸易（020401）	沈阳药科大学、中国药科大学、南京中医药大学、安徽中医学院、广州中医药大学、广东药学院、甘肃中医学院
保险（020303）	江西中医学院、江西中医学院科技学院※、广东药学院、皖南医学院、安徽中医学院、广州中医药大学
法学（030101K）	北京中医药大学、首都医科大学、天津医科大学、天津医科大学临床学院※、河北联合大学、河北联合大学冀唐学院※、大连医科大学、哈尔滨医科大学、温州医学院、温州医学院仁济学院※、安徽医科大学、皖南医学院、赣南医学院、山东中医药大学、滨州医学院、潍坊医学院、南方医科大学、广州医学院、泸州医学院*、贵阳医学院、贵阳医学院神奇民族医药学院※、贵阳中医学院时珍学院※、昆明医学院
社会工作（030302）	山西医科大学、山西医科大学晋祠学院※、齐齐哈尔医学院、福建医科大学、泰山医学院、黑龙江中医药大学、广西医科大学、桂林医学院温州医学院、广东药学院
体育教育（040201）	广州中医药大学、成都中医药大学
社会体育指导与管理（040203）	泸州医学院、遵义医学院、山东中医药大学、成都中医药大学、贵阳医学院、天津中医药大学
运动人体科学（040205）	长治医学院、昆明医科大学海源学院※
运动康复（040206T）	泰山医学院、成都中医药大学
休闲体育（040207T）	贵阳医学院
汉语言文学（050101）	陕西中医学院
汉语言（050102）	天津中医药大学、上海中医药大学、新疆医科大学、新疆医科大学厚博学院※、辽宁中医药大学
汉语国际教育（050103）	天津中医药大学、成都中医药大学、安徽中医学院
古典文献学（050105）	天津中医药大学、黑龙江中医药大学
英语（050201）	北京中医药大学*、天津医科大学、河北联合大学*、河北联合大学冀唐学院※、山西医科大学、山西医科大学晋祠学院※、内蒙古医学院、辽宁中医药大学、长春中医药大学、南京医科大学、南京中医药大学、中国药科大学、温州医学院、温州医学院仁济学院※、浙江中医药大学、浙江中医药大学滨江学院※、江西中医学院、江西中医学院科技学院※、赣南医学院、山东中医药大学、潍坊医学院、泰山医学院、滨州医学院、河南中医学院、新乡医学院、新乡医学院三全学院※、湖北中医药大学、湖南中医药大学、长沙医学院、广州中医药大学、广东医学院、广东药学院、南方医科大学、重庆医科大学、成都中医药大学、泸州医学院、川北医学院、贵阳医学院、

（续表）

专业名称（代码）	设置专业的院校
	贵阳医学院神奇民族医药学院※、遵义医学院、遵义医学院医学与科技学院※、陕西中医学院、新疆医科大学、福建医科大学、广西医科大学、右江民族医学院、济宁医学院、桂林医学院、昆明医学院海源学院※、西安医学院
俄语（050202）	泰山医学院
日语（050207）	长春中医药大学、温州医学院、温州医学院仁济学院※
泰语（050220）	昆明医科大学海源学院※
广告学（050303）	沈阳医学院何氏视觉科学学院※
音乐学（130202）	长治医学院、江西中医学院、江西中医学院科技学院※
产品设计（130504）	大连医科大学、大连医科大学中山学院※、沈阳医学院何氏视觉科学学院※
动画（130310）	沈阳医学院何氏视觉科学学院※
信息与计算科学（070102）	遵义医学院、遵义医学院医学与科技学院※
应用物理学（070202）	泰山医学院
应用化学（070302）	沈阳药科大学、江西中医学院、江西中医学院科技学院※、泰山医学院、广东药学院
生物科学（071001）	长春中医药大学、温州医学院、温州医学院仁济学院※、浙江中医药大学、浙江中医药大学滨江学院※、蚌埠医学院、广东药学院、成都中医药大学、海南医学院
生物信息学（071003）	南方医科大学、哈尔滨医科大学*、天津医科大学、福建医科大学、重庆医科大学
生物技术（071002）	中国医科大学、中国医科大学临床医药学院※、湖北医药学院
海洋科学（070701）	温州医学院
电子信息科学与技术（080714K）	泰山医学院、宁夏医科大学
环境科学（082503）	沈阳药科大学、温州医学院、温州医学院仁济学院※、江西中医学院、江西中医学院科技学院※、中国药科大学、昆明医学院海源学院※
心理学（071501）	天津中医药大学
应用心理学（071102）	天津中医药大学、河北联合大学、河北联合大学冀唐学院※、承德医学院、长治医学院、内蒙古医学院*、大连医科大学、沈阳医学院、沈阳医学院何氏视觉科学学院※、吉林医药学院、黑龙江中医药大学、齐齐哈尔医学院、牡丹江医学院、南京中医药大学、温州医学院、温州医学院仁济学院※、安徽医科大学*、皖南医学院、安徽中医学院*、福建医科大学、福建中医药大学、江西中医学院、江西中医学院科技学院※、赣南医学院、滨州医学院、潍坊医学院、山东中医药大学、济宁医学院、河南中医学院、新乡医学院、湖北中医药大学、湖南中医药大学、广州医学院、广东医学院、广州中医药大学、南方医科大学、广西中医药大学、海南医学院、重庆医科大学、泸州医学院*、成都中医药大学、成都医学院、贵阳中医学院、贵阳中医学院时珍学院※、云南中医学院、陕西中医学院、山西中医学院、贵阳医学院、甘肃中医学院
应用统计学（071202）	潍坊医学院、泰山医学院、滨州医学院、南方医科大学、广州医学院、广东医学院、海南医学院、重庆医科大学
高分子材料与工程（080407）	泰山医学院、广东药学院
电子信息工程（080701）	南方医科大学、广东药学院、山东万杰医学院
通信工程（080703）	泰山医学院
计算机科学与技术（080901）	南京中医药大学、温州医学院、安徽中医学院、江西中医学院、江西中医学院科技学院※、山东中医药大学、泰山医学院、济宁医学院、河南中医学院、湖南中医药大学、长沙医学院、广州中医药大学、广东药学院、南方医科大学、桂林医学院、云南中医学院、北京中医药大学东方学院※、大连医科大学中山学院※、温州医学院仁济学院※
物联网工程（080905）	徐州医学院
生物医学工程（082601）	首都医科大学、天津医科大学*、长治医学院、中国医科大学*、中国医科大学临床医药学院※、大连医科大学、吉林医药学院、哈尔滨医科大学、南京医科大学、南京医科大学康达学院※、徐州医学院、温州医学院、温州医学院仁济学院※、安徽医科大学临床医学院※、皖南医学院、福建医科大学、福建中医药大学、江西中医学院、江西中医学院科技学院※、赣南医学院、山东中医药大学、泰山医学院、新乡医学院、新乡医学院三全学院※、广州医学院、广东医学院、广东药学院、南方医科大学、广西中医药大学、桂林医学院、重庆医科大学*、泸州医学院、川北医学院、贵阳医学院、贵阳医学院神奇民族医药学院※、安徽医科大学、广西医科大学、牡丹江医学院、成都医学院
建筑环境与能源应用工程（081002）	山东万杰医学院
环境工程（082502）	泰山医学院
化学工程与工艺（081301）	泰山医学院、广东药学院
食品科学与工程（082701）	沈阳药科大学、辽宁中医药大学、辽宁医学院、辽宁医学院医疗学院※、黑龙江中医药大学、浙江中医药大学、浙江中医药大学滨江学院※、福建中医药大学、山东万杰医学院、广西中医药大学、云南中医学院、湖南中医药大学

（续表）

专业名称(代码)	设置专业的院校
食品质量与安全(082702)	中国药科大学、安徽医科大学、广东药学院、成都中医药大学、沈阳医学院、潍坊医学院、济宁医学院、辽宁中医药大学、安徽中医学院、山东万杰医学院、湖北中医药大学、广东医学院、广西中医药大学、广西中医药大学赛恩斯新医药学院※、成都医学院、云南中医学院
葡萄与葡萄酒工程(082706T)	沈阳药科大学
植物保护(090103)	成都中医药大学、山西中医学院
食品卫生与营养学(100402)	沈阳医学院、上海中医药大学、徐州医学院、蚌埠医学院、重庆医科大学、天津中医药大学、吉林医药学院、成都中医药大学、贵阳医学院
信息管理与信息系统(120102)	河北联合大学、河北联合大学冀唐学院※、山西医科大学、山西医科大学晋祠学院※、山西中医学院、长治医学院、内蒙古医学院、辽宁中医药大学、中国医科大学、中国医科大学临床医药学院※、哈尔滨医科大学、牡丹江医学院、齐齐哈尔医学院、南京中医药大学、中国药科大学、温州医学院、温州医学院仁济学院※、皖南医学院、安徽中医学院、蚌埠医学院、福建中医药大学、山东中医药大学、泰山医学院、滨州医学院、济宁医学院、山东万杰医学院、河南中医学院、湖北中医药大学、湖北医药学院、广东医学院、广州医学院、广东药学院、广西医科大学、广西中医药大学、海南医学院、重庆医科大学、泸州医学院、成都医学院、昆明医学院海源学院※新疆医科大学、宁夏医科大学、桂林医学院
工商管理(120201K)	北京中医药大学、北京中医药大学东方学院※、沈阳药科大学、中国药科大学、长沙医学院、成都中医药大学
市场营销(120203K)	天津中医药大学、天津医科大学临床医学院※、山西中医学院、内蒙古医学院、辽宁中医药大学、沈阳医学院何氏视觉科学学院※、长春中医药大学、吉林医药学院、黑龙江中医药大学、哈尔滨医科大学、牡丹江医学院、中国药科大学、南京中医药大学、浙江中医药大学、浙江中医药大学滨江学院※、温州医学院、温州医学院仁济学院※、福建中医药大学、江西中医学院、潍坊医学院、泰山医学院、山东中医药大学、济宁医学院、河南中医学院、湖北中医药大学、湖南中医药大学、长沙医学院、广东药学院、南方医科大学、广州医学院、广西中医药大学、桂林医学院、海南医学院、成都中医药大学、泸州医学院、云南中医学院、昆明医学院、宁夏医科大学、广州中医药大学
人力资源管理(120206)	泰山医学院、济宁医学院、广东药学院、安徽中医学院
旅游管理(120901K)	泰山医学院
电子商务(110209W)	南京中医药大学、广东药学院、山东万杰医学院
物流管理(110210W)	广东药学院、辽宁中医药大学、湖北中医药大学、云南中医学院
公共事业管理(110302)	北京中医药大学、首都医科大学*、北京中医药大学*、北京中医药大学东方学院※、天津中医药大学、天津医科大学、天津医科大学临床医学院※、河北联合大学、河北联合大学冀唐学院※、山西医科大学、山西医科大学晋祠学院※、内蒙古医学院、辽宁医学院、辽宁医学院医疗学院※、大连医科大学、大连医科大学中山学院※、辽宁中医药大学、沈阳医学院、沈阳医学院何氏视觉科学学院※、长春中医药大学、吉林医药学院、哈尔滨医科大学、黑龙江中医药大学、牡丹江医学院、齐齐哈尔医学院、上海中医药大学、南京医科大学、南京中医药大学、徐州医学院、温州医学院、温州医学院仁济学院※、浙江中医药大学、浙江中医药大学滨江学院※、安徽医科大学、安徽医科大学临床医学院※、安徽中医学院、皖南医学院、福建医科大学、福建中医药大学、江西中医学院、江西中医学院科技学院※、山东中医药大学、赣南医学院、潍坊医学院、滨州医学院、济宁医学院、泰山医学院、河南中医学院、新乡医学院、新乡医学院三全学院※、湖北中医药大学、湖北医药学院药护学院※、湖南中医药大学、广州医学院、广东医学院、广州中医药大学、广东药学院、南方医科大学、广西中医药大学、广西医科大学、桂林医学院、海南医学院、重庆医科大学、泸州医学院、成都中医药大学、川北医学院、成都医学院、遵义医学院、遵义医学院医学与科技学院※、昆明医学院、昆明医学院海源学院※、云南中医学院、陕西中医学院、西安医学院、宁夏医科大学、新疆医科大学、新疆医科大学厚博学院※
劳动与社会保障(110303)	天津中医药大学、河北联合大学、沈阳医学院、温州医学院、安徽医科大学、泰山医学院、潍坊医学院、济宁医学院、广东医学院、海南医学院、泸州医学院、贵阳中医学院、贵阳中医学院时珍学院※、昆明医学院、昆明医学院海源学院※、滨州医学、山西医科大学、内蒙古医科大学
文化产业管理(110310S)	河南中医学院
图书馆学(110501)	齐齐哈尔医学院
书法学(130405T)	昆明医科大学海源学院※

* 为5年制，※为教育部批准或认可的独立院校

2012年主要药学院校在校生情况 根据全国41所高等药学院校（中国药科大学、沈阳药科大学、北京大学、复旦大学、四川大学、浙江大学、山东大学、上海交通大学、西安交通大学、中山大学、华东理工大学、广东药学院、广州中医药大学、安徽医科大学、安徽中医药大学、包头医学院、重庆医科大学、贵阳医学院、哈尔滨医科大学、河北医科大学、华中科技大学、吉林化工学院、吉林医药学院、佳木斯大学、辽宁中医药大学、牡丹江医学院、内蒙古医科大学、南京中医药大学、上海工程技术大学、首都医科大学、泰山医学院、天津大学、天津医科大学、武汉工程大学、西藏大学医学院、西南大

学、新疆医科大学、徐州医学院、延边大学、郑州大学、中南民族大学）和2所药物研究机构（北京协和医学院药物研究所、中科院上海药物研究所）提供的调查问卷统计，2012年共有在校生67 866人，详情见表1。

表1　2012年42所药学院校（系）在校生情况

普通高等教育在校生人数					成人教育在校（在籍）学生人数	进修生人数	外国留学生人数
总人数	博士生	硕士生	本科生	专科生			
67 866	2 870	11 423	49 854	3 719	27 464	631	162

药学教育研究会第五次理事大会　2012年9月25～27日，由中国高等教育学会药学教育研究会、中国医药教育协会高等药学院校委员会主办，宁夏医科大学承办的中国高等教育学会医学教育专业委员会药学教育研究会第五次理事大会暨中国医药教育协会高等药学院校（系）委员会2012年工作会议在银川市召开。来自中国药科大学、沈阳药科大学、北京大学、复旦大学、第二军医大学等55所国内知名院校的91名专家参加大会。会上，8位代表内容就药学专业学生早期介入科研训练的模式探索、临床药学培养新模式探索与实践教学改革、改革实验内容提高学生的创新能力研究等内容进行了交流发言。并分组讨论了药学教育研究的相关内容。与会专家还为国家药学教育事业发展献计献策，规划着药学教育发展蓝图。本次会议为药学教育的发展提供了一次良好的成果展示、学习和交流平台。通过会议讨论交流，探索了药学人才培养方案，更新了教育理念，深化了教育教学改革，更注重学生的科学思维、优良品质、综合能力和创新能力的培养，不断改革药学教育培养体制，通过全国药学教育者的共同努力，构建一个高水平、高质量、高效率的高等药学教育体系，促进我国药学教育快速可持续地健康发展。会议期间，代表们还参观了宁夏医科大学中华回医药文化博物馆、校史馆、药学院药学实验教学中心。

第二届全国医药院校药学/中药学实验教学研讨会　由全国医药院校药学/中药学实验教学示范中心联席会主办，浙江大学药学院承办的第二届全国医药院校药学/中药学实验教学研讨会暨全国医药院校药学/中药学实验教学示范中心联席会会议于2012年11月11～13日在浙江大学药学院举行。来自全国28所医药院校，30个实验教学示范中心，90多位代表参加了此次会议。会议围绕实验教学课程体系构建与优化、实验教学队伍的管理与建设、教学实验室的管理与运行、实验设备使用的开发与创新及实验教学的信息化建设等主题展开深入交流和探讨，共收到相关的会议论文、摘要36篇。北京大学药学院、中国药科大学生命学院、上海中医药大学、沈阳药科大学、浙江大学药学院、山东大学药学院、中南民族学院等院校的副院长/实验中心主任在大会上介绍了各自学校的实验教学示范中心的建设、药学/中药学实验教学的改革、全面立体化实验教材建设等内容。桂林医学院段小群院长介绍了2013年第三届全国医药院校药学/中药学专业大学生实验技能竞赛筹备工作。最后，学科组副组长上海中医药大学的张彤教授作了大会总结，并宣布经联席会常务理事会议决定的第三届大学生实验技能竞赛的时间与地点。

第五届全国大学生药苑论坛　2012年11月17～18日，由中国高等教育学会药学教育研究会主办，第五届“全国大学生药苑论坛”在沈阳药科大学隆重举行。来自北京大学、复旦大学、中国药科大学、四川大学等30所全国高等学校的120余名师生代表参加了本次论坛。沈阳药科大学副校长宫平致欢迎词，中国药科大学党委副书记张福珍、卓越和发医药有限公司董事闫志刚出席开幕式并讲话。本届药苑论坛共分“专家讲座”、“学生大会交流报告”、“学生分组报告及展板交流”3个活动单元。沈阳药科大学毛世瑞教授、中国药科大学刘晓东教授、第二军医大学朱驹教授分别从不同科研领域展现了本课题组最新研究成果，参会学生代表一致表示受益匪浅；来自北京大学、中国药科大学、沈阳药科大学的3名同学，代表本课题团队做了成果交流，充分展示了药学大学生的实践创新能力；经专家评审，本届论坛共评出一等奖10篇，二等奖15篇，三等奖24篇。最后举行隆重颁奖仪式，颁发证书和奖品。我校选送的2篇论文分获一等奖和二等奖。本次论坛还得到了卓越和发医药有限公司的大力支持。会后，与会全体师生代表参观了沈阳药科大学国家级实验教学示范中心。

第二届全国大学生制药工程设计竞赛　2012年11月17～18日，第二届“东富龙”杯大学生制药工程设计竞赛总决赛阶段在四川大学成功举办。此次竞赛总共有来自17所大学的47支队伍参赛，其中24支队伍进入到了决赛阶段。本次大赛的宗旨是为了推动中国制药工程专业教育发展，建立学术研究与工程实践的桥梁，让未来的中国制药工业后备人才接受系统的训练，获取先进、实用、科学的理念、方法和技术手段，推动中国制药工业技术水平的快速发展。竞赛目的是强化制药工程专业学生的专业知识综合运用能力、理论转化实践能力和分析问题、解决问题的能力，并建立产研学平台，加强产业与大学的联系，同时也为企业后续的发展选拔潜在优秀制药工程人才。与第一届竞赛相比，本届竞赛更加规范，对竞赛题目做了限定，即在一个已经建造好的两层楼房内按照设计要求进行工艺布局。比赛不乏亮点，如学生对无菌冻干制剂工艺过程的理解、文件的编制水平、计算机软件的使用水平均有所提高。

专业建设与介绍

2012年主要药学院校专业设置情况 根据全国41所高等药学院校和2所科研院所提供的调查问卷统计,2012年主要药学院校共有本科专业点134个,详情见表1。

表1 2012年42所高校药学院(系)学科专业设置情况

教学层次	专业点数
高职高专专业点	25
本科专业点	134
硕士学位授权一级学科点	53
硕士学位授权二级学科点	195
专业硕士学位授权点	46
博士学位授权一级学科点	25
博士学位授权二级学科点	94
博士后科研流动站	25

各校专业建设情况

中国药科大学 围绕"不唯药、需围药、应为药"的九字办学方针,加强专业建设。1. 专业建设成效显著。学校建有2个国家级人才培养基地,5个国家特色专业建设点,7个江苏省品牌专业,5个江苏省特色专业。2012年获得教育部批准在药物制剂、制药工程、生物制药3个专业中实施"卓越工程师"计划,药学类、中药学类、生物工程类、工商管理类及制药工程专业获得江苏省"十二五"重点专业建设立项。2. 创新药学人才培养模式。学校率先提出并成功实践"研究型"和"应用型"两类药学人才分类培养模式,并根据高等教育和行业发展需要,不断深化人才培养模式改革内涵,加强与行业企业在人才培养方面的互动合作,取得丰硕成果。"21世纪初药学高等教育人才培养模式研究与实践"获第五届国家级教学成果一等奖,"校企互动合作培养生物医药创新创业人才的研究与实践"获第六届国家级教学成果一等奖,"基础药学理科基地建设成果"获得第五届国家级教学成果二等奖。为了做强做优本科教育,学校在知识结构和能力培养上,逐步形成"三个学科基础、三项实践能力、三种实践经历"的"333"培养方案特色。开展药学基础课程与专业基础课程的整合,突破了药学教育学科基础的单一化学模式,将化学、生物学、医学三大基础学科作为药学教育学科基础设置课程群;开展中药材认知实训、GMP车间实训和模拟药房实训,保证学生毕业时具有"认药"、"制药"和"用药"三种特色的行业实践能力;多途径创造机会,满足学生在科研训练、企业实践和国际交流方面的需求,使更多学生能够在本科阶段拥有科学研究实践经历、企业实践经历和国际交流实践经历。

沈阳药科大学 继续实施专业负责人制度,明确专业建设目标。学校2006年聘任首届本科专业负责人,2012年是学校实施本科专业负责人制度的第7年。经学院推荐、学校审核,2012年学校完成第三届本科专业负责人的聘任。为强化专业负责人的专业建设意识、增强其专业建设针对性,学校通过制定专业负责人工作职责、召开专业建设会议等方式,进一步明确专业负责人职能和各专业的具体建设目标。结合行业和区域经济发展,增设本科专业。2012年,学校结合我国战略新兴产业发展规划及辽宁省生物医药产业集群建设需要,在学校雄厚的药学学科办学基础上,巩固特色专业办学优势,探索新的专业增长点,以期丰富学校药学类专业群、延伸交叉学科办学方向,更好地服务行业和区域经济发展。在药学(英语)、药学(日语)、中药学(日语)特色专业方向多年的办学经验和办学成效基础上,申报增设五年制药学、五年制中药学专业;在深入的调研论证基础上,申报增设药物化学、中药制药、葡萄与葡萄酒工程3个本科专业。

北京大学药学院 优化学科结构,加强专业建设。继续保持药物化学、生药学等传统学科在国内领先优势的同时,加大对药剂学等发展势头强劲的学科的支持,大力推动化学生物学、临床药学、预防药学等新兴学科的发展,积极鼓励交叉学科建设。针对药学学科的特点,药学院的科研工作立足于基础研究,充分发挥天然药物及仿生药物国家重点实验室的学术带头作用和资源优势,解决重大基本科学问题。同时依托"创新药物研发大平台",开展多层次的应用研究,积极推动研究成果转化为社会生产力。2012学院药学学科在教育部第三轮学科评估中获得第一名,评估过程中学院对近五年学院的学科建设和人才培养工作进行了梳理和检验,在明确成绩和定位的同时,也找准问题和今后发展方向。同时,学院在2003年自主设置的化学生物学专业和临床药学专业也在2012年完成了北京大学自主设置二级学科的重新论证工作。学院"药学专业"先后被评为北京市级、国家级高等学校特色专业建设点。学院专业建设的重点包括以下几方面工作:1. 师资队伍建设,提升教师队伍整体素质,优化人员结构,不断扩大学科带头人和骨干教师队伍;2. 加强教学平台、教学硬件建设。筹措资金改善硬件设施,所有仪器设备实行统一配置和共享;对现有实验室资源进行整合,整合后的实验室将按功能分类,打破课程和二级学科界限,根据实验内容和使用的仪器设备试剂等统筹安排,真正成为功能集约、资源优化、开放充分、运作高效的实验教学平台;3. 进一步深化六年制人才培养模式改革,坚持"因材施教、个性化培养",不断优化六年制培养方案和课程体系,保持学院办学优势和特色;4. 加强实践基地建设,将实验教学与学科、科研优势及社会应用、实践紧密结合,形成教学科研协同、学校企业联合培养人才的实验教学新模式。

安徽医科大学药学院 学科根据自身实际,扬长避短,制定了科学合理的学科发展规划,建立了相对完善的管理体制和运行机制。学校高度重视重点学科建设,制定了一系列学科建设管理规定,包括学科带头人、重点学科管理、学科经费管理办法等。主要以学科带头人为中心,围绕学科队伍及研究基地建设,对学科带头人、学术团队及研究基地进行考核评估,加强对重点学科的过程管理。在加强过程管理的同时,对每个学科根据学科带头人和学科共同设定的目标实行目标管理。根据科学研究、人才培养、成果表达、研究基地建设等各项指标，由学校与学科共同根据学校学科建设规划的整体要求，以及学校发展规划确定考核目标。

安徽中医药大学药学院　积极组织各学科建设研讨会；2012年中药化学学科获准为国家中医药管理局重点学科；药剂学、中药药理学学科获准为安徽省B类重点学科；国家中医药重点学科药用植物学学科顺利通过国家中医药管理局“十一五”中医药重点学科中期检查；中药学省级重点学科完成年度建设任务；成功申报2个本科新专业。

首都医科大学化学生物学与药学院　化学生物学与药学院成立于2004年2月25日。2004年3月12日揭牌。按照现代药学的学科规范，学院设立了药物化学系、药剂学系、新药药理学系、化学生物学系、天然药物学系、临床药学系和药学实验教学中心。建设一流学科是创建一流化学生物学与药学院的基石。学院在学科建设中采取重点发展以优势学科带头人为支撑的优势学科、优先扶持新兴学科的学科建设策略。2012年，药物化学和药理学被评为北京市重点学科。

天津大学药物科学与技术学院　1. 培养目标。为致力于提升人类健康水平而从事研究和实践的学生、药学专业人士、科学家、研究学者、工程师及药物科学、社会行政管理科学领域的领军人物提供终身学习的机会。2. 学科组成。截至2012年底，学院设有本科药学专业，主要学习药学各分支学科，包括药物化学、药剂学、生药学、药理学、药物分析、生物化学、药事管理等基本理论、知识和实验技能，使学生具有药物设计研究、生产开发、质量控制、临床应用等方面的能力，可从事药物设计、药品鉴定、药物制剂、临床用药及药政管理等领域相关工作；研究生专业包括药物化学、药剂学、生药学、药理学、药物分析、生物化学、药事管理专业，并开设药学专业硕士项目；学院设有自主博士招生专业两个：应用化学、药事管理。3. 专业、学科师资。2011-2012年度，学院3名教授入选国家“千人计划”，1名教授入选天津市“千人计划”。2012年入选国家自然科学基金优秀青年项目1人，2011-2012学院引进副教授2名。全院现有教师40人，其中教授14名、副教授18名，包括中国工程院院士1名、国家“千人计划”3名，天津市“千人计划”1名。长江学者特聘教授2名、新世纪人才3名，具有博士学位教师比例达100%，海外留学或工作经历的教师占75%以上，已经形成一支以归国中青年学者为主体的高水平教学师资队伍。药学院紧密围绕国家重大战略需求，整合优势资源，凝炼研究方向，在承担国家重大项目的能力上要有显著提升，积极推进专利的申报工作，重点建设了2支科研方向明确、实力雄厚、竞争力强劲的科研团队。4. 专业、学科建设成果。在2012年度，进一步推进工程教育改革，加强与医药企业的联系，建立校外实习基地，并多次组织本科及研究生前往天津市药检所、天士力集团等知名企事业单位进行参观、实习。进一步完善本科生提前进入实验室的监控管理工作，确保此项教学改革的质量。加强对本科教学实验中心的管理和投入，按照天津市实验教学示范中心的有关要求，不断提高实验教学质量，鼓励教师积极参与教改立项工作，进一步完善本科生和研究生的培养体系，积极申报教学成果奖。学院充分利用师资优势，积极开展双语教学，2011-2012度共开设5门双语课程，其中3门课程为教育部双语教学示范课程。

武汉工程大学化工与制药学院　按照“思想先进、目标明确、改革领先、师资优化、设备先进、教学优秀”的要求，加强专业教学条件、师资队伍力量、人才培养模式、教学计划设置、课程体系与教学内容、教学方法与手段等方面的建设与改革，在专业评估和校级品牌专业建设的基础上，建设省级品牌专业，国家级特色专业，形成学校优势和特色。本科品牌专业的重点是加强已立项项目的内涵建设，不仅要有一流的师资和设备，更要有先进的教育思想，体现“教育创新”的时代要求，在人才培养和教学改革方面起带头、示范和辐射作用，使学校成为湖北省本科高级专门人才的培养基地、专业教师的进修提高基地、专业教学改革的示范基地。目前学校博士点即将进入验收阶段，学校也从复旦大学等高校大力引入博士，同时展开和药明康德这样的龙头药品外包企业合作。

内蒙古医科大学药学院　根据地方经济的发展需要，根据高等教育发展规律以及学院的定位办学实际，按照发挥优势、量力而行的原则，坚持以内涵发展为主，有所为，有所不为，着重提高学科专业的整体水平。2002年2月，学院药学专业被自治区评为品牌专业，2005年学院中药学专业被评为自治区品牌专业。围绕学院的定位与发展目标，结合社会对不同专业人才的需求，充分利用原药学与中药学等专业的优势，在进行了大量调研和论证的基础上又增设了临床药学和中药资源与开发两个本科专业。同时，研究生报考专业由原来的两个增设为六个专业，分别为药理学、药物分析、药物制剂、生药学、药物化学和微生与生化药学。根据学院的培养目标和学院提出的整体安排，学院先后多次修订了各项专业本科生人才培养方案。培养方案着重体现德、智、体、美的全面发展，强调了人文素质和科学素质的提高，有利于创新精神和实践能力的培养。

中南民族大学药学院　秉承“为少数民族和民族地区经济社会发展服务”的办学宗旨，努力加强民族医药研究和民族医药人才培养，适应国家和社会对民族医药发展的需要。在2012年有药学、药物制剂、药物分析和化学生物学四个本科专业、中药学一级学科和药物化学两个硕士点、药学专业（民族医药方向）为湖北省普通高等学校战略性新兴（支柱）产业人才培养计划、药学和药物制剂两个专业为校级品牌专业、拥有民族药学和化学生物学两个校级教学团队、《药理学》、《药物分析》和《天然药物化学》三门课程为校级精品课程、由梅之南教授负责的《走进神奇的民族医药》为学校首门国家级精品视频公开课、拥有"十二五"民族药学国家级实验教学示范中心，是我国第一个有关民族药学学科的国家实验教学示范中心。

西南大学药学院　在药学和制药工程专业建设上，采取宽口径、厚基础、个性化发展，实行分层分类培养，本专业下设药学、中药学二个方向，每个方向根据学生个性发展分为拔尖创新人才和创新应用人才二个模块。制药工程专业下设生物制药工程和化学制药工程两个方向。

临床药学专业（安徽医科大学）

专业代码：100703TK　　招生人数：90

修业年限：4年　　授予学位：理学学士

业务培养目标：本专业培养具备临床药学学科基本理论、基本知识和基本技能，具备医学与医学相关专业基础知识与技能，能在参与临床药物治疗、临床药学教育、药品流通和药物开发研究领域从事临床药学方面工作的高层次临床药学专门人才与临床药学师资。

业务培养要求：本专业学生主要学习药学、临床药学和临床医学学科基本理论、基本知识，受到实验技能、科学研究的基本训练，掌握相关药学服务的基本能力。

主干学科：化学、基础医学、药学、临床医学

主要课程：有机化学、分析化学、系统解剖学、生理学、药理学、药物分析、药剂学、药物化学、天然药物化学、药事管理学、临床药理学、临床药物治疗学、内科学、外科学

主要实践性教学环节：本专业具有满足药学教育需要的完备的实践教学体系，包括独立设置的实验课程教学、见习、社会实践、毕业实习和毕业论文等多种形式。主要课程的实验课课时与理论课科室的比例原则上不低于0.8；有综合性、设计性实验的课程占有实验的课程总数的比例应达到60%以上。

主要专业实验包括：系统解剖学、组织胚胎学、生物化学、生理学、微生物学、免疫学、病理生理学、临床药理学、药物化学、药物分析、药剂学、生物药剂学与药物动力学、内科学、外科学、妇产科学、儿科学、临床药物治疗学等。

第五学年为临床实习和专业实习52周，其中：临床实习阶段为30周，分别为内科12周，外科6周，妇科4周，儿科4周，急诊科2周；专业实习阶段为为24周，分别为药房实习4周，治疗药物检测室8周，新药临床试验机构8周，临床药学资料室4周。另外安排论文答辩2周。实习期间无假期。

药物化学专业（上海工程技术大学）

专业代码：100706T　　招生人数：27

修业年限：3～6年　　授予学位：理学学士

业务培养目标：本专业培养具备药学学科基本理论、基本知识和实验技能，能够从事药物合成、新药研究与开发、药学服务及药物生产技术与管理等方面工作的高级科学技术人才。

业务培养要求：本专业学生主要学习有机化学、物理化学、生物化学、药物合成反应、药物化学、药物设计学、药物分析、药物代谢动力学、药理学、药学和微生物学等方面的基本理论和基础知识，接受化学实验技能、计算机应用、科学研究与药物设计方法的基本训练，使培养的人才具有较宽广扎实的药物化学专业基础，较强的药学工作能力。

主干学科：化学、药学、生物学

主要课程：有机化学、物理化学、分析化学、生物化学、微生物学、药物化学、药剂学、药理学、药物分析、天然药物化学、药物代谢动力学、生理学等。

主要实践性教学环节：实验、实习、毕业论文、军事训练。

中药资源与开发专业（内蒙古医科大学药学院）

专业代码：100802　　招生人数：40

修业年限：4年　　授予学位：理学学士

业务培养目标：培养具备中药资源与开发基础理论、基本知识和基本技能，具有中药资源调查研究、生产、保护、综合评价、开发利用等能力，能在中药及相关领域从事中药资源的调查、鉴定、生产、保护、管理、开发等方面的专门人才。

业务培养要求：本专业学生主要学习中药学、生物学等学科的基本理论和基本知识，接受中药资源与开发等方面的技能训练，具备中药资源开发、生产、管理的基本能力。

通过系统的理论学习与实践，毕业生应获得以下几方面的知识和能力：

1. 思想品德与职业素质目标：树立科学的世界观、人生观和社会主义的价值观、荣辱观。

2. 知识目标：掌握中药资源学、药用植物栽培学、中药材加工与炮制学、中药鉴定学、中药质量分析、中药化学、中药药理学、中药药剂学等学科的基本理论和基本知识；了解本专业领域理论前沿和发展动态及相邻学科的新知识。

3. 能力目标：掌握运用现代科学技术从事中药资源的调查、开发、利用、保护、质量评价及中药材的引种驯化、规范化生产和中药资源综合利用与产品开发等方面的基本技能；具有自主获取知识的能力，具备一定的创新意识和初步的科学研究能力，以及综合运用理论知识解决实际问题的能力；具有大学生应有的文化修养。能够顺利阅读本专业的外文书刊；掌握文献检索、资料查询和综述的基本方法；具备独立自学、独立思考和从事本专业业务工作的实际能力。

4. 身体素质：身心健康，达到国家规定的体育和军事训练合格标准，能够适应承担艰苦工作的要求，履行建设祖国和保卫祖国的神圣义务。

5、熟悉国家医药行业的发展方针、政策，掌握药事管理法律、法规。

主干学科：中药学、生物学

主要课程：临床中药学、植物生理学、药用植物学、药用

植物生态学、中药鉴定学、药用植物栽培学、中药资源学、中药生物技术、中药化学、中药分析、中药炮制学、中药药理学、中药药剂学、中药新产品开发等。

主要实践性教学环节：

集中性实践教学环节周数与学分

实践教学环节名称	课程性质	周数/学分	占实践教学环节学分比例(%)
军事训练	必修	3/3	12
入学教育及安全教育	必修	1/1	4
毕业教育	必修	1/1	4
毕业考试或者毕业论文	必修	2/2	8
中药资源与开发专业实习	必修	18/18	72
合　计	25/25	100	

药物分析(沈阳药科大学)

专业代码:100705T　　招生人数:32

修业年限:4 年　　授予学位:理学学士

业务培养目标:本专业培养系统掌握药物分析的基本理论、基本知识和基本技能,具有良好的科学素养,具备自主获取知识和应用知识的能力,能够在医药科研院所、药品生产和流通企业、医疗卫生机构、医药院校、药品检验和药品监管等领域从事药物研究与开发、药物生产、药物质量控制、药物临床应用等方面工作的药物分析专门人才。

业务培养要求:热爱祖国,掌握马列主义、毛泽东思想、邓小平理论、"三个代表"重要思想和科学发展观的基本原理,具有良好的思想品德、社会公德和职业道德;掌握化学、生命科学、基础医学等药物分析专业必备的相关基础学科基本知识和实验技能;掌握药物化学、药理学、药剂学、药物分析学、生药学和天然药物化学等药学各主要分支学科的基本理论、基本知识和基本技能,了解药物分析领域科学新进展及分析技术的的新知识;掌握药物分析方法学研究,具有药物分析方法研究与开发、药物质量控制、药物稳定性研究与新药质量标准建立的能力;具有运用信息技术、文献检索方法和相关数理基础知识与技能分析处理本专业有关问题的能力;能够比较熟练地阅读和翻译本专业英文文献和有关资料;了解药事管理的法规与政策,初步具有经济、管理和其它社会科学知识;具有较强的自学能力并为接受专业继续教育奠定必要的专业基础;了解本专业领域科学新进展及相关学科新知识;具有良好的继续学习的能力。

主干学科:化学、生命科学、基础医学、药学

主要课程:无机化学、有机化学、分析化学、物理化学、生物化学与分子生物学、微生物学与免疫学、药学细胞生物学、人体解剖生理学、临床医学概论、药物化学、药理学、药物分析、药剂学、天然药物化学、生药学、体内药物分析、生物药剂学与药物动力学、药学统计学、色谱分析、药物代谢。

主要实践性教学环节:药厂、药检所实习 1 周;毕业论文 18 周。

生物制药(沈阳药科大学)

专业代码:083002T　　招生人数:33

修业年限:4 年　　授予学位:工学学士

业务培养目标:本专业培养系统掌握生物制药的基本理论、基本知识和基本技能,具有良好的科学素养,具备自主获取知识和应用知识的能力,能够在生物药物及其它生物工程领域的研究开发单位、生产和流通企业、医药院校、药检和药事管理等领域从事生物药物的研究、开发、生产、管理、质量控制和工艺改造等方面工作的高级生物制药专门人才。

业务培养要求:热爱祖国,掌握马列主义、毛泽东思想、邓小平理论和"三个代表"重要思想的基本原理,具有良好的思想品德、社会公德和职业道德;掌握化学、生物学、化学工程学等生物工程专业必备的相关基础学科基本知识和实验技能;掌握发酵工程、分离工程、生物技术制药、生物药物学和生物制药设备的基本理论、基本知识和基本技能;

受到科学研究方法的初步训练,具有生物药物新产品、新工艺的研究与开发,生产工艺改造、质量控制和生产管理的初步能力;具有运用信息技术、文献检索方法和相关数理基础知识与技能分析处理本专业有关问题的能力;能够比较熟练地阅读和翻译本专业英文文献和有关资料;了解药事管理的法规与政策,初步具有经济、管理和其它社会科学知识,初步具有经济、管理和其它社会科学知识;具有较强的自学能力并为接受专业继续教育奠定必要的专业基础;了解本专业领域科学新进展及相关学科新知识;具有良好的继续学习的能力。

主干学科:生物学、化学、药学、生物制药

主要课程:有机化学、分析化学、生物化学、微生物学与免疫学、分子生物学、药学细胞生物学、药理学、发酵工程、分离工程、生物技术制药、生物药物学、化工原理、生物制药设备、制药过程自动化技术

主要实践性教学环节:生产实习、毕业实习 18 周

药事管理(广东药学院)

专业代码:100704T　　招生人数:124

修业年限:4 年　　授予学位:理学学士

业务培养目标:培养适应我国社会主义现代化建设及医药卫生事业发展需要,具有职业道德、创新精神和实践能力,熟悉药学基础理论、基本知识,掌握管理学、经济学、法学等学科的基本理论、知识和方法,具有对医药领域的社会问题进行综合研究和分析能力的高级专门人才。能够在药品监督管理部门、卫生行政管理部门、医药经济调控部门、药品生产经营企业、医药科研院所、医疗卫生机构等单位中从事药事管理相关工作。

业务培养要求:毕业生应能适应现代医药事业建设与发展的需要,德、智、体全面发展,掌握药学、法学、管理学等学科的基本理论、基本知识,具备医药管理人才必备的综合素质。知识结构要求如下:

1. 基本素质——通识教育课平台:思想政治理论课、职业道德教育、英语、体育、计算机应用基础、大学生就业指导课、大学生心理健康教育、形势与政策教育。

2. 基础知识——基础课平台:高等数学、医药数理统计、线性代数、无机化学、有机化学、分析化学、人体形态学、生理学、生物化学、文学概论、会计学、管理学、微观经济学、经济法、管理信息系统、货币银行学、运筹学。

3. 专业知识——专业课平台:药理学、临床医学概论、药物化学、天然药物化学、药剂学、药物分析、药学英语、组织行为学、电子商务、药物经济学、人力资源管理、市场营销学、国际贸易实务、社会保障学、社会调查理论与方法、医药企业质量管理、国际药事法规、制药企业生产管理、医院药事管理学、药事管理学。

4. 实践能力——实践教学平台:军训、思想政治理论课实践教学课、药事管理学实践课、毕业专题实习。

主干学科:药学、法学、管理学

主要课程:管理学、微观经济学、经济法、会计学、线性代数、有机化学、组织行为学、社会调查理论与方法、管理信息系统、生物化学、药理学、药剂学、药物分析、药物化学、临床医学概论、药物经济学、人力资源管理、市场营销学、国际贸易实务、运筹学、医药企业质量管理、国际药事法规、制药企业生产管理、药事管理学。

主要实践性教学环节:军训、思想政治理论课实践教学课、药事管理学实践课、毕业专题实习。

教材建设

2012 年药学类教材出版情况 据统计,2012 年全国 44 所主要高等药学院校编写出版的药学类教材和教学参考书 83 种,见下表 1。

表 1 2012 年全国 44 所主要高等药学院校编写情况

教材名称	主 编	出版单位
GMP 实施与管理	罗文华	江苏教育出版社
大学物理	陈 曙	科技出版社
方剂学	全世建	中山大学出版社
分析化学	邱细敏	中国医药科技出版社
分析化学	梁生旺	中国中医药出版社
分析化学(上)	池玉梅	科学出版社
分析化学(下)	池玉梅	科学出版社
分析化学简明教程	胡育筑	科学出版社
分析化学实验	陈媛梅	科学出版社
复杂天然产物波谱解析	孔令义	中国医药科技出版社
工业药物分析	贺浪冲	高等教育出版社
生物工程制药学	吕正兵	科学出版社
体内药物分析	姚彤炜	浙江大学出版社
天然药物化学	赵玉英	北京大学医学出版社
天然药物化学及实验技术	于永军	人民军医出版社
无机化学	刘幸平	人民卫生出版社
无机化学	铁步荣	中国中医药出版社
无机化学实验	铁步荣	中国中医药出版社
物理化学	刘幸平	中国中医药出版社
药剂学	田 燕	人民军医出版社
药剂学(第二版)	胡巧红	中国医药科技出版社
药剂学与工业药剂学实验指导	高建青	浙江大学出版社
药理学	刘克辛	清华大学出版社
药理学	孙慧君	清华大学出版社
药理学	吴基良	科学出版社
药理学	季 晖	中国医药科技出版社
药理学	董 志	人民卫生出版社
药理学(第三版)	谭毓治	中国医药科技出版社
药理学实验指导	谭毓治	科学出版社
药事管理与法规	谢 明	人民卫生出版社
药事管理与法规	赵春杰	人民军医出版社
药事管理与法规	杨世民	中国医药科技出版社
药物分析	齐永秀	中国医药科技出版社
药物分析及实验技术	尚传宝	人民军医出版社
药物分析实验	孙立新	中国医药科技出版社
药物合成反应	姚其正	中国医药科技出版社
药物化学	许 军	西安交通大学出版社
药物化学	钟 毅	中国医药科技出版社
药物化学(第 2 版)	徐文方	高等教育出版社
药物化学(英中双语注解版)	李绍顺	科学出版社
药物化学选论	许 军	华中科技大学出版社
药学专业知识(二)	王东凯	人民卫生出版社
药学专业知识(二)	赵春杰	人民军医出版社
药学专业知识(二)模拟试卷	王东凯	人民卫生出版社
药学专业知识(二)全真模拟试卷	赵春杰	人民军医出版社
药学专业知识(二)同步练习题集	王东凯	人民卫生出版社
药学专业知识(一)	娄建石	人民卫生出版社
药学专业知识(一)	赵春杰	人民军医出版社
药学专业知识(一)模拟试卷	娄建石	人民卫生出版社
药学专业知识(一)全真模拟试卷	赵春杰	人民军医出版社
药学专业知识(一)同步练习题集	娄建石	人民卫生出版社
药学综合知识与技能	赵春杰	人民军医出版社
药学综合知识与技能全真模拟试卷	赵春杰	人民军医出版社
药用植物生理生态学	黄璐琦	中国中医药出版社
医药伦理学(第三版)	赵迎欢	中国医药科技出版社
医药企业管理	马爱霞	江苏教育出版社
医药企业管理学	邱家学	中国医药科技出版社
有机化学	贾云宏	科学出版社
中草药识别手册(东北地区分册)	路金才	人民军医出版社
中草药识别手册(华南地区分册)	李 薇	人民军医出版社
中草药识别手册(西北区分册)	郭 增	人民军医出版社
中药分析学	李 萍	中国中医药出版社
中药化学	宋小妹	湖南科技出版社
中药化学实用技术	郭素华	江苏教育出版社
中药及天然产物提取制备关键技术	赵余庆	中国医药科技出版社
中药鉴定技术	刘 颖	人民军医出版社
中药鉴定学	杨瑶珺	科学出版社
中药鉴定学	康廷国	中国中医药出版社
中药炮制学	吴 皓	人民卫生出版社
中药学	朱国福	清华大学出版社
中药学(第 2 版)	陈蔚文	人民卫生出版社
中药学专业知识(二)	赵春杰	人民军医出版社
中药学专业知识(二)全真模拟试卷	赵春杰	人民军医出版社
中药学专业知识(一)	赵春杰	人民军医出版社

（续表）

教材名称	主　编	出版单位
中药学专业知识(一)全真模拟试卷	赵春杰	人民军医出版社
中药学综合知识与技能	赵春杰	人民军医出版社
中药学综合知识与技能全真模拟试卷	赵春杰	人民军医出版社
中药药理	田铁辉	江苏教育出版社
中药药理学	陆　茵	人民卫生出版社
中药制剂分析	蔡宝昌	高等教育出版社
中药资源学	王文全	中国中医药出版社
中医药拉丁语(第3版)	杜　勤	科学出版社

师资队伍建设

概　况　2012 年，42 所高校药学院系和 2 个科研院所共有专任教师 4 000 人，在编实验技术人员 667 人，中国科学院院士 7 人，中国工程院院士 10 人，“千人计划”入选者 17 人，“青年千人计划”入选者 7 人，“长江学者奖励计划”讲座教授 3 人，“长江学者奖励计划”特聘教授 14 人，“国家杰出青年科学基金”获得者 49 人。专任教师职称结构、研究生导师结构和教师国际交流情况见表 1。

表 1　2012 年专任教师、研究生导师、教师国际交流情况

专任教师职称结构					研究生导师结构			教师国际交流合作情况					
专任教师总数	教授人数	副教授人数	讲师人数	助教人数	导师总数	硕士生导师数	博士生导师数	境外引进教师人数	出境教师总人数	出境攻读学位人数	出境参加各级师资国际交流项目人数	出境参加国外会议人数	出境合作研究人数
4 000	955	1 398	1 435	212	2 252	1 631	621	83	380	9	148	269	111

2012 年度教育部“创新团队发展计划”(药学类)　2012 年 12 月 17 日，教育部下发《教育部关于公布 2012 年度“创新团队发展计划”入选名单的通知》(教技函[2012]78 号)。2012 年度入选创新团队资助期限为 2013 年 1 月至 2015 年 12 月，资助经费一般为 300 万元。入选的药学类创新团队有：南京大学张辰宇“生物医药”(300 万元)、天津中医药大学毛静远“中医药防治心血管疾病研究”(300 万元)。

全国药学类院校实践教学骨干教师培训班　受国家自然科学基金委和教育部高等学校药学类教学指导委员会委托，中国药科大学于 2012 年 7 月 1 日-5 日组织召开全国药学类院校实践教学骨干教师培训班。43 所药学类院校的 136 名教师参加此次培训。培训班邀请著名药物化学家、上海中医药大学校长陈凯先院士、教育部高教司理工处侯永峰副处长、成都中医药大学副校长彭成教授、沈阳药科大学教务处处长夏焕章教授、南京大学国家级化学实验教学示范中心主任张剑荣教授、中国药科大学尤启冬院长、徐晓媛处长等多位专家为培训班做了我国新药研究及产业发展现状和趋势、国家卓越工程师培养计划实施、国家级实验示范中心建设、实验教学改革等方面的专题报告。培训班组织参会代表参观了中国药科大学国家级药学实验教学中心、GMP 实训中心、中药博物馆和药用植物园。在分组交流活动中，参会代表汇报了各校在实验教学改革方面的先进经验，并就当前实验中心体制、人员以及教学改革等问题展开热烈讨论。参会代表一致反映此次培训班内容丰富，学习量饱满，通过学习，更新了教育理念，开拓了学术视野，回校后能够更好开展教学改革，提高教学质量。

各校师资建设情况　全国各药学院校围绕优化师资队伍结构、提升师资素质水平、加大师资培养力度等各方面进行师资队伍建设，积累了较为先进的工作经验及成效。

中国药科大学　1. 师资队伍结构合理、发展良好。学校实施优秀创新团队发展计划。坚持优秀创新人才引领，围绕长江学者、国家百千万人才工程国家级人选等高层次人才组建创新团队，以团队为平台，吸引海内外优秀人才，不断提高队伍整体创新能力。2012 年学校拥有中国工程院院士 1 人，长江学者特聘教授 3 人，“百千万人才工程”国家级培养人选 2 人，享受国家政府特殊津贴 49 人，国家有突出贡献中青年专家 3 人，国家级教学名师奖 2 人，全国优秀教师 3 人，霍英东教育基金会青年教师奖 3 人，高校青年教师奖 2 人，新世纪优秀人才支持计划 30 人，江苏省教学名师 6 人，江苏省劳动模范 1 人，江苏特聘教授 3 人，第四届江苏省创新创业人才奖 1 人，江苏省“双创”人才支持计划 1 人，教育部创新团队 2 个，国家级教学团队 3 个，江苏省优秀教学团队 3 个。完善师德建设机制。在实施教师资格证制度过程中，严把师德关。强化教师职业道德教育，把师德表现作为教师考核的重要内容和聘任、奖惩的重要依据。加强学术道德建设，抵制学术腐败，净化学术风气。在专业技术岗位聘用过程中，实行师德、学风考核“一票否决制”。2. 加强教师教学能力培训。成立教师教学发展中心，帮助教师提升教学能力。学校对青年教师实行岗前培训制度和“青年教师导师制”；开展讲课竞赛、“教学新秀奖”、“青年教师实验技能大赛”和多媒体课件制作竞赛，提高青年教师教学和实验技能；举行“教学沙龙”、“名师工作坊”等师资培训交流活动。2012 年举办全国药学类高等院校实践教学骨干师资培训班。2012 年，全校 45 名教师获得 3 个月以上境外交流访问的培训机会。

北京大学药学院　药学院在建设现有教师队伍的同时，按岗位需要，积极引进海外高层次人才。通过各项工作，激发校外引进与校内培养人才的工作热情，全身心投入到学院的建设和发展中。1. 加强现有教师队伍的培养。鼓励青年教师在职申请学位。学院目前主系列中级职称的青年教师中,14 人尚未获得博士学位(占中级职称的 29%),其中 6 位教师正在进行在职博士的学习。积极选派青年教师出国进修。学院夏青副教授申请到了 2012 年国家留学基金的资助。杨东辉副教授入选 2012 年度"青年骨干教师出国研修项目",到哈佛大学进行研修。另外,学院还组织了青年教师讲课比赛,举办"青年教师成长与一流药学教育"座谈会,支持学术讲座、学术沙龙等学术研讨活动,设立院青年教师教学、科研基金,促进现有教师能力的提高。2. 重视人才引进工作。在现有教师队伍建设的基础上,根据不同学科发展需求,高标准严把关,从海外积极引进优秀青年学者。2012 年,学院引进的刘合力特聘研究员成功入选教育部第 3 批青年千人计划。3. 注意加强师德师风和学术道德建设。举办全院教师大会,定期召开系室主任书记会,强调师德师风和学术道德建设的重要意义。使全院教师将加强师德师风、学术道德建设与日常的教学、科研工作紧密结合起来,在加强师德师风、学术道德建设中提高自身素质。

安徽医科大学药学院　重视青年教师队伍的培养和建设。一是实施"自立"行动,鼓励教研室青年教师在职攻读博士学位。2008 年以来,共有 4 位青年教师在此期间完成博士学位的学习,另有 2 位青年教师目前正在攻读博士学位;二是实施"外联"策略,先后有 5 名青年教师分赴澳大利亚塔斯马尼亚大学、美国摩尔豪斯医学院、香港中文大学和中国药科大访问或进修;三是实施青年教师科研"接力工程",邀请国内外、校内外不同领域学术权威为青年教师培养把关,进一步提高青年教师的教学和科研水平;四是努力推行青年教师教研协作团队建设,促进青年教师开展连续性和系统性科研。

河北医科大学药学院　1. 重视师资队伍整体教学水平的提高,努力实现学缘结构、年龄结构及职称结构合理的师资队伍队。以各学科教学水平高、学术造诣深的老教师为核心成员,通过集体备课、试讲、精品课堂、实验预作等教学活动,发挥"传、帮、带"的优良传统,提高师资队伍的整体教学水平。2. 在学校政策的支持下,引进高学历高学位药学人才,以进一步提高师资队伍的学历层次和科研工作能力;3. 加强支持力度,对在职教师读博给予支持和工作上的帮助,使他们能顺利取得学位。4. 学校一直实行教师导师制培养制度,每位青年教师入职以后,均要由一名副教授以上职称的教师(同一教研室)作为指导教师,负责青年教师的学习、听课、试讲、实验预作等教学常规工作。5. 通过青年教师参加全国性教学研讨会、科研学术会议、青年教师带领学生参加"药苑论坛"、"挑战杯"等省级国家级教学活动的方式扩大了青年教师的眼界,了解外界科研、教学改革信息,及时获取最新教学改革经验和教学成果,不断学习,提高自身的科研工作能力和教学能力。

吉林化工学院化学与制药工程学院　采用引进与培养相结合的机制,努力形成一支教学水平高、科研及工程实践能力强、结构合理、了解社会需求且满足专业教学需要的师资队伍。目前有专任教师 71 人,教授、副教授、讲师和助教比例为 7:10:16:5。2012 年度有三名教师晋升副教授,一名教师晋升讲师;2 名教师取得博士学位;1 名教师参加国际学术会议,5 名教师参加全国性学术或教学会议。此外,学院重视教师工程实践能力的培养,积极通过开展科学研究和产学合作、让教师到生产与研发企业一线学习和交流的方式提高教师的工程素质。

首都医科大学化学生物学与药学院　建设一支素质好的师资队伍是药学院的一贯追求。师资队伍建设统筹考虑人品、学术、学位、年龄和学科五个因素,按照研究教学型药学院的发展思路,目前学院在岗教授 7 人,副教授 13 人,讲师 14 人。其中 29 人具有博士学位,占教师人数的 85.3%。

天津大学药物科学与技术学院　1. 全院现有教师 40 人,其中教授 14 名、副教授 18 名,包括中国工程院院士 1 名、国家"千人计划"3 名,天津市"千人计划"1 名。长江学者特聘教授 2 名、新世纪人才 3 名,具有博士学位教师比例达 100%,海外留学或工作经历的教师占 75% 以上,已经形成一支以归国中青年学者为主体的高水平教学师资队伍。2. 学院教授、副教授全部为本科生授课,且药学专业任课教师大多是国外留学归来的教授或中、青年学者;学院充分利用师资优势,积极开展双语教学,2011-2012 年度开设 5 门双语课程,其中 3 门课程为教育部双语教学示范课程。3. 加强中青年教师的培养。指导并协助青年教师参加学校讲课验收活动,6 名教师顺利通过天津大学青年教师讲课验收,3 名教师通过学校青年教师岗前培训,符合岗位资格要求的授课教师达到 100%。4. 认真贯彻落实"天津大学人才强校战略实施纲要"的精神。有计划、有针对性地引进优秀人才,规范人才引进的制度及程序,搭建合理的学术梯队。加强对现有教师的培养,鼓励青年教师出国进修。建立有效的激励、竞争与约束机制,通过制度建设和机制调整提高学院的核心竞争力。5. 加强师德建设,贯彻落实党中央、国务院《关于加强和改进大学生思想政治工作》的文件精神,充分发挥专业课教学的主导作用,为国家培养优秀的人才。

武汉工程大学化工与制药学院　1. 教学名师评选与表彰。继续开展武汉工程大学教学名师评选活动,积极推荐参加湖北省和国家级名师评选,大力表彰在教学和人才培养领域作出突出贡献的教师。2. 教学团队建设。学校今年还和教学团队举行了签约仪式,强化教学团队的责任感。3. 设立"质量工程"建设责任教授、行政助理和骨干教师特聘岗位,承担"质量工程"建设的各项任务,并与学科责任教授等特岗的设立有机结合,充分发挥科研工作对教学工作的促进作用,使教学工作和科研工作协调发展。

内蒙古医科大学药学院　学院十分重视师资队伍建设,坚持"全面规划、优化结构、适度发展、提高素质"的原则,以加速中青年学术带头人的培养和青年教师硕士、博士化建设为重点，坚持培养与外聘、返聘、延聘相结合，采用待遇留人，环境留人、事业留人、感情留人、以稳定现有人才，利用"走出去，请进来"的方法提升现有教师水平，加大师资队伍建设力度，形成合理梯队。同时出台了鼓励教师攻读硕士、博士学位的政策与奖励办法，使学院师资队伍不断增强，基本形成了一支结构相对合理，业务素质较高，满足教学和科研要求的，敢于探索、实践，乐于奉献和相对稳定的教师队伍。目前，学院的师生比低于13%，学院有博士学位教师13人，硕士学49位教师人，在读博士教师2人，专任教师中具有硕士学位、博士学位的比例为65%。享受政府特殊津贴专家1人，自治区有突出贡献的中青年专家1人，自治区高等教育"111人才工程"第二层次人选1人，自治区"新世纪321人才工程"第二层次人选3人；自治区优秀教师1人。药学院拥有博士生导师1名（与天津中医药大学联合招生）、特聘教授3名、北京大学药学院等单位兼职硕士生导师5名。近三年来，有25人参加了不同层次的学历和培训教育，有多人参加校内外外语培训，有3人赴国外进修或作短期合作研究。

西南大学药学院　学院师资结构合理、充满活力。现有专任教师45名，其中教授和研究员13名、特聘教授4名；副教授、特聘副教授2名；讲师、助理研究员22名。现有博士生导师6名，硕士生导师36名。35名具有博士学位，22名教职工有海外留学或工作经历。有国家杰出青年基金获得者和新世纪百千万国家级人才工程一层次人选1名，教育部新世纪人才4名，1人为教育部科技委学部委员；2人为国家教学指导委员会专家；2人为重庆巴渝学者，4人为重庆学术技术带头人2人分别入选"重庆市百名工程技术高端人才"和"重庆市百名科技领军人才"。

浙江大学药学院　大力加强青年教师队伍建设，保障教学质量持续提高。为促进青年教师业务素质和教学水平的提升，鼓励青年教师热爱教学，树立现代教育理念，注重教学基本功训练，搭建青年教师教学技能和教学经验的交流平台。并通过举办青年教师讲课技能比赛、积极组织青年教师参加学校组织的各场"名师讲坛讲座"和"午餐沙龙"，指导和培养新教师的教学能力。学院于10月份举行了2012年青年教师教学技能比赛。这是对学院青年教师队伍的教学技能水平的一次检验，为今后学院加强青年教师队伍的管理以及进一步提升教师业务水平提供了重要依据。

学位与研究生教育

概　况　2012年，41所高校药学院（系）和2个科研院所共有硕士在校生11 599人，博士在校生2 857人；新招收硕士研究生4 173人，博士研究生861人；毕业硕士研究生3 408人，博士研究生767人。具体情况见表1。

表1　2012年研究生基本情况

	硕士				博士			
	药学专业	中药学专业	其他专业合计（不细分）	共计	药学专业	中药学专业	其他专业合计（不细分）	共计
招生数	3 259	381	533	4 173	744	54	63	861
在校生数	9 167	1 085	1 347	11 599	2 430	208	219	2 857
毕业生数	2 698	281	429	3 408	664	41	62	767

2012年博士研究生学术新人奖　2012年12月11日，教育部国务院学位委员会下发《教育部国务院学位委员会关于批准2012年度博士研究生学术新人奖的通知》（教研函[2012]8号），批准北京大学贾晨等699人为2012年度博士研究生学术新人奖获得者。其中一级学科为药学的获奖者包括：北京大学罗宜孝、王渊，复旦大学李剑峰，上海交通大学王汝冰，浙江大学陶蓉蓉，山东大学刘春喜，华中科技大学程彪，中山大学吴思涵，四川大学杨洋。

2012年全国优秀博士学位论文　2012年12月28日，教育部国务院学位委员会下发《关于批准2012年全国优秀博士学位论文的决定》（教研[2012]1号）。批准90篇学位论文为全国优秀博士学位论文；278篇学位论文为全国优秀博士学位论文提名论文。其中，药学类全国优秀博士学位论文有：黑龙江中医药大学夏永刚"麻黄苦寒性味的物质基础研究-麻黄免疫抑制活性多糖的化学及作用机制研究"（指导教师：匡海学），复旦大学占昌友"多肽介导的神经胶质瘤靶向给药系统研究"（指导教师：陆伟跃）。药学类全国优秀博士学位论文提名论文有：天津中医药大学张俊华"中成药临床再评价研究方法及关键技术"（指导教师：张伯礼），中国药科大学周建良"基于靶分子亲和-成分敲除的中药多成分-多靶点评价新方法"（指导教师：李萍），中国药科大学罗俊"民间药毛麻楝抗炎活性成分 phragmalin 柠檬苦素研究"（指导教师：孔令义），西北大学赵英永"中药猪苓的化学成分及其药理学研究"（指导教师：林瑞超）。

2012年高校博士学科点专项科研基金立项课题　2012年12月18日，教育部科技发展中心公布2012年度高等学校博士学科点专项科研基金课题批准项目。其中，药学、中医中药学类立项课题见表2。

表2　2012年博士学科点专项科研基金立项课题

课　题　名　称	申请人	申请学校	课题类型
以MEK激酶为靶标的ERK通路抑制剂及其生物活性研究	徐　萍	北京大学	博导类
H7K(R2)n修饰的温敏/pH敏感多功能抗肿瘤药物靶向载体给药系统的研究	张　烜	北京大学	博导类
基于胶质/神经元共培养体系研究五味子的抗炎作用及其机制	王学美	北京大学	博导类
从精神分裂症躯体症状与五脏相关性的临床调查探讨"脾胃为五脏藏神的关键"	翟双庆	北京中医药大学	博导类
基于钙转运蛋白激酶信号调节通路研究益气活血法对舒张性心功能不全的干预机制	林　谦	北京中医药大学	博导类
半夏芩连汤调控AMPK信号通路抑制SS外分泌腺神经毒性损伤的分子机制研究	孟凤仙	北京中医药大学	博导类
不同电针对老年性痴呆小鼠脑组织Aβ蛋白代谢的影响	李志刚	北京中医药大学	博导类
基于痰气郁滞病机柴贝止痫汤干预难治性癫痫GST-π、MRP、MVP、BCRP表达的研究	刘金民	北京中医药大学	博导类
捻转补泻手法对自发性高血压大鼠肾损害的保护作用机制研究	刘清国	北京中医药大学	博导类
三七总皂苷、栀子苷配伍促进AD转基因小鼠突触功能重建的研究	华　茜	北京中医药大学	博导类
益气活血法调控ACAP4-Ezrin信号通路影响胃酸分泌的机制研究	丁　霞	北京中医药大学	博导类
缝裂木层孔菌抗肿瘤化学成分及其作用机理研究	胡金锋	复旦大学	博导类
紫草素衍生物的合成及靶向激活促凋亡蛋白Bax的作用机制研究	李绍顺	上海交通大学	博导类
鸟苷酸交换因子在受体信号转导中的作用	叶德全	上海交通大学	博导类
脊髓MIF作为疼痛治疗潜在靶点的分子机制研究	杨　洁	南京大学	博导类
桑皮苷调节ROS-TRX/TXNIP-NLRP3炎症小体通路改善果糖高尿酸血症大鼠肾损伤机制的研究	孔令东	南京大学	博导类
五层龙属具有alpha-葡萄糖苷酶抑制活性天然产物的全合成、结构修饰及生物活性研究	吴晓明	中国药科大学	博导类
苦瓜多肽类似物的分子构建、降糖活性和作用机制研究	黄文龙	中国药科大学	博导类
基于肠道相关淋巴组织CD4 + CD25 + Foxp3 + Treg细胞的灵仙新苷(AR)抗类风湿性关节炎的机制研究	李运曼	中国药科大学	博导类
基于BAFF的新型疫苗的构建及构效关系研究	姚文兵	中国药科大学	博导类
microRNAs及相关ceRNAs网络调控乳腺癌转移机制的研究	奚　涛	中国药科大学	博导类
基于药物转运体机制的吡咯里西啶生物碱肝脏转运研究	蒋惠娣	浙江大学	博导类
电针抑制NLRP1炎症小体聚集和活化治疗炎性痛的机制	李　熳	华中科技大学	博导类
NOX/VPO途径介导的氧化应激促内皮祖细胞衰老作用及机制研究	彭　军	中南大学	博导类
双靶向细胞凋亡的稀土上转换分子影像药物的研制	曾文彬	中南大学	博导类
Bestrophin-3参与血管平滑肌细胞增殖和血管重构的机制研究	周家国	中山大学	博导类
双功能Hv12p-rPA蛋白靶向溶栓设计及分子修饰	余　蓉	四川大学	博导类
炎性因子在糖尿病周围神经修复再生中的作用及中药筋脉通对其影响的研究	梁晓春	北京协和医学院	博导类
新型调脂分子WS070117与靶蛋白AMPK相互作用分子动力学模型构建	朱海波	北京协和医学院	博导类
龙牙楤木单体皂苷调控心肌肌浆网钙转运蛋白信号传导通路介导心肌保护的分子机制研究	孙晓波	北京协和医学院	博导类
用于评价博来霉素类抗肿瘤药效的生物标志物转化研究	何琪杨	北京协和医学院	博导类
从ERS相关凋亡通路探讨补肾抗衰片防治动脉粥样硬化形成的机制研究	张军平	天津中医药大学	博导类
基于配体垂钓技术的合欢花中选择性磷酸二酯酶抑制剂快速发现技术研究	王　涛	天津中医药大学	博导类
芪参益气滴丸治疗冠心病气虚血瘀证的药效物质基础及作用机理研究	杜武勋	天津中医药大学	博导类
老年性痴呆相关的皮层脂筏募集蛋白规律及针刺效应研究	于建春	天津中医药大学	博导类
基于代谢与转运通路的川乌-白芷等疏风散寒药对相互作用及其机理研究	何　新	天津中医药大学	博导类
薯蓣皂苷抗非酒精性脂肪肝作用及蛋白组机制	彭金咏	大连医科大学	博导类
基于指纹图谱技术及两种数学模型的动物药材品质评价体系构建	李　峰	辽宁中医药大学	博导类
基于组-效关系模式的芍药甘草汤药效物质组研究	王文萍	辽宁中医药大学	博导类
多功能自组装聚合物纳米胶束介导的抗癌药物口服传递系统的构建及评价	毛世瑞	沈阳药科大学	博导类
生物体内儿茶酚胺水平与阿尔茨海默病及治疗中药的相关性研究	毕开顺	沈阳药科大学	博导类
PDE5抑制剂优克那非改善脑缺血及其抑制小胶质细胞活化的神经保护作用研究	杨静玉	沈阳药科大学	博导类
葫芦素E基于TLR4-IKK-NF-κB信号通路减轻内毒素介导肝脏炎症反应逆转肝纤维化分子机制研究	南极星	延边大学	博导类
不同生长年限林下参差异蛋白质的比较研究	赵大庆	长春中医药大学	博导类
As2O3诱发获得性LQTS的细胞内机制及药物干预作用	李宝馨	哈尔滨医科大学	博导类
基于"肾藏精生髓"探讨地黄饮子体内移行成分-五味子醇甲对神经干细胞增殖分化的影响	谢　宁	黑龙江中医药大学	博导类
MAPK/Erk信号通路在电针促进褥疮组织血管新生中的作用及其分子机制研究	孙忠人	黑龙江中医药大学	博导类
基于浆细胞样树突状细胞Toll样受体9信号通路研究补肾方治疗慢性乙型肝炎的作用机制	高月求	上海中医药大学	博导类
基于缺氧诱导PI3K/Akt、NF-κB信号通路活化及肾衰Ⅱ号方防治5/6(A/I)慢性肾衰大鼠肾间质纤维化的作用机制	王　琛	上海中医药大学	博导类
超临界流体技术制备难溶性中药组分固体分散体	冯年平	上海中医药大学	博导类

（续表）

课 题 名 称	申请人	申请学校	课题类型
中药调节脂代谢紊乱的有效成分研究	吴 弢	上海中医药大学	博导类
针灸对内脏高敏感大鼠 P2Y1/PLC/IP3/Ca2 +/PKC 信号转导途径调节机制研究	吴焕淦	上海中医药大学	博导类
基于多糖-磷酸钙纳米粒的 microRNA 高效传递系统研究	徐希明	江苏大学	博导类
DEC1 在 8-methoxypsoralen 抗肿瘤和抑制肿瘤细胞侵袭中的作用及机制	杨 俭	南京医科大学	博导类
针刺减肥的 STAT5-miR-193b 信号通路中枢调控及其机制研究	朱冰梅	南京中医药大学	博导类
安神定志灵调控 ADHD 多巴胺 D1/D2 受体经典信号通路的机制研究	韩新民	南京中医药大学	博导类
基于补气以生血理论的当归补血胶原促愈的实验研究	潘立群	南京中医药大学	博导类
中药注射剂类过敏反应特征的研究	彭国平	南京中医药大学	博导类
具有良好药代特性的川芎嗪衍生物设计、合成及构效关系研究	李 伟	南京中医药大学	博导类
Jak-STAT3 通路在三氧化二砷联合隐丹参酮协同抗肝癌中的作用机制研究	张光霁	浙江中医药大学	博导类
IgD 对类风湿关节炎患者淋巴细胞活化的影响及 IgD 受体样融合蛋白的作用	魏 伟	安徽医科大学	博导类
钙信号在地黄连作障碍中的作用及分子机制	张重义	福建农林大学	博导类
独活寄生汤干预 G 蛋白偶联信号传导系统保护关节软骨的机制研究	刘献祥	福建中医药大学	博导类
马钱子配伍苏木减毒增效作用机理的研究	唐迎雪	山东中医药大学	博导类
补肾生髓成肝调控 14-3-3 蛋白的机制研究	李瀚旻	湖北中医药大学	博导类
丹参中天然芳香烃受体激动剂的鉴定	方念伯	湖北中医药大学	博导类
细辛散剂毒性机制的代谢组学研究	周祯祥	湖北中医药大学	博导类
基于功能性胃肠病的脑肠轴异常-肝郁脾虚途径探讨隔药饼灸对边缘系统 AMPA 受体的调节机制	常小荣	湖南中医药大学	博导类
中药注射剂与类致敏原网络靶点的关联性研究	贺福元	湖南中医药大学	博导类
基于太空丹参差异蛋白质组学的诱变机制研究	刘塔斯	湖南中医药大学	博导类
基于 TGF-β/Smad3 的抗青光眼术后滤过道瘢痕化中药筛选体系的建立及验证	彭清华	湖南中医药大学	博导类
基于沙蟾毒精结构优化的新型抗肿瘤药物设计与合成	陈卫民	暨南大学	博导类
基于 P38MAPK 信号通路的间充质干细胞对骨关节炎免疫调节机制及补肾活血中药干预研究	刘 军	广州中医药大学	博导类
从神经-ICC-平滑肌网络探讨补肾缩尿法对 OAB 的作用机制	黄 萍	广州中医药大学	博导类
基于淋巴细胞归巢研究茯苓多糖对肠粘膜免疫的激活作用	周 联	广州中医药大学	博导类
心梗后心室重构远期预后中多胺源性醛负荷的作用及补阳还五汤的调控	周迎春	南方医科大学	博导类
研发具有肿瘤导向性的多肽-MEK1/2 激酶抑制剂缀合药物及其应用于黑色素瘤治疗	武 芸	北京大学	新教师类
不同亚型阿片受体的基因多态性在疼痛患者对阿片镇痛药物应答性个体差异中的机制研究	任振宇	北京大学	新教师类
消瘰丸治疗 T 细胞淋巴瘤以 PD-1/PD-L1 为靶通路的机制研究	倪 磊	北京中医药大学	新教师类
银莱汤对食积复合 FM1 流感病毒感染小鼠肺肠黏膜屏障保护作用的研究	于 河	北京中医药大学	新教师类
知母宁保护帕金森病中线粒体功能与 DJ-1 调控的 PI3K/AKT 信号途径之间相关性的研究	张 毅	北京中医药大学	新教师类
熄风静宁颗粒对 Tourette 综合征大鼠模型脑组织多巴胺系统的影响	李 燕	北京中医药大学	新教师类
番石榴叶总黄酮对 KKay 小鼠肝脏 FoxO1 信号通路糖脂代谢调节的机制研究	郭翔宇	北京中医药大学	新教师类
土贝母提取物对荧光蛋白基因转染乳腺癌裸鼠肿瘤转移及基质金属蛋白酶(MMPs)表达的影响	安 超	北京中医药大学	新教师类
益气活血药物对脑梗死不同恢复时点大鼠 ERK/c-fos 通路的影响	王嘉麟	北京中医药大学	新教师类
桉烷型倍半萜内酯白念珠菌菌丝发育抑制活性、构效关系及初步作用机制研究	谢春锋	南开大学	新教师类
基于硫化氢供体益母草碱-SPRC 缀合物的作用机制研究	刘春华	南开大学	新教师类
多功能磁-介孔二氧化硅纳米复合粒子在逆转肿瘤多药耐药方面的研究	张 明	吉林大学	新教师类
仿磷脂 3-喹啉酸类聚合物泡囊介导 125I-c(RGDyK)脑靶向递送研究	陈 键	复旦大学	新教师类
基于 Genome mining 技术研究表皮葡萄球菌中抑制生物膜形成的次级代谢产物	昌 军	复旦大学	新教师类
内源性硫化氢在糖尿病大鼠心脏微血管并发症中的作用及机制研究	郭 薇	复旦大学	新教师类
金丝条马尾杉中石松类生物碱及其神经营养活性研究	熊 娟	复旦大学	新教师类
基于炎症和 HPA 轴探讨疏肝利胆法防治胆色素结石机制	张红英	复旦大学	新教师类
血清淀粉样蛋白 A(SAA)抑制 Th17 细胞分化的机制研究及其在炎症性肠病中的作用	孙 磊	上海交通大学	新教师类
分泌性巯基氧化酶在肿瘤细胞外基质形成中的作用探究	郑文云	华东理工大学	新教师类
一类新型 HDAC 抑制剂的构效关系及抗肿瘤作用评价	陈益华	华东师范大学	新教师类
金刚烷胺对唑类药物抗白色念珠菌生物被膜的增效活性及分子机制的研究	孙玲美	东南大学	新教师类
增强肿瘤间质渗透和抗肿瘤增敏纳米药物传输系统的研究	朱振舒	中国药科大学	新教师类
基于血脑屏障转运-生理药动学模型进行中药生物碱脑部吸收机制的阐明和人体脑内分布的预测	吴春勇	中国药科大学	新教师类
洛伐他汀仿生高密度脂蛋白载药系统构建以及生理药动学和协同功能性载体的 PK-PD 模型研究	张文丽	中国药科大学	新教师类
胰岛素信号通路与线粒体功能相互关系及其在天然药物活性物质筛选中的应用	徐晓军	中国药科大学	新教师类

（续表）

课题名称	申请人	申请学校	课题类型
免疫原性氨基酸突破免疫耐受的分子机理研究及其在新型乳腺癌疫苗设计中的应用	田　浤	中国药科大学	新教师类
新型2-氨基噻唑类BCR/ABL-HDAC双靶点抑制剂的设计、合成及生物活性研究	朱　雍	中国药科大学	新教师类
基于三羰基锝-99m标记脂肪酸新型心肌代谢显像剂的研制和显像研究	曾华辉	浙江大学	新教师类
载吲哚菁绿两亲胶束对体表肿瘤的靶向成像和光动力治疗作用研究	赵庆贺	浙江大学	新教师类
基于miRNAs的跨种属策略中药肝毒性原代肝细胞筛选与评价新方法	陆晓燕	浙江大学	新教师类
丝氨酸蛋白酶Corin抗动脉粥样硬化的作用及抑制斑块内炎症反应的机制研究	姜晶晶	山东大学	新教师类
具有P-糖蛋白抑制功能的pH、还原双敏感抗肿瘤载药胶束	张志平	华中科技大学	新教师类
新型三氮杂环壬烷类MRI钆对比剂的设计、合成和性能研究	马　翔	华中科技大学	新教师类
抗人急性早幼粒细胞白血病的石蒜碱开环衍生物的筛选和作用机制研究	萧小鹏	中南大学	新教师类
基于核糖体展示技术在无细胞环境下筛选HIV抗体单链	唐　洁	中南大学	新教师类
白藜芦醇衍生物的设计、合成及多靶点抗阿尔茨海默病活性研究	黄　玲	中山大学	新教师类
基于超细微粒制备技术的微粒成球机理研究及其在石杉碱甲口崩型缓释微丸片中的应用	潘　昕	中山大学	新教师类
基于模式生物秀丽隐杆线虫的辛热药药性表达实验研究	刘　欣	兰州大学	新教师类
抗超级耐药细菌NDM-1药物筛选评价体系的建立及应用	王秀坤	北京协和医学院	新教师类
基于凋亡信号转导通路研究二氢槲皮素对糖尿病性心肌病的保护作用及其分子机制	孙　潇	北京协和医学院	新教师类
基于"反式"培养的甘草中真菌毒素的形成机制及对品质的影响	孔维军	北京协和医学院	新教师类
基于ROS-ERK1/2和NF-κB信号crosstalk探讨异鼠李素和三七皂苷R1协同用药抗心肌缺血再灌注损伤作用机制	孙　冰	北京协和医学院	新教师类
以旋覆花内酯活性化合物为探针研究抗哮喘多重分子作用机制	金美花	天津医科大学	新教师类
基于神经氨酸酶结构流感病毒抑制剂的计算机辅助设计、合成及活性研究	王树青	天津医科大学	新教师类
粉防己碱脂质立方液晶纳米粒眼部传递系统的研究	刘　睿	天津中医药大学	新教师类
基于生物药剂学特征网络模式的中药口服制剂(三叶片)质量评价方法研究	王　萌	天津中医药大学	新教师类
丹酚酸B通过调节nNOS质膜转移发挥神经保护作用研究	郭　虹	天津中医药大学	新教师类
基于分子系统学方法的中药地鳖基原多样性研究	田晓轩	天津中医药大学	新教师类
基于Autophagy电针干预实验性坐骨神经损伤大鼠的关键分子机制研究	刘延祥	天津中医药大学	新教师类
基于β肾上腺素受体信号通路的生脉注射液抗心肌细胞凋亡作用机制研究	毛浩萍	天津中医药大学	新教师类
基于Wnt信号通路与PTEN串话探讨清肝解毒法方药对酒精性肝纤维化的干预作用	苏金玲	天津中医药大学	新教师类
杠柳不定根中杠柳毒苷生物合成上游途径基因的克隆及诱导表达分析	张　坚	天津中医药大学	新教师类
植物异黄酮类化合物化学合成及对PPARα/γ双重激动活性的构效关系研究	郝　佳	天津中医药大学	新教师类
木犀草素金属配合物抗氧化清除自由基测试筛查及构效关系研究	杨爱红	天津中医药大学	新教师类
肝郁脾虚模型大鼠下丘脑弓状核食欲相关神经肽变化的分子机理研究	王少贤	河北医科大学	新教师类
内生真菌诱导红景天活性成分积累的规律及机制研究	崔晋龙	山西大学	新教师类
基于整合素受体介导的蟾酥脂质立方晶纳米粒靶向治疗肝癌的实验研究	高东雁	大连医科大学	新教师类
应激对大鼠肠道菌群的影响及电针的调节作用	成泽东	辽宁中医药大学	新教师类
四逆散及其不同配伍调节溃疡性结肠炎大鼠IL-4/STAT6通路的研究	卢　健	辽宁中医药大学	新教师类
基于apelin/APJ调节作用的参附复方抗急性心肌缺血作用研究	刘　智	长春中医药大学	新教师类
从microRNAs-PI3K/Akt信号转导通路探讨天然产物蛇床子素对缺氧肺动脉高压网络调控作用及机制	姚　丽	哈尔滨医科大学	新教师类
卵巢局部胰岛素抵抗的生物学效应及其隐丹参酮的疗效机制	张跃辉	黑龙江中医药大学	新教师类
女贞子三萜类成分对HCV全基因/亚基因复制子转染的Huh7细胞作用研究	吴修红	黑龙江中医药大学	新教师类
蛇床子素对胶质瘤细胞生长抑制的机制探讨	丁道芳	上海中医药大学	新教师类
基于p38 MAPK信号转导通路研究脊柱关节错缝的致痛机理	陈　博	上海中医药大学	新教师类
黄连生物碱在血液与组织中药动学规律的差异及其机制研究	马秉亮	上海中医药大学	新教师类
传统中药川芎中苯酞内酯类化合物抗偏头痛的构效关系研究	梁　爽	上海中医药大学	新教师类
姜黄素对人乳腺癌耐药细胞株MCF-7/MMC的耐药逆转作用研究	周钱梅	上海中医药大学	新教师类
从GABA受体活化平衡失调探讨胃食管反流病"肝胃同病"的生物学内涵	李　黎	上海中医药大学	新教师类
姜科中二苯基庚烷类新型血管新生抑制剂的研究	何明芳	南京工业大学	新教师类
基于PI3K/PKB信号通路的益气活血法延缓失神经肌萎缩的分子机制研究	周　岚	南京中医药大学	新教师类
大黄素改善胰岛素抵抗的新思路——抑制巨噬细胞浸润	赵　娟	南京中医药大学	新教师类
STAT5因子在针灸防治糖尿病肌病中的调节作用及相关机制	王　磊	南京中医药大学	新教师类
野黄芩苷下调PLTP表达抑制肝细胞分泌ApoB的抗AS分子机制	祝娉婷	扬州大学	新教师类
基于TLR9与C5a受体"对话"探讨解毒祛瘀滋肾方有效组分对狼疮肾系膜细胞的保护作用	谢志军	浙江中医药大学	新教师类

（续表）

课题名称	申请人	申请学校	课题类型
中药挥发油边缘活化的PEG修饰传递体的制备及其皮肤穿透与滑膜靶向机制研究	郑杭生	浙江中医药大学	新教师类
丹酚酸A基于小胶质细胞TLR2/4对脑缺血再灌注损伤的预防及作用机制研究	凌云	浙江中医药大学	新教师类
甲基CpG结合蛋白调控枯否细胞在肝纤维化中的作用	黄成	安徽医科大学	新教师类
自噬在泛素连接酶Hrd1介导的tau蛋白降解中的作用	冯利杰	安徽医科大学	新教师类
茅苍术倍半萜生物合成关键酶基因及其功能研究	余坤	湖北中医药大学	新教师类
基于对组织蛋白酶L蛋白水解途径的影响探讨温阳活血利水法对微小病变肾病综合征干预机制	袁军	湖北中医药大学	新教师类
MWD透血脑屏障成分抑制Aβ25-35诱导细胞凋亡作用评价及其挥发性成分的SPME-GC/MS联用分析	刘军锋	湖北中医药大学	新教师类
火炭母治疗乳腺增生的活性成分及作用机制研究	谭永霞	湖北中医药大学	新教师类
基于神经细胞外基质降解探讨健脾补土法抗脑缺血损伤机制	李花	湖南中医药大学	新教师类
夏枯草植株次生代谢产物分布规律及相关内生菌研究	林丽美	湖南中医药大学	新教师类
VPAC2介导高稳定性PACAP衍生物MIIDBAY促胰岛素功能的作用及机制研究	马义	暨南大学	新教师类
发挥青藤碱免疫调节能力提高同种异体BMMSCs移植治疗小鼠免疫性肝衰竭的疗效	兰绍阳	广州中医药大学	新教师类
针刺对抑郁症大鼠海马谷氨酸能三重突触的调节作用	樊凌	广州中医药大学	新教师类
白藜芦醇诱导鼻咽癌放射增敏的机制研究	肖建勇	广州中医药大学	新教师类
EGCG靶向神经毒性Aβ分解代谢及神经干细胞增殖分化作用及其机制研究	方淑环	广州中医药大学	新教师类
GNT-Ⅰ/Ⅱ介导N-糖基化对脾虚证唾液淀粉酶活性改变的影响	林传权	广州中医药大学	新教师类
新型嘧啶类H5N1流感病毒进入抑制剂的研究	朱志博	南方医科大学	新教师类
缝隙连接蛋白26对上皮间质转化介导的非小细胞肺癌吉非替尼耐药的调控作用和机制研究	阳洁	广西医科大学	新教师类
基于化学蛋白质组学的土槿皮乙酸类似物分子机制、结构优化和抗肿瘤活性研究	黄维	成都中医药大学	新教师类
针刺三阴交治疗原发性痛经的脑功能连接网络响应特征研究	杨洁	成都中医药大学	新教师类
受体介导与超声定位双重靶向——载姜黄素的甘草次酸表面修饰纳米粒与超声微泡复合给药系统的研究	张良珂	重庆医科大学	新教师类
桃叶珊瑚苷调控OPG/RANKL/RANK信号传导系统抗绝经后骨质疏松症的实验研究	李杨	西北大学	新教师类
基于代谢组学的维药老鼠瓜抗类风湿性关节炎的作用机理研究	马桂芝	新疆医科大学	新教师类

中国博士后科学基金第51批面上资助情况 2012年5月22日，中国博士后科学基金会决定对2 190人进行第51批中国博士后科学基金面上资助。其中，232人获得一等资助，1 958人获得二等资助。从第51批次起，面上资助强度一等由5万元增加至8万元，二等资助由3万元增加至5万元。

获得一等资助的药学学科博士后有：中国科学院上海药物研究所王慧媛、南京大学程魁、华中科技大学刘欣然。获得一等资助的中药学学科博士后有：中国科学院大连化学物理研究所刘丹、暨南大学彭咏波。

获得二等资助的药学学科博士后有：北京大学马宇衡，北京大学医学部曾克武，北京协和医学院唐万侠，方正医药研究院有限公司林松文，中国科学院微生物研究所何文妮，天津医科大学王树青，哈尔滨医科大学侯云龙、聂春磊，复旦大学陈渊成、杨世琼，华东理工大学史荣卫，上海交通大学何慧琼，同济大学安毛毛，中国科学院上海生命科学研究院岳庆喜，中国科学院上海药物研究所易伟，东南大学孙玲美，浙江大学王杭祥，福州大学邵敬伟，中国海洋大学栾业鹏，郑州大学于阿娟，湖北中医药大学常聪，中山大学王红胜、潘昕，暨南大学陈国栋，重庆医科大学石宇，四川大学李锐、付征雁，西北大学刘庆超，兰州大学张伟。获得二等资助的中药学学科博士后有：北京协和医学院马博、张小坡，中国中医科学院高慧敏、郭娟、卢朋，天津医科大学唐铖，辽宁中医药大学徐志立，沈阳药科大学马恩龙，黑龙江中医药大学李春峰，上海理工大学张岩，上海中医药大学钮萌萌，浙江大学李文龙，深圳海王集团股份有限公司谭道鹏，中山大学李晨阳，暨南大学黄晓君，成都中医药大学韩波、王张。

中国博士后科学基金第52批面上资助情况 2012年10月29日，中国博士后科学基金会决定对1 945人进行第52批中国博士后科学基金面上资助。其中一等资助人数90人，二等资助人数1 855人。一等资助金额8万元，二等资助金额5万元。

获得一等资助的药学学科博士后有：上海交通大学医学院陆绍永，中国科学院上海药物研究所朱志远。获得一等资助的中药学学科博士后有：暨南大学肖辉辉。

获得二等资助的药学学科博士后有：北京协和医学院董林林、高颖，首都医科大学孙芳玲，中国农业科学院李伟，中国科学院大连化学物理研究所苏文涛，哈尔滨医科大学刘惠彬，上海交通大学李京敬，上海交通大学医学院徐祖朋，中国科学院上海药物研究所何文斐、孙海丰，江苏大学刘宏飞，南京大学吴锦慧，南京医科大学范征、姜春懿，徐州医学院附属医院刘毅，浙江大学翁勤洁、王玮，中国科学技术大学窦双，河南大学罗稳，郑州大学侯琳，湖南师范大学冯星，广州医学院邱霓，中山大学黄玲，暨南大学吴霞，海南大学史大华。获得二等资助的中药学学科博士后有：中国中医科学院郭姗姗、荣齐仙，哈尔滨商业大学汲晨锋，上海中医药大学徐英、杨涛，江苏大学汤建，南京师范大学谷巍，中国药科大学张媛媛，山东大学王进，郑州大学王君明，湖北中医药大学刘军锋，广州医学院钟山。

2012 年药学类博士生毕业论文题录

1. 中国药科大学

序号	毕业论文题目	导师	研究生
1	全新重组甲状腺旁素构效关系研究	尤启冬	林克江
2	创新药物注册监管制度研究	平其能	樊路宏
3	雷公藤甲素的肝损伤机制研究	张陆勇	傅　强
4	心血管药物信息的获取与数据挖掘	相秉仁	赵鸿萍
5	突发灾害的药品应急体系研究	黄文龙	储文功
6	新型6-芳基茚并异喹啉酮衍生物的设计、合成及抗乳腺癌生物活性研究	尤启冬	王天麟
7	氟罗沙星光降解特性及机理的研究	胡育筑	王　君
8	多靶向胆碱酯酶抑制剂的设计、合成及生物活性研究	彭司勋	陈　瑶
9	有机催化硝基乙胺对 α，β-不饱和醛的 Michael 加成反应及阿片衍生物的合成和活性研究	张奕华	霍乐乐
10	碳纳米管在缓控药物递送系统中应用的研究	朱家壁	王　纠
11	雷公藤甲素的雌性生殖内分泌毒性研究与相关机理探讨	张陆勇	张　娟
12	pristimerin 抗肿瘤血管生成和肿瘤迁移侵袭的作用及机制研究	张陆勇	穆先敏
13	西红花酸对 LPS 诱导小鼠急性肺损伤的保护作用及其机制研究	季　晖	杨如会
14	(*S*)-ZJM-289 对脑缺血-再灌注损伤的神经保护作用及机制研究	季　晖	赵　倩
15	6-取代吲唑衍生物的设计、合成及抗肿瘤活性研究	王志祥	杨　照
16	乳腺组织中雌二醇代谢酶表达与乳腺癌相关性研究	柳晓泉	赵亚男
17	灵仙新苷的药物代谢动力学研究	刘晓东	王大为
18	基于时域数据高通量代谢组识别与定量研究	张伯礼	宋　旭
19	短葶山麦冬皂苷 DT-13 和麦冬皂苷-D 抑制 MDA-MB-435 细胞转移的作用及其机制初探	余伯阳	张媛媛
20	去甲异波尔定对类风湿关节炎的治疗作用及其机制研究	戴　岳	罗玉斌
21	杜仲叶抗骨折有效部位的研究	杨中林	张　欣
22	通过扩展的遗传密码研究蛋白质的催化功能	陈依军	杨　欣
23	Ⅰ. 抗 βhCG 疫苗的抗肿瘤作用研究；Ⅱ. 1 型糖尿病疫苗的研究	刘景晶	杨　洁
24	计算机辅助设计的抗栓肽及其突变体的构效关系研究	高向东	劳兴珍
25	中国执业药师资格制度发展研究	余伯阳	安抚东
26	我国药品价格规制模式及体系完善研究	邵明立	曹　阳
27	化学计量学方法用于中药近红外光谱研究中的应用	胡育筑	辛　妮
28	柴胡醋制前后体内外物质基础及动态过程系统研究和醋制机理初探	张尊建	许　磊

（续表）

序号	毕业论文题目	导师	研究生
29	以室温咪唑类离子液体为流动相添加剂的色谱方法学研究及其在生物碱分析中的应用	张尊建	边　敏
30	环境友好的五元含氮杂环氧化方法学研究以及杂环天然产物 Lodopyridone 全合成研究	吴晓明	黄　玥
31	Jolkinolide 型化合物的合成及生物活性研究	吴晓明	施连勇
32	氧化芳基偶联反应在天然产物及有机小分子催化剂合成中的应用	吴晓明	唐昌华
33	外周选择性四氢异喹啉类 κ-阿片受体激动剂的合成与镇痛活性研究	徐云根	甘宗捷
34	基于藤黄属天然产物中抗肿瘤活性骨架进行类天然产物的设计、合成及成药性研究	尤启冬	张晓进
35	促愈合和抗菌双重功能多肽的设计、合成与活性研究	黄文龙	陈　巍
36	酪氨酸激酶和磷脂酰肌醇 3-激酶小分子抑制剂的设计合成及抗肿瘤活性研究	黄文龙	梅以成
37	抗肿瘤药物的设计、合成及药理活性研究和优势结构骨架的合成	柳　红	张　旭
38	人源Ⅰ型甲硫氨酰氨肽酶抑制剂的设计、合成和构效关系研究以及配体促进的铜催化 Ullmann 反应的应用研究	张奕华	杨新业
39	新型 2-羟基四氢噻吩并吡啶衍生物的设计、合成和新药研究	孙宏斌	单佳祺
40	碘化亚铜催化合成苯并噻唑酮/N-芳基噁唑烷酮的方法学以及含 N-乙基吗啡啉环的吲哚类化合物的结构修饰与 CB2 受体激动活性的研究	张奕华	李姣姣
41	新型铜催化 Ullmann 反应配体及吲哚霉素衍生物的合成研究	姚其正	张　禹
42	糖苷类缀合物与药物合成研究	尤启冬	钱　斌
43	新型流感病毒神经氨酸酶抑制剂的设计、合成与生物活性研究	尤启冬	黄　坤
44	穿心莲内酯衍生物的设计、合成及生物活性研究	黄文龙	唐春雷
45	α1A-肾上腺素受体选择性拮抗剂的设计、合成及药理活性研究	陈凯先	郭涤亮
46	烷氧基联苯类化合物的设计、合成及抗 P-gp 介导的肿瘤 MDR 活性研究	张奕华	谷小珂
47	胞内触发释药式自组装胶束用于肿瘤靶向递药的设计与研究	周建平	李　静
48	两亲性氨基酸嵌段共聚物胶束作为抗肿瘤新药 ATPR 载体的研究	周建平	汤继辉
49	穿膜肽修饰固体脂质纳米粒口服给药系统的研究	周建平	张银龙
50	基于壳聚糖温敏修饰的新型纳米凝胶用于肿瘤靶向的研究	周建平	王亚晶
51	丹参主成分体内过程重组优化的药动学和药效学二次设计	刘建平	李　瑾
52	具有溶酶体逃逸功能的脂质纳米载体的构建及其体内外抗肿瘤作用	张　灿	李　赛
53	寡肽两性离子脂质体作为线粒体靶点抗肿瘤药物载体的研究	张　灿	莫　然
54	藤黄桥环成分与生物机体互动机制研究	金少鸿	杨　靖
55	雷公藤多苷片整体物质基础及其体内外处置特征多组分的研究	杭太俊	苏梦翔
56	木通皂苷 D 临床前药动学及代谢产物研究	丁　黎	朱　贺

（续表）

序号	毕业论文题目	导 师	研究生
57	COX/5-LOX 双重抑制剂 ZLJ-6 对动脉粥样硬化进展的影响及机制探讨	季 晖	陈 莉
58	替米沙坦对罗格列酮骨不良反应的保护作用及其机制研究	季 晖	马 琳
59	吡嗪酰胺肝脏毒性机制研究	张陆勇	张 云
60	汉黄芩苷抗肿瘤作用及其机制研究	郭青龙	陈 妍
61	藤黄酸抗肿瘤细胞粘附作用研究	郭青龙	李成林
62	脑缺血再灌注对血脑屏障的损伤机制及银杏内酯 B 的保护作用研究	李运曼	吕 鹏
63	1. 新三肽 pENW 的抗血栓形成作用及其机制研究；2. 灵仙新苷对高脂血症大鼠早期动脉粥样硬化的干预作用	李运曼	白 莉
64	内质网在应激中的反应和药物的治疗作用	季 晖	成于思
65	NME5 在胰腺癌先天性吉西他滨耐药中的作用及其启动子转录调控机制研究	张陆勇	李 富
66	内质网未折叠蛋白反应介导类黄酮化合物汉黄芩素与千层纸素选择性抗肝细胞肝癌作用	郭青龙	徐 民
67	分子结构多样性藤黄属类天然桥环化合物的设计、合成及成药性研究	尤启冬	李 想
68	基于谱效关系的麦冬提取物药代药效物质组研究	王广基	谢 彤
69	代谢处置导向的丹参酮 IIA 抗肿瘤靶标确证与机制研究	王广基	刘 芳
70	23-羟基白桦酸协同增敏阿霉素并降低其心肌毒性的药代动力学机制研究	桑国卫	郝 刚
71	雷公藤甲素肝脏毒性的个体差异与药代动力学-代谢组学评价	王广基	刘林生
72	基于电感耦合等离子体质谱新技术研究金属药物的药动学	陈西敬	赵 娣
73	糖尿病状态下 CYP3A 功能和表达的组织特异性改变及其对维拉帕米在大鼠体内药物代谢动力学的影响	刘晓东	胡 楠
74	糖尿病状态下组织胆固醇紊乱和基于 CYP450 诱导的阿伐他汀加重糖尿病的机制研究	刘晓东	王新廷
75	基于质谱定量技术的生物大分子药动学研究及 p53 蛋白 PK-PD 结合研究	王广基	李盈淳
76	核酸药物的脂质传递载体研制与小牛胸腺 DNA 药代动力学研究	陈西敬	杨硕晔
77	基于微透析技术研究双氯芬酸的机制性 PK-PD 模型	刘晓东	张 璟
78	新型紫杉醇重组高密度脂蛋白载药系统的研究	刘建平	贾俊婷
79	积雪草苷抗帕金森病作用及机制研究	马世平	徐长亮
80	精神应激对皮肤色素调控的探讨—白癜风神经免疫介导的发病机制分析及对药物发现的启示	尚 靖	廖 莎
81	长春瑞滨及 47 肽通过间质细胞的抗肿瘤作用研究	余伯阳	房冬冬
82	基于活性指导的关附胺醇结构修饰研究	余伯阳	夏 烨
83	香青兰保护心肌缺血再灌注损伤活性物质群研究	尚 靖	田友清
84	血清 microRNA 作为药源性肝损伤早期诊断分子标志物的鉴定及黄药子肝毒性初步研究	张陆勇	苏钰文

（续表）

序号	毕业论文题目	导 师	研究生
85	冠心宁注射液的质量研究	孔令义	阮 鸣
86	两种药用植物的化学研究	梁敬钰	张敬宇
87	三种金粟兰属植物的化学成分和活性研究	孔令义	张 敉
88	基于液质联用表征技术的贝母类生物碱体内外化学物质研究	李 萍	辛贵忠
89	基于成分缺失/捕获的中药药效物质与整合作用研究方法的建立及应用	李 萍	刘颖
90	基于微生物转化的齐墩果烷型五环三萜结构修饰新途径的发现及初步应用	余伯阳	朱羽尧
91	三七叶抗肿瘤活性成分和相关质量评价研究	王 强	毛 茜
92	四氢原小檗碱类化合物的化学生物结构修饰及初步活性评价	余伯阳	葛海霞
93	传统瑶药岗松和五味子科“钻”类药材的活性成分及质量评价研究	王 强	贾贝西
94	胆宁片保肝利胆活性成分和作用机理研究	王峥涛	丁丽丽
95	大苞鸢尾和宽叶千斤拔的化学	秦民坚	林彬彬
96	木棉化学成分及质量评价研究	秦民坚	王国凯
97	紫菀药材与毒性组分肝脏毒性的实验研究	张 勉	刘晓东
98	灰毡毛忍冬花蕾和海滨木槿茎皮的化学成分研究	梁敬钰	陈 雨
99	石蝉草和加纳籽化学成分的研究	梁敬钰	王欣之
100	长春花根和观辣树种子的化学成分研究	叶文才	王春华
101	去甲异波尔定对血管生成的抑制作用及其机制研究	戴 岳	卢 乾
102	新型化合物 XJP-1 对内皮细胞炎症和功能的影响以及信号转导机制	郭青龙	傅蓉
103	丹酚酸 A 转运与代谢机制研究	杨中林	韩德恩
104	基于神经元再生之柴胡加龙骨牡蛎汤总皂苷抗抑郁作用研究	马世平	厉璐帆
105	尖头瓶尔小草和苦豆子酚性成分的结构与活性研究	孔令义	万传星
106	草豆蔻中新颖结构天然产物的发现与生物活性研究	孔令义	杨长水
107	白花前胡抗哮喘物质基础与作用机制研究	孔令义	熊友谊
108	木通皂苷 D 原料有关物质研究	杨中林	季 德
109	腺病毒介导人雌激素受体 β 基因治疗联合化疗和热疗应用于结直肠癌治疗的实验研究	顾月清	涂真珍
110	蛋白质中非天然氨基酸的高效引入及聚乙二醇定点修饰研究	姚文兵	陈 海
111	抗 EGFR 胞外区蛋白的单链抗体的筛选及抗 EGFR/KDR 双特异性小分子抗体的研究	王 旻	周雅琼
112	利用乳酸菌作为抗自身免疫性疾病疫苗递呈载体的研究	刘景晶	侯 景
113	在大肠杆菌中遗传插入 D 型赖氨酸到蛋白质中的研究	陈依军	刘智志
114	双羰基还原酶三维结构的解析与功能研究	陈依军	陆美玲
115	双羰基还原酶的催化机制研究	陈依军	黄 彦
116	新型降糖多肽 PE 的筛选、制备工艺及活性研究	姚文兵	金宇灏
117	肿节风多糖的分离纯化、结构分析及生物活性的研究	高向东	金 磊
118	GLP-1 受体激动剂对糖尿病相关因素导致 AD 样病理改变的干预作用及其机制研究	高向东	陈 松

（续表）

序号	毕业论文题目	导　师	研究生
119	新型幽门螺旋杆菌多表位疫苗的研究	奚　涛	郭　乐
120	氧化应激-内质网应激介导心肌和睾丸损伤机制及药物干预作用	奚　涛	张国林
121	miR-125b 调控乳腺癌细胞转移机制的研究	奚　涛	汤　锋
122	一种新型树突状细胞疫苗的制备及其抗肿瘤免疫活性研究	刘景晶	葛驰宇
123	用于血液安全性筛查的多重核酸等温扩增技术及仪器装置的研究	奚　涛	梁　超
124	人白介素 21、白介素 21 受体胞外区的制备及其单链抗体的筛选与鉴定	王　旻	吴沁航
125	我国罕用药管理制度设计——基于江浙部分城市实地调研	吴晓明	林禹鸿
126	毛细管电泳新型抗生素手性选择剂乳糖酸克拉霉素及其拆分体系研究	杜迎翔	于　涛
127	苯环喹溴铵的代谢及临床药代动力学研究	严拯宇	孙鲁宁
128	近红外光谱在食品和水体中微量污染物检测中的运用	相秉仁	袁文博
129	我国医药制造业差异分析及影响因素研究	吴晓明	邱家学
130	天然药物抗高血压活性组分配伍及药效相关性研究	王　旻	卞筱泓
131	达托霉素的生物合成与分离纯化研究	王　旻	吴　旻
132	可溶性重组人 IL23R-CHR 靶向 P19 调控 Th17 分化发育的作用研究	姚文兵	郭　薇
133	北极海洋放线菌的分离鉴定以及放线菌 NPA1 胞外多糖的研究	奚　涛	邢莹莹
134	我国医疗保险谈判机制研究——基于谈判机制影响因素的实证研究	余伯阳	吴嘉怡
135	前列腺素类化合物的全合成研究，氨氧基酰胺键连接的寡糖类似物及寡核苷酸类似物的合成研究	孙宏斌	龚彦春
136	络石藤有效成分研究	梁敬钰	张　健
137	吗啡成瘾戒断后的负性情绪记忆的形成机制及新型阿片受体激动剂的药理学特性研究	奚　涛	王　峻
138	川楝素诱导 HL-60 细胞凋亡的作用机制研究	陈依军	鞠建明
139	靶向干预 RARα2 基因及其下游的信号通路对骨髓瘤干细胞的清除作用	王　旻	杨　烨
140	用于检测 RNA 的等温扩增方法学研究	严拯宇	贾沪宁
141	噁唑酮并[4,5-g]喹唑啉类蛋白酪氨酸激酶抑制剂的设计、合成与活性研究	张　灿	林金生
142	使用装载波纹气分板的惰性粒子流化干燥研究	王志祥	赵思昆
143	PEPCK-Cmus 转基因小鼠改善高脂饮食诱导糖脂代谢紊乱的初步研究	刘乃丰	冯　玮
144	WIN55,212-2 对脑缺血损伤少突胶质前体细胞存活、增殖、分化以及复髓鞘作用研究	廖　红	孙　竞
145	大叶冬青的化学成分研究	叶文才	王存琴
146	桂枝茯苓方的综合性化学成分轮廓分析及硫磺熏制药材质量控制与评价方法初探	李　萍	王亚琼
147	针对 Aβ 为靶点的天然产物筛选	李　萍	王　菊
148	白茅根化学成分与品质评价研究	王峥涛	刘　轩
149	药用植物毛麻楝化学成分及相关分析研究	王　强	李　意
150	木通皂苷 D 的药学研究	杨中林	吴　悦

（续表）

序号	毕业论文题目	导　师	研究生
151	胰腺 Reg 家族蛋白在抗炎因子作用下的表达调控	王　旻	罗　晨
152	绞股蓝多糖的分离纯化、结构分析及生物学活性研究	姚文兵	严　薇
153	Polo-like kinase 1 抑制剂的分子模拟、先导结构发现及优化研究	陆　涛	卢　帅
154	量子点荧光探针及其与脂质体结合在药物分析中的应用	胡育筑	叶　超

2. 沈阳药科大学

序号	毕业论文题目	导　师	研究生
1	野村水母及其共生真菌 Paecilomyces variotii 的次级代谢物研究	李发美	刘　娟
2	ATP 合成酶抑制剂喹啉类衍生物的设计、合成与抗结核活性的测定	孙铁民	白跃飞
3	天然 Isoquercitrin coumarate 及其类似物的全合成、结构修饰及其抗糖尿病活性研究	程卯生	任旭红
4	mPEG-b-PCL-b-PAA/PMAA 胶束口服载药系统研究	邓意辉	陈　东
5	难溶药非诺贝特纳米骨架型固体口服给药系统的研究	张　强	贾增荣
6	粉防己碱脂质纳米粒的研究	程　刚	黎　苏
7	叶酸和 CD44 受体双靶向的透明质酸聚合物胶束的研究	何仲贵	刘艳华
8	尼群地平纳米晶体制剂的研究	崔福德	权　鹏
9	尼群地平反溶剂结晶机制的研究及粒径对口服生物利用度的影响	崔福德	夏登宁
10	难溶性药物上市产品品质再评价-基于卡马西平片的研究	程　刚	徐彩红
11	筋骨草化学成分及神经细胞保护活性的研究	李玉山	郭　萍
12	海洋苔藓动物总合草苔虫和阔口隐槽苔虫的化学成分及抗癌活性研究	李玉山	田向荣
13	二仙汤抗骨质疏松药理作用及蛋白质组学研究	李玉山	祝　峥
14	蝎镇痛活性肽 III 两个位点的性质与其活性关系初探	张景海	王月秋
15	新型 CB1R 拮抗剂类抗肥胖药物的筛选及其体内、体外活性研究	邹莉波	高玲焕
16	白鲜皮及生地黄化学成分的研究	裴月湖	郭丽娜
17	中药复方"仙灵骨葆"抗骨质疏松物质基础研究	姚新生	屠凤娟
18	接骨木抗骨质疏松活性成分的深入研究	姚新生	肖辉辉
19	以风险为基础的上市后药品监督抽验模式研究	毕开顺	孙苓苓
20	中国多民族药代酶基因多态性暨 CYP3A4 *18 对咪吡坦药动学影响	郭　涛	左金梁
21	尼莫地平纳米结结晶口服吸收机制的研究	何仲贵	付　强
22	消旋多肽杂化共聚物的合成及其纳米药物载体的构建	唐　星	顾鹏飞
23	2-甲氧基雌二醇脂质纳米粒水凝胶研究	崔福德	郭新红
24	替尼泊苷静脉注射用自乳化给药系统的研究	张　强	和素娜
25	3DOM 纳米药物载体的构建及提高吲哚美辛生物利用度的研究	王思玲	胡延臣

（续表）

序号	毕业论文题目	导　师	研究生
26	脱氧胆酸-羧甲基壳聚糖自聚集纳米粒作为阿霉素传递系统的研究	陈大为	晋运环
27	多壁纳米碳管载药体系的构建与载药机制的初步研究	王思玲	李宇婷
28	维生素E琥珀酸酯修饰的壳聚糖聚合物胶束给药系统的研究	方　亮	梁　娜
29	注射用利培酮-SAIB原位贮库系统的研究	唐　星	林　霞
30	卡维地洛纳米混悬给药系统的设计与评价	潘卫三	刘丹丹
31	地西他滨抗肿瘤作用及其长循环温度敏感脂质体的研究	张荣庆	刘茜英
32	瑞巴派特纳米制剂及其黏膜保护作用的研究	程　刚	史一杰
33	渗透泵控释制剂水性包衣关键技术的系统研究	潘卫三	唐　歆
34	水溶性壳聚糖表面修饰纳米脂质载体眼用制剂的研究	潘卫三	田宝成
35	多孔淀粉泡沫纳米药物载体构建及用于洛伐他汀载药的评价	王思玲	吴　超
36	氨基酸衍生物有机凝胶缓释给药系统的研究	李三鸣	杨　杨
37	格拉司琼经皮给药系统的设计与评价	方　亮	赵南晰
38	聚酯类高分子胶束对MDCK细胞的跨膜转运	何仲贵	赵珊珊
39	色谱质谱联用技术的代谢组学方法用于疾病及药物作用机制的研究	许国旺	谷　艳
40	民族药飞龙掌血止血活性与质量控制方法研究	李发美	刘志刚
41	栀子豉汤体内外化学成分与药代动力学研究	陈晓辉	龙志敏
42	WJ-38抑制多元醇通路代谢与临床前药代动力学研究	邸　欣	鲁　静
43	盐酸艾咪朵尔临床药代动力学研究	陈晓辉	时正媛
44	CYC-116药物代谢动力学研究	于治国	苏　晶
45	茼麻根化学成分与茼麻质量控制方法研究	赵春杰	田春莲
46	丹酚酸B的药动学及药物相互作用研究	刘昌孝	万仁忠
47	四逆散抗肝损伤药效物质基础与配伍机理研究	李发美	温　静
48	十八反"半蒌贝蔹及攻乌"配伍禁忌的物质基础研究	赵春杰	吴　健
49	桂枝茯苓胶囊的质量控制方法和相关成分的药动学研究	毕开顺	肖　锋
50	基于体内外化学物质基础的左金丸配伍规律研究	邸　欣	严　锐
51	泽泻肾毒性代谢组学与其特征成分泽泻醇A的药动学研究	陈晓辉	俞　悦
52	天舒胶囊质量控制方法与相关成分药动学及其代谢组学研究	毕开顺	张晖芬
53	民族因素及CYP2C9基因多态性对氯沙坦药代动力学影响的研究	郭　涛	杨　璐
54	白果内酯抗缺血诱导脑水肿作用的分子机制研究	游　松	秦海明
55	肝再生增强因子对大鼠肝纤维化的治疗作用及机制研究	游　松	宋　明
56	东亚钳蝎抗神经兴奋肽Ⅱ结构与镇痛活性关系的初步研究	张景海	宋永波

（续表）

序号	毕业论文题目	导　师	研究生
57	新型二甲基苯并吡喃衍生物诱导Hela细胞死亡的机制研究	游　松	张　新
58	两类天然活性产物的转化与降解研究	游　松	周丽娜
59	KCl和forskolin诱导的神经元CCK、PPT、PDYN表达协同上调及其与PACAP、BDNF相互作用研究	吴春福	董迎旭
60	水飞蓟宾诱导人宫颈癌HeLa细胞死亡及活性氧/活性氮生成的机制研究	池岛乔	范思邈
61	T-2毒素的发育毒性评价及其作用机制研究	吴英良	方海琴
62	内侧前额叶皮层和背侧海马在甲基苯丙胺诱导精神依赖性中的作用机制和催产素的抗成瘾作用研究	杨静玉	韩文妍
63	小檗碱治疗糖尿病的肠道作用靶点及分子机制研究	吴英良	李增强
64	冬凌草甲素及肝细胞生长因子受体抑制剂SU11274诱导人非小细胞肺癌A549细胞死亡的机制研究	池岛乔	刘　莹
65	化学缺氧剂$CoCl_2$诱导小胶质细胞激活和死亡及Necrostatin-1的保护作用研究	吴春福	牟艳华
66	PTSD小鼠模型的建立及糖皮质激素在PTSD中的作用研究	吴英良	汪海峰
67	肿瘤坏死因子TNFα及冬凌草甲素诱导小鼠成纤维肉瘤L929细胞死亡的调控机制研究	池岛乔	叶元超
68	SHP2磷酸酶小分子抑制剂的发现和抑制肿瘤细胞增殖的作用及机制的研究	吴春福	于　冰
69	百可利对帕金森病模型震颤症状抑制作用及机制研究	杜冠华	于　昕
70	冬凌草甲素增强U937细胞吞噬凋亡小体的机制研究	池岛乔	臧凌鹤
71	PDE5抑制剂抑制脂多糖诱导小胶质细胞活化的作用机制研究	吴春福	赵思奇
72	以VEGFR/PI3K为双靶点的2-氨基噻唑类化合物的设计、合成与抗肿瘤活性研究	许永男	丁怀伟
73	2-取代-4-烷氨基喹（唑）啉类化合物的设计、合成与抗肿瘤活性研究	宫　平	姜　楠
74	新型氮杂小分子胆固醇酯转运蛋白抑制剂的设计、合成及活性研究	赵冬梅	李文燕
75	选择性PP1/GADD34抑制剂的设计、合成与活性评价	李　松	刘　涓
76	基于脂肪酸合成酶FabH结构的抗菌药物的设计与合成	李　松	刘　彦
77	四氢原小檗碱类化合物的设计、合成、药理活性研究及钯催化烯醚的区域选择性芳基化反应研究	蒋华良	钱王科
78	瞬时受体电位香草酸亚型Ⅰ拮抗剂的设计、合成与生物活性研究	刘克良	孙　伟
79	柳穿鱼酸衍生物的设计、合成及抗脑缺血活性研究	程卯生	田　瑜
80	铜催化、有机催化的方法学研究及双苄基四氢异喹啉生物碱的合成、构效关系研究	马大为	王蕾蕾
81	次黄嘌呤核苷酸脱氢酶抑制剂的设计、合成及活性研究	程卯生	杨　娜
82	含有N-酰基腙结构的双芳基脲类化合物的设计、合成与抗癌活性研究	宫　平	张　贝

（续表）

序号	毕业论文题目	导 师	研究生
83	芳脎基取代的三嗪、嘧啶及噻吩并[3,2-d]嘧啶类化合物的设计、合成与抗肿瘤活性研究	宫 平	朱五福
84	五株微生物活性次级代谢产物的研究	姚新生	丁 蓉
85	合子草化学成分及其抗肿瘤活性研究	赵余庆	李 伟
86	鸦胆子的化学成分及生物活性研究	吴立军	刘俊宏
87	海南粗榧内生真菌及两种海洋来源微生物的化学成分研究	裴月湖	卢 轩
88	从中药牛扁中发现抗老年性痴呆活性成分的研究	姚新生	穆祯强
89	大苞藤黄的化学成分及其抗肿瘤活性研究	华会明	牛生吏
90	伊贝母和浙贝母的生物活性成分研究	王金辉	沈 硕
91	两种西沙海绵的化学成分和生物活性研究	宋少江	王茹萍
92	山核桃壳的化学成分及抗结肠癌活性研究	赵余庆	吴 威
93	小陷胸汤药效物质基础研究	裴月湖	许 颖
94	辽东楤木叶的化学成分和细胞毒活性研究	宋少江	张 艳
95	马钱子与格木内生真菌的化学成分及生物活性研究	吴立军	赵 楠
96	朝鲜白头翁中神经保护作用成分研究	华会明	刘建宇
97	去甲斑蝥素体外诱导人宫颈癌 HeLa 细胞死亡及活性氧生成机制研究	李建春	董 秀
98	绿茶化学成分的动态变化和抗氧化活性研究	毕开顺	付春旺
99	白首乌生物活性成分和醋制甘遂炮制机理的研究	王金辉	彭 勍
100	丹参药材的 IR 和 DNA 条形码鉴定研究	王金辉	刘新虎
101	HACCP 体系在中药注射剂质量风险管理中的应用研究	黄泰康	陈 芳
102	生产企业药品不良反应报告和监测制度研究	孙利华	董 铎
103	实现我国药品价值定价的路径与方法研究	孙利华	郭 朗
104	我国药品广告监管的思考和对策研究	毕开顺	何汉洲
105	药品政府管制对医药行业的影响研究	黄泰康	刘 静
106	我国假劣药现状、成因及监管对策研究	李 野	王明东
107	药品广告监管制度研究	黄泰康	吴志明
108	健康效用值测量研究	孙利华	伍红艳
109	我国上市后药品风险管理体系研究	黄泰康	赵喜萍
110	传统中药产业发展影响因素研究	潘卫三	邹大光

3. 北京大学药学院

序号	毕业论文题目	导 师	研究生
1	人参茎叶皂苷化学成分的研究	杨秀伟	李珂珂
2	基于 LC-MS-DS 技术的天然药物化学成分的高效鉴定与分离	屠鹏飞	张加余
3	非线性混合效应模型法在中药复方药物动力学和药效学研究中的应用	卢 炜	陈文倩
4	尼群地平和氢氯噻嗪联合治疗高血压的定量药理学研究	卢 炜	尚德为
5	20S 蛋白酶体抑制剂的设计、合成与活性研究	张亮仁	马宇衡
6	CD38 抑制剂的设计、合成与构效关系研究	张亮仁	陈 哲
7	CD38 抑制剂的设计、合成与活性研究	张亮仁	周 伊
8	抗氧化应激蛋白 DJ-1 在中国弱精症患者精子中的表达及功能研究	蒲小平	安春娜

（续表）

序号	毕业论文题目	导 师	研究生
9	土槿皮乙酸调节 HT-29 细胞中炎症相关蛋白表达的研究	崔景荣	侯 丽
10	组织蛋白酶 B 敏感的 PEG-紫杉醇共轭物的研究	张 强	梁 良
11	内源性大麻素受体的激活对海马 sharp wave-ripple 复合波的放电模式的影响	蒲小平	孙 懿
12	马兜铃酸类成分单克隆抗体制备及其在生药和生物样品检测中的应用	蔡少青 王 璇	黎晓维
13	黄芪中 8 个异黄酮类成分的代谢研究	蔡少青	张亚洲
14	开环马兜铃内酰胺的肾细胞毒性及其在药用植物中的分布研究	蔡少青 尚明英	葛跃伟
15	异核苷修饰及末端肽缀 siRNA 生物活性研究	张礼和 杨振军	陈 玥
16	肽共价缀合 siRNA 的固相逐步合成以及生物学性质研究	张礼和 杨振军	刘 洋
17	末端修饰寡聚核苷酸的合成及活性评价	杨振军	王晓锋
18	新型抗凝药比伐卢定药代-药效和药学监护研究	崔一民	张冬梅
19	中成药有效性和经济性评价方法研究	史录文	濮 润
20	蛋氨酸合成酶抑制剂的设计、合成及生物活性评估	刘俊义	周受辛
21	腺癌相关抗原 KH-1 的一釜合成研究	叶新山	张鲸惊
22	基于碱基和南区糖环修饰的环腺苷二磷酸核糖(cADPR)类似物的设计合成及活性研究	张亮仁	周 玥
23	吴茱萸的化学成分及吴茱萸汤主要活性成分的药代动力学研究	杨秀伟	胡传芹
24	DJ-1 蛋白对帕金森病动物模型的神经保护作用及其机制研究	蒲小平	孙双勇
25	血管生成抑制剂的研究与斑马鱼药物筛选模型的建立	崔景荣	刘敬弢
26	中国南海海绵 *Rhabdastrella globostellata* 和 *Stylissa* sp. 的化学成分及生物活性研究	林文翰	李 金
27	南海珊瑚倍半萜类成分及其生物活性研究	林文翰	陈达炜
28	人参、西洋参和三七中皂苷类成分系统对比研究	果德安 叶 敏	杨文志
29	中药甘草的药代动力学及其对体内代谢的调控研究	果德安 叶 敏	乔 雪
30	一类新型氨基二硫代甲酸酯类抗肿瘤化合物的发现及研究	李润涛 葛泽梅	李日东
31	唾液酸糖基化新合成方法和策略的研究	叶新山	王 玥
32	蜜炙款冬花化学成分及其抑制脂多糖诱导小鼠巨噬细胞生成 NO 活性的研究	杨秀伟	李 玮
33	钆化合物促小鼠胚胎成纤维细胞增殖存活效应的机制研究	王 夔 杨晓改	李金霞
34	兰瑞肽修饰的新型紫杉醇纳米胶束及其对生长抑素受体的靶向作用	张 强	郑 楠
35	以 MMP-2/9 为靶点的可激活多肽-药物共轭物传递系统的研究	齐宪荣	时念秋
36	艾塞那肽长效微球在糖尿病大鼠体内基于机制的 PK/PD 研究	卢 炜	李新刚
37	定量药理学原理在哮喘临床试验评价与试验设计中的应用	卢 炜	王曦培
38	线粒体靶向性柔红霉素脂质体抑制乳腺癌干细胞效应与机制研究	吕万良	张 亮

（续表）

序号	毕业论文题目	导师	研究生
39	经济、绿色的氧气氧化脱氢碳-碳键形成及*N*-杂环卡宾催化 a3-d3 极性反转反应研究	崔育新 焦宁	张博
40	通过单电子转移产生的碳自由基的需氧氧化研究	张亮仁 焦宁	苏毅进
41	膜透性 cADPR 类似物及 ADPR 在细胞钙信号传导中的调控功能研究	张亮仁	余沛霖
42	吲哚类生物碱 MaremycinsA，B，C 和 D 的全合成研究及 Aspidophytine 的合成研究	张亮仁 贾彦兴	刘永华
43	南海软珊瑚 Sinularia sp. 的化学成分研究	林文翰	时海燕
44	线粒体靶向性拓扑替康脂质体的构建及其效应和作用机制研究	吕万良	于洋
45	麦冬化学成分研究	屠鹏飞	李宁
46	Ⅰ. Indolocarbazoles 类化合物的设计、合成及抗癌活性评价；Ⅱ. 吡啶酮类抗纤维化化合物的设计、合成及活性评价	李中军	娄清华
47	唾液酸转移酶抑制剂的设计、合成及疏水标签辅助分离的 Mitsunobu 反应	叶新山	郭键
48	高价碘试剂介导的烯烃选择性氧化新方法及其在糖基化反应中的应用	李中军 孟祥豹	钟文和
49	1. 醋酸银促进的多取代吡咯合成及其在 Lamellarin 类天然产物全合成中的应用；2. 海洋天然产物 Halichomycin 的合成研究	崔育新 贾彦兴	李清江
50	石油菜化学成分及药理活性研究	梁鸿	任恒春
51	基于药物安全性的渗透性和过敏反应介质研究	翟所迪 Leslie Benet	刘维

4. 复旦大学药学院

序号	毕业论文题目	导师	研究生
1	噬菌体展示技术筛选脑靶向功能肽及其修饰纳米粒的脑内递药研究	蒋新国	李婧炜
2	介孔二氧化硅包覆金纳米棒的肿瘤热疗-化疗联合治疗研究	蒋新国	沈顺
3	小鼠肝脏 SMS2 过表达对动脉粥样硬化斑块稳定性的影响	吴满平	赵雅瑞
4	伞枝犁头霉 *Absidia corymbifera* AS2 生物转化富集黄芪甲苷研究	周珮	刘晓会
5	益母草碱在大鼠药动学及代谢研究	朱依谆	朱清
6	基于二酮酸结构的小分子化合物的设计、合成及抗 HCV 活性研究	叶德泳	刘明明
7	自组装 CM-PLH/PbAE/DNA 三元复合物非病毒基因递送载体的研究	方晓玲	顾吉晋
8	多肽介导肝肿瘤靶向诊断与治疗的纳米给药系统	蒋晨	韩亮
9	功能小分子修饰的长循环碳酸酯纳米粒对脑胶质瘤分级靶向递药研究	方晓玲	姜新义
10	碳纳米管用于脑胶质瘤靶向递药和肿瘤热疗的研究	蒋新国	任锦峰
11	基于量子点的核酸和蛋白质分析新技术研究	卢建忠	宋文青
12	基于金纳米粒的生物分子化学发光分析新技术	卢建忠	孙彦华
13	车桑子和三种大戟科药用植物的化学成分及生物活性研究	侯爱君	张来宾
14	现代分离分析技术在板蓝根成分分析中的应用研究	段更利	周威

（续表）

序号	毕业论文题目	导师	研究生
15	食物蛋白稳定化口服纳米给药系统及其"固态化"	吴伟	何伟
16	鞘磷脂合酶小分子抑制剂的设计、合成及生物活性研究	叶德泳	邓晓东
17	藤黄和雪地茶化学成分及药理作用的研究	潘胜利	邓云霞
18	作用于 D3、5-HT1A/2A 受体的小分子设计、合成与药理活性研究	陈凯先	杜鹏
19	新型抗肝癌四氟代多烯紫杉醇制备工艺及其线粒体靶向前药的研究	孙逊	谢程
20	夏枯草和紫花地丁抗补体活性成分	陈道峰	杜冬生
21	Neuroprotective effect of Danshensu derivatives as anti-ischemia agents on SH-SY5Y neuronal cell and rat brain	朱依谆	SEETAPUN SUNISA（苏妮莎）

5. 四川大学华西药学院

序号	毕业论文题目	导师	研究生
1	汉防己甲素的吸收调控与药动学研究	蒋学华	张颖
2	皂荚水提物降血脂和抗动脉粥样硬化作用及其初步机制研究	杜俊蓉	赖朋
3	北豆根主要成分-蝙蝠葛碱体内药动学与肠吸收机理研究	蒋学华	高秀蓉
4	C_{19}-二萜生物碱转化合成紫杉醇类似物的研究	王锋鹏	唐培
5	新型整合素 $\alpha_v\beta_3$ 抑制剂的设计、合成及生物活性研究（Ⅰ）	邓勇	吴成龙
6	海洋天然产物 Diazepinomicin 的合成及其衍生物的设计、合成及生物活性评价	吴勇	陈雷
7	山荷叶素糖苷类衍生物及 α-L-鼠李糖-(1→2)-[β-D-葡萄糖-(1→3)]-β-D-葡萄糖偏诺皂苷的合成研究	吴勇	罗新峰
8	新型的顺式四氢呋喃并四氢喹啉衍生物的设计、合成及抗肿瘤活性研究	吴勇	李杰
9	基于手性双功能氢键供体催化剂或手性伸胺、伯胺催化的不对称反应研究	陈应春	熊小峰
10	修饰金鸡纳碱催化的 Morita-Baylis-Hillman 碳酸酯参与的烯丙基烷基化反应研究	陈应春	蒋琳
11	有机小分子催化氧化吲哚 C3 位全碳取代的不对称合成研究	陈应春	蒋坤
12	基于多肽的骨靶向和肿瘤靶向前药的设计、合成以及生物活性的研究	郭丽	蒋博
13	氧化氰胺化反应以及在氮杂环合成中的应用	邓勇	尹平
14	靶向激酶的抗肿瘤小分子药物的设计研究	杨胜勇	谢焕章
15	基于叶酸受体的肾靶向给药研究	张志荣	张勤
16	细胞穿膜肽 TAT 和可断裂 PEG 共修饰脂质体的优化及其在肿瘤治疗中的应用	张志荣	袁雯旻
17	以聚乙二醇衍生物为载体的抗癌药物肿瘤靶向给药系统研究	张志荣	梁臻
18	基于 3-羟基丁酸-3-羟基己酸聚合物（PHB-HHx）的新型胰岛素缓控释制剂的研究	张志荣	彭强
19	氨基葡萄糖衍生物作为一种新的肾靶向药物载体的研究	张志荣	林燕
20	基于靶向性和稳定性修饰的载胰岛素三甲基壳聚糖口服纳米给药系统的研究	黄园	金韵
21	环境响应型基因载体设计和研究	顾忠伟	程刚

（续表）

序号	毕业论文题目	导 师	研究生
22	地西泮单用或合用胞二磷胆碱对大鼠永久性大脑中动脉阻塞的神经保护作用	刘 进	邱才炜
23	丹参水提物对大鼠心肌损伤的保护作用及其作用机制的研究	杜俊蓉	周 茹
24	重楼属植物中偏诺皂苷化合物抗肿瘤作用及其机制研究	杜俊蓉	陈娅姝
25	外排泵抑制剂对抗癫痫药物苯巴比妥透过血脑屏障的影响研究	蒋学华	周 静
26	代谢组学方法研究丹参对血瘀模型大鼠的作用机理	蒋学华	张若琪
27	我国药品费用管理现状和改革策略探讨	蒋学华	陶婷婷
28	药师诚信:理论与实证研究	蒋学华	冯建安
29	多羟基吲哚里西丁氮杂糖的合成研究	秦 勇	邵 佳
30	(+)-钩吻碱的全合成	秦 勇	周 旋
31	Ⅰ. 构建 C_{19}-二萜生物碱骨架的化学反应研究；Ⅱ. 附子苷的全合成研究；Ⅲ. 双苄基异喹啉类化合物的构效关系研究	王锋鹏	何 平
32	二萜生物碱的全合成研究	王锋鹏	刘小宇
33	G3-C12 肽作为一种新的肾靶向药物载体的研究	张志荣	耿 倩

6. 安徽医科大学药学院

序号	毕业论文题目	导 师	研究生
1	内质网应激在四氯化碳诱导小鼠急慢性肝损伤中的作用及部分机制	李 俊	王建青
2	TRPM7 对 PDGF 诱导的佐剂性关节炎大鼠成纤维样滑膜细胞增殖的影响及其部分机制研究	李俊	王小华
3	全反式维甲酸及衍生物 ATPR 对胃癌的治疗作用及机制研究	陈飞虎	胡孔旺
4	阻断酸敏感离子通道 1α 对佐剂性关节炎大鼠软骨保护作用的细胞分子机制研究	陈飞虎	胡 伟

7. 北京协和医学院药物研究所

序号	毕业论文题目	导 师	研究生
1	黄皮成分改善认知功能障碍药效学评价及机制研究	陈乃宏	宁 娜
2	额前皮质区缝隙连接功能障碍与动物抑郁样行为的关系研究	陈乃宏	孙建栋
3	趋化素样因子 1 在脑缺血再灌注损伤中的表达变化及作用机制研究	陈乃宏	孔令雷
4	瓜子金皂苷己增强突触可塑性的作用及机制研究	陈乃宏	孙 凤
5	IL-17A 抑制自噬活性促进组织纤维化发生发展	胡卓伟	米 粟
6	应用天然噬菌体抗体库技术获得中和性全人源抗 IL-17A 抗体	胡卓伟	孙 巍
7	TRB3 在肿瘤进展中的作用及其机制探讨	胡卓伟	慕 容
8	阻断胞外 HSP70 活性改善阿霉素诱导的小鼠心功能障碍和心肌重构	胡卓伟	鲍华燕
9	水菖蒲化学成分与生物活性研究	于德泉	郝志友
10	药物结构及晶型与基于热分析技术的化学纯度标准物质研究	吕 扬	郭永辉
11	创新晶型药物与仿制及药典晶型药物研究	吕 扬	陈芊茜
12	药物及先导物多晶型筛查与标准物质定值新技术新方法研究	吕 扬	周浩辉

（续表）

序号	毕业论文题目	导 师	研究生
13	注射用丹参冻干粉安全性评价及不良反应机制研究	王爱平	吕 鹏
14	KEAP1 和 NRF2 对人非小细胞肺癌耐药性的调控及乙酰地蒽酚的药效学研究和安全性评价	王爱平	展丽娟
15	紫杉烷类化合物 Lx2-32c 抗肿瘤耐药药效学及机制研究以及紫杉醇耐药的 BGC-823 体内外模型的建立及确证	陈晓光	周 晴
16	新型口服鬼臼毒素衍生物 XWL-1-48 抗肿瘤作用研究及 GL331 抑制 HepG2 细胞生长机制研究	陈晓光	王娅杰
17	番荔枝酰胺衍生物(FLZ)选择性抑制 γ-分泌酶改善线粒体功能及相关机制研究	陈晓光	叶 旋
18	HIF-1 抑制剂细胞筛选模型的建立及三白脂素－8 和雷公藤甲素衍生物抗肿瘤作用与机制研究	陈晓光	郎立伟
19	阿齐他赛(Aziditaxel)的合成工艺研究；对耐药肿瘤有效的三尖杉宁碱衍生物的设计与合成	方唯硕	张书恩
20	GK 和 PPARγ 双靶点激动剂的发现和成药性初探以及候选化合物 SHP289－03 抗糖尿病作用和机制的研究	申竹芳	雷 蕾
21	DPP4 抑制剂选择性评价方法的建立以及 MSG 小鼠 DPP4 活性升高的可能机制和药物的抑制作用	申竹芳	刘景龙
22	他汀类药物对胰岛 B 细胞功能的影响和作用机制探讨以及新型 HMG-CoA 还原酶抑制剂的发现	申竹芳	陈致瑜
23	黄皮茎的化学成分和生物活性研究	张东明	柳 航
24	选择性 S1P1 受体激动剂的合理设计、合成与生物活性研究	尹大力	李 刚
25	1. 布格呋喃,洛伐他汀,加兰他敏的微生物转化;2. 瑞香狼毒细胞培养物的化学成分研究	戴均贵	乔立瑞
26	1. 植物黄酮异戊烯基转移酶基因应用于异戊烯基黄酮的酶法合成;2. 天山雪莲培养细胞的活性成分生产	戴均贵	陈日道
27	丁公藤化学成分及其药理活性的研究	张培成	刘照振
28	虎杖化学成分及药理活性研究	张培成	李福双
29	附子化学成分研究	石建功	江冰娅
30	板蓝根的化学成分研究	石建功	陈明华
31	天麻的化学成分及其生物活性研究	石建功	王亚男
32	新型抗白血病化合物 FB2 临床前药代动力学研究	李 燕	黄 凯
33	大头茶属植物黄药大头茶和广西大头茶的化学成分及生物活性研究	张东明	付辉政
34	珍珠菜化学成分和生物活性的研究及化学转化合成	于德泉	梁 东
35	盐酸优克那非的安全性评价及雄性生殖系统作用机制研究	王爱平	刘 畅
36	抗 HIV－1,抗结核杆菌活性小分子化合物的设计及合成	刘 刚	郑朴荣
37	FLZ 对同型半胱氨酸所致原代培养的大鼠脑微血管内皮细胞的保护作用 N6-取代腺苷衍生物 B2 镇静催眠机制研究	张建军	康瑞霞

（续表）

序号	毕业论文题目	导 师	研究生
38	具有抗肿瘤活性天然甾体皂苷的合成及构效关系研究	雷平生	管玉瑶
39	抗肿瘤天然产物(－)-Saframycin A 及其衍生物的全合成及构效关系研究	刘站柱	董文芳
40	2-(α-羟基戊基)苯甲酸钾盐(PHPB)的抗抑郁作用以及布格呋喃(AF-5)抗焦虑及抑郁作用的电生理学机制研	王晓良	陈春林
41	2-(α-羟基戊基)苯甲酸钾盐抗血小板聚集的机制及靶点研究	王晓良	杨宏艳
42	新型抗肾衰药物的设计与合成；吡咯并喹啉类活性天然产物的全合成研究	尹大力	吴 倩
43	保健食品中违禁成分快速检测方法的建立及酸枣仁黄酮类化合物代谢产物研究	张金兰	任 燕
44	基于磷脂复合分子的胰岛素新型纳米囊泡及其用于微针经皮促透研究	刘玉玲	周翠萍
45	天然产物及衍生物心血管非临床药效学评价技术体系的初步构建和探索性应用	朱海波	杨 柳
46	贯叶金丝桃和腺点金丝桃的化学成分研究	苏亚伦	马 洁
47	伸筋草化学成分及其生物活性研究伸筋草药材及其饮片质量标准修订研究	庾石山	王晓婧
48	假地枫皮根和茎的化学成分及药理活性研究	于德泉	张贵杰
49	红茴香根和茎的化学成分与生物活性研究	庾石山	庄鹏宇
50	八角枫根的化学成分及其生物活性研究	庾石山	张 炎
51	新型防治流感药物的发现研究	杜冠华	杨 帆
52	百可利优势晶型药代动力学研究与药物多晶型生物利用度评价	杜冠华	田 硕
53	丹酚酸 A 对糖尿病周围神经并发症的作用及机制研究	杜冠华	于晓彦
54	抗炎活性化合物对阿尔兹海默病及神经炎症作用与机制的研究	杜冠华	蓝 希
55	抗肿瘤候选新药 CAT 体内代谢及其药物代谢组学的 LC－MS/MS 分析方法研究	再帕尔	田亚平
56	Raf 激酶抑制剂－Sorafenib 结构类似物的设计、合成及体外抗肿瘤活性研究	尹大力	芦臣书
57	免标记便捷的新型常压敞开式质谱分子成像技术与方法研究	再帕尔	罗志刚

8. **重庆医科大学药学院**

序号	毕业论文题目	导 师	研究生
1	大麻受体 CB2 的同源模建及特异结合分子的虚拟筛选	董 志	刘 洋
2	紫杉烷类水溶性衍生物的制备及初步生物活性研究	田 睿	李勤耕

9. **广州中医药大学中药学院**

序号	毕业论文题目	导 师	研究生
1	三桠苦叶的生物活性成分及指纹图谱研究	高幼衡	卢海啸
2	缩泉丸对自然衰老大鼠膀胱逼尿肌受体的调控及机制研究	吴清和	鲁湘鄂
3	沉香、檀香评价体系的优化及对沉香结香方法的评价	李卫民	陈晓颖
4	巴戟天低聚糖巴戟甲素抗老年痴呆药效及作用机制研究	祝晨蔯	陈地灵
5	山药种质资源遗传亲缘关系与药材质量研究	林 励	吴志刚

（续表）

序号	毕业论文题目	导 师	研究生
6	紫珠属两种药用植物化学成分的研究	祝晨蔯	高 丽
7	肾气丸有效成分的药代动力学及组方优化研究	李政木	汪玉梅

10. **哈尔滨医科大学药学院**

序号	毕业论文题目	导 师	研究生
1	microRNA-133 与 Calcineurin 间相互作用调控心肌肥厚	王志国	陈 畅
2	HO-1 全身系统性过表达对小鼠压力负荷型心肌肥厚及血管损伤修复的影响	董德利	霍 蓉
3	苦参碱和氧化苦参碱对三氧化二砷引起的 HERG 通道功能障碍的拯救作用及机制	李宝馨	董增祥
4	过氧化氢在人脐静脉内皮细胞上调血管紧张素转化酶的表达及其机制	吕延杰	沐晓芹
5	p53－miR-34－E2F1 通路调控肿瘤细胞 EAG K^+ 通道	王志国	李 哲
6	miR-151 对雌激素剥夺后缺血性心律失常的调控作用	杨宝峰	王仁俊
7	锦灯笼降血脂活性评价及药效成分追踪	杨宝峰	杨异卉
8	microRNA-153 对肺癌细胞增殖、迁移和凋亡的作用与机制	杨宝峰	王景浩
9	M3 受体与心肌肥厚相关性的实验研究	杨宝峰	王 姝
10	低浓度钙离子对大鼠肾脏髓袢升支粗段管周膜钾通道的调控	王文辉	孔淑敏
11	腺苷 A1 受体在大鼠肾髓袢升支粗段管周膜 50-pS 钾离子通道活性调控中的作用	谷瑞民	李文楠
12	IGF-1 对大鼠肾髓袢升支粗段管周膜 10pS 氯通道及 50pS 钾通道活动的调控	谷瑞民	王丽君
13	15-脂氧合酶在 HPH 中的作用机制研究	朱大岭	聂晓伟
14	含硒核苷的合成及其抗肿瘤活性和有机汞-DADPA 色谱的研究	朱大岭	韩维娜
15	KATP 通道作为罗格列酮新的作用靶点在心肌缺血中的作用	朱大岭	于 磊

11. **河北医科大学药学院**

序号	毕业论文题目	导 师	研究生
1	白头翁质量评价与五环三萜皂苷类成分的药物代谢动力学研究	张兰桐	许慧君
2	超顺磁性 Fe3O4 磁性聚合物载药胶束的制备与磁靶向载药体系性能研究	张兰桐	刘 静
3	复方中药连萸胃滞留渗透泵控释制剂的设计与评价	史清文	方 瑜
4	Na/K 泵 α1 亚基的 H1-H2 结构域介导哇巴因心肌毒性	王永利	熊 晨

12. **华东理工大学药学院**

序号	毕业论文题目	导 师	研究生
1	新型组蛋白去乙酰化酶抑制剂的发现及抗肿瘤药理学研究	刘建文	金 惠
2	微流控芯片纳升/皮升级液滴多维多功能磁操控技术研究	罗国安	张 凯
3	金鸡纳碱类有机催化剂催化靛红及其衍生物的不对称 Henry 反应、Michael 加成反应的研究	王 卫	刘 璐
4	抗代谢性疾病活性小分子的发现及相关作用机制探讨	沈 旭	周 蓉

（续表）

序号	毕业论文题目	导 师	研究生
5	新型 Naphthalimide 类衍生物 B1 抗肿瘤药理学作用及分子机理研究	刘建文	梁 欣
6	几种氧化还原酶的结构、功能和调控的计算机模拟研究	唐 赟	初燕燕
7	基于结构的药物设计和优化及两种有机小分子不对称催化反应研究	蒋华良	邓 菁
8	昆虫烟碱乙酰胆碱受体及乙酰氨基己糖苷酶靶标特性的理论研究	钱旭红	王岩丽
9	新烟碱类化合物结构衍生和生物活性测试研究	李 忠	张文文
10	色胺的分子内氧化偶联方法学研究和生物碱 Pleiocarpamine 的合成研究	马大为	范锋
11	基于苯并二氢吡喃骨架的新型三环化合物的合成及其药理活性研究	邓卫平	汪伟亮
12	光调控的基因表达系统的构建与应用	杨 弋	王 雪
13	基于二茂铁骨架的手性亲核催化剂的合成及其催化应用	邓卫平	胡 斌
14	黄酮醇氧苷的合成及红菠萝花碱 A 的全合成研究	韩 伟	杨为准
15	手性伯胺催化的不对称 Michael 加成反应研究	叶金星	于 峰
16	哺乳动物细胞氧化还原代谢荧光探针发展与应用	杨 弋	赵玉政
17	铜、钛催化的格氏试剂分子偶联反应及其在天然产物中的应用	曾步兵	华嗣恺
18	蛋白质巯基修饰荧光探针的设计、合成与性能研究	徐玉芳	黄楚森
19	抗肿瘤药长春碱类似物的设计、合成和构效关系研究及绿色催化剂在有机合成中应用的方法	胡立宏	宋维彬
20	新型二硒醚、硒醚化合物的合成及生物活性研究	李 忠	赵立伟
21	微波促进或者微波-超声复合场促进多组分反应	宋恭华	冯煌迪
22	基于细胞水平的中药复方双龙方治疗心肌梗死疾病的药效作用机制研究	罗国安	吕书锋
23	多种天然化合物的模式识别及双通道传感器的设计与合成	钱旭红	张晓军
24	整合生物标志物体系的建立及在疾病诊断和药物疗效评价中的应用	罗国安	黄 敏
25	石杉碱甲-磷酸川芎嗪复方干预阿尔茨海默症的研究	罗国安	史 俊
26	新型植物抗病激活剂的创制、活性筛选及传导过程初探	徐玉芳	杜青山
27	多功能荧光探针的设计、合成与性能研究	钱旭红	徐 林
28	巯基修饰功能蛋白荧光探针及活细胞成像研究	杨 弋	尹 琴
29	结构多样的含二氟（亚）甲基化合物的设计与合成及其生物活性	曹 松	吴晶晶
30	新烟碱类似物的合成及生物活性研究	李 忠	叶振君
31	新型三环骨架羟肟酸的设计合成及其抗肿瘤药理活性研究	邓卫平	刘力锋
32	基于功能离子液体的高效平行纯化与可回收催化剂研究	宋恭华	康丽琴
33	苄基异喹啉类生物碱的选择性分离和质谱规律研究	梁鑫淼	刘巧霞

（续表）

序号	毕业论文题目	导 师	研究生
34	以莽草酸为起始原料合成磷酸奥司他韦（达菲）及其类似物	施小新	聂良邓
35	虚拟筛选方法评价和靶向 HIV-1 整合酶与人类 LEDGF/p75 蛋白相互作用界面的抑制剂发现研究	唐 赟	胡国平
36	α,β-不饱和酮的不对称 Michael 加成及串联反应研究	叶金星	黄慧才
37	含有异喹啉、β-咔啉骨架的具有生理活性化合物的合成新方法研究及其应用	施小新	董菁
38	激酶 PI3K 和 VEGFR-2 抑制剂的设计合成及生物活性研究	段文虎	高国锐
39	AMPK 及 LXR 通路新型天然调节剂的发现及相应作用机制研究	沈 旭	庄静静

13. 华中科技大学同济医学院药学院

序号	毕业论文题目	导 师	研究生
1	两种抗肿瘤药物靶向脂质体的制备与评价	李 高 项光亚	黄怡菲
2	甘菊滴丸的制备工艺与质量标准研究	吴继洲 王永林	胡泽华
3	铁线蕨化学成分及药理作用研究	阮金兰	袁倩颖
4	RegIII 和胰岛素原双基因联合干预 1 型糖尿病的作用及机制研究	向 明	侯文睿
5	两种荛花属药用植物化学成分和生物活性研究	李 高 张勇慧	郭洁茹
6	抱石莲和披针新月蕨生物活性研究	阮金兰	雷永芳
7	翠绿针毛蕨化学成分及其抗肿瘤活性的研究	阮金兰	魏安华
8	湖北巴戟天抗衰老化学成分及作用机制的研究	吴继洲 杨希雄	杨曦亮
9	民族药材雪里见的生物活性及化学成分研究	吴继洲 张 鹏	陈春霞
10	小檗碱磷脂固体分散体的制备及大鼠体内吸收动力学研究	吴继洲 方建国	施春阳
11	碱溶液香菇多糖的抗肿瘤活性及机制研究	李 高	张 玉
12	“前愈”治疗慢性前列腺炎的药效研究	阮金兰	吴金虎
13	松萝酸抗炎及抑制流感病毒复制的作用机理研究	阮金兰	黄志军
14	几种核苷类抗癌药物的合成及质量控制研究	项光亚	李立威
15	呱氨托美汀的药动学特征及其代谢酶羧酸酯酶的基础研究	李 高	刘 东

14. 辽宁中医药大学药学院

序号	毕业论文题目	导 师	研究生
1	三七炮制前后的化学成分研究	康廷国	张丽娟
2	黄芩、白芍药对配伍机制及药动学研究	张振秋	刘 威
3	血塞通注射液溶血及过敏不良反应预警方法研究	窦德强	项 峥
4	牛蒡子水解酶的应用及相关研究	康廷国	崔 昊
5	狗脊炮制品大极性抗骨质疏松成分分离与炮制原理深入解析	贾天柱 许 枬	鞠成国
6	百部生杀虫熟止咳炮制原理研究	贾天柱	陈晓霞
7	酸浆种质资源研究	王 冰	徐保利

15. 南京中医药大学药学院

序号	毕业论文题目	导师	研究生
1	中药炉甘石、赤石脂炮制机理及效应评价研究	丁安伟	周灵君
2	活血化瘀中药筛选成分隐丹参酮对肿瘤转移的影响及机理研究	陆茵	严令耕
3	基于钙循环异变的 CVB-D 对缺血性心衰的保护作用及机制研究	方泰惠	喻斌
4	桂枝汤苯丙烯类系列化合物 PGE_2 对合成相关酶家族的作用	陆茵	张畅斌
5	矿物药青礞石质量控制技术研究	吴德康	刘圣金
6	荆芥内酯的药代动力学及代谢机制研究	丁安伟	耿婷
7	丹皮酚对肿瘤恶性生物学行为的影响及分子机制	陆茵	张蕾
8	木犀草素抑制非小细胞肺癌上皮间质转化的分子机制	陆茵	阮君山
9	天南星科有毒中药凝集素蛋白与毒性的相关性研究	吴皓	刘先琼
10	四物汤类方用于妇科瘀证原发性痛经的物质基础与配伍规律研究——桃红四物汤的基础研究	段金廒	刘立
11	中国枣属药用植物物质资源化学研究	段金廒	郭盛
12	基于计算机仿真技术的黄连解毒汤"溶液结构"研究	郭立玮	李博
13	复方垂盆草缓释制剂的设计与释放特性评价研究	蔡宝昌	严国俊
14	乙酰泽泻醇类化合物调血脂作用的分子机理研究	吴启南	徐飞
15	药用真菌发酵有毒中药草乌减毒增效基础研究	陈建伟	王身艳

16. 山东大学药学院

序号	毕业论文题目	导师	研究生
1	基于 RARa/HDAC 双靶点抗癌药物的设计、合成与生物活性研究	徐文方	吴敬德
2	新型组蛋白去乙酰化酶抑制剂的设计、合成及其肿瘤活性研究	徐文方	张颖杰
3	小分子类肽氨肽酶 N(APN/CD13)抑制剂的设计、合成及初步	徐文方	张晓攀
4	新型核苷类似物的设计、合成及抗病毒活性研究	刘新泳	李文军
5	基于靶点结构的 HIV-1 抑制剂和基于分子片段设计的甲硫氨酰 tRNA 合成酶抑制剂的研究	刘新泳	于明艳
6	多壁碳纳米管生物学效应的分子机制研究	闫兵	张逸
7	抗体靶向多功能金纳米粒子的设计、构建与生物活性研究	闫兵	焦培福
8	鞘脂代谢产物对维甲酸信号通路的影响	曲显俊	孙德福
9	六种苔类植物的化学成分及其生物活性研究	娄红祥	刘娜
10	活性天然皂的合成、衍生物制备及活性研究	娄红祥	高健
11	mRNA 参与 HBV 感染造成的肝脏免疫抑制的分子机制研究	张建 田志刚	侯召华
12	抗原递呈细胞与 NK 细胞之间的 cross-talk 增强 NK 细胞抗肿瘤作用	张彩	周志侠
13	穿膜肽 Tat PTD 接到的内皮抑素穿透眼球屏障及对眼部血管增生抑制作用的研究	王凤山	张新科
14	新型蒽环类抗肿瘤药物 ADOX 的设计合成及逆转肿瘤多药耐药机制研究	王凤山	俞淑文
15	长效人血白蛋白的制备及其生物功能与药代动力学研究	王凤山	赵婷
16	黄原胶注射液的研制及其对实验性骨关节炎药效学和作用机制研究	凌沛学 王凤山	韩冠英
17	环境响应型肝靶向纳米凝胶给药系统的研究	张典瑞	段存贤
18	抗肿瘤药物索拉非尼衍生物的设计、合成、生物活性及构效关系研究	徐文方	姚建文
19	2-芳基-喹啉-4-羧酸衍生物的合成及生物活性研究	王炳和	吴忠玉
20	多取代吲哚衍生物的设计、合成及活性研究	赵桂森	王朋
21	CD44 单克隆抗体 A3D8 及其与阿糖胞苷联合应用在急性髓细胞性白血病中抗肿瘤机制的研究	凌沛学 王凤山	钱皓
22	Heparosan 的提取分离及其与几种多糖对肠道菌的作用	凌沛学	陈祥娥
23	葛根素纳米给药系统的生物特性及药动药效学研究	张庆柱	赵丽霞
24	肿瘤治疗潜在靶点 c-Met 及肿瘤靶向治疗效果及机制研究	曲显俊	高建军
25	双联苄化合物 riccardinD 抗念珠菌生物被摸研究	娄红祥	李妍

17. 上海交通大学药学院

序号	毕业论文题目	导师	研究生
1	四种旋覆花属植物的化学成分及生物活性研究	张卫东	成向荣
2	三种药用植物的化学成分研究及活性筛选	张卫东	曾琦
3	计算机技术在天然产物结构和活性研究中的应用	张卫东	张寿德
4	化学动态和生物响应的聚精胺核酸载体的研究	金拓	段诗悦
5	新型以精胺为基本构建单元的化学动态和生物响应的聚阳离子基因载体的研究	金拓	段诗悦
6	胰岛素相转化水凝胶微针透皮贴片	金拓	杨泗兴
7	蛋白、多肽的相转化水凝胶微针透皮贴片	金拓	杨泗兴
8	生物可降解非血管支架药物控释系统的研究	郭圣荣	雷磊
9	新型氮乙烯吡咯类化合物的合成及其在抗肿瘤与抗菌药物中的研究	毛振民	兰天
10	高选择性钠-葡萄糖 2 型转运体(SGLT2)抑制剂 EGT1442 的临床前研究	王永祥	张文斌
11	靶向寡肽转运蛋白(PEPT1)的新型结构载体前药研究	徐宇虹	章丽辉
12	磁性粒子表面修饰及其在功能性小分子作用组学研究中的应用	徐宇虹	郭微
13	D-型氨基酸氧化酶特异性抑制剂对骨癌痛的作用及其作用机制的研究	黄金路	郭澄 王永祥
14	血清代谢物组的不同色谱-质谱联用技术分析及其在高血压研究中的应用	贾伟	刘玉敏
15	抗 ErbB1/ErbB2 的双特异性基因工程抗体的构建及抗肿瘤功能研究	郭亚军	王淑蕙
16	P53 凋亡刺激蛋白 ASPP2 调控细胞自噬的研究	郭亚军	梁蓓蓓

（续表）

序号	毕业论文题目	导 师	研究生
17	抗 BoNT/B 不同识别表位的抗体间的协同作用及机制	郭亚军	陈长春
18	查耳酮-硼唑杂化物作为抗感染化合物以及1,4-苯并二氮卓类衍生物作为抗癌化合物的设计、合成及构效关系研究	刘燕刚	乔智涛
19	吡咯-苯并硼唑新型抗锥虫药物的设计、合成与构效关系研究	周虎臣	伍普华
20	CADD 在 LeuRS、SENP1、Cdc42 抑制剂发现和在半胱氨酸金簇相互作用研究中的应用	周虎臣	赵亚雪
21	抗感染、抗癌药物靶标抑制剂的发现和半胱氨酸金簇相互作用的研究	周虎臣	赵亚雪
22	奥沙利铂通过启动子上序列保守元件诱导 p53 缺陷型细胞的 p21 基因表达	李大伟	徐维果
23	GC-20 抗肿瘤作用及其机制研究	殷 明	刘珉宇
24	催吐萝芙木生物碱的提取工艺研究与表面等离子共振技术在槲寄生凝集素的应用	赵凤生	陶 蕾
25	液质联用技术在 DPP-IV 抑制剂筛选和底物开发中的应用	傅 磊	刘晶晶
26	三氮唑,四氮唑类化合物的合成及生物活性研究	傅 磊	崔军军

18. 首都医科大学化学生物学与药学院

序号	毕业论文题目	导 师	研究生
1	含四氢异喹啉的 RGD 拟肽的设计、合成及抗血栓活性评价	彭师奇	杨国栋

19. 天津大学化工学院制药工程系

序号	毕业论文题目	导 师	研究生
1	紫杉醇及其透明质酸复合制剂的代谢组学比较研究	元英进	李 霞
2	内皮细胞 EA. hy926 氧化损伤及药物保护的脂质组学研究	元英进	杨 洁
3	KIAA0157 及 Hepassocin 调节肝源性细胞增殖机制研究	吴祖泽	曹萌萌
4	间歇精馏循环全回流新操作方式的研究	白 鹏	姜占坤
5	携带 KGF 基因的减毒沙门氏菌 SPK 的构建及其治疗作用	吴祖泽	刘春杰
6	复方山楂滴丸制备过程中多成分的质量控制研究	元英进	蒋建兰
7	PMID 激活 Nrf2/ARE 信号通路的机制及其抗氧化作用研究	杨晓明	姚佳维
8	鞘氨醇激酶-1 的乙酰化修饰及在糖尿病防治中的作用研究	吴祖泽	于红阳
9	聚乙二醇化新型集成干扰素生物处置过程研究	刘昌孝	蔡永明
10	恒全回流间歇精馏操作方式的研究	白 鹏	李广忠
11	EDAG 调控 GATA-1 稳定性及红系分化的作用研究	杨晓明	张美江

20. 天津大学药物科学与技术学院

序号	毕业论文题目	导 师	研究生
1	基于数据挖掘技术的心脑血管用药 ADR 关联模型构建研究	赵 康	冯变玲
2	中印上市医药公司核心竞争力评价研究	赵 康	解小刚
3	规范药物管理对症痛治疗的临床和社会价值探讨	包建民	李 强
4	社区老年慢性病患者合理用药审查系统的构建与评价	包建民	赵 欢
5	治咳川贝枇杷滴丸药效物质组学及作用机制的评价研究	张韻慧	董林毅
6	PIFA 介导的 3-羟基吲哚-2-酮和螺环吲哚酮的新合成方法研究	赵 康	王俊伟
7	姜黄素缓释口服给药系统的研究	赵 康	万舒欣
8	人源化单链抗体噬菌体库的构建及抗 TNF-α 抗体的筛选	常俊标	刘运超
9	治疗乙肝、肝癌和登革热药物的研发及碳-碳键形成新方法	赵 康	于文全
10	基于 CD20 启动子驱动 stTRAIL 特异性表达的 B-淋巴瘤基因治疗的研究	王俊峰	袁向飞
11	中药胃肠安丸原料药材质量及作用物质基础研究	高文远	王 磊
12	中药胃肠安丸药味配伍及航天甘草成分和抗炎活性研究	高文远	张静泽
13	人参、西洋参和甘草组织培养研究	高文远	王 娟
14	酵母细胞基因组中与钙离子稳态相关基因的筛选和功能研究	蒋伶活	赵运英
15	酿酒酵母应对镉胁迫的分子机理研究	蒋伶活	张丽琳
16	基于实证视角的中药注射剂不良反应评价研究	张韻慧	刘雅莉
17	基于多数据来源的糖尿病经济负担研究方法学及实证研究	孙 鹤	郑亚明
18	二叉树方法用于新药研发项目及项目许可协议评价的研究	孙 鹤	李认书
19	药物诱发尖端扭转性室速（TdP）的风险研究	孙 鹤	李凌艳
20	功能化环丙氨嗪分子印迹聚合物的制备、表征和应用	万谦宏	王涎桦
21	大管电泳自动控制系统及大功率超声设备开发	包建民	聂建华

21. 天津医科大学药学院

序号	毕业论文题目	导 师	研究生
1	6,8-二取代异黄酮衍生物作为选择性雌激素受体调节剂的合成、活性筛选与初步理论探索	王润玲	李文明
2	大鼠小肠缺血再灌注对视网膜功能的影响	娄建石	赵 娟
3	无创性延迟肢体缺血预适应对大鼠心肌缺血再灌注损伤保护作用效应动力学和线粒体功能的研究	娄建石	高建波
4	吡格列酮对糖尿病兔心房重构的影响和机制研究	娄建石	刘长乐
5	牛磺酸镁抗乌头碱、哇巴因诱发心肌细胞心律失常的电生理学研究	娄建石	尹永强

22. 西安交通大学医学部药学院

序号	毕业论文题目	导 师	研究生
1	临床常用药物的化学发光体系建立与分析研究	贺浪冲	王丽娟
2	细胞膜色谱在药物-受体亲和作用研究中的应用	贺浪冲	杜 晖

（续表）

序号	毕业论文题目	导师	研究生
3	复合晶胶整体柱的制备及其在生物大分子分离中的应用	傅强	孙四娟
4	组蛋白去乙酰化酶 SIRT1 对 TNF-α 诱导 3T3-L1 脂肪细胞 CD40 表达的影响及药物干预	林蓉	林琴琴
5	塔斯品碱及其衍生物对乳腺癌生长的抑制作用及分子机制研究	贺浪冲	展颖转
6	细胞膜色谱联用分析方法建立及中药活性成分筛选应用	贺浪冲	李森
7	细胞膜色谱与高效液相色谱质谱在线联用分析系统的建立与应用	贺浪冲	孙萌
8	心肌缺血/再灌注诱导的远端血管损伤及迷走神经刺激的保护机制研究	臧伟进	赵铭
9	乙酰胆碱抗大鼠心肌缺血再灌注损伤的受体调控及线粒体保护机制研究	臧伟进	孙蕾
10	gp-91(Nox2)信号转导通路在心肌缺血保护中的作用	刘俊田	赵廷存

23. 西南大学药学院

序号	毕业论文题目	导师	研究生
1	玄参和黄连的化学成分分离及其生物活性研究	李学刚	田金凤

24. 新疆医科大学药学院

序号	毕业论文题目	导师	研究生
1	新疆孕马结合雌激素产业化进程中关键技术研究	高晓黎	姚军

25. 延边大学药学院

序号	毕业论文题目	导师	研究生
1	白桦酯酸通过阻断 TLR4/NF-κB 信号通路抑制肝纤维化及酒精性脂肪肝的实验研究	南极星	宛莹
2	山茱萸新苷和人参皂苷肝保护及抗肝纤维化作用的研究	南极星	宋顺宗

26. 浙江大学药学院

序号	毕业论文题目	导师	研究生
1	c(RGD)fk 介导双载药纳米粒脂质体给药系统的研究	金一	李博
2	血塞通注射液药效物质及其体内过程研究	程翼宇	姚宏
3	阿霉素与苏尼替尼引起的心脏毒性及二氢杨梅素对其保护作用的机制研究	何俏军	赵玉勤
4	EGFR 酪氨酸蛋白激酶抑制剂的设计、合成、生物活性筛选及胺基嘧唑杂环化合物库的合成	俞永平	吴建伟
5	中药来源的拟神经生长因子活性物质的化学及生物学研究	戚建华	曲媛
6	基于代谢组学的莪术类药材的质量控制	曾苏	向铮
7	养血清脑颗粒药效物质基础研究	程翼宇	潘桂湘
8	p53-MDM2 结合抑制剂的设计、合成及生物学活性评价	胡永洲	胡纯琦
9	人参皂苷 Rg1 选择性激动甾体激素受体抗 Aβ25-35 致原代皮层神经元损伤与促胚胎干细胞衍生神经元研究	楼宜嘉	吴佳莹

（续表）

序号	毕业论文题目	导师	研究生
10	喹喔啉/喹唑啉类磷脂酰肌醇 3-激酶(PI3K)小分子抑制剂的设计、合成和活性研究	胡永洲	伍鹏
11	小肽转运体 POTs 在前列腺和脾脏及巨噬细胞的功能性表达研究	蒋惠娣	孙冬黎
12	参麦注射液组方药材浙麦冬的质量控制方法研究	瞿海斌	王永毅
13	微管靶点药物 Combretastatin A-4 及其衍生物的抗肿瘤药效学及其机制研究	何俏军	吴睿
14	应用 click chemistry 合成 18F 标记多肽类 PET 探针研究	徐宇虹	李业森
15	COMT 在木犀草素体内外处置中的作用及甲基化代谢区域选择性研究	蒋惠娣	陈忠坚
16	乌药、锦灯笼药效物质及其质量评价和相关药代动力学研究	吴永江	郑运亮
17	乌檀和泽泻的药效物质基础研究	瞿海斌	李琴
18	UGT＊N-UGT＊N 野生型与突变体蛋白蛋白相互作用对酶活性的影响与干扰素诱导蛋白 IFIT5 的晶体结	曾苏	袁玲敏
19	人血清白蛋白融合的人白介素 1 受体拮抗剂的高效表达及其在动物水平的药效学初步研究	陈枢青	沈其
20	一类基于化学生物学的中药药效成分快速发现方法研究	程翼宇	陶益
21	XMRV 及相关病毒与中国前列腺癌人群的相关性研究	周亚夫	王丹

27. 郑州大学药学院

序号	毕业论文题目	导师	研究生
1	水溶性单壁碳纳米管肿瘤靶向给药系统的构建和热疗研究	张振中	王蕾
2	单壁碳纳米管介导的难溶性抗癌药物肿瘤靶向给药系统的构建和热疗特性研究	张振中	陈成群
3	表达拉米夫定耐药性 HBV 细胞株的建立及新型抗病毒化合物的初步活性评价	王庆端	周玉冰
4	以 D-木糖为原料的新型抗肿瘤活性分子的设计、合成和抗肿瘤活性研究	刘宏民	赵明礼
5	氯吡格雷及其类似物的合成新方法研究	刘宏民	王培
6	D 环改造的 4-氮杂甾体：设计、合成及抗癌活性研究	刘宏民	黄利华

28. 中科院上海药物研究所

序号	毕业论文题目	导师	研究生
1	1,2,3,4,4a,9a-六氢氧杂蒽衍生物的合成及其糖皮质激素受体拮抗活性研究	王明伟	朱晏辉
2	腺苷 A_{2a} 受体与多巴胺 D_2 受体的相互作用及其在帕金森病中作用机制研究	冯林音	黄鹏
3	新颖 NF-kB 信号通路小分子抑制剂发现及其生物活性研究	李佳	彭延敏
4	新颖的 PGC-1a 和 AMPK 小分子调节剂的发现与机制研究	李静雅	张丽娜
5	四类抗肿瘤活性小分子作用机制研究	李佳	马一明
6	DPP-4 小分子抑制剂的研究	沈竞康	朱林荣
7	1. 孤儿受体 GPR139 激动剂的设计、合成和生物学研究 2. 基于片段的热休克蛋白 90(HSP90)抑制剂的设计、合成和生物活性评价	沈竞康	石峰

（续表）

序号	毕业论文题目	导　师	研究生
8	灵芝药材的质量控制和体内代谢研究	果德安	程纯儒
9	苏木化学成分分离及质量控制研究	果德安	徐萍萍
10	二肽基肽酶 IV 抑制剂的设计、合成及生物活性评价和神经氨酸酶抑制剂的设计、合成及生物活性评价	沈敬山	张　强
11	新型 PARP 抑制剂 WM2 的发现及机制研究	缪泽鸿	贺金雪
12	两种海洋天然产物、一类孕烯醇酮衍生物的合成和生物活性构效研究及 bruguiesulfurol 合成路线探索	郭跃伟	江成世
13	三种红树林植物，两种中国南海无脊椎动物的化学成分与生物活性研究	郭跃伟	蔡由生
14	六种植物化学成分及生物活性研究	岳建民	刘洪兵
15	靶向酪氨酸激酶 c-Met 小分子抑制剂的设计、合成及抗肿瘤活性研究	张　翱	王元相
16	ACT 骨架新型 PTP1B 抑制剂的设计合成及构效关系研究	南发俊	陈悦婷
17	AMPK 直接激动剂及天然产物 Bengamide 类似物的设计合成	南发俊	张润涛
18	1. 新的联芳基 HIV-1 蛋白酶和 DGAT-1 抑制剂的发现；2. 串联反应合成氮杂山酮研究	胡有洪	闫建伟
19	1. 黄病毒抑制剂的设计合成；2. 基于色酮衍生物的多样性合成及先导化合物发现	胡有洪	晁　博
20	TGR5 激动剂和 GlyT-1 抑制剂的设计、合成以及生物活性研究	沈建华	段宏亮
21	LDLR/PCSK9 双调节剂的发现与降脂作用研究及 Ldlr-/-小鼠动脉粥样硬化模型评价	王逸平	马艳玲
22	基于靶标 BRAF 的抗肿瘤先导化合物发现研究	王贺瑶	闫桂蕊
23	新型还原响应性阳离子聚（b-氨基酯）/RNA 纳米复合物逆转肿瘤耐药性的研究	李亚平	尹　琦
24	小分子化合物提高 iPS 诱导效率	谢　欣	王　荃
25	知母口山酮类成分体内过程及代谢产物研究	黄成钢	刘会会
26	卤键以及肿瘤相关靶标的药物设计与机理研究	朱维良	徐志建
27	TB-AHAS 抑制剂设计及 5-HT1A 配体分类预测	朱维良	朱雪莲
28	天然 AMPK 激动剂及其天然产物的合成和活性评价	胡立宏	陈安丰
29	1. PARP-1 抑制剂的设计、合成与活性研究；2. 邻羟基/卤素苯乙腈为原料的杂环方法学研究	谢毓元	王玉勤
30	中枢胰岛素/胰岛素样生长因子-1 信号通路与外周胰岛素抵抗的相关性和分子机制研究	唐希灿	张　冰
31	石杉碱甲对线粒体 Ab 的药理作用及其在阿尔采末氏病中的分子机制研究	唐希灿	杨　玲
32	GPR119 调节剂与糖皮质激素受体拮抗剂的筛选与药理学研究	王明伟	张　盟
33	阻断磷酸酪氨酸介导的细胞内信号传导通路的新型 PTP1B 抑制剂和 Grb2-SH2 抑制剂的发现和研究	龙亚秋	智　英
34	抑制病毒与细胞融合和整合的新型 CXCR4 和 HIV-1 整合酶抑制剂的设计、合成和构效关系研究	龙亚秋	曹　斌

（续表）

序号	毕业论文题目	导　师	研究生
35	新型霉酚酸衍生物的免疫抑制剂活性及作用机制的研究	左建平	孔芳园
36	小分子补体抑制剂的发现及其作用机制探索	左建平	杨筱莹
37	抗乙型肝炎病毒候选新药异噻氟啶（NZ-4）作用机制的研究	左建平	杨　莉
38	生物膜系统结构和性质的分子动力学模拟研究	蒋华良	毛艳艳
39	ErbB 家族与 GPCR 家族靶标的分子动力学模拟研究	罗小民	杜　芸
40	针对抗肿瘤靶标的药物设计与机理研究	蒋华良	梁中洁
41	药物吸收性质的计算预测	陈凯先	陈晓婕
42	雷公藤内酯醇类化合物的抗肿瘤作用和机制研究	楼丽广	王　蕾
43	血管破坏药物 DMXAA 的抗肿瘤机制研究	楼丽广	吴　琼
44	吗啉硝唑在人体内代谢、药动学和药物相互作用研究	陈笑艳	高瑞娜
45	大鼠和人体内灯盏乙素吸收和处置机制的研究	钟大放	高纯颖
46	三唑并三嗪类 c-Met 酪氨酸激酶抑制剂的设计、合成与生物活性研究	段文虎	陈方
47	醌类和微管抑制剂类化合物的设计、合成与抗肿瘤活性研究	段文虎	叶　苓
48	免疫抑制剂和抗肿瘤药物的设计合成与生物活性研究	段文虎	陈　炜
49	乙酰肝素酶抑制剂 JG6 抗肿瘤作用及其机制研究	丁　健	温微微
50	新型 mTOR 激酶抑制剂的筛选及作用机制研究	丁　健	陈思萌
51	PI3K 抑制剂的发现与研究	蒙凌华	王　祥
52	天然来源活性化合物的分离和鉴定及全合成研究的探索	叶　阳	马　良
53	池杉和杉木中萜类成分及金丝李中口山酮类成分研究	叶　阳	侯现锋
54	碳糖的立体选择性全合成、不对称分子内 Aza-Michael 加成方法学及雷公藤内酯醇结构衍生物的合成和生物活性研究	李援朝	罗　志
55	新型醛固酮受体拮抗剂的合成研究及色胺类衍生物的合成和抗丙肝病毒活性研究	李援朝	张　斌
56	前额叶皮层锥体神经元顶树突的震荡样编码	镇学初	刘长亮
57	L-苏塘酸镁在精神分裂症中的作用及机制研究	镇学初	朱丽媛
58	多官能团手性胺砌块的不对称合成及应用研究	徐明华	王　梨
59	不对称重排反应构建手性季碳氨基酸及硫手性新型双齿配体的设计与在不对称催化反应中的应用	徐明华	朱庭顺
60	四种药用植物化学成分及生物活性研究	赵维民	刘双柱
61	灰树花多糖吸收机制及多糖靶向性研究	丁　侃	王　滢
62	三氮唑类抗真菌药物的设计、合成及构效关系研究	杨玉社	曹旭峰
63	噁唑烷酮类抗菌药物的设计、合成及构效关系研究	杨玉社	郭　彬
64	基于系统的组蛋白去乙酰化酶抑制剂的研究	沈竞康	方光华

（续表）

序号	毕业论文题目	导 师	研究生
65	新型结构b分泌酶抑制剂的研究	沈竞康	邹贻泉
66	1. 1,4b-甘露寡糖的合成及神经保护活性研究;2. 新型RNA聚合酶I抑制剂的设计、合成及生物学活性研究	沈竞康	姜如炜
67	硫酸乙酰肝素酶在肝细胞癌(HCC)发生发展过程中作用机制研究	耿美玉	潘秋明
68	吗啡戒断负性情绪记忆相关脑区的蛋白质组学研究以及杏仁核中突触骨架相关蛋白Twinfilin1调节负性记忆的机制研究	刘景根	余 川
69	新型线粒体化学解偶联剂的发现与机制研究	李 佳	傅燕云
70	MicroRNA-552调控细胞色素P450 2E1基因表达及其机制研究	任 进	苗玲玲
71	天然产物芍药苷神经保护作用的机制研究	冯林音	钟 敏
72	Bcl-2抑制剂和c-Met抑制剂的设计、合成与药理活性研究以及镍螯合物诱导的b-氨基酸的合成	罗小民	丁 晓
73	基于GK、GP和DPP-4靶点的抗糖尿病药物研究以及基于优势结构的多样化合物库的快速构建	蒋华良	张 磊

29. 中山大学药学院

序号	毕业论文题目	导 师	研究生
1	芳香酮的不对称氢转移反应及其在抗哮喘药物合成中的应用研究	黎星术	单文俊
2	基于有机催化的串联反应构建多环化合物研究	鄢 明	尹晓刚
3	有机催化4-氯乙酰乙酸酯和姜黄素参与的串联反应研究	鄢 明	罗年华
4	有机催化硝基化合物与不饱和酮酯的共轭加成反应研究	鄢 明	卢锐炯
5	丙二腈与烯酮的有机催化Michael加成串联反应研究	鄢 明	胡志鹏
6	香豆素衍生物作为G-四链体活性配体和荧光探针的研究	黄志纾	吴伟彬
7	基于4-芳叉姜黄素的分子设计合成与抗肿瘤活性研究	卜宪章	左应林
8	苯并吖啶衍生物的设计合成及与c-myc G-四链体作用机制研究	黄志纾	廖升荣
9	G-四链体配体喹啉、喹唑啉衍生物的设计合成与活性研究	黄志纾	李 增
10	G-四链体与配体的分子动力学模拟及新配体的合成与活性评价	黄志纾	侯金强
11	G-四链体小分子配体:咔唑衍生物的设计、合成及活性研究	黄志纾	陈维佳
12	已有药物对醛糖还原酶的抑制活性及分子机理研究	胡小鹏	郑雪花
13	口服胰岛素黏附双层迷你片的制备及评价	吴传斌	王荣昌
14	薄膜冷冻干燥法制备无定形非诺贝特固体分散体及其制剂研究	吴传斌	张媚媚
15	基于纳米粒制备新技术的蛋白质多肽药物气雾吸入给药系统研究	吴传斌	谭银合
16	立方液晶纳米粒载体提高两性霉素B口服生物利用度的研究	吴传斌	杨志文
17	乳铁蛋白修饰的肝癌靶向脂质体给药系统的研究	吴传斌	韦敏燕
18	苜蓿皂苷降血脂新药的临床前研究	杨得坡	余从洪
19	从组织培养获得抗肿瘤化合物喜树碱及其培养条件的调控	杨得坡	康大力
20	磁导检测器的研制及其在药物分析中的应用	陈缵光	杨秀娟
21	芯片毛细管电泳电化学检测技术及在药物分析中的应用	陈缵光	李新春
22	Nodal促进小鼠黑色素瘤细胞恶性转化的生物学作用及其分子机制的初步研究	杜 军	方 瑞
23	相关基因多态性与环磷酰胺个体化用药研究	黄 民	舒文莹
24	HS270非临床药代动力学研究	黄 民	钟国平
25	RIP140对心肌能量代谢及线粒体功能的影响研究	刘培庆	陈艳芳
26	Nmnat2在心肌肥大中的作用及机制探讨	刘培庆	蔡 铁
27	Akt/FoxO信号通路在精神病中的研究	郑文华	曾志文
28	内质网应激介导马兜铃酸I肾毒性机制研究及其在毒性筛选中的应用	黄芝瑛	朱少华

中等药学教育

概 况 中等药学教育包括普通中等专业学校、技工学校、职业中学教育及各种短期职业培训等，是我国药学教育体系的一部分。全日制中等药学职业学校学历教育主要招收初中毕业生或同等学力者，基本学制以3年为主；招收普通高中毕业生或同等学力者，基本学制以1年为主。中等专业学校统一属教育部主管，技工学校属于国家人力资源和社会保障部主管。截至2012年年底，全国设置药学类及相关专业的中等专业学校、技工学校共有409所(详见表1)。

表1 2012年设置药学类及其相关专业的中等专科学校

学校名称	专业设置	主管部门	地址	邮编
北京卫生职业学院中专部	药剂、中药	北京卫生职业学院	北京市西城区南横西街94号	100053
北京现代职业学校	医药商品经营	北京市教委	北京市崇文区永内东街7号	100075
北京市实验职业学校	药学、中药、药剂、中药制药、中药营销	北京市教委	北京市宣武区菜园街13号	100053
首都铁路卫生学校	药剂	北京市教委	北京市丰台区花乡张家路口107号	100070
北京市昌平卫生学校	药剂	北京市昌平区卫生局	北京市昌平区东环路南段东侧	102200
天津医科大学附属卫生学校	药学	天津医科大学继续教育学院	天津市河西区广东路1号	300203
天津市红星职业中等专业学校	现代中药技术、中药制药、生物技术制药、药剂、药品营销	天津市红桥区教育局	天津市红桥区丁字沽三号路45号	300131
天津市药科中等专业学校	中药制药、中药、药剂、制药技术、医药商品经营、生物技术制药	天津市医药集团公司	天津市经济技术开发区西区南大街175号邮编：	300462
天津市中山志成职专	中药、中药制药	天津市河北职业教育集团	天津市河北区铁东路盐索桥张兴庄大道57号	300402
天津市武清区卫生学校	药剂	武清市卫生局	武清区雍阳西道88号	301700
河北省科技工程学校	生物技术制药	河北省农业厅	保定市五四东路975号	071000
石家庄医学高等专科学校中专部	药剂、制药技术、中药	石家庄医学高等专科学校	石家庄市石获南路209号	050081
华北制药中专学校	药物制剂工艺、药学、制药工艺、医药物流、医药营销、抗生素生产工艺、药物制剂、制药工程、生物制药、中药制药、制药设备与维修、化学与制药工程、药物分析检验	华北制药集团有限责任公司	石家庄市建华南大街110号	050031
石家庄华医医学中等专业学校	中药、中药制药、药剂	河北省教育厅	石家庄市汇丰路18号	050227
石家庄市第三职业中专学校	药剂、制药技术[化学制药、生物技术制药]、药品营销	石家庄市教育局	石家庄市中山东路719号	050032
河北同仁医学中等专业学校	生物技术制药、药剂与药品营销	石家庄市	石家庄市槐安西路270号	050081
石家庄冀联医学中等专业学校	中药、药剂	石家庄市	石家庄市和平西路西	050071
秦皇岛市卫生学校	药剂	河北联合大学秦皇岛分院	秦皇岛市海港区燕山大街400号	066001
秦皇岛水运卫生学校	生物技术制药、医药商品经营	秦皇岛市	秦皇岛市海港区东港路33号	066002
秦皇岛药科中等职业学校	中药、制药技术、药剂、医药商品经营	秦皇岛市教育局	秦皇岛北戴河海宁路102号	066100
张家口卫生职工中等专业学校	药剂	张家口市	张家口桥西区新华后街隆昌荃2号	075000
廊坊卫生职业学院中专	药学、药剂	廊坊市	廊坊市经济开发区东方大学城四光路南	065001
衡水卫生学校	药剂、医药营销	衡水市	衡水市职教园区	053000
沧州渤海中等专业学校	中药	沧州市	沧州市开发区渤海路9号	061000
安国中医药职业中等专业学校	中药	安国市	安国市东山	071200
安国市职教中心	中药、中草药种植	安国市教育局	安国市药市北大街266号	071200
承德科技管理工程学校	生物技术制药	承德市	承德市区富丽森林休闲公园西侧	067000
丰宁县职教中心	生物技术制药	丰宁县	丰宁满族自治县大阁镇花石路乙70号	068350
武安市综合职业技术教育中心	生物技术制药	武安市	武安市武安镇	056300
衡水市职业技术教育中心	生物技术制药	衡水市桃城区教育局	衡水市高新技术产业园区	053000
邢台市长征卫校中专部	药剂、中药	邢台市	邢台市新华北路298号	054000
邢台市冀南医学中等专业学校	药剂	邢台市	邢台市沙河市北环路北	130521
山西省中医学校	药剂	太原市	太原市迎泽区双塔寺街14号	030012
晋中市卫生学校	药剂	晋中市	晋中市榆次区迎宾西街369号	030600
晋中职业技术学院晋华分校	药剂	晋中职业技术学院	晋中市榆次区蕴华西街229号	030600
阳泉市卫生学校	药剂、中药	阳泉市	阳泉市南大街241号	045000
太原市卫生学校	药剂	太原市教育局	太原市南内环街南二巷4号	030012
大同市卫生学校	药剂	大同市	大同市南关东街4号	037004
运城护理职业学院中专	药剂	运城护理职业学院	运城市运城护理职业学院复旦西街2155号	044000
长治卫生学校	药剂	长治市	长治市城区城北东街141号	046011
呼和浩特市卫生学校	药剂	内蒙古自治区、市	呼和浩特市回民区光明大街	010050

（续表）

学校名称	专业设置	主管部门	地　址	邮编
内蒙古卫生职业技术学校	药剂、药品食品检验、医药营销、中药、医药卫生财会	呼和浩特市	呼和浩特市新城区兴安北路158号	010000
包头市卫生学校	药剂	包头医学院职业技术学院	包头市青山区康乐小区	014030
鄂尔多斯市卫生学校	药剂、蒙药、中药	鄂尔多斯市	鄂尔多斯市东胜区科技教育创业园	017000
乌兰察布医学高等专科学校中专部	药剂	乌兰察布医学高等专科学校	乌兰察布集宁新区教职园区	012000
内蒙古大兴安岭卫生学校	药剂、中药、化学制药、医药商品经营	呼伦贝尔市教育局	内蒙古牙克石市兴安西街1号	022150
兴安职业技术学院医学护理学院中专	药剂、中药	兴安职业技术学院	乌兰浩特市乌查路160号	137400
内蒙古扎兰屯农牧学校	中草药栽培	呼伦贝尔市	扎兰屯市明月街7号	162650
呼伦贝尔市卫生学校	蒙药、药剂	呼伦贝尔市卫生局	扎兰屯市雅鲁街10号	162650
赤峰卫生学校	药剂	赤峰市卫生局	赤峰市翁牛特旗乌丹镇	024500
辽宁何氏医学院中专	制药技术、药剂	辽宁何氏医学院	沈阳市东陵区泗水街66号	110000
沈阳市化工学校	药物制剂、中药、药品营销与管理	沈阳市教育局	沈阳市沈北新区蒲河路90号	110122
沈阳市医药学校	中药、药物制剂、药品营销与管理、生物技术制药	沈阳市教育局	沈阳市沈河区小北关街慈悲寺巷6号	110013
沈阳市中医药学校	中药、药剂、医药营销	沈阳市卫生局	新民市新柳街铁北西路15号	110300
辽阳中医药学校	中药、药剂、中草药种植	辽宁省	辽阳市文塔区北哨街30号	111000
抚顺市卫生学校	药剂	抚顺市	抚顺市高山路3号	113006
海城市卫生中等专业学校	药剂	海城市	海城市东关街新胜委	114200
抚顺矿务局卫生学校	药剂	抚顺市	抚顺市新抚区中央大街2-1号	113008
鞍山师范学院附属卫生学校	药剂、中药	鞍山师范学院	鞍山市铁东区园林路60号	114001
营口市卫生学校	药剂与药品营销	辽宁省	营口市站前区学府路南20号	115000
大连医科大学附属卫校	药剂	辽宁省卫生厅 大连医科大学	大连市旅顺南路西段9号	116023
本溪市卫生学校	药剂	本溪市	本溪市明山区峪明路214号	117022
本溪市化学工业学校	中药制药、化学制药、制药工艺、生物技术制药、中草药种植、药剂[药物分析检验]	本溪市	本溪市文化路89号	117019
丹东市中医药学校	药剂、中药、制药工艺技术、药品分析检验	丹东市卫生局	丹东市凤城凤北路139号	118100
铁岭卫生职业学院中专	药剂、药品营销	铁岭卫生职业学院	铁岭市新城区教育园区中山路西侧	112001
朝阳市卫生学校	药剂	朝阳市	朝阳市朝阳大街二段4号	122000
阜新市卫生学校	药剂	阜新市	阜新市海州区西山路	123000
长春中医药大学中专部	中药、中药制药、药剂[药品营销]、药品食品检验、医药卫生财会	长春中医药大学	长春市朝阳区东民主大街482号	130061
长春医药化工工业技工学校	生物制药、化学制药、药品营销	长春市劳动和社会保障局	长春市绿园区迎宾路副5号	130000
长春市博泰医药中等职业学校	生物制药、药品管理与营销	长春市教育局	长春市净月潭旅游经济开发区福祉大路1885号	130117
吉林省医药职工中等专业学校	药品营销、制药	吉林省经委	长春市民丰大街1482号	130033
吉林职工医科大学·吉林卫生学校	药剂	吉林省教育厅 吉林省卫生厅	吉林市珲春街210号	132011
吉林市工贸职业中等专业学校	中药制药、医药经营	吉林市教育局	吉林市农林街37号	132011
桦甸卫生职工中等专业学校	药剂	桦甸市	桦甸市永吉街建兴路102号	132401
延边职业技术学院中职部	制药技术	延边职业技术学院	吉林省延吉市站前街875号	133001
通化市卫生学校	药剂、中药制药	通化市	通化市东昌区保安路1597号	134000
长白山职业技术学院中专部	中药	长白山职业技术学院	白山市浑江大街76号	134300
吉林省四平卫生学校	中药、药剂、制药设备维修	四平市	四平市铁西区海丰大街3001号	136000
四平市医护卫生学校	药剂、中药	四平市	四平市中央西路3538号	136000
四平卫生学校	药剂、中药、制药设备	四平市	长春市长吉北线9号	136000
白城职业技术学院中专部	制药技术	白城职业技术学院	白城市洮北区白平公路50-34号	137000
黑龙江护理高等专科学校中专	药剂	黑龙江护理高等专科学校	哈尔滨市南岗区学府路209号	150086
哈尔滨医药保健技工学校	制药技术、医药商品营销、中药、中草药种植	黑龙江中医药大学	哈尔滨市香坊区文政街6号	150030

（续表）

学校名称	专业设置	主管部门	地　址	邮编
哈尔滨市卫生学校	药剂	哈尔滨市教育局	哈尔滨市道理区森林街30号	150010
哈尔滨现代护理卫生学校	药剂	哈尔滨市教育局	哈尔滨市南岗区清明四道街53号	150028
哈尔滨市医药工程学校	制药技术、药品营销、制药设备维修、生物技术制药、中药制药、药物食品检验、	哈尔滨市教育局	哈尔滨市道外区八区二巷1号	150020
黑龙江省中医药学校	中药、中药制药	黑龙江省卫生厅	哈尔滨市利民开发区学院路西八大街	150500
黑龙江省医药技工学校	药物制剂、中药制药、药物食品检验、药品营销、医药商品经营、制药机械、制药设备安装与维修	黑龙江省食品药品监督管理局	五常市文化路97号	150200
黑龙江省伊春卫生学校	药剂	伊春市	伊春市复兴路3号	153000
黑龙江医药卫生职业学校	药剂、药品食品检验、中药、药品营销、生物技术制药、制药设备维修	黑龙江省教育厅	哈尔滨市南岗区哈平路166号	150086
黑龙江鹤岗卫生学校	药剂、生物制药与检验、药学	黑龙江省卫生厅	鹤岗市工农区湖滨路6号	154100
牡丹江市卫生学校	药剂、药品营销	牡丹江市	牡丹江市东圣林街99号	157009
牡丹江医药技工学校	化学制药、中药制药、生物制药、药物制剂、药品食品检验、药品营销、制药设备维修、药用植物栽培、中药	牡丹江市劳动和社会保障局	牡丹江市阳明区裕民路制药社区	157013
齐齐哈尔市卫生学校	药剂[临床调剂、药品物流]	齐齐哈尔市	齐齐哈尔市建华区健康街118号	161005
上海交通大学医学院附属卫生学校	药剂	上海交通大学医学院	上海市南汇区周祝公路279号	201318
上海市医药学校	药剂[药品营销、药品物流、药物制剂工艺、药学服务]、制药技术[化学制药、药物制剂]、药品食品检验、生物技术制药、中药、制药设备维修、食品药品监督管理	上海医药(集团)有限公司	上海市浦东新区沈家弄路700号	200135
上海市卫生学校	药剂、医学生物技术	上海市卫生局	上海市徐汇区梅陇路21号	200237
南京市医药中等专业学校	药剂、制药技术、药品食品检验、制药设备维修、生物技术制药、中药、中药制药、医药财会、商务英语、中草药种植、物流服务与管理	南京市食品药品监督管理局	南京市江宁区麒麟街道大泉水208号	211135
南京市莫愁中等专业学校	药物制剂技术、药品质量检测技术、药剂、药品食品检验	南京市教育局	南京市建邺区南湖安国村58号	210017
南京六合卫生学校	药学、药品营销	南京市	南京市六合区雄州镇公园路29号	211500
常州市卫生高等职业技术学校	药学、药品经营与管理	江苏省卫生厅	常州市锦绣路18号	213002
常州市武进卫生职工中等专业学校	药物制剂、药物营销	常州市	常州市新北区青龙乡三里村	213021
常州技师学院	药剂、制药技术、生化制药	常州市人力资源和社会保障局	常州市竹林北路36号	213018
无锡行知科技学校(无锡市行知技工学校)	药学、中药、生物制药、制药与经营	无锡市教育局 无锡市劳动和社会保障局	无锡新区新安北望亭国道路1号	214135
苏州市医药科技学校	药剂[药学、药品物流]、药品食品检验、生物制药技术、精细化工	苏州市食品药品监督管理局	苏州市国际教育园(北区)宝带西路1108号	215009
苏州市医药化工技工学校	药物制剂[生物制药]、中药[鉴定与调制]、化工工艺	苏州市食品药品监督管理局	苏州市国际教育园(北区)宝带西路1108号	215009
靖江卫生学校	药剂、制药与经营	靖江市	靖江市	214500
江都卫生学校	药剂、药品营销	扬州市	江都七闸桥西庄台路10号	225200
江苏省徐州医药高等职业学校	药剂、中药、制药技术、生物技术制药、医疗器械维修与营销	江苏省食品药品监督管理局	徐州市铜山新区学府路	221116
连云港中医药高等职业技术学校	中药、制药技术、中草药种植	连云港市	连云港市新海新区圣湖路38号	222007
江苏盐城技师学院	药物制剂	盐城市劳动和社会保障局	盐城市文港南路5号	224002
盐城市育才医药技工学校	药物制剂、医药营销	江苏省人力资源和社会保障厅	盐城市育才路9号	224000
沭阳卫生学校	药学	沭阳县	沭阳县	223600
宿迁市卫生学校	药学	宿迁市	宿迁市湖滨新城合欢路6号	223800

（续表）

学校名称	专业设置	主管部门	地　址	邮编
江苏省高港中等专业学校	药品食品检验、制药技术、制药设备维修	泰州市	泰州市高港区许庄三星南路1号	225324
江苏省海安针灸推拿学校	中药	海安县	南通市海安县城洋港路12号	226600
南通体臣卫生学校	药学、药剂、药品经营与管理	南通市	南通市青年东路150号	226007
杭州第一技师学院	中药、药剂	杭州市劳动和社会保障局	杭州市西溪路719号	310023
宁波经贸学校	药学[药事管理、药物检验、制药技术、药品经营与管理]	宁波市教育局	宁波高教园区文华路222号	315100
绍兴市中等专业学校	药剂、中药、生物技术制药	绍兴市	绍兴市城南鉴湖大道	312000
浙江商贸学校	药品食品检验、食品药品监督管理	金华市	金华市清照路18号	321002
丽水卫生学校	药剂	丽水市	丽水市灯塔街1号	323000
浙江省永康卫生学校	药剂	金华市	永康市下园朱190号	321300
温州职工中等卫生学校	药剂	温州市	温州市信河街蛟翔巷97号	325000
金华职工中等卫生学校	药剂	金华市	东阳市中山路80号	322100
湖州中等卫生专业学校	药剂	湖州市	长兴县雉城镇清文路38号	313100
嘉兴职工中等卫生学校	药剂	平湖市卫生局	平湖市解放西路79号	314200
浙江省海宁卫生学校	药学、药剂、中药	海宁市	海宁市文苑南路201号	314400
桐乡市卫生学校	药剂、食品药品管理监督	桐乡市	桐乡市梧桐镇凤鸣路1213号	314500
台州职工中等卫生学校	药剂	台州市卫生局	临海市东湖路64号	317000
淮南市医药职业中专学校	药物制剂、中药制药、药品营销、药物分析检验、生物制药、医药机械、医药管理、药学、抗生素生产工艺	淮南市	淮南市田家庵区国庆西路陈家岗	232001
淮南卫生学校	药剂	安徽省卫生厅	淮南市田家庵区国庆东路1号	232007
安徽红十字会卫生职业学校	药剂、药学、药品营销	安徽省卫生厅	合肥市经济技术开发区金寨南路1085号	230601
安徽省第一轻工业学校	生物化工[生化制药]	安徽省教育厅	蚌埠市燕山路1611号	233010
安徽生物工程学校	中药制药	安徽省教育厅	合肥市农科南路48号	230000
黄山职业技术学院中专	药剂[药品营销与管理]	黄山职业技术学院	黄山市屯溪区柏树路3号	245000
安徽省淮北卫生学校	药剂、中药	淮北市	淮北市濉溪经济开发区	235100
安徽省宿州卫生学校	药剂	宿州市	宿州市东二铺宿褚路	234000
阜阳技师学院	医药营销、药剂、中药、中草药种植	阜阳市食品药品监督管理局	阜阳市颍上南路568号	236032
亳州市中药科技学校	中药、中药制剂、药品营销、药品检验、药剂、中草药种植、制药设备与维修	亳州市	亳州市利辛路29号	236800
皖西卫生职业学院中专部	药剂	六安市	六安市皋城东路9号	237000
滁州卫生学校	药学	滁州城市职业学院	滁州市琅琊路64号	239000
福建省龙岩卫生学校	药剂	龙岩市	龙岩市新罗区中城陵园路90号	364000
闽东卫生学校	药学、药剂	福安市	福安市坂中满春街65号	355017
福建闽北卫生学校	药剂、药品营销	建阳市	建阳市黄花山路12号	354200
福清卫生学校	药剂	福州市卫生局	福清市海口镇新山路1号	350313
福建卫生职业技术学院中职部	药剂	福建卫生职业技术学院	福州市闽侯荆溪关口366号	350101
福建生物工程职业技术学院中职部	药剂、中药	福建生物工程职业技术学院	福州市仓山区盖山镇齐安路756号	350007
漳州卫生职业学院中职部	中药、药剂	漳州卫生职业学院	漳州芗城区西洋坪路12号	363000
泉州医学高等专科学校中职部	药剂	泉州医学高等专科学校	泉州市丰泽区东海生态路697号	362018
厦门医学高等专科学校中职部	药剂	厦门医学高等专科学校	厦门市思明区岩前路8号	361008
江西省医药学校	药剂、制药技术、制药设备维修、药品食品检验、中药、中药制药、生物技术制药、化学制药、医药商品经营、中草药种植、中草药销售与管理	江西省	南昌市南郊银三角迎宾南大道880号	330200
南昌市卫生学校	药剂	南昌市	南昌市上营坊社区9号	330006

（续表）

学校名称	专业设置	主管部门	地址	邮编
江西省化学工业学校	生物化工[化学制药]	南昌市青山湖北大道28号	330012	
江西护理职业技术学院中专	药剂	江西护理职业技术学院	南昌市顺外路1228号	330029
九江市卫生学校	药剂	九江市	九江市十里大道1272号	332007
景德镇市卫生学校	药剂	景德镇市	景德镇市中华北路317号	333000
赣州卫生学校	药剂	赣州市卫生局	赣州市经济开发区高校园区	341000
赣州市科技学校	药剂	赣州市教育局	赣州市经济技术开发区迎宾大道	341000
上饶医药技工学校	中药、中药制药、医药营销	江西省人力资源和社会保障厅	上饶市旭日南大道50号	334000
吉安市卫生学校	药剂	井冈山大学	吉安市吉福路59号	343009
萍乡市卫生学校	药剂	萍乡市	萍乡市经济开发区东首	337000
山东现代职业学院中专部	中药	山东现代职业学院	山东省济南市经十东路东首	250104
济南市技师学院	化学与制药工程、制药工艺	济南市劳动和社会保障局	济南市槐荫区丁字山路15号	250021
济宁市技师学院	生物化工[制药]	济宁市劳动和社会保障局	济宁市市中区建设南路7号	272013
山东省济宁卫生学校	药剂	济宁市	济宁市市中区环城西路9号	272031
山东平阴卫生职业学校	药剂[含医院药剂、药品营销、制药技术专门化]	平阴县	平阴县五岭路林水巷10号	250022
惠民县卫生学校	药剂、制药技术	惠民县	惠民县孙武路53号	251700
德州卫生学校	药剂	德州学院	德州市共青团路67号	253014
山东省潍坊卫生学校	药学、药剂、中药	潍坊市	潍坊市奎文区鸢飞路360号	261041
潍坊医药职业中等专业学校	药品营销、化学制药、中药、药学	潍坊市	潍坊市潍城区北宫西街8399号	261057
潍坊护理职业学院中专部	药剂、中药	潍坊护理职业学院	青州市玲珑山南路4318号	262500
诸城市卫生学校	药剂、药学	诸城市卫生局	诸城市南关路230号	262200
诸城市高级技工学校	中药制药、制药技术	诸城市	诸城经济开发区和平北街	262200
益都卫生学校	药学、药剂	潍坊市	青州市玲珑山南路4318号	262500
山东莱阳卫生学校	药学、药剂	烟台市卫生局	莱阳市鹤山路63号	265200
莱阳市圣惠职业中等专业学校	中药	莱阳市	莱阳市军民路60号	265200
山东省青岛卫生学校	药学、药剂	青岛市	青岛市福州南路68号	266071
青岛第二卫生学校	药学、药剂	青岛市	青岛胶州市北京东路8号	266308
山东省轻工工程学校	生物技术制药	青岛市教育局	青岛市城阳区上马镇工业园	266114
泰山护理职业学院中专部	药学、药剂	泰山护理职业学院	泰安市泰山大街西段	271000
莱芜市卫生职工中等专业学校	药剂	莱芜职业技术学院	莱芜市鹏泉西大街康乐街8号	271100
山东医药技师学院	中药资源开发与利用、中药经营、医药超市管理、中药、药品营销、药品食品检验、中药制剂、药物制剂、制药机械维修与保养、化学制药、生物技术制药、中医药保健、药品物流、中草药种植	山东省人力资源和社会保障厅	泰安市高新技术产业开发区凤天路999号	271016
山东技师学院	生物生化制药、医药营销	山东省人力资源和社会保障厅	济南市经十东路2号章丘大学城	250200
济宁卫生学校	药剂	济宁市	济宁市中区环城西路9号	272031
济宁高新区职业中等专业学校	制药技术	济宁高新区管委会	济宁高新区黄屯办事处东岗村南	272104
曲阜中医药学校	中药、药剂、中药制药	曲阜市	曲阜市校场路9号	273100
菏泽医药职业中等专业学校	医药营销、药物制剂、中药、药学	菏泽市食品药品监督管理局	菏泽市中华西路48号	274000
菏泽家政职业学院中专部	药剂	菏泽家政职业学院	菏泽市单县文化路2号	274300
菏泽药品食品职业中等专业学校	药剂	山东华信制药集团股份有限公司	菏泽市中华路2112号	274009
菏泽医药学校	药学、医药营销	菏泽市	菏泽市昆明路中段	274000
菏泽华伟职业中等专业学校	药剂、中草药种植	菏泽市教育局	菏泽市银川路1666号	274039
菏泽市牡丹区卫生职业中等专业学校	药剂	菏泽市教育局	菏泽市昆仑路40号	274000

（续表）

学校名称	专业设置	主管部门	地　址	邮编
曹县卫生职业中等专业学校	药剂	菏泽市教育局	曹县山东南路	274400
山东药品食品职业学院中专部	药剂、中药、制药技术、生物技术制药、药品食品检验、制药设备维修、药物分析检验、医药商品经营	山东药品食品职业学院	淄博市张店区商场西街74号	255011
淄博职业学院中专部	药剂、生物技术制药、医药卫生财会	淄博职业学院	淄博新区联通路西首	255314
滕州市中等职业教育中心学校	药剂	滕州市教育局	滕州市学院东路888号	277500
文登市职业中等专业学校	药品食品检验	文登市	威海文登市文山东路南虎山路东	264400
山东省临沂卫生学校	药学、药剂	临沂市	临沂市解放路东段卫校巷15号	276002
临沂市中医药职工中等专业学校	药品营销、药品生物制剂、药剂	临沂市卫生局	临沂市兰山区商城路151号	276000
临沂市中医药职工中等专业学校	药剂	临沂市卫生局	临沂市兰山区育才路6号	276000
临沂科技普通中等专业学校	药剂	临沂市	临沂市河东区汤泉旅游区	276032
日照市卫生学校	药剂	日照市	日照市山东路689号	276826
日照市东港区卫生学校	药剂	日照市	日照市东港区五莲路	276825
山东煤炭卫生学校	药剂	山东省教育厅	枣庄市薛城区陶庄	277011
聊城经济开发区职业技术学校	药学	聊城市	聊城市经济开发区黄河路103号	266033
聊城职业技术学院中专部	药剂	聊城职业技术学院	聊城市花园北路133号	252004
滨州职业学院中专部	药剂	滨州职业学院	滨州市黄河12路919号	256613
惠民县卫生学校	药剂、制药技术	惠民县	惠民县孙武路53号	251700
郑州市卫生学校	药学、药剂	郑州市	郑州市航海中路84号	450005
郑州华信学院中专部	制药技术	郑州华信学院	郑州市南大学城南107国道东	451100
郑州仲景国医专修学院附属中等专业学校	中药	郑州市	郑州市惠济区金桥路10号	450045
郑州白求恩医学中等专业学校	药剂、制药技术	郑州市	郑州市迎宾大道中原西路	450042
郑州黄河护理职业学院中专	药剂、药学	郑州黄河护理职业学院	郑州市铁魏路东段	450066
郑州市中牟卫生职业中等专业学校	药剂	河南省卫生厅 河南省教育厅	郑州市建设路北段	451450
新乡卫生学校	药剂	新乡市	新乡市新原路41号	453700
焦作卫生医药学校	中药、中药制药、药剂、制药技术	焦作市、河南省中医管理局	焦作市学生路	454000
安阳市医药技工学校	药学、中药	安阳市	安阳市殷都区文源路19号	455000
安阳职业技术学院医药卫生学院(原安阳市中医药学校)	中药	安阳职业技术学院	安阳市彰德路5号	455000
河南护理职业学院中专部	药学、药剂、药剂[药品营销]	河南护理职业学院	安阳市北关区盘庚街67号	455000
河南省鹤壁中等专业学校	中药栽培与炮制	鹤壁市	鹤壁市淇滨开发区华山路南段145号	456250
濮阳市卫生学校	药学、药剂、医药卫生财会、药品食品检验	濮阳市	濮阳市开州路中段	457000
许昌卫生学校	药剂	许昌市	许昌市许繁路1389号	461000
漯河卫生中等专业学校	药剂	河南省教育厅	漯河市人民东路4号	462000
驻马店市卫生学校	药剂	驻马店市	驻马店市中华大道518号	463000
信阳职业技术学院中专部	药剂、制药技术	信阳职业技术学院	信阳市大庆路中段	464000
舞阳卫生职业中等专业学校	药剂	舞阳县	舞阳县人民路中段29号院	462400
平顶山市卫生学校	药剂	平顶山市	平顶山市光明路南段16号	467001
河南煤炭卫生学校	药剂	河南省煤炭厅	平顶山市东工人镇	467013
平顶山市中医药学校	药剂、中药、中草药栽培技术	河南省	汝州市丹阳中路39号	467500
洛阳市第二卫生学校	中药、药剂	洛阳市	洛阳市洛龙区南刘村	471000
河南省周口卫生学校	药剂	周口市	周口市川汇区文昌大道东段	466001
洛阳中医药学校	中药、药剂	河南省中医药管理局	洛阳市嵩县城关开发区	471412
三门峡市卫生学校	药学、药剂	三门峡市	三门峡市西神泉路中段	472143
南阳中医药学校	药剂、中药、中药营销、中药制药	南阳医学高等专科学校	南阳市卧龙路1439号	473058
邓州市卫生学校	药剂	邓州市	邓州市北环路	474150

（续表）

学校名称	专业设置	主管部门	地　　址	邮编
河南省医药学校	药学、中药、化学制药、生物技术制药、药剂、药品食品检验、制药技术、药物制剂、制药机械、中药材种植、中药制药、药品营销、中药调剂、中药制剂、中草药销售与管理、医药商品经营、医药物流	河南省教育厅	开封市体育路14号	475001
河南医药技师学院	化学制药、中药制药、中药调剂、药品经营、食品药品检验、药物制剂、中药栽培与加工、药厂装备与维修、医药物流	河南省人力资源和社会保障厅	开封市禹王台区机场北路东段	475003
开封市卫生学校	药剂	开封市	开封市滨河路中段28号	475003
开封市中医药学校	中药制药、药剂	开封市	河南省通许县行政路东段2号	475400
商丘卫生中等专业学校	药学	商丘市	商丘市花园西街25号	476000
商丘医学高等专科学校中专	药剂	商丘医学高等专科学校	商丘市北海路西段486号	476100
武汉大学医学院职业技术学院附属卫生学校	药剂	武汉大学、湖北省卫生厅	武汉市汉阳区紫阳路7号	430030
武汉市第一轻工业学校	生物工程及制药	武汉工业国有控股集团有限公司	武汉市汉阳区黄金口43号	430051
湖北省医药学校	制药技术[药物制剂、化学制药]、药剂[药品营销、药品物流]、生物技术制药、药品食品检验、中药[中药制剂、中药调剂、中药营销]	湖北省食品药品监督管理局	武汉市洪山区南湖周家湾168号	430064
湖北现代科技学校	药剂、药品营销、中草药种植	湖北省教育厅	武昌区友谊大道学院路9号	430064
武汉市江夏区卫生学校	药剂	武汉市江夏区	武汉市江夏区纸坊大街823号	430200
武汉市蔡甸区卫生学校	药剂、中药	武汉市	武汉市蔡甸区齐联里1号	430100
武汉市黄陂区卫生学校	药剂	武汉市教育局	武汉市黄陂区前川街百锦街63号	430300
武汉市第二卫生学校	药剂、药品营销	武汉市	武汉市新洲区齐安大道384	430400
江汉大学卫生职业技术学院中专部	药剂	江汉大学卫生职业技术学院	武汉市江岸区球场路145号	430016
黄冈职业技术学院医药卫生学院中专部	药剂	黄冈职业技术学院	黄冈市黄州大道19号	438000
咸宁卫生卫校	药剂[制药、市场营销]	咸宁市卫生局	咸宁市温泉咸宁大道138号	437100
湖北三峡职业技术学院中专部	药剂、药品营销、医药卫生财会	湖北三峡职业技术学院	宜昌市港窑路71号	443000
湖北省制药工业技工学校	药品营销、药物制剂、中药、化学制药、生化制药、抗生素工艺	湖北省食品药品监督管理局	襄阳市霁月路1号	441000
襄阳市护士学校	药剂	襄阳市	襄阳市襄城区隆中路92号	441052
襄阳职业技术学院中专部	药剂	襄阳职业技术学院	襄阳市襄城区隆中路18号	441050
十堰市医药卫生学校	药剂[制药工艺、药品营销]	十堰市	十堰市郧县城关镇沿江路12号	442500
十堰市医学科技学校	药学、药剂、药品营销	十堰市卫生局	湖北丹江口市丹赵路145号	442700
恩施州卫生学校	药剂	恩施市	恩施市五峰山路56号	445000
湖南中医药高等专科学校中专部	中药	湖南中医药高等专科学校	株洲市芦淞区高家坳	412000
长沙市医药中专学校	药学、药品营销、药剂、中药	长沙市食品药品监督管理局	长沙市岳麓区观沙岭工业园观峰路26号	410013
湖南省食品药品职业学院中职部	药剂、中药、制药技术（药物制剂）、药品食品检验、生物技术制药、制药设备维修、中草药种植	湖南省食品药品职业学院	长沙市香樟路601号	410012
长沙卫生职业学院中专部	药剂	长沙卫生职业学院	长沙市星沙经济技术开发区明月路39号	410100
湖南食品药品职业学院中职部	药剂[药品营销]、制药技术[药物制剂]、中药、生物制药、药品食品检验、中草药种植、制药设备维修	湖南食品药品职业学院	长沙市远大三路丁家岭	410019
湖南前进医药职工中等专业学校	药剂、中药、药学	长沙市教育局	长沙市天心区中意一路1261号	410114
长沙市湘麓中等职业学校	药学、中药、中药制剂、医药营销	长沙市教育局	长沙市芙蓉区马坡岭将军山	410125

（续表）

学校名称	专业设置	主管部门	地　　址	邮编
娄底市卫生学校	药剂、药品营销	娄底市卫生局	娄底市长青中街70号	417000
益阳市卫生职业技术学校	中药、药剂［药品营销］	益阳市教育局	益阳市赫山区罗溪路卫国巷2号	413002
南华大学医学专科部·核工业卫生学校	药剂、药学	南华大学、核工业集团总公司	衡阳市珠晖区东风南路336号	421002
广州卫生学校	药剂、中药	广州医学院	广州市人民北路604号	510182
广州市医药职业学校	药物制剂、药品营销、药物分析检验、中药药剂、中药营销、生物技术制药、制药设备维修、电子商务［医药物流］	广州市教育局	广州市白云区石井凰岗凤凰大道298号	510430
广东省食品药品职业技术学校	制药技术、生物技术制药、中药制剂、中药、药剂、医药营销、药品食品检验、制药设备维修	广东省卫生厅	广州市天河区大观街639号	510663
广东黄埔卫生职业技术学校	药品营销	广东省	广州市黄埔区长洲街长江路339号	510720
广州市增城卫生职业技术学校	药剂、药品营销	广州增城区	广州增城区荔城镇东桥东路12号	511300
东莞卫生学校	药剂	东莞市	东莞市田心路3号	523018
汕头市卫生学校	药剂、中药	汕头市	汕头市达濠区磐石海旁路12号	515073
汕头中医药技工学校	中药［中药调剂］、药剂［医药营销］	汕头市劳动和社会保障局	汕头市金新北路下蓬	515000
惠州卫生职业技术学院中职部	药剂、中药	惠州卫生职业技术学院	惠州市惠新中街64号	516002
河源市卫生学校	药学、药剂	河源市	龙川县老隆镇隆师路37号	517300
清远职业技术学院中专部	药剂	清远职业技术学院	清远市清城区东城街蟠龙园	511510
珠海市卫生学校	药剂	珠海市卫生局	珠海市拱北粤华路210号	519020
广东省潮州卫生学校	药剂、中药、药品食品检验	潮州市	潮州市湘桥区桥东砚峰路西侧	521041
揭阳市卫生学校	药剂、中药	揭阳市	揭阳市榕城区西关路351号	522000
揭阳潮汕中医药学校	中药	揭阳市	揭阳市揭东县炮台镇	515559
广东省湛江卫生学校	药剂、中药、药品食品检验	湛江市	湛江市赤坎区寸金路37号	524037
湛江中医学校	中药、药剂	湛江市	湛江市麻章城区瑞平路	524094
茂名卫生学校	药剂	茂名市	茂名市健康南路9号	525000
广东省新兴中药学校	中药、药剂、中药制药、药品食品检验、医药卫生财会	云浮市卫生局	云浮市新兴县城果园路	527400
广东省连州卫生学校	药剂、中药	连州市	连州市洋湄路6号	513400
佛山市南海区卫生职业技术学校	中药、药剂	佛山市南海区卫生局	佛山市南海区西樵镇上金瓯	528211
广东省江门中医药学校	药剂、中药、药品食品检验	江门市	江门市龙湾路4号	529000
台山市卫生职业技术学校	药剂	台山市卫生局	台山市台城镇台海路礼边	529000
阳江市卫生学校	药剂、医药营销	阳江市	阳江市江城区东山南路14号	529500
韶关学院医学院中职部	药剂	韶关学院医学院	韶关市新华南路1号	512026
梅州市卫生职业技术学校	药剂、药学	梅州市	兴宁市兴城米寨	514526
广东省东源卫生职业技术学校	药剂	河源市	河源市源城区下角南堤路20号	517000
广西卫生职业技术学院附属广西医药学校	药剂、中药、制药技术、药品食品检验、药品营销	广西卫生职业技术学院	南宁市兴宁区昆仑大道8号	530021
广西时珍药物职业学校	中药、药剂	中国医学科学院药用植物研究所广西分所	南宁市新城区长岗路189号	530023
南宁市卫生学校	药剂、药品营销	南宁市	南宁市石柱岭二路3号	530031
南宁市第二卫生学校	药剂	南宁市卫生局	南宁市宾阳县黎塘镇金龙大道	530409
广西中医药大学附设中医学校	药剂	广西中医药大学	广西南宁市东葛路61号	530022
广西南宁技师学院	药物制剂、中药制药、生物制药、化学制药技术、药品营销、中药经营、制药设备维修技术	南宁市劳动和社会保障局	广西南宁市五一西路5号	530001
广西中医学校	药剂	广西中医药大学	南宁市东葛路61号	530022
百色市民族卫生学校	药剂	广西壮族自治区卫生厅	百色市城城乡路111号	533000
钦州市卫生学校	药剂	钦州市卫生局	钦州市乘风大道	530099

（续表）

学校名称	专业设置	主管部门	地址	邮编
玉林市卫生学校	药剂	玉林市	玉林市美林街124号	537000
贵港市卫生学校	药剂	贵港市	贵港市建设西路55号	537100
来宾市卫生学校	药剂	来宾市	来宾市新兴路227号	545708
北海市卫生学校	药剂[药品营销]	北海市	北海市银滩大道99号	536000
桂林市卫生学校	药剂、制药技术	桂林市卫生局	桂林市民主路万寿巷10号	541002
梧州市卫生学校	药剂、药品营销	梧州市卫生局	梧州市白云路2号	543000
广西桂东卫生学校	药剂[药品营销专门化]	梧州市卫生局	广西苍梧县城龙城路118号	543100
柳州市卫生学校	药剂、医药营销	柳州市	柳州市箭盘路28号	545006
柳州医学高等专科学校附属中等卫生学校	药剂	广西壮族自治区	柳州市跃进路126号	545002
柳州市制剂医药技工学校	药学、药物制剂、药物检验、医药商品营销	广西壮族自治区人力资源和社会保障厅	柳州市和平路119号	545007
河池卫生学校	药剂	河池市	河池市中山路534号	547021
广西容县卫生学校	药剂	玉林市	广西容县容州镇沿江北街52号	537500
海南农垦卫生学校	药剂、制药工艺、药品营销	海南省农垦总局	海口市白水塘路48号	570311
海南医药职业技术学校	药剂、药学、中药制药、药品食品检验、制药技术、中草药种植、中药材栽培及检测	海口市	海口市流芳路2号	570311
海南省卫生学校	药剂	海南省卫生厅	海口市秀英区秀华路32号	570311
海南省第二卫生学校	药剂	海南省卫生厅	五指山市越丰路	572200
海南省第三卫生学校	药剂[制药工艺和药品营销]、中药药剂	海南省卫生厅	琼海市嘉积镇富海路69号	571400
海口市中医药学校	中药、药剂	海口市	海口市海甸二西路18号	570208
海南食品药品技工学校	药物制剂、医药贸易、生物技术制药、药品食品检验、中草药种植	海南省人力资源和社会劳动保障厅	海口市港澳开发区兴海路5号	570311
儋州市中等卫生职业技术学校	药剂	儋州市	儋州市那大镇人民中路130号	571700
重庆市医药卫生学校	药剂、生物制药	重庆市	重庆市涪陵区李渡太白大道9号	408000
重庆市医药科技学校	药剂[药品营销、药品食品检验、医药电子商务与信息]、制药技术[药物制剂、化学制药]、中药制药、生物制药、制药机械	重庆市食品药品监督管理局	重庆市南岸区弹子石二村97号	400061
重庆市长寿卫生学校	药剂	长寿区教育委员会	重庆市长寿区渡舟街道渡中路49号	401228
重庆市医药经贸学校	药学、药剂、医药商品、市场营销	重庆市医药股份有限公司	重庆市渝中区大黄路101号	400042
重庆市工业学校	制药技术、生物化工[生物技术制药]	重庆市经济和信息化委员会	重庆市渝中区红岩村	400043
重庆市护士学校	制药与营销、药剂	巴南区卫生局	重庆市巴南区鱼洞石子坪249号	401320
重庆市医科学校	药剂	綦江县	綦江县古南镇沱湾支路4号附1号	401420
四川省卫生学校	药学、药剂、中药制药	四川省卫生厅	成都市龙泉驿区龙都南路173号	610100
四川大学附设华西卫生学校	药剂	四川大学	成都市青羊区黄田坝	610041
四川省人民医院护士学校	药剂	四川省卫生厅 四川省人民医院	成都市锦江区琉璃场皇经楼7号	610023
成都中医药大学附属医院针灸学校	药剂、中药、药品营销、药品食品检验、药学	四川省中医药管理局	成都市龙泉驿区阳光大学城幸福路27号	610103
成都卫生学校	药学、药剂、中药制药	成都学院	成都市羊市街鹦哥巷2号	610015
成都铁路卫生学校	药剂	中铁二局集团	成都市郫县蜀源大道三段566号	611741
四川红十字卫生学校	药剂	四川省红十字会	成都市龙泉驿区大面玉石社区五组136号	610110
四川省南充卫生学校	药剂	南充市	南充市顺庆区和平东路和平巷23号	637000
四川省攀枝花卫生学校	药剂	攀枝花学院医学院	四川省攀枝花市东区学院路	617000
四川化工高级技工学校	生物化工[制药]		成都市温江区南熏大道四段355号	611130
四川省食品药品学校	中药、中草药种植、中药制药、药品营销、制药技术、药品食品检验、药剂、医药电子商务、医药物流、药品零售与连锁、中药炮制	成都中医药大学峨眉学院、四川省食品药品监督管理局	峨眉山市名山南路34号	614201
凉山卫生学校	药剂	凉山州卫生局	西昌市三岔口南路106号	615000
四川省达州中医学校	中药、药剂、中药制药	达州市卫生局	达州市通川区健民路55号	635000
达州职业技术学院中专部	药剂	达州职业技术学院	达州市通川区徐家坝路448号	635001

（续表）

学校名称	专业设置	主管部门	地　址	邮编
雅安职业技术学院中专部	药剂	雅安职业技术学院	雅安市育才路130号	625000
四川乐山市医药科技学校	药剂、化学制药、药品食品检验、制药设备与维修、中草药种植	乐山市	乐山市中区柏杨路120号	614006
乐山职业技术学院中专部	药剂	乐山职业技术学院	乐山市中区白塔街156号	614000
四川省内江医科学校	中药、中药制药、药剂	内江市卫生局	内江市新江路二巷8号	641100
四川卫生康复职业学院中专部	药剂	四川卫生康复职业学院	自贡市流井区雨台山路43号	643000
四川省宜宾市卫生学校	药剂	宜宾市教育局	宜宾市翠屏区文星街109号	644000
贵州中医药学院附设贵州中医药职业学校	中药制药、药剂	贵州省	贵阳市三桥下五里大洼路一号	550008
黔东南民族职业技术学院中专	药剂	黔东南民族职业技术学院	凯里市红洲路51号	556000
贵州宏信药业职业技术学校	中药制药、药品营销、药厂设备维修	贵阳市劳动和社会保障局	贵阳市花溪大道南段	550000
安顺职业技术学院中专部	中药制药	安顺职业技术学院	安顺市凤西路27号	561000
毕节市卫生学校	药剂、中药	毕节市	毕节市七星关区惠泉路138号	551700
云南省骨伤科中等专业学校	药剂、中药、生物技术制药、医药卫生财会	昆明卫生职业学院	昆明市五华区黄土坡海屯路272号	650101
云南中医药中等专业学校	药剂、中药、药品营销、中药制药、生物技术制药、中草药种植	云南省	昆明市北郊盘龙区茨坝花渔沟	650204
昆明医药职业技术学校	药剂、生物技术制药、医药商品营销、中草药种植	昆明市	昆明市西山区丽苑路313号	650118
文山州卫生学校	药剂	文山壮族苗族自治州	文山县环城西路999号	663000
普洱卫生学校	药剂	普洱市	普洱市思茅区边城东路29号	665000
红河卫生职业学院中专	药剂、药学	红河卫生职业学院	红河州蒙自市	661100
云南新兴职业学院中专部	药剂、中药制药、医药营销	云南新兴职业学院	昆明市国家经济技术开发区	650501
临沧卫生学校	药剂、中药	临沧市	临沧市临翔区园林路5号	677000
西安大明职业学校	医药生物技术、制药机械、医药装备、药剂、中药制药	西安市	西安市西门里早慈巷24号	710001
西安市化工医药技工学校	药物制剂、化学制药工艺、医药化工、中药制剂、生物技术制药、中西药营销、中药调剂	西安市	西安市自强西路8号	710014
陕西航空医科职业技术学校	药学、药剂	西安市	西安市北郊草滩镇吕小寨村东	710021
陕西医科学校	药剂	西安市	西安市北郊徐家湾渭滨中路	710021
西安市长安区职教中心	药剂	西安市	西安市长安区郭杜街道南村甲子4号	710100
西安交通大学医学院附设卫生学校	药剂	西安交通大学医学院	西安市小寨西路196号	710061
西安育才医科职业学校	药学、药剂	西安市	西安市翠华南路13号	710065
陕西科技卫生学校	药剂、药学、医药生物技术、中药制药、药品食品检验	陕西省教育厅	西安市南郊东仪路162号	710065
陕西省经贸学校	生物技术制药	陕西省教育厅	西安市南二环西段168号	710065
西安生物医药技术职业学校	生物制药工程、制药自动化工程、医药物流、医药营销、中药鉴定加工技术、中药国际贸易、中药制药技术、生物制品技术、医药包装设计、医药电子商务、医药文秘	西安市	西安市红光路和平工业园一号路18号	710077
西安利君医药技工学校	药物制剂、药物分析、化学制药、生物制药、医药市场营销、制药设备维修	陕西省人力资源和社会保障厅	西安市西郊沣镐西路181号	710077
西安海棠技师学院	中药	陕西省人力资源和社会保障厅	西安市东郊水安路30号	710038
西安医药科技职业学校	药剂、医药营销	西安市	西安市三桥后围寨工业园区1号路	710086
西安市户县卫生职业学校	药剂	西安市	西安市户县娄敬路93号	710300
周至县卫生职业学校	药剂	西安市	西安市周至县哑柏镇西大街10号	710406
咸阳市卫生学校	药剂	咸阳市	咸阳市毕原西路10号	712000
陕西国际商贸学院附属中等职业技术学校	现代中药技术、医药营销	陕西国际商贸学院	咸阳市大学园区统一西路35号	712046

（续表）

学校名称	专业设置	主管部门	地　址	邮编
延安市卫生学校	药剂、中药	陕西省教育厅	延安市枣园路5号	716000
榆林市卫生职业中专学校	药学	榆林市	榆林市上郡南路德静路1号	719000
榆林市卫生学校	药剂	榆林市	榆林市榆阳区谷地峁	719000
宝鸡市恒康医药技术学校	药物制剂	陕西恒康药业集团	宝鸡市宝福路85号	721001
宝鸡职业技术学院中专部	中药、药剂、中药制药、生物技术制药	宝鸡职业技术学院	宝鸡市国家高新产业开发区高新大道239号	721013
武功县中等卫生职业学校	药剂、制药技术	武功县	武功县普集镇部城路北段	712200
甘肃省卫生学校	药剂	甘肃省	兰州市东岗西路60号	730000
兰州市卫生学校	药剂	兰州市	兰州市城关区第一新村103号	730000
甘肃省医药学校	药学、中药、药剂、药物制剂、药物分析、药品营销	甘肃省经委	兰州市城关区嘉峪关东路647号	730020
甘肃省医药职工中专学校	药学、中药、药物制剂、药物分析、医药商业、临床药学、医药器械管理	甘肃医药集团公司	兰州市城关区焦家湾243号	730020
甘肃省中医学校	中药、药剂、中药炮制技术	甘肃省卫生厅	兰州市七里河区瓜州路360号	730050
武威卫生学校	药剂	武威职业学院	武威市市民路22号	733000
酒泉卫生学校	药剂、生物技术制药	酒泉市	酒泉市解放路36号	735000
定西市卫生学校	药剂、中药制药	定西市卫生局	定西市城关镇大同巷7号	743000
天水市卫生学校	药剂	天水市	天水市秦州区精表路40号	741000
庆阳市卫生学校	药物制剂、医药营销、药品管理与营销	陇东学院	庆阳市西峰区	744500
陇南市卫生学校	中药、药剂	陇南市	陇南市武都区汉王镇	746041
甘南州卫生学校	药剂	甘南藏族自治州	甘南州合作市人民东街52号	747000
黄南州职业技术学校	藏药加工、药剂	黄南州卫生局	黄南州同仁县隆务镇隆务中街路32号	811300
玉树州职业技术学校	中药	玉树州卫生局	玉树州结古镇新建路290号	815000
西宁卫生职业技术学校	药剂	湟县卫生局	西宁湟县鲁沙尔镇通宁路56号	811600
昌吉卫生学校	中药药剂、中药、药品营销	昌吉州	昌吉市延安北路342号	831100
喀什卫生学校	维药	喀什地区卫生局、教育局	喀什市解放南路180号	844000
伊宁卫生学校	药剂、药品营销	伊犁哈萨克自治州	伊宁市青年街8号	835000
石河子卫生学校	药剂	石河子市	石河子市西小路151号	832000
巴州卫生学校	药剂	新疆巴音郭楞蒙古自治州	新疆巴音郭楞蒙古自治州库尔勒市文化路	841000

“国家中职教育改革发展示范学校建设计划”第二批建设启动　2012年6月4日，教育部办公厅、人力资源社会保障部办公厅、财政部办公厅《关于下达“国家中等职业教育改革发展示范学校建设计划”第二批项目学校建设方案及任务书的通知》（教职成厅[2012]24号）。在通过评审复核的371所学校中，大同市卫生学校、鄂尔多斯市卫生学校、沈阳市化工学校、上海市卫生学校、亳州市中药科技学校、赣州卫生学校、曲阜中医药学校、广东省潮州卫生学校、重庆市医药卫生学校、毕节市卫生学校、普洱卫生学校、临沧卫生学校、喀什卫生学校、石河子卫生学校、巴州卫生学校列入第二批建设学校。

“国家中职教育改革发展示范学校建设计划”第三批立项单位　2012年9月21日，教育部办公厅、人力资源社会保障部办公厅、财政部办公厅关于公布《“国家中等职业教育改革发展示范学校建设计划”第三批立项建设学校名单的通知》（教职成厅[2012]4号），确定首钢高级技工学校等342所中等职业学校作为“国家中等职业教育改革发展示范学校建设计划”第三批立项建设学校。其中，吉林省四平卫生学校、齐齐哈尔市卫生学校、上海市医药学校、南昌市卫生学校、河南省医药学校、河南省医药高级技工学校、咸宁卫生学校、北海市卫生学校、海南省卫生学校、四川省南充卫生学校、甘肃省中医学校、陇南市卫生学校、西宁卫生职业技术学校列入第三批立项建设学校。

2012年全国中等职业学校校长论坛　“2012年全国中等职业学校校长论坛”于7月4～6日在乌鲁木齐举行。此次论坛由全国中等职业学校校长联席会议主办、新疆化学工业学校承办。出席会议代表共计68人。论坛的主题为“深化改革创新，推动校企合作机制建设”。与会代表围绕，从不同角度，不同实践模式，揭示了各自的做法。教育部明确指出，示范校建设的宗旨是：提高质量的示范、改革创新的示范和办出特色的示范。办好一所学校的关键是：要有特色的专业，而每个专业又涉及到课程建设、师资队伍建设和校企合作的机制建设等。校企合作的机制是校企双方寻找到使学校、企业双方共赢的一个平衡点、一种合作模式。

国家中职教育改革发展示范学校特色项目建设论坛 2012 年 8 月 21 ~ 22 日，由全国中等职业学校校长联席会议主办，大连市轻工业学校承办的“国家中等职业教育改革发展示范学校特色项目建设论坛”在大连举行。出席会议代表共计 184 人。本次论坛主题“创新引领，特色发展”包含四层意思：1. 创新引领，转变思维；2. 呈现成果，典型示范；3. 借鉴做法，少走弯路；4. 碰撞想法，创新思路。

国家中职教育改革发展示范学校重点建设专业论坛 2012 年 10 月 16 ~ 17 日，由全国中等职业学校校长联席会议主办，南京高等职业技术学校承办的“国家中等职业教育改革发展示范学校重点建设专业论坛”在南京举行。全国中等职业学校校长联席会议会员单位、全国 24 个省 4 个直辖市国家示范学校校长、示范办负责人和重点专业建设负责人 250 余名代表参加会议。本次论坛紧紧围绕重点专业建设，成功搭建多方对话交流平台，为建立教育与产业对话协作机制进行有益的探索。2012 年全国中等职业学校医药卫生类专业“创新杯”教师教学设计和说课大赛获奖名单及优秀课件。

2012 年全国中职学校医药卫生类专业‘创新杯’教师教学设计和说课大赛 2012 年 10 月 28 ~ 29 日，“2012 年全国中等职业学校医药卫生类专业‘创新杯’教师教学设计和说课大赛”在哈尔滨市举行。本次大赛由中国职业技术教育学会教学工作委员会主办，高等教育出版社承办，哈尔滨市卫生学校协办。来自全国 17 个省的 58 所学校、近百名选手参加大赛，本次大赛可以说是代表着先进课改理论实践经验的最新成果，实现以赛促交流、以赛创合作、以赛求发展的目标。24 名教师获得一等奖，32 名教师获得二等奖，21 名教师获得三等奖。20 个单位获得优秀组织奖。

2012 年中等职业教育中医类专业点备案结果公布 2012 年 6 月 21 日，教育部办公厅 国家中医药管理局办公室下发"关于公布 2012 年中等职业教育中医类专业点备案结果的通知"（教职成厅[2012]2 号），根据《国家中医药管理局办公室 教育部办公厅关于进一步做好中等中医类专业招生工作的通知》（国中医药办人教发[2011]8 号）规定，教育部、国家中医药管理局就各地申报备案的 2012 年中等职业教育中医类专业点进行了审核，公布 2012 年中等职业教育中医类专业点备案结果。本次经备案的中等职业教育中医类专业点共 32 个，可按公布的招生规模安排招生。未经备案的专业点，不得安排招生。各地、各有关学校要按照有关文件要求，进一步规范中医类专业办学，加强专业建设，控制招生规模，切实保证教育质量。

药学职业与继续教育

概　况 截至 2012 年年底，全国独立设置药学类及相关专业的成人高等院校有 15 所，详见表 1。

表 1　2012 年设置药学类及相关专业的成人医药教育高等学校

学校名称	专业设置	主管部门	地　址	邮编
北京医药集团职工大学	药学、中药、药剂、医药营销、药品质量检测技术	北京市教育委员会	北京市丰台区宋家庄苇子坑 148 号	100079
北京广播电视大学医药分校	药学	北京市	北京市海淀区皂君庙甲 4 号	100081
北京大学医学网络教育学院	药学	北京大学	北京市海淀区学院路 38 号	100191
河北职工医学院	药学、中药学、医药营销	河北省教育厅	保定市红星路 154 号	071000
河北省广播电视大学	生物制药技术	河北省	石家庄市合作路 460 号	050080
张家口教育学院	药物分析技术、药品经营与管理	河北省教育厅	张家口市桥西区平门路副 19 号	075000
山西职工医学院	药学	山西省教育厅	太原市双塔寺街 22 号	030012
阜新煤炭职工医学专科学校	药学、医药营销	辽宁省教育厅	阜新市新华路 118 号	123000
长春职工医科大学	药学	吉林省教育厅	长春市新发路 1132 号	130051
鸡西煤炭职工医学院	药学	鸡西煤炭医学专科学校	鸡西市鸡冠区文化路 9 号	158100
上海医药职工大学	制药工艺、生物医药、药物分析、中药、医药贸易、医药营销、应用药学	上海市教育委员会	上海市愚园路 1088 弄 48 号	200050
河南卫生职工学院	药学	河南省卫生厅	郑州市新郑龙湖镇双湖大道 8 号	451191
焦作职工医学院	药剂	河南省教育厅	焦作市院校路 1 号	454000
四川省计划生育管理干部学院	药剂、医药营销	四川省	成都市人民南路四段 15 号	610041
青海省广播电视大学	药学、中药	青海省	西宁市五四西路 7 号	810008

（高如忠）

2012 年度全国职业教育与成人教育工作会议 2012 年度全国职业教育与成人教育工作会议于 3 月 16 日在京召开。教育部副部长、党组成员鲁昕出席北京主会场会议并讲话。指出 2012 年职成教工作要紧紧围绕服务国家改革和发展大局，以体系建设为引领，以提高质量为重点，以深化产教结合、校企合作为主线，进一步完善基本制度，深化关键领域改革，整体推进现代职业教育体系建设和继续教育改革发展，推动中高职衔接取得实质成果，提升行业指导职业教育的能力，加快推进校企合作的制度化，加强职业教育国家制度和标准建设，加强和改进职业学校德育工作，大力提升“双师型”教师队伍素质，加快发展面向农村和民族地区的职业教育，加大职业教育基础能力建设力度，全面推进继续教育改革发展，进一步提高职业教育国际化水平，大力提升职业教育科研工作水平。上海市教育委员会、江苏省教育厅、浙江省教育厅、广西自治区教育厅、中国供销合作总社、青岛港（集团）有限公司、成都工业职业技术学校、无锡职业技术学院、教育部职业技术教育中心研究所的 9 位代表作了大会发言。（高如忠）

2012 年医药高等职业教育研讨会 2012 年 12 月 7 日，以“改革创新、合作交流，推动海峡两岸医药高等职业教育的发展”为主题的 2012 年医药高等职业教育研讨会在福州举行，来自大陆和港澳台地区近 30 所医药类高等院校及上级主管部门的专家学者和领导参加了会议。研讨会上，多位专家学者作了主题演讲。中国药科大学副校长姚文兵教授在演讲中强调，"医药职业教育要积极适应我国医药产业发展，要满足医药专业学生及行业从业人员学习的现实需要，为国家战略性新兴产业发展提供支撑，解决安全合理用药重大民生问题。"原同济医科大学副校长文历阳教授在演讲中提出，"学校要加强临床教学和临床实践中的人文教育，不仅要对学生传授知识、培养技能，更要重视对学生的人文教育。"此次研讨会围绕着两岸医药职业教育的现状、改革发展趋势以及合作交流前景等多方面展开广泛研讨，针对两岸医药高等职业教育的发展经验进行了深入交流。（吕 冰 方 宇）

全国高职高专校长联席会议 2012 年 4 月 13～14 日，全国高职高专校长联席会议第十次全体会议在南宁召开。教育部、广西壮族自治区政府、区教育厅、南宁市有关领导和全国 400 多所高职院校校长及相关负责人、部分企业代表近 800 人参加会议。会议以“企业先导合作共建”为主题，以“企业先导、共建共享说专业”、“高校校长领导力专题讲座”和“专家发言”三个模块为载体。围绕新时期校企合作的人才培养模式、体制机制创新等问题，探讨推动产教合作进一步深化的有效途径。（高如忠）

2012 年全国执业药师继续教育年会 2012 年 7 月 9～12 日，国家食品药品监督管理局执业药师资格认证中心在内蒙古自治区呼伦贝尔市召开主题为“贯彻规划，改革前行”的“2012 年全国执业药师继续教育年会”。来自 25 个省（区、市）药品监督管理部门和执业药师继续教育机构的 110 余名执业药师管理人员、执业药师继续教育管理人员、医药高等教育院校和医药工商企业的代表参加会议。与会代表听取了国家食品药品监督管理局药品安全监管司有关“新版 GSP 政策趋势与药店执业药师配备、使用及药学服务管理政策趋势”的报告；人事司有关“贯彻落实规划，大力推进执业药师队伍发展与执业药师管理变革的政策”报告；执业药师资格认证中心有关“大力推进执业药师队伍发展”的报告；药店与药学服务管理专家有关“新医改政策下 21 世纪药师的角色与功能和药店药房药学服务策略”的报告。

会议总结交流各地执业药师管理工作经验及执业药师继续教育的相关情况，研讨我国药店管理和执业药师管理领域亟待解决的关键性问题和解决的途径；探讨在“十二五”期间继续推动执业药师继续教育和执业药师管理变革与发展的新思路。（高如忠）

中国食品药品职教联盟在江苏淮安成立 2012 年 12 月 15 日，中国食品药品职业教育联盟在江苏淮安成立。来自新加坡、中国大陆及台湾共 17 所食品、药品类高等职业教育院校的近 40 位领导、专家参加成立大会。教育部、中国食品工业协会、江苏省教育厅的领导应邀共同为中国食品药品职教联盟揭牌。

该联盟在宣言中提出：中国食品药品职业教育要与海内外同行一道，积极深化合作，建立联动发展机制，充分利用各自资源优势，突破区域和校际界限，大胆探索灵活高效的跨地区、跨学校、跨专业的协作机制，共建合作平台，突出办学特色，形成整体优势，发挥引领作用，服务行业发展，造福人类社会，努力建设高职教育领域中最具生机活力、最富创新力的特色联盟体。联盟将按照“协作、创新、科学、特色”的宗旨，以“管理人员互兼、教师互派、学生互换、学分互认、资源共享、优势互补、互惠互利”为纽带，充分发挥各自在食品药品职业教育领域的特色和优势，取长补短，合作共赢，为我国高职教育和食品药品行业的科学发展，培养更多更好的技术技能性人才。

教育部职业教育与成人教育司教产合作处处长林宇在讲话中指出，中国食品药品职教联盟的成立是职业院校集团化发展的一种模式。希望联盟能有效地聚集资源优势，在此基础上，在行业指导下，通过合作求发展，在合作中不断发现新的机会，开发新的合作项目；以服务求发展，通过自身壮大，通过为社会、行业提供服务和产品，换取自身最好的发展；希望联盟的发展为我国食品药品行业的发展提供人力和

智力支撑。 （高如忠）

调整和增设全国行业职业教育教学指导委员会 2012年12月26日，教育部下发《关于调整和增设全国行业职业教育教学指导委员会》的通知（教职成［2012］9号），通知指出：各行指委是受教育部委托，由行业主管部门或行业组织牵头组建和管理，对相关行业（专业）职业教育教学工作进行研究、咨询、指导和服务的专家组织，同时也是指导本行业职业教育与培训工作的专家组织。行指委的主要职能是：分析研究国家经济建设、科技进步和社会发展，特别是经济发展方式转变和产业结构调整升级对本行业职业岗位变化和人才需求的影响，提出本行业职业教育人才培养的职业道德、知识和技能要求；指导推进相关职业院校与企业校企合作、联合办学，校企一体化和行业职业教育集团建设；指导推进本行业相关专业职业院校教师到企业实践工作，提高教师专业技能水平和实践教学能力；推进职业院校相关专业实施“双证书”制度；研究本行业职业教育的专业人才培养目标、教学基本要求和人才培养质量评价方法，对专业设置、教学计划制定、课程开发、教材建设提出建议；参与本行业职业教育教学基本文件、专业教学标准、实训教学仪器设备配备标准和教学评估标准及方案制定工作；参与职业教育国家级教学成果奖励实施工作；组织本行业相关专业教学经验交流活动等。在调整的43个行业职业教育教学指导委员会（以下简称行指委）中，其中新的食品药品职业教育教学指导委员会由国家食品药品监督管理局人事司司长张耀华任主任委员，国家食品药品监督管理局人事司副司长段慧萍、中国药科大学副校长姚文兵、中国医药教育协会副会长吴闾云、神威药业集团董事长兼总裁李振江任副主任委员，中国医药科技出版社社长兼总编辑吴少祯任秘书长。

（高如忠）

全国医药高等职业教育药学类规划教材建设委员会成立 2012年5月4日，“全国医药高等职业教育药学类规划教材建设委员会成立暨主编遴选会议”在北京召开。会议由中国医药科技出版社主办。依据教育部相关文件，为满足教育和教学的需要，拟组建了“全国医药高等职业教育药学类规划教材建设委员会”。主任委员由全国食品药品职业教育教学指导委员会主任委员、国家食品药品监督管理局人事司张耀华司长担任；副主任委员建议由参与此次教材建设工作的相关院校校长担任；委员建议由参与此次工作的院校分管教学领导或药学院系领导担任；教材建设委员会秘书处设在中国医药科技出版社。会上，教育部高等学校高职高专药品类专业教学指导委员会主任委员、中国药科大学副校长姚文兵在大会上做了题为“把握职教思想精髓、编写符合技能型人才培养要求的教材”的发言。《全国医药高等职业教育药学类规划教材建设委员会工作职责》也一并提请大会通过。

（高如忠）

全国医药高等职业教育药学类规划教材主编会议 2012年5月24日，“全国医药高等职业教育药学类规划教材主编会议”在北京召开，会议由中国医药科技出版社主办。40本高职规划教材的60位主编和中国医药科技出版社的相关编辑参加了会议。本次会议就规划教材的编写思路、编写人员分工及编写进度、相关学科交叉内容进行了交流。教育部职成司教学与教材处葛维威处长就职业教育教学改革创新所面临的基本形势及进一步推进职业教育教学改革的思路和措施发表重要讲话。中国医药科技出版社社长兼总编辑吴少祯社长进行大会总结，并对分组交流情况提出具体建议。本次会议经过分组讨论，一致认为，本轮教材的编写反映了职业教育的理念，综合思路上体现了职业教育改革的要求，注重学生能力的培养，以适用性、应用性为特色。在教材表现形式上，各本教材根据需要，有务导入、项目学习、案例应用等，体现了教材的生动性。 （高如忠）

全国医药高等职业教育药学类规划教材编写会议 2012年6月9日，“全国医药高等职业教育药学类规划教材编写会议”在山西药科职业学院召开，会议由中国医药科技出版社主办，山西药科职业学院承办。山西药科职业学院院长李华荣、副院长张震云、中国医药科技出版社副社长兼副总编辑王应泉及来自全国14所高职院校共6种教材的主编、副主编及编委共50余人参加了会议。中国医药科技出版社副社长王应泉向大家介绍了出版社的基本情况，指出教材编写的三个特性：特定的对象、特定的目标、特定的内容，并对此次教材编写工作提出具体要求：一、与执业药师制度紧密衔接，二、严格按照新版药典要求；三、主编要相互配合、编者要有一定的代表性；四、注意版权及编写的规范性、准确性。出版社教材办公室副主任浩云涛介绍了编写的原则、基本要求及进度安排。各教材主编主持召开了分组审定会议讨论，分别对《中药炮制技术》、《中药调剂技术》等6种教材进行分组讨论，并与其他教材的编写人员对相关学科交叉内容进行深入交流。

2012年6月22日，“全国医药高等职业教育药学类规划教材编写会议”在山东药品食品职业学院威海校区召开，会议由中国医药科技出版社主办，山东药品食品职业学院承办。山东药品食品职业学院院长李爱玲，教务党总支书记李志刚，湖南食品药品职业学院副院长邓兴国，福建生物工程职业技术学院副院长黄典焕，中国医药科技出版社社长兼总编辑吴少祯及来自三十多所院校19种教材的主编、副主编及编委共160余人参加了会议。中国医药科技出版社社长吴少祯介绍了中国医药科技出版社的简要情况，并提出教材建设要做到两点：一是教材要做精品，一是教材要适用。出版社教材办公室副主任浩云涛介绍了编写的原则、基本要求及进度安排。会后，各教材主编主持召开了分组讨论会议，分别对《生物化学》、《医药商品学》、《有机化学》等19种教材进行分组讨论。

2012年7月3日，“全国医药高等职业教育药学类规划教材编写会议”在中国药科大学学术交流中心召开，会议由中国医药科技出版社主办，中国药科大学高等职业技术学院承办。会议中，中国医药科技出版社教材办公室副主任浩云涛就教材编写的主要原则和基本要求等向各位编者作了详细介绍。中国药科大学教务处处长徐晓媛对本次教材编写工作提出了三点要求：一是要把教学改革成果体现在教材中；二是教材一定要有可读性；三是要建立教材评价体系。中国医药科技出版社社长兼总编辑吴少祯发表了重要讲话，讲话中指出，教材建设必须遵循“精品、适用”的标准；会议期间，教材主编组织本门教材编者针对教材编写思路、编写大纲、具体内容的编写进行了细致而激烈的讨论。此次编写会议统一了各门教材的编写总体思路，明确了教材编写的基本要求和进度安排，为编写出高质量的全国医药高等职业教育药学类规划教材起到积极的作用。

2012年7月7日，“全国医药高等职业教育药学类规划教材编写会议”在广东食品药品职业学院召开，会议由中国医药科技出版社主办，广东食品药品职业学院承办。来自10余所院校的10种教材的主编、副主编及编委共40余人参加了会议，中国医药科技出版社许军副社长就此次高职教材编写工作提出了几点要求和建议：一、教材建设必须遵循“精品、适用”的标准；二、教材建设是一项系统工程，既要有严密的组织机构，又要有良好的运行机制和制度保障；三、遵循教材建设内在规律，团结协作打造精品教材。会议中各教材主编分别对《分析化学》、《药用无机化学》等9种教材的编写思路、编写大纲、具体内容的编写进行了细致而激烈的讨论。此次编写会议统一了各门教材的编写总体思路，明确了教材编写的基本要求和进度安排，分配了编写任务。

（高如忠）

药物生产与流通

Drug Production, Supply and Distribution

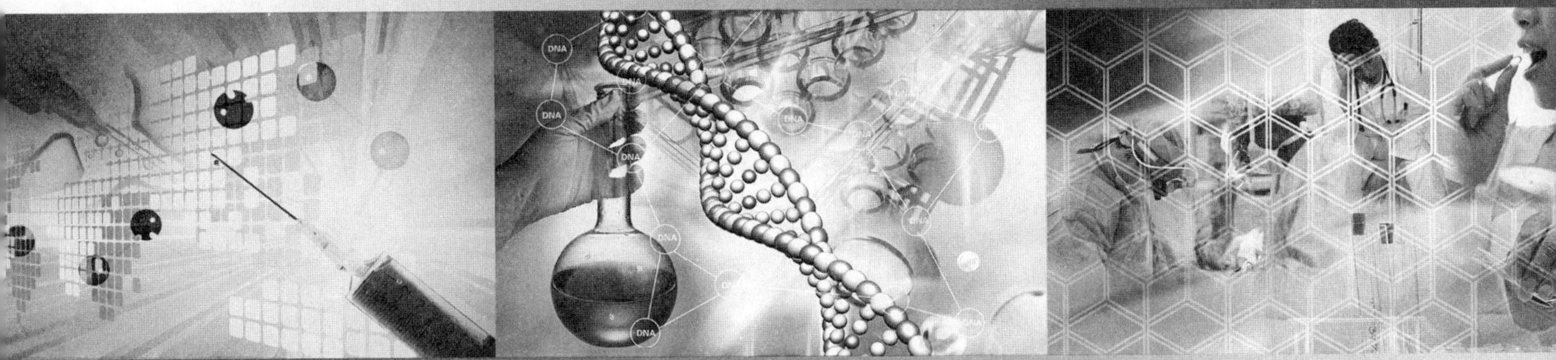

医药工业

概 况 2012年，国家宏观经济调控以“稳增长”作为主基调，全年GDP增速为7.8%。医药工业经济在2012年年初增速放缓，年中增速止降回稳，工业利润增长与产值增长持平，医药商业增速趋缓，药品终端稳中走低，医药出口形势严峻，提振盈利水平是关键。

以下所述的医药工业运行情况包括化学原料药、化学制剂、中成药、中药饮片、生物制剂、卫生材料和医疗器械七大子行业。

医药工业总产值　2012年，医药工业累计实现总产值（现价，七大子行业，下同）18 770亿元，同比增长20.1%，比2011年同期增幅下降了6.4个百分点。其中，化学原料药工业总产值为3 398亿元，同比增长15.1%；化学药品制剂工业5 233亿元，同比增长22.8%；中成药工业4 253亿元，同比增长20.8%；生物制剂工业1 905亿元，同比增长19.7%；医疗器械工业1 617亿元，同比增长19.0%；卫生材料和中药饮片工业分别实现1 315亿元和1049亿元，同比分别增长14.8%和32.4%。化学原料药、生物制剂、卫生材料和医疗器械工业的增长率均低于全国平均水平（见图1）。

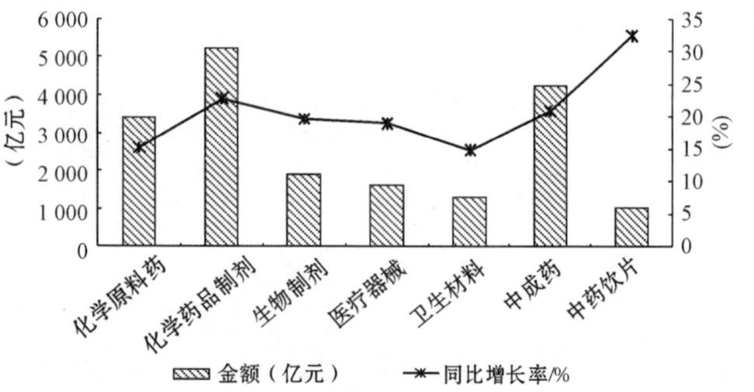

图1　2012年七大子行业工业总产值及增长情况

2012年，江苏省的医药工业总产值在全国位列第一，山东省和广东省位列第二、三位，医药工业总产值前三省占全国医药总产值的34.3%，而前十位占全国医药总产值的68.4%。前十位医药工业总产值平均增长率为21.6%，江苏、山东、吉林、江西、河北和辽宁六省的增幅均高于全国平均水平（20.1%）（见表1）。

医药工业销售收入　2012年我国医药工业累计完成产品销售收入17 845亿元，比2011年同期增长20.1%，比2011年同期增幅减少8.8个百分点。化学药品制剂、医疗器械和中药饮片工业的同比增幅高于2011年水平，而化学原料药、生物制剂、中成药和卫生材料则低于2011年水平。化学原料药工业累计实现产品销售收入3 290亿元，同比增长14.0%，，增长幅度低于全国平均增长水平（20.1%），亦低于2011年的增长水平（20.3%）。化学药品制剂工业累计完成5 024亿元，同比增长22.5%，增长幅度高于全国平均增长水平，比2011年增加了1.7个百分点；中成药工业累计完成销售收入4 079亿元，同比增长21.4%，增长幅度高于全国平均增长水平，但不及2011年的增长水平（34.2%）；生物制剂工业销售收入累计完成1 775亿元，同比增长18.8%，增长幅度低于全国平均增长水平，也低于2011年增长水平（33.4%）；中药饮片工业，实现销售收入990亿元，增幅从2011年的21.6上升至2012年的24.2%；医疗器械和卫生材料工业销售收入累计实现1 565亿元和1 122亿元，同比增长21.4%和19.9%（见图2）。

表1　2012年全国医药工业总产值（现价）排名前10位

排名	省份	工业总产值（亿元）	同比增长（%）	占比（%）
1	江苏省	2 684	29.2	14.3
2	山东省	2 586	25.5	13.8
3	广东省	1 176	6.9	6.3
4	河南省	1 156	7.8	6.2
5	吉林省	1 063	29.6	5.7
6	浙江省	1 014	13.5	5.4
7	江西省	840	34.0	4.5
8	四川省	813	-2.6	4.3
9	河北省	750	42.6	4.0
10	辽宁省	750	37.7	4.0

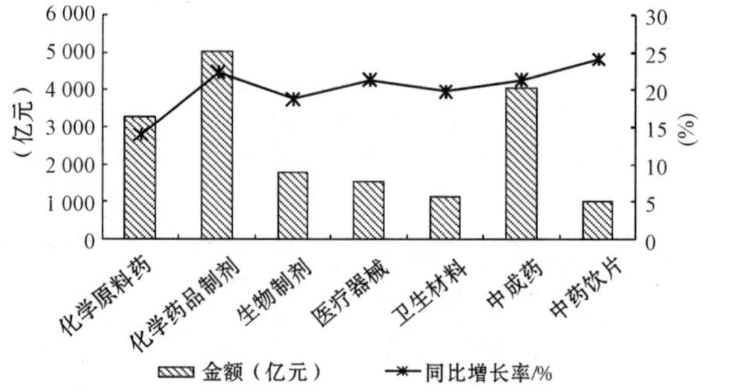

图2　2012年七大子行业产品销售收入及增长情况

2012年，产品销售收入位列前三位的省份依次是江苏省、山东省和广东省，共占全国医药工业产品销售收入34.2%，医药工业销售收入前十位省份的合并收入占全国医药工业销售收入的68.2%。产品销售收入前十位整体平均增速为18.8%，其中吉林省医药工业销售收入增幅最高，达到41.4%；此外，江苏、山东、江西、辽宁四省的增速也高于全国平均水平（20.1%）（见表2）。

医药工业利润总额　2012年，我国医药工业累计完成利润总额1 821亿元，同比增长20.4%。各子行业均保持一定幅度的增长，化学原料药、化学药品制剂、医疗器械和中药饮片工业增幅均高于2011年水平。其中，化学原料药实现利润总额243亿元，同比增长15.9%；化学制剂实现560亿元，同比增长25.3%，比2011年同期（9.3%）提高了16个百分点；生物制剂实现累计实现利润230亿元，同比增长14.3%；

医疗器械和卫生材料累计实现169亿元和115亿元,分别增长24.4%和26.2%;中成药和中药饮片工业分别实现利润436亿元和71亿元,分别增长16.5%和27.5%(见图3)。

表2　2012年全国医药工业产品销售收入排名前10位

位次	省份	产品销售收入（亿元）	同比增长（%）	占比（%）
1	江苏省	2 553	24.2	14.3
2	山东省	2 427	21.4	13.6
3	广东省	1 120	12.0	6.3
4	河南省	1 084	5.1	6.1
5	吉林省	1 015	41.4	5.7
6	浙江省	970	12.3	5.4
7	江西省	801	25.6	4.5
8	四川省	774	0.01	4.3
9	河北省	720	18.8	4.0
10	辽宁省	714	27.5	4.0

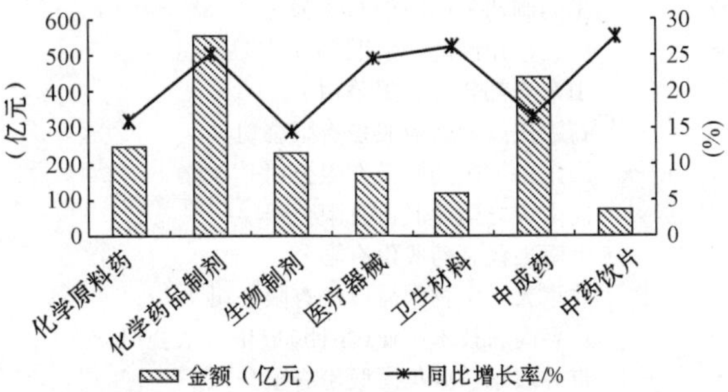

图3　2012年七大子行业产品利润总额及增长情况

2012年江苏省的医药工业利润水平在全国位列第一。在利润总额排名前十位的省市中,江苏省、吉林省和辽宁省三省市的增速高于前十省市的平均增长水平(14.7%)和全国平均增长水平(20.4%),而浙江省、河南省和四川省均出现了负增长。利润总额前十位省份的合并利润占全国医药工业利润总额的71.3%(见表3)。

表3　2012年全国利润总额排名前10位

位次	省份	利润总额（亿元）	同比增长（%）	占比（%）
1	江苏省	265.67	31.6	14.6
2	山东省	257.05	13.2	14.1
3	广东省	154.80	15.8	8.5
4	浙江省	111.94	−1.5	6.1
5	北京市	102.93	9.7	5.7
6	河南省	102.75	−2.4	5.6
7	四川省	84.90	−2.7	4.7
8	吉林省	81.33	42.4	4.5
9	上海市	77.23	16.7	4.2
10	辽宁省	59.19	30.8	3.3

2012年,全国医药工业销售利润率为10.2%,比2011年下降了1.0个百分点。化学制剂工业和生物制剂工业的销售利润率下滑较为明显。化学原料药工业利润率为7.4%,不及2011年同期水平;化学制剂工业利润率为11.1%,高于全行业平均水平;中成药工业利润率为10.7%,较2011年下降了0.9个百分点;生物制药工业利润率为13.0%,不及2011年同期水平(13.8%);医疗器械和卫生材料销售利润率分别为10.8%和10.2%,均比2011年有所下降(见表4)。

表4　2012年我国医药工业销售利润率情况

	销售利润率(%)	
	2011年	2012年
化学原料药	7.4	6.1
化学药品制剂	11.1	11.0
生物制剂	13.0	12.2
医疗器械	10.8	10.1
卫生材料	10.2	6.0
中成药	10.7	9.8
中药饮片	7.2	5.4

2012年制药工业百强情况　按2012年度评选规则计算,中国本土制药百强企业合计销售规模(占制药工业比重的销售规模数据均为企业工商合并数,以匹配全国制药工业统计口径)达6 235.13亿元,其占全国制药工业(化学原料药、化学药品制剂、生物制剂、中成药和中药饮片五子行业产品销售收入15 158.29亿元)的集中度为41.13%。其中前5强占百强整体和全国制药工业的比重分别为24.89%和8.82%;前10强占百强整体和全国制药工业的比重分别为39.61%和18.63%;前50强占百强整体和全国制药工业的比重分别为82.64%和34.28%;后50强企业占百强整体和全国制药工业的比重分别为17.36%和6.85%(见表5)。2012年度中国制药工业百强见表6。

表5　2012年百强企业集中度分析

区间	占百强比重(%)	占制药工业比重(%)
前5强	24.89	8.82
前10强	39.61	18.63
前20强	56.06	25.64
前30强	67.28	29.21
前50强	82.64	34.28
后50强	17.36	6.85
百强整体	100.00	41.13

注:占制药工业比重的数据均为企业工商合并数,以匹配全国制药工业统计口径

表6 2012年度中国制药工业百强榜

位次	企业名称	位次	企业名称
1	广州医药集团有限公司	51	山东新华医药集团有限责任公司
2	华北制药集团有限责任公司	52	四川好医生药业集团有限公司
3	哈药集团有限公司[①]	53	江苏亚邦药业集团股份有限公司
4	石药集团有限公司[②]	54	云南白药集团股份有限公司
5	扬子江药业集团有限公司	55	武汉健民药业集团股份有限公司
6	修正药业集团股份有限公司	56	贵州益佰制药股份有限公司
7	天津市医药集团有限公司	57	山西振东制药股份有限公司
8	步长制药	58	李时珍医药集团有限公司
9	康美药业股份有限公司	59	重庆科瑞制药(集团)有限公司
10	上海医药集团股份有限公司	60	浙江华海药业股份有限公司
11	天津天士力集团有限公司	61	浙江仙琚制药股份有限公司
12	杭州华东医药集团有限公司	62	远大医药(中国)有限公司
13	江西济民可信集团有限公司	63	宜昌东阳光药业股份有限公司
14	齐鲁制药有限公司	64	深圳信立泰药业股份有限公司
15	天津金耀集团有限公司[③]	65	仁和药业股份有限公司
16	辅仁药业集团有限公司	66	金陵药业股份有限公司
17	上海复星医药(集团)股份有限公司	67	昆明制药集团股份有限公司
18	太极集团有限公司	68	广西梧州制药(集团)股份有限公司
19	华润三九医药股份有限公司	69	山东齐都药业有限公司
20	四川科伦药业股份有限公司	70	石家庄以岭药业股份有限公司
21	联邦制药国际控股有限公司	71	山东鲁抗医药股份有限公司
22	江苏恒瑞医药股份有限公司	72	河南天方药业股份有限公司
23	瑞阳制药有限公司	73	上海现代制药股份有限公司
24	陕西必康制药有限公司	74	北京天坛生物制品股份有限公司
25	先声药业有限公司	75	长春高新技术产业(集团)股份有限公司
26	悦康药业集团有限公司	76	吉林敖东药业集团股份有限公司
27	北京同仁堂股份有限公司	77	江中药业股份有限公司
28	江苏正大天晴药业股份有限公司	78	深圳致君制药有限公司
29	山东罗欣药业股份有限公司	79	天津红日药业股份有限公司
30	华润双鹤药业股份有限公司	80	桂林三金药业股份有限公司
31	天圣制药集团股份有限公司	81	北大国际医院集团西南合成制药股份有限公司
32	江苏济川制药有限公司	82	亚宝药业集团股份有限公司
33	浙江医药股份有限公司	83	贵州百灵企业集团制药股份有限公司
34	江苏康缘集团有限责任公司	84	上海凯宝药业股份有限公司
35	人福医药集团股份公司	85	漳州片仔癀药业股份有限公司
36	浙江新和成股份有限公司	86	浙江海翔药业股份有限公司
37	丽珠医药集团股份有限公司	87	北京嘉林药业股份有限公司
38	海南海药股份有限公司	88	上海科华生物工程股份有限公司
39	康恩贝集团有限公司	89	北京双鹭药业股份有限公司
40	神威药业集团有限公司	90	株洲千金药业股份有限公司
41	马应龙药业集团股份有限公司	91	华兰生物工程股份有限公司
42	东北制药集团股份有限公司	92	西藏奇正藏药股份有限公司
43	利君制药[④]	93	江苏恩华药业股份有限公司
44	成都地奥集团	94	通化东宝药业股份有限公司
45	江苏苏中药业集团股份有限公司	95	广东众生药业股份有限公司
46	绿叶制药集团有限公司	96	浙江京新药业股份有限公司
47	浙江海正药业股份有限公司	97	西藏海思科药业集团股份有限公司
48	山东东阿阿胶股份有限公司	98	安徽丰原药业股份有限公司
49	中国医药工业有限公司[⑤]	99	河南省宛西制药股份有限公司
50	辰欣药业股份有限公司	100	重庆智飞生物制品股份有限公司

备注：

①哈药集团有限公司包含下属：哈药总厂、哈药三精股份、哈药六厂、哈药中药有限公司、哈药生物工程、哈药总厂制剂厂等子公司

②石药集团有限公司包含下属：中润制药、中诺药业、欧意药业、维生药业等子公司

③天津金耀集团有限公司包含下属：天津药业、天药股份、金耀氨基酸、天安股份等子公司

④利君制药包含石家庄四药有限公司

⑤中国医药工业有限公司包含下属：国药集团威奇达药业有限公司、国药集团工业有限公司、国药集团新疆制药有限公司、国药集团山西瑞福莱药业有限公司、青海制药集团有限公司等子公司

评选规则

1. 2012 年度中国制药工业百强评选时间跨度为 2012 年 1 月 1 日 ~12 月 31 日；

2. 评选的统计指标口径为企业年度制药工业的销售收入（按中国会计准则计算）；

3. 参与评选的对象为中国境内注册（不含跨国制药企业在华子公司）、且以医药制造业为主营业务的制药企业，即在企业工商登记中，药品制造业务放于企业主营业务范围最前面的企业。如果评选企业含有医药商业或其他非医药类成分的，将剔除后再进行统计；

4. 评选对象以企业集团为统计单元进行计算。排名时以集团公司或上市公司优先统计，如果集团公司含上市公司部分，则以集团公司优先统计；集团公司统计的范围为集团公司下属的全资子公司、直接或间接股权比例超过 50% 的控股公司，参股公司不在集团公司统计范围内；

5. 参加评选的对象不含单纯的化学中间体、药用辅料、医疗器械、卫生材料、制药机械和兽用药品制造企业。化学原料药营收占比超过 90% 的企业也不在统计范围内。

医药商业

概　况

医药商业购销情况　2012 年全国七大类医药商品销售总值为 11 174 亿元，比上年同期增长 18.5%。其中，西药类销售总额的为 7 874 亿元，占整体销售总额的 70.5%；其次为中成药类，销售金额为 1 881 亿元，占 16.8%；中药材类销售金额为 508 亿元，占 4.5%；医疗器械类销售金额为 375 亿元，占 3.4%。

据商务部 2012 年全国医药商业企业排序数据显示，进入百强企业的销售规模底线由 2011 年的 8.37 亿元下降到 8.25 亿元。2012 年医药流通百强企业销售总额占同期全国销售总额的 64%，比 2011 年提高 1 个百分点（对 2011 年相关数据及比重进行了修正，调整为可比同口径）。其中，前 3 位企业占 28.8%，比去年增长 2.2 个百分点；前 10 位企业占 41.9%，增长 2.3 个百分点；前 20 位企业占 49.3%，增长近 2 个百分点。2012 年度全国医药商业企业销售百强见表 7。

医药商业效益水平　2012 年全国药品流通直报企业主营业务收入为 7 942 亿元，同比增长 20.0%，增幅减少了 3 个百分点；实现利润总额 164 亿元，同比增长 16.5%，增幅减少了 0.5 个百分点；平均毛利率 6.9%，同比下降 0.3 个百分点；平均费用率为 5.2%，同比下降 0.1 个百分点；平均利润率 1.9%，同比下降 0.3 个百分点。

药品终端格局　医院市场持续高幅增长，2012 年全国 16 个城市样本医院的用药金额达 973 亿元，同比增长 12.9%。2012 年药品零售市场销售规模为 2 300 亿元，同比增长 15.0%。药店业的多元化竞争不断加剧。

此外，据商务部公布数据，2012 年药品零售连锁企业百强销售合计 763 亿元，占零售市场的 33.2%。2012 年前十强企业占百强企业的集中度为 47.5%，占同期零售市场规模的比重为 15.8%（见表 8）。

2012 年医药进出口情况

医药外贸情况　据海关数据整理显示，2012 年世界经济增长乏力，各类经济体经济低迷，中国外贸增速明显下滑，同比仅增长 6.2%，低于年初设定的目标。中国医药外贸在外需不振、成本居高不下、竞争对手货币贬值严重等多重因素影响下，增速明显放缓，实现进出口总额 810 亿美元，同比增长 10.5%，增速比整体外贸增速高 4.3 个百分点，展示了医保行业朝阳行业的活力，但较 2011 年（39.0%）大幅缩减。其中，出口额 476 亿美元，同比增长 6.9%，增幅较 2011 年下降 28.0 个百分点；进口额 334 亿美元，同比增长 15.9%，增幅较 2011 年下降 30.0 个百分点（见表 9）。

表7　2012年度全国医药商业企业销售100强

位次	企业名称	位次	企业名称
1	中国医药集团总公司	51	辽宁省医药对外贸易公司
2	华润医药商业集团有限公司	52	浙江震元股份有限公司
3	上海医药(集团)股份有限公司	53	北京美康永正医药有限公司
4	九州通医药集团有限公司	54	河南省医药有限公司
5	广州医药有限公司	55	河南省康信医药有限公司
6	重庆医药(集团)股份有限公司	56	重庆科渝药品经营有限责任公司
7	南京医药股份有限公司	57	浙江嘉信医药股份有限公司
8	华东医药股份有限公司	58	南京华东医药有限责任公司
9	四川科伦医药贸易有限公司	59	上海康健进出口有限公司
10	浙江英特药业有限责任公司	60	连云港康缘医药商业有限公司
11	中国医药保健品股份有限公司	61	修正药业集团营销有限公司
12	天津天士力医药营销集团有限公司	62	浙江珍诚医药在线股份有限公司
13	云南省医药有限公司	63	中国永裕新兴医药有限公司
14	中国北京同仁堂(集团)有限责任公司	64	回音必集团有限公司
15	山东海王银河医药有限公司	65	合肥康丽药业有限责任公司
16	上海永裕医药有限公司	66	青岛百洋医药科技有限公司
17	哈药集团医药有限公司	67	杭州凯仑医药股份有限公司
18	天津医药集团太平医药有限公司	68	海尔施生物医药股份有限公司
19	重庆桐君阁股份有限公司	69	广东广弘医药有限公司
20	鹭燕(福建)药业股份有限公司	70	上海市医药保健品进出口公司
21	山东瑞康医药股份有限公司	71	苏州恒祥进出口有限公司
22	同济堂医药有限公司	72	云南医药工业股份有限公司
23	石药集团河北中诚医药有限公司	73	兰州西城药业有限责任公司
24	天津中新药业集团股份有限公司医药公司	74	陕西华信医药有限公司
25	浙江省医药工业有限公司	75	山东康诺盛世医药有限公司
26	四川省医药集团有限责任公司	76	福建省华侨实业集团有限责任公司
27	东北制药集团供销有限公司	77	江苏省润天生化医药有限公司
28	广东省东莞国药集团有限公司	78	山东康惠医药有限公司
29	广西柳州医药股份有限公司	79	上海虹桥药业有限公司
30	江苏省医药公司	80	南通市医药经销有限公司
31	云南东骏药业有限公司	81	常熟建发医药有限公司
32	陕西医药控股集团派昂医药有限责任公司	82	湖北百惠医药有限公司
33	江西汇仁集团医药科研营销有限公司	83	昆明制药集团医药商业有限公司
34	陕西华远医药集团有限公司	84	浙江华通医药股份有限公司
35	江西南华医药有限公司	85	山东新华医药贸易有限公司
36	常州药业股份有限公司	86	云南同丰医药有限公司
37	广州中山医医药有限公司	87	宁波市鄞州医药药材有限公司
38	哈药集团三精医药商贸有限公司	88	山西亚宝医药经销有限公司
39	山东瑞中医药有限公司	89	江苏恩华和润医药有限公司
40	河北东盛英华医药有限公司	90	深圳中联广深医药(集团)股份有限公司
41	湖南博瑞新特药有限公司	91	成都市蓉锦医药贸易有限公司
42	汕头市创美药业有限公司	92	兰州强生医药有限责任公司
43	上海外高桥医药分销中心有限公司	93	福建中鹭医药有限公司
44	安徽省医药(集团)股份有限公司	94	四川本草堂药业有限公司
45	罗欣医药集团有限公司	95	上海复星药业有限公司
46	山东宏济堂医药集团有限公司	96	海南天祥药业有限公司
47	江苏先声药业有限公司	97	山西康美徕医药有限公司
48	山东省医药集团有限公司	98	上海申威医药有限公司
49	嘉事堂药业股份有限公司	99	青岛天合医药集团股份有限公司
50	重庆长圣医药有限公司	100	云南省久泰药业有限公司

数据来源:商务部2012年药品流通行业运行统计分析报告

表8　2012年药品零售连锁企业销售额100强

位次	企业名称	位次	企业名称
1	国药控股国大药房有限公司	51	西安怡康医药连锁有限责任公司
2	中国北京市同仁堂（集团）有限责任公司	52	中山市中智大药房连锁有限公司
3	重庆市桐君阁大药房连锁有限公司	53	上海市余天成药业连锁有限公司
4	中国海王星辰连锁药店有限公司	54	江西省昌盛医药有限公司
5	广东省大参林连锁药店有限公司	55	廊坊市一笑堂医药零售连锁有限公司
6	重庆市和平药房连锁有限责任公司	56	赤峰荣济堂大药房连锁有限公司
7	云南省鸿翔一心堂药业（集团）股份有限公司	57	广东省国药医药连锁企业有限公司
8	湖北省同济堂药房有限公司	58	上海市雷允上药品连锁经营有限公司
9	辽宁省成大方圆医药连锁有限公司	59	上海市养和堂药业连锁经营有限公司
10	浙江省震元股份有限公司	60	重庆市市万和药房连锁有限责任公司
11	上海市华氏大药房有限公司	61	广西区康全药业连锁有限公司
12	益丰大药房连锁股份有限公司	62	陕西省众信医药超市有限公司
13	四川省康贝大药房连锁有限公司	63	上海市汇丰大药房有限公司
14	云南省东骏药业有限公司	64	上海市童涵春堂药业连锁经营有限公司
15	成都百信药业连锁有限责任公司	65	河北省神威大药房连锁有限公司
16	西安藻露堂药业集团有限责任公司	66	宜兴市天健医药连锁有限公司
17	云南省健之佳健康连锁店股份有限公司	67	赤峰人川大药房连锁有限公司
18	甘肃省众友健康医药股份有限公司	68	山东省利民大药房连锁有限公司
19	南京国药医药有限公司	69	武汉普安医院有限公司
20	哈尔滨人民同泰医药连锁店	70	四川省杏林医药连锁有限责任公司
21	江苏省大众医药连锁有限公司	71	山西省荣华大药房连锁有限公司
22	深圳中联大药房控股有限公司	72	宁波四明大药房有限责任公司
23	上海市第一医药股份有限公司	73	四川省天诚大药房连锁有限责任公司
24	昆明福林堂药业有限公司	74	新疆区康泰东方医药连锁有限公司
25	北京市金象大药房医药连锁有限责任公司	75	温州同仁医药连锁有限公司
26	济南漱玉平民大药房有限公司	76	北京市永安复星医药股份有限公司
27	安徽省丰原大药房连锁有限公司	77	福建省惠好四海医药连锁有限责任公司
28	吉林省大药房药业股份有限公司	78	无锡山禾集团健康参药连锁有限公司
29	杭州九洲大药房连锁有限公司	79	怀化怀仁大药房连锁有限公司
30	北京市医保全新大药房有限责任公司	80	甘肃省德生堂大药房连锁经营有限公司
31	广州健民医药连锁有限公司	81	黑龙江省泰华医药集团有限公司
32	河南省张仲景大药房股份有限公司	82	哈尔滨宝丰医药连锁有限公司
33	先声再康江苏省药业有限公司	83	北京市嘉事堂连锁药店有限责任公司
34	贵州省一树连锁药业有限公司	84	浙江省华通医药连锁有限公司
35	重庆市华博健康药房连锁有限公司	85	贵州省芝林大药房零售连锁有限公司
36	江西省黄庆仁栈华氏大药房	86	浙江省瑞人堂医药连锁有限公司
37	山东省燕喜堂医药连锁有限公司	87	昆山双鹤同德堂连锁大药房有限责任公司
38	上海市复美益星大药房连锁公司	88	赤峰雷蒙大药房连锁有限公司
39	云南省白药大药房有限公司	89	上海市药房连锁有限公司
40	广州采芝林药业连锁店	90	杭州华东大药房连锁有限公司
41	襄阳天济大药房连锁有限责任公司	91	江西省开心人大药房连锁有限公司
42	常州市恒泰医药连锁有限公司	92	上海市医药嘉定大药房连锁有限公司
43	山西省益源大药房连锁有限责任公司	93	北京市京卫元华医药科技有限公司
44	青海省新绿洲医药连锁有限公司	94	武汉马应龙大药房连锁有限公司
45	石家庄新兴药房连锁有限公司	95	武汉东明药房连锁有限公司
46	江西省萍乡市昌盛大药房连锁有限公司	96	苏州市粤海大药房有限公司
47	石家庄乐仁堂医药连锁有限责任公司	97	济宁新华鲁抗大药房有限公司
48	海南省广安堂药品超市连锁经营有限公司	98	葫芦岛市医药有限责任公司
49	吉林省益和大药房有限公司	99	宁波彩虹大药房有限公司
50	山东省立健医药城连锁有限公司	100	上海市一德大药房连锁经营有限公司

数据来源：商务部2012年药品流通行业运行统计分析报告

表9　2012年我国医药进出口情况表(亿美元)

分类	进出口			进口			出口		
	进出口额	同比增长(%)	占比(%)	进口额	同比增长(%)	占比(%)	出口额	同比增长(%)	占比(%)
中药类	**33.72**	**10.67**	**4.17**	**8.73**	**22.04**	**2.62**	**24.99**	**7.19**	**5.25**
保健品	3.55	1.11	0.44	1.41	-2.27	0.42	2.13	3.47	0.45
提取物	14.83	9.83	1.83	3.19	44.11	0.96	11.64	3.11	2.45
中成药	5.33	16.58	0.66	2.68	18.09	0.8	2.65	15.09	0.56
中药材及饮片	10.01	12.7	1.24	1.44	18.19	0.43	8.58	11.83	1.8
西药类	**475.24**	**8.9**	**58.7**	**200.09**	**16.56**	**59.99**	**275.15**	**3.93**	**57.80**
西药原料	299.56	3.21	37	72.62	3.38	21.77	226.95	3.16	47.67
西成药	125.65	22.35	15.52	100.03	23.55	29.99	25.62	17.86	5.38
生化药	50.02	15.15	6.18	27.44	34.18	8.23	22.59	-1.78	4.74
医疗器械类	**300.62**	**13.03**	**37.13**	**124.72**	**14.56**	**37.39**	**175.90**	**11.96**	**36.95**
医用辅料	25.11	-5.54	3.1	2.21	12.55	0.66	22.9	-6.98	4.81
一次性耗材	50.75	34.3	6.27	18.03	61.04	5.4	32.72	23.05	6.87
医院诊断与治疗	173.95	16.13	21.49	96.5	17.27	28.93	77.44	14.73	16.27
保健康复用品	42.44	-4.77	5.24	4.71	-56.03	1.41	37.22	11.47	7.92
口腔设备与耗材	8.38	15.54	1.03	3.27	21.17	0.98	5.11	12.21	1.07
总计	**809.58**	**10.47**	**100**	**333.54**	**15.94**	**100**	**476.04**	**6.94**	**100**

(数据来源:中国医药保健品进出口商会)

统计资料

表1　2012年医药工业主要经济指标排序(万元)

位次	地　区	主营业务收入	地　区	利润总额	地　区	利税总额
1	山东省	27 007 218	山东省	3 065 975	山东省	4 392 349
2	江苏省	25 943 978	江苏省	2 743 134	江苏省	4 301 477
3	广东省	11 515 642	广东省	1 672 658	广东省	2 300 547
4	河南省	10 781 226	浙江省	1 176 470	浙江省	1 737 921
5	浙江省	9 977 717	北京市	1 056 263	北京市	1 609 164
6	吉林省	8 808 683	河南省	1 018 560	四川省	1 371 817
7	江西省	8 053 698	四川省	877 598	河南省	1 358 223
8	四川省	7 823 455	上海市	825 471	上海市	1 222 121
9	河北省	7 179 118	吉林省	737 728	吉林省	1 052 499
10	辽宁省	7 095 145	湖北省	667 296	天津市	1 009 513
11	湖北省	6 836 610	天津市	643 753	江西省	977 657
12	北京市	6 298 082	辽宁省	614 715	湖北省	966 768
13	上海市	6 278 691	江西省	611 495	辽宁省	945 640
14	湖南省	5 369 207	湖南省	483 141	湖南省	754 884
15	安徽省	4 948 749	安徽省	471 423	河北省	699 021
16	天津市	4 761 843	河北省	462 557	安徽省	653 529
17	黑龙江省	3 652 617	黑龙江省	397 532	陕西省	637 144
18	陕西省	3 142 093	陕西省	374 751	黑龙江省	630 067
19	云南省	3 057 015	广西壮族自治区	355 592	云南省	530 156
20	广西壮族自治区	2 413 555	云南省	354 168	广西壮族自治区	507 308
21	重庆币	2 412 827	贵州省	255 544	贵州省	397 721

（续表）

位次	地　区	主营业务收入	地　区	利润总额	地　区	利税总额
22	福建省	1 993 562	福建省	225 066	重庆市	358 703
23	内蒙古自治区	1 745 687	海南省	195 839	海南省	315 485
24	贵州省	1 708 143	重庆市	195 544	福建省	308 414
25	海南省	1 569 271	内蒙古自治区	105 003	内蒙古自治区	185 713
26	山西省	1 141 766	山西省	93 378	山西省	166 148
27	甘肃省	669 954	甘肃省	89 433	甘肃省	120 882
28	青海省	344 025	青海省	48 678	青海省	68 888
29	宁夏回族自治区	202 655	西藏自治区	25 930	新疆维吾尔自治区	35 443
30	新疆维吾尔自治区	159 872	新疆维吾尔自治区	25 663	西藏自治区	35 250
31	西藏自治区	77 072	宁夏回族自治区	11 540	宁夏回族自治区	21 532

表 2　2012 年医药工业总产值（万元）

地区	企业数（个）	工业总产值构成								
		合计	化学药品原药	化学药品制剂	生物药品	医疗仪器设备及器械	卫生材料及医药用品	制药专用设备	中成药	中药饮片
北京市	239	6 113 169	40 292	3 098 090	651 210	1 019 727	43 436	54 605	666 952	538 857
天津市	127	4 128 367	725 948	1 636 248	264 833	252 497	63 628	–	1 172 464	12 749
河北省	188	5 647 278	2 036 720	1 595 046	212 177	162 552	27 554	59 402	1 242 294	311 533
山西省	77	1 142 182	282 578	448 799	151 052	–	40 889	–	187 497	31 367
内蒙古自治区	67	1 689 178	657 470	473 569	211 392	25 416	–	–	170 738	150 593
辽宁省	298	6 521 468	1 055 586	1 615 220	1 019 206	776 497	182 116	77 604	762 391	1 032 848
吉林省	216	8 840 247	33 821	932 432	2 125 477	206 650	5 739	–	5 237 040	299 088
黑龙江省	116	2 873 047	8 052	1 446 652	107 777	62	4 674	2 886	1 302 944	–
上海市	280	5 974 704	812 711	2 245 703	814 280	988 518	263 568	187 579	465 838	196 507
江苏省	868	25 512 222	4 915 345	10 418 678	2 684 296	3 745 109	1 690 280	116 827	1 531 591	410 096
浙江省	502	9 718 821	4 431 784	2 129 867	787 624	728 184	440 572	135 687	865 573	199 530
安徽省	287	4 591 893	662 056	1 016 473	399 359	387 598	98 407	14 587	1 374 339	639 074
福建省	128	2 025 191	200 256	542 276	266 558	322 610	39 106	35 927	433 990	184 468
江西省	265	7 658 745	1 084 028	1 684 781	144 511	842 575	454 233	2 663	3 096 865	349 089
山东省	697	27 190 726	6 112 225	5 270 850	6 088 213	1 842 217	3 932 369	66 569	2 965 831	912 452
河南省	381	10 747 002	2 572 558	1 325 947	1 834 186	769 325	1 821 123	–	1 893 265	530 598
湖北省	320	6 872 573	1 197 936	1 880 431	630 692	140 594	775 872	–	1 991 085	255 963
湖南省	280	5 475 829	1 493 372	539 940	753 902	379 865	254 590	228 734	1 274 088	551 338
广东省	454	11 530 369	645 785	4 218 551	1 115 166	2 171 426	525 414	11 954	2 188 680	653 393
广西壮族自治区	148	2 571 266	153 984	332 988	61 982	236 515	35 276	–	1 536 744	213 777
海南省	68	2 417 187	–	2 256 218	23 382	369	6 290	–	130 928	–
重庆市	107	2 403 023	495 916	511 877	89 842	136 701	18 083	12 282	1 017 664	120 658
四川省	361	7 833 642	988 803	1 722 406	558 299	402 390	210 643	5 341	2 748 916	1 196 844
贵州省	79	1 884 641	8 137	94 149	49 047	–	22 755	–	1 710 553	–
云南省	116	2 385 070	84 309	322 939	206 646	6 721	–	–	1 671 392	93 063
西藏自治区	6	91 937	–	–	–	–	–	–	78 684	13 253
陕西省	174	3 382 889	577 019	919 935	276 807	51 691	33 617	–	1 400 246	123 574
甘肃省	96	656 270	48 946	23 762	145 092	9 718	–	7 584	249 359	171 809
青海省	23	381 346	30 180	–	17 792	–	10 102	–	323 272	–
宁夏回族自治区	9	220 503	193 210	8 773	–	–	–	–	12 819	5 701
新疆维吾尔自治区	22	179 990	3 410	43 633	29 657	–	3 734	–	61 176	38 380
合计	**6 999**	**178 660 775**	**31 552 437**	**48 756 233**	**21 720 457**	**15 605 527**	**11 004 070**	**1 020 231**	**39 765 218**	**9 236 602**

表3 2012年化学药品工业主要经济指标排序(万元)

位次	地 区	主营业务收入	地 区	利润总额	地 区	利税总额
1	江苏省	15 589 196	江苏省	1 744 675	江苏省	2 779 416
2	山东省	11 136 335	山东省	1 172 372	山东省	1 743 419
3	浙江省	6 792 594	浙江省	814 202	浙江省	1 194 064
4	河北省	5 154 545	广东省	642 622	广东省	905 928
5	广东省	4 812 931	北京市	470 606	北京市	810 538
6	河南省	3 817 624	四川省	313 381	上海市	538 096
7	辽宁省	3 257 046	河南省	312 944	四川省	494 553
8	北京市	3 231 768	上海市	310 173	天津市	444 114
9	上海市	3 122 621	湖北省	308 405	湖北省	440 816
10	湖北省	2 988 152	天津市	286 367	河南省	424 460
11	江西省	2 848 677	江西省	223 518	辽宁省	351 348
12	四川省	2 753 803	辽宁省	215 611	江西省	321 764
13	天津市	2 447 253	河北省	184 989	河北省	294 859
14	黑龙江省	2 231 010	海南省	179 222	陕西省	294 730
15	湖南省	1 987 666	安徽省	177 184	海南省	280 064
16	安徽省	1 987 456	吉林省	150 088	黑龙江省	262 695
17	陕西省	1 456 664	陕西省	149 865	安徽省	240 685
18	海南省	1 397 022	湖南省	137 117	吉林省	226 675
19	内蒙古自治区	1 190 648	黑龙江省	124 595	湖南省	219 634
20	重庆市	1 009 040	重庆市	100 502	重庆市	161 252
21	吉林省	858 886	内蒙古自治区	73 291	内蒙古自治区	126 876
22	山西省	742 690	广西壮族自治区	62 196	山西省	92 112
23	福建省	720 713	福建省	57 989	福建省	83 593
24	广西壮族自治区	481 622	山西省	57 455	广西壮族自治区	81 097
25	云南省	416 207	云南省	39 233	云南省	69 007
26	宁夏回族自治区	184 245	宁夏回族自治区	7 737	宁夏回族自治区	16 531
27	甘肃省	73 591	青海省	5 438	贵州省	8 972
28	贵州省	71 688	新疆维吾尔自治区	5 214	新疆维吾尔自治区	8 195
29	新疆维吾尔自治区	37 505	贵州省	4 132	青海省	7 431
30	青海省	28 163	甘肃省	995	甘肃省	3 655
31	西藏自治区	-	西藏自治区	-	西藏自治区	-

表4 2012年化学药品原药工业主要经济指标排序(万元)

位次	地 区	主营业务收入	地 区	利润总额	地 区	利税总额
1	山东省	6 190 222	浙江省	585 140	浙江省	831 235
2	江苏省	5 054 429	山东省	481 083	山东省	709 330
3	浙江省	4 633 109	江苏省	418 479	江苏省	665 172
4	河北省	2 505 458	河南省	187 434	河南省	247 872
5	河南省	2 483 426	河北省	137 326	河北省	200 703
6	辽宁省	1 642 889	湖南省	96 040	湖南省	149 062
7	湖南省	1 458 552	上海市	87 164	上海市	118 056
8	湖北省	1 150 267	江西省	86 641	江西省	117 180
9	江西省	1 130 855	安徽省	84 695	湖北省	115 899
10	四川省	1 005 390	湖北省	73 828	四川省	103 113
11	安徽省	876 667	广东省	67 793	广东省	102 257
12	上海市	837 477	陕西省	66 701	安徽省	102 040
13	天津市	768 142	重庆市	61 374	陕西省	98 435
14	内蒙古自治区	717 864	辽宁省	52 315	辽宁省	94 014
15	广东省	657 541	四川省	52 106	重庆市	85 186
16	陕西省	574 293	天津市	48 986	内蒙古自治区	72 348
17	重庆市	501 007	内蒙古自治区	43 887	天津市	70 496

（续表）

位次	地　区	主营业务收入	地　区	利润总额	地　区	利税总额
18	山西省	272 067	广西壮族自治区	11 872	广西壮族自治区	16 250
19	福建省	199 884	宁夏回族自治区	6 822	宁夏回族自治区	14 517
20	宁夏回族自治区	174 481	青海省	5 438	福建省	8 377
21	广西壮族自治区	148 261	北京市	5 246	北京市	7 941
22	云南省	85 707	福建省	5 178	青海省	7 431
23	甘肃省	49 193	山西省	3 048	吉林省	4 936
24	北京市	40 635	吉林省	2 352	山西省	3 795
25	吉林省	34 792	贵州省	1 937	云南省	2 702
26	青海省	28 163	云南省	554	贵州省	2 644
27	黑龙江省	17 060	新疆维吾尔自治区	323	新疆维吾尔自治区	409
28	贵州省	6 012	黑龙江省	－1 386	黑龙江省	－178
29	新疆维吾尔自治区	3 410	甘肃省	－2 236	甘肃省	－599
30	海南省	－	海南省	－	海南省	－
31	西藏自治区	－	西藏自治区	－	西藏自治区	－

表5　2012年化学药品制剂工业主要经济指标排序（万元）

位次	地　区	主营业务收入	地　区	利润总额	地　区	利税总额
1	江苏省	10 534 767	江苏省	1 326 196	江苏省	2 114 244
2	山东省	4 946 113	山东省	691 289	山东省	1 034 089
3	广东省	4 155 388	广东省	574 829	广东省	803 671
4	北京市	3 191 133	北京市	465 360	北京市	802 597
5	河北省	2 649 087	四川省	261 275	上海市	420 040
6	上海市	2 285 144	天津市	237 381	四川省	391 440
7	黑龙江省	2 213 950	湖北省	234 577	天津市	373 618
8	浙江省	2 159 485	浙江省	229 062	浙江省	362 829
9	湖北省	1 837 885	上海市	223 009	湖北省	324 917
10	四川省	1 748 413	海南省	179 222	海南省	280 064
11	江西省	1 717 822	辽宁省	163 296	黑龙扛省	262 873
12	天津市	1 679 111	吉林省	147 736	辽宁省	257 334
13	辽宁省	1 614 157	江西省	136 877	吉林省	221 739
14	海南省	1 397 022	黑龙江省	125 981	江西省	204 584
15	河南省	1 334 198	河南省	125 510	陕西省	196 295
16	安徽省	1 110 789	安徽省	92 489	河南省	176 588
17	陕西省	882 371	陕西省	83 164	安徽省	138 645
18	吉林省	824 094	山西省	54 407	河北省	94 156
19	湖南省	529 114	福建省	52 811	山西省	88 317
20	福建省	520 829	广西壮族自治区	50 324	重庆市	76 066
21	重庆市	508 033	河北省	47 663	福建省	75 216
22	内蒙古自治区	472 784	湖南省	41 077	湖南省	70 572
23	山西省	470 623	重庆市	39 128	云南省	66 305
24	广西壮族自治区	333 361	云南省	38 679	广西壮族自治区	64 847
25	云南省	330 500	内蒙古自治区	29 404	内蒙古自治区	54 528
26	贵州省	65 676	新疆维吾尔自治区	4 891	新疆维吾尔自治区	7 786
27	新疆维吾尔自治区	34 095	甘肃省	3 231	贵州省	6 328
28	甘肃省	24 398	贵州省	2 195	甘肃省	4 254
29	宁夏回族自治区	9 764	宁夏回族自治区	915	宁夏回族自治区	2 014
30	西藏自治区	－	西藏自治区	－	西藏自治区	－
31	青海省	－	青海省	－	青海省	－

表 6　2012 年生物药品工业主要经济指标排序(万元)

位次	地　区	主营业务收入	地　区	利润总额	地　区	利税总额
1	山东省	6027383	山东省	675 810	山东省	931 405
2	江苏省	2680599	江苏省	271 026	江苏省	408 142
3	吉林省	2 067 847	上海市	224 464	辽宁省	290 458
4	河南省	1 800 634	广东省	219 122	上海市	286 003
5	广东省	1 109 268	辽宁省	214 805	广东省	283 613
6	辽宁省	1 012 487	河南省	196 125	河南省	243 900
7	上海市	856 405	北京市	184 820	北京市	240 376
8	浙江省	790 900	吉林省	127 437	吉林省	162 881
9	湖南省	715 834	四川省	89 099	四川省	131 677
10	北京市	704 884	浙江省	76 656	湖北省	112 331
11	四川省	587 429	湖北省	76 625	浙江省	111 386
12	湖北省	586 078	安徽省	55 618	湖南省	76 467
13	安徽省	408 229	黑龙江省	47 874	安徽省	69 308
14	福建省	264 099	湖南省	44 477	福建省	57 874
15	天津省	263 543	福建省	42 960	黑龙江省	56 211
16	内蒙古自治区	221 503	甘肃省	39 333	甘肃省	49 101
17	河北省	221 331	河北省	33 959	河北省	40 558
18	陕西省	208 926	云南省	29 851	陕西省	39 355
19	云南省	201 092	陕西省	28 035	云南省	38 651
20	甘肃省	151 062	山西省	22 432	山西省	36 249
21	江西省	144 698	贵州省	21 698	天津市	26 133
22	山西省	136 450	江西省	16 099	贵州省	25 507
23	黑龙江省	100 978	天津市	15 836	江西省	20 331
24	重庆市	88 887	内蒙古自治区	8 419	内蒙古自治区	19 722
25	广西壮族自治区	62 571	重庆市	7 274	重庆市	9 866
26	贵州省	48 903	广西壮族自治区	6 862	广西壮族自治区	9 316
27	新疆维吾尔自治区	28 356	新疆维吾尔自治区	5 748	新疆维吾尔自治区	7 941
28	海南省	23 051	青海省	903	海南省	1 784
29	青海省	17 632	海南省	84	青海省	1 146
30	西藏自治区	–	西藏自治区	–	西藏自治区	–
31	宁夏回族自治区	–	宁夏回族自治区	–	宁夏回族自治区	–

表 7　2012 年中成药工业主要经济指标排序(万元)

位次	地　区	主营业务收入	地　区	利润总额	地　区	利税总额
1	吉林省	5 374 131	山东省	447 960	山东省	632 180
2	江西省	3 348 219	吉林省	423 351	吉林省	621 000
3	山东省	2 914 762	广东省	325 290	广东省	498 336
4	四川省	2 660 933	天津市	310 745	天津市	498 172
5	云南省	2 327 906	四川省	288 119	四川省	471 619
6	广东省	2 177 464	云南省	271 508	江西省	457 953
7	湖北省	2 123 546	江西省	246 067	云南省	405 548
8	河南省	2 044 239	广西壮族自治区	243 253	贵州省	362 086
9	天津市	1 687 132	贵州省	229 211	广西壮族自治区	357 075
10	江苏省	1 676 288	黑龙江省	225 201	黑龙江省	310 820
11	贵州省	1 573 687	河北省	195 351	河北省	298 779
12	广西壮族自治区	1 409 368	陕西省	182 776	陕西省	276 445
13	安徽省	1 389 908	河南省	167 566	江苏省	257 503
14	黑龙江省	1 313 008	湖南省	158 935	河南省	252 781
15	湖南省	1 268 393	浙江省	152 600	湖南省	248 158
16	陕西省	1 264 027	湖北省	149 833	浙江省	243 327
17	河北省	1 232 139	安徽省	149 257	湖北省	239 117

（续表）

位次	地 区	主营业务收入	地 区	利润总额	地 区	利税总额
18	重庆市	1 017 211	江苏省	142 134	安徽省	215 364
19	浙江省	875 079	北京市	117 603	北京市	182 281
20	辽宁省	759 244	上海市	74 974	重庆市	142 019
21	北京市	663 362	福建省	73 175	上海市	128 896
22	上海市	620 463	辽宁省	53 171	福建省	101 845
23	福建省	433 558	重庆市	53 152	辽宁省	82 989
24	青海省	289 185	青海省	41 737	青海省	58 866
25	甘肃省	231 429	甘肃省	28 267	甘肃省	43 176
26	山西省	190 214	西藏自治区	25 833	西藏自治区	35 017
27	内蒙古自治区	168 884	海南省	16 533	海南省	33 314
28	海南省	142 908	内蒙古自治区	13 061	山西省	23 625
29	西藏自治区	63 819	新疆维吾尔自治区	12 984	内蒙古自治区	21 610
30	新疆维吾尔自治区	58 838	山西省	3 876	新疆维吾尔自治区	17 136
31	宁夏回族自治区	13 093	宁夏回族自治区	2 938	宁夏回族自治区	4 131

表 8 2012 年中药饮片工业主要经济指标排序（万元）

位次	地 区	主营业务收入	地 区	利润总额	地 区	利税总额
1	四川省	1 201 768	四川省	98 897	四川省	147 698
2	辽宁省	1 049 069	北京市	78 896	北京市	112 881
3	山东省	888 916	山东省	59 819	辽宁省	106 554
4	安徽省	665 626	河南省	58 822	山东省	101 806
5	广东省	657 053	辽宁省	58 484	江苏省	78 785
6	湖南省	547 162	江苏省	53 814	河南省	74 965
7	北京市	536 839	安徽省	47 189	安徽省	66 895
8	河南省	510 653	湖南省	40 486	湖南省	65 481
9	江苏省	432 326	广东省	38 806	广东省	59 032
10	江西省	371 401	江西省	27 267	江西省	38 672
11	河北省	319 350	湖北省	25 873	湖北省	34 150
12	吉林省	315 405	福建省	24 210	河北省	33 345
13	湖北省	239 018	广西壮族自治区	23 692	广西壮族自治区	32 661
14	广西壮族自治区	215 508	河北省	23 265	福建省	31 425
15	浙江省	210 699	甘肃省	18 559	甘肃省	21 664
16	甘肃省	198 777	浙江省	16 111	浙江省	20 307
17	上海市	197 833	重庆市	13 239	内蒙古自治区	17 445
18	福建省	184 006	上海市	11 818	重庆市	16 366
19	内蒙古自治区	140 795	吉林省	11 349	上海市	15 911
20	陕西省	130 869	内蒙古自治区	10 181	陕西省	15 583
21	重庆市	122 507	云南省	9 674	吉林省	12 673
22	云南省	101 719	陕西省	7 549	云南省	11 935
23	天津市	39 933	山西省	4 297	山西省	5 838
24	江西省	31 357	新疆维吾尔自治区	1 717	新疆维吾尔自治区	2 163
25	新疆维吾尔自治区	30 972	宁夏回族自治区	865	天津市	1 173
26	西藏自治区	13 253	天津市	588	宁夏回族自治区	870
27	宁夏回族自治区	5 317	西藏自治区	97	西藏自治区	223
28	黑龙江省	–	黑龙江省	–	黑龙江省	–
29	海南省	–	海南省	–	海南省	–
30	贵州省	–	贵州省	–	贵州省	–
31	青海省	–	青海省	–	青海省	–

表 9　2012 年制药专用设备工业主要经济指标排序（万元）

位次	地　区	主营业务收入	地　区	利润总额	地　区	利税总额
1	湖南省	224 675	上海市	41 902	上海市	51 193
2	上海市	202 782	湖南省	28 361	湖南省	40 862
3	浙江省	134 965	浙江省	11 424	浙江省	18 469
4	江苏省	119 080	山东省	10 859	江苏省	16 175
5	山东省	71 954	河北省	9 843	山东省	12 175
6	辽宁省	71 000	江苏省	8 279	河北省	11 954
7	河北省	59 318	北京市	7 240	北京市	11 316
8	北京市	56 518	辽宁省	3 889	辽宁省	6 363
9	福建省	35 927	福建省	1 163	福建省	2 392
10	重庆市	20 117	甘肃省	840	安徽省	1 273
11	安徽省	14 570	安徽省	745	重庆市	1 141
12	广东省	11 731	重庆市	482	甘肃省	1 122
13	四川省	7 118	四川省	472	江西省	659
14	甘肃省	6 533	黑龙江省	362	四川省	627
15	江西省	3 312	江西省	352	黑龙江省	588
16	黑龙江省	2 886	广东省	-784	广东省	54
17	天津市	-	天津市	-	天津市	-
18	山西省	-	山西省	-	山西省	-
19	内蒙古自治区	-	内蒙古自治区	-	内蒙古自治区	-
20	吉林省	-	吉林省	-	吉林省	-
21	河南省	-	河南省	-	河南省	-
22	湖北省	-	湖北省	-	湖北省	-
23	广西壮族自治区	-	广西壮族自治区	-	广西壮族自治区	-
24	海南省	-	海南省	-	海南省	-
25	贵州省	-	贵州省	-	贵州省	-
26	云南省	-	云南省	-	云南省	-
27	西藏自治区	-	西藏自治区	-	西藏自治区	-
28	陕西省	-	陕西省	-	陕西省	-
29	青海省	-	青海省	-	青海省	-
30	宁夏回族自治区	-	宁夏回族自治区	-	宁夏回族自治区	-
31	新疆维吾尔自治区	-	新疆维吾尔自治区	-	新疆维吾尔自治区	-

表 10　2012 年卫生材料及医药用品工业主要经济指标排序（万元）

位次	地　区	主营业务收入	地　区	利润总额	地　区	利税总额
1	山东省	4 029 868	山东省	510 342	山东省	697 195
2	河南省	1 846 001	河南省	199 988	河南省	250 374
3	江苏省	1 675 199	江苏省	129 885	江苏省	206 647
4	湖北省	760 535	湖北省	87 866	湖北省	117 615
5	广东省	520 464	广东省	66 535	广东省	84 492
6	江西省	461 059	江西省	36 483	江西省	53 496
7	浙江省	441 158	上海市	27 332	浙江省	39 599
8	上海市	252 580	四川省	24 643	四川省	37 729
9	湖南省	252 452	浙江省	21 802	上海市	33 911
10	四川省	211 985	湖南省	16 487	湖南省	31 077
11	辽宁省	181 269	辽宁省	14 633	辽宁省	27 848
12	安徽省	97 894	安徽省	9 754	安徽省	12 863
13	天津市	57 139	山西省	5 318	山西省	8 324
14	山西省	41 055	天津市	3 794	天津市	5 709
15	北京币	40 575	福建省	3 384	北京市	4 294
16	福建省	39 011	河北省	3 321	福建省	4 181
17	陕西省	31 700	重庆市	2 713	广西壮族自治区	4 135

（续表）

位次	地　区	主营业务收入	地　区	利润总额	地　区	利税总额
18	广西壮族自治区	30 865	北京市	2 392	河北省	3 949
19	河北省	27 260	广西壮族自治区	2 016	重庆市	3 494
20	重庆市	17 813	陕西省	2 008	陕西省	2 892
21	贵州省	13 865	青海省	600	青海省	1 445
22	青海省	9 045	贵州省	503	贵州省	1 156
23	海南省	6 290	黑龙江省	−495	海南省	323
24	吉林省	6 045	吉林省	−1 794	新疆维吾尔自治区	8
25	黑龙江省	4 674	海南省	–	黑龙江省	−244
26	新疆维吾尔自治区	4 201	新疆维吾尔自治区	–	吉林省	−1 641
27	内蒙古自治区	–	内蒙古自治区	–	内蒙古自治区	–
28	云南省	–	云南省	–	云南省	–
29	西藏自治区	–	西藏自治区	–	西藏自治区	–
30	甘肃省	–	甘肃省	–	甘肃省	–
31	宁夏回族自治区	–	宁夏回族自治区	–	宁夏回族自治区	–

表 11　2012 年医疗仪器设备及器械工业主要经济指标排序（万元）

位次	地　区	主营业务收入	地　区	利润总额	地　区	利税总额
1	江苏省	3 771 290	江苏省	393 321	江苏省	554 809
2	广东省	2 226 731	广东省	381 067	广东省	469 092
3	山东省	1 938 000	北京市	194 706	山东省	274 169
4	北京市	1 064 136	山东省	188 813	北京市	247 478
5	上海市	1 026 007	上海市	134 808	上海市	168 111
6	江西省	876 332	浙江省	83 675	河南省	111 743
7	辽宁省	765 030	河南省	83 115	浙江省	110 769
8	河南省	762 075	四川省	62 987	四川省	87 914
9	浙江省	732 322	江西省	61 709	江西省	84 782
10	四川省	400 419	湖南省	57 278	辽宁省	80 080
11	安徽省	385 066	辽宁省	54 122	湖南省	73 205
12	湖南省	373 025	安徽省	31 676	安徽省	47 141
13	福建省	316 248	吉林省	27 297	天津市	34 212
14	天津市	266 843	天津市	26 423	吉林省	30 911
15	广西壮族自治区	213 621	福建省	22 185	福建省	27 104
16	吉林省	186 369	湖北省	18 694	重庆市	24 565
17	河北省	165 175	重庆市	18 182	广西壮族自治区	23 024
18	湖北省	139 281	广西壮族自治区	17 573	湖北省	22 739
19	重庆市	137 252	河北省	11 829	河北省	15 577
20	陕西省	49 897	陕西省	4 518	陕西省	8 139
21	内蒙古自治区	23 857	云南省	3 902	云南省	5 015
22	云南省	10 091	甘肃省	1 439	甘肃省	2 164
23	甘肃省	8 562	内蒙古自治区	51	内蒙古自治区	60
24	黑龙江省	61	黑龙江省	−5	黑龙江省	−3
25	海南省	–	海南省	–	海南省	–
26	山西省	–	山西省	–	山西省	–
27	贵州省	–	贵州省	–	贵州省	–
28	西藏自治区	–	西藏自治区	–	西藏自治区	–
29	青海省	–	青海省	–	青海省	–
30	宁夏回族自治区	–	宁夏回族自治区	–	宁夏回族自治区	–
31	新疆维吾尔自治区	–	新疆维吾尔自治区	–	新疆维吾尔自治区	–

表 12　2012 年全部工业企业法人单位资产总额 100 强

位次	企业名称	位次	企业名称
1	中国医药集团总公司	51	华方医药科技有限公司
2	中国通用技术（集团）控股有限责任壬	52	宜昌东阳光药业股份有限公司
3	上海复星医药（集团）股份有限公司	53	成都地奥制药集团有限公司
4	四川科伦药业股份有限公司	54	安徽丰原集团有限公司
5	石药集团有限公司	55	神威药业集团有限公司
6	广州医药集团有限公司	56	江苏豪森医药集团有限公司
7	上海医药集团股份有限公司	57	深圳海王集团股份有限公司
8	中国远大集团有限责任公司	58	天津中新药业集团股份有限公司
9	哈药集团有限公司	59	阿斯利康制药有限公司
10	康美药业股份有限公司	60	赛诺菲（杭州）制药有限公司
11	华北制药集团有限责任公司	61	海南海药股份有限公司
12	威高集团有限公司	62	石家庄以岭药业股份有限公司
13	扬子江药业集团有限公司	63	悦康药业集团有限公司
14	辅仁药业集团有限公司	64	普洛药业股份有限公司
15	新和成控股集团有限公司	65	山东方明药业集团股份有限公司
16	吉林敖东药业集团股份有限公司	66	山东鲁抗医药股份有限公司
17	天津天士力集团有限公司	67	南京医药产业（集团）有限责任公司
18	云南白药集团股份有限公司	68	先声药业有限公司
19	浙江海正药业股份有限公司	69	山东新华医药集团有限责任公司
20	太极集团有限公司	70	东宝实业集团有限公司
21	修正药业集团股份有限公司	71	仁和（集团）发展有限公司
22	齐鲁制药有限公司	72	江西济民可信集团有限公司
23	鲁南制药集团股份有限公司	73	北大国际医院集团西南合成制药股份有限公司
24	华润三九医药股份有限公司	74	山东新华医疗器械股份有限公司
25	杭州华东医药集团有限公司	75	三普药业股份有限公司
26	深圳市海普瑞药业股份有限公司	76	山东绿叶制药集团有限公司
27	天津金耀集团有限公司	77	广西梧州制药（集团）股份有限公司
28	人福医药集团股份公司	78	北京同仁堂健康药业股份有限公司
29	联邦制药（内蒙古）有限公司	79	贵州百灵企业集团制药股份有限公司
30	浙江医药股份有限公司	80	费森尤斯卡比（中国）投资有限公司
31	东北制药集团有限责任公司	81	江苏正大天晴药业股份有限公司.
32	康恩贝集团有限公司	82	深圳信立泰药业股份有限公司
33	华润双鹤药业股份有限公司	83	浙江华海药业股份有限公司
34	珠海联邦制药股份有限公司	84	北京诺华制药有限公司
35	华邦颖泰股份有限公司	85	华兰生物工程股份有限公司
36	上海罗氏制药有限公司	86	广州市香雪制药股份有限公司
37	江苏恒瑞医药股份有限公司	87	天津力生制药股份有限公司
38	拜耳医药保健有限公司	88	百特（中国）投资有限公司
39	山东步长制药股份有限公司	89	江中药业股份有限公司
40	健康元药业集团股份有限公司	90	亚宝药业集团股份有限公司
41	丽珠医药集团股份有限公司	91	西安利君制药有限责任公司
42	北京四环制药有限公司	92	菏泽睿鹰制药集团有限公司
43	四川怡和企业（集团）有限责任公司	93	浙江尖峰集团股份有限公司
44	山东东阿阿胶股份有限公司	94	北京同仁堂科技发展股份有限公司
45	诺和诺德（中国）制药有限公司	95	黑龙江珍宝岛药业股份有限公司
46	辉瑞制药有限公司	96	浙江仙琚制药股份有限公司
47	江苏康缘集团有限责任公司	97	吉林紫鑫药业股份有限公司
48	北京同仁堂股份有限公司	98	乐普（北京）医疗器械股份有限公司
49	瑞阳制药有限公司	99	山东淄博山川医用器材有限公司
50	河南省宛西制药股份有限公司	100	山东省药用玻璃股份有限公司

表 13　2012 年全部工业企业法人单位医药工业主营业务收入 100 强

位次	企业名称	位次	企业名称
1	广州医药集团有限公司	51	费森尤斯卡比(中国)投资有限公司
2	修正药业集团股份有限公司	52	普洛药业股份有限公司
3	扬子江药业集团有限公司	53	天津天士力集团有限公司
4	哈药集团有限公司	54	北京诺华制药有限公司
5	威高集团有限公司	55	江苏康缘集团有限责任公司
6	华北制药集团有限责任公司	56	寿光富康制药有限公司
7	石药集团有限公司	57	南京医药产业(集团)有限责任公司
8	中国医药集团总公司	58	太极集团有限公司
9	拜耳医药保健有限公司	59	中美上海施贵宝制药有限公司
10	上海医药集团股份有限公司	60	西安利君制药有限责任公司
11	康美药业股份有限公司	61	华方医药科技有限公司
12	杭州华东医药集团有限公司	62	江苏苏中药业集团股份有限公司
13	辉瑞制药有限公司	63	湖南有色凯铂生物药业有限公司
14	齐鲁制药有限公司	64	天津金耀集团有限公司
15	上海罗氏制药有限公司	65	浙江海正药业股份有限公司
16	山东步长制药股份有限公司	66	葵花药业集团股份有限公司
17	中国远大集团有限责任公司	67	山东东阿阿胶股份有限公司
18	四川科伦药业股份有限公司	68	仁和(集团)发展有限公司
19	华润三九医药股份有限公司	69	辰欣药业股份有限公司
20	辅仁药业集团有限公司	70	迪沙药业集团有限公司
21	诺和诺德(中国)制药有限公司	71	中美天津史克制药有限公司
22	云南白药集团股份有限公司	72	山东新华医药集团有限责任公司
23	赛诺菲(杭州)制药有限公司	73	康恩贝集团有限公司
24	江苏恒瑞医药股份有限公司	74	江苏亚邦药业集团股份有限公司
25	上海复星医药(集团)股份有限公司	75	神威药业集团有限公司
26	江苏豪森医药集团有限公司	76	深圳海王集团股份有限公司
27	天津中新药业集团股份有限公司	77	西安力邦制药有限公司
28	江苏正大天晴药业股份有限公司	78	山德士(中国)制药有限公司
29	瑞阳制药有限公司	79	双鸽集团有限公司
30	江西济民可信集团有限公司	80	北京同仁堂健康药业股份有限公司
31	西安杨森制药有限公司	81	江西青峰医药投资集团有限公司
32	黑龙江珍宝岛药业股份有限公司	82	中国通用技术(集团)控股有限责任公司
33	菏泽睿鹰制药集团有限公司	83	山东鲁抗医药股份有限公司
34	山东绿叶制药集团有限公司	84	惠氏制药有限公司
35	阿斯利康制药有限公司	85	贵州益佰制药股份有限公司
36	人福医药集团股份公司	86	安徽丰原集团有限公司
37	珠海联邦制药股份有限公司	87	回音必集团有限公司
38	鲁南制药集团股份有限公司	88	浙江仙琚制药股份有限公司
39	罗欣医药集团有限公司	89	山西振东制药股份有限公司
40	悦康药业集团有限公司	90	深圳信立泰药业股份有限公司
41	华润双鹤药业股份有限公司	91	赛诺菲(北京)制药有限公司
42	天圣制药集团股份有限公司	92	四川百利药业有限责任公司
43	先声药业有限公司	93	江苏联环药业集团有限公司
44	江苏济川制药有限公司	94	江苏奥赛康药业股份有限公司
45	丽珠医药集团股份有限公司	95	浙江华海药业股份有限公司
46	海南海药股份有限公司	96	北京泰德制药股份有限公司
47	浙江医药股份有限公司	97	重庆科瑞制药(集团)有限公司
48	新和成控股集团有限公司	98	海南卫康制药(潜山)有限公司
49	东北制药集团有限责任公司	99	健康元药业集团股份有限公司
50	北京四环制药有限公司	100	百特(中国)投资有限公司

表14　2012年全部工业企业法人单位利润总额100强

位次	企业名称	位次	企业名称
1	中国医药集团总公司	51	天津中新药业集团股份有限公司
2	中国通用技术(集团)控股有限责任公司	52	广西梧州制药(集团)股份有限公司
3	上海医药集团股份有限公司	53	西藏海思科药业集团股份有限公司
4	威高集团有限公司	54	康恩贝集团有限公司
5	扬子江药业集团有限公司	55	黑龙江珍宝岛药业股份有限公司
6	云南白药集团股份有限公司	56	华邦颖泰股份有限公司
7	齐鲁制药有限公司	57	湖南有色凯铂生物药业有限公司
8	康美药业股份有限公司	58	仁和(集团)发展有限公司
9	山东步长制药股份有限公司	59	乐普(北京)医疗器械股份有限公司
10	修正药业集团股份有限公司	60	上海微创医疗器械(集团)有限公司
11	四川科伦药业股份有限公司	61	贵州益佰制药股份有限公司
12	上海复星医药(集团)股份有限公司	62	瑞阳制药有限公司
13	中国远大集团有限责任公司	63	珠海联邦制药股份有限公司
14	赛诺菲(杭州)制药有限公司	64	漳州片仔癀药业股份有限公司
15	江苏恒瑞医药股份有限公司	65	阿斯利康制药有限公司
16	辉瑞制药有限公司	66	桂林三金药业股份有限公司
17	广州医药集团有限公司	67	浙江华海药业股份有限公司
18	山东东阿阿胶股份有限公司	68	江西济民可信集团有限公司
19	华润三九医药股份有限公司	69	诺和诺德(中国)制药有限公司
20	江苏正大天晴药业股份有限公司	70	牡丹江友搏药业股份有限公司
21	辅仁药业集团有限公司	71	华兰生物工程股份有限公司
22	北京四环制药有限公司	72	江苏济川制药有限公司
23	江苏豪森医药集团有限公司	73	菏泽睿鹰制药集团有限公司
24	新和成控股集团有限公司	74	北京同仁堂股份有限公司
25	浙江医药股份有限公司	75	天津力生制药股份有限公司
26	天津天士力集团有限公司	76	辰欣药业股份有限公司
27	石药集团有限公司	77	东盛科技股份有限公司
28	鲁南制药集团股份有限公司	78	上海中信国健药业股份有限公司
29	费森尤斯卡比(中国)投资有限公司	79	青岛黄海制药有限责任公司
30	哈药集团有限公司	80	江苏康缘集团有限责任公司
31	杭州华东医药集团有限公司	81	浙江海正药业股份有限公司
32	中美天津史克制药有限公司	82	西安利君制药有限责任公司
33	神威药业集团有限公司	83	天津红日药业股份有限公司
34	深圳市海普瑞药业股份有限公司	84	北京同仁堂科技发展股份有限公司
35	华润双鹤药业股份有限公司	85	长春金赛药业有限责任公司
36	深圳信立泰药业股份有限公司	86	黑龙江江世药业有限公司
37	北京泰德制药股份有限公司	87	四川怡和企业(集团)有限责任公司
38	人福医药集团股份公司	88	四川好医生药业集团有限公司
39	吉林敖东药业集团股份有限公司	89	惠氏制药有限公司
40	安徽丰原集团有限公司	90	上海凯宝药业股份有限公司
41	拜耳医药保健有限公司	91	江苏奥赛康药业股份有限公司
42	山东绿叶制药集团有限公司	92	河南羚锐制药股份有限公司
43	上海罗氏制药有限公司	93	江中药业股份有限公司
44	葵花药业集团股份有限公司	94	西安力邦制药有限公司
45	北京同仁堂健康药业股份有限公司	95	吉林省都邦药业股份有限公司
46	丽珠医药集团股份有限公司	96	上海莱士血液制品股份有限公司
47	先声药业有限公司	97	南京健友生化制药股份有限公司
48	罗欣医药集团有限公司	98	贵州百灵企业集团制药股份有限公司
49	悦康药业集团有限公司	99	四川省百草生物药业有限公司
50	北京双鹭药业股份有限公司	100	玉溪沃森生物技术有限公司

表15　2012年全部工业企业法人单位按研究开发费用排序前100家

位次	企业名称	位次	企业名称
1	威高集团有限公司	51	北京泰德制药股份有限公司
2	江苏恒瑞医药股份有限公司	52	神威药业集团有限公司
3	中国医药集团总公司	53	山东罗欣药业股份有限公司
4	上海医药集团股份有限公司	54	河南省宛西制药股份有限公司
5	江苏正大天晴药业股份有限公司	55	昆山龙灯瑞迪制药有限公司
6	齐鲁制药有限公司	56	深圳市海普瑞药业股份有限公司
7	天津天士力集团有限公司	57	辉瑞制药有限公司
8	上海复星医药(集团)股份有限公司	58	费森尤斯卡比(中国)投资有限公司
9	广州医药集团有限公司	59	天津中新药业集团股份有限公司
10	浙江海正药业股份有限公司	60	上海绿谷制药有限公司
11	江苏豪森医药集团有限公司	61	普洛药业股份有限公司
12	山东绿叶制药集团有限公司	62	浙江华海药业股份有限公司
13	鲁南制药集团股份有限公司	63	山西康宝生物制品股份有限公司
14	哈药集团有限公司	64	华兰生物工程股份有限公司
15	浙江医药股份有限公司	65	浙江仙琚制药股份有限公司
16	天津金耀集团有限公司	66	沈阳三生制药有限责任公司
17	丽珠医药集团股份有限公司	67	西藏海思科药业集团股份有限公司
18	四川科伦药业股份有限公司	68	海南卫康制药(潜山)有限公司
19	北京四环制药有限公司	69	华邦颖泰股份有限公司
20	康恩贝集团有限公司	70	西安力邦制药有限公司
21	新和成控股集团有限公司	71	沈阳东软医疗系统有限公司
22	中国远大集团有限责任公司	72	山东仙河药业有限公司
23	杭州华东医药集团有限公司	73	山西振东制药股份有限公司
24	华北制药集团有限责任公司	74	浙江中贝九洲集团有限公司
25	瑞阳制药有限公司	75	辅仁药业集团有限公司
26	华润三九医药股份有限公司	76	浙江国邦药业有限公司
27	人福医药集团股份公司	77	江中药业股份有限公司
28	江苏苏中药业集团股份有限公司	78	广西梧州制药(集团)股份有限公司
29	迪沙药业集团有限公司	79	宜昌东阳光药业股份有限公司
30	西安杨森制药有限公司	80	山东福胶集团有限公司
31	中美上海施贵宝制药有限公司	81	吉林康乃尔药业有限公司
32	江西青峰医药投资集团有限公司	82	成都地奥制药集团有限公司
33	山东东阿阿胶股份有限公司	83	北京双鹭药业股份有限公司
34	深圳信立泰药业股份有限公司	84	东宝实业集团有限公司
35	荷泽睿鹰制药集团有限公司	85	辽宁诺康生物制药有限责任公司
36	山东步长制药股份有限公司	86	华润赛科药业有限责任公司
37	北京世桥生物制药有限公司	87	株洲千金药业股份有限公司
38	山东鲁抗医药股份有限公司	88	长春金赛药业有限责任公司
39	石家庄以岭药业股份有限公司	89	四川省百草生物药业有限公司
40	辰欣药业股份有限公司	90	深圳海王集团股份有限公司
41	江苏奥赛康药业股份有限公司	91	山东福田药业有限公司
42	河南羚锐制药股份有限公司	92	天津药物研究院药业有限责任公司
43	西安力邦制药有限公司	93	江西普正制药有限公司
44	石药集团有限公司	94	哈尔滨誉衡药业股份有限公司
45	东北制药集团有限责任公司	95	乐普(北京)医疗器械股份有限公司
46	成都康弘药业集团股份有限公司	96	常州四药制药有限公司
47	中国医学科学院医学生物学研究所	97	浙江贝达药业有限公司
48	北京科兴生物制品有限公司	98	黑龙江珍宝岛药业股份有限公司
49	吉林敖东药业集团股份有限公司	99	大理药业股份有限公司
50	天津红日药业股份有限公司	100	天津力生制药股份有限公司

表16　2012年化学药品工业企业法人单位资产总额100强

位次	企业名称	位次	企业名称
1	中国医药集团总公司	51	费森尤斯卡比(中国)投资有限公司
2	中国通用技术(集团)控股有限责任公司	52	江苏正大天晴药业股份有限公司
3	上海复星医药(集团)股份有限公司	53	深圳信立泰药业股份有限公司
4	四川科伦药业股份有限公司	54	浙江华海药业股份有限公司
5	石药集团有限公司	55	北京诺华制药有限公司
6	上海医药集团股份有限公司	56	天津力生制药股份有限公司
7	中国远大集团有限责任公司	57	百特(中国)投资有限公司
8	哈药集团有限公司	58	亚宝药业集团股份有限公司
9	华北制药集团有限责任公司	59	西安利君制药有限责任公司
10	扬子江药业集团有限公司	60	菏泽睿鹰制药集团有限公司
11	辅仁药业集团有限公司	61	浙江尖峰集团股份有限公司
12	新和成控股集团有限公司	62	浙江仙琚制药股份有限公司
13	浙江海正药业股份有限公司	63	哈尔滨誉衡药业股份有限公司
14	齐鲁制药有限公司	64	大冢(中国)投资有限公司
15	鲁南制药集团股份有限公司	65	吉林省吴太药业有限公司
16	杭州华东医药集团有限公司	66	苏州天马医药集团有限公司
17	深圳市海普瑞药业股份有限公司	67	青州尧王制药有限公司
18	天津金耀集团有限公司	68	宁夏泰瑞制药股份有限公司
19	人福医药集团股份公司	69	杭州民生医药控股集团有限公司
20	联邦制药(内蒙古)有限公司	70	礼来苏州制药有限公司
21	浙江医药股份有限公司	71	重庆科瑞制药(集团)有限公司
22	广州白云山制药股份有限公司	72	罗欣医药集团有限公司
23	东北制药集团有限责任公司	73	辰欣药业股份有限公司
24	华润双鹤药业股份有限公司	74	寿光富康制药有限公司
25	珠海联邦制药股份有限公司	75	双鸽集团有限公司
26	华邦颖泰股份有限公司	76	西安杨森制药有限公司
27	上海罗氏制药有限公司	77	华仁药业股份有限公司
28	江苏恒瑞医药股份有限公司	78	西藏海思科药业集团股份有限公司
29	拜耳医药保健有限公司	79	北京紫竹药业有限公司
30	健康元药业集团股份有限公司	80	北京双鹭药业股份有限公司
31	丽珠医药集团股份有限公司	81	西安力邦制药有限公司
32	北京四环制药有限公司	82	江苏亚邦药业集团股份有限公司
33	诺和诺德(中国)制药有限公司	83	重庆福安药业(集团)股份有限公司
34	辉瑞制药有限公司	84	浙江京新药业股份有限公司
35	瑞阳制药有限公司	85	海南康芝药业股份有限公司
36	宜昌东阳光药业股份有限公司	86	中美天津史克制药有限公司
37	安徽丰原集团有限公司	87	上海勃林格殷格翰药业有限公司
38	江苏豪森医药集团有限公司	88	山东齐都药业有限公司
39	深圳海王集团股份有限公司	89	浙江永太科技股份有限公司
40	珂斯利康制药有限公司	90	北京泰德制药股份有限公司
41	赛诺菲(杭州)制药有限公司	91	上海迪赛诺化学制药有限公司
42	海南海药股份有限公司	92	卫材(中国)药业有限公司
43	悦康药业集团有限公司	93	江苏济川制药有限公司
44	普洛药业股份有限公司	94	浙江中贝九洲集团有限公司
45	山东方明药业集团股份有限公司	95	江苏吴中医药集团有限公司
46	山东鲁抗医药股份有限公司	96	西南药业股份有限公司
47	先声药业有限公司	97	葛兰素史克制药(苏州)有限公司
48	山东新华医药集团有限责任公司	98	中美上海施贵宝制药有限公司
49	北大国际医院集团西南合成制药股份有限公司	99	惠氏制药有限公司
50	山东绿叶制药集团有限公司	100	上海创诺制药有限公司

表 17　2012 年化学药品工业企业法人单位主营业务收入 100 强

位次	企业名称	位次	企业名称
1	扬子江药业集团有限公司	51	迪沙药业集团有限公司
2	哈药集团有限公司	52	中美天津史克制药有限公司
3	华北制药集团有限责任公司	53	山东新华医药集团有限责任公司
4	石药集团有限公司	54	江苏亚邦药业集团股份有限公司
5	中国医药集团总公司	55	深圳海王集团股份有限公司
6	拜耳医药保健有限公司	56	西安力邦制药有限公司
7	上海医药集团股份有限公司	57	山德士（中国）制药有限公司
8	广州白云山制药股份有限公司	58	双鸽集团有限公司
9	杭州华东医药集团有限公司	59	中国通用技术（集团）控股有限责任公司
10	辉瑞制药有限公司	60	山东鲁抗医药股份有限公司
11	齐鲁制药有限公司	61	惠氏制药有限公司
12	上海罗氏制药有限公司	62	安徽丰原集团有限公司
13	中国远大集团有限责任公司	63	浙江仙琚制药股份有限公司
14	四川科伦药业股份有限公司	64	深圳信立泰药业股份有限公司
15	辅仁药业集团有限公司	65	赛诺菲（北京）制药有限公司
16	诺和诺德（中国）制药有限公司	66	四川百利药业有限责任公司
17	赛诺菲（杭州）制药有限公司	67	江苏联环药业集团有限公司
18	江苏恒瑞医药股份有限公司	68	江苏奥赛康药业股份有限公司
19	上海复星医药（集团）股份有限公司	69	浙江华海药业股份有限公司
20	江苏豪森医药集团有限公司	70	北京泰德制药股份有限公司
21	江苏正大天晴药业股份有限公司	71	重庆科瑞制药（集团）有限公司
22	端阳制药有限公司	72	海南卫康制药（潜山）有限公司
23	西安杨森制药有限公司	73	健康元药业集团股份有限公司
24	菏泽睿鹰制药集团有限公司	74	百特（中国）投资有限公司
25	山东绿叶制药集团有限公司	75	四川好医生药业集团有限公司
26	阿斯利康制药有限公司	76	哈尔滨誉衡药业股份有限公司
27	人福医药集团股份公司	77	亚宝药业集团股份有限公司
28	珠海联邦制药股份有限公司	78	吉林省都邦药业股份有限公司
29	鲁南制药集团股份有限公司	79	浙江京新药业股份有限公司
30	罗欣医药集团有限公司	80	宜昌东阳光药业股份有限公司
31	悦康药业集团有限公司	81	礼来苏州制药有限公司
32	华润双鹤药业股份有限公司	82	山东齐都药业有限公司
33	先声药业有限公司	83	联邦制药（内蒙古）有限公司
34	江苏济川制药有限公司	84	深圳市海普瑞药业股份有限公司
35	丽珠医药集团股份有限公司	85	上海勃林格殷格翰药业有限公司
36	海南海药股份有限公司	86	山东方明药业集团股份有限公司
37	浙江医药股份有限公司	87	青州尧王制药有限公司
38	新和成控股集团有限公司	88	滇虹药业集团股份有限公司
39	东北制药集团有限责任公司	89	南京圣和药业有限公司
40	北京四环制药有限公司	90	江苏吴中医药集团有限公司
41	费森尤斯卡比（中国）投资有限公司	91	合肥平光制药有限公司
42	普洛药业股份有限公司	92	卫材（中国）药业有限公司
43	北京诺华制药有限公司	93	安斯泰来制药（中国）有限公司
44	寿光富康制药有限公司	94	浙江国邦药业有限公司
45	中美上海施贵宝制药有限公司	95	上海迪赛诺化学制药有限公司
46	西安利君制药有限责任公司	96	施维雅（天津）制药有限公司
47	湖南有色凯铂生物药业有限公司	97	安丘市鲁安药业有限责任公司
48	天津金耀集团有限公司	98	上海创诺制药有限公司
49	浙江海正药业股份有限公司	99	大冢（中国）投资有限公司
50	辰欣药业股份有限公司	100	常州四药制药有限公司

表 18　2012 年化学药品工业企业法人单位利润总额 100 强

位次	企业名称	位次	企业名称
1	中国医药集团总公司	51	青岛黄海制药有限责任公司
2	中国通用技术(集团)控股有限责任公司	52	浙江海正药业股份有限公司
3	上海医药集团股份有限公司	53	西安利君制药有限责任公司
4	扬子江药业集团有限公司	54	四川好医生药业集团有限公司
5	齐鲁制药有限公司	55	惠氏制药有限公司
6	四川科伦药业股份有限公司	56	江苏奥赛康药业股份有限公司
7	上海复星医药(集团)股份有限公司	57	西安力邦制药有限公司
8	中国远大集团有限责任公司	58	吉林省都邦药业股份有限公司
9	赛诺菲(杭州)制药有限公司	59	四川省百草生物药业有限公司
10	江苏恒瑞医药股份有限公司	60	寿光富康制药有限公司
11	辉瑞制药有限公司	61	北京紫竹药业有限公司
12	江苏正大天晴药业股份有限公司	62	山东达因海洋生物制药股份有限公司
13	辅仁药业集团有限公司	63	北京嘉林药业股份有限公司
14	北京四环制药有限公司	64	海南卫康制药(潜山)有限公司
15	江苏豪森医药集团有限公司	65	浙江尖峰集团股份有限公司
16	新和成控股集团有限公司	66	通用电气药业(上海)有限公司
17	浙江医药股份有限公司	67	上海强生制药有限公司
18	石药集团有限公司	68	广东先强药业有限公司
19	鲁南制药集团股份有限公司	69	四川百利药业有限责任公司
20	费森尤斯卡比(中国)投资有限公司	70	西安杨森制药有限公司
21	哈药集团有限公司	71	北京协和药厂
22	杭州华东医药集团有限公司	72	赛诺菲(北京)制药有限公司
23	中美天津史克制药有限公司	73	江苏亚邦药业集团股份有限公司
24	深圳市海普瑞药业股份有限公司	74	吉林省吴太药业有限公司
25	华润双鹤药业股份有限公司	75	健康元药业集团股份有限公司
26	深圳信立泰药业股份有限公司	76	哈尔滨誉衡药业股份有限公司
27	北京泰德制药股份有限公司	77	山东齐都药业有限公司
28	人福医药集团股份公司	78	珠海亿邦制药股份有限公司
29	安徽丰原集团有限公司	79	华润赛科药业有限责任公司
30	拜耳医药保健有限公司	80	卫材(中国)药业有限公司
31	山东绿叶制药集团有限公司	81	胡南湘钢梅塞尔气体产品有限公司
32	上海罗氏制药有限公司	82	上海景峰制药股份有限公司
33	丽珠医药集团股份有限公司	83	山东方明药业集团股份有限公司
34	先声药业有限公司	84	宜昌东阳光药业股份有限公司
35	罗欣医药集团有限公司	85	广州康臣药业有限公司
36	悦康药业集团有限公司	86	葵花药业集团(衡水)得菲尔有限公司
37	北京双鹭药业股份有限公司	87	浙江仙琚制药股份有限公司
38	广州白云山制药股份有限公司	88	普洛药业股份有限公司
39	西藏海思科药业集团股份有限公司	89	苏州东瑞制药有限公司
40	华邦颖泰股份有限公司	90	海南海药股份有限公司
41	湖南有色凯铂生物药业有限公司	91	山西普德药业股份有限公司
42	瑞阳制药有限公司	92	江苏恩华药业股份有限公司
43	珠海联邦制药股份有限公司	93	中美上海施贵宝制药有限公司
44	阿斯利康制药有限公司	94	浙江永宁药业股份有限公司
45	浙江华海药业股份有限公司	95	百特(中国)投资有限公司
46	诺和诺德(中国)制药有限公司	96	海南灵康药业集团股份有限公司
47	江苏济川制药有限公司	97	北京赛升药业股份有限公司
48	菏泽睿鹰制药集团有限公司	98	南京圣和药业有限公司
49	天津力生制药股份有限公司	99	葛兰素史克制药(苏州)有限公;
50	辰欣药业股份有限公司	100	常州四药制药有限公司

表19　2012年中成药工业企业法人单位资产总额100强

位次	企业名称	位次	企业名称
1	广州医药集团有限公司	51	河南福森药业有限公司
2	吉林敖东药业集团股份有限公司	52	上海凯宝药业股份有限公司
3	天津天士力集团有限公司	53	成都康弘药业集团股份有限公司
4	云南白药集团股份有限公司	54	上海雷允上药业有限公司
5	太极集团有限公司	55	西藏奇正藏药股份有限公司
6	修正药业集团股份有限公司	56	贵州信邦制药股份有限公司
7	华润三九医药股份有限公司	57	正大青春宝药业有限公司
8	康恩贝集团有限公司	58	四川省宜宾五粮液集团宜宾制药有限责任公司
9	山东步长制药股份有限公司	59	四川科创制药有限公司
10	四川怡和企业(集团)有限责任公司	60	云南特安呐制药股份有限公司
11	山东东阿阿胶股份有限公司	61	金花企业(集团)股份有限公司
12	江苏康缘集团有限责任公司	62	江苏苏中药业集团股份有限公司
13	北京同仁堂股份有限公司	63	贵州同济堂制药有限公司
14	河南省宛西制药股份有限公司	64	湖南汉森制药股份有限公司
15	华方医药科技有限公司	65	山东福胶集团有限公司
16	成都地奥制药集团有限公司	66	鲁南厚普制药有限公司
17	神威药业集团有限公司	67	通化久铭药业有限公司
18	天津中新药业集团股份有限公司	68	精华制药集团股份有限公司
19	石家庄以岭药业股份有限公司	69	牡丹江友搏药业股份有限公司
20	南京医药产业(集团)有限责任公司	70	颈复康药业集团有限公司
21	仁和(集团)发展有限公司	71	浙江佐力药业股份有限公司
22	江西济民可信集团有限公司	72	内蒙古福瑞医疗科技股份有限公司
23	三普药业股份有限公司	73	山东宏济堂制药集团有限公司
24	广西梧州制药(集团)股份有限公司	74	通化市金马药业集团股份有限公司
25	贵州百灵企业集团制药股份有限公司	75	青岛国风药业股份有限公司
26	广州市香雪制药股份有限公司	76	四川恩威制药有限公司
27	江中药业股份有限公司	77	兰州佛慈制药股份有限公司
28	北京同仁堂科技发展股份有限公司	78	河南辅仁堂制药有限公司
29	黑龙江珍宝岛药业股份有限公司	79	甘肃独一味生物制药股份有限公司
30	吉林紫鑫药业股份有限公司	80	重庆希尔安药业有限公司
31	山西振东制药股份有限公司	81	云南植物药业有限公司
32	桂林三金药业股份有限公司	82	甘肃扶正药业科技股份有限公司
33	葵花药业集团股份有限公司	83	东盛科技股份有限公司
34	贵州益佰制药股份有限公司	84	云南龙润药业有限公司
35	回音必集团有限公司	85	紫光古汉集团股份有限公司
36	广东太安堂药业股份有限公司	86	雷允上药业有限公司
37	漳州片仔癀药业股份有限公司	87	哈尔滨仁皇药业股份有限公司
38	马应龙药业集团股份有限公司	88	广西灵峰药业有限公司
39	九芝堂股份有限公司	89	河北平安健康集团股份有限公司
40	天津红日药业股份有限公司	90	山东沃华医药科技股份有限公司
41	河南羚锐制药股份有限公司	91	黑龙江乌苏里江制药有限公司
42	哈药集团中药有限公司	92	贵州百花医药股份有限公司
43	广东众生药业股份有限公司	93	吉林省通化振国药业有限公司
44	株洲千金药业股份有限公司	94	上海海虹实业(集团)有限公司
45	长白山制药股份有限公司	95	四川志远广和制药有限公司
46	吉林省集安益盛药业股份有限公司	96	上海和黄药业有限公司
47	江西青峰医药投资集团有限公司	97	黑龙江北大荒药业有限公司
48	天圣制药集团股份有限公司	98	广西南宁德致药业有限公司
49	中国药材公司	99	通化茂祥制药有限公司
50	河南太龙药业股份有限公司	100	西安大唐制药集团有限公司

表 20　2012 年中成药工业企业法人单位主营业务收入 100 强

位次	企业名称	位次	企业名称
1	广州医药集团有限公司	51	长白山制药股份有限公司
2	修正药业集团股份有限公司	52	广东众生药业股份有限公司
3	山东步长制药股份有限公司	53	珠海安生医药有限公司
4	华润三九医药股份有限公司	54	贵州同济堂制药有限公司
5	云南白药集团股份有限公司	55	四川好医生攀西药业有限责任公司
6	天津中新药业集团股份有限公司	56	云南植物药业有限公司
7	江西济民可信集团有限公司	57	吉林华康药业股份有限公司
8	黑龙江珍宝岛药业股份有限公司	58	上海雷允上药业有限公司
9	天圣制药集团股份有限公司	59	九芝堂股份有限公司
10	天津天士力集团有限公司	60	海南养生堂药业有限公司
11	江苏康缘集团有限责任公司	61	广东新峰药业股份有限公司
12	南京医药产业(集团)有限责任公司	62	上海和黄药业有限公司
13	太极集团有限公司	63	马应龙药业集团股份有限公司
14	华方医药科技有限公司	64	贵州健兴药业有限公司
15	江苏苏中药业集团股份有限公司	65	四川省宜宾五粮液集团宜宾制药有限责任公司
16	葵花药业集团股份有限公司	66	江西青春康源制药有限公司
17	山东东阿阿胶股份有限公司	67	江西普正制药有限公司
18	仁和(集团)发展有限公司	68	山东凤凰制药股份有限公司
19	哈药集团中药有限公司	69	云南生物谷药业股份有限公司
20	康恩贝集团有限公司	70	昆明龙津药业股份有限公司
21	神威药业集团有限公司	71	四川康定金珠制药有限责任公司
22	江西青峰医药投资集团有限公司	72	漳州片仔癀药业股份有限公司
23	贵州益佰制药股份有限公司	73	山东福胶集团有限公司
24	回音必集团有限公司	74	广州市香雪制药股份有限公司
25	山西振东制药股份有限公司	75	精华制药集团股份有限公司
26	北京同仁堂科技发展股份有限公司	76	云南特安呐制药股份有限公司
27	北京同仁堂股份有限公司	77	四川科创制药有限公司
28	广西梧州制药(集团)股份有限公司	78	吉林省集安益盛药业股份有限
29	石家庄以岭药业股份有限公司	79	山东宏济堂制药集团有限公司
30	河南福森药业有限公司	80	牡丹江友搏药业股份有限公司
31	四川怡和企业(集团)有限责任公司	81	四川美大康药业股份有限公司
32	江中药业股份有限公司	82	吉林一正药业集团有限公司
33	吉林敖东药业集团股份有限公司	83	吉林双药药业集团有限公司
34	江西百神药业股份有限公司	84	河南羚锐制药股份有限公司
35	成都地奥制药集团有限公司	85	广西金嗓子有限责任公司
36	成都康弘药业集团股份有限公司	86	上海绿谷制药有限公司
37	山东仙河药业有限公司	87	云南盘龙云海药业有限公司
38	大理药业股份有限公司	88	河北平安健康集团股份有限公
39	天津红日药业股份有限公司	89	河北君临药业有限公司
40	广东太阳神集团有限公司	90	鲁南厚普制药有限公司
41	桂林三金药业股份有限公司	91	内蒙古天奇中蒙制药股份有限
42	贵州百灵企业集团制药股份有限公司	92	四川恩威制药有限公司
43	上海凯宝药业股份有限公司	93	黑龙江天宏药业股份有限公司
44	正大青春宝药业有限公司	94	金花企业(集团)股份有限么
45	颈复康药业集团有限公司	95	哈尔滨仁皇药业股份有限公司
46	株洲千金药业股份有限公司	96	湖北午时药业股份有限公司
47	河南省宛西制药股份有限公司	97	贵州信邦制药股份有限公司
48	贵州圣济堂制药有限公司	98	重庆希尔安药业有限公司
49	西藏奇正藏药股份有限公司	99	雷允上药业有限公司
50	四川绿叶宝光药业股份有限公司	100	江西南昌济生制药厂

表21　2012年中成药工业企业法人单位利润总额100强

位次	企业名称	位次	企业名称
1	云南白药集团股份有限公司	51	株洲千金药业股份有限公司
2	山东步长制药股份有限公司	52	贵州同济堂制药有限公司
3	修正药业集团股份有限公司	53	九芝堂股份有限公司
4	广州医药集团有限公司	54	上海和黄药业有限公司
5	山东东阿阿胶股份有限公司	55	四川好医生攀西药业有限责任公司
6	华润三九医药股份有限公司	56	广州市香雪制药股份有限公司
7	天津天士力集团有限公司	57	北京协和制药二厂
8	神威药业集团有限公司	58	四川康定金珠制药有限责任公司
9	吉林敖东药业集团股份有限公司	59	天圣制药集团股份有限公司
10	葵花药业集团股份有限公司	60	回音必集团有限公司
11	天津中新药业集团股份有限公司	61	昆明龙津药业股份有限公司
12	广西梧州制药(集团)股份有限公司	62	海南养生堂药业有限公司
13	康恩贝集团有限公司	63	哈药集团中药有限公司
14	黑龙江珍宝岛药业股份有限公司	64	广西金嗓子有限责任公司
15	仁和(集团)发展有限公司	65	吉林省集安益盛药业股份有限公司
16	贵州益佰制药股份有限公司	66	桂林中族中药股份有限公司
17	漳章州片仔癀药业股份有限公司	67	佛山德众药业有限公司
18	桂林三金药业股份有限公司	68	大理药业股份有限公司
19	江西济民可信集团有限公司	69	四川绿叶宝光药业股份有限公司
20	牡丹江友搏药业股份有限公司	70	广东太安堂药业股份有限公司
21	北京同仁堂股份有限公司	71	山西振东制药股份有限公司
22	东盛科技股份有限公司	72	山东凤凰制药股份有限公司
23	江苏康缘集团有限责任公司	73	湖南汉森制药股份有限公司
24	天津红日药业股份有限公司	74	广东台城制药股份有限公司
25	北京同仁堂科技发展股份有限公司	75	江西青春康源制药有限公司
26	四川恰和企业(集团)有限责任公司	76	甘肃独一味生物制药股份有限公司
27	上海凯宝药业股份有限公司	77	沈阳双鼎制药有限公司
28	河南羚锐制药股份有限公司	78	江西百神药业股份有限公司
29	江中药业股份有限公司	79	河北平安健康集团股份有限公司
30	贵州百灵企业集团制药股份有限公司	80	浙江康莱特药业有限公司
31	成都康弘药业集团股份有限公司	81	桂龙药业(安徽)有限公司
32	南京医药产业(集团)有限责任公司	82	四川光大制药有限公司
33	华方医药科技有限公司	83	广东太阳神集团有限公司
34	西藏奇正藏药股份有限公司	84	精华制药集团股份有限公司
35	石家庄以岭药业股份有限公司	85	贵州百花医药股份有限公司
36	正大青春宝药业有限公司	86	宁波立华制药有限公司
37	广东众生药业股份有限公司	87	哈尔滨仁皇药业股份有限公司
38	紫光古汉集团股份有限公司	88	云南生物谷药业股份有限公司
39	马应龙药业集团股份有限公司	89	浙江万邦药业股份有限公司
40	长白山制药股份有限公司	90	浙江佐力药业股份有限公司
41	江西青峰医药投资集团有限公司	91	湖南泰尔制药股份有限公司
42	江苏苏中药业集团股份有限公司	92	河北君临药业有限公司
43	河南省宛西制药股份有限公司	93	山东福胶集团有限公司
44	成都地奥制药集团有限公司	94	吉林省通化振国药业有限公司
45	黑龙江天宏药业股份有限公司	95	浙江新光药业股份有限公司
46	贵州拜特制药有限公司	96	贵州健兴药业有限公司
47	康臣药业(内蒙古)有限责任公司	97	广西世彪药业有限公司
48	珠海安生医药有限公司	98	云南摩尔农庄生物科技开发有限公司
49	江西普正制药有限公司	99	云南良方制药有限公司
50	河南福森药业有限公司	100	贵州信邦制药股份有限公司

表 22　2012 年中药饮片工业企业法人单位资产总额 100 强

位次	企业名称	位次	企业名称
1	康美药业股份有限公司	51	福建天人药业有限公司
2	北京同仁堂健康药业股份有限公司	52	福州屏山制药有限公司
3	北京同仁堂健康药业(福州)有限公司	53	甘肃长征药业科技有限公司
4	上海华宇药业有限公司	54	辽宁祥云药业有限公司
5	北京康仁堂药业有限公司	55	甘肃泛植生物科技有限公司
6	云南东融滇西中药材物流经营有限公司	56	云南玉溪万方天然药物有限公司
7	四川新荷花中药饮片股份有限公司	57	甘肃参宝药业有限责任公司
8	陇西中天药业有限责任公司	58	甘肃甘强医药发展有限责任公司
9	龙宝参茸股份有限公司	59	云南金九地生物科技有限公司
10	北京东兴堂科技发展有限公司	60	上海青浦中药饮片有限公司
11	江西樟树天齐堂中药饮片有限公司	61	上海童涵春堂中药饮片有限公司
12	广州莱泰制药有限公司	62	北京同仁堂吉林人参有限责任公司
13	北京华邈中药工程技术开发中心	63	甘肃伊真堂药业有限责任公司
14	吉林林村中药开发有限公司	64	漳州市聚善堂药业有限公司
15	曲靖博浩生物科技股份有限公司	65	辽宁福源药业有限公司
16	重庆国光天然药业有限公司	66	上海养和堂中药饮片有限公司
17	甘肃省丰源本草天然产物股份有限公司	67	云南滇中药业有限公司
18	贵州省兴义市吉仁堂药业公司	68	北京冠城药业有限公司
19	河北金木药业集团有限公司	69	南宁市一锋生物科技有限公司
20	安徽协和成药业饮片有限公司	70	广西圣保堂药业有限公司
21	成都永安制药有限公司	71	浙江大德堂国药有限公司
22	重庆慧远药业有限公司	72	厦门燕来福制药有限公司
23	浙江中医药大学中药饮片有限公司	73	四川千方中药饮片有限公司
24	四川佳能达攀西药业有限公司	74	陇西正大药业有限公司
25	甘肃亚兰药业有限公司	75	广西锦莹药业有限公司
26	上海同济堂药业有限公司	76	天津新内田制药有限公司
27	樟树市庆仁中药饮片有限公司	77	甘肃伟盛药业有限责任公司
28	北京金崇光药业有限公司	78	湖南省大豪药业有限责任公司
29	桓仁巨户沟森涛山参基地	79	吉林省宏久和善堂人参有限公司
30	上海雷允上中药饮片厂	80	哈药集团世一堂中药饮片有限责任公司
31	杭州蜂之语蜂业股份有限公司	81	浙江天冉中药饮片有限公司
32	浙江康恩贝集团医疗保健品有限公司	82	延边开城医药有限公司
33	辽宁正大祥和药业集团	83	定西市天信药业有限责任公司
34	广州市药材公司中药饮片厂	84	宁夏明德中药饮片有限公司
35	云南鸿翔中药利技有限公司	85	集安市大路特产制品有限公司
36	上海康桥中药饮片有限公司	86	贵阳济仁堂药业有限公司
37	杭州华东中药饮片有限公司	87	天水太盛祥医药有限公司
38	甘肃陇原九方药业有限责任公司	88	宜宾仁和中药饮片有限责任公司
39	湖北诺克特药业有限公司	89	上海药房股份有限公司徐重道中药饮片厂
40	衢州南孔中药有限公司	90	内蒙古亿利科技实业股份有限公司甘草分公司
41	药圣堂(湖南)制药限公司	91	抚松县大自然生物工程有限公司
42	安国亚东药业有限公司	92	甘肃效灵生物开发有限责任公司
43	珲春华瑞参业生物工程有限公司	93	北京祥威药业有限公司
44	湖北金贵中药饮片有限责任公司	94	渭源县永安药材有限责任公司
45	辽宁美罗君元药业有限公司	95	上海华济药业有限公司
46	甘肃瀛海堂医药有限公司	96	渭源县鑫源药业科技有限公司
47	吉林省宏久生物科技股份有限公司	97	庄浪县洛怡药业有限责任公司
48	渭源曙光中药材有限公司	98	上海德大堂国药有限公司
49	云南新世纪中药饮片有限公司	99	岷县顺兴和中药材有限责任公司
50	浙江华立生命科技有限公司	100	浙江天惠保健品有限公司

表23　2012年中药饮片工业企业法人单位主营业务收入100强

位次	企业名称	位次	企业名称
1	康美药业股份有限公司	51	云南东融滇西中药材物流经营有限公司
2	北京同仁堂健康药业股份有限公司	52	四川千方中药饮片有限公司
3	北京同仁堂健康药业（福州）有限公司	53	广西锦莹药业有限公司
4	安徽协和成药业饮片有限公司	54	浙江华立生命科技有限公司
5	江西樟树天齐堂中药饮片有限公司	55	长沙佰佳中药饮片有限责任公司
6	北京康仁堂药业有限公司	56	湖北诺克特药业有限公司
7	四川新荷花中药饮片股份有限公司	57	甘肃参宝药业有限责任公司
8	上海华宇药业有限公司	58	上海青浦中药饮片有限公司
9	龙宝参茸股份有限公司	59	上海信德中药公司
10	吉林林村中药开发有限公司	60	辽宁正大祥和药业集团
11	云南鸿翔中药科技有限公司	61	甘肃伟盛药业有限责任公司
12	北京华邈中药工程技术开发中心	62	浙江天冉中药饮片有限公司
13	福建天人药业有限公司	63	抚松县大自然生物工程有限公司
14	杭州华东中药饮片有限公司	64	厦门燕来福制药有限公司
15	上海康桥中药饮片有限公司	65	北京市双桥燕京中药饮片厂
16	北京东兴堂科技发展有限公司	66	桓仁满族自治县益仁堂中药材有限公司
17	樟树市庆仁中药饮片有限公司	67	哈药集团世一堂中药饮片有限责任公司
18	陇西中天药业有限责任公司	68	贵阳济仁堂药业有限公司
19	重庆国光天然药业有限公司	69	福建瑶理药业有限公司
20	广州市药材公司中药饮片厂	70	黄山华仁堂药业（饮片）有限公司
21	辽宁美罗君元药业有限公司	71	吉林省宏久和善堂人参有限公司
22	成都永安制药有限公司	72	集安市大路特产制品有限公司
23	曲靖博浩生物科技股份有限公司	73	北京冠城药业有限公司
24	浙江中医药大学中药饮片有限公司	74	吉林省北药药材加工有限公司
25	湖北金贵中药饮片有限责任公司	75	上海药房股份有限公司徐重道中药饮片厂
26	辽宁三达药材有限公司	76	宁夏明德中药饮片有限公司
27	上海雷允上中药饮片厂	77	辽宁祥云药业有限公司
28	重庆慧远药业有限公司	78	甘肃瀛海堂医药有限公司
29	福州屏山制药有限公司	79	甘肃效灵生物开发有限责任公司
30	桓仁巨户沟森涛山参基地	80	广州莱泰制药有限公司
31	药圣堂（湖南）制药限公司	81	吉林省宏久生物科技股份有限公司
32	甘肃泛植生物科技有限公司	82	岷县顺兴和中药材有限责任公司
33	甘肃亚兰药业有限公司	83	北京卫仁中药饮片厂
34	北京同仁堂吉林人参有限责任公司	84	甘肃长征药业科技有限公司
35	衢州南孔中药有限公司	85	甘肃天容堂药业有限公司
36	宜宾仁和中药饮片有限责任公司	86	甘肃东方本草药业有限公司
37	河北金木药业集团有限公司	87	嘉兴东方国药饮片有限公司
38	杭州蜂之语蜂业股份有限公司	88	渭源曙光中药材有限公司
39	甘肃省丰源本草天然产物股份有限公司	89	北京太洋树康中药饮片厂
40	云南新世纪中药饮片有限公司	90	浙江康恩贝集团医疗保健品有限公司
41	上海同济堂药业有限公司	91	甘肃甘强医药发展有限责任公司
42	北京祥威药业有限公司	92	辽宁福源药业有限公司
43	南宁市一锋生物科技有限公司	93	甘肃省民安中药饮片有限公司
44	上海童涵春堂中药饮片有限公司	94	上海华济药业有限公司
45	甘肃陇原九方药业有限责任公司	95	浙江天惠保健品有限公司
46	上海养和堂中药饮片有限公司	96	陇西正大药业有限公司
47	甘肃渭源颜裕药业有限责任公司	97	福州回春中药饮片厂有限公司
48	北京金崇光药业有限公司	98	绵阳好医生中药饮片有限公司
49	安国亚东药业有限公司	99	广西圣保堂药业有限公司
50	辽于贵今生物医药有限公司	100	集安市集宝参业有限公司

表 24　2012 年中药饮片工业企业法人单位利润总额 100 强

位次	企业名称	位次	企业名称
1	康美药业股份有限公司	51	浙江康恩贝集团医疗保健品有限公司
2	北京同仁堂健康药业股份有限公司	52	吉林省宏久和善堂人参有限公司
3	北京同仁堂健康药业(福州)有限公司	53	四川佳能达攀西药业有限公司
4	北京康仁堂药业有限公司	54	贵州省兴义市吉仁堂药业公司
5	安徽协和成药业饮片有限公司	55	四川千方中药饮片有限公司
6	龙宝参茸股份有限公司	56	上海药房股份有限公司徐重道中药饮片厂
7	云南鸿翔中药科技有限公司	57	上海同济堂药业有限公司
8	桓仁巨户沟森涛山参基地	58	吉林省宏久生物科技股份有限公司
9	云南金九地生物科技有限公司	59	陇西正大药业有限公司
10	吉林林村中药开发有限公司	60	甘肃长征药业科技有限公司
11	陇西中天药业有限责任公司	61	甘肃天容堂药业有限公司
12	药圣堂(湖南)制药限公司	62	集安市大路特产制品有限公司
13	江西樟树天齐堂中药饮片有限公司	63	湖北金贵中药饮片有限责任公司
14	甘肃亚兰药业有限公司	64	厦门燕来福制药有限公司
15	重庆慧远药业有限公司	65	安国亚东药业有限公司
16	甘肃陇原九方药业有限责任公司	66	浙江大德堂国药有限公司
17	湖北诺克特药业有限公司	67	广西锦莹药业有限公司
18	南宁市一锋生物科技有限公司	68	云南玉溪万方天然药物有限公司
19	河北金木药业集团有限公司	69	甘肃效灵生物开发有限责任公司
20	云南东融滇西中药材物流经营有限公司	70	辽宁祥云药业有限公司
21	渭源曙光中药材有限公司	71	甘肃省丰源本草天然产物股份有限公司
22	福州屏山制药有限公司	72	樟树市庆仁中药饮片有限公司
23	北京华邈中药工程技术开发中心	73	湖北聚瑞中药饮片有限公司
24	长沙佰佳中药饮片有限责任公司	74	北京市双桥燕京中药饮片厂
25	珲春华瑞参业生物工程有限公司	75	通渭县通广药材有限责任公司
26	抚松县大自然生物工程有限公司	76	哈药集团世一堂中药饮片有限责任公司
27	四川新荷花中药饮片股份有限公司	77	兰州旭康药业有限公司
28	上海华宇药业有限公司	78	湖州珍露生物制品有限公司
29	杭州华东中药饮片有限公司	79	广州市药材公司中药饮片厂
30	北京东兴堂科技发展有限公司	80	定西市天信药业有限责任公司
31	宜宾仁和中药饮片有限责任公司	81	浙江天冉中药饮片有限公司
32	甘肃泛植生物科技有限公司	82	绵阳好医生中药饮片有限公司
33	甘肃伟盛药业有限责任公司	83	上海养和堂中药饮片有限公司
34	衢州南孔中药有限公司	84	上海雷允上中药饮片厂
35	甘肃渭源颜裕药业有限责任公司	85	浙江天惠保健品有限公司
36	杭州蜂之语蜂业股份有限公司	86	吉林省北药药材加工有限公司
37	辽宁贵今生物医药有限公司	87	玛曲县黄河首曲药源开发有限公司
38	甘肃东方本草药业有限公司	88	辽宁正大祥和药业集团
39	北京同仁堂吉林人参有限责任公司	89	延边开城医药有限公司
40	宁夏明德中药饮片有限公司	90	辽宁美罗君元药业有限公司
41	成都永安制药有限公司	91	桓仁满族自治县益仁堂中药材有限公司
42	上海童涵春堂中药饮片有限公司	92	卓尼县佛赐藏药材开发有限责任公司
43	浙江中医药大学中药饮片有限公司	93	集安市集宝参业有限公司
44	重庆国光天然药业有限公司	94	甘肃陇脉药材有限公司
45	甘肃瀛海堂医药有限公司	95	漳州市聚善堂药业有限公司
46	福建天人药业有限公司	96	镇原县康平医药有限公司
47	辽宁三达药材有限公司	97	北京卫仁中药饮片厂
48	广西圣保堂药业有限公司	98	平凉铸康中药饮片有限责任公司
49	临夏市益生中药饮片有限责任公司	99	甘谷三陇安康药业有限公司
50	甘肃参宝药业有限责任公司	100	渭源县永安药材有限责任公司

表25　2012年生物药品工业企业法人单位资产总额100强

位次	企业名称	位次	企业名称
1	中国生物技术股份有限公司	51	云南瑞宝生物科技有限公司
2	东宝实业集团有限公司	52	艾康生物技术(杭州)有限公司
3	华兰生物工程股份有限公司	53	浙江普康生物技术股份有限公司
4	深圳科兴生物工程有限公司	54	北京万泰生物药业股份有限公司
5	常州千红生化制药股份有限公司	55	邦和药业股份有限公司
6	玉溪沃森生物技术有限公司	56	大连汉信生物制药有限公司
7	上海中信国健药业股份有限公司	57	厦门特宝生物工程股份有限公司
8	诺维信(中国)生物技术有限公司	58	上海美恩生物技术有限公司
9	舒泰神(北京)生物制药股份有限公司	59	海南通用同盟药业有限公司
10	河北常山生化药业股份有限公司	60	深圳市中核海得威生物科技有限公司
11	沈阳三生制药有限责任公司	61	浙江普洛康裕生物制药有限公司
12	中国医学科学院医学生物学研究所	62	广州白云山拜迪生物医药有限公司
13	黑龙江江世药业有限公司	63	天津生物化学制药有限公司
14	上海莱士血液制品股份有限公司	64	北京凯因科技股份有限公司
15	南京健友生化制药股份有限公司	65	武汉中原瑞德生物制品有限责任公司
16	辽宁诺康生物制药有限责任公司	66	四川制药制剂有限公司
17	北京利德曼生化技术有限公司	67	内蒙古双奇药业股份有限公司
18	深圳翰宇药业股份有限公司	68	内蒙古奇特投资(集团)有限公司
19	四川远大蜀阳药业股份有限公司	69	广州诺诚生物制品股份有限公司
20	长春长生生物科技股份有限公司	70	安徽宏业药业有限公司
21	金河生物科技股份有限公司	71	浙江卫信生物药业有限公司
22	湖北新生源生物工程股份有限公司	72	北京四环生物制药有限公司
23	上海科华生物工程股份有限公司	73	辽宁天龙药业有限公司
24	北京智飞绿竹生物制药有限公司	74	长春海伯尔生物技术有限责任公司
25	北京科兴生物制品有限公司	75	上海天伟生物制药有限公司
26	辽宁依生生物制药有限公司	76	山东先声麦得津生物制药有限公司
27	广东天普生化医药股份有限公司	77	上海新兴医药股份有限公司
28	泰普生物科学(中国)有限公司	78	哈尔滨圣泰生物制药有限公司
29	江西博雅生物制药股份有限公司	79	武汉海特生物制药股份有限公司
30	山西康宝生物制品股份有限公司	80	云南绿A生物工程有限公司
31	珍奥集团股份有限公司	81	郑州安图生物工程股份有限公司
32	长春金赛药业有限责任公司	82	长春长庆药业集团有限公司
33	深圳市卫武光明生物制品有限公司	83	潍坊三维生物工程集团有限公司
34	湖州数康生物科技有限公司	84	上海万兴生物制药有限公司
35	甘李药业股份有限公司	85	吉林英联生物制药股份有限公司
36	贵州泰邦生物制品有限公司	86	上海荣盛生物药业有限公司
37	吉林省辉南长龙生化药业股份有限公司	87	浙江伊利康生物技术有限公司
38	安徽安科生物工程(集团)股份有限公司	88	浙江我武生物科股份有限公司
39	百泰生物药业有限公司	89	山东科兴生物制品有限公司
40	厦门北大之路生物工程有限公司	90	吉林海资生物工程技术有限公
41	锦州奥鸿药业有限责任公司	91	北京三元基因工程有限公司
42	长春百克生物科技股份公司	92	贵州中泰生物科技有限公司
43	浙江天元生物药业有限公司	93	桂林华诺威基因药业有限公司
44	甘肃成纪生物药业有限公司	94	辽宁卫星生物制品研究所(有限公司)
45	北京世桥生物制药有限公司	95	杭州澳亚生物技术有限公司
46	协和发酵麒麟(中国)制药有限公司	96	杭州中肽生化有限公司
47	山东博士伦福瑞达制药有限公司	97	湖南康润药业有限公司
48	哈尔滨派斯菲科生物制药股份有限公司	98	北京金伟凯医学生物技术有陬
49	英科新创(厦门)科技有限公司	99	西安迪赛生物药业有限责任公司
50	云南天宏香精香料有限公司	100	晋城海斯制药有限公司

表 26　2012 年生物药品工业企业法人单位主营业务收入 100 强

位次	企业名称	位次	企业名称
1	中国生物技术股份有限公司	51	深圳翰宇药业股份有限公司
2	诺维信(中国)生物技术有限公司	52	协和发酵麒麟(中国)制药有限公司
3	南京健友生化制药股份有限公司	53	郑州安图生物工程股份有限公司
4	广东天普生化医药股份有限公司	54	重庆申高生化制药有限公司
5	华兰生物工程股份有限公司	55	邦和药业股份有限公司
6	山西康宝生物制品股份有限公司	56	长春百克生物科技股份公司
7	东宝实业集团有限公司	57	海南通用同盟药业有限公司
8	长春金赛药业有限责任公司	58	安徽安科生物工程(集团)股份有限公司
9	常州千红生化制药股份有限公司	59	北京凯因科技股份有限公司
10	湖北新生源生物工程股份有限公司	60	珍奥集团股份有限公司
11	金河生物科技股份有限公司	61	西安迪赛生物药业有限责任公司
12	广州白云山拜迪生物医药有限公司	62	上海天伟生物制药有限公司
13	上海莱士血液制品股份有限公司	63	南京新百药业有限公司
14	沈阳三生制药有限责任公司	64	无锡晶海氨基酸有限公司
15	上海中信国健药业股份有限公司	65	长春博奥生化药业有限公司
16	河北常山生化药业股份有限公司	66	哈尔滨派斯菲科生物制药股份有限公司
17	四川远大蜀阳药业股份有限公司	67	湖州数康生物科技有限公司
18	舒泰神(北京)生物制药股份有限公司	68	云南绿 A 生物工程有限公司
19	玉溪沃森生物技术有限公司	69	烟台澳斯邦生物工程有限公司
20	甘李药业股份有限公司	70	浙江我武生物科股份有限公司
21	锦州奥鸿药业有限责任公司	71	福建南生科技有限公司
22	山东博士伦福瑞达制药有限公司	72	内蒙古双奇药业股份有限公司
23	黑龙江江世药业有限公司	73	天津恩彼蛋白质有限公司
24	辽宁诺康生物制药有限责任公司	74	厦门特宝生物工程股份有限公司
25	辽宁依生生物制药有限公司	75	北京智飞绿竹生物制药有限公司
26	艾康生物技术(杭州)有限公司	76	北京四环生物制药有限公司
27	贵州泰邦生物制品有限公司	77	北京天新福医疗器材有限公司
28	长春长生生物科技股份有限公司	78	甘肃成纪生物药业有限公司
29	上海科华生物工程股份有限公司	79	浙江丰安生物制药有限公司
30	泰普生物科学(中国)有限公司	80	河南利伟生物药业股份有限公司
31	江西生物制品研宂所	81	山东先声麦得津生物制药有限公司
32	内蒙古奇特投资(集团)有限公司	82	杭州澳亚生物技术有限公司
33	吉林省辉南长龙生化药业股份有限公司	83	晋城海斯制药有限公司
34	北京万泰生物药业股份有限公司	84	浙江伊利康生物技术有限公司
35	英科新创(厦门)科技有限公司	85	山东阿华生物药业有限公司
36	深圳市中核海得威生物科技有限公司	86	湖南康润药业有限公司
37	折江普洛康裕生物制药有限公司	87	黑龙江迪龙制药有限公司
38	百泰生物药业有限公司	88	湖北华龙生物制药有限公司
39	四川制药制剂有限公司	89	温州市维日康生物科技有限公司
40	北京利德曼生化技术有限公司	90	武汉中原瑞德生物制品有限责任公司
41	北京科兴生物制品有限公司	91	深圳赛保尔生物药业有限公司
42	深圳市卫武光明生物制品有限公司	92	大连汉信生物制药有限公司
43	夏门北大之路生物工程有限公司	93	浙江天元生物药业有限公司
44	哈尔滨圣泰生物制药有限公司	94	湖南省益康生物高科技有限公司
45	天津生物化学制药有限公司	95	山东科兴生物制品有限公司
46	北京世桥生物制药有限公司	96	浙江普康生物技术股份有限公司
47	吉林英联生物制药股份有限公司	97	深圳科兴生物工程有限公司
48	中国医学科学院医学生物学研究所	98	红河千山生物工程有限公司
49	广州诺诚生物制品股份有限公司	99	红河森菊生物有限责任公司
50	江西博雅生物制药股份有限公司	100	福州迈新生物技术开发有限公司

表27　2012年生物药品工业企业法人单位利润总额100强

位次	企业名称	位次	企业名称
1	中国生物技术股份有限公司	51	山东先声麦得津生物制药有限公司
2	华兰生物工程股份有限公司	52	武汉海特生物制药股份有限公司
3	上海中信国健药业股份有限公司	53	深圳市中核海得威生物科技有限公司
4	锦州奥鸿药业有限责任公司	54	北京四环生物制药有限公司
5	长春金赛药业有限责任公司	55	哈尔滨圣泰生物制药有限公司
6	黑龙江江世药业有限公司	56	艾康生物技术(杭州)有限公司
7	上海莱士血液制品股份有限公司	57	北京凯因科技股份有限公司
8	南京健友生化制药股份有限公司	58	武汉中原瑞德生物制品有限责任公司
9	玉溪沃森生物技术有限公司	59	海南通用同盟药业有限公司
10	沈阳三生制药有限责任公司	60	内蒙古奇特投资(集团)有限公司
11	辽宁依生生物制药有限公司	61	安徽宏业药业有限公司
12	贵州泰邦生物制品有限公司	62	天津生物化学制药有限公司
13	广东天普生化医药股份有限公司	63	协和发酵麒麟(中国)制药有限公司
14	上海科华生物工程股份有限公司	64	云南天宏香精香料有限公司
15	山西康宝生物制品股份有限公司	65	长春百克生物科技股份公司
16	舒泰神(北京)生物制药股份有限公司	66	甘肃成纪生物药业有限公司
17	百泰生物药业有限公司	67	湖南斯奇生物制药有限公司
18	常州千红生化制药股份有限公司	68	南京新百药业有限公司
19	四川远大蜀阳药业股份有限公司	69	长春普华制药股份有限公司
20	甘李药业股份有限公司	70	浙江普洛康裕生物制药有限公司
21	长春长生生物科技股份有限公司	71	河北智同医药控股集团有限公司
22	河北常山生化药业股份有限公司	72	上海新兴医药股份有限公司
23	北京利德曼生化技术有限公司	73	长春博奥生化药业有限公司
24	金河生物科技股份有限公司	74	温州市维日康生物科技有限公司
25	深圳翰宇药业股份有限公司	75	浙江普康生物技术股份有限公司
26	诺维信(中国)生物技术有限公司	76	杭州华津药业股份有限公司
27	广州诺诚生物制品股份有限公司	77	江西生物制品研究所
28	北京智飞绿竹生物制药有限公司	78	山东博士伦福瑞达制药有限公司
29	厦门北大之路生物工程有限公司	79	杭州澳医保灵药业有限公司
30	邦和药业股份有限公司	80	深圳赛保尔生物药业有限公司
31	北京万泰生物药业股份有限公司	81	内蒙古双奇药业股份有限公司
32	江西博雅生物制药股份有限公司	82	红河千山生物工程有限公司
33	深圳市卫武光明生物制品有限公司	83	广州白云山拜迪生物医药有限公司
34	英科新创(厦门)科技有限公司	84	四川制药制剂有限公司
35	哈尔滨派斯菲科生物制药股份有限公司	85	福州迈新生物技术开发有限公司
36	东宝实业集团有限公司	86	湖南康润药业有限公司
37	北京天新福医疗器材有限公司	87	杭州龙达新科生物制药有限公司
38	吉林省辉南长龙生化药业股份有限公司	88	厦门特宝生物工程股份有限公司
39	郑州安图生物工程股份有限公司	89	大连珍奥药业有限公司
40	辽宁诺康生物制药有限责任公司	90	北京三元基因工程有限公司
41	珍奥集团股份有限公司	91	北京华尔盾生物技术有限公司
42	湖北新生源生物工程股份有限公司	92	福建新大陆生物技术股份有限公司
43	泰普生物科学(中国)有限公司	93	无锡晶海氨基酸有限公司
44	浙江我武生物科股份有限公司	94	大连汉信生物制药有限公司
45	湖州数康生物科技有限公司	95	河南利伟生物药业股份有限公司
46	安徽安科生物工程(集团)股份有限公司	96	山东科兴生物制品有限公司
47	黑龙江迪龙制药有限公司	97	潍坊三维生物工程集团有限公司
48	杭州澳亚生物技术有限公司	98	北京世桥生物制药有限公司
49	上海天伟生物制药有限公司	99	江苏吴中医药集团有限公司苏州中凯生物制药厂
50	吉林英联生物制药股份有限公司	100	辽宁迈迪生物科技有限公司

表28　2012年医疗仪器设备及器械工业企业法人单位资产总额100强

位次	企业名称	位次	企业名称
1	威高集团有限公司	51	大连JMS医疗器具有限公司
2	山东新华医疗器械股份有限公司	52	福建梅生医疗科技股份有限公司
3	乐普(北京)医疗器械股份有限公司	53	武汉国灸科技开发有限公司
4	东淄博山川医用器材有限公司	54	四川南格尔生物医学股份有限公司
5	上海微创医疗器械(集团)有限公司	55	浙江科惠医疗器械有限公司
6	华润万东医疗装备股份有限公司	56	上海执诚生物科技股份有限公司
7	上海康德莱企业发展集团股份有限公司	57	宁波奉天海供氧净化成套设备有限公司
8	泰尔茂医疗产品(杭州)有限公司	58	大连库利艾特医疗制品有限公司
9	天津九安医疗电子股份有限公司	59	咸阳西北医疗器械(集团)有限公司
10	水城钢铁(集团)有限责任公司水电(氧气)厂	60	浙江苏嘉医疗器械股份有限公司
11	江西洪达医疗器械集团有限公司	61	河南辉瑞生物医电技术有限公司
12	江西益康医疗器械集团有限公司	62	徕卡显微系统(上海)有限公司
13	宁波戴维医疗器械股份有限公司	63	上海金香乳胶制品有限公司
14	深圳市开立科技有限公司	64	上海浦东金环医疗用品股份有限公司
15	欧姆龙(大连)有限公司	65	上海力申科学仪器有限公司
16	天津市天感化工技术开发有限公司	66	浙江龙飞实业股份有限公司
17	长春迪瑞医疗科技股份有限公司	67	湖南平安医械科技有限公司
18	北京博士伦眼睛护理产品有限公司	68	上海其胜生物制剂有限公司
19	松下电气机器(北京)有限公司	69	福建三明毓才玻璃制品有限公司
20	尼普洛(上海)有限公司	70	浙江灵洋医疗器械有限公司
21	云南山灞图像传输科技有限公司	71	上海输血技术有限公司
22	上海医疗器械股份有限公司	72	天津喜来健医疗器械有限公司
23	北京谊安医疗系统股份有限公司	73	浙江天松医疗器械股份有限公司
24	北京九强生物技术股份有限公司	74	上海阿洛卡医用仪器有限公司
25	桂林优利特电子集团有限公司	75	辽宁开普医疗系统有限公司
26	宁波鑫高益磁材有限公司	76	辽宁爱母医疗科技有限公司
27	麦克奥迪实业集团有限公司	77	肖特新康药品包装有限公司
28	旭化成医疗器械(杭州)有限公司	78	上海美华医疗器具股份有限公司
29	瓦里安医疗设备(中国)有限公司	79	辽宁爱尔创生物材料有限公司
30	瑞声达听力技术(中国)有限公司	80	南宁双健医疗器械有限责任公司
31	江西科伦医疗器械制造有限公司	81	甘肃辰旭医疗科技有限公司
32	河南华南医电科技有限公司	82	兰州西脉记忆合金股份有限公司
33	宁波永新光学股份有限公司	83	上海金塔医用器材有限公司
34	上海光电医用电子仪器有限公司	84	金宝医疗器材(上海)有限公司
35	江西三鑫医疗科技股份有限公司	85	杭州万东电子有限公司
36	浙江史密斯医学仪器有限公司	86	上海安亭科学仪器厂
37	上海医疗器械(集团)有限公司手术器械厂	87	艾森生物(杭州)有限公司
38	厦门大博颖精医疗器械有限公司	88	温州市贝普科技有限公司
39	上海双鸽实业有限公司	89	长春博迅生物技术有限责任公司
40	南昌百特生物高新技术股份有限公司	90	上海凯乐输液器厂
41	北京周林频谱科技有限公司	91	上海达华医疗器械有限公司
42	浙江巴奥米特医药产品有限公司	92	爱科来医疗电子(上海)有限公司
43	浙江玉升医疗器械股份有限公司	93	湖南康利来医疗器械有限公司
44	上海力声特医学科技有限公司	94	浙江衢州康保医疗器材有限公司
45	上海卫康光学眼镜有限公司	95	上海康寿医疗器械有限公司
46	美艾利尔(上海)诊断产品有限公司	96	三贵康复器材(上海)有限公司
47	华润医疗器械(上海)有限公司	97	福建省洪诚生物药业有限公司
48	桂林紫竹乳胶制品有限公司	98	上海泰雷兹电子管有限公司
49	桂林市啄木鸟医疗器械有限公司	99	北京白象新技术有限公司
50	陕西秦明医学仪器股份有限公司	100	北京思达医用装置有限公司

表 29 2012 年医疗仪器设备及器械工业企业法人单位主营业务收入 100 强

位次	企业名称	位次	企业名称
1	威高集团有限公司	51	上海其胜生物制剂有限公司
2	山东淄博山川医用器材有限公司	52	大连库利艾特医疗制品有限公司
3	山东新华医疗器械股份有限公司	53	上海浦东金环医疗用品股份有限公司
4	欧姆龙(大连)有限公司	54	河南华南医电科技有限公司
5	江西洪达医疗器械集团有限公司	55	陕西秦明医学仪器股份有限公司
6	江西益康医疗器械集团有限公司	56	咸阳西北医疗器械(集团)有限公司
7	上海微创医疗器械(集团)有限公司	57	浙江玉升医疗器械股份有限公司
8	上海康德莱企业发展集团股份有限公司	58	上海金塔医用器材有限公司
9	泰尔茂医疗产品(杭州)有限公司	59	华润医疗器械(上海)有限公司
10	乐普(北京)医疗器械股份有限公司	60	上海泰雷兹电子管有限公司
11	瑞声达听力技术(中国)有限公司	61	上海执诚生物科技股份有限公司
12	华润万东医疗装备股份有限公司	62	三星麦迪逊(上海)医疗器械公司
13	北京博士伦眼睛护理产品有限公司	63	厦门大博颖精医疗器械有限公司
14	深圳市开立科技有限公司	64	肖特新康药品包装有限公司
15	长春迪瑞医疗科技股份有限公司	65	北京白象新技术有限公司
16	北京九强生物技术股份有限公司	66	福建三明毓才玻璃制品有限公司
17	尼普洛(上海)有限公司	67	北京康达五洲医疗器械中心
18	瓦里安医疗设备(中国)有限公司	68	上海美华医疗器具股份有限公司
19	桂林优利特电子集团有限公司	69	浙江苏嘉医疗器械股份有限公司
20	上海医疗器械(集团)有限公司手术器械厂	70	上海白云三和感光材料有限公司
21	美艾利尔(上海)诊断产品有限公司	71	浙江史密斯医学仪器有限公司
22	天津九安医疗电子股份有限公司	72	四川南格尔生物医学股份有限公司
23	上海光电医用电子仪器有限公司	73	长春博迅生物技术有限责任公司
24	南宁双健医疗器械有限责任公司	74	浙江灵洋医疗器械有限公司
25	江西三鑫医疗科技股份有限公司	75	云南山灞图像传输科技有限公司
26	桂林紫竹乳胶制品有限公司	76	上海输血技术有限公司
27	宁波戴维医疗器械股份有限公司	77	宁波天益医疗器械有限公司
28	大连 JMS 医疗器具有限公司	78	浙江天松医疗器械股份有限公司
29	浙江巴奥米特医药产品有限公司	79	北京周林频谱科技有限公司
30	江西红新医疗器械有限公司	80	上海力申科学仪器有限公司
31	上海卫康光学眼镜有限公司	81	北京福田电子医疗仪器有限公司
32	宁波永新光学股份有限公司	82	南宁一举医疗电子有限公司
33	徕卡显微系统(上海)有限公司	83	上海华立塑料制品有限公司
34	上海双鸽实业有限公司	84	宁波蓝野医疗器械有限公司
35	北京谊安医疗系统股份有限公司	85	温州市康莱方医用塑料有限公司
36	浙江科惠医疗器械有限公司	86	金宝医疗器材(上海)有限公司
37	松下电气机器(北京)有限公司	87	浙江衢州康保医疗器材有限公司
38	湖南平安医械科技有限公司	88	杭州市桐庐医疗光学仪器总厂
39	福建梅生医疗科技股份有限公司	89	福建省洪诚生物药业有限公司
40	上海阿洛卡医用仪器有限公司	90	武汉国灸科技开发有限公司
41	河南辉瑞生物医电技术有限公司	91	温州市贝普科技有限公司
42	湖南康利来医疗器械有限公司	92	宁波奉天海供氧净化成套设备有限公司
43	旭化成医疗器械(杭州)有限公司	93	浙江优特格尔医疗用品有限公司
44	桂林市啄木鸟医疗器械有限公司	94	上海凯乐输液器厂
45	上海科邦医用乳胶器材有限公司	95	杭州博日科技有限公司
46	爱科来医疗电子(上海)有限公司	96	上海医疗器械股份有限公司齿科材料厂
47	宁波鑫高益磁材有限公司	97	宁波华辉医用器械有限公司
48	上海医疗器械股份有限公司	98	浙江大吉医疗器械有限公司
49	三贵康复器材(上海)有限公司	99	天津世纪金辉医用设备有限公司
50	麦克奥迪实业集团有限公司	100	南昌百特生物高新技术股份有限公司

表 30　2012 年医疗仪器设备及器械工业企业法人单位利润总额 100 强

位次	企业名称	位次	企业名称
1	威高集团有限公司	51	辽宁爱尔创生物材料有限公司
2	乐普(北京)医疗器械股份有限公司	52	麦克奥迪实业集团有限公司
3	上海微创医疗器械(集团)有限公司	53	宁波天益医疗器械有限公司
4	山东淄博山川医用器材有限公司	54	上海光电医用电子仪器有限公司
5	山东新华医疗器械股份有限公司	55	兰州西脉记忆合金股份有限公司
6	深圳市开立科技有限公司	56	陕西秦明医学仪器股份有限公司
7	北京九强生物技术股份有限公司	57	杭州光典医疗器械有限公司
8	长春迪瑞医疗科技股份有限公司	58	成都迪康中科生物医学材料有限公司
9	泰尔茂医疗产品(杭州)有限公司	59	湖南康利来医疗器械有限公司
10	宁波戴维医疗器械股份有限公司	60	松下电气机器(北京)有限公司
11	江西益康医疗器械集团有限公司	61	肖特新康药品包装有限公司
12	上海康德莱企业发展集团股份有限公司	62	上海阿洛卡医用仪器有限公司
13	上海其胜生物制剂有限公司	63	宁波华辉医用器械有限公司
14	北京博士伦眼睛护理产品有限公司	64	北京思达医用装置有限公司
15	长春博迅生物技术有限责任公司	65	天津和杰医疗器械有限公司
16	江西三鑫医疗科技股份有限公司	66	江西红新医疗器械有限公司
17	瑞声达听力技术(中国)有限公司	67	上海泰雷兹电子管有限公司
18	宁波永新光学股份有限公司	68	杭州好克光电仪器有限公司
19	上海医疗器械(集团)有限公司手术器械厂	69	上海曹杨医药用品厂
20	宁波鑫高益磁材有限公司	70	上海输血技术有限公司
21	上海执诚生物科技股份有限公司	71	上海迅达医疗仪器有限公司
22	云南山灞图像传输科技有限公司	72	咸阳西北医疗器械(集团)有限公司
23	华润万东医疗装备股份有限公司	73	登士柏(牙科)天津有限公司
24	桂林市啄木鸟医疗器械有限公司	74	上海金塔医用器材有限公司
25	尼普洛(上海)有限公司	75	上海诺诚电气有限公司
26	桂林优利特电子集团有限公司	76	湖南平安医械科技有限公司
27	上海浦东金环医疗用品股份有限公司	77	上海双鸽实业有限公司
28	浙江史密斯医学仪器有限公司	78	江西洪达医疗器械集团有限公司
29	大连库利艾特医疗制品有限公司	79	三星麦迪逊(上海)医疗器械公司
30	瓦里安医疗设备(中国)有限公司	80	杭州康基医疗器械有限公司
31	河南辉瑞生物医电技术有限公司	81	宁波蓝野医疗器械有限公司
32	北京谊安医疗系统股份有限公司	82	浙江玉升医疗器械股份有限公司
33	厦门大博颖精医疗器械有限公司	83	北京怡和嘉业医疗科技有限公司
34	浙江科惠医疗器械有限公司	84	上海万奇光电技术有限公司
35	上海医疗器械股份有限公司	85	天津喜来健医疗器械有限公司
36	福建梅生医疗科技股份有限公司	86	浙江优特格尔医疗用品有限公司
37	上海科邦医用乳胶器材有限公司	87	北京白象新技术有限公司
38	河南华南医电科技有限公司	88	辽宁爱母医疗科技有限公司
39	浙江苏嘉医疗器械股份有限公司	89	天津九安医疗电子股份有限公司
40	浙江巴奥米特医药产品有限公司	90	上海力申科学仪器有限公司
41	浙江天松医疗器械股份有限公司	91	浙江衢州康保医疗器材有限公司
42	徕卡显微系统(上海)有限公司	92	北京福田电子医疗仪器有限公司
43	杭州京泠医疗器械有限公司	93	北京市六一仪器厂
44	浙江龙飞实业股份有限公司	94	天津世纪金辉医用设备有限公司
45	南昌百特生物高新技术股份有限公司	95	桐庐优视医疗器械有限公司
46	北京周林频谱科技有限公司	96	天津迈达医学科技股份有限公司
47	美艾利尔(上海)诊断产品有限公司	97	金宝医疗器材(上海)有限公司
48	爱科来医疗电子(上海)有限公司	98	南宁宝莱医疗器械有限公司
49	旭化成医疗器械(杭州)有限公司	99	山东盛宏医药科技有限公司
50	武汉国灸科技开发有限公司	100	上海复弘科技发展有限公司

表 31　2012 年卫生材料及医药用品工业企业法人单位资产总额 100 强

位次	企业名称	位次	企业名称
1	山东省药用玻璃股份有限公司	51	上海海昌医用塑胶厂
2	绍兴振德医用敷料有限公司	52	杭州华威医疗用品有限公司
3	枝江奥美医疗用品有限公司	53	厦门艾德生物医药科技有限公司
4	苏州百特医疗用品有限公司	54	绍兴港峰医用品有限公司
5	山东侨牌集团有限公司	55	贵州千叶塑胶有限公司
6	罗赛洛(广东)明胶有限公司	56	黄石卫生材料药业有限公司
7	江西3L医用制品集团股份有限公司	57	费森尤斯卡比(广州)医疗用品有限公司
8	西安环球印务股份有限公司	58	杭州天山医药玻璃有限公司
9	上海昊海生物科技股份有限公司	59	上海卫生材料厂有限公司
10	江苏省健尔康医用敷料有限公司	60	湖北琪美医疗科技有限公司
11	浙江康德莱医疗器械股份有限公司	61	湖南唯康药业有限公司
12	湖州金洁实业有限公司	62	黑龙江科伦药品包装有限公司
13	浙江华凯医疗器械有限公司	63	浙江华健医用工程有限公司
14	杭州塑料工业有限公司	64	重庆市黔江区博望医用氧气厂
15	河南莲花医疗用品有限公司	65	安吉县阳光医药用品有限责任公司
16	上海强生有限公司	66	杭州江南世家药业有限公司
17	山西广生胶囊有限公司	67	重庆悦康凯达医药有限公司
18	石家庄第一橡胶股份有限公司	68	广东开平金亿胶囊有限公司
19	黑龙江省葵花包装材料有限公司	69	石河子市洁曼卫生材料科技有限公司
20	宁波兴亚橡塑有限公司	70	潍坊市康华生物技术有限公司
21	浙江海圣医疗器械有限公司	71	上海达华药业有限公司
22	青海明诺胶囊有限公司	72	淄博恒舟铝塑包装材料有限公司
23	北际医用塑胶业(南昌)有限公司	73	日照三奇医疗卫生用品有限公司
24	青岛益青药用胶囊有限公司	74	德清县杭翔玻璃制品有限公司
25	山西广生医药包装股份有限公司	75	浙江省浦江县恩尔康胶囊有限公司
26	九江昂泰胶囊有限公司	76	合肥特丽洁卫生材料有限公司
27	浙江康康医疗器械有限公司	77	永嘉县罗浮软包装厂
28	上海广得利胶囊有限公司	78	福建省三林药业有限公司
29	石家庄亿生堂医用品有限公司	79	驻马店市永生医疗器械有限公司
30	烟台鑫汇包装有限公司	80	绍兴市永得利胶囊有限公司
31	浙江益立胶囊有限公司	81	浙江伏尔特医疗器械有限公司
32	幅建省百仕韦医用高分子股份有限公司	82	广西巨龙医疗器械有限公司
33	浙江金石包装有限公司	83	天津新湾生物科技有限公司
34	绍兴福清卫生用品有限公司	84	浙江药联胶丸有限公司
35	湖州展望天明药业有限公司	85	义乌市捷康医疗用品有限公司
36	山东淄博民康药业包装有限公司	86	上海东月医疗保健用品有限公司
37	上海银京医用卫生材料有限公司	87	安徽普氏康药业股份有限公司
38	青岛华仁塑胶医药用品有限公司	88	江中医药包装厂
39	乐清市金泰实业有限公司	89	武宁县林全胶囊有限公司
40	沈阳沈大内窥镜有限公司	90	茌平医光医疗器械有限公司
41	武义卫生用品有限公司	91	浙江昂利康胶囊有限公司
42	杭州龙德医用器械有限公司	92	浙江双鹰胶囊有限公司
43	珠海宏利药业有限公司	93	浙江项氏盖业有限公司
44	浙江周庆盖业有限公司	94	贵州金玖生物技术有限公司
45	长春泰尔茂医用器具有限公司	95	上海建华精细生物制品有限公司
46	江西科美医疗器械集团有限公司	96	浙江双安医药包装有限公司
47	折江华光胶囊有限公司	97	美利泰格诊断试剂(嘉兴)有限公司
48	贵州大使医疗器材有限公司	98	安庆市嘉欣医用材料有限公司
49	修正环球施普乐医药(潍坊)有限公司	99	广西玉林玉药胶囊有限公司
50	绍兴易邦医用品有限公司	100	汕头医用塑料制品厂

表32　2012年卫生材料及医药用品工业企业法人单位主营业务收入100强

位次	企业名称	位次	企业名称
1	山东省药用玻璃股份有限公司	51	浙江伏尔特医疗器械有限公司
2	枝江奥美医疗用品有限公司	52	安徽普氏康药业股份有限公司
3	绍兴振德医用敷料有限公司	53	沈阳沈大内窥镜有限公司
4	苏州百特医疗用品有限公司	54	江中医药包装厂
5	山东侨牌集团有限公司	55	黑龙江科伦药品包装有限公司
6	江苏省健尔康医用敷料有限公司	56	福建省百仕韦医用高分子股份有限公司
7	上海强生有限公司	57	广东开平金亿胶囊有限公司
8	江西3L医用制品集团股份有限公司	58	珠海宏利药业有限公司
9	西安环球印务股份有限公司	59	日照三奇医疗卫生用品有限公司
10	浙江康德莱医疗器械股份有限公司	60	石河子市洁曼卫生材料科技有限公司
11	杭州塑料工业有限公司	61	贵州天使医疗器材有限公司
12	黑龙江省葵花包装材料有限公司	62	驻马店市永生医疗器械有限公司
13	浙江益立胶囊有限公司	63	长春泰尔茂医用器具有限公司
14	绍兴港峰医用品有限公司	64	浙江项氏盖业有限公司
15	绍兴福清卫生用品有限公司	65	厦门艾德生物医药科技有限公司
16	石家庄第一橡胶股份有限公司	66	浙江昂利康胶囊有限公司
17	河南莲花医疗用品有限公司	67	绍兴市永得利胶囊有限公司
18	重庆市黔江区博望医用氧气厂	68	浙江华健医用工程有限公司
19	浙江华光胶囊有限公司	69	湖唯康药业有限公司
20	青岛益青药用胶囊有限公司	70	安吉县阳光医药用品有限责任公司
21	山西广生胶囊有限公司	71	淄博恒舟铝塑包装材料有限公司
22	石家庄亿生堂医用品有限公司	72	浙江华凯医疗器械有限公司
23	上海昊海生物科技股份有限公司	73	杭州华威医疗用品有限公司
24	乐清市金泰实业有限公司	74	上海达华药业有限公司
25	山西广生医药包装股份有限公司	75	武宁县林全胶囊有限公司
26	浙江金石包装有限公司	76	浙江省浦江县恩尔康胶囊有限公司
27	合肥特丽洁卫生材料有限公司	77	桂林天和药业伊维有限公司
28	浙江康康医疗器械有限公司	78	汕头医用塑料制品厂
29	福建省三林药业有限公司	79	上海卫生材料厂有限公司
30	上海海昌医用塑胶厂	80	茌平医光医疗器械有限公司
31	浙江海圣医疗器械有限公司	81	安庆市嘉欣医用材料有限公司
32	浙江周庆盖业有限公司	82	上海建华精细生物制品有限公司
33	贵州千叶塑胶有限公司	83	广西玉林玉药胶囊有限公司
34	青海明诺胶囊有限公司	84	义乌市捷康医疗用品有限公司
35	绍兴易邦医用品有限公司	85	杭州江南世家药业有限公司
36	上海银京医用卫生材料有限公司	86	缙云县新华药物包装厂
37	九江昂泰胶囊有限公司	87	天津新湾生物科技有限公司
38	杭州龙德医用器械有限公司	88	长春龙天医药彩印包装有限公司
39	费森尤斯卡比(广州)医疗用品有限公司	89	山西省榆社县广生包装材料有限公司
40	潍坊市康华生物技术有限公司	90	浙江景宁瓯江胶囊有限公司
41	湖州展望天明药业有限公司	91	绍兴县宏达陶瓷有限公司
42	浙江药联胶丸有限公司	92	广州市番禺万福卫生用品有限公司
43	湖北琪美医疗科技有限公司	93	上海久融塑料制品有限公司
44	上海广得利胶囊有限公司	94	烟台鑫汇包装有限公司
45	海南宝元堂保健品有限公司	95	杭州天山医药玻璃有限公司
46	山东淄博民康药业包装有限公司	96	绍兴县富源气体有限公司
47	江西科美医疗器械集团有限公司	97	贵州金玖生物技术有限公司
48	宁波兴亚橡塑有限公司	98	武义卫生用品有限公司
49	青岛华仁塑胶医药用品有限公司	99	美利泰格诊断试剂(嘉兴)有限公司
50	重庆悦康凯达医药有限公司	100	修正环球施普乐医药(潍坊)有限公司

表33　2012年卫生材料及医药用品工业企业法人单位利润总额100强

位次	企业名称	位次	企业名称
1	苏州百特医疗用品有限公司	51	湖北琪美医疗科技有限公司
2	上海昊海生物科技股份有限公司	52	浙江昂利康胶囊有限公司
3	山东省药用玻璃股份有限公司	53	广东开平金亿胶囊有限公司
4	罗赛洛(广东)明胶有限公司	54	黄石卫生材料药业有限公司
5	上海强生有限公司	55	绍兴港峰医用品有限公司
6	江西3L医用制品集团股份有限公司	56	贵州金玖生物技术有限公司
7	西安环球印务股份有限公司	57	贵州千叶塑胶有限公司
8	浙江康德莱医疗器械股份有限公司	58	绍兴易邦医用品有限公司
9	河南莲花医疗用品有限公司	59	浙江金石包装有限公司
10	北际医用塑胶业(南昌)有限公司	60	江西科美医疗器械集团有限公司
11	湖州金洁实业有限公司	61	桂林天和药业伊维有限公司
12	石家庄亿生堂医用品有限公司	62	义乌市捷康医疗用品有限公司
13	厦门艾德生物医药科技有限公司	63	上海银京医用卫生材料有限公司
14	枝江奥美医疗用品有限公司	64	武义卫生用品有限公司
15	山西广生医药包装股份有限公司	65	浙江双安医药包装有限公司
16	杭州塑料工业有限公司	66	贵州天使医疗器材有限公司
17	山西广生胶囊有限公司	67	福建省三林药业有限公司
18	浙江益立胶囊有限公司	68	烟台鑫汇包装有限公司
19	青岛益青药用胶囊有限公司	69	杭州华威医疗用品有限公司
20	重庆市黔江区博望医用氧气厂	70	绍兴市永得利胶囊有限公司
21	福建省百仕韦医用高分子股份有限公司	71	上海协民医用敷料厂
22	九江昂泰胶囊有限公司	72	武宁县林全胶囊有限公司
23	黑龙江省葵花包装材料有限公司	73	山东侨牌集团有限公司
24	浙江华光胶囊有限公司	74	费森尤斯卡比(广州)医疗用品有限公司
25	沈阳沈大内窥镜有限公司	75	浙江伏尔特医疗器械有限公司
26	江苏省健尔康医用敷料有限公司	76	浙江华健医用工程有限公司
27	合肥特丽洁卫生材料有限公司	77	江中医药包装厂
28	珠海宏利药业有限公司	78	天津新湾生物科技有限公司
29	山东淄博民康药业包装有限公司	79	广州市番禺万福卫生用品有限公司
30	青岛华仁塑胶医药用品有限公司	80	绍兴县宏达陶瓷有限公司
31	上海达华药业有限公司	81	湖州展望天明药业有限公司
32	上海建华精细生物制品有限公司	82	浙江景宁瓯江胶囊有限公司
33	安徽普氏康药业股份有限公司	83	美利泰格诊断试剂(嘉兴)有限公司
34	浙江周庆盖业有限公司	84	贵州苗通生物医药开发有限公司
35	驻马店市永生医疗器械有限公司	85	绍兴县富源气体有限公司
36	浙江康康医疗器械有限公司	86	缙云县新华药物包装厂
37	浙江海圣医疗器械有限公司	87	金华科源医药包装材料有限公司
38	上海海昌医用塑胶厂	88	安吉东来药用辅料有限责任公司
39	广西玉林玉药胶囊有限公司	89	贵阳卫生材料厂
40	长春龙天医药彩印包装有限公司	90	阜阳市卫生材料有限公司
41	潍坊市康华生物技术有限公司	91	上海卫生材料厂有限公司
42	浙江药联胶丸有限公司	92	安吉县阳光医药用品有限责任公司
43	青海明诺胶囊有限公司	93	象山华美塑料制品有限公司
44	绍兴振德医用敷料有限公司	94	汕头医用塑料制品厂
45	安徽众康药业有限公司	95	重庆悦康凯达医药有限公司
46	浙江省浦江县恩尔康胶囊有限公司	96	安庆市嘉欣医用材料有限公司
47	浙江项氏盖业有限公司	97	湖州京城气体有限公司
48	杭州天山医药玻璃有限公司	98	茌平医光医疗器械有限公司
49	绍兴福清卫生用品有限公司	99	上海东月医疗保健用品有限公司
50	乐清市金泰实业有限公司	100	淄博恒舟铝塑包装材料有限公司

医院药学

Hospital Pharmacy

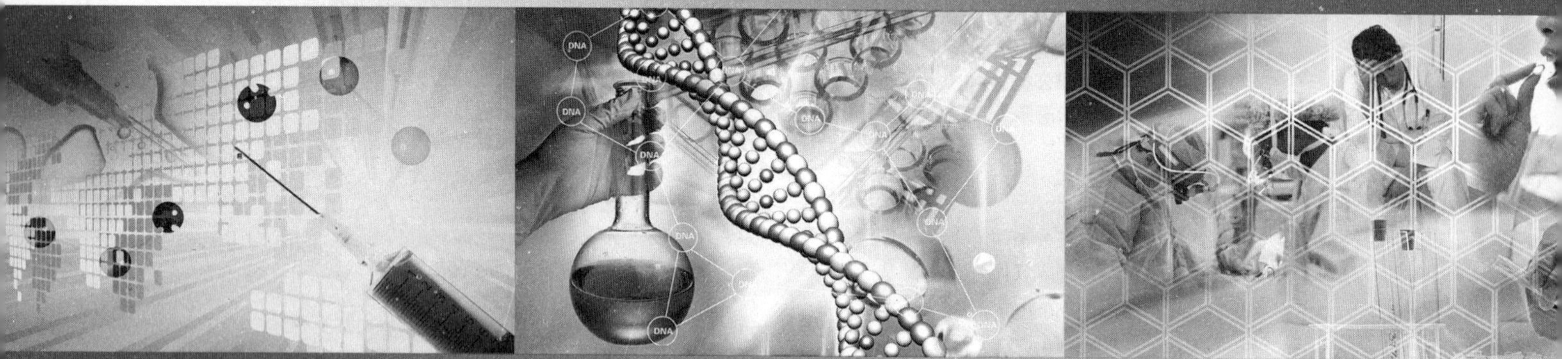

医院药剂

医院制剂 医院制剂是医院为满足临床治疗需要，自行研发、配制的制剂。随着国家医药卫生体制改革的深入，医院制剂面临着机遇与挑战并存的局面。苏石旺认为目前医院制剂存在的问题，包括外在质量问题、内在质量问题、质量标准问题和质量安全性问题。医院制剂拥有的自身条件是其存在与发展的基础，医院制剂的质量把握应在充分利用自身优势的基础上，在临床上发挥出积极的作用，致力于由供应保障型向技术开发型进行转变，以适应发展的需要。一方面可以利用医院这个特定的广阔临床市场，发挥其优势，将多年来临床上广泛应用并认为疗效确切的制剂品种罗列出来，联合有实力的制剂企业进行共同开发；另一方面可引进科研，开发多渠道的经费，将具有市场潜力及发展前景的优良制剂品种，通过临床验证后，取得科学、准确的数据支持，致力于将医院制剂从简单的生产型向研究、生产联合临床的“三位一体”型进行转型，全面提高医院制剂的水平。范开华等认为与临床协作，依协定处方开发特色制剂，根据临床需求，与临床科室联合，对古方、验方等进行筛选化裁，采用现代药剂技术，开发安全、有效、经济的制剂。林捷等还研究考察了医院制剂从配制到销售各环节成本对成品价值的影响，以概率理论为依据，设计出批生产数量计算公式，以达到降低医院制剂的生产成本，提高利润的目的。李连新等建议医院制剂室严格规范制剂标签的管理，对每批生产工序结束后，未使用完已经打印过批号、效期的标签，要重新清点，严格执行销毁制度，并做好销毁记录，严格检查实用数、残损数及剩余数之和与领用数的差额，如有不符查明原因，应写出偏差报告上交主管处理；药品监督部门的检查不应停留在教育阶段，对明知故犯的单位应通告批评，限期整改，甚至撤销其制剂文号或吊销制剂许可证等。[中国当代医药，2012，19(1)：169-170；中国药业，2012，21(16)：79-80；药学服务与研究，2012，12(6)：476-477；中国药业，2012，21(4)：9-10]

（张　斌　葛卫红）

医院药事管理的探讨 传统的医院医疗服务都是重医轻药，如今医院的药事管理已经从单纯的药品供应转到以病人为中心的模式，药学管理逐渐被重视。李松认为药事管理质量的优劣和医院整体管理质量密切相关，因此需要制定一套科学、合理、客观的药事管理质量评价体系，以提高医院药学服务的质量。其依据目前医院药事管理的发展状况，把医院药事管理的质量评价指标体系总结为两个级别的指标体系。一级质量评价指标体系包括合理用药、药品质量保障、药学服务的开展3个方面。合理用药的评价体系可以反映药学服务的价值或者增值数。通常可以通过这个评价指标体系，监督药师在临床用药中恪守制度，确保患者得到优质的服务和质量有保障的药物，防止出现药品不良反应，提高用药的安全性。药品质量保障体系，主要反映药品从生产到供应的过程质量，它主要起到的作用是保障药物无质量问题。药学服务开展的评价体系主要是体现药学人员创造的社会效益以及经济效益的评价方式。而二级的指标则是围绕一级指标的3个方面确定。这表明药事管理和医院的整体服务目标是相一致，即重视患者的福利高于创造经济效益。由此看来，临床上的药事管理评价体系是作为导向性的评价体系存在，而非具体的操作性的评价体系。[中国卫生产业，2012，25：167]

（张　斌　葛卫红）

药房托管 药房托管是医院所有者通过合同（契约）形式，将医院药房交给具有经营管理能力，并能够承担相应经营风险、责任和义务的，有独立法人资格的药品经营企业（以下简称为托管方）进行有偿经营，明晰医院药房所有者、经营者权利关系，以期达到参与双方取得良好经济和社会效益的一种药品经营管理模式。

冯名海等重点分析了药房托管的不利影响，并提出了相关消除不利影响的建议。(1)保障临床用药，防止药品短缺是实现医院药房托管的前提。建议从以下3方面进行协调控制：一是托管协议中托管方上缴医院的提成比例的制定，可以参照药品招标采购的定价方式，对药品的质量层次进行区分，质量层次越高的药品，上缴医院比例越低；二是医院须制定出一份符合本院用药需求的用药目录交与托管方，目录内药品细化到药品厂家，以保证托管期间的药品质量和价格相对稳定，托管方不能及时供货时，医院有权根据实际需要自行采购；三是必须在托管协议中对托管方的药品保障率进行约束，如有投诉超过3天保障不上的药品，处于托管方500元一次的罚款。(2)加强监督管理，保证药品质量，是实现医院药房托管的必要条件。建议从以下3个方面加强监督管理：一是院方指派1 ~2名工作人员参与托管方的管理，负责药品的出入库统计、质量把关，特殊保障药品管理，药品价格的审核等工作；二是注重加强与临床科室的沟通，把各临床医生、护士以及病人反馈的药品不良反应及时收集整理，除了做好上报工作外，还应不定期查找分析发生不良反应的可能原因，考虑是否对用药目录作出调整；三是协议约束托管方供应的药品不得以次充好，以劣充优，因药品质量问题导致医疗纠纷或医疗事故，造成的一切后果由托管方承担。(3)防止新型的医药关系产生与发展，是医院药房托管能否存续发展的关键。应做好如下3点：一是托管方尽职尽责，托管方如果想获得更大的医药市场，不能寄托于建立新型医药关系，而应从降低配送费，发展现代物流着手，从强化医院药房管理着手，对托管后所产生的规模效应与其他医药公司进行竞争；二为托管协议限制，托管方要配合院方实行依法行医、廉洁行医、合理用药，严禁任何形式的药品、耗材促销活动，托管协议中规定年终结算时，以药品占医疗总收入的比例进行计算，如有超过协议中规定的药品比例，超出部分处于托管方三倍罚款，此协议条款可以有效限制托管方在医院从事不正当的医药购销活动；三是国家需出台相关规定，以约束当前医院药房托管模式，明晰院方与托管方之间的权利义务关系，约定托管方上缴医院管理费的比例，违反协议的处罚措施等方面，以促进药房托管模式健康发展，为医药分开探索铺路。[药学实践杂志，2012，30（1）：67-77]

（张　斌　葛卫红）

输液调剂　静脉用药集中调配是指医疗机构药学部门根据医师处方或用药医嘱，经药师进行适宜性审核，由专业技术人员按照无菌操作要求，在洁净环境下对静脉用药物进行加药混合调配，使其成为可供临床直接静脉输注使用的成品输液操作过程。静脉用药集中调配是药品调剂的一部分，医疗机构采用集中调配和供应静脉用药的，应当设置静脉用药调配中心或调配室（PIVAS）。

仲家琦等认为静脉用药调配中心集中大批量的输液配制，使得高危药品使用种类和数量集中，新的工作流程使高危药品的使用风险增加，因此，高危药物的管理使用在静脉药物调配中心至关重要，直接关系到药品的安全使用和患者的生命安全。高危药品的规范化管理，措施包括：①高危药品实行双人审核制度，调配药品时，实行双人发放，双人审核，严格做到“四查十对”，从药品的领取、储存到调配，每个环节都做到仔细查对。②药师在审方时，特别要对高危药品的规格、剂量、用量、药物浓度、给药频率及给药途径予以关注。③在排药区，高危药品集中摆放，标示醒目，需低温储存的药品放于冰箱内保存，严格与普通药品分开放置。④药师核对时，对摆药框中各种高危药品的标示再次核对，在加药时，标示牌再次提醒护士有高危药品注意核对。⑤化疗药对人体都有一定的致癌、致畸作用，护士在配药时应穿戴好口罩、帽子、防护衣、双层手套，按要求正确配置。⑥对静脉用药调配中心的所有人员进行培训和教育，掌握高危药品目录，熟悉高危药品管理制度以及高危药品质量评价标准，利用每月的业务学习时间，加强药师、护士对高危药品的名称、药理作用、给药方法的学习，降低高危药品潜在的风险。[天津药学，2012，24（5）：40-42]

（张　斌　葛卫红）

麻醉药品管理　麻醉药品是指连续使用后易产生身体依赖性、具有成瘾性的药品。麻醉药品是最典型的具有“双刃剑”特点的药物，合理使用能够有效缓解患者的疼痛，提高患者的生活质量。如果管理不当、使用不合理，不仅影响疾病的治疗，还会出现麻醉药品滥用现象，造成严重的社会问题。为了进一步加强麻醉药品的管理，因此，国家在2005年~2007年相继颁布出台了相关的管理条例和规定。例如《处方管理办法》、《麻醉药品和精神药品管理条例》、《麻醉药品、第一类精神药品管理规定》、《麻醉药品、精神药品处方管理规定》等。用相关的法律法规来维护麻醉药品合法合理的使用及管理。曹良德就麻醉药品管理和使用经验报道如下：（1）根据不同类型患者制定出不同的麻醉药品使用流程管理制度。门诊患者流动性大，使用情况复杂，监管难度大，规范麻醉药品的管理主要有3个要点：明确医师接诊开处方程序；明确药师审方调配程序；建立患者病历保存交接程序。急诊患者的用药，偶然性较大，规范麻醉药品管理的要点就是避免患者直接接触麻醉药品，而是由药房工作人员直接将麻醉药品交与急诊医护人员，使用完毕后再由急诊医护人员将空安瓿交予药房工作人员。这样有效消除了中间环节的不安全隐患。住院患者相对稳定，规范麻醉药品管理的要点仍是避免患者接触麻醉药品，由病区护士凭具有麻醉药品处方权的医师开具的麻醉药品专用处方到住院药房领药，药师审核无误后予以发药，同时将麻醉药品注射剂的空安瓿如数交回。患者一旦出院，如果需要继续使用麻醉药品的，一律按照“门诊患者首次处方”的程序重新办理。（2）根据患者类型制定麻醉药品的最大发放剂量。根据国家规定参考药品说明书，结合本院常用麻醉药品品种及患者就医类型，制定出麻醉药品相应最大发放剂量，也进一步增强了药师审方的可操作性。其中癌症的三阶梯止痛治疗原则要求选择正确的止痛药物，按阶梯、按时、按剂量个体化给药。（3）根据“处方管理办法”规范医师的病历与处方书写。医师开具处方的临床诊断、药品用法用量及给药次数必须符合规定，书写必须规范，否则药师完全有权拒绝调配。（4）关于加强临床麻醉药品管理的建议。强化人员培训，加强监管意识；严格处方审核，把好药品发放关；药房建立注射液麻醉药品空安瓿与废贴回收管理工作；加强剩余药品管理。金原野在医院麻醉，第一类精神药品管理中发现问题如下：①相关医务人员的专业水平低，责任心不强。②对麻醉药品的有效期监控力度不够。③麻醉药品采购与临床需求严重脱节而造成医疗资源的严重浪费。④麻醉药品的质量保障存在隐患。⑤麻醉药品的信息管理系统不完善。并提出相应对策：①加强业务培训，实行专人管理。②实施药品招标采购，规范药品采购流程。③增强有效期监控力度，确保药品质量。④建立健全麻醉药品信息管理系统。[中国医院药学杂志，2012，32（8）：643-644；中医药管理杂志，2012，20（7）：682-683]

（王　皓　葛卫红）

病区小药柜管理　病区小药柜是临床药品供应不可缺少的一种补充方式，其主要功能是为救治危重患者赢得宝贵时间，在病人病情突变时保证临时医嘱可以得到及时有效的执行。何丽芳调查分析各科室小药柜的管理情况，发现问题如下:①针剂批号超过2种。②放在治疗室方格内的零散针剂数量超过10支。③需避光保存药品无避光。④针剂盒子上的批号与实物批号不符。⑤2种不同的针剂放在一个针盒内。⑥大输液外标签与存放药品不一致。⑦过期药品。麻醉及精神药品管理存在的问题:①交接班记录不完整。②针剂批号超过2种。③麻醉药品针剂盒子内无药品标签。④使用麻醉药品未及时登记。⑤针剂字迹模糊。⑥麻醉药品有双锁无双人保管。冰箱药品管理存在的问题:①冷藏柜内结冰。②过期药品。③温度未在2~8℃。④药品存放脱离原包装,放在自备的塑料盒里。⑤药品存放太多,冷藏柜内很杂乱。并针对以上问题提出改进措施:①医务人员要定期学习药品的说明书等相关知识,尤其是抢救药品和新药。②随时调整备药数量和品种。各病区应根据现阶段用药情况,用药特点,使用频率,药品性质和有效期长短,对所备药品的数量和品种进行合理的调整和补充。③加强效期管理。各病区应每个月自查储备药品效期一次。对1个月内将过期的药品做特殊标记,就可提醒大家用时先用掉,就可避免药品过期。④掌握"先进先出","后进后出"的原则,以防过期失效。药品尽量不要脱离原包装,确实无外包装的需在同一规格的药盒上注明盒内药品的批号,效期。⑤各病区对抢救车,常用药品,麻醉,精神药品,冰箱药品实行专人保管,特别是抢救车药品和麻醉药品,要做到每日清点查看,并及时补充。梁慧屏等针对病区小药柜普遍存在的组织管理不健全,对普通药品管理不够重视、备用药物数量管理不科学、药品有效期管理不完善、未能完全按条件储存药品等问题,提出如下对策:①健全管理制度,药品专人管理。②设定品种、基数,及时更新(每季度)。③建立药品有效期标识制度。④建立病区药物说明手册、药物配伍禁忌表,重点药物均有说明书原件,建立重点药物用药后的观察制度和程序,并根据药物的变化而更新。⑤加强药品存储设备的建设,严格按照说明书的要求进行药品存放。病区药品,直接影响病人的治疗效果及身体健康,对其进行科学规范的管理尤为重要。只有加强监管,制定相应的管理制度,使病区药柜的管理制度化、规范化,才能保证药品质量及医疗安全。[海峡药学,2012,24(10):274-275;药事管理,2012,19(11):142-146]

(王 皓 葛卫红)

药品应急保障 我国的药品储备制度开始于20世纪70年代。1999年国家制定了《国家医药储备管理办法》,要求中央和地方分别建立医药储备体系。目前,全国医药储备资金规模达12亿元,储备的品种均为国家已批准生产、上市销售的药品和医疗器械。我国的药品储备模式是:确定几家大的国有医药企业作为药品储备单位,根据国家灾情、疫情形势的需要,由卫生行政部门提出储备药品目录,发展和改革委员会下达储备计划,经财政部门审核后连同大量储备资金一起安排到这些企业。承担药品储备职能的企业按储备目录储备药品,这些药品可以按规定的比例在市场上流动、更新库存,但在国家出现灾情、疫情时,必须首先按时按量提供。储文功等分析药品应急保障体系存在的问题如下:①缺乏统一的指挥协调机制。政府各主管部门之间缺乏协调机制;中央储备与地方储备缺乏协调。②缺乏法律保障机制。军队动员地方药品缺乏法律保障;现有法规缺乏约束力。③缺乏系统的应急保障体系。应急保障环节缺乏统一筹划;应急药品生产很难落实;医药储备缺乏资金和统一标准;应急药品的供应和使用平时缺乏训练。④缺乏信息平台。没有建立全国统一的药品储备数据库;救援用药信息传递不畅。并提出突发灾害药品应急体系建设的思路和建议:①应急药品指挥平台建设。为加强突发灾害应急药品供应指挥协调,应建立国家、省和市三级应急指挥平台。国家级由工信部牵头,发改委、卫生部、财政部、工业与信息化产业部、食品药品监督管理局共同组成药品应急领导小组,负责国家药品在应急条件下的筹措、储备、供应的指挥与协调工作,并指导下一级药品应急保障工作。省级药品应急领导小组负责在应急条件下的地方储备药品筹措、储备、供应及指挥协调工作。市级药品应急领导小组负责在应急条件下的医院储备药品筹措、储备、供应及指挥协调工作。②应急药品保障平台的建设。加强应急药品研究;保障应急药品生产,储备和使用。③完善应急药品法律法规体系建设。④应急药品数据信息平台建设。研究建立应急药品科研、生产、储备、供应信息数据库,数据库内容包括国内外科研机构和生产供应厂商的科研能力、生产能力、产品品种数量、采购方式、供货渠道以及国内各地应急药品存储能力、运输能力、配发使用能力等,并根据需要及时对数据库信息进行更新补充,加强数据库资源的网络化建设,在地理信息系统(GIS)上提供应急药品信息共享和使用平台,以便在应急事件发生时,能及时启动应急药品的研究、生产、征用、供应和复原程序。[中国药房,2012,23(17):1 591-1 592;中国药房,2012,23(41):3 929-3 930]

(王 皓 葛卫红)

药品门诊调剂 门诊药房是医院的重要部门,负责全院门诊处方的调剂,提供各种相关的用药指导。调剂质量直接关系患者的健康乃至生命,所以确保患者的用药安全是我们药师的职责所在。唐娟妮指出门诊调剂窗口药学服务不应该仅仅局限于药品调剂,而应该把服务的重点放在处方审核和用药指导上,努力向"以患者为中心,以医疗服务质量为主题"的技术服务型模式转变,并提出加强门诊调剂窗口药学服务的主要举措:①落实岗位责任,提高工作人员服务质量和责任心。②强化日常学习,提升工作人员的专业水平。③加强宣传力度,提高医务人员及患者的用药水平。尤君芬应用PDCA循环管理,加强门诊调剂质量管理并取得了较好的效果:①计划阶段。通过收集门诊处方资料,查找差错原因,并针对不同差错原因制定相应的改进措施。②实施阶段。成立整改工作小组,各成员分工分阶段实施落实整改措施;加强人员素质教育和提高团队协作精神;修改调剂质量监督检查制度,成立调剂质量监督检查小组,每月实地查看调剂全过程,实行班组竞赛,并采取适当的奖惩措施。③检查和处理阶段。采用 PDCA 循环管理模式前后的差错率数据进行统计学处理,P 值小于 0.05,两者比较具有显著性意义,整改评估为有效。为防止类似差错事件发生,将改进措施标准固化,整改经验院内公布分享。针对整改后发生的差错,继续分析查找原因,进入下一个 PDCA 循环。王伟等将条形码识别技术应用于门诊药房的调剂管理,每一个药品品种对应一个条形码。调剂处方时,对药品的条形码进行扫描后,药品信息自动反映到电脑上,再与处方中的药品信息进行比对。比对正 确的处方予以核销,并从药房中出账;比对错误的处方提示调剂错误,则不能从药房中出账。应用自动识别技术可以有效减少调剂差错,保障药品安全;有利于药品的帐物相符,有利于药品的正确盘点,有利于做好药品和账务管理工作。[中国社区医师,2012,14(322):17;海峡药学,2012,24(3):261-262;中国药事,2012,26(9):1 030-1 031]

(王　皓　葛卫红)

临床药学教学管理　随着医药卫生体制改革的不断深入,医疗工作的重点由以医疗为中心转变为以患者为中心,药学工作的重点也由传统的供应保障型向药学服务型转变。药学教育必须要顺应时代发展的要求,培养出药学服务需求的新型人才。丰连功指出医院药学专业技术人员培训要做到六个结合:①药学专业知识培训与人文科学知识培训相结合。新形势下的药学专业技术人员不仅要有扎实的药学专业知识,还要熟悉一定的心理、教育、伦理等相关人文学科知识以及与他人良好沟通的技巧。②药学专业知识培训与临床有关知识培训相结合。临床药学的兴起改变了医院药学以药品供应为主要任务的传统观念。医院药学发展的重点正向临床药学和药学服务方向转化。③药学专业知识培训与法律法规知识培训相结合。知法、懂法、守法是一名药学工作者从事药学服务工作的前提和必要条件。④药学专业知识培训与职业道德教育相结合。药学服务活动能影响到患者的健康和生命,通过执业活动教育培训,使职业道德融入药学工作者的个人意识,成为药学部这个团队的共同行为准则和行为规范。⑤药学专业知识培训与专业技术岗位相结合。专业技术岗位从职称类别来看分为高、中、初级三种。不同的岗位有不同的职责要求。根据不同的岗位,可以进行分层次有梯度的培训,提升各类人员的专业技术素质。⑥药学专业知识培训与质量安全培训相结合。质量与安全团队的创建决非一日只功,质量与安全意识的形成,决非一朝一夕就能完成。只有通过科学、系统、规范的有关质量安全的培训才能达到。李丽莉等在医院药师规范化培训中进行了新的教学模式的探索如下:①双人带教。学员在药剂科各岗位关于药品保管、药品调配、处方的审核和制剂的配制等基本操作、基本技能的带教,由经验丰富的一线指导教师负责。临床药学部分的教学如新药评价、临床查房、药历的书写、信息检索、处方点评、药品不良反应监测等由临床药师负责,形成双人带教模式,这样的教学模式充分调动了各岗位人员的积极性,不同岗位的指导教师相互取长补短,使教育资源优化整合。②集体带教。对于一些常识性教学内容,例如临床常用检验指标的认读、药品不良反应报告流程、药历的书写格式、抗菌药物合理使用原则、麻醉及一类精神药品使用管理等,由指导教师分工制作成 PPT 形式的课件,先在师资范围内试讲,由其他教师提问题,通过集体讨论的形式,统一思想,达成共识,会后由试讲者汇总整理,汲取集体的智慧,充实讲课内容,制作成较为完善的课件。遇到政策调整或管理规定改变时,课件也会及时修订。③学员相互带教。学员分成若干个学习小组,不同轮转年限的学员穿插分组,由第 2 年学员指导第 1 年学员,第 3 年学员指导第 2 年学员,遇到问题学员之间可相互讨论、相互学习,他们既是学员又是老师。这种相互带教模式,既培养了学员自主学习的能力,同时也培养了学员的教学意识,使教学能力不断增强。④以问题为基础的(PBL)教学。传统的教学模式中教师往往处于主导地位,教师告诉学员做什么、应该怎样做,手把手地教给学员。而学员更多地处于从属地位,被动地接受知识,创新力和能动性受到严重遏制。我院转变教学理念,积极探索新的教学模式,使学员成为教学主体,教师作为客体,即由教师提出问题,学员相互讨论,制定解决方案,分工协作,最后得出答案。目前比较公认的方法 PBL(Problem-based-learnig)教学法,意译为"以问题为基础的学习",是美国神经病学专家 Barrows 教授于 1969 年首创的一种新的教育理念,其延续发展的核心内容是要求指导教师与学生共同努力互动,以达到教学相长的目的。[第四届全国医院药剂科建设与管理学术研讨会:182-183;中国药房,2012,23(40):3 837-3 839]

(王　皓　葛卫红)

药物不良反应

概　述　2012 年国家药品不良反应监测网络共收到药品不良反应事件报告 120 万余份,相对于 2011 年的 85 万份增长 40% 以上,相对于 2011 年 23% 的整体增速明显上升。2012 年药品不良反应报告按照药品类别统计,化学药占 81.6%、中药占 17.1%、生物制品占 1.3%。尽管 2011 年不良反应监测年度报告并未披露相关数据，但与2010年相比，化学药占比下降4.6个百分点，中药占比则有同样幅度的提升，生物制品占比无变化。化药占比下降与主要源于抗菌药物的限用。2012年抗感染药物不良反应占化药不良反应比例为48.8%，首次跌破50%，该比例自2011年限抗实施后已持续下降，显示出限抗工作卓有成效。2012年全国药品不良反应监测网络共收到中药注射剂报告10.3万例次，同比增长58.2%，其中严重报告5 500余例次，同比增长37.2%，报告数量排名前三位仍然稳定。2012年中药注射剂不良反应占比中药不良反应已超过70%，相比2010年的50%提升十分明显。（葛卫红）

2012年药品不良反应/事件报告分析 2012年全国药品不良反应监测网络收到的药品不良反应/事件报告数量达到120余万份，其中新的和严重报告数量24万份，占同期报告总数的20%。目前，国家药品不良反应监测数据库累计收集药品不良反应/事件报告已达500余万份。同时，报告的及时性和报告质量也得到了提高。2012年，一般病例报告时间距不良反应发生平均时间为23.6天，30日内报告比例达到83.8%，比2011年提高3.2%；严重病例报告时间距不良反应发生时间平均为20天，15日内报告比例达到80.2%，比2011年提高3.5%。2012年药品不良反应/事件按照来源统计，来自医疗机构的报告占74.8%，来自药品生产和经营企业的报告占24.4%，来自个人的报告占0.8%。与2011年相比，药品生产和经营企业的报告比例进一步提高。按照药品类别统计，化学药占81.6%、中药占17.1%、生物制品占1.3%。化学药中，抗感染药的例次数仍居首位，占48.8%，但延续了前两年的下降趋势；其次是心血管系统用药，占9.6%；镇痛药，占8.0%；消化系统用药，占5.9%；电解质、酸碱平衡及营养药，占4.9%。前5类药品共占化学药总例次数的77.2%。按照药品剂型统计，注射剂占56.7%，口服制剂占39.5%，其他制剂占3.8%。与2011年相比，注射剂比例基本持平，口服制剂比例上升了0.6个百分点。（葛卫红）

抗感染药情况 2012年全国药品不良反应监测网络共收到抗感染药的不良反应/事件报告48万余份，其中严重报告1.8万余份，占3.7%。与2011年相比，抗感染药的报告数量增长29.5%，严重报告数量增长33.6%，但均低于国家药品不良反应监测数据总体报告的增长率。按药品类别统计，报告例次数排名前5位的依次是头孢菌素类、喹诺酮类、大环内酯类、青霉素类、硝基咪唑类。按品种统计，严重报告例次数排名前10位的品种依次为：头孢曲松、左氧氟沙星、青霉素G、头孢哌酮舒巴坦、克林霉素、头孢呋辛、阿奇霉素、头孢噻肟、利福平、炎琥宁。随着2012年药品不良反应/事件报告数量的整体增长，抗感染药的报告数量也有所提高，但提高幅度低于2012年总体报告的增长水平。2012年，卫生部发布了《抗菌药物临床应用管理办法》，加强抗菌药物的合理使用，限制了抗菌药物的使用比例，感染药物的报告数量占总体报告数量的比例也较2011年明显下降。（葛卫红）

中药注射剂情况 2012年全国药品不良反应监测网络共收到14个大类中药注射剂报告10.3万例次，其中严重报告5500余例次，占5.3%。与2011年相比，中药注射剂报告数量同比增长58.2%，高于国家药品不良反应监测数据总体报告增长率；严重报告同比增长37.2%，低于总体严重报告增长率。2012年全国药品不良反应监测网络收到的严重报告中，中成药例次数排名前20位的均为中药注射剂。中药注射剂严重报告例次数排名前10位的品种依次为：清开灵注射剂、参麦注射剂、双黄连注射剂、血塞通注射剂、丹参注射剂、香丹注射剂、生脉注射剂、血栓通注射剂、脉络宁注射剂、黄芪注射剂。从药品不良反应/事件报告的患者用药情况看，中药注射剂与其他药品联合使用现象较为普遍，且有可能增加安全风险，提示临床使用中应谨慎联合用药，并加强对患者的不良反应监护。（葛卫红）

基本药物情况 2012年全国药品不良反应监测网络共收到国家基本药物的不良反应/事件报告44.2万份，较2011年增长42.4%。其中严重报告数量1.6万份，占3.7%。2012年国家基本药物不良反应/事件报告中，化学药例次数排名前5位的品种均为抗感染药，分别是左氧氟沙星、头孢曲松、头孢呋辛、青霉素和甲硝唑。中药注射剂排名前5位的品种依次为：清开灵注射剂、参麦注射剂、血塞通注射剂、血栓通注射剂、丹参注射液；中药口服制剂排名前五位的品种依次为：鼻炎康片、复方丹参片（胶囊、颗粒、滴丸）、双黄连合剂（颗粒、胶囊、片）、黄连上清丸（颗粒、胶囊、片）、牛黄解毒丸（胶囊、软胶囊、片）。2012年国家基本药物不良反应/事件报告总数、严重报告数增长水平与2012年总体病例报告增长水平基本一致，严重报告所占比例也与2011年相同。总体上看，2012年国家基本药物安全状况平稳。（葛卫红）

2012年药品不良反应监测工作 2012年，国家食品药品监督管理局大力推动新修订的《药品不良反应报告和监测管理办法》的贯彻实施，督促药品生产、经营企业和医疗机构建立药品不良反应报告和监测制度，履行监测和报告责任。针对地市级监测机构组建时间短、人员新、经验相对缺乏等现实状况，强化培训和业务交流，提高基层监测机构的调查、分析和评价能力，加强基层药品不良反应监测机构体系建设。印发《药品定期安全性更新报告撰写规范》、《关于做好药品不良反应监测数据利用工作的通知》等规范性文件，强化生产企业责任，督促企业定期对药品不良反应报告进行分析，及时发现药品安全风险。网络基层机构用户数量快速增长，扩大了药品不良反应监测覆盖面。新建成的国家药品不良反应监测系统全面投入使用，报告更规范、更快捷，报告质量也得到提高，同时新系统增加了药品风险自动预警、数据统计和分析功能，极大地提高了各级药品不良反应监测机构的数据分析能力，确保了药品安全事件早发现、早控制。

2012年，药品安全性评价工作井然有序地开展。通过日常监测、季度汇总等形式监测分析国家药品不良反应监测数据库数据，深入挖掘药品风险信号；密切关注国际动态，抓取和甄别国外药品安全信息；加强基本药物的安全性评估，围绕用量大的品种开展分析评价。2012年共计开展了丁咯地尔、甲丙氨酯口服制剂、他汀类药品、质子泵抑制剂类药品、西酞普兰制剂、脉络宁注射液、雷公藤制剂等30余个(类)品种的安全性评估，并采取各种措施降低药品风险。 (葛卫红)

2012年药品风险控制工作 2012年，在不断加大药品不良反应监测力度的基础上，国家食品药品监督管理局对发现存在安全隐患的药品采取了相关管理措施。①发布药品安全警示信息。共发布《药品不良反应信息通报》8期，共涉及9个/类药品；发布《药物警戒快讯》12期，报道了国外药品安全性信息60余条。②修改产品说明书。根据药品不良反应监测和分析结果，国家食品药品监督管理局发布了鼻炎宁胶囊(颗粒、冲剂)、保妇康栓(凝胶、泡沫剂)、吡格列酮、奥利司他、米索前列醇等15个/类药品修改说明书的通知。③约谈药品生产企业。2012年，国家食品药品监督管理局继续实施约谈机制和沟通制度，全年共约谈企业11次，召开企业沟通会13次。针对药品不良反应监测和疑似预防接种异常反应监测中发现的问题，及时组织有关部门约谈企业，要求生产企业采取召回以及主动暂停销售等风险控制措施。及时反馈信息并督促指导企业开展药品不良反应监测和风险管理工作，尤其是完善说明书安全信息、加强安全用药宣传。 (葛卫红)

临床药学

概　述 2012～1013年临床药学基础教育模式探讨、本科实习方式改进和继续教育培训加强均为临床药师的全面培养奠定了基础。目前临床药学工作开展体现出质的飞跃，部分临床药师已积累了近十年的临床工作经验，成为临床药物治疗专家团队成员之一；有的医疗机构临床科室请临床药师会诊及临床药师对药物治疗提出的干预意见均被要求记录在患者的病程记录中，说明药学服务已逐渐受到临床医疗工作的重视；少数医疗机构临床药师的配比已达到药学技术人员的5%，可按要求广泛开展临床药学相应工作；还有的医疗机构的临床药师团队构建了面向个体患者提供整体药学服务的信息化技术平台，期望达到"以病人为中心"的优质服务。临床药师进一步开展了药物整合、循证药学、患者教育等工作，探讨了用拓展型药历方式记录整理患者用药方案及药物治疗情况，临床药师参与药品使用管理及药物不良反应收集、分析、上报等常规工作均取得了很好的成效。

临床药师用药咨询全面开展，咨询的内容排序前4位的主要问题为用法用量、注意事项、适应证、药理作用。特殊门诊患者用药咨询、超说明书用药探讨受到关注，儿童和老年患者的合理用药是主要考虑的问题，其中孕妇早期用药咨询比例最高；全球儿科病人超说明书用药现状研究显示"无儿童用药信息"的超说明书用药最常见，未经许可或超说明书用药在不同的儿童人群中有着不同的特点。多国超说明书用药政策的循证评价内容包括：文献基本信息，超说明书用药前提，允许超说明书用药的药品范围，超说明书用药规程及法律责任。多项研究表明超说明书用药的保险支付是各国超说明用药政策中有待解决和完善的问题，儿童用药说明书中有关儿童用药信息存在缺陷，建议我国尽快出台相应规章，尽快立项开展住院儿童超说明书用药多中心研究，制定儿童用药指导细则，以规范超说明书用药行为，为政策制定提供基线证据。近年来面向安全用药的网络信息系统建设、基于医院信息系统的药品不良反应监测系统建设得到重视，多家医院建立了基于医院信息系统药品不良反应主动监测程序，利用计算机网络，整合各类药学信息，提供多种社区药学服务，为医院药师与社区医务工作者及患者提供了一个方便、迅速的交流平台，对社区用药安全及合理用药水平的提高起到推进作用。江苏省成立国内首家信息药师分会，信息药师呼之欲出，"信息药师"是即掌握了医药知识并且具有信息处理能力的专职人员，可通过提取并加工医药信息，为临床治疗团队服务。

临床治疗药物监测一直是临床药学稳步进行的工作，肾移植患者他克莫司血药浓度监测的临床分析、骨髓移植患者术后环孢素血药浓度监测、他克莫司血药浓度监测中质控分析评价等研究为临床使用他克莫司提供了参考数据。探讨异基因骨髓移植患者术后环孢素(CsA)的血药浓度与移植物抗宿主病(GVHD)和药物相关毒性之间的关系提示及时监测CsA浓度，根据动态监测结果制订个体化给药方案，才能减少GVHD以及ADR的发生，提高移植后的成功率。心脏移植术后环孢素A血药浓度监测与临床疗效关系的研究说明术后初期体内环孢素A血药浓度变化趋势具有不可预测性，应结合患者的临床表现，实施个体化用药方案，才能使心脏移植术后患者获得满意的免疫抑制治疗效果。儿童地高辛血药浓度监测结果与影响因素分析、老年肺部感染患者万古霉素血药浓度监测与疗效评价等研究显示了对特殊人群实施个体化给药已成为临床药学的关注点。临床药师利用处方自动筛选系统对临床治疗药物监测进行干预可高效率的保障药物治疗的有效性和安全性。

（孙华君　胡晋红）

门诊用药咨询全面开展　多家医院门诊药房药物咨询回顾分析研究，结果表明，咨询者主要是患者或其家属（83%）、药师（10%）、医生（3%）、护士（3%）及社会公众（1%）。咨询内容以药品供应情况最常见（32%）、其次为用法用量（22%）、药理作用、适应证和药效、药物相互作用、不良反应及用药安全性等。咨询的药物中抗感染类药物、心脑血管类药物和消化系统药物为主；也有消化系统药物和解热镇病药物、抗菌药物咨询比例最高。妇科、产科用药较受关注。其他研究结果类似。药师服务场所主要有药物咨询室（32%）、社区（25%）、药房窗口（18%）。

［海峡药学，2012（6）：281-282；成都医学院学报，2012（02Z）：248-249；中国药业，2012（6）：60-61；中国药业，2012（21）：42-43；中国药业，2012（3）：48-49；中国医药指南，2012（30）：403-405；温州医学院学报，2012（5）：488-490；中国药业，2012（14）：82-84；中国现代药物应用，2012（9）：138-139］

（孙华君　胡晋红）

住院临床药学咨询成效显著　医院临床药师深入临床，可提供主动咨询的药学服务，临床药学室咨询对象以临床医疗人员为主（81%）；咨询药物最多的是抗感染药物（24%），其次是神经系统药物（13%）和心血管药物（9%）；咨询内容以用法用量（31%）和药理作用与适应证（26%）为主。临床药师会诊意见88%的临床医生会采纳药师的会诊建议，临床用药的咨询中，探讨的问题是合理性的用药（26%）、药物的成分及疗效（15%）、药物的用量及用法（15%）、选择药品（15%）等。外科重症监护病房临床医生主要是通过面对面方式进行药物咨询；药物咨询内容涉及面广，药品用法用量、药品不良反应和药物选用方面的内容居前三位；咨询抗感染药物居首位，其次是消化系统和循环系统药物。医务工作人员关于注射用抗菌药物配制的咨询内容主要涉及药物溶解后放置的时间、输液溶剂的选择及抗菌药物给药间隔问题。［医药导报，2012（11）：1 515-1 516；亚太传统医药，2012（7）：218-219；中国药师，2012（4）：528-530；中国医院用药评价与分析，2012（6）：570-573］　（孙华君　胡晋红）

儿科用药咨询开展普及　儿童用药咨询情况回顾性总结表明，咨询内容主要集中在用法用量、不良反应和药物相互作用（67%～73%）。咨询的药物主要是抗感染药物、消化系统药物和退热药物，或者消化系统药物（18%）、呼吸系统药物（17%）。［基层医学论坛，2012（25）：3 383-3 384；基层医学论坛，2012（13）：1 741-1 742；儿科药学杂志．2012（7）：36-37；广州医药，2012（1）：61-62］　（孙华君　胡晋红）

特殊门诊患者用药咨询得到关注　门诊特殊患者的药物咨询记录回顾性分析表明，重点关注药物的成分、用法用量以及其不良反应等问题。儿童和老年患者中，抗菌药和糖皮质激素类药物的合理应用也是主要考虑的问题。慢性肝病的咨询者以中年患者居多（68%），问题以药物不良反应和药物相互作用为主。慢性病长期用药者（高血压、糖尿病）的药物咨询，以患者本人居多（61%），40～49岁（78%）的城镇居民（68%）为主，关心药品的基本信息（药品名11%、适应证12%、不良反应14%、医保11%）等信息。精神障碍患者用药咨询内容同样也是主要包括药物的用法用量、药品不良反应、使用注意事项等。对围生期妇女药物咨询案例回顾性分析表明孕期用药咨询问题居多，其中孕早期用药咨询比例最高，咨询问题所涉及的药物类型主要为感冒药物、抗感染药物及中成药等。老年医院临床药物咨询分析表明，咨询的药物中以心血管药物（59%）为主，咨询内容以药物的不良反应（21%）、合理化选择（19%）、联合用药（17%）居多。［中国药师，2012（9）：1 324-1 326；中国药业，2012（22）：76-78；国际医药卫生导报，2012（17）：2 586-2 588；中国社区医师：医学专业，2012（18）：20-21；中国药学杂志，2012（11）：872-874；中国医药，2012（11）：1 447-1 449］　（孙华君　胡晋红）

窗口咨询与电话咨询服务内容略有差异　窗口咨询和电话咨询两种咨询途径中，咨询内容中药物用法用量在两种咨询途径均占首位。不良反应、药物用途及适应证、药物相互作用方面电话咨询均高于窗口咨询；用药无关的医学问题、就诊疑问、诊疗收费方面电话咨询均低于窗口咨询。未就诊人群中主要是与用药无关的问题，窗口咨询明显高于电话咨询；已就诊咨询人群绝大部分是用药疑问人群，电话咨询明显高于窗口咨询；临床医务人员主要是通过电话咨询联系临床药师。［中国药学杂志，2012（21）：1 775-1 776］

（孙华君　胡晋红）

用药咨询研究方法提高问题分析水平　对某妇幼医院药物咨询内容应用管理学上的帕累托图进行分析，结果显示咨询者以患者（40%）和医师（35%）居多；咨询的药物类别以抗感染药（37%）和消化系统药（15%）为主。咨询的内容排序前4位的主要问题为用法用量、注意事项、适应证、药理作用；第5～6项为次要问题为不良反应、治疗方案等。该方

法可以使药师抓住药咨询的主要问题，提出解决方案，提高工作效率。［药物流行病学杂志，2012（11）：549-551］

（孙华君　胡晋红）

用药咨询的心理效应值得关注　药物咨询是药学工作的拓展和完善，不同患者在用药过程中会产生不同的心理效应，从而对药物防治疾病的效果产生重要影响。药学工作者不仅应掌握基本的用药知识，还需学习普通心理学及心理药效学知识，加强与患者沟通，提高患者的用药依从性，使药物更好地发挥其生理效应。［解放军药学学报，2012（1）：83-84］

（孙华君　胡晋红）

用药咨询提高老年糖尿病患者的用药依从性研究　随机抽取某院内分泌科确诊的经药物咨询干预后进行治疗的老年糖尿病患者（观察组）和常规药物治疗患者（对照组）各80例，考察2组患者用药依从性的变化。纳入研究前观察组与对照组患者用药依从性佳者所占比例分别为19%、20%。1个月及3个月后观察组患者用药依从性佳者分别上升至41%、56%，对照组分别为21%、23%，2组患者的用药依从性在1个月及3个月时差异均有统计学意义。药师开展包括药物咨询在内的全方位的药学服务，能显著提高老年糖尿病患者的用药依从性。［中国药房，2012（42）：4 004-4 006］

（孙华君　胡晋红）

用药咨询影响因素研究初步开展　门诊患者对药物咨询认知度的问卷调查结果表明，87%的门诊患者在用药过程中希望得到药物咨询和用药指导；42%的门诊患者对药物咨询窗口有所了解；仅有15%的患者表示，在用药遇到疑问时会首先向药师咨询；36%的患者表示，在药房取药后最希望得到药师的用药指导和药物咨询；药师主动为患者提供用药指导服务是患者最喜欢的药物咨询方式。门诊患者对药物咨询和用药指导有较大的需求，但对药师进行药物咨询和用药指导的了解程度偏低。应加大药物咨询窗口的宣传力度，提升药物咨询窗口的服务质量，培养患者向药师进行药物咨询的习惯和意识，更好的为门诊患者提供优质的药学服务。这其中，诸多环节存在问题，沟通技巧是用药咨询中应该注意和考虑的问题；基于患者理解能力的用药指导单可以对患者进行规范化的用药指导，改善药学服务质量。［中国医药指南，2012（24）：392-393；临床合理用药杂志，2012（5）：109-110；药学服务与研究，2012（4）：312-314；中国医院药学杂志，2012（8）：642-643；药品评价，2012（2）：18-20］

（孙华君　胡晋红）

化学药品说明书内容缺项依然严重　依据《化学药品使用说明书规范细则（暂行）》进行药品说明书的缺项份数和缺项比例统计，结果显示缺项比例最高的前3种项目为：老年患者用药（47%）、药物过量（42%）和儿童用药（42%）。虽然化学药品说明书标注的项目形式完整率较高，但毒理学、药物过量、临床试验等项目大多缺乏，药代动力学和用法用量的内容标注过于简单。与95种阐述了基因多态性在药物作用方面影响的美国FDA药品说明书比较，同类厂家中文说明书仅30%具有相关内容，且其中近一半为进口药品说明书，内容大多参考国外研究；在SFDA药品说明书范本中提到基因多态性以及代谢酶多态性的仅占15%。内容缺陷比较普遍；部分OTC药品说明书中也存在特殊人群用药项目存在缺失项，标注不明确现象；部分抗菌药物说明书中特殊人群用药项目内容标注不完整。［中国药房，2012（45）：4 315-4 316；中国药事，2012（3）：255-257；中国药房，2012（41）：3934-393；中国药师，2012（4）：587-589；齐鲁药事，2012（5）：294-295；中国药业，2012（18）：6-7］

（孙华君　胡晋红）

个别药品说明书内容表述值得商榷　说明书是指导临床合理用药的重要参考依据，文字表述应科学、规范、准确，而注射用灯盏花素说明书中的用法用量、注意事项、药物相互作用等方面存在问题，建议适时更新。对某医院转化糖注射液使用情况调查表明，部分临床医生在适应证选择、用量及配伍用药方面存在认识偏差，建议转化糖制剂药品说明书应在渗透压、用量及药代动力学资料等方面作相关补充说明。六味地黄制剂作为乙类非处方药，有6个剂型、11个品规，其说明书中功能相同，而所标示的主治范围有差异。药品说明书中的“遵医嘱服用”需要进一步探讨。垂体后叶注射液药品说明书中药品不良反应信息不足容易引起严重不良反应。［中国医药导报，2012（4）：125-126；中国药业，2012（20）：61-62；中国中医药现代远程教育，2012（11）：63-63；中国民族民间医药杂志，2012（2）：55-55；中国医院药学杂志，2012（5）：398-399］

（孙华君　胡晋红）

静脉注射用药品说明书部分内容缺乏　静脉注射用药品说明书中仅注明可静脉注射而未注明可静脉滴注的有9%；注明可静脉滴注但未注明可用溶剂的有6%；注明静脉滴注且在用法用量或注意事项中注明了可用溶剂的有85%。静脉滴注药品说明书有关稀释程度的标注情况也是难以满足临床需求。对溶剂用量、输液浓度、输注速度（时间）、稀释液保存方法、稀释液保存时间的标注情况更是差强人意。［中国药业，2012（16）：12-14；中国卫生产业，2012（15）：77-77；中国药业，2012（6）：66-67］

（孙华君　胡晋红）

中药注射液说明书部分内容缺乏　调查的中药注射剂说明书中，功能主治项仅用西医概念标注的有49%，用法用量项中未标注滴速有79%,未标注疗程的有58%,不良反应项内容不完整的有23%,至于老年用药内容不完整或没有(81%)、儿童用药内容不完整或没有(86%)、孕妇及哺乳期用药内容不完整或没有(77%),药物相互作用内容不完整的有(72%)。部分中药注射液说明书中,静脉滴注配伍输液标注不详,缺少注射液的pH、配伍禁忌等重要项目的描述。[药物流行病学杂志,2012(3):130-132;海峡药学,2012(3):233-236]　　(孙华君　胡晋红)

欧盟药品说明书可读性指导原则具有启示作用　针对药品说明书进行可读性研究可以改善说明书的质量,使阅读人群更好地理解其中的信息,确保患者用药安全。欧盟药品说明书可读性研究的指导原则对我国药品说明书可读性研究的发展具有推动作用。[中国药物警戒,2012(4):207-210]　　(孙华君　胡晋红)

药品说明书缺陷可能导致相关风险　药品说明书存在修改频繁、不同厂家同品种药品的药品说明书差异明显、高风险品种药品的药品说明书不够详细的现象,可导致法律风险、治疗风险。建议可通过保存所有经营品种的药品说明书、重点监视使用量与销售量大的药品的药品说明书、相关部门及时提供其供应药品的药品说明书的修改情报等方面来健全药品说明书归档管理,降低可能的风险。[中国药房,2012(17):1 619-1 621]　　(孙华君　胡晋红)

药品说明书中英文版存在差异　对部分具备进口药品注册证号的药品说明书进行对比分析,结果发现部分进口药品说明书中、英文翻译项目不一致,甚至翻译内容缺失。应引起药品生产企业、进口药品审批监督部门、临床医生、临床药师的关注。[中国药师,2012(2):278-280]

(孙华君　胡晋红)

克林霉素磷酸酯注射液药品说明书差异致用药风险

基于矩阵法和层次分析法的安全风险评估模型,通过Borda序值法计算风险总值,定性评估克林霉素磷酸酯注射液国内外说明书差异可能导致的用药风险结果表明,国产克林霉素磷酸酯注射液说明书与国外原研药说明书差异较大,可能导致不合理用药、药物致伪膜性结肠炎误诊、患者用药依从度不高、患者不能自我发现不良反应等方面的风险。[药物流行病学杂志,2012(3):105-108]　　(孙华君　胡晋红)

中成药说明书内容缺项依然严重　根据《药品说明书和标签管理规定》调查的中药药品说明书的项目中,警示语、药物相互作用、临床试验、药理毒理、特殊/外用药品、药物代谢动力学等项目的标示率低,孕妇及哺乳期妇女、儿童、老年患者特殊人群用药等项目几乎没有,一些项目叙述得不清晰,难以理解。[中国药业,2012(16):6-7;医药论坛杂志,2012(11):5-7;青岛医药卫生,2012(4):287-289;中医药管理杂志,2012(7):643-644;中国药物警戒,2012(3):159-161]

(孙华君　胡晋红)

中成药说明书部分内容有待完善　对部分中成药说明书中调查表明,中成药说明书"功能主治"项存在多项表述不准确、不清楚情况,主要表现在中西医术语的用法上;用语规范性、合理性亟待加强;说明书中有关"药物警戒"的信息,却存在表述抽象、缺失、滞后等诸多问题,难以准确指导临床安全合理用药;部分口服中成药处方药说明书内容还有待进一步完善。[中国药房,2012(44):4 151-4 153;中成药,2012(9):1 832-1 835;中国药房,2012(15):1 435-1 436;药物流行病学杂志,2012(8):393-395]　　(孙华君　胡晋红)

多国超说明书用药政策的循证评价　运用系统评价方法,自定义指标评价,从文献类型、内容相关性、时效性3个方面,评价纳入文献质量。内容包括:文献基本信息,超说明书用药前提,允许超说明书用药的药品范围,超说明书用药规程及法律责任。统计分析结果显示,①目前,全球有与药品超说明书使用相关立法的国家共7个,它们是美国、德国、意大利、荷兰、新西兰、印度和日本。除印度禁止超说明书用药外,其余6国均允许合理的超说明书用药,但仅英国和爱尔兰明确规定了超说明书处方权。②在明确超说明书用药责任的国家中,主要责任仍由医务人员承担。③有10个国家的政府部门或学术组织发布了与超说明书用药相关的指南或建议。各国对超说明书用药规程的规范主要涉及以下程序:①获取超说明书用药相关信息与证据支持。②患者知情同意。③经伦理委员会或药事管理委员会批准。④记录超说明用药的原因及疗效。⑤监测超说明书用药的不良反应。除对医疗机构的监管外,对企业的监管涉及:①要求企业培训专门人员处理超说明书用药相关问询。②公布企业医学部的联系方式。③不得鼓吹或广告宣传超说明书用药用法。此外,超说明书用药的保险支付是各国超说明用药政策中有待解决和完善的问题。我国需尽快出台相应规章,以规范超说明书用药行为。[中国循证医学杂志,2012(4):426-435]　　(孙华君　胡晋红)

超说明书用药探讨受到关注　临床治疗中常常出现超出药品说明书适应证、用法用量,甚至禁忌证等规定使用药物的现象,容易引起争议和纠纷。应采取相应的对策,提高超说明书用药的合理性。亟待改变我国关于"药品说明书之外的用法"尚无明确立法的现状。[医药导报,2012(3):400-402;中国药业,2012(18):57-58;中国药事,2012(1):8-10;中

国药物警戒,2012(6):344-346;药品评价,2012(2):6-10]

(孙华君 胡晋红)

儿科病人超说明书用药调查 分层随机抽取某院儿科门诊患儿的处方,依据药品说明书,判断其用药医嘱是否超说明书,分析各超说明书用药类型、各年龄段儿童各类药品超说明书用药情况以及超说明书用药与年龄、性别和基本药物、非处方药物分类的关系。共抽取门诊儿科处方2 640张,分析处方用药医嘱8 588条,涉及药品329种。按处方、用药医嘱与药品种类计,超说明书用药发生率分别为77%、41%、84%。超说明书用药类型主要包括未提及儿童用药信息(36%)、适应证(25%)和剂量(25%)3种。超说明书用药发生率居前2位的年龄段为新生儿(54%)和青少年(50%)。用药医嘱数居前4位的超说明书用药种类依次为:呼吸系统用药(48%)、中成药(48%)、消化和代谢系统用药(33%)、全身用抗感染药(16%)。全院门诊各年龄段患儿超说明书用药的风险无差异,基本药物、处方药物可能存在更高的超说明书用药风险。分层随机抽取某院儿科住院患儿的用药医嘱和出院带药医嘱,依据药品说明书,判断其用药医嘱是否超说明书,分析各超说明书用药类型、各年龄段儿童、各类药品、各科室超说明书用药情况以及超说明书用药与年龄、性别和医生级别的关系。共抽取住院患儿749例,分析用药医嘱14 374条,涉及药品385种。按患儿、用药医嘱与药品品种计,超说明书用药发生率分别为98%、79%和88%。超说明书用药类型主要包括:未提及儿童用药信息(29%)、适应证(18%)、剂量(18%)及剂量范围(±20%)(14%)4种。超说明书用药发生率居前两位的年龄段为青少年(84%)和儿童(81%)。用药医嘱数居前四位药品的超说明书用药为消化和代谢系统用药(82%)、系统用抗感染药(75%)、血液和造血系统用药(79%)及呼吸系统用药(58%)。超说明书用药发生率居前两位的科室为血液儿科(88%)与新生儿科(79%)。全院儿童和青少年患儿及男性患儿超说明书用药的风险较高,高级职称医师超说明书用药医嘱高于中级职称医生。这一方面反映了药品说明书中儿科用药信息缺乏,另一方面也提示急需国家出台相关法律法规或指南,以规范我国可能日趋严重的超说明书用药行为。[中国循证医学杂志,2012(3):267-273;中国循证医学杂志,2012(2):161-167]

(孙华君 胡晋红)

全球儿科病人超说明书用药现状研究 系统评价国内外中、英文发表的0~18岁住院儿童超说明书用药研究,以Combieg工具评价纳入研究质量,描述性分析各病房和年龄段儿童超说明书用药发生率,比较各类超说明书用药构成比。结果共纳入29个横断面研究,合计8 560例住院儿童,41 655条医嘱。①各病房超说明书用药发生率中位数(四分位数间距):新生儿ICU 53%(23%~45%),儿科ICU 44%(35%~60%),普通儿科34%(24%~43%),儿科手术病房28%(23%~45%)。②各研究报告不同年龄段超说明书用药发生率大小不一致。③超说明书用药类型构成比依次为无儿童用药信息(7%~54%)、超剂量和疗程(8%~86%)及超年龄用药(3%~67%)。结论:①超说明书用药在全球儿科和新生儿病房普遍存在,不同国家和病房报告的超说明书用药发生率差异大。②超说明书用药发生率在ICU中可能高于非ICU,新生儿病房可能高于儿科病房。③"无儿童用药信息"的超说明书用药最常见,将来的儿科临床试验应重点关注高质量儿童用药证据完全空白的领域。④建议将来超说明书用药研究应统一设计,并尽快立项开展我国住院儿童超说明书用药多中心研究,为政策制定提供基线证据。系统评价国内外中、英文发表的0~18岁门诊儿童超说明书用药研究,以Combieg工具评价研究质量,描述性分析各级医疗机构和各年龄段儿童超说明书用药发生率、常见超说明书用药种类及其构成比。结果共纳入20个横断面研究,合计1 933 760例儿童,5 262 573条医嘱。结果显示:①各级医疗机构门诊超说明书用药发生率:初级医疗机构20%(IQR14%,24%),三级医疗机构26%(IQR24%,35%)。②各研究一致报告新生儿、婴儿或青少年超说明书用药发生率最高,年龄居中的普通儿童最低。③半数以上研究将呼吸系统用药、全身用抗感染药、感觉器官和皮肤用药列为超说明书使用频率前5位。④有"无儿童用药信息"的超说明书用药分类的研究提示该类超说明书用药发生率最高,无该分类的研究提示超年龄用药发生率最高。结论:①全球门诊儿童超说明书用药现象普遍存在,三级医疗机构发生率可能高于初级医疗机构,新生儿、婴儿和青少年可能高于其他年龄组儿童。②住院儿童超说明书用药发生率可能高于门诊。③呼吸系统用药、全身用抗感染药、感觉器官和皮肤用药的超说明书使用常见。④"无儿童用药信息"的超说明书用药和超年龄用药较常见。另外研究表明,未经许可或超说明书用药在不同的儿童人群中有着不同的特点,总体发生率存在较大差异。超说明书用药处方数高于未经许可用药。住院儿童中至少接受一种未经许可或超说明书用药的患者比例高于非住院儿童,且在新生儿中发生率较高,大都是超出说明书规定的年龄和剂量使用。各研究对其是否会使药品不良反应发生的风险增加这一问题,结论存在差异,尚需进一步验证。[中国循证医学杂志,2012(2):176-187;中国循证医学杂志,2012(3):305-313;中国药物警戒,2012(9):523-527]

(孙华君 胡晋红)

新型抗癫痫药物超说明书用药多中心调查 收集多家医院门诊接受抗癫痫药物治疗的儿童癫痫患者资料,统计此间应用抗癫痫药物的总病例数和服用4种新型抗癫痫药物的病例数。依据药品说明书适应证，判断使用新型抗癫痫药物的医嘱是否属于超说明书用药及其药物类型，并计算和分析超说明书用药发生率及药物不良反应。结果共854例癫痫患儿接受抗癫痫药物治疗，其中670例患儿服用4种新型抗癫痫药物中的一种或多种，超说明书用药者406例，占抗癫痫药物治疗总病例数的48%（406/854），约占新型抗癫痫药物治疗总病例数的61%（406/670）。与按说明书用药患儿相比，超说明书用药患儿年龄更小、单药使用比例更高、全面性发作和癫痫综合征患儿比例更高，其病例数比例分别为左乙拉西坦78%（157/200）、托吡酯80%（253/317）、奥卡西平21%（42/197）和拉莫三嗪33%（21/63）；不同年龄、单药使用和各种发作类型中以左乙拉西坦和托吡酯超说明书用药现象更为突出。除失访病例外，超说明书用药组患儿以奥卡西平[16.67%（7/42）]不良反应发生率最高，其次分别为托吡酯[15%（36/243）]、左乙拉西坦[11%（16/151）]和拉莫三嗪[10%（2/21）]，但是与按说明书用药组之间差异无统计学意义。[中国现代神经疾病杂志，2012（5）：536-541]

（孙华君　胡晋红）

儿童用药说明书中有关儿童用药信息存在缺陷　对某儿童医院供应目录药品的说明书进行调查，药品共728种，仅381种（52%）有儿童用药资料，117个品种（16%）为儿童专用剂型。非儿童专用药品中，264个品种说明书中有明确的儿童应用年龄范围、用法用量等资料，其中剂型上以注射剂最多，有163种（62%）；药品类别上以抗感染类药物品种最多，有65种（25%）。儿童医院供应的药品说明书中儿童用药信息不充分。另外儿童医院儿童眼科外用药说明书中存在儿童用药内容不完整与用语含糊等现象。儿童专科医院口服药品说明书并非都有儿童（特别是新生儿）用药内容，亟待制定规范的儿童用药指导细则，加强临床药师的工作以保证儿童用药安全。[儿科药学杂志，2012（5）：38-40；中国药物警戒，2012（12）：757-759；儿科药学杂志，2012（10）：34-35]

（孙华君　胡晋红）

常用药品说明书中儿童用药项目表述不完整　部分常用抗菌药物说明书中，标注儿童用法用量的占71%；儿童用药事项标注率为100%，其中详细标注占22%，标注儿童用药"尚不明确"的占40%，标注"儿童慎用"或"儿童禁用"占34%，标注"遵医嘱"或"用量酌减"占5%；标注儿童药动学27%。非处方感冒咳嗽药说明书中有关儿童用药标注概念模糊、过于笼统。儿科用口服中成药药品说明书中用法用量内容也存在类似问题。[中国药房，2012（36）：3 374-3 376；中国药事，2012（4）：350-351；中国药房，2012（11）：1 051-1 052]

（孙华君　胡晋红）

面向安全用药的医院信息系统建设取得成效　某院研发药学信息智能提示系统，可供医师开方时查询药品信息，应用该系统后不合理处方率从11%（67 598/612 428）降至5%（31 983/629 417）；不合理类型中不适宜处方从73%降至67%，超常处方从11%降至8%，提高了医师开处方的工作效率和质量。同时开发了基于处方（医嘱）、临床检查指标记录、病历的电子化的处方（医嘱）评价与药物利用研究系统。功能包括包括药品信息数据库、动态网页、药品配对系统、处方（医嘱）与患者信息读取工具、未配对药品查询工具、数据备份工具、导出工具等，以及门诊处方点评、审核模块，医嘱点评模块，处方（医嘱）数据报表图形模块，药历模块等；可为药师的临床药学工作提供处方（医嘱）动态监测及超常预警的平台、资源共享的强大平台、前瞻性研究工作平台、回顾性研究工作平台。[中国药房，2012（41）：3 931-3 932；中国药房，2012（13）：1 242-1 244；中国医药指南，2012（32）：345-346]

（孙华君　胡晋红）

面向安全用药的网络信息系统建设得到重视　利用计算机网络，整合各类药学信息，提供多种社区药学服务，为医院药师与社区医务工作者及患者提供了一个方便、迅速的交流平台，对社区用药安全及合理用药水平的提高起到推进作用。通过短信互动平台，可实现信息的发布、查询及再处理实时性，为医务人员及患者提供即时信息，结合医院信息系统中的患者用药数据，建立药物服用时间触发机制，可在患者应服用药物的时间前10分钟左右自动向患者的移动通信工具发送用药短信，提醒患者及时、正确服药。对202例患者进行服务前后的自身对照依从性比较，结果显示能够明显促进患者的用药依从性，提高药学服务效果。[中国药房，2012（48）：4 590-4 593；中国老年保健医学，2012（4）：139-139；中国药房，2012（17）：1 588-1 590]

（孙华君　胡晋红）

药品安全信息管理亟待进一步规范化　我国药品安全信息管理取得长足进步，实行了药品不良反应报告制度，药品安全信息管理遵循公开原则，要求说明书修订内容须告知药品使用单位，要求向社会公布召回药品存在的安全隐患。为促进我国药品安全信息的有效利用，建议健全我国药品安全信息公开发布机制，规范药品安全信息发布的程序、内容、形式，保障信息的时效性、权威性，加强信息利用，为指导临床合理用药发挥积极的作用。[中国药房，2012（33）：3 078-3 080]

（孙华君　胡晋红）

基于医院信息系统的药品不良反应监测系统建设得到重视　建立基于医院信息系统药品不良反应主动监测程序，实现主动监测临床发生的不良反应，及时上报和做出应对措施。提高了药品不良反应上报率和报告的准确性、完整性，发现许多“新的”不良反应；同时对药品不良反应进行实时监控和及时处置，最大限度地减少药品引起的危害。多家医院建成了类似系统。[中国医院药学杂志，2012(14)：1 147-1 149；医学信息学杂志，2012(12)：10-14]

（孙华君　胡晋红）

基于医院信息系统的肝酶升高药品不良反应自动监测系统取得效果　某院建立了基于医院信息系统的肝酶检测值升高为指标的药品不良反应自动监测系统，并对该院住院患者进行监测。观察期间内86例患者在药品使用过程中出现的肝酶升高可能与药品不良反应有关，涉及药品40种，抗菌药物占绝大多数，主要是头孢菌素类，其次为心血管系统药、非甾体抗炎药等。发现特殊人群如老年人和婴幼儿易发生肝功能损伤的药品不良反应，抗菌药物和心血管系统药等出现药品不良反应大多与长期、联合用药有关。[中国药房，2012(22)：2 080-2 082]　（孙华君　胡晋红）

信息化技术监控抗菌药应用取得成效　建立基于医院信息系统的抗菌药物的分级管理、围手术期使用、处方点评、消耗监控等方面的功能模块，实现抗菌药物使用信息化管理。抗菌药物的处方使用比例不断下降，Ⅰ类切口手术预防用抗菌药物的比例、时间等趋于规范和合理，提高了药事工作效率与管控效果。同时，通过系统反馈，指导临床医生的抗菌药物使用，预防和纠正不合理用药，保证了病人用药安全。信息技术手段有助于加强清洁手术围术期抗菌药物合理应用，提高多重耐药菌临测工作效率。[上海医药，2012(6)：32-34；中国数字医学，2012(3)：50-52；中国数字医学，2012(4)：37-39；重庆医学，2012(24)：2 525-2 527；中国医院管理，2012(3)：80-80]　（孙华君　胡晋红）

专科病人信息管理系统推进药学服务效果　某院开发了基于肾移植病人药学服务的信息管理系统，内容包括病人的基本信息、环孢素浓度测定结果、手术及住院信息、药学服务记录等，可满足对肾移植病人住院、门诊和家庭随访中的药学服务、用药教育及用药咨询等药学服务的需求，及时为环孢素的剂量调整提供基础数据和依据。[药学服务与研究，2012(5)：336-338]　（孙华君　胡晋红）

高风险药品信息警戒体系亟待完善　全面的药品信息数据库对于药品评价具有重要意义。美国风险物质数据库在药品信息整合与组织管理方面积累了丰富经验，为药品评价工作提供便利。建议我国政府借鉴美国风险物质数据库相关经验，主导构建和完善药品信息数据库，同时积极动员社会相关组织参与，从而推进我国药品评价工作进一步完善。为高风险药品建立警戒体系尤为迫切。[中国药物警戒，2012(7)：410-413；中国医院院长，2012(16)：92-92]

（孙华君　胡晋红）

信息药师呼之欲出　为更好为患者服务，医生、护士、临床药师等医务工作者光靠仅有的经验是完全不够的，还需要从大量的医药信息中提取并获得有用的信息，使临床药物治疗更加安全、有效、经济，这就为“信息药师”的产生提供了基础。“信息药师”即掌握了医药知识并且具有信息处理能力的专职人员，通过提取并加工医药信息，为临床治疗团队服务，使医疗服务更加优质化。江苏省成立国内首家信息药师分会。[中国医药导刊，2012(8)：1 447-1 447；家庭用药，2012(1)：66-66]　（孙华君　胡晋红）

临床药师

临床药师工作模式探索　临床药师工作范围涉及呼吸科、肿瘤科、心内科、消化科、精神疾病等多个临床科室，工作内容包括医疗查房、药学查房、医嘱审核、患者教育、药历书写、参与门诊患者诊治、处方点评、抗菌药物合理应用管理等方面。参与抗菌药物合理应用工作被绝大多数临床药师提到，其做法为：①协助药事委员会建立抗菌药物分级管理目录。②开展抗菌药物临床应用基本情况调查。③定期开展抗菌药物临床应用监测与评估。抗菌药物干预计划，其干预的最终目标是提高医疗质量，但不应大幅增加医院运行费用。优化抗菌药物治疗，包括品种的选择、给药剂量、给药途径和疗程等方面，提高临床治愈率或降低感染率，同时降低药物带来的不良后果。

临床药师在精神病医院开展临床药学工作，尝试为这些特殊患者提供药学服务，开创了新的工作模式。临床药师将根据患者的特点，如精神病患者的易激惹、冲动、幻觉；抑郁症患者的焦虑、淡漠、自杀倾向；躁狂患者的夸大、妄想；精神发育迟滞患者的智力水平低下等，在临床与患者交流时针对不同的患者采取适当的方式，从中获取想要的信息，为患者及医护人员提供药学服务。[中国社区医师，2012，14(21)：372；继续医学教育，2012，26(1-2)：6-9；中国药房，2012，23(6)：572-574]　（张晋萍　葛卫红）

专科临床药师工作实践领域　随着临床药师工作的发展，参与临床实践更加深入，逐步具备了参与患者救治的能力。如临床药师参与鼻毛霉菌感染患者的临床实践，临床药师参与产后绒癌患者化疗的药学实践，临床药师参与肾病综合征合并乙肝及尿路感染患者的临床实践，临床药师对晚期肺腺癌序贯药学实践体会等，以案例的形式介绍了临床药师如何深入临床开展药学实践。临床药师根据患者肝肾功能、辅助检查结果等，综合运用临床与药学知识对患者的药物选择、给药剂量、给药顺序等给予建议，从而与临床医师共同完成患者的救治，发挥了临床药师的作用。[中南药学，2012，10(8)：636-637；中国药学杂志，2012，47(11)：875-877；西北药学杂志，27(2)：179-181；交通医学，2012，26(2)：168-170]

（张晋萍　葛卫红）

提升临床药师工作效率的研究　当前，药学信息量正在以几何级数增长，人的大脑不可能很好地容纳处理这些信息，给临床合理用药带来很多困难。因此无论是医师还是药师，除了改进工作方法、提高工作效率外，还需要专业的合理用药系统为医疗工作提供技术上和资源上的支持，以提高工作效率。

现阶段，各医院开发了许多合理用药监测软件，可实现对处方、医嘱实现体外配伍禁忌、体内相互作用、药品剂量、给药途径等审查。这些软件采用数据库技术，但在实践中，这些软件暴露出数据库技术固有的缺陷。为克服这一局限性，有医院引入了知识库技术，将人工智能和数据库结合，使计算机应用系统具有更多的智能。可实现下列功能：对医师所开医嘱进行实时监测、辅助审方药师审核处方、回顾性评价临床不合理用药状况等功能，具有智能化、系统化、快速化、逻辑性强等优点，较好地解决了目前合理用药软件中存在的问题，合理性和实用性有了很大提高。[中国现代应用药学，2012，29(7)：664-668；中国药房，2012，23(1)：92-94；白求恩军医学院学报，2012，10(2)：91-93]（张晋萍　葛卫红）

临床药学基础教育　随着临床药师制度的普及，实际工作对药学人才的需求与高等院校传统药学教育产生了较严重的脱节。复旦大学药学院马国等详细介绍了该校“2+2+2”本硕连读临床药学教育模式。这种模式与美国6年制Pharm. D. 教育比较相似，此模式在科研能力的培养上更有优势。作者同时提出了课程设置、实践等方面与Pharm. D. 教育的差距。郑州大学药学院朱玲等报道了“多元化”教学模式在该校探索实践的情况。其具体以PBL教学法为主体，将一部分课堂面授的教学内容改为小组讨论、个人自学等多样化形式，充分利用多媒体等科技手段开展“案例教学”、“实践教学”、“发现教学”、“评论教学”等教学方式。[中国临床药学杂志，2012，21(6)：377-382；中国医药导报，2012，9(22)：153-154]

（陈礼治　王　卓　胡晋红）

临床药学本科实习　第二军医大学为药学专业本科设置了《临床药物治疗学》课程，并安排了为期一周的见习计划。王卓等详细介绍了该见习计划设计思路、开展情况及需解决的问题。实习特色在于临床药师与临床医师共同带教，以病例为核心，让学生观摩并体验从问诊到资料总结直至病例汇报的全过程。考核过程分为综合自我评价、教师评价与病例汇报三部分。蔡和平等具体介绍了第二军医大学药学专业本科《临床药物治疗学》见习课程中病例教学的实施、评价方法，并分析了优点与不足。哈尔滨医科大学药学院闫冠韫等利用SAS9. 1方法对该校临床药学五年制学生的一年实习期实习情况进行了精细的研究，提出了“将学生直接参与会诊、为医护人员提供药学信息以及介入临床药物治疗等工作改为参与与观摩”等建议，其工作方法和结论很有参考意义。[药学服务与研究，2012，12(5)：392-395；世界临床药物，2012，33(7)：443-447；中国高等医学教育，2012，(2)：65-66]

（陈礼治　王　卓　胡晋红）

临床药师培训教育　自2005年底卫生部发出《关于开展临床药师培训试点工作的通知》以来，一年制临床药师培训已经走过7个年头。针对临床药师进入临床开展工作的问题和困惑，宋晓勇等经过分析提出自身药学知识的不足是此问题的关键原因。临床药师药学知识掌握的深度和广度均达不到临床要求，从而影响与医师或患者的合作，开展工作的阻力很大。通过调查，作者发现，医护需要临床药师现场给出答案的问题集中在“本院现有的药品目录”、“通用名”、“剂型规格以及溶媒”、“合理安排用药顺序”、“不良反应”等方面。作者对此提出“带教老师为学员指出重点”、“鼓励临床药师培训学员自学”、“通过实践学习”三个增进培训质量观点。裴斐等在带教过程中总结经验，改良病例教学流程，通过病例总结促使学员反思本次病例教学中的优点和不足。同时提出将PBL教学法融合到病例教学中，促使学员学习隐含在问题背后的科学知识，培养解决问题的技能和自主学习的能力。模拟病例教学也是作者工作过程中的优秀经验。该方法包括药学问诊、治疗方案讨论、药学监护点提出、治疗中的监护以及病人用药教育等环节，能更快地培养学员的临床思维能力，为以后的临床实践工作打下基础。[中国药物应用与监测，2012，9(5)：272-274；中国现代医生，2012，50(27)：120-121]

（陈礼治　王　卓　胡晋红）

药物整合　药物整合，是指获得每个病人当前的完整和准确的院外用药清单(包括药品名称、用药剂量、次数及给药方式)，并将其与病人的入院、转院和出院时所开的处方进行比较，注意二者的矛盾之处，必要时对处方作修正的过程。药物整合就是一个综合的核实和确认的过程，保证病人从入院前到住院、转科和出院这一系列过程中药物治疗的准确性和连续性。左笑丛等提出临床药师应当成为药物整合工作的主要力量。在药物整合服务中，临床药师可利用所学的药学知识，对病人提供完整的药学服务，将病人目前服用的药物、医师新开的药物，以及病人以前的用药记录进行整合，开展用药教育、疗效和不良反应的监测、药物-药物和药物-食物相互作用教育等方面的工作。作者同时提出，药物整合工作应用到临床药师培训中，可以使药学生很快找到他们发挥才能的用武之地。同时培养他们与临床医务人员和病人的沟通能力，尽快适应临床药师的工作岗位，实现临床药师不同于临床医师和护士的自身价值。［药学教育，2012，(3)：15-18］

（陈礼治　王　卓　胡晋红）

↗ 药历编写及应用　药历是临床药师工作的重要内容和主要干预手段。潘红卫选取48名老年慢性阻塞性肺疾病病人随机分组，分别依照传统药历方式和拓展型药历方式记录整理患者用药方案及实际情况。最终在基础信息搜集、动态用药跟踪、药学监护方案制定、用药讨论及建议和药历拓展链接各方向评分并比较，得出结论：采用拓展型药历，有助于提升医疗水平。作者还在临床药师培养方向论证了拓展型药历的价值。［医学信息：上旬刊，2012，25(11)：333-334］

（陈礼治　王　卓　胡晋红）

↗ 临床药师管理　杨丽娟等采用专家咨询法，对9位专家进行了两轮调查，形成了初步的绩效考核体系和管理体系；再通过问卷方式，对北京市9家三甲综合医院的360名药学工作人员进行调查，收集员工对绩效考核和管理体系的意见，统计分析得出最终结果，构建了一个临床药师绩效考核体系。评价从日常工作指标、顾客指标、内部流程指标和学习成长指标四个方面来设计考核指标，并以百分制量化。卜书红等介绍了上海交通大学医学院附属新华医院临床药师人才梯队建设与绩效管理的情况。新华医院在院内试行了临床药师职称体系，并对应有相应的任务、待遇以及培养计划。［中国医院药学杂志，2012，32(5)：379-381；药学服务与研究，2012，12(2)：107-110］　（陈礼治　王　卓　胡晋红）

↗ 循证药学　循证药学意为以证据为基础的药学。临床药师在药学工作中应通过系统的查阅文献等资料，获得药物疗效、安全性、经济学评价等方面的研究资料，根据证据进行系统评价，并制订合理用药方案。系统评价是对某一具体问题进行全面的文献综述。经过阐明、评价、选择和综合所有与该问题相关的高质量的研究证据，按照统一的科学评价标准，筛选出合格的证据，利用统计方法和综合分析，得到可靠的结果，并加以说明。刘爽等重点阐述了循证药学在肿瘤领域内的应用，张春霞介绍了运用循证药学方法指导医生改良用药习惯的经验。［中国药房，2012，23(34)：3 251-3 253；中国医院药学杂志，2012，32(14)：1 149-1 150］

（陈礼治　王　卓　胡晋红）

↗ 患者教育　患者教育是临床药师一个重要的工作内容。张晋萍利用对照研究，揭示给予用药教育后，哮喘患者"哮喘知识"、"药物应用注意事项"等内容的掌握大大提高，患者ACT评分改善的速度及程度高于对照组。王伟兰等就用药教育的方式、内容及流程进行了讨论。［药学与临床研究，2012，20(2)：156-158；药学与临床研究，2012，20(2)：156-158］

（陈礼治　王　卓　胡晋红）

↗ 临床药师参与外科抗感染用药　外科手术使用抗菌药物不当的问题由来已久。手术科室非常需要临床药师的工作。刘滔滔、张福康、张清华、曾繁勇等分别对围手术期使用抗菌药物、术后感染使用抗菌药物等情况进行了研究，分析了临床药师干预前后抗菌药物的使用情况。在临床药师干预后，抗菌药物的用量下降，预防性使用抗菌药物比例下降，使用抗菌药物级别下降，而因为耐药换用抗菌药物的比例并没有显著升高。［中国药房，2012，23(34)：3 255-3 257；中国执业药师，2012，9(7)：3-6；药物流行病学杂志，2012，21(2)：82-84；中国药物评价，2012，29(1)：74-75］

（陈礼治　王　卓　胡晋红）

↗ 临床药师参与药品使用管理　北京世纪坛医院顾红燕等介绍了该院临床药师参与丙种球蛋白临床使用管理的情况。临床药师接到住院药房转达使用丙种球蛋白的申请后前往病区，与主管医生沟通并商定治疗方案。是否需要使用丙种球蛋白的判断标准是依据说明书及循证数据，若无循证学依据，则收集临床使用结果，总结经验，根据经验进行判断。严磊等对医院用药过程中的交叉过敏问题进行了研究。交叉过敏是临床上容易被忽视的问题，很多发生交叉过敏的药物跨多个用药领域，往往不能被低年资医生掌握。临床药师通过整理说明书等参考资料总结相关资料并实施干预，特别是在HIS系统内加入预警系统，取得了理想的效果。［中国药学杂志，2012，47(3)：239-240；中国现代应用药学，2012，29(11)：1 050-1 054］　（陈礼治　王　卓　胡晋红）

↗ 临床药师参与不良反应工作　不良反应相关工作是临床药师的工作重点，本年度有多篇文章探讨了这一部分。多位作者总结了临床药师基于药品不良事件开展临床药学服务的方式。作者指出临床药师不能仅仅等待临床关于不良反应的咨询和上报，而且要积极深入临床开展不良反应监测和研究工作。很多不良反应的发现来源于不明原因的症状或体征，这需要临床药师平时工作里注意搜集总结并经常性与医师沟通，建立医生对于不良反应的敏感性。发现与处置过程中，临床药师应发挥自己知识和信息的优势，利用相关信息资源及时发现解决问题，并及时上报。［中国药物与临床，2012，12(9)：1 231-1 233；中南药学，2012，10(12)：937-

940;中国医院药学杂志,2012,32(13):1 044-1 047;中国临床药理学与治疗学,2012,17(8):906-909;医药导报,2012,31(8):1 013-1 014]　　(陈礼治　王　卓　胡晋红)

临床药师培训　自2006年原卫生部启动临床药师培训以来,迄今全国共有135家医院为培训基地(招生133家)。目前开设了19个培训专业,目前已培训近1 500名学员,2012年起每年可培训约600名临床药师学员。卫计委部临床药师培训工作的定位是在职岗位培训,培训模式以临床药学实践为主,理论教学为辅,注重用药能力的培养。培训周期为1年。带教模式由1名临床医师和1名临床药师组成带教组,负责带教2 ~3名学员。临床药师培训的目标是:"应用型临床药师,非科研型临床药师",体现医院药学工作服务性、应用性与实践性特点。为加快医院药学转型,转变药师观念与职责,为临床合理用药提供制度化保障。由原卫生部医政司负责领导,委托中国医院协会药事管理专业委员会统一具体组织、实施临床药师制建设,成立"临床药师培训专家指导委员会",制订并实施《卫生部临床药师培训基地管理规定》,加强督导管理,规范培训模式,制定了专科带教临床药师培训方案,试行带教临床药师培训准入考核,对带教临床药师进行规范的脱产集中培训模式。

历经7年时间和实践,临床药师培训已初步探索出目前适合于我国国情的临床药师岗位培训模式,总结出培训指南、考核方案、教学质量控制和评估等系列文件,为临床药师的培养开创了一条务实、可行、有实效的人才之路。但目前培训基地和培训专业仍不能满足未来我国对临床药师的需求。因此,临床药师培训基地和专业应扩展,培训模式进行改进。现阶段在全国的培训基地中,只有极少数专业为临床药师培训专业,这远不能满足对临床药师的需求。其次,建立分层次的培训,例如设置临床药师基础培训,主要针对面向患者进行用药咨询和面向患者进行用药交代的岗位药师及基层医院的临床药师。第三,在有条件的省(市)建立临床药学培训基地,对本省临床药学人员进行岗位培训。医疗机构应高度重视临床药师制建设,并加强有关部门协作,建立适宜的激励机制,调动各方面力量,为切实落实临床药师制提供工作条件和保障。只有建立健全临床药师工作制度,并纳入医院核心医疗工作制度体系,才能对临床药师培养和临床药师制的实施起到推动作用。而且,培训基地建设需要根据培训工作的要求和发展进行长期规划和年度安排,依托定期督导和临床药师培训专家委员会的培训,使培训基地各项工作的制度、管理规定、工作流程、标准和职责等,始终处于持续改进中,其过程和考核应日趋规范化。

为推动我国临床药学发展,提高合理用药水平和临床药师的工作能力,中国药学会从2011年4月开始,启动了公开选派优秀青年临床药师参加国外培训项目。经过报名资格审核、初选以及于9月21日在上海举行的复试等程序,首批将6名优秀药师送往美国进行培训。中国药学会副理事长兼秘书长李少丽指出:"此次专门设立优秀青年临床药师出国培训学习项目,目的就是为了让国内的临床药师能走出去学习国外的先进经验,培养出我国未来临床药学学科的带头人,以在全国层面推动符合中国国情的临床药学模式的实施和发展。"据悉,百特(中国)投资有限公司和卫材(中国)药业有限公司将为第一批6位优秀青年临床药师赴美进行为期6个月的学习和实践提供资助。培训时间为2012年1 ~7月。2013年1 ~7月,第二批培训学员也已圆满完成培训任务,归国投入到我国临床药学事业发展建设中。

(陈瑞玲　赵志刚)

医院药师规范化培训　自2000年北京地区医院药师规范化培训工作开展以来,目前已有17医院为培训基地,按照《北京地区医院药师规范化培训细则》中要求的药学服务工作中所必备的基本知识、基本理论和基本技能,进行轮转和考核。2013年由人民卫生出版社出版发行了《住院药师基本技能与实践》,北京地区医院药师规范化培训体系初步建立。但目前我们国家医院药师规范化培训体系尚未建立。医院药师规范化培训是保证医院药师提供以病人为中心的药学服务工作的需要,是医院药学学科发展和医院药学人才成长的必然要求,是卫生事业改革与发展和提高医院核心竞争力的需要,是适应药学人才培养与管理同世界接轨的需要。因此,全国医院药师规范化培训体系的建立尚待全体药学工作者的共同努力。　　(陈瑞玲　赵志刚)

临床药师规范化教育　国家临床药师制度的出台和实施对临床药学教育的发展前景至关重要。2002年1月21日,国家卫生部、中医药管理局联合颁布《医疗机构药事管理暂行规定》,提出在我国逐步建立临床药师制度随后,卫生部又发布《临床药师制试点工作方案》等相关文件。2009年《医药卫生体制改革近期重点实施方案(2009 ~2011年)》和《中共中央、国务院关于深化医药卫生体制改革的意见》发布,提出"药事服务"这一问题,一度引起社会各界广泛关注。今年"两会"期间,又成为代表、委员关心的话题。医院实行临床药师制度的核心就是药师参与临床,处方和医嘱审核是临床药师的重要职责和工作之一。因此,国家要从政策和法律上,确保临床药师的地位、职责和工作内容。有专家做过估计,即使按二甲以上的医院需要2名临床药师估计,全国县及县以上医院2006年统计为19 000多家,那么,我国缺乏的临床药师至少3万人。因此,临床药师大有可为。

2005年11月28日卫生部发布了《关于开展临床药师培训试点工作的通知》,通过试点,研究制定适合我国国情的临床药师准入标准,临床药师的岗位职责,工作模式,临床药师专业技术职务与工作管理制度以及临床药师工作的评价体系。全社会和医院加强临床药学工作宣传。我国目前临床药师培训周期是1年，大多都是基层医院的药师到卫计委批准的临床药师培训基地学习。学习模式大多是由相关专业带教老师带领进行交班、查房、病例讨论。卫计委统一规定培训结束需完成教学药历30份、病例分析10份、用药教育材料>5份、药品不良反应>10例，完成专业知识理论课学习>100学时、专业学术讲座>20次、病例讨论会〉40次、文献阅读报告〉10次。何艳等认为，与美国相比，我国临床药师培养仍存在不少差距。美国临床药师培养实践和工作内容是直接面向患者，经过专业机构认证，并有几十年的经验积累。这种培养体制是具体、规范和健全的。而国内临床药学培养受训人资格审核不严格、培养时间短，仅有1年、培养机构、培养方法及受训者接受培训后的水平等认证标准参差不齐。缺乏系统化、理论化的实践指南。随着药学的发展，面对复杂的医、药学需求，需要提供更多的专业化的临床服务，医院及患者对临床药师的需求都会越来越高。只有经过专业及系统培训认证的临床药师才能改进药学服务系统，从自己独特的药学视角提供进一步的服务。

（陈瑞玲　赵志刚）

↗ 新医改中药师面临的机遇与挑战　北京市从2012年7月1日开始在北京友谊医院试点医药分开，取消药品加成，取消挂号费和诊疗费，收取医事服务费。从9月1日开始在北京朝阳医院试点医药分开。医事服务费指医务人员（包括药师提供的药学服务）为患者提供医疗服务收取的费用。12月1号北京天坛医院、北京同仁医院、北京积水潭医院第三批试点。这意味着，在新医改形势下，药品供应实行公开集中招标采购，药品价格不断下降，药品利润在医院的经营结构中所占的比例越来越小，医院药师今后如何发展面临着重要挑战。药学人员必须转变观念、探索创新，在掌握本学科及相关的基本知识、基本理论和基本技能的基础上，积极适应"以人为本"、"患者第一"的服务理念，延伸药学服务领域，发展临床药学，提高服务临床、服务患者的能力。

如前所述，目前我国的住院医师规范化培训工作尚处于起步阶段，药师的培训工作还未引起领导和相关部门的重视。传统观点认为药师工作就是药品调剂，只要配配发发、包包扎扎，不调剂错药就行。在这样的观点指导下，药剂科人才培养相对滞后，药学学科建设徘徊不前，与医疗、护理的发展不相匹配。另外，缺乏青年药师培训工作的要求与计划。目前国家对医院药师没有给出明确的规范化培训模式，大部分医院对药师的培养也仅仅局限在三基考试，仍未形成规范化、系统化，更没有具体操作标准和实施细则。而且，大多数医院在院科二级考核机制中缺少对药剂科和药师的激励和奖惩措施，对药剂科在专科建设和业务提升上没有要求，导致药学人员的积极性、主动性、创造性受到了严重影响。然而在医改的新形势下，以"服务临床、服务患者"为中心的药学服务模式，将成为今后药学生存和发展的必然趋势。如何提高青年药师的综合素质，满足医疗发展的需求，提高药学服务的质量？是摆在医院药师面前的新课题。首先，要充分认识青年药师规范化培训是医学教育的重要组成部分，需要医院领导层重视及各部门的密切配合，建立科学的管理组织结构。根据药学学科的发展要求和医院的整体规划，结合青年药师自身专业特点和所接受的教育背景，制定青年药师的规范化培训计划，并充分平衡科室的实际需要和个人的发展，制定合理化的培训方案。

（陈瑞玲　赵志刚）

↗ 我国药学服务的收费项目及展望　2009年4月，《中共中央国务院关于医药卫生体制改革的意见》中明确要求："探索有效方式逐步改革以药补医机制。通过实行药品购销差别加价、设立药事服务费等多种方式逐步改革或取消药品加成政策，同时采取适当调整医疗服务价格、增加政府投入、改革支付方式等措施完善公立医院补偿机制。""药事服务费"概念的提出，为提升药学服务水平，完善公立医院补偿机制开辟了一条新路。一方面，它是推进医药分开管理，完善医院补偿机制的重要手段；另一方面，它是药学人员专业技术服务价值的具体体现。作为一项全新的政策，必须对药事服务费的内涵和外延进行科学分析，以便顺利推行这项改革。需要注意的是，药事服务费本质上属于医疗服务收费项目的一种，是向获得药学专业服务的患者收取的费用，不同于处方费。处方费是指医生开具处方收取的费用，尽管在我国并没有处方费这一收费项目，但其服务价值补偿已包含在诊疗费项目中。药事服务费是对与药品相关的人员、水电、耗材、仓储的成本和基本药学服务的补偿，应以医院药房药事成本为基础进行核算，不应承担筹集医院发展资金和补偿医疗服务成本的功能。在新医改中，医院中出现了"医事服务费"，是指患者进入医院后，因接受医务人员的医疗服务而支付的费用。应该注意的是，为一名患者服务的不只是一名医生，而是"一条链"，包括分诊护士、收费人员、药师、信息系统、甚至后勤、保洁等人员。目前，我国一些二、三级医院和地区出现了一些药学服务收费项目，包括但不限于以下项目：治疗药物监测及个体化设计收费、药物基因组学检测及个体化设计收费、药师门诊药物咨询服务收费、医生-药师联合专科门诊药学服务收费、PIVAS服务收费、患者中药代煎服务收费等。

药事服务费在我国虽是一个新概念，但在欧美和日、韩等国家和地区已实施多年。如何借鉴这些国家和地区的经验，并探索出适合我国国情的药事服务费收费范围和标准，一直是有关人士关注的焦点。重庆江北地区医改中率先设立单独的药事服务费，门诊每张处方15元，住院每床每日15元。

（陈瑞玲 赵志刚）

临床药师继续药学教育 新时期、新形势对医院药师提出了更高的要求。临床药师要确保自己有能力胜任实施临床药学工作，要有诚挚的信念，积极提高自身的素质，不断加强专业知识以及各种相关学科如统计学、生理学、病理学、药物经济学等的学习，才能够直接地和负责地为病人提供可信赖的药物治疗，更好地完成新时代赋予医院药师的职责，以达到提高和改善病人生命质量的目的。在现行的医疗体制下，临床药师制度建设重点包括职业定位、队伍培养、职业内容等方面；其建制过程既有机遇也包含着挑战，是一个逐步建制的过程。医院药师的工作模式要逐渐向临床化转型是必然趋势，只有培养一支高水平的临床药师队伍，医院药学在医院才不会被边缘化，其地位才会不断向前发展。

药物的品种、数量、剂型越来越多。同时医学模式、医学理论、医学诊断技术、非药物治疗技术等的不断进步，需要目前主要用药决策者—临床医师去涉猎这些知识，这将对本已十分繁忙的临床医师形成巨大的压力。药品的使用和选用的复杂问题也随之增多，不合理用药普遍存在，药害事件屡有发生。解决这一矛盾，需要掌握药物最新信息，并熟悉合理用药规律的临床药师参与到用药决策中来。治疗窗狭窄，药动学个体差异大，血药浓度与临床反应关系明确，但医生凭经验很难确定给药剂量的药物，需要临床药师进行药物监测。治疗药物监测（TDM）是临床药学的重要组成部分，是药师对病人进行药学监护的重要手段之一，对提高临床用药的有效性与安全性具有十分重要的意义。通过开展TDM监测，分析并指导用药，对不合理的及时调整给药方案，使临床用药更加科学化、规范化。如茶碱、地高辛、洋地黄毒苷、氨基糖苷类抗生素、抗癫痫药物、抗抑郁药物、抗肿瘤药物及环孢霉素A等。随着改革开放和经济体制改革的深入及社会老年化的发展，随着我国医疗保险改革的启动，合理用药的呼声日益高涨。充分发挥临床药师的作用，大力做好临床药学工作，促进合理用药，势在必行。因此，临床药师需要进行继续药学教育学习，不断提高自身素质，加强用药合理性，减少药害事件的发生。

（陈瑞玲 赵志刚）

临床药学研究

基因多态性对肾移植患者术后免疫抑制药物血药浓度的影响 朱琳等采用聚合酶链反应（PCR）和限制性内切片段长度多态性（RFLP）方法检测227例肾移植患者CYP3A5*3基因型，比较不同基因型患者之间他克莫司的全血谷浓度、不良反应和急性排斥反应发生率的差异。结果CYP3A5*3基因多态性中，*1/*1型18例（7.9%），*1/*3型81例（35.7%），*3/*3型128例（56.4%）。肾移植术后3个月内，*1/*1型、*1/*3型和*3/*3型患者的他克莫司全血谷浓度经体表面积剂量校正后分别为1.84±0.71、2.06±0.83和4.11±2.13，*1/*1型和*1/*3型之间差异未见统计学意义，但与*3/*3型之间差异均有高度统计学意义。组间不良反应和急性排斥反应发生率之间差异无统计学意义。可见肾移植患者的CYP3A5*3基因多态性与他克莫司的服用剂量密切相关，对含CYP3A5*3等位基因的患者在应用他克莫司时应较常规减少用药剂量并注意不良反应的发生，而对CYP3A5野生型的肾移植患者应适当增加服药次数以降低排异反应。相同的研究及结论可见李新长的“肾移植受者CYP3A5基因多态性对他克莫司血药浓度及疗效的影响”。李丹滢等采用限制性片段长度多态性技术分析了30例汉族患者CYP3A4*18B基因型，采用酶增强免疫测定技术测定患者他克莫司谷浓度。将血药浓度标准化后对不同基因型患者剂量调整谷浓度差异进行t检验。结果测得CYP3A4*18B等位基因频率为0.333，符合Hardy-Weinberg平衡。将患者分成*1/*1型慢代谢组和*1/*18B合并*18B/*18B型快代谢组，两组标准化谷浓度分别为（98.02±18.56）$ng \cdot kg \cdot mL^{-1} \cdot mg^{-1}$和（62.91±18.15）$ng \cdot kg \cdot mL^{-1} \cdot mg^{-1}$，慢代谢组的FK506剂量调整谷浓度显著高于快代谢组。由此得出结论CYP3A4*18B基因多态性与他克莫司剂量调整谷浓度显著相关，该突变可能导致CYP3A4酶活性的提高。刘慧明等观察肾移植受者ABCB1 3435C>T基因多态性对环孢素（CsA）所致慢性肾毒性的影响，发现在344名肾移植患者中，3435T突变等位基因发生频率为43.73%。慢性肾毒性组的TT突变基因型分布明显高于对照组。ABCB1 3435C>T多态性对CsA药物动力学参数无显著影响。Logistic回归结果显示，CT和TT基因型、尸肾、男性及移植时体质量是术后慢性肾毒性发生的危险因素，移植时高龄和高BMI值是慢性肾毒性发生的保护因素。结论可得ABCB1 3435C>T基因多态性对肾移植患者CsA慢性肾毒性的发生有影响。携带T基因的个体移植术后更易发生慢性肾毒性。朱琳等进一步研究CYP3A5*3和CYP3A4*18B基因突变对他克莫司血药浓度/剂量×体表面积（C/D）、不良反应和急性排斥反应的影响。采用聚合酶链反应（PCR）和限制性内切片段长度多态性（RFLP）方法检测227例肾移植患者CYP3A5*3和CYP3A4*18B基因型，比较不同基因型患者之间他克莫司的C/D值、不良反应和急性排斥反应发生率的差异。测得CYP3A4*18B和CYP3A5*3基因型在肾移植患者中的突变频率分别为30.8%和74.2%。消除CYP3A5*3等位基因影响后，CYP3A4*18B各基因型间他克莫司 C/D 值无显著性差异($P>0.05$);而消除 CYP3A4*18B 等位基因影响后,CYP3A5*1/*1 和*1/*3 基因型患者的他克莫司 C/D 值显著低于*3/*3 ($P<0.01$)。CYP3A4*18B 和 CYP3A5*3 基因多态性与不良反应和排斥反应间差异无统计学意义($P>0.05$)。[中国临床药学杂志,2012,21(4):201-204;中国组织工程研究,2012,16(18):3 255-3 258;药学与临床研究,2012,20(1):12-15;中国药师,2012,15(6):751-755;药学学报,2012,47(7):878-883]

(李丹滢　葛卫红)

基因多态性与抗癫痫药物的个体化用药　刘琛提供的用药安全信息称,2012 年 12 月英国药品和健康产品管理局(MHRA)对医务人员发出警告:欧裔和日裔患者应用卡马西平或奥卡西平所致严重的皮肤反应与 HLA-A*3101 等位基因有关,但现有证据不支持在开始卡马西平或奥卡西平治疗前检测患者该基因亚型,已知该基因亚型阳性的欧裔和日裔患者用药前应慎重权衡利弊。王剑虹等检测采用 177 例卡马西平单药治疗的中国汉族癫痫患者的稳态药物浓度,LDR-PCR 测序分型检测 CYP3A5*3 基因多态性,用于观察 CYP3A5*3 基因多态性与中国汉族癫痫患者卡马西平稳态药物浓度的相关性。结果发现 CYP3A5*3 基因 AA 型的卡马西平标准化浓度为(0.23 ± 0.066)mg·mL^{-1},AG 型为(0.24 ± 0.053)mg·mL^{-1},GG 型为(0.31 ± 0.073)mg·mL^{-1}。3 种基因型间标准化血药浓度差异有统计学意义($P<0.000\,1$),且 AA 型低于 GG 型($P<0.000\,1$),AG 型低于 GG 型($P<0.000\,1$),差异均有统计学意义。AA 型虽有低于 AG 型趋势,但差异无统计学意义(P = 0.087)。CYP3A5*3 各基因型间血药浓度、剂量校正浓度间差异与上述结果类似。由此得出结论:CYP3A5*3 基因型影响中国汉族癫痫患者的卡马西平药物浓度,是造成卡马西平药物浓度个体差异的可能因素。[药物不良反应杂志,2012,12(14):400;中国临床神经科学,2012,20(6):638-642]

(李丹滢　葛卫红)

基因组学在抗肿瘤药物中的应用　环磷酰胺仍为乳腺癌术后广泛应用的基础化疗药。陈江华等探讨环磷酰胺(CPA)相关代谢酶基因多态性在乳腺癌人群中的分布及其对近期化疗疗效和不良反应的影响,发现在 107 例被评价患者中,各基因多态均未显示与临床疗效间差异有统计学意义的关联;进一步按 FAC 或 CMF 方案进行分组分析,也未发现这种关联。在 107 例患者中,与野生型 CYP2B6 相比,突变携带者有更高的总不良反应发生率,其风险被提高了 3.13 倍;按化疗方案分组后发现,该关联主要存在于 FAC 患者组。结论:研究所涉及的代谢酶基因多态在个体对 CPA 化疗敏感性上可能无重要作用,而在毒性耐受性上 CYP2B6 对 FAC 方案可能有预测价值,是否与不同药物之间的相互影响有关需要进一步研究。以铂类药物为主的化疗方案在非小细胞肺癌、胃癌等癌症的化疗中广泛应用。许崇安等探讨 DNA 修复基因 ERCC1 118C/T 和 XRCC1 Arg194Trp 多态性与进展期非小细胞肺癌患者铂类药物化疗敏感性的关系。发现与单基因检测比较,2 个基因的联合检测在预测铂类药物化疗敏感性中的价值更大。ERCC1 118 和 XRCC1 194 基因多态联合与 NSCLC 患者对铂类药物化疗敏感性相关,ERCC1 和 XRCC1 基因型的联合检测有可能成为预测铂类药物化疗敏感性的指标。刘慧龙等探讨西妥昔单抗联合卡培他滨和顺铂一线治疗晚期胃癌的疗效与相关基因多态性的关系。结果发现 TS 基因 3RG 携带者较非 3RG 携带者 TTP 有明显优势。VEGF C936T 多态性的 T/T 基因型患者 TTP 明显较 C/T 及 C/C 基因型患者短。EGF A61G 多态性的 G/G 基因型中位 TTP 较 A/G 基因型有延长趋势。TS 基因 5′-UTR 串联重复序列多态性、VEGF C936T 多态性和 EGF A61G 多态性可能与西妥昔单抗联合卡培他滨/顺铂方案一线治疗晚期胃癌临床疗效相关。其它相关研究还包括:李文娟等的"MTHFR 677C/T 基因多态性与培美曲塞对晚期肺腺癌患者疗效的关系"、吕红英等的"GSTP1、XPG 基因多态性与晚期非小细胞肺癌患者铂类药物化疗疗效及生存期的关系"、王小杰等的"ERCC1 与 XPD 基因多态性对 NSCLC 化疗敏感性影响的研究进展"、张君孝等的"UGT1A1 基因多态性与转移性结直肠癌伊立替康化疗毒性及疗效的关系"。[中华肿瘤防治杂志,2012,19(10):726-730;实用肿瘤杂志,2012,27(3):245-250;实用肿瘤杂志,2012,27(6):579-582;中国癌症杂志,2012,25(2):609-617;现代肿瘤医院,2012,26(5):1 069-1 072;中国病理生理杂志,2012,20(5):823-828]

(李丹滢　葛卫红)

基因多态性与降脂/降糖/降压类药物的相关性研究　李佳等研究三磷酸腺苷结合转运子 A1(ABCA1)R219K 基因多态性和 AMI 患者血脂水平关系以及他汀药物调脂疗效与患者不同基因型的关系。结果发现 ABCA1 基因的 R219K 多态性基因型频率和等位基因频率在对照组和 AMI 组相似;AMI 患者中 RR 基因型较 KK 基因型具有明显升高的血清 TG 水平和较低的 HDL-C 水平;KK 基因型患者较 RR 基因型患者相比,普伐他汀治疗明显增加 HDL-C 水平。ABCA1 基因的 R219K 多态性与血脂水平相关,并且可影响 AMI 患者 HDL-C 水平对普伐他汀的治疗效果。文娟等筛选 70 名肾移植后高血压患者,探讨 CYP3A4*1G、CYP3A5*3 和 MDR1 C3435T 基因多态性对肾移植后高血压人群氨氯地平降压疗效的影响。结果在肾移植后高血压治疗中,CYP3A5*3 和 CYP3A4*1G 基因多态性可影响氨氯地平的降压疗效,CYP3A5*3/*3 基因型的舒张压下降幅度最大,CYP3A4*

1G/*1G 基因型的舒张压下降幅度最小，CYP3A4*1G/CYP3A5*3 组成的单倍体 GGGG 基因型对舒张压下降幅度最大，MDR1 C3435T 未发现与氨氯地平降压疗效相关。熊玉卿等围绕药物转运体 OATP1B1 基因多态性对瑞舒伐他汀转运过程的影响展开系统研究，首次发现中国人群体内的瑞舒伐他汀药代动力学特征在 521T > C 突变组与野生组间存在显著性差异，该基因多态性位点会引起瑞舒伐他汀的转运差异，从而导致不良反应，直接危及患者生命安全。[心脏杂志，2012，24(2)：185-188；中国动脉硬化杂志，2012，19(1)：55-60；江西医药，2012，47(5)：421-424]

（李丹滢　葛卫红）

药物经济学在合理用药中的作用　药物经济学是应用经济学原理、方法和分析技术评价药物治疗方案与其他治疗方案或不同药物治疗方案间的相对经济学效果，及对比不同医疗或社会服务项目所产生的经济效果的相对值，促进临床合理用药，提高药物资源的配置效率，控制药品费用的增长。运用药物经济学研究指导临床用药，对提高医院在今后医疗市场上的竞争力将起积极的作用。李文华等探讨两种不同用药方案治疗下尿路感染的临床效果。方案 A：乳酸左氧氟沙星氯化钠注射液 0.4 g，静脉滴注，每日 1 次，连续 3 日；静脉给药后改为联合服用乳酸左氧氟沙星片剂和热淋清颗粒。方案 B：注射用乳糖酸阿奇霉素 0.5 g，加入 250 mL 生理盐水，静脉滴注，每日 1 次，连续 3 日；静脉给药后改为联合服用阿奇霉素分散片和热淋清颗粒。研究采用成本/疗效指数比较，发现方案 A 的总成本为 403.25 元，总有效率为 96.0%，成本/效果比为 4.38，成本/疗效指数比为 440.47 ± 68.11；方案 B 的总成本为 523.81 元，总有效率为 86.9%，成本/效果比为 5.46，成本/疗效指数比为 585.80 ± 129.36。方案 A 具有较佳的成本-效果比，值得临床推广；孙克红等制作“社区获得性肺炎抗感染药物使用调查表”，病原学、药物经济学分析社区获得性肺炎患者的临床抗感染药物治疗情况。通过分析，根据《抗菌药物临床应用指导原则》对抗感染药物使用情况作合理性评价，为社区获得性肺炎治疗中合理使用抗菌药物提供基础，确保患者安全用药；郭永谊等评价氨酚羟考酮片与盐酸羟考酮缓释片治疗晚期癌痛患者镇痛的成本-效果，发现氨酚羟考酮组和羟考酮缓释片组镇痛治疗总有效率分别为 86.3% 和 90.7%，2 组间疗效差异无统计学意义，成本/效果比分别为 16.3 和 26.3，氨酚羟考酮组的不良反应发生率较羟考酮缓释片组低。可见氨酚羟考酮片和盐酸羟考酮缓释片用于治疗晚期癌痛患者镇痛疗效相当，氨酚羟考酮片治疗成本较低，是晚期癌痛患者镇痛治疗的较佳方案；张学会等比较国产与进口头孢呋辛钠治疗细菌性感染的临床有效性及安全性，进一步对两种药物进行药物经济学评价。他们检索所需要的数据库，对符合纳入标准的国产与进口头孢呋辛钠治疗细菌感染的文献进行 Meta 分析，以临床总有效率、细菌清除率、不良反应发生率作为指标，用最小成本法进行药物经济学评价。结果发现国产与进口头孢呋辛钠的临床有效率、细菌清除率及不良反应发生率的比较分别为[OR 1.03，95% CI(0.66，1.61)，P 0.90]、[OR 0.78，95% CI(0.44，1.40)，P 0.40]、[OR 0.95，95% CI(0.58，1.54)，P 0.83]。最小成本法表明，进口头孢呋辛钠的成本较国产高。但二者在治疗细菌性感染的临床疗效、细菌清除率及不良反应发生率均无显著性差异。可见国产头孢呋辛钠的经济学价值高于进口。其它研究还有何琴的“我国 5-羟色胺 3 受体拮抗药预防化疗后呕吐的药物经济学系统评价”；王冬梅等的“晚期非小细胞肺癌 3 种化疗方案的药物经济学评价”；姚莉等的“骨科Ⅰ类切口围术期抗菌药物应用调查及药物经济学评价”；谢雅君的“二甲双胍治疗糖尿病的药物经济学评价”。[临床合理用药，2012，1(5)：148-149；中华中医药学刊，2012，30(2)：303-305；中国医院药学杂志，2012，32(18)：1 494-1 496；中国医院药学杂志，2012，32(1)：45-48；中国抗生素杂志，2012，37(2)：145-148；中国药房，2012，23(22)：2 020-2 023；中国医院用药评价与分析，2012，12(5)：388-390；中国药房，2012，23(26)：2 419-2 022；药品评价，2012，9(10)：42-46]

（李丹滢　葛卫红）

肾移植受者免疫抑制维持治疗期霉酚酸酯剂量与霉酚酸暴露的关系　观察服用霉酚酸酯(MMF)的肾移植受者在免疫抑制维持治疗期霉酚酸(MPA)的暴露水平。方法 60 例肾移植受者均采用环孢素 A(CsA)、MMF 和强的松(Pred)三联免疫抑制方案，于服用 MMF 后 0.5、2、4 h 采集外周静脉血，通过酶增强免疫分析技术测定血浆 MPA 浓度，以有限采样法的简化公式计算肾移植受者 MPA 血药浓度—时间曲线下面积(AUC)。根据口服 MMF 剂量，将患者分为 3 组：MMF 低剂量组(MMF〈1.5 g/d，$n=18$)、MMF 推荐剂量组(MMF = 1.5 g/d，$n=29$)、MMF 高剂量组(MMF〉1.5 g/d，$n=13$)。根据 MPA AUC 值，将患者分为 MPA 低暴露组(MPA AUC < 30 mg·h·L^{-1})、MPA 目标暴露组(MPAAUC = 30 ~ 60 mg·h·L^{-1})、MPA 高暴露组(MPA AUC〉60 mg·h·L^{-1})。结果 60 例肾移植受者 MPA AUC 平均值为(59.83 ± 19.42) mg·h·L^{-1}；其中，MPA 低暴露组 3 例(5.0%)，MPA 目标暴露组 31 例(51.7%)，MPA 高暴露组 26 例(43.3%)；三组 CsA 平均用量分别为(166.67 ± 14.43) mg/d、(137.10 ± 41.27) mg/d 和(128.85 ± 37.88) mg/d，呈递减趋势，但组间差异无统计学意义($P > 0.05$)。结论在未监测 MPA AUC 水平而仅根据临床事件调整 MMF 用量的情况下，肾移植受者平均 MPA 暴露水平偏高；MPA 药代动力学在不同个体间存在较大的差异，进行 MMF 的治疗药物监测可能是必要的。[上海交通大学学报：医学版，2012，32(6)：788-791]

（黄　瑾　胡晋红）

游离药物浓度监测指导癫痫患者联合用药术 观察西安交通大学医学院第二附属医院2007 ~2010年服用丙戊酸(VPA)和卡马西平(CBZ)癫痫患者3906例,其中抽取100例监测游离药物浓度。结果VPA和CBZ联合用药相比单一用药时,VPA浓度在有效浓度范围内的比例由72.5%降低至54.8%,CBZ浓度在有效浓度范围内的比例由58.0%增加至84.3%。单用或联合用药时,在高浓度VPA和CBZ的蛋白结合率明显下降,游离浓度增加。结论VPA和CBZ在联合用药时要根据血药浓度监测结果调整给药剂量,在高浓度时应监测游离药物浓度。[医药导报,2012,31(3):370-372]

(黄 瑾 胡晋红)

住院特殊人群和需进行治疗药物监测的药品不良反应报告分析 住院特殊人群和需进行治疗药物监测(TDM)的药品不良反应(ADR)分布情况分析,促进合理用药。对2005~2011年临床各科室呈报的ADR病例,按照国家ADR监测中心制定的标准进行描述、因果关系分析评价、分级汇总及统计分析。结果:2 159例ADR报告中男性1 146例(53.07%),女性1 013例(46.93%);在需进行TDM的药物中,引起ADR比率最高的为抗癫痫类药物(60.77%);ADR病例数随着肝功能和肾功能损害的加重而增加。住院特殊人群和需进行TDM的药物的ADR较多,应合理使用药物,并对ADR予以关注。[中国执业药师,2012,9(8):7-13]

(黄 瑾 胡晋红)

他克莫司血药浓度监测中质控分析评价 通过对他克莫司血药浓度监测过程中随行的质控结果进行回顾性分析,确保他克莫司血药浓度测定结果的准确性。采用酶联免疫法测定全血中他克莫司低、高质控样品浓度,并对测定结果进行回顾性分析。2007年6月至2010年7月进行他克莫司血药浓度监测的同时随行的质控样品测定结果均"在控",低浓度质控结果单因素方差分析测定数据之间差异有统计学意义($P<0.05$),高浓度质控结果单因素方差分析测定数据间差异无统计学意义($P>0.05$)。低、高质控监测结果均在误差允许范围内,表明他克莫司血药浓度监测结果准确度高,具有较好的临床指导意义。[实用药物与临床,2012,15(9):575-577]

(黄 瑾 胡晋红)

肾移植患者他克莫司血药浓度监测的临床分析 研究肾移植患者术后不同时间他克莫司血药浓度的监测情况,为临床使用他克莫司提供参考。以110例肾移植患者为研究对象,统计分析术后时间、用药剂量、性别、年龄等因素与他克莫司血药浓度的关系。肾移植手术1个月后,他克莫司用药剂量、血药浓度随术后时间的延长而逐渐下降,且血药浓度个体差异较大;同一时间段内,性别对血药浓度影响不大($P>0.05$);术后同一时间段内,C组(年龄>60岁)用药剂量、血药浓度均低于A组(年龄13 ~45岁)和B组(年龄45 ~60岁)($P<0.05$),A、B组用药剂量、血药浓度未见明显差异($P>0.05$)。他克莫司血药浓度监测可防止免疫过度、不足和药物毒性,有利于提高移植肾的长期存活率。[中国药房,2012,23(42):3 966-3 967]

(黄 瑾 胡晋红)

骨髓移植患者术后环孢素血药浓度监测 探讨异基因骨髓移植患者术后环孢素(CsA)的血药浓度与移植物抗宿主病(GVHD)和药物相关毒性之间的关系。采用荧光偏振免疫分析法(FPIA),对28例骨髓移植患者术后全血谷浓度进行监测,共252例次,并对监测结果进行分析。结果,28例骨髓移植患者252例次监测结果提示,有效浓度为100~400 $\mu g \cdot L^{-1}$。当浓度〉400 $\mu g \cdot L^{-1}$时,药品不良反应(ADR)发生率增加为16.28%;当浓度<100 $\mu g \cdot L^{-1}$时,GVHD率增加为27.27%。及时监测CsA浓度,根据动态监测结果制订个体化给药方案,才能减少GVHD以及ADR的发生,提高移植后的成功率。[中国医院用药评价与分析,2012,12(5):436-437]

(黄 瑾 胡晋红)

心脏移植术后环孢素A血药浓度监测与临床疗效关系的研究 研究心脏移植患者术后环孢素A血药浓度与临床疗效之间的关系,提高患者用药的有效性和安全性。回顾性分析27例心脏移植受者458例次血药浓度监测结果,将心脏移植患者分为3组:正常组、毒性组、排斥组,统计各组间血药浓度的差异,并以是否发生排斥反应及毒性反应分组讨论术后不同时期在患者发生急性排斥反应或药物毒性时血药浓度的变化。结果术后初期体内环孢素A血药浓度变化趋势具有不可预测性;正常组与毒性组、排斥组间平均谷浓度(P0)和峰浓度(P2)比较均有显著性差异;毒性组与非毒性组间、排斥组与非排斥组间的P0在心脏移植术后多数时间段比较均无显著性差异,而P2在术后多数时间段各组间比较均有显著性差异,且P2能够预测吸收不良的病例,表明监测P2比P0更具临床价值。环孢素A血药浓度监测可以指导临床合理用药,以P1为监测点能更有效地预防急性排斥反应、毒性反应及调整给药剂量,比P0更具有科学性和敏感性,同时应结合患者的临床表现,实施个体化用药方案,使心脏移植术后患者能获得满意的免疫抑制治疗效果。[中国药学杂志,2012,47(18):1 503-1 508]

(黄 瑾 胡晋红)

临床药师利用处方自动筛选系统对临床治疗药物监测的干预作用 探讨临床药师利用处方自动筛选系统(PASS)对临床治疗药物监测(TDM)干预作用的意义。方法:2011年11月,临床药师每2d通过PASS工作站筛选出使用地高辛、氨茶碱、万古霉素住院患者，对判断出需行血药浓度监测的患者进行干预。结果：筛选出需行血药浓度监测的患者：地高辛组35例、氨茶碱组57例、万古霉素组36例。干预前医生主动行血药浓度监测的患者：地高辛组2例、氨茶碱组1例、万古霉素组5例，干预后医生听从建议行血药浓度监测的患者：地高辛组23例、氨茶碱组36例、万古霉素组24例。结论：临床药师依托PASS系统对需行血药浓度监测患者进行干预，提高了医生对TDM的认识，保障药物治疗的有效性和安全性。[中国新药杂志，2012，20：2 450-2 454]

（黄　瑾　胡晋红）

LC-MS/MS法测定人血清中甲氨蝶呤及其代谢产物7-羟基甲氨蝶呤的浓度　建立测定人血清中甲氨喋呤及其代谢产物7-羟基甲氨喋呤的浓度的LC-MS/MS法，并应用于临床治疗药物监测。方法：采用D3-甲氨蝶呤同位素内标，血清样品经含内标乙腈沉淀蛋白处理。HPLC色谱柱为Sepax GP-pHenyl，柱温35 ℃，流速0.3 mL·min^{-1}，流动相为0.1%甲酸和乙腈，梯度洗脱。质谱检测方式为ESI正离子模式，MRM扫描，监测甲氨蝶呤 m/z 455～308，7羟基甲氨蝶呤 m/z 471～324，D3甲氨蝶呤（内标）m/z 458～311。结果：甲氨蝶呤浓度在5～4 000 ng·mL^{-1}范围内与峰面积线性关系良好（r＝0.999 9），7-羟基甲氨蝶呤浓度在1～800 ng·mL^{-1}范围内与峰面积线性关系良好（r＝0.999 7）。甲氨蝶呤及7-羟基甲氨蝶呤日内及日间RSD＜9.0%。甲氨蝶呤平均回收率为94.34%～115.08%，7-羟基甲氨蝶呤平均回收率为96.41%～103.04%。结论：本方法简便、准确、快速，适用于甲氨喋呤及其代谢产物7-羟基甲氨喋呤的血药浓度测定。[中国药师，2012，4：191-194]　　（黄　瑾　胡晋红）

连续性静脉-静脉血液滤过患者血清中利奈唑胺的浓度监测　对连续性静脉-静脉血液滤过（continuous venovenous hemofiltration，CVVH）治疗的危重患者进行利奈唑胺血药浓度监测，为临床个体化治疗提供依据。建立高效液相色谱法（以左氧氟沙星为内标），测定患者血清中利奈唑胺谷浓度。利奈唑胺在0.31～20.00 μg·mL^{-1}内线性关系良好（r＝0.999 5），定量限为0.31 μg·mL^{-1}。5例危重患者在治疗期间监测23次的利奈唑胺谷浓度变化明显，变化范围为1.53～17.10 μg·mL^{-1}。有2例患者谷浓度变化较大（相差近5倍）。结论：高效液相色谱法简单、快速、准确、灵敏、重复性好，可用于临床利奈唑胺的血药浓度监测。进行连续性静脉-静脉血液滤过治疗的患者，应用利奈唑胺时血药浓度变化较大，需要通过治疗药物监测的方法制定个体化给药方案。[中国医院药学杂志，2012，4：279-282]　　（黄　瑾　胡晋红）

老年肺部感染患者万古霉素血药浓度监测与疗效评价　分析老年肺部感染患者万古霉素血药浓度的监测结果及相关PK/PD参数与临床疗效的关系。方法用荧光偏振免疫法，对万古霉素治疗肺部感染的患者70例进行血药浓度测定，并对相关PK/PD参数进行统计学分析。结果万古霉素的峰、谷浓度均在治疗窗范围内的仅占40%左右；万古霉素的C_{max}与疗效有关联，C_{max}越高疗效较好；万古霉素的临床疗效可能与AUC/MIC和C_{max}/MIC等PK/PD参数相关。结论老年感染患者使用万古霉素个体差异大，应加强血药浓度监测。[中国临床药理学杂志，2012，11：803-806]

（黄　瑾　胡晋红）

儿童地高辛血药浓度监测结果与影响因素分析　通过对地高辛血药浓度监测结果与影响因素分析，为儿科临床合理用药提供参考。方法荧光偏振免疫法检测558例地高辛血药浓度并进行回顾性分析。结果低于有效浓度（＜0.8 ng·mL^{-1}）的患儿占32.4%，在有效浓度范围内（0.8～2.0 ng·mL^{-1}）的患儿占60.6%，高于有效浓度范围（＞2.0 ng·mL^{-1}）的患儿占6.8%。结论地高辛血药浓度个体差异大，影响因素多，血药浓度监测对儿童合理用药，减少药物中毒起着重要作用。[中国药学杂志，2012，10：792-795]（黄　瑾　胡晋红）

药品监督管理

Drug Supervision and Administration

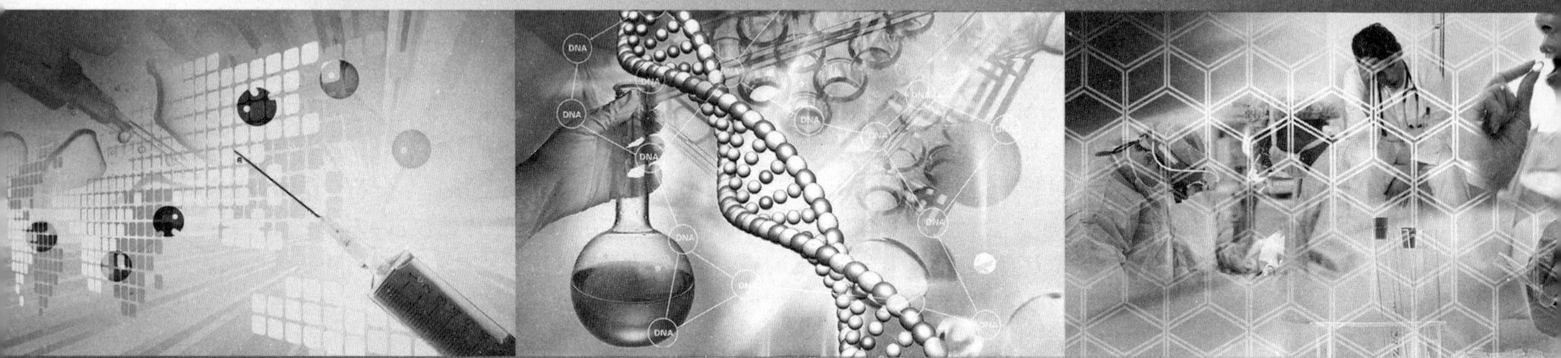

药品监督管理

概 况 2012年,全国食品药品监管系统在推进实施“十二五”规划,落实医改任务,处置突发事件,日常监管,整治市场秩序,食品药品监管工作取得了明显成效

食品药品监管系统机构、编制和人员 截至2012年底,食品药品监管系统各级行政机构共计2 983个、事业单位1 904个。食品药品监管系统行政机构共下达编制61 544个(不含工勤编制),到岗56 894人,其中:领导班子人员现有10 635人。事业单位共下达编制42 053名,到岗人员36 678人。

药品注册 2012年全年批准新药临床250件,新药证书13件,批准文号82件,新药证书及批准文号23件。其中:按照《药品注册管理办法》中规定,中药、天然药物注册分类中的1至5类批准生产7个品种,批准临床2个品种;化学药品注册分类中的1.1至1.5类批准生产9个品种,批准临床48个品种;生物制品注册分类中的1类批准临床8个品种。全年批准按新药申请程序申报的临床申请72件,新药证书2件,生产9件,新药证书及生产34件。批准仿制药临床申请85件,生产申请296件。批准进口药品临床申请238件,批准上市申请33件。国家食品药品监督管理局批准药品补充申请2 013件,备案483件。各省局共批准药品补充申请4 594件,备案18 443件。国家局和省局共批准直接接触药品的包装材料和容器生产申请334件,再注册申请324件,补充申请158件。2012年,经过药品审评中心的审评,我国批准多个重要治疗领域药品,抗艾滋病药物领域,批准了利匹韦林片,使我国艾滋病患者与全球同步获得最新治疗手段;儿童用药领域,批准了用于治疗可能致残和致命的早产儿呼吸暂停症的枸橼酸咖啡因注射液;肿瘤治疗领域,批准了克唑替尼胶囊,针对间变性淋巴瘤激酶(ALK)阳性的非小细胞肺癌发挥靶向治疗作用;罕见病领域,批准了国产的注射用地西他滨,为罕见病骨髓增生异常综合症(MDS)的治疗提供了新选择;老年病领域,批准了马来酸茚达特罗吸入粉雾剂,用于治疗哮喘或慢性阻塞性肺病(COPD)患者,方便了患者用药;完成了盐酸美金刚口服溶液的审评,该药是首个国产的、治疗阿尔兹海默症(老年痴呆症)的有效药物。抗感染领域,批准了注射用替加环素,本品的国产化可作为应对耐药细菌感染的重要药品储备;风湿免疫领域,批准了非布司他片,为痛风患者提供了一个有效性更好,安全性也能较好耐受的新的治疗手段;批准了国产氟利昂替代产品坏索奈德气雾剂上市;生物制品领域,批准了注射用重组人凝血因子Ⅸ,为乙型血友病患者提供了特异性治疗用药物。

中药品种保护 截至2012年底,共有中药品种保护913个,其中初次申报品种192个,同品种32个,延长保护期689个。

药品生产、经营企业 截至2012年底,全国实有原料药和制剂生产企业4 747家。有103家中药材企业通过中药材GAP认证。有医疗器械生产企业14 928家,其中:一类4 095家,二类8 247家,三类2 586家。国家及省级重点监管企业1 836家。截至2012年底,全国持有《药品经营许可证》的企业共有443 125家,其中法人批发企业13 721家,非法人批发企业2 574家;零售连锁企业3 107家,零售连锁企业门店152 580家;零售单体药店271 143家。全国持有《医疗器械经营企业许可证》的企业共有177 788家。

药品广告审批和查处 2012年全国共批准药品广告31 868件,查处违法药品广告145 548件,向工商行政管理部门移送的违法药品广告145 782件;撤销药品广告批准文号67件。审批医疗器械广告3 050件,查处违法广告13 793件,向工商行政管理部门移送的违法医疗器械广告13 586件;撤销医疗器械广告批准文号共8件。共审批保健食品广告3 703件,查处违法广告21 171件,向工商行政管理部门移送的违法保健食品广告20 995件;收回保健食品广告批准文号55件。

药品不良反应报告监测 2012年,国家药品不良反应监测网络共收到药品不良反应事件/报告120万余份。其中,新的和严重的药品不良反应事件/报告24万份,占同期报告总数的20%。一般病例30日内报告比例达到83.08%,比2011年提高3.2%;严重病例15日内报告比例达80.2%,比2011年提高3.5%。医疗机构依然是药品不良反应报告的主体,占报告的74.8%,来自药品生产和经营企业的报告占24.4%,来自个人的报告占0.8%。与2011年相比,药品生产和经营企业的报告比例进一步提高。2012年药品不良反应报告按照药品类别统计,化学药占81.6%、中药占17.1%、生物制品占1.3%。按照药品剂型统计,注射剂占56.7%,口服制剂占39.5%,其他制剂占3.8%。化学药中,抗感染药的例次数仍居首位,占48.8%。抗感染药中报告数量排名第一的是头孢菌素,其严重不良反应以过敏为主;静脉注射给药安全风险较高。医疗机构要加强对注射剂使用的监管,部分患者应改变对注射剂的心理依赖;中西药复方制剂易被患者当作纯中药制剂使用,忽视其中所含化学药成分,使用中存在超剂量给药、含相同成分药品重复使用等不合理现象,提示应注意该类药物在临床使用过程中的潜在风险。2012年,根据药品不良反应监测情况,国家食品药品监管局在分析评估的基础上,对发现存在安全性隐患的药品采取了相关管理措施。及时发布药品安全警示信息,全年共发布《药品不良反应信息通报》8期,通报了9个(类)药品安全性信息。发布《药物警戒快讯》12期,报道了60余条药品安全性信息;修改了鼻炎宁胶囊(颗粒、冲剂)、保妇康栓(凝胶、泡沫剂)、吡格列酮、奥利司他、米索前列醇等15个/类药品说明书,强化药品风险警示;针对药品不良反应监测中发

现的问题，及时约谈相关药品生产企业，全年共约谈企业11次，召开企业沟通会13次，要求生产企业采取召回及主动暂停生产销售等风险控制措施。

投诉举报及查处案件 2012年全年共收到药品投诉39 306件，其中：立案8 444件、结案7 795件。收到医疗器械投诉5 933件，其中：立案1 355件、结案1 235件。收到保健食品投诉8 942件，其中：立案610件、结案445件。收到化妆品投诉1 570件，其中：立案527件、结案471件。2012年共查处药品案件170 266件，100万元以上的案件45件，涉及物品总值40 509.58万元，罚款金额45 850.22万元，没收金额11 662.79万元，取缔无证经营4 035户，捣毁制假窝点833个，停业整顿1 274户，吊销许可证236件，移交司法机关2 160件，刑事处罚425人，进行监督检查2 848 483人次。共查处医疗器械的案件总数21 742件，100万元以上的案件16件，涉及物品总值13 720.6万元，罚款金额10 488.05万元，没收金额2 185.49万元，取缔无证经营1 258户，捣毁制假窝点104个，停业整顿142户，吊销许可证10件，移交司法机关61件，刑事处罚8人，进行监督检查1 144 870人次。

执业药师资格考试 2012年全国执业药师资格考试报考人数为188 074人，实际参考人数为146 874人，参考率为78.09%；合格人数为25 969人，合格率为17.68%。参加四科考试人数为144 965人，合格人数为25 114人，合格率为17.32%；参加两科考试人数为1 909人，合格人数为855人，合格率为44.79%。考试合格人员中，药学类合格人数为16 526人，中药学类合格人数为9 443人。截止到2012年12月底，全国累计有226 064人取得执业药师资格。

（杨世民）

《国家药品安全"十二五"规划》发布实施 2012年1月20日，国务院以国发〔2012〕5号文正式印发了《国家药品安全"十二五"规划》。这是我国药品安全领域首个由国务院公布的国家专项规划。《规划》的实施对提高我国药品安全水平，提升我国药品安全保障能力具有重要意义。《规划》从全面提高国家药品标准、强化药品全过程质量监管、健全药品检验检测体系、提升药品安全监测预警水平、依法打击制售假劣药品行为、完善药品安全应急处置体系、加强药品监管基础设施建设、加快监管信息化建设、提升人才队伍素质等9个方面进行了细化和延伸，并提出了国家药品、医疗器械标准提高行动计划，药品上市后不良反应监测和安全性再评价工程，应急管理体系建设工程，药品安全基础设施建设工程，国家药品监管信息系统二期工程和人才队伍素质提高工程等6项重点项目。《规划》明确了药品安全发展的目标，总体目标是经过5年努力，药品标准和药品质量大幅提高，药品监管体系进一步完善，药品研制、生产、流通秩序和使用行为进一步规范，药品安全保障能力整体接近国际先进水平，药品安全水平和人民群众用药安全满意度显著提升。围绕总体目标，提出了5条具体规划指标：(1)全部化学药品、生物制品标准达到或接近国际标准，中药标准主导国际标准制定。医疗器械采用国际标准的比例达到90%以上。(2)2007年修订的《药品注册管理办法》施行前批准生产的仿制药中，国家基本药物和临床常用药品质量达到国际先进水平。(3)药品生产100%符合2010年修订的《药品生产质量管理规范》要求；无菌和植入性医疗器械生产100%符合《医疗器械生产质量管理规范》要求。(4)药品经营100%符合《药品经营质量管理规范》要求。(5)新开办零售药店均配备执业药师。2015年零售药店和医院药房全部实现营业时有执业药师指导合理用药。

（杨世民）

国务院办公厅印发《深化医药卫生体制改革2012年主要工作安排》 2012年4月14日，国务院办公厅印发了《深化医药卫生体制改革2012年主要工作安排》。以下简称《工作安排》。根据《工作安排》，2012年我国医改将着力在加快健全全民医保体系、巩固完善基本药物制度和基层医疗卫生机构运行新机制，积极推进公立医院改革三个方面取得重点突破。《工作安排》对巩固完善基本药物制度提出了4点明确要求：(1)扩大基本药物制度实施范围。巩固政府办基层医疗卫生机构实施基本药物制度的成果，落实基本药物全部配备使用和医保支付政策。有序推进村卫生室实施基本药物制度，同步落实对乡村医生的各项补助和支持政策。对非政府办基层医疗卫生机构，各地政府可结合实际，采取购买服务的方式将其纳入基本药物制度实施范围。鼓励公立医院和其他医疗机构优先使用基本药物。此项工作由发展改革委、卫生部、财政部、人力资源社会保障部负责。(2)规范基本药物采购机制。坚持招采合一、量价挂钩、双信封制、集中支付、全程监控等政策。完善基本药物质量综合评价指标体系。对基本药物中的独家品种、经多次集中采购价格基本稳定且市场供应充足的基本药物试行国家统一定价。探索建立短缺药品监测机制，对用量小、临床必需的紧缺品种可采取招标定点生产等方式确保供应。建立省级基本药物集中采购使用管理信息系统，落实集中付款和供应配送政策，提高及时配送率。此项工作由发展改革委、卫生部、工业和信息化部、食品药品监管局负责。(3)完善国家基本药物目录。认真总结各地基本药物使用情况，研究调整优化国家基本药物目录，更好地适应群众基本用药需求。逐步规范基本药物剂型、规格和包装。规范地方增补基本药物，增补药品严格执行基本药物制度相关政策。此项工作由卫生部、人力资源社会保障部、中医药局、食品药品监管局负责。(4)加强基本药物质量监管。继续提高基本药物质量标准，对基本药物实行全品种覆盖抽验和电子监管，提高对基本药物从生产到使用全过程监管能力。此项工作由食品药品监管局负责。《工作安排》提出，要强化目标责任制。各有关部门、各省

(区、市)要在2011年5月1日前完成各项任务分解,作出具体安排。 (杨世民)

《2012年卫生工作要点》印发 2012年1月30日,卫生部以卫办发〔2012〕8号印发了2012年卫生工作要点的通知,该通知指出:《2012年卫生工作要点》已经卫生部部务会讨论通过。该通知对"巩固完善国家基本药物制度,确保群众基本用药"和"完善药品科学监管体系,维护公众用药安全"作了要求。(1)巩固基层医疗卫生机构实施国家基本药物制度。扩大国家基本药物制度实施范围,推动村卫生室实施国家基本药物制度,鼓励各地采取购买服务等方式,逐步将非政府办基层医疗卫生机构纳入实施范围。完成适用于各级医疗卫生机构的国家基本药物目录(2012年版)的制订工作,规范地方增补非目录药品。推动其他医疗卫生机构逐步全面配备并优先使用基本药物。完善国家基本药物制度。继续规范基本药物采购,坚持批量采购、量价挂钩、招采合一,重点做好农村和边远地区基本药物配送工作。进一步完善医药企业及药品质量综合评价指标体系。对基本药物中独家品种、紧缺品种以及儿童适宜剂型试行国家统一定价、定点生产。鼓励有条件的地区开展电子交易。制订医疗机构基本药物使用管理办法,修订《国家基本药物临床应用指南》和《国家基本药物处方集》。分析评估前一阶段基本药物采购情况,研究提出基本药物优先使用的鼓励政策。开展基本药物临床使用综合评价,逐步规范基本药物剂型、规格和包装。充实和增加基本药物制度监测点,不断完善监测评价体系。(2)完善药品科学监管体系,维护公众用药安全。实施《国家药品安全规划(2011-2015年)》。加强药品审评审批、检验检测、认证检查、监测评价体系建设。建立健全药品质量追溯体系,全面推进药品电子监管制度。完善疫苗质量监管体系,提高疫苗质量控制水平。深化药品安全专项整治,继续开展打击利用互联网等媒体发布虚假广告及通过邮寄等渠道销售假药专项行动。畅通群众投诉举报渠道,完善稽查执法制度,加强大案要案督办,及时排查药品安全问题。继续实施药品标准提高行动计划,引导企业加强药物研发创新,提升药物研发能力。全面开展《中国药典》(2015年版)编制工作。继续开展医疗器械标准制(修)订工作,加快医疗器械标准体系建设。完善化妆品监管制度,开展违法使用禁限用物质专项整治。推进药品监管国际化战略,加强双边、多边交流合作。 (杨世民)

2012年全国药品安全监管工作会议 2012年1月12～13日,全国药品安全监管工作会议在合肥召开,国家食品药品监管局副局长吴浈出席会议并讲话。吴浈表示,2011年,全国药品安全监管工作取得了显著成绩,有效遏制了前些年药品安全事故频发的势头,药品安全形势总体平稳,呈现稳中向好的良好势头。2012年,要夯实基础,完善药品安全监管规章制度:要进一步明确四级监管机构的职责并建立联动机制,国家食品药品监督管理局将组织研究全国四级药监机构的职责分工、目标任务,切实落实责任制;要加强安监与注册、稽查等部门的衔接配合,形成完整的监管链条;要完善药品GMP认证检查制度,建立科学合理的药品GMP检查员聘任及考评机制;要建立健全重大事项报告制度以及监管信息公开制度。会上,国家食品药品监督管理局药品安全监管司主要负责人部署了2012年药品安全监管工作。2012年,要按照"以确保药品安全为目标,以药品质量风险控制为切入点,创新监管手段,完善药品安全监管体系"的思路,以推进新修订药品GMP为契机,严格药品生产质量管理;以基本药物为重点,强化药品安全监督检查;全力做好新修订药品GSP和《药品经营许可证管理办法》的宣传、培训及实施工作;加快推进电子监管工作,提升药品安全监管效能;提升药品安全监测与评价的能力和水平;加强特殊药品监管;研究完善监管制度,创新药品安全监管机制。国家食品药品监督管理局有关司局和直属单位、各省(区、市)及新疆生产建设兵团食品药品监管部门、副省级城市食品药品监管部门和总后卫生部药品监管局等相关负责人共180多人参加了会议。 (杨世民)

2012年全国食品药品监管稽查工作会议 2012年2月14日,全国食品药品监管稽查工作会议在广州召开。会议总结了2011年全国食品药品稽查工作,分析当前稽查工作的新形势,研究部署了2012年的重点工作。国家食品药品监管局党组成员、副局长边振甲出席会议并讲话,广东省副省长刘志庚出席会议并致辞。边振甲指出,2011年全国食品药品稽查系统立足新体制,履行新职能,完善新机制,严厉打击制售假劣药品行为,加大重大案件查处力度,完成基本药物全品种覆盖抽验,加强互联网广告监管,在多个方面都取得了重要进展。2012年全国食品药品稽查工作要突出抓好:一是继续保持高压态势,严厉打击制售假劣药品行为。二是科学推进基本药物全覆盖抽验,扩大抽验覆盖面,提高抽验针对性。三是严厉打击发布虚假药品信息和广告的违法行为。四是开展保健食品、化妆品非法添加专项整治工作,依法查处非法添加和违法使用禁限用物质的行为,进一步规范市场秩序。边振甲强调,做好2012年稽查工作既要在法制层面积极推进,也要在稽查队伍建设上下功夫,充分探索制度机制创新,推动综合联动药品打假格局形成。要增强全局观念,牢固树立全国一盘棋的思想,国家食品药品监督管理局稽查局要进一步适应食品药品稽查形势的变化,着力加强对全国稽查工作的指导,加强对全国大案要案的督察督办,协调解决跨省、跨地区案件查处遇到的难题,有效组织突发事件中各地对问题产品的查控工作。全国各省(区、市)及新疆生产建设兵团、计划单列市、副省级省会城市食品药品监管局分管药品稽查工作的局领导、稽查局(处、大队、总队)负责人，有关部委及国家局有关司局的同志参加了会议。

（杨世民）

2012年全国药品电子监管工作座谈会 2012年3月1日，国家食品药品监督管理局在京召开药品电子监管工作座谈会。会议总结了2011年度基本药物全品种电子监管工作推进情况，宣传贯彻了《2011-2015年药品电子监管工作规划》，并对2012年工作进行部署。国家食品药品监督管理局副局长吴浈出席会议并作了重要讲话。吴浈指出，实施药品电子监管是食品药品监管系统贯彻落实科学发展观、树立实践科学监管理念、不断完善创新监管手段的重要举措，有助于建立药品可追溯制度，防止假劣药品流入正规渠道，真正实现对药品生产、流通、使用等环节的全过程监管。国家食品药品监督管理局信息办通报了2011年药品电子监管工作进展情况，解读了药品电子监管"十二五"规划以及2012年工作安排；药品安全监管司表示，要将药品电子监管融入日常药品生产、经营监管工作中，利用新修订的GMP、GSP实施或即将实施的契机，使企业及早着手电子监管实施改造工作。全国各省（区、市）局分管局领导和负责药品电子监管工作牵头处室负责人参加会议，国家局政策法规司、药品注册司、药品安全监管司、稽查局、信息办、信息中心负责人参加会议。

（杨世民）

2012年全国药品注册管理工作会议 2012年3月29～30日，全国药品注册管理工作会议在福州召开，国家食品药品监督管理局副局长吴浈出席会议并讲话。吴浈在讲话中肯定了《药品注册管理办法》修订实施以来，药品注册管理工作取得的成绩，并指出了存在的问题，面对问题和挑战，吴浈要求，应着重抓好以下三方面工作：一是要改革和完善药品注册工作，构建更加科学的药品注册管理体系；二是全面提高仿制药质量，确保公众用药安全；三是加强基础建设，提升服务能力。会上，药品注册司主要负责人部署了2012年药品注册管理工作。2012年的重点工作是：继续完善药品审评审批机制；全面部署仿制药的一致性评价工作；不断推进药品标准提高工作；全面加强药物研究监管；加大注册管理宏观政策和监管制度研究；促进中药、民族药有序发展。会议期间，与会人员听取了《药品安全形势分析》等3个专家报告。福建省副省长倪岳峰出席了会议。国家食品药品监督管理局有关司局和直属单位、各省（区、市）食品药品监管部门和总后卫生部药品监管局等相关负责人共100多人参加了会议。

（杨世民）

2012年全国食品药品监督管理政策法规工作会 2012年4月12日，全国食品药品监督管理政策法规工作会议在石家庄召开，国家食品药品监督管理局副局长李继平、中央纪委驻局纪检组组长于贤成到会讲话，河北省副省长杨汭出席了会议。会上，李继平对过去一年来食品药品政策法规工作予以了肯定，并指出，今后食品药品政策法规工作任务更重、要求更高，政策法规工作要坚持讲大局讲方法、善调查善协调、抓重点抓落实。国家局政策法规司司长刘沛在讲话中指出，政策法规工作在食品药品监管全局中的基础性、前瞻性的重要作用日渐显现。做好政策法规工作必须围绕科学监管与依法行政大局；必须带头落实依法行政的要求，不仅要解决有法可依的问题，做到严格依法办事，还要健全执法监督体系和问责制度；必须坚持深入基层调查研究；必须坚持改革创新。2012年政策法规工作将包括：加快立法进度，服务执法实践；强化执法监督，提高执法水平；抓住医改契机，加强基本药物监管；围绕热点难点，开展政策研究；强调上下联动，形成新闻宣传整体合力。

（杨世民）

2012年全国食品药品监督管理工作座谈会 2012年7月12～13日，2012年全国食品药品监督管理工作座谈会在京召开。会议回顾了2012年上半年食品药品监管重点工作进展情况，深入分析了当前食品药品监管工作形势，就狠抓落实、确保各项工作圆满完成进行了部署。国家食品药品监管局党组书记、局长尹力，局党组成员、副局长吴浈、边振甲，局党组成员、中央纪委驻局纪检组组长于贤成出席座谈会。各省（区、市）及新疆生产建设兵团、计划单列市、副省级省会城市食品药品监管部门代表，总后卫生部药监局代表，国家局机关各司局及直属单位代表参加座谈会。

2012年上半年，食品药品监管系统在落实《国家药品安全"十二五"规划》、服务医药卫生体制改革大局等重大专项工作中取得积极进展，监管规范化建设稳步推进，市场专项整治深入开展，监管科学化水平进一步提升。尹力在讲话中充分肯定了上半年各项工作进展，要求全国食品药品监管系统务必站在国家发展全局的战略高度，准确把握食品药品监管工作面临的新情况、新问题、新特点，切实增强责任感、使命感和紧迫感，把思想和行动统一到中央决策部署和对当前食品药品安全的要求上来；并指出5点工作重点：着力抓好铬超标药用胶囊事件后期处置工作；着力做好医改的相关工作；着力推进《国家药品安全"十二五"规划》实施，做好仿制药一致性评价工作、标准提高工作和信息化建设等重点工作；着力改进和加强日常监管；着力抓好自身建设。

（杨世民）

2012年全国药品快检工作会议 2012年11月22～23日，全国药品快检工作会议在广州召开，会议回顾总结了药品快检技术在我国研究和应用近十年来所取得的成绩，分析了药品监管和快检工作面临的新情况和新问题，讨论了推进药品快检技术的发展方向。国家食品药品监管局孙咸泽副局长出席会议并讲话。孙咸泽指出，《国家药品安全"十二五"规划》对加强我国药品医疗器械检验检测体系建设和能力建设，提出了明确要求。2012 年 8 月，国家食品药品监督管理局发布了《加快推进药品快速检验技术研究与应用工作的指导意见》，结合当前药品监管特点，加快推进药品快速检验技术研究与应用。“十二五”期间，我国药品快检技术发展面临大好机遇。孙咸泽要求，食品药品检验系统要结合贯彻十八大精神、“十二五”规划的实施，深入推进药品快检技术的发展。要逐步形成以中检院为牵头单位、全国食品药品检验系统共同参与的快检技术研发体系；要以科研工作为载体，建立起分工合作的快检技术研究体制和机制；要明确快检技术发展的重点方向，以实现对监管工作更大力度的技术支撑；要加强快检技术研究队伍的建设和人才培养，积极开展快检工作的国内国际交流。（杨世民）

2012 年全国食品药品监管信息化工作会议 2012 年 12 月 24～25 日，全国食品药品监管信息化工作会议在湖北省武汉市召开。国家食品药品监管局局长尹力、副局长孙咸泽出席会议，湖北省委常委、副省长张岱梨在会上致辞。会议的主要任务是：认真学习贯彻落实党的十八大会议精神，总结 2012 年和过去五年食品药品监管信息化工作，分析当前以及今后一段时期信息化工作面临的形势，研究“十二五”信息化工作的总体思路，明确 2013 年重点工作任务，凝心聚力，攻坚克难，努力开创食品药品监管信息化工作新局面。尹力在讲话中充分肯定了食品药品监管信息化工作的显著成绩，要求食品药品监管系统深刻认识和科学把握信息化工作的新形势、新特点和新要求。尹力指出，食品药品监管工作要以“保安全”为中心，做好队伍建设和信息化建设两项基础工作，打造食品药品监管的技术平台、政策法规平台和社会沟通平台。信息化建设是“保安全”的重要支撑，是两项基础工作的重要内容，是打造三个平台的重要手段。在监管工作中，要努力把食品药品产业链转变为责任链，也必须以信息化为手段，以数据为基础。

会议明确了“十二五”期间食品药品监管信息化工作的发展目标，即以强化顶层设计为统领，以统一标准规范为基础，以突出平台建设为核心，以加强信息利用为主线，以强化队伍建设为保障，到“十二五”末，建成覆盖国家、省、地、县的统一信息网络和国家、省两级数据中心，完善信息安全、信息标准和应用支撑平台三大支撑体系，建成覆盖药品、医疗器械、保健食品、化妆品、餐饮食品监管业务的行政执法、信息监测、应急管理、政务公开、决策支持和内部管理六大业务平台，形成互联互通、信息共享、业务协同、统一高效的食品药品监管信息系统，推进阳光审批、动态监管与科学决策，促进食品药品监管和服务水平的不断提高。湖北、上海、广东、江苏、福建、浙江、成都、深圳等省市在会上交流了开展药品生产电子监管、远程监管、完善电子政务等信息化建设经验。各省（自治区、直辖市）及新疆生产建设兵团、计划单列市、副省级省会城市食品药品监管部门相关负责人以及国家局机关各司局及相关直属单位代表参加座谈会。（杨世民）

打击生产销售假药部际协调联席会议 6 月 15 日，打击生产销售假药部际协调联席会议第四次会议在京召开。会议总召集人、卫生部部长陈竺主持会议并作总结讲话。会议召集人、国家食品药品监管局局长尹力通报了近年来打击假药工作情况。联席会议成员单位的代表在会上讨论分析了打击假药工作面临的形势和存在的问题，研究下一步工作重点。国家食品药品监管局副局长边振甲、国家局相关司室负责人出席会议。尹力说，自 2009 年国务院同意成立打击生产销售假药部际协调联席会议制度以来，工业和信息化部、公安部、监察部、财政部、商务部、卫生部、海关总署、国家工商总局、国家广电总局、国务院法制办、银监会、国家邮政局、卫生部、国家食品药品监管局等成员单位认真贯彻落实国务院的要求，针对当前生产销售假药犯罪的特点，依照职责分工，一手抓规范一手抓整治，打击生产销售假药工作取得明显成效。据统计，2011 年，全国各级食品药品监管部门共出动执法人员 24 万人次，查处药品案件近 19 万件。2012 年食品药品监管部门继续加大打击制售假药案件执法力度。前 5 个月，全国食品药品监管系统共查处药品违法案件 29 615 件，涉案金额 27 737 万元，移送公安机关处理 669 件，配合公安机关捣毁制假窝点 769 个。2012 年部际协调联席会议制度的工作重点是：进一步开展打击非法利用互联网宣传、销售药品的违法行为，加大从源头治理违法网站的力度；进一步规范邮政、快递企业行为；对城乡药店药品购进渠道进行监管，规范药品流通秩序；加强医疗机构购入药品的监管，依法整治非法医疗卫生机构；开展药品生产经营企业集中整治；贯彻落实《全国药品流通行业发展规划纲要（2011-2015）》，推进行业信用体系建设；推动行政执法与刑事司法衔接和刑事法律法规的修改完善，切实加大对制售假药犯罪的惩治力度。（杨世民）

2012 年打击制售假药犯罪 10 起典型案例 2012 年，国家食品药品监督管理局、公安部配合，组织开展打击生产销售假药犯罪破案会战，重点打击制售假劣抗肿瘤、抗生素、儿童用药、治疗糖尿病、心血管疾病等群众急用、常用药品的违法犯罪活动。侦破生产销售假药案件 1.4 万余起，抓获涉案人员 2 万余人，打掉犯罪团伙 7 000 余个，案值 160 余亿元。2012 年 2 月 19 日，公安部、国家食品药品监督管理局联合公布 2012 年 10 起制售假劣药品典型案件：（1）铬超标胶囊系列案。该案例中，侦破重大刑事案件 18 起，抓获犯罪嫌疑人 228 名，查封胶囊生产企业、明胶生产企业 28 家，查明涉案胶囊 5 亿余粒，召回铬超标胶囊（剂）药品 12.3 亿余粒，查封涉案企业的生产线 94 条，查明胶囊产品和工业明胶产品销往各地的 80 余家药品及食品生产单位的事实。（2）福建厦门刘某某等跨境销售假药案。2012 年 6 月，福建省厦门市公安机关侦破了刘某某特大跨境销售假药系列案，破获案件65起，案值2 000余万元。(3)安徽滁州“823”利用电视台广告销售假药案。2012年8月23日，安徽省滁州市公安机关与药监部门密切配合，在前期工作基础上，组织全市统一行动，集中端掉假药销售窝点13个，抓获犯罪嫌疑人17名，现场收缴“谷德宝骨细胞修复液”、“仲景圣方”等各类假药5 000余盒，案值近2 000万元。(4)江苏淮安张某等生产销售假降糖药案。先后抓获张某等犯罪嫌疑人19名，案值1 500万元。(5)江西万安县方某等生产销售假冒儿童药品案。抓获犯罪嫌疑人35名，在江西、湖北、陕西捣毁生产假药的黑工厂3个，在全国22个省(区、市)捣毁销售假药的黑窝点23个，查获“丁桂儿脐贴”、“小儿腹泻贴”、“京都念慈堂枇杷膏”、“小儿生血源”、“冬虫夏草口服液”等假药100余种2万余盒、大型生产设备12台、生产流水线3套，案值1 500余万元。(6)山东济南“224”生产销售假抗癌药案。该案抓获犯罪嫌疑人8名，打掉生产假药的地下黑工厂1个，储存、销售假药的黑窝点4个，现场查获假“御方回生巴布剂”、“易瑞沙”、“格列卫”等癌症治疗药品1500余盒，查获假药生产设备8台，摧毁涉及全国14个省(区、市)的假药生产、销售网络，案值1 100余万元。(7)甘肃白银罗某等利用互联网销售假药案。该案抓获主要犯罪嫌疑人4名，捣毁假药包装、销售“黑窝点”2处，现场查获假劣药品170余万件。案值1 000余万元。(8)天津塘沽“625”跨境利用互联网销售假抗癌药案。该案抓获9名犯罪嫌疑人，案值1 000余万元。经查，2010年以来，该团伙从印度、香港等地非法购入假劣抗癌药，利用“金牌企博网”等互联网交易平台销售，通过“支付宝”等网络支付平台收取药款。(9)广东陈某等特大生产销售假药案。该案抓获陈某等9名主要犯罪嫌疑人，捣毁生产、储存、销售假药窝点13个，现场查扣“痛风灵”、“止咳顺气丸”等各类假药120余种6万余支(瓶)，查获大量电动机、封口机、包装机、压力机等制假设备和工具以及包装贴膜、商标纸、瓶盖等原材料近10吨，案值3000余万元。(10)河南郑州“423”生产销售假药案。该案抓获犯罪嫌疑人11名，捣毁生产、储存、销售假劣药品窝点3个，现场查获胶囊充填机、混合搅拌机、全自动栓剂灌装机、全自动栓剂灌封机等大型制假设备10台，查获“宝宝一贴灵”、“宫颈炎康栓”、“速效晕车贴”、“骨痛康”等30余种200余箱假劣药品，案值1000余万元。

(杨世民)

商务部发布五项药品流通行业标准 2012年11月28日，商务部办公厅发布“关于做好《药品批发企业物流服务能力评估指标》等五个药品流通行业标准宣传贯彻工作的通知”(商办秩函〔2012〕1192号)，通知称：《药品批发企业物流服务能力评估指标》、《零售药店经营服务规范》、《药品流通企业诚信经营准则》、《药品流通行业职业经理人标准》、《药品流通企业通用岗位设置规范》等五个药品流通行业标准，将于2012年12月1日起实施。

《药品批发企业物流服务能力评估指标》和《零售药店经营服务规范》两个标准将针对药品批发和零售企业，实施分级分类管理制度，将作为行业准入和退出、药品招标配送、定点医保药店选择等工作的参考依据；《药品流通企业诚信经营准则》主要是与打击侵权假冒、开展行业信用评价、实行行业自律和商务诚信建设试点工作相结合，切实规范药品流通企业经营秩序；《药品流通行业职业经理人标准》、《药品流通企业通用岗位设置规范》为提高药品流通企业的现代管理水平、促进行业转型发展服务。

《零售药店经营服务规范》中，明确将我国所有药店分成A、AA、AAA三个级别，其中AAA级是最高级别。不同等级药店的区别主要在于：营业面积、经营药品品规数量、药品品种覆盖疾病种类、专业人员配备和药品供应能力等核心指标。分级标准出台后，将会实行标准化管理。以AAA级药店为例，其营业面积不得小于100平方米，经营药品品规数量不少于3000个，药品品种要覆盖至少80种常见病，质量负责人为执业药师且应具有5年以上的药品经营工作经历。

(杨世民)

《全国药品安全专项整治工作情况的通报》 2012年2月1日，卫生部、公安部、工业和信息化部、工商行政管理总局、国家食品药品监督管理局、国家中医药管理局六部门以国食药监办[2012]37号文发布了《全国药品安全专项整治工作情况的通报》。2009年7月以来，在全国范围内组织开展了为期两年的药品安全专项整治。2011年上半年，各地整治工作基本结束，并开展了自查自评。在此基础上，六部门组成检查组对全国31个省(区、市)进行了检查评估。《全国药品安全专项整治工作情况的通报》指出31个省(区、市)均如期实现了整治工作总体目标，全国药品安全专项整治各项任务全面完成，专项整治工作取得了以下成绩：打击制售假药行动取得重大成果；整治违法药品广告效果明显；治理非药品冒充药品违法行为成效显著；国家基本药物生产供应和质量保障机制逐步健全；医药产业结构进一步优化；药品质量标准显著提高；药品研制生产流通环节监管能力明显增强；医疗机构临床用药管理得到有效规范。在肯定取得成绩的基础上，同时也提出制约药品安全的因素依然存在，并作了具体分析：医药工业自主创新能力不强、产业集中度不高；不法分子利用互联网收购贩卖销售假药现象依然存在；企业生产经营行为不规范，药品质量安全受威胁；公众合理用药意识不强，药物不合理使用现象仍有发生；药品监管法律法规体系建设有待进一步加强。通过药品安全专项整治，促进了医药产业发展。据统计，专项整治工作开展以来，我国医药工业总产值2009年、2010年同比增长分别为18.66%、24.17%，2010年达12 427亿元；医药工业销售收入2009年、2010年同比增长分别为21.63%、25.42%，2010年达12 073

亿元；医药工业利润2009年、2010年同比增长分别为25.53%、32.74%，2010年达1 407亿元。药品评价抽验合格率连续3年一直保持在96%以上的较高水平。根据2010年"全国药品安全公众满意度调查"显示，在发放的10 000份问卷中，8490位被访者对药品质量表示放心，满意度基本稳定，标志着药品安全专项整治取得较好成效。（杨世民）

2012年全国"安全用药月" 2012年9月1日上午，2012年"全国安全用药月"启动仪式在中国科技馆举行。本次活动由国家食品药品监管局主办，中国经济网、中国药学会承办。国家食品药品监管局副局长吴浈出席启动仪式并讲话。本年度"全国安全用药月"活动紧紧围绕"谨慎使用抗生素"这一主题，通过开通"安全用药"专家咨询热线，组织开展网络访谈、投放户外广告、在电视台播放公益广告等活动，向社会广泛宣传安全用药科普知识。在"全国安全用药月"启动仪式上，国家食品药品监管局发布了"2012公众安全用药现状调查报告"。卫生部合理用药专家委员会委员周筱青就"公众安全用药"做了主题发言。国家食品药品监管局信息中心工作人员为活动现场的社区居民代表和网友代表演示了药品电子监管系统，教他们使用电话、网络、短信、手机应用程序等四种方法查询药品电子监管码，了解药品的基本情况及流向。从9月1日至9月30日，国家食品药品监管局联合有关单位和组织，举办了"安全用药进社区"、"安全用药系列讲堂"、"安全用药进大学"等一系列科普宣传活动。国家食品药品监管局要求地方各级食品药品监管部门结合本地实际，开展富有特色的主题宣传活动，共同营造安全用药的良好氛围。（杨世民）

新修订药品生产质量管理规范推进现场会 2012年12月13日，全国新修订药品生产质量管理规范推进工作现场会在太原市召开。国家食品药品监管局副局长吴浈主持会议，国家食品药品监管局局长尹力出席会议并讲话。会议总结和回顾了新修订药品GMP实施以来取得的进展，分析了当前面临的形势。尹力局长在会上强调，要依法严格把关，坚持标准不降低，加快实施新修订药品生产质量管理规范（以下简称新修订药品GMP），提升我国药品质量安全水平，推动医药产业实现转型升级。尹力强调要努力做到认证进度均匀分布，认证标准统一把握，认证工作公平公正，全国各地都是一样的标准，一样的要求和一样的尺度，决不允许出现检查认证工作宽严不一，前紧后松的情况。各级认证检查机构要规范认证检查程序，严格执行认证检查工作纪律。各级药品监管部门要统筹兼顾，把监督实施新修订药品GMP和加强日常监管结合起来，确保药品生产能够持续、稳定和可靠地按照药品GMP的要求运行，要善于从监督检查中发现问题、消除隐患，把药品生产供应链转化为质量安全责任链，坚决防止出现重大质量安全事件，全面提高我国药品生产质量管理水平。现场会上，山西省食品药品监管局负责人介绍了该局加快实施新修订药品GMP的工作经验。河北、吉林、江西、贵州等18个省（自治区、直辖市）局主要负责人交流、讨论了各地新修订药品GMP实施进展和下一步推进措施。（杨世民）

中药材专业市场专项整治 为落实国务院打击侵犯知识产权和制售假冒伪劣商品工作领导小组的工作部署，严厉打击中药材专业市场制售假劣药品违法犯罪行为，规范中药材市场秩序，保障公众用药安全，2012年5月17日，国家食品药品监督管理局办公室以食药监办稽〔2012〕70号下发了《关于开展中药材专业市场专项整治工作的通知》（以下简称《通知》）。《通知》要求通过中药材专业市场专项整治，进一步明确和落实地方政府负总责、相关部门各负其责、市场开办者为第一责任人的要求，形成责任明确、责任落实的监管工作格局。通过进一步落实和强化中药材专业市场巡查、检查工作制度，加强中药材药品质量监督，依法查处一批制售假劣中药材案件，重点打击制售染色、人工增重、掺杂掺假等假劣中药材违法行为，使中药材专业市场制售假劣中药材的行为得到有效遏制。《通知》明确了中药材专业市场专项整治工作步骤和任务。专项整治历时半年，分准备动员、整顿治理、督查抽查三个阶段开展工作。（杨世民）

加强含牛黄等药材中成药品种监督管理 2012年12月5日，国家食品药品监督管理局以国食药监注［2012］355号发布了《关于加强含牛黄等药材中成药品种监督管理的通知》（以下简称《通知》）。通知指出，对于国家药品标准处方中含牛黄的临床急重病症用药品种及其他剂型或规格，可以将处方中的牛黄固定以培植牛黄或体外培育牛黄等量替代投料使用，但不得使用人工牛黄替代。通知附件所列品种及其他剂型或规格的现行药品标准中处方项下为人工牛黄的，相关生产企业应按修订药品标准的程序和要求于2013年12月31日前提出补充申请，并由国家药典委员会审定。自国家食品药品监督管理局批准之日起，相关生产企业不得继续使用人工牛黄投料生产。通知明确，允许使用天然麝香投料生产的品种及企业，应符合国家林业局、国家工商行政管理总局和国家食品药品监督管理局的相关要求，并按要求进行专用标识管理。凡生产中使用培植牛黄、体外培育牛黄、人工牛黄替代牛黄，以及使用人工麝香替代天然麝香的品种，其说明书及标签中【成份】项下应准确标明培植牛黄、体外培育牛黄、人工牛黄或人工麝香；涉及说明书及标签变更的，应按要求向所在地省（区、市）食品药品监督管理部门备案。通知要求，药品生产企业应严格按照药品标准投料生产，严禁擅自以其他药材或原料等替代。并公布了38种国家药品标准处方中含牛黄的临床急重病症用药品种名单。（杨世民）

2011 年药品不良反应监测年度报告 2012 年 5 月 31 日，国家食品药品监管局发布了 2011 年药品不良反应监测年度报告，从药品不良反应报告总体概况、药品不良反应/事件报告统计分析、药品风险控制措施总结等三个方面通报了 2011 年度药品不良反应情况。报告显示，2011 年药品不良反应报告数量质量有所提高，报告来源基本稳定。2011 年国家药品不良反应监测中心共收到药品不良反应/事件报告 852 799 份，每百万人口平均病例报告数为 637 份。其中，新的和严重的药品不良反应/事件报告 145 769 份，占同期报告总数的 17.1%，与 2010 年相比基本相同。监测报告来自医疗机构的占 83.1%，医疗机构作为不良反应报告主体的格局依然不变。2011 年药品不良反应/事件报告统计分析显示，化学药品中抗感染类在总不良反应/事件报告和严重不良反应/事件报告中均排首位，排名前三位的分别是头孢菌素类（34.8%）、青霉素类（14.0%）、喹诺酮类（12.2%）；静脉注射给药安全风险较高，提示选择合理的给药途径可减少不良反应率；严重不良反应/事件报告中中老年患者比例升高，提醒中老年人应加强用药监护；中药注射剂依然是中药制剂的主要风险，2011 年中药注射剂不良反应/事件报告数量排名前 3 名的药品分别是清开灵注射剂、双黄连注射剂和参麦注射剂。 （杨洁心）

全国十大药监之星颁奖仪式暨弘扬药监职业精神座谈会 2012 年 12 月 26 日，由人民网和中国医药报社共同主办的“全国十大药监之星”颁奖仪式暨弘扬药监职业精神座谈会在北京举行。“全国十大药监之星”是全系统努力实践“监管为民”核心价值理念的先进代表，是整个食品药品监管系统不懈奋斗、为民监管的缩影。希望通过媒体的评选宣传活动，更多地发现食品药品监管系统的优秀典型，进一步弘扬以人为本、依法行政、科学高效、廉洁公正的职业要求，弘扬“监管为民”的监管理念，使之成为食品药品监管文化的主旋律，成为广大食品药品监管工作者毫不懈怠、奋勇前行的精神支柱。受表彰的“全国十大药监之星”是：四川省食品药品检验所所长王野、北京市药品稽查办公室综合执法科科长刘恒、天津市药品检验所原所长高立勤、浙江省台州市食品药品监管局药品流通监管处处长叶兴福、安徽省安庆市食品安全监督所监督组组长王辉、广东省深圳市药品监督执法监察大队副大队长王向东、陕西省镇坪县食品药品监管局局长吕仁宝、湖南省涟源市食品药品监管局局长陈庆松、西藏自治区食品药品检验所中藏药室副主任达娃卓玛、广西壮族自治区食品药品检验所中药民族药室主任卢日刚。 （杨洁心）

《2011 年药品注册审批年度报告》 2012 年 9 月 29 日，国家食品药品监督管理局发布了《2011 年药品注册审批年度报告》，此报告从药品批准生产上市情况、药物临床研究批准情况、注册申请受理情况、批准重要治疗领域药品品种情况、加强药品注册管理的工作举措 5 个方面对 2011 年药品注册审批工作进行总结。2011 年，国家局共批准药品注册申请 718 件。其中批准境内药品注册申请 644 件，批准进口药品注册申请 74 件。在 644 件境内药品注册申请中，化学药品 569 件，占 88.4%；中药 50 件，占 7.8%；生物制品 25 件，占 3.8%。从注册分类看，境内药品注册申请中，新药 149 件，占 22.9%；改剂型 59 件，占 9.3%；仿制药 436 件，占 67.7%。与 2010 年相比较，批准化学药品仿制药品的数量减少，批准新药的数量增加。共批准 621 个注册申请开展临床研究。其中 39 个为注册分类 1 类的化学药品注册申请，110 件为国际多中心临床研究申请。批准进入临床试验的药物，既涵盖在我国疾病谱中占重要位置的常见疾病和多发疾病，如肿瘤、心血管病等的治疗药物，也包括了社会影响度高的一些罕见性疾病的治疗药物。对于符合《新药注册特殊审批管理规定》要求的，按照特殊审批程序开展审评审批，促进药物研究进程。共受理药品新注册申请 3 620 件，其中境内药品注册申请 2 913 件，进口药品注册申请 707 件。在 2 913 件境内药品注册申请中，新药 1 078 件，占 37.0%；改剂型 169 件，占 5.8%；仿制药 1 666 件，占 57.2%。与 2010 年相比，境内新注册申请量增加 20%，新药申报量与 2010 年相比略有增加，改剂型及仿制药申报量与 2010 年相比增加 34%。 （杨洁心）

药品安全“黑名单”管理规定（试行） 为进一步加强药品和医疗器械安全监督管理，推进诚信体系建设，完善行业禁入和退出机制，督促生产经营者全面履行质量安全责任，增强全社会监督合力，震慑违法行为。国家食品药品监督管理局于 2012 年 8 月 15 日以国食药监办[2012]219 号印发《药品安全“黑名单”管理规定（试行）》（以下简称《规定》）。自 2012 年 10 月 1 日起施行。《规定》分为十八条，对于因严重违反药品、医疗器械管理法律、法规、规章受到行政处罚的生产经营者及其责任人员的有关信息，将通过政务网站公布，接受社会监督，并实施重点监管。《规定》明确了应当纳入药品安全“黑名单”的七种违法情形，同时指出生产销售假药及生产销售劣药情节严重、受到十年内不得从事药品生产、经营活动处罚的责任人员，也应当纳入药品安全“黑名单”。《规定》要求省级以上食品药品监管部门在其政务网站主页的醒目位置设置“药品安全‘黑名单’专栏”，并由专人管理、及时更新。食品药品监管部门在办理药品、医疗器械相关行政许可事项时，应当对照“药品安全‘黑名单’专栏”中的信息进行审查。对“药品安全‘黑名单’专栏”中公布的违法生产经营者，食品药品监管部门应当记入监管档案，并采取增加检查和抽验频次、责令定期报告质量管理情况等措施实施重点监管。食品药品监管人员违反该规定，滥用职权、徇私舞弊、玩忽职守的，由监察机关或者任免机关依法对其主要负责人、直接负责的主管人员和其他直接责任人

员给予处分。鼓励社会组织或者个人对列入药品安全'黑名单'的单位和个人进行监督。（杨洁心）

《全国药品生产流通领域集中整治行动工作方案》 针对部分药品生产、经营企业仍存在违法违规生产、销售行为，制售假劣药品刑事案件时有发生的现象，为严厉打击制售假劣药品违法犯罪活动，规范药品生产流通秩序，2012年2月15日，国家食品药品监督管理局以国食药监办［2012］41号印发了《全国药品生产流通领域集中整治行动工作方案》（以下简称《方案》）。《方案》从工作目标、工作重点、工作步骤、工作要求四方面部署在全国范围内为期四个月的药品生产流通领域集中整治行动。工作目标是通过集中整治行动，解决当前药品生产流通领域存在的突出问题，严肃查处药品生产经营过程中违法违规行为，严厉打击制售假劣药品违法犯罪活动，使药品生产经营秩序持续好转，药品质量安全保障水平不断提高，确保人民群众用药安全。工作重点是对药品生产、批发、零售三个领域的重点整治内容，重点检查企业提出具体要求。主要步骤为宣传发动、企业自查自纠阶段，集中检查及初步总结阶段。《方案》还提出高度重视，精心组织；落实责任，形成合力；突出重点，积极推进；广泛宣传，营造氛围；严格执法，确保实效5方面工作要求。（杨洁心）

《关于开展用量小临床必需的基本药物品种定点生产试点的通知》 为贯彻落实《"十二五"期间深化医药卫生体制改革规划暨实施方案》和《深化医药卫生体制改革2012年主要工作安排》，更好地保障基本药物供应，2012年11月7日，工业和信息化部、卫生部、国家发展和改革委员会、国家食品药品监督管理局四部委正式发布《关于开展用量小临床必需的基本药物品种定点生产试点的通知》（工信部联消费［2012］512号），对临床必需的基本药物中用量小的个别品种实行定点生产试点。依照试点方案，四部委将组成"基本药物定点生产协调机制"，负责确定基本药物定点生产试点实施方案、定点生产品种、招标选择定点生产企业的标准和规则。其中，工信部负责基本药物定点生产试点的牵头组织工作，对定点生产品种的生产供应情况进行监测，促进定点生产企业提高生产技术水平和供应保障能力；卫生部负责制定定点生产品种清单，汇总各地定点生产品种的需求数量，参与定点生产企业招标工作，组织和监督地方基本药物采购机构与定点生产企业签订采购合同并采购药品；国家发改委负责制定定点生产品种的统一采购价格；国家食品药品监管局参与制订招标选择定点生产企业的标准和规则，参与定点生产企业招标工作的责权。对定点生产企业的日常质量监督由中标生产企业所在地省级药品监管部门负责。国务院医改办负责对试点政策的研究协调及统筹与医改其他政策之间的衔接工作。（杨洁心）

《抗菌药物临床应用管理办法》 为加强医疗机构抗菌药物临床应用管理，规范抗菌药物临床应用行为，提高抗菌药物临床应用水平，促进临床合理应用抗菌药物，控制细菌耐药，保障医疗质量和医疗安全，根据相关卫生法律法规，卫生部制定了《抗菌药物临床应用管理办法》（以下简称《办法》），于2012年4月24日以卫生部令第84号颁布。《办法》分为总则、组织机构和职责、抗菌药物临床应用管理、监督管理、法律责任、附则，6章59条。《办法》将抗菌药物分为非限制使用级、限制使用级与特殊使用级三级实行分级管理，具有高级专业技术职务任职资格的医师，可授予特殊使用级抗菌药物处方权；具有中级以上专业技术职务任职资格的医师，可授予限制使用级抗菌药物处方权；具有初级专业技术职务任职资格的医师，在乡、民族乡、镇、村的医疗机构独立从事一般执业活动的执业助理医师以及乡村医生，可授予非限制使用级抗菌药物处方权。药师经培训并考核合格后，方可获得抗菌药物调剂资格。《办法》自2012年8月1日起施行。（杨洁心）

卫生部修改《药品监督行政处罚程序规定》 2012年10月17日，卫生部以第88号令公布了《卫生部关于修改〈药品监督行政处罚程序规定〉的决定》（以下简称《修改决定》）。根据《国务院关于贯彻实施〈中华人民共和国行政强制法〉的通知》（国发［2011］25号）要求，对食品药品监管局2003年4月28日发布的《药品监督行政处罚程序规定》中第1、3、10、22、23、24、25、59条的有关内容作了修改或补充，并增加了7个附表，更新了4个附表。修改后的《药品监督行政处罚程序规定》，包括总则、管辖、立案、调查取证、处罚决定、执行与结案、附则7章64条。对药品监管部门查处案件时发现涉及其他药监部门管辖违法行为及需实施先行登记保存或查封、扣押时的程序进一步细化；将"当事人逾期不履行行政处罚决定的，药品监督管理部门可以申请人民法院强制执行"修改为"当事人在法定期限内不申请行政复议或者提起行政诉讼，又不履行行政处罚决定的，药品监督管理部门可以自期限届满之日起3个月内向人民法院申请强制执行。"（杨洁心）

国家食品药品监督管理局投诉举报中心挂牌成立 2012年1月12日正式批准成立的国家局投诉举报中心（Center for Complaint and Report）于2012年2月27日挂牌。内设综合处、受理处、信息处三个内设机构，建立12331电话呼叫系统、网络信息处理系统、信件处理一体化工作系统、走访受理工作系统、移动终端受理系统和数据综合分析系统为主的工作体系，统一受理药品、医疗器械、保健食品和化妆品在研制、生产、流通、使用方面违法行为的投诉举报；受理餐饮服务环节食品安全方面违法行为的投诉举报，开展投诉举报信息的汇总、处理、分析、通报和回访等工作。投诉举报中心还将跟踪国际食品药品安全重大事件，学习境外食品药品投诉举报工作先进经验，并与有关国家和地区的相关机构或组织建立密切合作关系，拓宽我国食品药品投诉举报工作的合作领域。（杨洁心）

《加强药用辅料监督管理的有关规定》 2012年8月1日，国家食品药品监督管理局以国食药监办[2012]212号文印发《加强药用辅料监督管理的有关规定》（以下简称《规定》），自2013年2月1日起执行。为落实药用辅料监管责任，强化全过程监管，《规定》明确了药品制剂生产企业和药用辅料生产企业的职责，提出药品监管部门要对药用辅料实施分类管理，严格药品注册申报对药用辅料的要求，加强药用辅料标准管理。对新的药用辅料和安全风险较高的药用辅料实行许可管理，对其他辅料实行备案管理。应加强对药用辅料的监督抽验，加大查处力度。发现药品制剂生产企业、药用辅料生产企业在药用辅料生产、使用方面违法违规的，应按《中华人民共和国药品管理法》、《国务院关于加强食品等产品安全监督管理的特别规定》等有关规定对相关企业和责任人进行查处，情节严重的，依法从严从重处理。构成犯罪的，移送公安机关，依法追究刑事责任。《规定》还提出，要建立药用辅料数据库，全面掌握药用辅料生产、使用的动态情况；建立辅料生产企业信用档案，公开对药用辅料生产企业的检查、抽验情况，供药品制剂生产企业选用药用辅料时参考。（杨洁心）

《药品电子监管工作指导意见》 为进一步规范药品电子监管工作，提高工作效能，确保完成《国家药品安全"十二五"规划》确定的"推进国家药品电子监管系统建设，完善覆盖全品种、全过程、可追溯的药品电子监管体系"的工作目标，国家食品药品管理局依据药品电子监管工作的相关规定，在《药品电子监管技术指导意见》基础上，组织制定了《药品电子监管工作指导意见》（以下简称《意见》），于2012年9月20日，以国食药监办[2012]283号印发。《意见》从药品监督管理部门、药品生产企业（含进口药品制造商）、药品经营企业、电子监管网升级与服务四方面，提出了41条具体意见。《意见》要求各省（区、市）食品药品监督管理部门要从入网管理、基础信息维护、生产环节监管、经营环节监管、特殊药品监管、预警管理、监管应用等方面加强日常监督管理。（杨洁心）

《药品和医疗器械行政处罚裁量适用规则》 2012年11月2日，国家食品药品监督管理局以国食药监法[2012]306号文件印发《药品和医疗器械行政处罚裁量适用规则》（以下简称《规则》）。《规则》分为总则、实体规则、程序规则、监督规则、附则5章26条，自2013年1月1日起施行。《规则》所称行政处罚裁量权，是指食品药品监督管理部门在作出行政处罚时，依据法律、法规和规章规定，对行政处罚的种类和幅度所享有的自主决定权。《规则》明确，对当事人实施的违法行为，按照违法行为的事实、性质、情节、产品的风险性以及社会危害程度，给予从重处罚、一般处罚、从轻或者减轻处罚、不予处罚。《规则》要求，各级食品药品监督管理部门应当加强行政执法规范化建设，规范行政处罚裁量权，落实行政执法责任制和过错责任追究制，建立健全行政处罚裁量监督机制。《规划》要求省级以上食品药品监督管理部门应当结合本地工作实际，建立行政处罚裁量典型案例指导制度。通过开展典型案例分析和实务培训等多种方式，规范行政处罚裁量权的行使。省级食品药品监督管理部门应当根据法律、法规、规章和本规则，制定和修订行政处罚裁量基准。（杨洁心）

中国通用名药发展研究报告——市场准入制度研究（2012年） 2012年11月21日，国家食品药品监督管理局药品审评中心官方网站发布"中国通用名药发展研究报告——市场准入制度研究（2012年）"（以下简称《研究报告》），此《研究报告》由"通用名药物品种产业技术创新战略联盟"核心组成员所撰写。本《研究报告》计划由系列的年度研究报告组成。2012年的年度报告包括通用名药的发展环境及现状、国内外通用名药市场准入制度的比较、关于完善我国通用名药市场准入制度的核心问题三部分，主要聚焦在"市场准入制度"，重点对该领域当前存在的关键问题进行诊断分析。并从尽快研究解决我国通用名药市场准入制度的核心问题，制订我国通用名药的产业发展规划推动产业结构调整，完善国家配套的相关政策措施促进我国通用名药的发展三方面就完善我国通用名药准入制度提出建议。

（杨洁心）

《关于试行药品安全责任体系评价工作的通知》 2012年11月23日，国家食品药品监督管理局以国食药监办[2012]338号文件发布了《关于试行药品安全责任体系评价工作的通知》。为落实党中央、国务院关于建立"地方政府负总责、监管部门各负其责、企业是第一责任人"的药品安全责任体系要求，国家食品药品监督管理局（以下称国家局）于2010年11月起在部分省市组织开展了药品安全责任体系评价试点工作。为进一步加强药品安全责任体系建设，落实《国家药品安全"十二五"规划》要求，国家局下发了药品安全责任体系评价参考指标（2012年），明确了评价内容和工作安排，并在全国范围内进一步试行评价工作。在2011年试点工作的基础上，此次国家局制定了省级药品安全责任体系评价参考指标，将对各地药品安全责任体系建设从监管资源保障、药品监管、安全绩效三方面状况进行评价。资源保障状况的评价内容包括法规制度、工作机制等5个二级指标；药品监管状况的评价内容包括日常监管、重点工作、监管网络等7个二级指标；对安全绩效状况的评价内容包括安全状况、抽验绩效等4个二级指标。（杨洁心）

国家食品药品监督管理局发布《药品 GMP 问答》 为推进新修订药品 GMP 的贯彻实施,统一药品生产企业和 GMP 检查员的认识,国家食品药品监督管理局药品安全监管司在国家局网站开设了"新修订药品 GMP 专栏",宣传药品 GMP 方面的政策与要求。经收集历次 GMP 培训班、研讨班上企业代表所提出的共性问题,药品安全监管司组织药品认证管理中心以及部分 GMP 专家与企业代表进行了研讨,制订了《药品 GMP 问答》(一),于 2012 年 12 月 4 日发布,刊登在"新修订药品 GMP 专栏"的"问题解答"项下(http://www.sfda.gov.cn/WS01/CL0897/)。《药品 GMP 问答》属于指导性意见,不属于国家局的法规性文件。在符合法律法规的前提下,企业可以采用《药品 GMP 问答》以外的其它方法和措施。《药品 GMP 问答》(一)针对的是无菌药品,共涉及无菌药品共线生产、A 级送风环境、容器-密封件完整性验证、处理无菌灌装小瓶的环境条件、注射剂生产厂房设计或改造、无菌产品传送、无菌检查用实验室的洁净度要求、无菌检查用样品的抽取、无菌药品生产过程中导致检验不合格的因素等 9 个问题。 (杨洁心)

中美建立打击销售假药非法网站协作机制 近年来,我国食品药品监管部门在监督检查中发现,大量发布虚假信息销售假药的非法网站服务器设在境外,其中以美国最多。为了查处销售假药的涉外非法网站,从源头上打击网络销售假药违法行为,国家食品药品监督管理局和美国食品药品管理局(FDA)驻华办公室多次沟通,协商共同建立处理非法网站协作机制,定期举行例会,由中方提供非法网站信息线索,美国 FDA 刑事调查办公室负责调查处理并依法关闭。2012 年 7 月 13 日,国家食品药品监管局在其官网发布信息,称已向美国 FDA 移送了 107 个涉嫌违法网站的信息线索,美国 FDA 进行了调查核实,确认非法的 6 家网站均已被关闭。 (杨洁心)

《进一步明确眼用制剂等产品实施新修订药品 GMP 期限的通知》 2012 年 4 月 20 日,国家食品药品监督管理局以国食药监安[2012]106 号文发布《关于进一步明确眼用制剂等产品实施新修订药品 GMP 期限的通知》(以下简称《通知》)。根据《关于贯彻实施〈药品生产质量管理规范(2010 年修订)〉的通知》(国食药监安〔2011〕101 号)的规定:无菌药品的生产应在 2013 年 12 月 31 日前达到新修订药品 GMP 要求。其中"无菌药品"是指法定药品标准中列有无菌检查项目的药品,包括无菌制剂和无菌原料药。根据《中国药典(2010 版)》有关规定,考虑到眼用制剂的特殊性,特规定:眼内注射液,眼内插入剂,供手术、伤口、角膜穿透伤用的眼用制剂以及眼用液体制剂应在 2013 年 12 月 31 日前达到新修订药品 GMP 要求,其他眼用制剂应在 2015 年 12 月 31 日前达到新修订药品 GMP 要求。其他法定药品标准中列有无菌检查项目的所有制剂和原料药均应在 2013 年 12 月 31 日前达到新修订的药品 GMP 要求。按药品管理的体外诊断试剂应在 2015 年 12 月 31 日前达到新修订药品 GMP 要求。《通知》对各省局在以往办理无菌原料药、眼用制剂、体外诊断试剂的《药品 GMP 证书》有效期延续工作中,如有与《通知》要求不一致的地方,一律按本通知要求更正。 (杨洁心)

关于做好《国家药品安全十二五规划》中执业药师政策宣传工作的通知 《国家药品安全"十二五"规划》在完善执业药师制度、加强执业药师配备使用管理方面作出重大部署。为做好有关政策的宣传工作,2012 年 4 月 16 日,国家食品药品监督管理局以国食药监办[2012]99 号文发布了《关于做好(国家药品安全"十二五"规划)中执业药师政策宣传工作的通知》(以下简称《通知》)。《通知》指出,要充分认识加强执业药师管理的重要意义,切实开展好执业药师政策宣传活动,营造良好社会环境和氛围,落实《规划》确定的发展目标。要重点宣传《规划》中加大执业药师配备使用力度的政策,重点面向在药品经营企业和医疗机构工作的药学技术人员,以及社会上其他领域的药学技术人员。《通知》要求,要加强组织领导,做好宣传保障,确保宣传效果。要运用多种宣传形式,高度重视互联网宣传,充分利用互联网覆盖面广、传播快、影响大的优势,充分发挥大众传媒的职能作用,继续与媒体加强沟通协作。并从加强组织领导、做好宣传保障、确保宣传效果三方面提出工作要求。 (杨洁心)

68 种药品转换为非处方药 根据《处方药与非处方药分类管理办法(试行)》(国家药品监督管理局令第 10 号)的规定,经国家食品药品监督管理局审定,于 2012 年 5 月 7 日,以国食药监注[2012]116 号文件公布了 3 种化学药品、29 种中成药转换为非处方药;2012 年 11 月 16 日,以国食药监注[2012]322 号文件公布了 9 种化学药、27 种中成药转换为非处方药;见表 1。

表 1 68 种转换为非处方药的药品

序号	品名	规格(成分)	分类	备注
1	板蓝根分散片	每片重 0.58 克	乙类	双跨
2	地贞颗粒	每袋装 5 克	甲类	
3	复方杏香兔耳风胶囊	每粒装 0.5 克	甲类	双跨
4	复方鱼腥草糖浆	(1)每支装 10 毫升;(2)每支装 20 毫升;(3)每瓶装 60 毫升;(4)每瓶装 100 毫升	甲类	
5	菊蓝抗流感胶囊	每粒装 0.45 克	甲类	
6	苦金片	每片重 0.41 克	甲类	

（续表）

序号	品名	规格(成分)	分类	备注
7	蒲地蓝消炎片	每片重0.31克	甲类	双跨
8	清热解毒口服液	每瓶装100毫升	乙类	
9	清热解毒片	每片重0.315克(薄膜衣片)	乙类	双跨
10	乌圆补血口服液	每支装10毫升	甲类	
11	益脑片	每片重0.3克	甲类	双跨
12	白石清热颗粒	每袋装10克	甲类	
13	板蓝根滴丸	每丸重52毫克	乙类	双跨
14	刺五加脑灵胶囊	每粒装0.4克	甲类	
15	复方莪术油软胶囊	每粒装0.15克	甲类	
16	葛根汤合剂	(1)每瓶装60毫升(2)每瓶装120毫升	甲类	
17	根痛平胶囊	(1)每粒装0.3克(2)每粒装0.4克(3)每粒装0.5克	甲类	
18	加味藿香正气软胶囊	每粒装0.6克(相当于原药材2.157克)	甲类	
19	金骨莲片	每片重0.24克	甲类	
20	金振口服液	每支装10毫升	甲类	
21	橘红痰咳泡腾片	每片重1.3克	甲类	
22	祛浊胶囊	每粒装0.5克	甲类	
23	沙苑子胶囊	每粒装0.38克	乙类	
24	四物颗粒	每袋装5克	甲类	
25	田七镇痛膏	每片7厘米×10厘米	甲类	
26	调经养颜片	每片重0.6克	甲类	
27	雪山胃宝丸	每丸重0.25克	甲类	双跨
28	银菊清咽颗粒	每袋装5克	乙类	
29	银翘解毒胶囊	每粒装0.5克	乙类	
30	美扑伪麻干混悬剂	每袋含主要成分对乙酰氨基酚325毫克、盐酸伪麻黄碱30毫克、氢溴酸右美沙芬15毫克、马来酸氯苯那敏2毫克	甲类	
31	蒙脱石混悬液	90毫升:9克	甲类	双跨
32	盐酸氨基葡萄糖颗粒	0.48克	乙类	
33	安尔眠胶囊	每粒装0.36克	甲类	
34	安乐胶囊	每粒装0.6克	甲类	双跨
35	肠炎宁丸	每9丸重1.44克	甲类	双跨
36	复方鱼腥草软胶囊	每粒装0.52克	甲类	
37	感咳双清胶囊	每粒装0.3克(含黄芩苷150毫克、穿心莲内酯37.5毫克)	甲类	
38	感冒胶囊	每粒装0.6克	甲类	
39	感冒颗粒	每袋装5克	甲类	
40	固本益肠胶囊	每粒装0.5克	甲类	双跨
41	归芪生血颗粒	每袋装6克	甲类	
42	黄芪精	每支装10毫升(无糖型)	乙类	
43	健脑片	每片重0.35克	甲类	双跨
44	健脾安神胶囊	每粒装0.15克	甲类	
45	抗感片	每片重0.6克	甲类	
46	口腔溃疡含片	每片重0.3克	甲类	双跨
47	妙济丸	每袋装2.5克(每20丸重1克)	甲类	
48	蓍鹿逐痹胶囊	每粒装0.33克	乙类	双跨
49	清开灵胶囊	每粒装0.40克(含黄芩甙20毫克)	甲类	双跨
50	舒脑欣滴丸	每丸重42毫克	甲类	
51	西帕依固龈泡腾片	每片重0.6克	甲类	
52	小儿解感颗粒	每袋装2克	甲类	
53	小儿消食咀嚼片	每片重0.3克	甲类	
54	一清软胶囊	每粒装0.65克	甲类	双跨
55	依马打正红花油	(1)每瓶装12毫升;(2)每瓶装25毫升	乙类	
56	茵花洗液	(1)每瓶装100毫升;(2)每瓶装250毫升	甲类	
57	止嗽立效胶囊	每粒装0.31克	甲类	

（续表）

序号	品名	规格（成分）	分类	备注
58	止嗽立效片	每片重 0.53 克	甲类	
59	众生胶囊	每粒装 0.45 克	甲类	双跨
60	多潘立酮口腔崩解片	10 毫克	甲类	双跨
61	富马酸酮替芬鼻喷雾剂	15 毫升:16.7 毫克（以酮替芬计），每喷含酮替芬 0.15 毫克，每瓶 100 喷	甲类	
62	精氨酸布洛芬片	（1）0.2 克（以布洛芬计）；（2）0.4 克（以布洛芬计）	甲类	
63	硫酸氨基葡萄糖片	0.314 克（相当于硫酸氨基葡萄糖 0.25 克）	甲类	
64	氯雷他定颗粒	5 毫克	甲类	
65	氯雷他定口腔崩解片	10 毫克	甲类	
66	乳果糖口服溶液	每毫升含乳果糖 667 毫克；（1）15 毫升:10 克；（2）200 毫升:133.4 克	甲类	双跨
67	碳酸钙二甲硅油咀嚼片	每片含碳酸钙 420 毫克、二甲硅油 20 毫克	甲类	
68	维 U 颠茄铝分散片	每片含氢氧化铝 140 毫克、维生素 U Ⅱ（碘甲基蛋氨酸）50 毫克、颠茄浸膏 10 毫克	甲类	

注："双跨"指可以根据其适应症、剂量和疗程的不同，即可以作为处方药，又可以作为非处方的药品。（杨洁心）

2012 年药品违法广告公告 为加强药品广告监督管理，整治违法发布广告行为，进一步规范广告发布秩序，根据《药品广告审查办法》的有关规定，各省、自治区、直辖市食品药品监督管理部门加强对行政区域内广告发布情况的监测，并及时发布了违法广告公告。2012 年，国家食品药品监督管理局共计发布了 4 期违法药品医疗器械保健食品广告公告汇总，其中药品违法广告见表 2。

表 2 2012 年药品违法广告公告汇总

期号	查处违法药品广告次数	撤销和收回药品广告批号数	情节严重药品名称	药品生产企业	违法情况						
					①	②	③	④	⑤	⑥	⑦
第 1 期	33648	15	珍珠通络丸	乌兰浩特中蒙制药有限公司	√	√	√	√			
			罗珍胶囊	黑龙江乌苏里江制药有限公司哈尔滨分公司	√	√	√	√			
			清血八味片	内蒙古蒙奇药业有限公司	√	√	√	√	√	√	
			龟蛇酒	湖南乐邦制药有限公司	√	√	√	√			
第 2 期	50301	11	参茸大补膏	湖南爱生制药有限公司生产	√	√	√	√	√		
			双红活血胶囊（广告中标示名称：晶珠双活）	青海晶珠藏药高新技术产业股份有限公司	√	√	√	√	√	√	
			前列清茶	广西平南制药厂	√	√	√	√	√		
			舒筋健腰丸	广州陈李济制药厂	√	√	√	√	√	√	√
			郁金银屑片（广告中标示名称：国药 710）	陕西香菊药业集团有限公司	√	√	√	√	√	√	
			金龙补肾合剂	湖南省湘中制药有限公司	√	√	√	√	√	√	
第 3 期	51786	5	舒筋活络丸	辽宁华源天利药业有限公司	√	√	√	√			
			痛风舒片	哈药集团黑龙江同泰药业有限公司	√	√	√	√	√		
			肾茶袋泡茶	西双版纳版纳药业有限责任公司	√	√	√	√			
			脑塞通丸	吉林特研药业有限公司	√	√	√	√	√		
			珍芪降糖胶囊	哈尔滨同一堂药业有限公司	√	√	√	√	√	√	
			心舒丸	辽宁华鑫药业有限公司	√	√	√	√	√		
			木竭胶囊	哈尔滨华雨制药集团有限公司			√		√	√	√
第 4 期	43348	7	肠胃宁片	河南省新四方制药有限公司	√	√	√	√			
			复方杜仲胶囊	河南辅仁堂制药有限公司	√	√	√	√	√		
			十五味黑药胶囊	青海央宗药业有限公司	√	√	√	√	√		
			蛾贞胶丸	内蒙古佳合药业有限公司	√	√	√	√	√	√	
			心脑康胶囊	吉林省天泰药业股份有限公司	√	√	√	√	√		
			薏辛除湿止痛胶囊	西安阿房宫药业有限公司			√		√	√	√

说明：表中违法情况编号代表①该药品为处方药，擅自在大众媒介发布广告；②篡改审批内容；③功能主治的宣传超出了食品药品监督管理部门批准的内容；④利用专家、专业（科研）机构及其工作人员名义和形象作证明；⑤含有利用患者名义作证明等内容；⑥含有不科学地表示功效的断言或者保证等内容；⑦严重欺骗和误导消费者。

（杨洁心）

2012 年药品不良反应信息通报 2012 年，国家药品不良反应监测中心发布了第 44 ~51 期共 8 期药品不良反应通报，公布了生脉注射液等药品的不良反应，见表 3。

表 3 2012 年药品不良反应信息通报（第 44 ~ 51 期）

通报期号	药品名称	主要不良反应
第 44 期	生脉注射液	过敏性休克、严重过敏样反应等严重不良反应
第 45 期	香丹注射液	过敏样反应、过敏性休克、呼吸困难等严重不良反应
第 46 期	雷公藤制剂	可引起肝、肾、血液系统和生殖系统等损害
第 47 期	超剂量使用注射用阿莫西林钠	增加肾损害发生风险
第 48 期	喜炎平注射液和脉络宁注射液	严重过敏反应
第 49 期	盐酸氨溴索注射剂	严重过敏反应
第 50 期	门冬氨酸钾镁注射剂	严重过敏反应
第 51 期	他汀类药品	血糖异常不良反应及与 HIV 蛋白酶抑制剂的相互作用

（杨洁心）

2012 年药物临床试验机构资格认定公告 2012 年，根据《中华人民共和国药品管理法》和《药物临床试验机构资格认定办法（试行）》，经资料审查和现场检查，国家食品药品监督管理局共发布 4 期《药物临床试验机构资格认定公告》（第 31 号 ~第 34 号），认定如下医疗机构具有药物临床试验机构资格，见表 4。

表 4 2012 年具备药物临床试验机构资格的医疗机构及认定专业

药物临床试验机构名称	认定专业	证书编号
黑龙江中医药大学附属第一医院	中医呼吸、中医消化、中医外科、中医心血管、中医神经内科、中医儿科	357
南华大学附属第二医院	神经内科	358
中国人民武装警察部队后勤学院附属医院	心血管	359
郴州市第一人民医院	内分泌、消化、肿瘤、妇产、骨科、普通外科（胃肠）、神经内科	360
复旦大学附属华山医院	肾病、骨科（含手外科）、麻醉、肝炎、风湿免疫	361
延边大学附属医院	心血管、消化、呼吸、小儿呼吸、神经内科	362
北京市道培医院	血液	363
浙江省人民医院	心血管、消化、呼吸、皮肤性病、眼科、泌尿、医学影像（诊断、治疗）	364
武汉亚洲心脏病医院	心血管、心脏大血管外科	365
上海市公共卫生临床中心	中医（肝炎）、结核病、产科	366
上海交通大学医学院附属上海儿童医学中心	小儿胸心外科、小儿普通外科、小儿骨科、麻醉、小儿心脏病、小儿血液病、小儿呼吸、小儿消化	367
复旦大学附属儿科医院	小儿心脏病、小儿肾病、小儿消化、小儿呼吸、小儿内分泌、小儿神经内科	368
上海中医药大学附属岳阳中西医结合医院	中医呼吸、中医消化、中医神经内科、中医心血管、中医肾病、中医肿瘤、中医外科（含皮肤）、中医肛肠、中医妇科、中医骨伤、变态反应、内分泌、中医血液	369
新疆医科大学附属肿瘤医院	肿瘤	370
浙江大学医学院附属妇产科医院	肿瘤（妇科）、生殖健康与不孕症、妇科、产科	371
烟台毓璜顶医院	消化、神经内科、心血管、肿瘤、眼科、耳鼻咽喉、泌尿外科、骨科、妇科	372
浙江大学医学院附属第一医院	肝脏移植、普通外科（肝胆胰外科）、普通外科（胃肠乳腺甲状腺外科）、肛肠外科、老年病（老年心脑血管和老年糖尿病）、胸外科、急诊医学科（中毒和休克复苏）、骨科	373
皖南医学院弋矶山医院	妇产、感染、呼吸、麻醉、内分泌、皮肤、肾病、消化、心血管、肿瘤	374
天津市肿瘤医院	肿瘤	375
北京大学首钢医院	泌尿外科、内分泌、心血管、呼吸、普通外科	376
常德市第一人民医院	神经内科、心血管、消化、呼吸、内分泌、骨科、麻醉、妇产、儿科呼吸、肿瘤	377
辽宁省肿瘤医院	肿瘤、中医肿瘤、医学影像（诊断）、医学影像（核医学）、医学影像（治疗）、麻醉	378
厦门市第一医院	呼吸、结核病、消化、传染、血液、肿瘤、普通外科、泌尿外科、骨科、耳鼻咽喉科、妇科、小儿呼吸	379
东莞市人民医院	心血管、神经内科	380
上海市长宁区光华中西医结合医院	风湿	381
北京大学深圳医院	妇产、泌尿、医学影像（诊断、治疗）、心血管、肿瘤、神经内科、消化、感染、内分泌	382
南京医科大学第一附属医院（江苏省人民医院）	眼科、医学影像（核医学）、胸外科、烧伤整形	383
中国人民武装警察部队总医院	呼吸、心血管、消化、肾病、内分泌、神经内科、肿瘤、普通外科（肝脏移植）、神经外科、骨科、耳鼻咽喉科、妇产	384
天津市环湖医院	神经外科、神经内科、医学影像（放射治疗）	385

（续表）

药物临床试验机构名称	认定专业	证书编号
浙江省台州医院	骨科、心血管、神经内科、感染、肿瘤、消化、呼吸、肾病、血液、胸外科、普通外科、妇产	386
贵州省人民医院	妇科、骨科、呼吸、麻醉、普通外科（肝胆）、神经外科、肾病、消化、心血管、肿瘤	387
贵阳中医学院第一附属医院	中医呼吸、中医消化、中医神经内科、中医肾病、中医妇科、中医皮肤、中医耳鼻喉、中医眼科、中医肝胆外科、中医泌尿外科	388
厦门大学附属中山医院	胸外科、普通外科、心血管、呼吸、神经内科、消化、肾病、肿瘤	389
广州市妇女儿童医疗中心	妇科、小儿呼吸、小儿消化、小儿普通外科、小儿胸心外科、小儿血液、小儿神经病学	390
遵义医学院附属医院	消化、肿瘤、感染（肝胆）、心血管、神经内科、麻醉、烧伤、骨科、中医消化、血液	391

（杨洁心）

2012年药物临床试验机构资格认定复核检查公告 根据《中华人民共和国药品管理法》、《药物临床试验机构资格认定办法（试行）》以及《药物临床试验机构资格认定复核检查工作方案》的有关规定，经资料审查、现场检查、技术审核以及会审，国家食品药品监督管理局发布2期《药物临床试验机构资格认定复核检查公告》，认定139家医疗机构及所列专业通过药物临床试验机构资格认定复核检查，继续具备药物临床试验的资格，见表5。

表5　2012年通过药物临床试验机构资格认定复核检查的医疗机构及认定专业

医疗机构名称	复核检查通过专业	证书编号
苏州大学附属第二医院	神经内科、心血管、内分泌、呼吸、消化、骨科、泌尿、普通外科、血液、肿瘤、医学影像（核医学）	XF20120001
苏州大学附属第一医院	心血管、神经内科、感染（肝病）、肿瘤、妇产、血液、消化、呼吸、风湿、麻醉、神经外科、皮肤、眼科、泌尿、骨科、普通外科、医学影像（诊断、治疗、核医学）	XF20120002
海南医学院附属医院	呼吸、心血管、神经内科、妇产科、泌尿	XF20120003
青岛眼科医院	眼科	XF20120004
南京市中医院	中医肛肠、中医妇科、中医骨伤、中医脑血管、中医心血管、中医消化	ZF20120005
上海市第六人民医院	内分泌、心血管、呼吸、消化、骨科、肾病、血液、肿瘤、感染、麻醉、普外、中医脑病、医学影像（诊断）	ZXF20120006
南方医科大学珠江医院	肿瘤、心血管、神经外科、中医肾病	ZXF20120007
同济大学附属同济医院	精神、心血管、神经内科、消化、内分泌、骨科、耳鼻咽喉	XF20120008
江苏省中医院	中医儿科、中医消化、中医呼吸、中医耳鼻喉、中医内分泌、中医风湿、中医老年病（老年性痴呆、老年脑梗死后遗症）、中医心血管、中医肿瘤、中医神经内科、中医血液、中医外科、中医皮肤、中医眼科、中医妇科、中医骨伤、中医肛肠、中医男科	ZF20120009
甘肃省人民医院	呼吸、消化、心血管	XF20120010
重庆医科大学附属第二医院	肝病、消化、妇产、肾病、神经内科、心血管、内分泌、普通外科、泌尿	XF20120011
陕西省肿瘤医院	肿瘤	XF20120012
广东省第二中医院	中医心血管、中医神经内科、中医消化、中医骨伤	ZF20120013
上海徐汇区中心医院	心血管、泌尿、中医脑血管	ZXF20120014
上海市肺科医院	肿瘤、结核、呼吸、中医肿瘤	ZXF20120015
海南省人民医院	呼吸、消化、心血管、内分泌、肝病	XF20120016
中国人民解放军广州军区武汉总医院	神经、呼吸、心血管、消化、肿瘤	XF20120017
浙江大学医学院附属邵逸夫医院	呼吸、心血管、神经内科、消化、肿瘤、医学影像（诊断）	XF20120018
北京中医药大学东方医院	中医呼吸、中医心血管、中医神经内科、中医内分泌、中医消化、中医肿瘤、中医外科、中医妇产、中医眼科、中医耳鼻咽喉、中医皮肤	ZF20120019
中国人民解放军第二炮兵总医院	呼吸、内分泌、心血管、神经内科	XF20120020
中国人民解放军北京军区总医院	消化、神经内科、肝病、内分泌、肿瘤、心血管、呼吸、骨科	XF20120021
中国人民解放军第二一〇医院	消化、心血管、中医血液	ZXF20120022
复旦大学附属肿瘤医院	肿瘤、医学影像（诊断）、医学影像（核医学）	XF20120023
中国人民解放军济南军区第四〇一医院	创伤	XF20120024
中国人民解放军第三〇六医院	内分泌、心血管、骨科、口腔	XF20120025
内蒙古自治区中蒙医医院	民族医（蒙药）心血管、民族药（蒙药）脑血管、民族医（蒙药）血液、中医心血管	ZF20120026
广州市第一人民医院	消化、呼吸、心血管、肾病、血液、神经内科、妇产、麻醉、皮肤、烧伤、骨科、泌尿	XF20120027

（续表）

医疗机构名称	复核检查通过专业	证书编号
南方医科大学南方医院	消化、肾病、血液、感染、肿瘤、心血管、内分泌、呼吸、中医肾病、中医类风湿、中医脑血管、中医心血管、医学影像（诊断）	ZXF20120028
南通大学附属医院	消化、血液、心血管、肾病、妇产、呼吸、肿瘤、神经内科、感染（肝病）、皮肤、眼科、骨科	XF20120029
华中科技大学同济医学院附属协和医院	呼吸、消化、心血管、血液、感染、皮肤、骨科、麻醉、普通外科、耳鼻咽喉、神经内科、内分泌、肿瘤、妇产、眼科、口腔、风湿、肾病、中医骨伤	ZXF20120030
四川省人民医院 四川省医学科学院	神经内科、心血管、消化、皮肤、妇产、感染、肿瘤、内分泌、肾病、中医骨伤	ZXF20120031
昆明医学院第二附属医院	神经内科、消化、内分泌、心血管、呼吸、血液、妇产、儿科呼吸、烧伤、皮肤	XF20120032
中国人民解放军第八十五医院	肝病	XF20120033
广西中医学院第一附属医院	中医骨伤、中医妇产、中医肛肠、中医心血管、中医神经内科、中医内分泌、中医肿瘤、中医消化、中医肾病	ZF20120034
济南市传染病医院	肝病	XF20120035
湖北省中医院	中医心血管、中医脑血管、中医肝病、中医口腔、中医呼吸、中医妇产、中医儿科、中医外科（肝胆）、中医骨伤、中医风湿、中医肾病	ZF20120036
汕头市中心医院	心血管、肿瘤	XF20120037
汕头大学医学院第一附属医院	肿瘤、呼吸、风湿、普通外科	XF20120038
广州中医药大学第一附属医院	中医骨伤、中医消化、中医外科、中医肛肠、中医妇科、中医眼科、中医肿瘤、中医心血管、中医呼吸、中医肾病、中医耳鼻咽喉、中医神经内科	ZF20120039
中国人民解放军第三军医大学第三附属医院	耳鼻咽喉、创伤、呼吸、妇产、心血管、眼科、神经内科、肿瘤、消化	XF20120040
浙江省立同德医院	中医肿瘤、中医消化、中医肾病、中医骨伤	ZF20120041
内蒙古民族大学附属医院	民族医（蒙药）血液、民族医（蒙药）心血管、民族医（蒙药）脑血管、民族医（蒙药）骨伤、民族医（蒙药）风湿、民族医（蒙药）内分泌	ZF20120042
华中科技大学同济医学院附属同济医院	心血管、呼吸、消化、感染、皮肤、肾病、风湿、内分泌、变态反应、肿瘤、神经内科、妇产、移植、创伤、普通外科、泌尿、口腔、小儿遗传代谢、小儿内分泌、小儿感染、耳鼻咽喉、眼科、中医风湿、中医内分泌	ZXF20120043
杭州市第六人民医院	肝病、感染	XF20120044
武汉大学中南医院	肿瘤、呼吸、心血管、内分泌、神经内科、妇产、口腔、肾病、中医肾病、皮肤、消化、泌尿、感染	XF20120045
广东省中医院（广州中医药大学第二附属医院）	中医眼科、中医消化、中医外科、中医骨科、中医妇科、中医肛肠、中医皮肤、中医心血管、中医神经内科、中医呼吸、中医肾病、中医内分泌、中医肿瘤、中医耳鼻咽喉、中医儿科、中医口腔	ZF20120046
中南大学湘雅三医院	呼吸、心血管、消化、感染（肝病）、皮肤、耳鼻咽喉、移植、普通外科	XF20120047
上海交通大学医学院附属第九人民医院	口腔、心血管、神经内科、耳鼻咽喉、整形外科、骨科	XF20120048
青海省藏医院	民族医（藏药）肝胆、民族医（藏药）风湿、民族医（藏药）脑血管	ZF20120049
杭州市第一人民医院	心血管、呼吸、中医肿瘤	ZXF20120050
成都军区昆明总医院	戒毒、心血管、消化、呼吸、肾病、肿瘤、神经内科、骨科、中医骨科	ZXF20120051
上海长征医院	呼吸、心血管、消化、神经内科、内分泌、肾病、感染（肝病）、肿瘤、皮肤、免疫、眼科、耳鼻咽喉	XF20120052
中国医科大学附属盛京医院	妇产、呼吸、心血管、内分泌、肾病、消化、肝病、麻醉、皮肤、小儿呼吸、小儿肾病	XF20120053
浙江大学医学院附属第一医院	感染、心血管、泌尿、眼科、血液、消化、呼吸、内分泌、肿瘤、肾病、耳鼻咽喉、皮肤、精神、艾滋	XF20120054
中国人民解放军第三军医大学第一附属医院	消化、肝病、呼吸、皮肤、妇产、眼科、心血管、神经内科、麻醉、肿瘤、肾病、耳鼻咽喉、骨科、泌尿、整形、中医风湿	ZXF20120055
中国人民解放军成都军区总医院	消化、内分泌、肾病、呼吸、血液、肿瘤、心血管、泌尿、神经外科、普通外科	XF20120056
中南大学湘雅二医院	内分泌、心血管、泌尿、眼科、消化、呼吸、肝病、皮肤、肿瘤、精神、戒毒	XF20120057
徐州医学院附属医院	心血管、呼吸、血液、麻醉、皮肤、神经外科、泌尿、医学影像（治疗）	XF20120058
南昌大学第一附属医院	消化、烧伤、妇产、骨科、泌尿、普通外科、内分泌、神经内科、肾病、心血管、血液、肿瘤、感染、呼吸、眼科	XF20120059
郴州市第一人民医院	神经内科	XF20120060
首都医科大学附属北京同仁医院	心血管、内分泌、眼科、耳鼻咽喉	XF20120061
中国人民解放军第八一医院	肿瘤、肝病	XF20120062

（续表）

医疗机构名称	复核检查通过专业	证书编号
兰州大学第一医院	血液、心血管、呼吸、感染、肾病、泌尿、神经内科、消化、妇产、内分泌	XF20120063
广西壮族自治区肿瘤医院	肿瘤	XF20120064
中国人民解放军第二五四医院	心血管	XF20120065
武汉大学人民医院	心血管、消化、神经内科、精神、呼吸、肾病、感染、妇产、内分泌、眼科、泌尿、耳鼻咽喉、生殖医学、皮肤	XF20120066
山东省皮肤病医院	皮肤	XF20120067
中国人民解放军第四军医大学第一附属医院	消化、呼吸、肿瘤、心血管、内分泌、神经内科、血液、妇产、肾病、免疫、精神、儿科感染、皮肤、眼科、麻醉、烧伤、神经外科、骨科、中医心血管、医学影像（诊断）	ZXF20120068
汕头大学-香港中文大学联合汕头国际眼科中心	眼科	XF20120069
吉林省肿瘤医院	肿瘤	XF20120070
辽宁中医药大学附属第二医院	中医心血管、中医内分泌、中医神经内科、中医妇产、中医肛肠	ZF20120071
天津市第一中心医院	器官移植（心、肝、肾、肺）	XF20120072
湖南省肿瘤医院	肿瘤、中医肿瘤、麻醉、医学影像（诊断、核医学）	ZXF20120073
天津中医药大学第一附属医院	中医心血管、中医儿科、中医外科、中医呼吸、中医妇产、中医神经内科、中医内分泌、中医肝胆内科、中医骨伤、中医消化、中医肾病、中医风湿、中医血液、中医耳鼻咽喉	ZF20120074
内蒙古医学院附属医院	心血管、呼吸、血液、妇产	XF20120075
湖南省脑科医院	精神、戒毒	XF20120076
天津中医药大学第二附属医院	中医妇产、中医心血管、中医呼吸、中医肾病、中医风湿、中医消化、中医外科（泌尿）、中医儿科、中医骨伤、中医脑血管、中医耳鼻咽喉	ZF20120077
湖南中医药大学第一附属医院	中医心血管、中医肝病、中医骨伤、中医呼吸、中医眼科、中医内分泌、中医消化、中医神经内科、中医妇产、中医耳鼻喉、中医口腔、中医肿瘤、中医外科	ZF20120078
北京积水潭医院	心血管、消化、呼吸、神经内科、风湿、烧伤、骨科	XF20120079
广州市第八人民医院	肝病、艾滋	XF20120080
广州中医药大学附属骨伤科医院	中医骨伤	ZF20120081
北京大学人民医院	心血管、呼吸、血液、肝病、普通外科、骨科、消化、内分泌、免疫、肾病、肿瘤、泌尿、妇产、眼科、耳鼻咽喉、皮肤、麻醉	XF20120082
南昌大学第二附属医院	心血管、血液、神经内科、肿瘤、呼吸、消化、妇产、肾病、内分泌	XF20120083
西安市精神卫生中心	精神科	XF20120084
广州医学院第一附属医院	呼吸	XF20120085
武汉大学口腔医院	口腔	XF20120086
浙江医院	心血管、肿瘤、消化、神经内科、内分泌	XF20120087
昆明医学院第一附属医院	精神、神经内科、肝病、消化、心血管、呼吸、骨科、皮肤、中医风湿	XZF20120088
首都医科大学附属北京儿童医院	小儿内分泌、小儿肾病、小儿心脏、小儿呼吸、小儿中医、小儿血液、小儿神经病、小儿皮肤	XZF20120089
广西医科大学第一附属医院	心血管、内分泌、消化、血液、皮肤、耳鼻咽喉、感染、神经内科、肾病、烧伤、呼吸、骨科、泌尿、眼科	XF20120090
天津市南开医院	普通外科	XF20120091
河北省中医院	中医消化、中医肾病、中医肛肠、中医骨伤	ZF20120092
大庆油田总医院	呼吸、消化、心血管	XF20120093
中国人民解放军南京军区福州总医院	呼吸、心血管、肾病、内分泌、肿瘤、普通外科、泌尿	XF20120094
四川大学华西第二医院	妇产	XF20120095
包头市中心医院	神经内科、心血管、呼吸、消化、普通外科	XF20120096
江苏省中西医结合医院	中医呼吸、中医心血管、中医肿瘤、中医妇产、中医脑病、中医骨伤、中医泌尿	ZF20120097
北京胸科医院（原北京胸部肿瘤结核病医院）	结核、肿瘤	XF20120098
南京大学医学院附属鼓楼医院	妇产、心血管、呼吸、肿瘤、神经内科、消化、内分泌、普通外科、泌尿	XF20120099
中国人民解放军第四军医大学唐都医院	感染、消化、呼吸、血液、神经内科、肿瘤、神经外科、胸外科、普通外科	XF20120100
哈尔滨医科大学附属第二医院	心血管、神经内科、免疫、呼吸、内分泌、血液、感染、消化、心脏大血管外科、皮肤、眼科	XF20120101

（续表）

医疗机构名称	复核检查通过专业	证书编号
辽宁中医药大学附属医院	中医血液、中医肝病、中医肾病、中医外科、中医骨科、中医妇产、中医神经内科、中医消化、中医肿瘤、中医内分泌、中医呼吸、中医心血管、中医风湿、中医耳鼻咽喉、中医儿科、中医肛肠、中医老年病（老年学痴呆）	ZF20120102
首都医科大学附属北京安贞医院	心血管、心胸外科、呼吸、麻醉、神经内科、普通外科、泌尿、医学影像（核医学）	XF20120103
贵阳中医学院第一附属医院	中医心血管、中医骨伤、中医肛肠、中医内分泌	ZF20120104
广州市中医医院	中医肿瘤、中医心血管、中医神经内科、中医消化、中医骨科	ZF20120105
温州医学院附属第二医院	骨科、麻醉、妇产、心血管、呼吸、消化、儿科呼吸、中医肛肠	XZF20120106
东南大学附属中大医院	心血管、呼吸、消化、血液、肾病、妇产、神经内科、骨科、医学影像（诊断、治疗）	XF20120107
汕头大学医学院第二附属医院	骨科、内分泌、妇产、泌尿	XF20120108
北京大学口腔医院	口腔医学	XF20120109
南京脑科医院	神经内科、精神	XF20120110
河北省人民医院	心血管、呼吸、消化、内分泌、神经内科、胸外、血液、妇产、免疫、骨科、麻醉、普通外科、中医脑血管、耳鼻咽喉	XZF20120111
江苏省肿瘤医院	肿瘤	XF20120112
广州医学院第二附属医院	神经内科、心血管、风湿免疫、麻醉、医学影像（诊断）	XF20120113
复旦大学附属眼耳鼻喉科医院	眼科、耳鼻咽喉	XF20120114
河南省洛阳正骨医院	中医骨科、中医风湿	ZF20120115
湖南省中医药研究院附属医院	中医肿瘤、中医肝病、中医心血管、中医脑血管、中医肾病	ZF20120116
汕头大学医学院附属肿瘤医院	肿瘤	XF20120117
中国医学科学院皮肤病医院	皮肤	XF20120118
河北省精神卫生中心	精神	XF20120119
桂林医学院附属医院	肝胆外科、呼吸、肾病、神经内科、消化	XF20120120
辽宁省人民医院	心血管、皮肤	XF20120121
山东省肿瘤医院	肿瘤	XF20120122
河南省眼科中心	眼科	XF20120123
中国医学科学院血液病医院	血液	XF20120124
中国人民解放军总医院第一附属医院	呼吸、烧伤整形、骨科	XF20120125
广州军区广州总医院	心血管、消化、呼吸、神经内科、肿瘤、血液、麻醉、皮肤	XF20120126
苏州市中医医院	中医骨伤	ZF20120127
温州医学院附属眼视光医院	眼科	XF20120128
浙江中医药大学附属广兴医院	中医心血管、中医肾病、中医妇科、中医儿科	ZF20120129
吉林大学第二医院	皮肤、妇产、呼吸、肾病、内分泌、心血管	XF20120130
大连医科大学附属第二医院	肿瘤、心血管、呼吸、消化、神经内科、内分泌、肾病、眼科、泌尿、普通外科、皮肤	XF20120131
温州医学院附属第一医院	神经内科、心血管、消化、血液、感染（肝病）、内分泌、口腔、普通外科、泌尿、骨科	XF20120132
首都医科大学附属北京佑安医院	肝病、艾滋、中医肝病	XZF20120133
上海长海医院	消化、血液、肿瘤、呼吸、心血管、风湿、耳鼻咽喉、普通外科、泌尿、皮肤与性病、麻醉、医学影像（诊断、核医学）	XF20120134
中国人民解放军第三零二医院	消化、肝病、感染、艾滋	XF20120135
上海交通大学医学院附属第三人民医院	感染（肝病）、肿瘤、普通外科	XF20120136
中国人民解放军沈阳军区总医院	心血管、消化、肾病、肿瘤、神经内科、呼吸、麻醉与镇痛、皮肤与性病、眼科、普通外科、泌尿、中医消化	XZF20120137
哈尔滨医科大学附属第一医院	心血管、呼吸、神经内科、消化、血液、风湿免疫、感染、内分泌、精神	XF20120138

（杨洁心）

↗ **2012 年互联网购药安全警示公告** 2012 年，国家食品药品监督管理局共发布 3 期互联网购药安全警示公告，曝光了 34 家违法发布虚假药品信息、销售药品的网站，见表 6。违法情节包括伪造或假冒开办单位，发布虚假药品信息，使用绝对化、承诺性的语言，对产品功效进行虚假宣传的现象，严重危害公众用药安全。国家食品药品监督管理局已依法将违法网站移送有关部门进行查处。

表6　2012 年互联网购药安全警示公告

网　址	网站标识名称	网站宣传产品
http://www.51yangchao.cn/	益肝解毒茶网	益肝解毒茶
http://www.haiass.com/ygc/code=0212	益肝解毒茶官方直销网	益肝解毒茶
http://www.cqzssd.com/	益肝解毒茶官方网站	益肝解毒茶
http://www.xiaochuanyao.com/	华北永康制药有限公司	肺喘清等多种
http://www.zyfengshi.com/	商丘国医堂门诊	追风活血强痛定、骨痛康等
http://www.hkhuajitang.com/	赛华佗直销网	风痛骨康贴膜
http://www.x890.com/	北京骨关节康复中心	鲨力胶囊
http://www.xianyiyaojiu.com/	石家庄康泰生物研发中心	仙壹酒
http://www.heifengbadu.com/	北京润泽生物科技有限公司	黑蜂拔毒贴
http://www.leifengshi120.cn/	周秉德类风湿治疗网	虫草蝮蛇丸
http://www.aiya86.com/suyinbao/	韩国金氏塑阴宝	塑阴宝
http://www.runzitang.com/syb/order.asp	韩国萱姿束阴宝官网	束阴宝
http://www.hjsk100.com/	黄金湿克官网	黄金湿克
http://www.dhl09.com.cn/	熊氏降压健心仪官网	熊氏降压健心仪
http://gxt.haochaliao.com/	神农金康	青钱柳茶
http://www.xueyagao.cn/	宝芝林杜仲降压茶官网	宝芝林杜仲降压茶
http://www.jiangxueya.net/	青岛爱购购物网	杜仲降压茶
http://www.jn135.com/	失眠抑郁康复网	金诺郁康肽、金诺睡香肽
http://www.zcjsw120.com/	中国中医科学院精神障碍病理研究总院	珍草百郁康珍草金睡王
http://www.qgykf.com.cn/index.html	石家庄中医呼吸病研究院	虫草川贝咳喘丸
http://www.qgyxc.net/about.aspunid=1	石家庄中医呼吸病研究院	虫草川贝咳喘丸
http://www.qfsjw120.com/	清肺散结丸专题网	清肺散结丸等
http://www.nanjingkangai.com/	南京抗癌网	清肺散结丸等多种处方药
http://www.4006120655.com/	强力透骨膜官网	强力透骨膜
http://www.nanfengjn.com/	男丰胶囊唯一中文官方网站	男丰胶囊
http://www.yaowang120.net/	金参珍草乾坤丸官网	金参珍草乾坤丸
http://www.jianbuhuqianwan.com/	北京同仁堂健步虎潜丸专网	北京同仁堂健步虎潜丸
http://www.byzpf.com/Index.html	杭氏中医鼻炎专科	桂窍散
http://www.jinchao.org/	妙方金巢网	妙方金巢胶囊
http://www.miaochaojiaonang.com/	妙巢官网	妙巢胶囊
http://www.miaochao.net/	妙巢官网	妙巢胶囊
http://www.mchao.info/	妙巢官网	妙巢胶囊
http://www.ribenmiaochao.com/	妙巢官网	妙巢胶囊
http://www.miaochaoguanwang.net/	妙巢官网	妙巢胶囊

（杨洁心）

2012 年中药材 GAP 认证公告　2012 年，根据《中药材生产质量管理认证管理办法（试行）》的有关规定，国家食品药品监督管理局先后公布了 5 期（15 号 ~19 号）中药材 GAP 检查公告，共 10 家企业的 11 个中药材生产基地符合《中药材生产质量管理规范（试行）》的要求，见表7。

表7　2012 年中药材 GAP 检查目录

企业名称	注册地址	种植品种	种植区域
南阳张仲景中药材发展有限责任公司	西峡县世纪大道东段1号	地黄	武陟县大封镇董宋村、寨上村；温县赵堡镇东坪滩村、南平皋村、黄河滩；温县温泉镇滩陆庄村、张庄村、黄河滩；温县南张羌朱家庄；荥阳市汜水镇口子村、南屯村
南阳张仲景中药材发展有限责任公司	西峡县世纪大道东段1号	山药	武陟县大封镇董宋村、寨上村；温县赵堡镇东平滩村、南平皋村、黄河滩；温县温泉镇滩陆庄村、张庄村、黄河滩；温县南张羌朱家庄；荥阳市汜水镇口子村、南屯村
浙江康莱特新森医药原料有限公司	杭州经济技术开发区16号	薏苡仁	泰顺县林垟村；泰顺县晓旸坑村；泰顺县上林洋村；泰顺县叶瑞旸村；泰顺县高场村；泰顺县瑞后村；泰顺县翁家山村；泰顺县黄淡际村；泰顺县福船村；泰顺县外西坑村；泰顺县董庄村；缙云县姓潘村；缙云县稠门村；缙云县江沿村
浙江寿仙谷生物科技有限公司	武义经济开发区商城路10号	铁皮石斛	武义县白姆乡白姆村源口水库脚下

（续表）

企业名称	注册地址	种植品种	种植区域
临沂利康中药饮片有限公司	平邑县流峪镇流峪村	金银花	山东省平邑县流峪镇老泉崖村、梧桐沟村、双玉村、流峪村、西沟村、苗泉村、邵家庄村、鑫城村、车庄村
光明食品集团云南石斛生物科技开发有限公司	云南省西双版纳州勐海县曼尾村	铁皮石斛	云南省西双版纳州勐海县曼尾村
四川新绿色药业科技发展股份有限公司	四川省彭州市天彭镇朝阳南路96号	川芎	川芎坝区药材基地：彭州市敖平镇兴泉村；川芎中山苓种基地：汶川县水磨镇灯草坪村
裕民县永宁红花科技发展有限责任公司	新疆维吾尔自治区裕民县哈拉布拉乡霍斯哈巴克村	红花	新疆维吾尔自治区裕民县哈拉布拉乡霍斯哈巴克村和喀拉乔克村
上海信谊百路达药业有限公司	上海市崇明长征总公司科技园区	银杏叶	上海市崇明县长征农场9队、22队
辽宁好护士药业（集团）有限责任公司	辽宁省桓仁满族自治县桓仁镇新安街	五味子	边里一区：本溪满族自治县东营坊乡荒沟村；边里二区：本溪满族自治县碱厂镇兰河峪村；桓仁基地：桓仁满族自治县古城镇业主沟村；小市基地：本溪满族自治县小市镇城沟村
四川新荷花中药饮片股份有限公司	成都高新区西部园区合瑞南路8号	半夏	甘肃省西和县石堡乡张刘村、十里乡板桥村

（杨洁心）

2012年新增允许发布处方药广告的医学、药学专业刊物名单 2012年3月2日，国家食品药品监督管理局公布第25批允许发布处方药广告的医学药学专业刊物名单，根据《中华人民共和国药品管理法》第六十条规定，经卫生部和国家食品药品监督管理局审核，认定《中华消化外科杂志》等7个医学、药学专业刊物可以发布处方药广告，见表8。

表8 2012年新增允许发布处方药广告的医学、药学专业刊物

序号	刊物中文名称	CN刊号	登记地	广告经营许可证号
1	《中华消化外科杂志》	CN11-5610/R	北京市	京东工商广字第8003号(2-1)
2	《中华临床感染病杂志》	CN11-5673/R	北京市	京东工商广字第8003号(2-2)
3	《中国医药科学》	CN11-6006/R	北京市	京朝工商广字第8157号(1-1)
4	《中国医疗保险》	CN11-5708/R	北京市	京朝工商广字第8101号(1-1)
5	《中国卫生资源》	CN31-1751/R	上海市	3100520100005号
6	《环境与职业医学》	CN31-1879/R	上海市	3100520080020号
7	《现代泌尿外科杂志》	CN61-1374/R	西安市	6101004001514号

（杨洁心）

2012年药品GLP认证公告 2012年，根据《中华人民共和国药品管理法》、《药物非临床研究质量管理规范》（GLP）和《药物非临床研究质量管理规范认证管理办法》的有关规定，国家食品药品监督管理局先后公布了第27、28号2期GLP认证公告，共12家机构获得GLP认证，见表9。

表9 2012年获GLP认证的机构

机构名称	试验项目	批件编号
成都华西海圻医药科技有限公司（国家成都中药安全性评价中心）	1. 单次和多次给药毒性试验（啮齿类）； 2. 单次和多次给药毒性试验（非啮齿类）； 3. 生殖毒性试验（Ⅰ段、Ⅱ段、Ⅲ段）； 4. 遗传毒性试验（Ames、微核、染色体畸变、小鼠淋巴瘤试验）； 5. 致癌试验； 6. 局部毒性试验； 7. 免疫原性试验； 8. 安全性药理试验； 9. 毒代动力学试验。	GLP11010038
浙江大学（浙江大学药物安全评价研究中心）	1. 单次和多次给药毒性试验（啮齿类）； 2. 遗传毒性试验（Ames、微核、染色体畸变）； 3. 局部毒性试验； 4. 毒代动力学试验。	GLP12001039

（续表）

机构名称	试验项目	批件编号
中国食品药品检定研究院（国家药物安全评价监测中心）	1. 单次和多次给药毒性试验（啮齿类）； 2. 单次和多次给药毒性试验（非啮齿类）； 3. 生殖毒性试验（Ⅰ段、Ⅱ段、Ⅲ段）； 4. 遗传毒性试验（Ames、微核、染色体畸变、小鼠淋巴瘤试验）； 5. 致癌试验； 6. 局部毒性试验； 7. 免疫原性试验； 8. 安全性药理试验； 9. 依赖性试验； 10. 毒代动力学试验。	GLP12002040
湖南省实验动物中心（湖南省药物安全评价研究中心）	1. 单次和多次给药毒性试验（啮齿类）； 2. 单次和多次给药毒性试验（非啮齿类）； 3. 遗传毒性试验（Ames、微核、染色体畸变）； 4. 局部毒性试验； 5. 安全性药理试验； 6. 毒代动力学试验。	GLP12003041
中国人民解放军疾病预防控制所（毒理学评价研究中心）	1. 单次和多次给药毒性试验（啮齿类）； 2. 单次和多次给药毒性试验（非啮齿类，不含灵长类）； 3. 生殖毒性试验（Ⅰ段、Ⅱ段、Ⅲ段）； 4. 遗传毒性试验（Ames、微核、染色体畸变）； 5. 局部毒性试验； 6. 免疫原性试验； 7. 安全性药理试验。	GLP12004042
美迪西普亚医药科技（上海）有限公司	1. 遗传毒性试验（Ames、微核、染色体畸变）； 2. 安全性药理试验； 3. 毒代动力学试验。	GLP12005043
山东欣博药物研究有限公司（山东欣博药物安全评价研究中心）	1. 单次和多次给药毒性试验（啮齿类）； 2. 单次和多次给药毒性试验（非啮齿类）； 3. 生殖毒性试验（Ⅰ段、Ⅱ段、Ⅲ段）； 4. 遗传毒性试验（Ames、微核、染色体畸变、小鼠淋巴瘤试验）； 5. 局部毒性试验； 6. 免疫原性试验； 7. 安全性药理试验； 8. 毒代动力学试验。	GLP12006044
江西省药物研究所（安全评价中心）	1. 单次和多次给药毒性试验（啮齿类）； 2. 局部毒性试验； 3. 免疫原性试验。	GLP12007045
苏州药明康德新药开发有限公司	1. 生殖毒性试验（Ⅰ段、Ⅱ段）； 2. 致癌试验； 3. 局部毒性试验； 4. 免疫原性试验； 5. 安全性药理试验。	GLP12008046
山东省食品药品检验所（药物安全评价中心）	1. 单次和多次给药毒性试验（啮齿类）； 2. 遗传毒性试验（Ames、微核、染色体畸变）； 3. 局部毒性试验； 4. 免疫原性试验（主动过敏性试验）。	GLP12009047
上海市计划生育科学研究所（中国生育调节药物毒理检测中心）	1. 致癌试验； 2. 毒代动力学试验。	GLP12010048
科文斯医药研发（上海）有限公司	1. 单次和多次给药毒性试验（啮齿类）； 2. 单次和多次给药毒性试验（非啮齿类）； 3. 局部毒性试验； 4. 免疫原性试验； 5. 毒代动力学试验。	GLP12011049

（杨洁心）

省市药监动态

↗ 各地食品药品监管部门认真学习贯彻十八大精神 中国共产党第十八次全国代表大会于2012年11月8日召开，各地食品药品监管部门认真组织收看，同时要求认真学习领会胡锦涛总书记的重要讲话精神，切实把思想行动统一到报告精神上来，把力量凝聚到进一步做好食品药品监管工作，以实际行动确保人民群众饮食用药安全。除组织全体干部职工集中收看党的第十八次全国代表大会大会开幕式之外，各地省局还采取不同形式，组织干部、职工学习十八大精神：山西、湖北、陕西等省食品药品监督管理局召开全体干部职工大会；山东省食品药品监督管理局召开省局直属机关党员干部会议；安徽省食品药品监督管理局党组中心组举行两次会议；江苏省食品药品监督管理局召开党组会议。辽宁、浙江等省食品药品监督管理局召开党组扩大会议；河南省食品药品监督管理局召开学习党的十八大精神辅导报告会；重庆市食品药品监督管理局召开中心组理论学习会；贵州省食品药品监督管理局召开学习贯彻党的十八大精神大会。

（杨洁心）

↗ 多省开通食品药品投诉举报电话"12331" 根据《食品药品投诉举报管理办法（试行）》（国食药监办［2011］505号），全国开通统一的食品药品监督管理部门投诉举报电话"12331"，建立一体化的投诉举报网络信息管理系统。根据国家食品药品监督管理局《关于印发全国食品药品监管部门投诉举报电话"12331"开通及系统建设实施办法（试行）的通知》（食药监办〔2011〕162号）精神，"十二五"期间，将在全国范围内开通"12331"全国食品药品监管部门投诉举报电话。国家食品药品监督管理局召开全国食品药品投诉举报试点工作研讨会，确定北京、河北、甘肃、新疆等11个省（区、市），哈尔滨、大连2个副省级城市，以及海南省三亚市，安徽歙县食品药品监督管理部门，为全国食品药品投诉举报体系试点建设单位。根据试点方案要求，从确定试点之日起3到5个月内，各试点地区要开通"12331"投诉举报电话，建立并开通"12331"投诉举报业务网站，6到9个月内，建立呼叫中心，投诉举报业务网站与国家局中心完成对接。（杨洁心）

↗ 湖北省出台《药品使用质量管理规定》 2012年6月7日，湖北省人民政府以第351号令公布《湖北省药品使用质量管理规定》（以下简称《规定》），自2012年8月1日起施行。《规定》是依据《药品管理法》、《药品管理法实施条例》和《湖北省药品管理条例》等法律、法规制定的，细化了《药品管理法》在药品使用这一环节的规定，为加强药品使用环节的监管，保障公民用药安全、有效，提供了有力的法律依据。适用于本省行政区域内药品使用单位药品购进、验收、储存、养护和调配等环节的质量监督管理，麻醉药品、精神药品、医疗用毒性药品及放射性药品等特殊药品的管理，按照国家有关规定执行。《规定》分为总则、药事管理机构与人员、药品购进与验收、药品储存与养护、药品调配、监督管理、法律责任、附则8章39条。（杨洁心）

↗ 华北东北八省（区、市）药品监督稽查执法联防协作区在北京举办打假协作保民生主题活动 2012年12月12日，华北东北八省（区、市）药品监督稽查执法联防协作区"重拳打假药联手卫名牌"主题活动在京举办。华北、东北八省（区、市）、上海市、广东省等省食品药品监督管理局稽查部门负责人、北京市双打办等相关部门负责人以及北京市医药行业协会和相关企业代表共180余人参加活动。活动中，北京紫竹药业有限公司、碧生源控股有限公司、拜耳医药保健有限公司等企业代表借助多媒体演示从药品质量、药品包装、药品防伪标识等多个方面介绍了拜唐苹、多吉美、止渴降糖胶囊、杞黄降糖胶囊等多种产品的情况以及真伪辨识技巧。国家食品药品监督管理局稽查局局长王者雄表示，开展"重拳打假药联手卫名牌"主题活动，这是践行十八大精神的重要举措，是深化执法协作交流的崭新形式，很及时、很有特色。

（杨洁心）

↗ 北京市药包材抽验工作首次纳入市政府折子工程 直接接触药品的包装材料和容器（以下简称"药包材"）是药品不可分割的一部分。按照相关规定，使用直接接触药品的包装材料必须由合法的药包材生产企业提供。对于可能影响药品质量的关键项目，药企应制定内控标准并每批次进行检验，合格后方可用于药品生产。市药监局也将针对药包材生产、使用情况进行监督性抽验并发布药包材质量公告。2012年3月，北京市药品监督管理局将药包材抽验工作纳入"三品一械"监督抽验任务，成为北京市政府折子工程组成部分。为确保此项工作顺利开展，北京市局印发了《2012年北京市药包材抽验工作计划》、《药包材监督性抽验工作程序》等文件，并完善了《药包材抽样记录及凭证》、《不合格药包材检验报告告知单》、《药包材质量公告核查通知单》等文书材料。这是北京市首次针对基本药物使用的药包材开展评价性抽验。（杨洁心）

↗ 河北省制定《食品药品从业人员健康检查管理办法》 为加强食品药品从业人员健康检查管理，根据国家有关法律法规规定，河北省食品药品监督管理局制定《河北省食品药品从业人员健康检查管理办法》（冀食药监法［2012］176号），自2012年7月1日起施行。该办法突出了五方面内容：（1）对食品药品从业人员健康检查范围作了重新界定。将餐饮、食品、保健食品、化妆品从业人员纳入了必须健康体检的范围。(2)提高了健康检查机构资质条件。资质条件与卫生部《〈健康体检管理暂行规定〉的通知》(卫医政发〔2009〕77号)规定相衔接,同时考虑了卫生部对从业人员健康体检项目的要求,拟定了承担健康检查机构的条件,规范了申请程序。(3)根据法律法规规章要求,对健康检查项目进行了严格分类。(4)规定了对健康检查不合格人员的处理措施,即立即调离原工作岗位。(5)明确了健康检查机构的权利与义务、食品药品监督管理部门监督检查的权力与责任。 (杨洁心)

山西省食品药品监督管理局实施"三化"监管模式有效解决食品药品安全监管难题 2012年,山西省食品药品监督管理局在全省实施了"网格化监管、格式化检查、痕迹化管理"监管模式,推动了监管责任落实,提高了监督检查效能,促进了食品药品安全保障水平提升。其主要做法:(1)网格化监管解决责任到人、监管覆盖无空白的问题。按照监管对象的分布和风险等级,统筹监管资源,合理划分监管网格,细化岗位职责,定目标、定任务、定岗位,构建横向到边、纵向到底、责任到人的监管网格体系,较好地落实了安全监管责任,避免了监管盲点和盲区。(2)格式化检查解决监管到位、检查项目无遗漏的问题。在日常监督检查中,突出风险环节、关键项目和重点部位,确定监督检查内容和标准,制定了14大类103项525款基层执法监督检查格式体系,进一步明确了监管事项和重点,统一了监管尺度和执法标准,有效提高了监督检查的针对性和可操作性。(3)痕迹化管理解决行为规范、监管问责有依据的问题。要求执法人员认真填写《监督检查记录卡》,并由执法人员和检查对象签字确认,实现所有监督检查活动详细记录在案,留下工作痕迹,进一步促进了检查对象整改,加强了系统内控约束。 (杨洁心)

吉林省举办《中国药典》培训班、中药生产企业实施新版GMP培训班 2012年8月14日由国家药典会和吉林省食品药品检验所共同举办的《中国药典》2010年版非无菌产品微生物检查专项培训班在长春开班。来自全国省、市级药检所检测技术人员,药品生产、研发企业质检人员共130余人参加了培训。此次培训为期2天,内容包括《中国药典》2010年版微生物限度检查法修订概况、修订稿和微生物检验技术及其应用等方面,涉及微生物限度标准、微生物计数法、微生物控制菌检查法等多项检查方法。进一步加强了全国药品研发、生产企业及监督、检验、科研人员对≈榤 S255,255,255,0】中国药典弧糤 TBZ】2010年版附录微生物限度检查法修订内容的学习与了解。2012年8月29~31日,吉林省食品药品认证和培训中心举办了全省中药生产实施新版GMP培训班。来自全省172家中药及中药饮片生产企业的质量负责人、生产负责人、车间主任等470多人参加为期3天的培训。本次培训从中药制剂起始中药材开始,就中药生产工艺及设施设备、中药材原辅料及供货商审计评估、质量管理体系建设、风险管理运用、变更与纠偏、验证确认等诸多实施过程中的关键环节进行培训研讨,以进一步提升中药制剂的药品质量安全总体水平,保证中药制剂的质量。 (杨洁心)

哈尔滨市加强特殊药品类原料药安全检查工作 2012年1月,黑龙江省哈尔滨市食品药品监督管理局执法人员对全市24家使用特殊药品类原料药的生产企业和2家特殊药品原料药定点批发企业进行了安全检查。执法人员重点检查了企业特殊药品管理制度的建立和执行情况;特殊药品类原料药的购进、使用(销售)、库存,帐、物、卡等的相符程度;购销记录和使用记录的完整程度;网上申报特殊药品的购、销、存和使用的情况;特殊药品仓库做到双人双锁、专库专柜管理并配置有防盗、防火、报警设施等落实情况。检查过程中,执法人员注意做好宣传工作,对个别企业法人存在麻痹大意的思想进行了教育,并指导企业根据特药安全工作实际需要,进一步加大投入,提档升级管理条件和设施,增加可视监控点,强化24小时值班制度及安全保卫等措施。通过检查,未发现违法、违规行为。 (杨洁心)

江苏省出台《仿制药用辅料注册管理规定》 2012年5月15日,江苏省食品药品监督管理局以苏食药监规[2012]1号文印发了《江苏省仿制药用辅料注册管理规定》(以下简称《规定》),于2012年6月1日起正式实施。《规定》包括仿制药用辅料注册、仿制药用辅料补充申请、仿制药用辅料再注册、附则,共4章24条,对仿制药用辅料相关申请的申报要求、工作程序、工作时限进行了规定。《规定》明确"仿制药用辅料申请人应当持有《药品生产许可证》,其申请的药用辅料应当与《药品生产许可证》载明的生产范围一致"。在提交仿制药用辅料注册时规定,"应当在完成有关研究工作和样品试制后,按照《江苏省仿制药用辅料注册申报资料要求》,向省食品药品监管局行政许可受理中心报送《仿制药用辅料注册申请表》、《仿制药用辅料研制情况申报表》、《仿制药用辅料生产现场检查申请表》和相应的资料"。《规定》要求改变影响仿制药用辅料质量的生产工艺、修改仿制药用辅料注册标准、仿制药用辅料生产企业内部变更生产场地等补充申请,必要时由江苏省局组织药品注册核查员进行现场核查,抽取3批样品由省药检所进行样品检验或质量标准复核。《规定》明确由江苏省局核发的仿制药用辅料批准文号有效期为5年。 (杨洁心)

镇江市食品药品监督管理局制定《药品零售企业经营药食同源类中药饮片管理规定》 为进一步加强药食同源类中药饮片管理,规范企业经营行为,提升企业自律性,最大限度地堵塞药食同源类中药饮片管理上漏洞,提高行政监管、社会监督的可操作性和力度,2012年7月,镇江市食品药品监管局依据《药品管理法》、《药品管理法实施条例》、《卫生部关于进一步规范保健食品原料管理的通知》等,制定并出台了《药品零售企业经营药食同源类中药饮片管理规定》。从三方面对零售药店经营药食同源中药饮片提出了要求。一是规定药品零售企业经营中药饮片按食品管理的,必须有食品文号,并有合格证书,需索取相关资质证明材料并做好购进验收记录。二是药品零售企业经营中药饮片的,必须有中药饮片经营范围。三是零售药店中药饮片的管理,必须严格执行《药品管理法》、《药品经营企业质量管理规范》等法律法规,确保购销渠道合法,储存销售符合要求。（杨洁心）

浙江省正式启动实施铁皮石斛生产基地信息体系建设 2012年8月13日,浙江省农业厅、省食品药品监督管理局以浙农专发〔2012〕82号文联合下发《浙江省铁皮石斛生产基地信息体系建设实施意见》,进一步规范浙江省铁皮石斛生产基地建设,全面推进规范化、标准化生产,建立完善产品质量管理可追溯体系,提高产品质量安全水平,全面提升浙产铁皮石斛竞争力。明确了信息采集范围和主要内容,要求各铁皮石斛基地生产主体要明确责任,落实人员,要制订完善铁皮石斛安全生产标准化技术规程,落实各项措施,健全完善生产管理档案,抓好基地技术人员培训,及时报送基地生产管理信息,全面提高基地规范化生产和管理水平,促进铁皮石斛产业健康发展。2012年10月,经省发改委同意,以金华寿仙谷药业有限公司为建设主体的铁皮石斛浙江省工程研究中心成立。中心将按照"资源共享、平台共用、优势互补"的原则建设,深入开展与高校、科研机构合作,产、学、研同步发展,突破铁皮石斛育种、繁育领域的关键技术,解决良种工程化及产业化问题,形成集良种选育、快繁、栽培为一体的完整技术开发体系,实现铁皮石斛规模化、标准化生产。

（杨洁心）

浙江省食品药品检验研究院揭牌 2012年6月29日,浙江省食品药品检验研究院举行揭牌仪式,浙江省食品药品监督管理局局长朱志泉等有关领导及省局机关各处室、直属单位负责人参加了活动。浙江省食品药品检验研究院前身为卫生厅药品检验所,成立于1957年6月,2012年7月更名为浙江省食品药品检验研究院。并加挂"中华人民共和国浙江口岸药品检验所"、"国家食品药品监督管理局浙江药品包装材料检验中心"、"浙江省药用包装材料质量监测中心"和"浙江省保健食品化妆品检验检测中心"牌子。浙江省食品药品检验研究院是浙江省食品药品监督管理局依法设置、国家食品药品监督管理局授权的药品、保健食品和药品包装材料技术监督检验机构,是具有独立法人资格的纯公益类事业单位,承担药品、食品、保健食品、化妆品、药品包装材料的评价性检验、监督检验、注册检验、委托检验、进口检验、仲裁检验以及质量标准的起草、复核和修订等工作。（杨洁心）

安徽省歙县出台《药品安全工作管理办法》 2012年8月20日,歙县出台《歙县药品安全工作管理办法》(以下简称《办法》),全面加强本辖区药品安全监督管理工作。《办法》规定,药品安全实行"地方政府负总责、监管部门各负其责、企业是第一责任人"的责任体系。进一步明确了涉药单位的主体责任和监管部门的职责。药品生产、经营和使用等涉药单位作为药品安全第一责任人,要严格依法规范药品生产、经营、使用行为,确保药品质量安全。药监、卫生、公安、工商、计生等部门在各自职责范围内负责有关药品安全监管工作。《办法》明确对药品安全工作实行责任追究制。药品安全工作纳入政府综合目标考核,实行责任追究,发生重大以上药品安全事故的实行"一票否决"。各乡镇人民政府、药品安全监管部门和有关单位及其工作人员,存在失职、渎职或负有领导责任、直接责任的,将依法追究其行政责任。涉药单位未履行药品安全相关义务的,采取降低涉药单位信用等级、对涉药单位有关负责人实施行政约谈等措施,涉药企业失信的,由食品药品监管部门向社会公示,涉药单位违反法律、法规、规章规定未履行药品安全相关义务的,由相关部门依法给予行政处罚。涉嫌犯罪的,移送司法机关依法处理。

（杨洁心）

安徽省食品药品监督管理局加强药品生产企业ADR监测和报告工作 2012年7月24日,安徽省食品药品监督管理局以皖食药监安〔2012〕187号文下发了《关于开展全省药品生产企业药品不良反应监测和报告工作集中检查的通知》。决定自2012年8月3日起,开展全省药品生产企业药品不良反应监测工作集中检查,对全省50家生产国家基本药物品种和重点监测品种的药品生产企业进行了检查。此次集中检查的主要内容是企业建立药品不良反应监测和报告制度、专职机构或人员设立、从事监测工作的人员结构、工作方式、药品安全性研究工作及药品不良反应监测和报告工作实际运行情况等。并于2012年8月30日以皖食药监安〔2012〕215号文下发《关于药品生产企业药品不良反应监测和报告集中检查工作的通报》,所检查的企业中约20%的企业真正建立了相关制度和组织大部分企业从事ADR监测工作的人员素质能满足实际工作需要。（杨洁心）

福建省食品药品监督管理局逐步建立基本药物供应保障网络 2012年,福建省食品药品监管系统各级层层签订了《食品药品监管系统深化医药卫生体制改革2012年度主要工作任务责任书》,建立起省、市、县三级基本药物监管责任监督制度,一手抓基本药物生产质量安全,一手抓基本药物配送,全省基本药物供应保障网络初步建立。(1)在生产环节,福建省局建立了基本药物中标备案制度,加强对中标价格明显偏低品种的监督检查,防止偷工减料、以次充好、替代投料、掺杂使假等违法违规行为。继续开展基本药物品种的工艺和处方核查工作，对药品生产企业拟恢复基本药物生产的品种和省内外新增基本药物品种的核查工作。全面落实质量受权人制度，全省基本药物生产企业均实施了质量受权人制度，同时对全省基本药物生产企业质量受权人制度实施情况进行全面监督检查，还探索建立基本药物监督检查协作机制，对产品抽验不合格的基本药物生产企业，组织安监、稽查、检验等部门联合开展现场检查，并现场作出处理，提高了监管效能。(2)加大对配送环节监管力度，组织了药品配送、使用情况巡查，日常检查，检查基本药物配送企业213家，覆盖率达100%，有2家药品配送企业限期整改，有效保障了基本药物供应渠道顺畅。(3)按照全品种覆盖、全过程监控、全项目检验的要求，2012年以来，完成药品抽样检验5 914批次，合格率96.58%。每季度定期开展对基本药物的技术评价监测工作，进一步建立和完善了基本药品不良反应监测工作规范。（杨洁心）

福建省推进药品监督管理城乡一体化建设 2012年5月17日，福建省食品药品监督管理局、省经济贸易委员会、省卫生厅印发《推进药品监督管理城乡一体化建设工作意见》(以下简称《意见》)。《意见》从指导思想、目标任务、工作措施、工作要求四方面对进一步加强对药品监管工作的领导，完善药品安全责任体系，全面提高药品安全保障和供应服务城乡一体化水平的工作提出具体意见。《意见》提出，要用3~5年的时间，通过完善责任体系、健全监管网络、推进监管信息化工程、提升检验监测能力等措施，建立健全覆盖城乡、配置公平、发展均衡的药品安全公共服务体系。提出5项目标任务：实现药品质量安全城乡一体化、实现监管力量配置城乡一体化、实现电子监管城乡一体化、实现检验监测网络城乡一体化、实现药品供应服务城乡一体化。同时提出6项具体工作措施：完善责任体系、健全监管网络、创新监管机制、推进监管信息化工程、提升检验监测能力、深化药品供应网建设。（杨洁心）

抚州市正式使用驻店药师"人机对话"考核系统 为进一步配合和落实《抚州市药品零售企业驻店药师管理规定(暂行)》的实施，加强药品零售企业驻店药师的准入控制和日常管理。2012年2月29日，江西省抚州市食品药品监管局对申请参加驻店药师专业考核(岗位能力测试)的10名药学技术人员进行了首次"人机对话"考试。试题由计算机在2000余道题库中自动组卷、出卷，参考人员通过注册用户名、密码在计算机上进行免费测试，系统自动显示并存盘测试结果。试题内容涵盖药品管理法律、法规、规章，药学(中药学)专业知识，药品零售企业质量管理制度、人员职责与药品销售等内容。在首批参考的10人中，有6名通过。抚州市食品药品监管局对测试通过人员，当场核发由该局统一印制的"抚州市驻店药师考核合格证"；对测试不合格的人员，给予其申请1次补考的机会。（雍佳松）

山东省出台《中药材市场质量管理办法》 2012年10月8日，山东省食品药品监督管理局印发了《山东省中药材市场质量管理办法(试行)》(以下简称《办法》)。该《办法》是自2007年亳州市政府印发了《亳州市中药材市场管理办法》(试行)后首次以省为单位进行中药材市场整顿。《办法》明确要求：(1)药品经营企业发运中药材的每件包装必须注明品名、产地、日期、调出单位，附有质量合格标志。收购地产中药材应开具标明产地、品名、数量、单价、金额、日期等内容的收购凭证。(2)禁止非法收购、出售、利用国家明令禁止的重点保护野生动物及制品、野生植物药材、国家公布的28种毒性中药材。(3)中药材专业市场实行公司化管理，管理公司对销售者经营环境、条件、内部管理制度和经营产品进行审查；建立集中的中药材仓储中心，对暂时不能进入仓储中心经营户实行备案管理。(4)对中药材的质量管理实行责任包干制度，建立定期巡查、监管档案与中药材质量安全"黑名单"制度。该《办法》自2012年11月1日起施行。（雍佳松）

山东省出台《食品药品安全风险会商暂行办法》 2012年12月11日，《山东省食品药品监督管理局食品药品安全风险会商暂行办法》(以下简称《办法》)经山东省局局务会研究通过，由山东省食品药品监督管理局出台。《办法》对风险程度进行分级：危害程度较小，或危害程度较为严重、概率20%以下的，为一般风险；危害程度较为严重，概率20%-50%的，为较严重风险；危害程度严重，概率20%-50%的，或危害程度较为严重，概率50%以上的为严重风险。同时，该《办法》明确了风险排查的主要内容包括：(1)本处室上季度执法监管中发现的安全风险信息情况；(2)各市局监管中发现上报的安全风险信息情况；(3)受理投诉举报及上级交办、部门转办事项中反映的安全风险信息情况；(4)药品、医疗器械抽验检验和审评认证中发现的安全风险信息情况；(5)药品不良反应监测、药品安全风险监测中发现的安全风险信息情况；(6)公共媒体、社会舆情中反映的安全风险信息情况；(7)食品药品违法违规行为及其行业、地域特征等信息和情况。（雍佳松）

部分省、市印发食品药品安全"十二五"规划 为明确药品发展的战略方向，进一步提高药品监管水平，2012年湖南、上海等8个省、市人民政府办公厅，辽宁省发展改革委医改处结合本省、市实际，印发食品药品安全"十二五"规划。湖南省明确要求到2015年，国家基本药物监管覆盖面达到100%。市州安全检测机构药品独立全项检验能力提高到70%以上。县级药检机构具有基本药物快速检验能力。辽宁省的具体目标：(1)药品不良反应病例和医疗器械不良事件报告数分别达到每百万人口400份和100份，县及县以上医疗机构报告覆盖率达到100%。省内医疗器械产品质量检验能力、高风险医疗器械产品监督抽验、省级药品检验机构和口岸药品检验机构均达到100%。市级药品检验机构达到85%。(2)食品药品监管系统人员具有大学本科以上学历人员达到85%。药学、医疗器械、食品卫生、法学等相关专业人员比例达到75%。上海市《规划》提出药品质量评价性抽检总体合格率不低于97%,药品生产符合国家新修订的《药品生产质量管理规范》要求比例达到100%;公众食品安全知识知晓度评分达80%以上等十方面的具体指标。(雍佳松)

河南省启动特殊药品专项检查 2012年3月1日,河南省食品药品监督管理局正式启动为期7个月的特殊药品专项监督检查。专项检查期间,食品药品监管部门在深入发动有关涉药单位自查的基础上开展现场检查。检查方案包括两个方面:(1)着重检查项目包括:关键岗位人员履行职责、安全管理设施设备运行、监控、维护等情况;涉药单位是否按规定建立生产、储存、销售、运输、使用等安全管理制度和突发事件应急预案;是否设置独立的特殊药品管理机构并有专人负责;是否严格执行麻醉药品和精神药品需用计划、第二类精神药品原料药需用备案计划;购销运渠道是否合法,票、账、物是否相符;是否按规定将产、购、存、销真实数据及时上传电子监控信息网。(2)重点抽查项目包括:高风险特药生产企业、定点批发企业的安全生产、经营情况。此次检查范围包括:麻醉药品、精神药品(一类、二类)、医疗用毒性药品、药品类易制毒化学品、蛋白同化制剂和肽类激素的生产、经营企业及医疗机构等。(雍佳松)

广东省食品药品监督管理局与南方新闻网共同开办《食品药品安全播报》专栏 为进一步提高食品药品监管部门与网络媒体交流合作的深度和广度,2012年3月23日,广东省食品药品监督管理局与南方新闻网共同创办的《食品药品安全播报》专栏(网络域名:fds. southcn. com)正式通过网络平台向公众开放。《食品药品安全播报》专栏涉及的主要内容包括:发布食品药品信息资讯,宣传食品药品领域的政策法规、宏观政策、行业发展情况、政府部门举措、成效等。标志着食品药品监管部门在推进政务公开、加强信息化建设、拓宽网友沟通交流渠道建设等方面迈出了一步。截止2012年12月27日,该专栏已正式开通"今日聚焦"、"广东食品药品"、"监管与公告"、"健康加油站"、"互动交流圈"五大板块。读者网页留言共计30条。(雍佳松)

海南制订首部《海南省中药材质量标准》(第一册) 2012年7月,海南省食品药品监督管理局组织有关单位研究制订了海南省第一部地方性中药材质量标准——《海南省中药材标准》(第一册)。该标准共收载了《中国药典》(2010年版)未收载的海南省地产常用120个品种。此标准中每一品种标准正文除参照《中国药典》的格式进行起草说明外,每个品种都附有实验彩色图谱和图片。在使用对照品及对照药材上,除中国药品生物制品检定研究院颁发的品种外,均由海南省药品检验所负责制备、标定和发放,采取薄层色谱图鉴别,提高质量分析标准。该标准的出台为海南省开发研制中药新产品提供了法定依据。(雍佳松)

广西出台《关于印发联合打击制售假劣食品药品违法犯罪工作机制的通知》 2012年6月14日,广西壮族自治区食品药品监督管理局联合自治区公安厅出台《广西壮族自治区食品药品监督管理局 广西壮族自治区公安厅联合打击制售假劣食品药品违法犯罪工作机制》(以下简称《机制》)并印发至各市、县(市)食品药品监督管理局和公安局。《机制》指出成立"自治区食品药品监督管理局、自治区公安厅打击制售假劣食品药品违法犯罪领导小组及办公室",领导小组的主要职能包括:(1)每季度组织召开一次联席会议,总结分析联合执法开展情况并部署下一步工作任务。(2)组织开展相关投诉举报和情报信息的研判工作。(3)对全区重大、复杂的制售假劣食品药品违法犯罪案件进行联合督导督办。(4)每年根据需要联合举办一期业务培训班或选派人员参加其他形式的培训。(5)建立全区统一的查处制售假劣食品药品违法犯罪案件工作考核标准。同时,该《机制》明确了领导小组组长由自治区食品药品监督管理局分管副局长、自治区公安厅分管副厅长共同担任,办公室的办案经费由自治区食品药品监督管理局列入部门财政预算。截止2012年12月份,全区共有14个市食品药品监督管理局与当地公安机关展开了联合执法行动。(雍佳松)

重庆市修订实施《药品不良反应报告和监测管理规定》
重庆市食品药品监督管理局联合市卫生局对2006年版《重庆市药品不良反应报告和监测管理规定》(以下简称《规定》)进行了修订,并于2012年7月16日下发关于修订该《规定》的通知,保障药品不良反应报告和监测工作的正常开展。新《规定》在原版基础上细化了机构和职责、报告和处置、评价与控制、信息管理等方面内容;删除了药品不良反应零报告制度。新《规定》增加以下内容:(1)要求药品生产企业主动开展药品安全性研究,提出风险管理建议,对严重、死亡病例报告及群体事件病例报告进行跟踪、调查、评价及处置。(2)提出用新的"在线直报,分级评价"方式替代"逐级报告和评价",要求建立并保存药品不良反应报告和监测档案。(3)要求药品生产企业对新药监测期内的药品和首次进口5年内的药品开展重点监测,重庆市药品不良反应监测中心负责对药品生产企业开展的重点监测进行监督、检查,并对监测报告进行技术评价。截止2012年12月14日,沙坪坝分局下半年内上报药品不良反应报告共计429例,一般357例,严重的17例,与上半年全区共收集上报ADR报告394例,新的一般125例,严重9例。(雍佳松)

四川省启动药品生产企业诚信体系建设评价工作 2012年5月8日，四川省医药保化品质量管理协会召开理事会议，部署贯彻实施《四川省药品生产企业质量信用等级评定与分类管理办法》通知要求，正式启动在全省药品生产企业开展诚信体系建设的评价工作。协会制定了《四川省药品生产企业质量信用等级评价要求(试行)》以及评价细则，该细则60%的内容来自2010年版GMP，评价的侧重点是GMP的实施以及原始记录的真实性。省药监局公布的《四川省药品生产企业质量信用等级评定与分类管理办法》，要求从2012年起，通过三年的努力，逐步建立企业质量信用信息的采集、评级、使用体系，企业自律信用管理和风险管理机制，信用激励惩戒机制和宣传教育机制。会议要求各理事单位认真学习2010版GMP和《四川省药品生产企业质量信用等级评价要求(试行)》，诚信建设评定工作将率先在理事单位中开展试点，取得经验后向全省药企全面推开。 (雍佳松)

西南六省(区、市)食品药品监管合作第二届联席会议 2012年10月18～19日，西南六省(区、市)食品药品监管合作第二届联席会议在贵州省贵阳市召开。参加本次会议人员有：广西、重庆、四川、贵州、云南和西藏食品药品监督管理局主要领导及会议联络员，有关处室、直属事业单位负责人，有关制药企业负责人。贵州省食品药品监督管理局党组书记、局长董穗生作了大会发言，其他五省(区、市)食品药品监督管理局围绕“加强区域合作交流，推动民族药业发展”主题进行了交流发言。西南六省(区、市)食品药品监督管理局分别就联合打假、重大突发事件应急处置、人才技术交流、产业发展、民族医药研发等方面签订了合作协议。会议期间，举办了医药发展论坛和“加强食品药品监管与强化技术支撑能力建设”研讨会，邀请专家进行学术报告，六省(区、市)企业代表分别就监管与发展两大主题展开了探讨。 (雍佳松)

云南印发《2012年～2014年药品安全示范县创建工作实施方案》 2012年11月12日，云南省食品药品监督管理局印发《2012年～2014年药品安全示范县创建工作实施方案》(以下简称《方案》)。该《方案》要求从2012年起，健全县、乡、村三级药品安全监管体系；对辖区内药品生产企业、批发企业、乡镇(街道)以上公立医院100%实施电子监管；广泛开展药物预警宣传；开展药品安全示范乡镇、示范药店等活动；不断提升农村药品“两网”建设水平，使群众满意度达到95%以上。《方案》规划2011～2012年为创建试点阶段，重点抓好第一批43个县(市、区)的创建试点工作。2012～2013年为扩大试点阶段，将试点县(市、区)扩大到83个。2014年为总结验收阶段。各试点单位达到创建标准，即可向省局申报，由省局组织综合验收评价，符合要求的，报省政府批准，向社会公布，命名为省级药品安全示范县。符合国家局标准的，由省局向国家局申报。 (雍佳松)

云南、新疆两省开展利用互联网打击非法收售药品行为专项行动 为加大对互联网上非法收售药品信息的整治力度，云南、新疆两省食品药品监督管理局分别联合各省通信管理局、公安厅、卫生厅、工商局、邮政局，在省内开展了为期1年的打击利用互联网非法收售药品行为专项行动。云南省此次专项活动的工作重点和任务：(1)省食品药品监管局统一组织对互联网涉药网站进行引擎搜索。(2)各级食品药品监管部门重点检查药品的购进渠道、产品供货方的资质、产品进货的验收和登记、往来票据等。(3)重点检查城乡结合部和乡村医疗卫生机构无证经营药品及从非法渠道购入药品的行为。(4)规范邮政、快递企业行为。新疆明确了：药品监督管理部门负责对互联网发布药品信息的监测；通信管理部门负责配合有关部门对发布虚假药品信息和销售假劣药品的网站依法予以处理；公安部门对利用互联网非法收售假劣药品犯罪行为进行立案侦查；卫生行政部门依法整治非法医疗卫生机构；工商行政管理部门负责对互联网上发布的医疗药品违法广告依法进行查处。邮政管理部门依法查处利用寄递渠道违法寄递假药的行为。青海、安徽两省也相继开展此项专项行动。截止2012年5月17日，云南省强制关闭23家违法涉药网站。 (雍佳松)

陕西省开展现代医药物流基地建设 为促进药品配送企业规模化、规范化，提高药品监管水平，2012年6月，陕西省政府研究决定开展现代医药物流基地建设。陕西省采取“政府扶持、企业主导、市场运作”的模式，重点开展建设标准、建设规模、药品价格、信息化建设、先行试点五方面工作。其中建设标准要求：(1)医药物流基地的年销售额必须要达到一百亿元以上，独自拥有药品仓库，其总面积不得少于20 000平方米。(2)药品库房货架的总高度不得低于20米，托盘货位不得小于10 000个。(3)药品库房的配备设施应包括货物信息自动识别、机械化装卸等设备。(4)医药物流基地要建立运输管理系统、仓储管理系统等，实现药品出库、入库、运输、储存及配送等全程质量控制与管理独立的计算机管理信息系统。(5)药品仓库可实现24小时温湿度自动调节、监测、备份、记录及报警功能。(6)自备车辆不能少于30辆，冷链车不能少于4辆。省食品药品监督管理局在全省首批16家药品配送企业中选择3家进行试点。 (雍佳松)

武威市出台《关于建立中药饮片质量共检机制的实施意见》 2012年6月27日，武威市食品药品监督管理局召开建立全市中药材质量共检机制座谈会。会上讨论出台武威市《关于建立中药饮片质量共检机制的实施意见》，意见内容有：(1)从7月1日起，由市局安监科负责，对各企业所有购进的原料和生产的产品必须严格检验，对近年来武威市场问题较多的48个品种必须进行全项检验。(2)企业对不能开展全项检验的购进原料和产品，可以委托具有法定资质的药品检验机构进行检验。(3)严格落实原辅料购进备案制度和生产月报告制度。(4)对国家局提出的"问题"药品市场购进的中药材、中药饮片要加大抽检力度。规定对无检验设备或检验人员无上岗资质而出具虚假检验报告及专项检查中发现的假劣中药材中药饮片从严从重处罚。截至2012年8月6日,武威市药监局现场监督销毁不合格中药材、中药饮片73个品种(批次),246.27公斤,标值1.76万元;监督抽检中药材、中药饮片273批次,不合格134批次,阳性率49%。(雍佳松)

甘肃省出台《2012年全省中药材专业市场专项整治工作方案》 2012年6月5日,甘肃省食品药品监督管理局制定印发了《2012年全省中药材专业市场专项整治工作方案》(以下简称《方案》)。该《方案》提出整治工作任务:(1)重点检查经营户是否存在制售染色、人工增重、掺杂、掺假等假劣中药材行为;是否存在使用硫磺过度熏蒸中药材、非法加工中药饮片、挂靠经营、过票经营、出售国家规定限制销售的中药材和中成药、中药饮片、化学原料及其制剂等禁止在中药材专业市场销售的违法经营药品行为。(2)利用已批准的中药材补充检验方法对容易发生染色、人工增重、掺杂、掺假等违法违规行为的中药材进行监督抽验;对甘肃省地产党参、当归等中药材的二氧化硫残留量进行针对性的抽验。(3)重点监督检查中药饮片购入渠道和中药材质量。(雍佳松)

甘肃省对药品安全实行"一票否决" 甘肃省政府印发《关于分解落实2012年全省经济社会发展主要目标任务的通知》,明确规定,各地不得发生1起重大以上药品安全责任事故,对两项控制目标实行"一票否决"。此次甘肃省政府目标管理责任书的药品安全工作保障目标是:(1)药品质量安全方面,国家基本药物生产品种质量抽检合格率、省基本药物增补品种质量抽检合格率、国家基本药物生产销售品种电子监管实现率达到100%。(2)在药品长效机制建设上,GMP认证跟踪检查率达到100%,GSP认证跟踪检查率达到50%,乡镇和城市社区医疗机构规范化药房合格率达到80%,经营使用环节中药材、中药饮片索证索票率达到100%。(3)药品生产、经营企业和医疗机构质量诚信建档率、企业质量诚信评价覆盖率、企业不良行为记录公示率均达到100%。2012年,甘肃省国民经济和社会发展主要指标共27项,实行"一票否决"的项目7项,药品安全是其中1项,这是甘肃省政府首次将药品安全列入"一票否决"指标项目。(雍佳松)

新疆出台《药品生产企业质量检验及物料供应商审计管理办法(试行)》 为进一步强化药品生产企业(医疗机构制剂室)产品质量检验工作,2012年6月15日,新疆维吾尔自治区食品药品监督管理局出台《新疆维吾尔自治区药品生产企业质量检验及物料供应商审计管理办法(试行)》(以下简称《办法》)。《办法》规定:(1)质量控制实验室的检验人员至少应当具有相关专业中专或高中以上学历。(2)质量控制实验室负责人应按GMP的要求,严格管理标准品、对照品、检定菌、剧毒、麻醉药品和危险品,制定检验用设备、仪器、试剂、试液、标准品(或对照品和留样品)、滴定液的管理制度;负责监督检查各岗位操作人员按GMP的要求,填写检验记录,管理检验台帐、取样记录以及审核、发放检验报告书。(3)药品生产企业质量控制程序和质量控制计划包括:定期使用标准物质进行监控;使用相同或不同方法进行重复检测;对存留样品进行再检测;不同人员对同一样品进行检测;参加实验室间的比对。该《办法》自2012年9月1日起施行。(雍佳松)

新疆出台《药品安全示范县(市、区)创建考核标准(试行)》 为贯彻落实自治区人民政府办公厅《关于印发自治区开展药品安全示范县创建活动实施方案的通知》,2012年4月5日,新疆维吾尔自治区药品安全示范县创建工作领导小组印发了《新疆维吾尔自治区药品安全示范县(市、区)创建考核标准(试行)》(以下简称《考核标准》)。《考核标准》确定了三级指标体系:责任体系和群众满意度为一级指标。责任体系的政府责任、食品药品监管部门责任、相关部门责任、企业责任为二级指标。组织领导、制度建设、保障措施;市场整治、药品安全信息化建设、药品不良反应监测体系建设、诚信体系建设、应急处理体系建设、城乡药品"两网"建设和药品安全知识宣传;卫生行政部门、工商行政管理部门、公安机关、财政部门、价格主管部门、经信部门、商务部门、监察机关、广播影视和新闻出版部门责任;生产企业责任、经营企业责任和使用单位责任为三级指标。上述指标体系按工作性质和重要程度均赋予了不同的分值,满分为100分,达到95分以上的县(市、区)将被评为药品安全示范县(市、区)。(雍佳松)

特殊药品管理

加强含麻黄碱类复方制剂监管 2012年度,为贯彻实施《禁毒法》、《药品管理法》、《易制毒化学品管理条例》和《药品类易制毒化学品管理办法》,加强监管工作,多个省市开展了专项检查工作。湖北省武汉市食品药品监督管理局开展药品类易制毒化学品专项整治工作,重点检查药品生产经营企业相关资质材料的审核及留存情况、销售票据管理与结算资金流向情况、药品进货验收、异常销售变化、报废药品处理和零售药店含麻黄碱复方制剂管理等内容。对各区整治工作落实情况进行明察暗访,及时通报检查情况。全市运用短信平台、网络服务平台等渠道，通过召开药品监管工作会议、约谈企业、编发简报等多种形式，及时将有关文件精神传达至药品生产、经营和使用单位，审查购买方的资质证明材料，管控产品销售渠道，销售票据和结算资金管理，确保药品类易制毒化学品在合法渠道流通。福建省食品药品监督管理局注重将特殊药品的日常监管和专项检查相结合，事前监管和事中、事后监管相结合，制定监督检查计划，对特殊药品经营企业的监督检查实行每季一次，对重点监管企业增加检查频次。通过特殊药品电子监管专项检查，对辖区内麻精药品经营企业、部分含特殊药品复方制剂经营企业实施药品电子监管工作的情况进行全面检查。引导特殊药品经营企业提升经营管理水平，配合国家食品药品监督管理局做好辖区内区域性特殊药品批发企业的清理调整。重庆市食品药品监督管理局强化含麻黄碱类复方制剂销售行为监管，药品批发企业加强客户资质审核，专人负责购销，强化票据、出库复核和送达管理，禁止现金交易。药品零售企业销售时查验购买者的身份证并登记。各区县(自治县)食品药品监管分局宣传和培训有关法规制度和规定，严打违法违规行为。

(王　潇)

《国家药物滥用监测年度报告(2011年)》　2012年8月1日，国家食品药品监督管理局发布了《国家药物滥用监测年度报告(2011年)》。报告包括2011年监测数据总体情况、新发生药物滥用者监测情况、海洛因滥用监测情况、新型合成毒品滥用监测情况以及医疗用药品使用及滥用情况5方面内容。报告分析了2011年我国药物滥用监测总体状况，描述了我国药物滥用的变化特征，预测了药物滥用的流行趋势。监测数据显示，海洛因和“冰毒”仍是主要滥用物质，且呈现以下特点：以海洛因为代表的传统毒品滥用趋势相对减弱，以“冰毒”为代表的新型合成毒品滥用呈增长态势；监测人群中，四成左右为新发生、新发现的药物滥用者，其中，传统毒品与新型合成毒品滥用人数的比例为1:2.2；药品在药物滥用者中的使用/滥用比例呈现逐年下降趋势；在药物滥用人群中“多药滥用”问题较为突出。(王　潇)

《药品生产质量管理规范(2010年修订)》放射性药品附录　2012年12月6日，国家食品药品监督管理局以第72号公告发布《药品生产质量管理规范(2010年修订)》放射性药品附录，作为《药品生产质量管理规范(2010年修订)》配套文件。本附录适用于含放射性核素的用于临床诊断或者治疗的制剂及其标记药物，包括医用放射性核素发生器及其配套药盒、正电子类放射性药品、放射性体内植入制品、即时标记放射性药品、放射免疫分析药盒、其他反应堆和加速器放射性药品，要求其生产管理、质量管理、储存、运输、安全、防护等符合国家相关规定和药品生产质量管理规范(2010年修订)及附录要求。附录共8章，内容包括：范围和原则、机构与人员、厂房设施与设备、物料管理、生产管理、质量管理、辐射安全管理和附则。(王　潇)

《关于开展医疗机构制备正电子类放射性药品监督检查的通知》　2012年12月7日，国家食品药品监督管理局、卫生部办公厅以食药监办安[2012]146号文印发《关于开展医疗机构制备正电子类放射性药品监督检查的通知》，对医疗机构制备正电子类放射性药品开展监督检查。通知要求：(1)开展正电子类放射性药品制备工作的医疗机构，应当对照《放射性药品管理办法》和《医疗机构制备正电子类放射性药品管理规定》的有关要求开展自查。重点检查本单位制备行为是否按要求备案，制备工艺执行情况和产品质量保障情况，是否存在向其他医疗机构调剂的行为等；(2)各省(区、市)食品药品监管部门和卫生行政部门开展监督检查，对不符合规定的医疗机构，督促其整改，并及时按规定备案。对未取得相应资质开展业务的医疗机构，责令其停止相应业务；(3)各省(区、市)食品药品监管部门和卫生行政部门对本次监督检查情况进行总结，包括监督检查总体情况、辖区内医疗机构备案情况、存在的问题、意见和建议等。

(王　潇)

调整麻醉药品和第一类精神药品区域性批发企业布局　2012年12月10日，国家食品药品监督管理局以国食药监安[2012]362号文印发《关于调整麻醉药品和第一类精神药品区域性批发企业布局的通知》。此次调整是在2006年国家局公布的区域性批发企业布局基础上进行的，要求各省级食品药品监管部门对本行政区域重新实施定点，对不符合布局规定和要求的予以调整。通知要求，各省级食品药品监管部门应事先公告，明确受理截止时限，并根据申报企业经营规模、经营质量管理水平、市场占有率和服务范围等指标综合评定，择优确定定点经营企业；取得定点经营资格的企业在保证供药责任区域内医疗机构药品供应的同时，可以向本省(区、市)行政区域内取得麻醉药品和第一类精神药品购用印鉴卡的医疗机构销售麻醉药品和第一类精神药品；现有区域性批发企业经调整后未取得定点经营资格的，不得再经营麻醉药品和第一类精神药品，库存麻醉药品和第一类精神药品按照有关规定妥善处理。(王　潇)

生物制品管理

关于进一步加强结核病血液检测试剂监管有关事宜的通知》　2012年4月16日，国家食品药品监督管理局以食药监办械[2012]48号文印发《关于进一步加强结核病血液检测试剂监管有关事宜的通知》。通知要求：（1）由于使用血液（血清学）检测手段诊断活动性结核病将导致误诊和不当治疗，结核病血液检测试剂仅用于结核病临床辅助诊断；（2）与结核分枝杆菌检测相关的试剂未按照第三类体外诊断试剂实施注册的，设区的市级以上食品药品监督管理部门应予立即纠正，并将有关情况上报国家局医疗器械监管司；（3）国家局委托中国食品药品检定研究院组织开展我国结核病血液检测试剂的抗原来源及质控标准等有关情况的调研，所有生产结核病血液检测试剂的生产企业需按要求填报相关资料，进口注册的结核病血液检测试剂由境外生产企业的国内代理人填报相关资料。（王　潇）

↗ 注销血液保存液Ⅱ等9个药品批准文号　2012年7月30日，国家食品药品监督管理局以国食药监注［2012］196号文印发《关于注销血液保存液Ⅱ等9个药品批准文号的通知》，通知同意上海市食品药品监督管理局提出的请示，注销上海康德莱企业发展集团药业有限公司血液保存液Ⅱ（国药准字H20044974）等9个品种药品批准证明文件及批准文号。注销的药品品种及批准文号目录见表1。

表1　注销的药品品种及批准文号

序号	药品名称	批准文号
1	血液保存液Ⅱ（50 mL）	国药准字H20044974
2	血液保存液Ⅱ（75 mL）	国药准字H20066907
3	血液保存液Ⅱ（100 mL）	国药准字H20044973
4	血液保存液Ⅲ（14 mL）	国药准字H20044997
5	血液保存液Ⅲ（28 mL）	国药准字H20044998
6	血液保存液Ⅲ（56 mL）	国药准字H20044999
7	红细胞保存液（50 mL）	国药准字H20045007
8	红细胞保存液（75 mL）	国药准字H20083756
9	红细胞保存液（100 mL）	国药准字H20045006

（王　潇）

↗ 生物制品批签发网络系统调研会　为了解生物制品批签发网络系统在药检所和企业的运行状况，及时解决系统使用中出现的问题，更好地保障批签发工作的正常开展，2012年10月17～18日在广州召开生物制品批签发网络系统调研会，会议由中国食品药品检定研究院生物制品检定所主办，广东省食品药品检验所承办。参加会议的有中检院生检所和信息中心、广东省食品药品检验所及生物制品批签发相关企业的代表约20人。会议介绍了批签发系统正式上线运行以来的相关情况，参会代表就近几年生物制品批签发系统使用情况进行了交流，并对系统的建设提出合理化建议；就如何去除系统中存在的冗余数据、提高企业网上申报便捷性等问题进行了讨论；针对批签发系统与LIMS系统对接不顺畅、统计分析数据不准确等问题，制定了解决方案。（王　潇）

↗ 浙江省局落实流通环节疫苗全程冷链工作　为了完善低温、冷藏药品流通环节全程冷链监管系统，开展冷链验证工作，确保整个流通环节冷链无缝对接和药品质量安全，2012年2月16日，浙江省局召开全省疫苗经营企业药品全程冷链工作座谈会。座谈会介绍了低温、冷藏药品流通环节全程冷链监管系统功能，公布系统相关标准和端口对接方式，部署全省相关企业的对接和上传工作，并提出验证等相关工作要求。该项工作分准备、试运行、正式运行共三个阶段进行，2012年7月正式上线运行。（王　潇）

↗ 新疆局加强脊髓灰质炎疫苗质量安全监管　为保证2012年3月中旬和4月中旬全区范围内两轮脊髓灰质炎疫苗应急强化免疫的顺利开展，确保脊髓灰质炎疫苗产品质量安全，新疆维吾尔自治区食品药品监督管理局下发《关于加强脊髓灰质炎疫苗质量和流通监管工作的紧急通知》，要求加强应急强化免疫活动期间的疫苗质量安全监管工作。通知要求，各级食品药品监管部门要在强化免疫活动期间组织执法人员对本辖区疫苗使用单位进行一次全面的监督检查，重点加强对脊髓灰质炎疫苗在接收、购进、储存、运输、供应、分发和使用等环节质量的督查，发现问题依法纠正，坚决消除疫苗质量安全隐患，并积极配合卫生行政等部门做好相关工作。（王　潇）

进出口药品管理

↗ 广州口岸药品进口备案和口岸检验工作座谈会　2012年1月6日，广州市食品药品监督管理局和药品检验所召开广州口岸药品进口备案和口岸检验工作座谈会。会议主要内容：（1）介绍了近年来广州口岸药品检验工作情况，通报了近年来广州口岸药品进口备案情况，分析在备案工作中发现的一些共性问题，并提出解决问题的意见；（2）学习天津、上海等先进口岸局的新做法，加强广州口岸服务窗口建设，筹划在广州市局机关所在地增设一个备案办理点。改进药品进口备案和检验服务工作，加强与报验单位、海关、药品检验所的沟通，及时协调解决、监督处理进口备案和口岸检验发现的问题。座谈会采用交流的方式，解答与会代表提出的问题，并就广州口岸药品进口备案与检验业务办理、以及服务窗口建设等进行了问卷调查。（王　潇）

↗ 修改《药品进口管理办法》　2012年8月24日，卫生部、海关总署以卫生部86号令发布《关于修改〈药品进口管理办法〉的决定》，对2003年8月18日公布的《药品进口管理办法》进行修改，该决定已经卫生部部务会、海关总署署务会审议通过，并自公布之日起施行。该《办法》分总则、进口备案、口岸检验、监督管理、附则5章45条,修改如下:一是将原办法第十七条第十四项"其他不符合我国药品管理有关规定的"修改为"药品监督管理部门有其他证据证明进口药品可能危害人体健康的";二是将原办法第二十五条第一款第五项"其他不符合国家药品监督管理法律、法规和规章规定的"修改为"药品监督管理部门有其他证据证明进口药品可能危害人体健康的"。（王　潇）

全国甘草进出口工作会议　2012年9月1日,全国甘草进出口工作会议在兰州召开,37家甘草及制品企业,60余位代表参会,另有5家企业列席。中国医药保健品进出口商会刘张林副会长、商务部外贸司楼华处长出席会议。会议主要内容:(1)通报2012年上半年甘草及制品进出口情况;(2)讨论《2013年度甘草及制品出口配额第一次公开招标方案(讨论稿)》,对一些修改条款提出了意见和建议,通过记名投票的方式,37票全票通过方案;(3)代表们就甘草国内外市场情况、进口甘草配额鼓励办法以及加强与中亚国家甘草产业合作等问题进行了讨论。商务部表示,作为甘草进出口贸易的主管部门,将与商会一起认真研究企业提出的建议和意见,进一步完善甘草招投标方案。（王　潇）

药品标准化工作

《全国中药饮片炮制规范》编制工作座谈会　2012年2月28日,《全国中药饮片炮制规范》编制工作座谈会在天津召开,本次会议由国家食品药品监督管理局药品注册司、国家药典委员会主办。药品注册司董润生副司长、药典委员会周福成副秘书长、国家中医药管理局科技司孙丽英处长参加会议并讲话,张伯礼院士对本次会议的召开提出建议和指导意见;国内炮制专家和饮片科研、监管、生产、流通、临床使用等方面代表对炮制规范编制工作提出意见和建议,对编制工作的组织方式、工作程序、研究思路以及有关编制体例、品种遴选、技术要求等内容进行讨论;上海、广东、云南、黑龙江、陕西等省、市食品药品监督管理局对本辖区炮制规范编制工作作了介绍;周福成副秘书长对《全国中药饮片炮制规范》编制工作下一阶段任务进行了安排。（王　潇）

确立中药标准主导国际标准制定研讨会　2012年3月7日,"确立中药标准主导国际标准制定研讨会"在杭州召开,此次会议由国家药典委员会主办,浙江省食品药品检验所协办,国家药典委员会中药相关专业委员会的主任委员、副主任委员参加了会议,国家药典委员会中药标准处石上梅主持会议。会上,周福成副秘书长提出,要形成和建立国际认可的、能有效保障中药(包括民族药、天然药物)功效与安全性的质量控制理念、科学研究方法和实用检测手段;建立我国所特有的、具有国际影响力的中药等药品标准物质国家数据库。与会代表分别就本次会议的主题并结合本专业委员会的特点和实际工作情况,发表了各自的看法。本次研讨会达成以下共识:(1)加强中药质量标准整体控制监管理念的国际宣传;(2)对《2015版药典编制大纲》进行适应性的调整,加强中药"整体控制"理念的推广,推广应用"特征图谱"、"一测多评"等新成果、新方法,加强中药标准物质的研究建立,尤其是对照提取物数据库的建立,完善实用检测手段;(3)与国情相结合,加强药品安全性检测研究;(4)立项时做好顶层设计,成立专题组,多个专业委员会共同参与相关课题研究。（王　潇）

药品标准提高工作会议　2012年4月10～11日,国家药典委员会在成都召开药品标准提高工作会议,总结了2009～2011年药品标准提高工作及研究部署下一步工作安排。出席会议的有国家药典委员会王立丰秘书长,国家局药品注册司、规划财务司及国家药典委员会各业务处室有关人员,承担药品标准提高工作任务的各省级药检所、副省级城市药检所、口岸药检所等42家单位的代表。国家药典委员会汇报了药品标准提高工作的总体进展情况;各任务承担单位分别汇报了2009～2011年标准提高工作的进展情况、存在问题及解决办法、下一步工作计划。会议围绕样品收集、对照品获得、药品标准统一、企业参与度、标准提高工作程序存在的有关问题等展开讨论。（王　潇）

中美药典国际论坛　2012年9月6日,第五届中美药典国际论坛暨2012年中国药典科学年会在西安举行,全国食品药品检验系统和药品生产企业的近400名代表参加了论坛。国家食品药品监督管理局局长尹力和美国药典委员会首席执行官罗杰威廉姆斯博士分别代表主办双方致辞并作主题演讲。会上,尹力局长指出,加强药典标准国际合作是维护公众利益的需要,是全球医药产业发展的趋势,可以使先进的药品管理经验得以推广,让成熟的现代检测技术得以广泛应用,实现优势互补共同发展。就加强国际合作与协调他提出四点倡议,即:继续加深彼此间了解与信任;继续完善药典标准国际合作机制;继续加深化学药品标准实质性合作;继续充分发挥药典标准论坛在国际合作中的作用。来自中外50余位专家、学者,围绕中药、化药、生物制品和药用辅料等方面,就各国药品管理机构在相关药品的管理、政策法规和技术要求、质量控制现状及发展趋势、产品安全控制、标准制定等方面高度关注的专题进行了演讲和讨论,并交流了药品标准与质量控制工程中的经验与体会,探讨药品标准领域的合作与发展。（王　潇）

《中华人民共和国药典》2010 年版第一增补本出版发行 2012 年 7 月 5 日，卫生部发布 2012 年第 12 号公告，《中华人民共和国药典》2010 年版第一增补本已编制完成，自 2012 年 10 月 1 日起施行。《中国药典》2010 年版第一增补本由第十届国家药典委员会编制完成，并由中国医药科技出版社出版发行，与现行版药典具有同等的法定地位。其内容包括一部、二部和三部药典的增补本。主要的增修订和订正内容有：①第一增补本共收载新增品种 139 个，修订或订正品种 504 个，删除品种 2 个。其中一部新增 81 个（药材 3 个、成方制剂 78 个），修订或订正 204 个（药材 70 个、提取物 3 个、成方制剂 131 个）；二部新增 58 个（化学药 58 个），修订或订正 298 个（化学药 289 个、辅料 9 个），三部修订或订正 2 个（预防类 2 个）；②对《中国药典》2010 年版的附录也进行了修订，其中一部修订或订正 6 个；二部修订或订正 9 个；三部修订或订正 9 个；⒂第一增补本的修订内容采用全文刊载方式，变动部分辅以“■”标记，并分别以[修订]、[订正]、[增订]和[删除]予以标识。 （王 潇）

《化学药品注射剂与塑料包装材料相容性研究技术指导原则（试行）》 2012 年 9 月 7 日，国家食品药品监督管理局印发了《化学药品注射剂与塑料包装材料相容性研究技术指导原则（试行）》，要求各省（区、市）食品药品监督管理局参照执行。该指导原则主要阐述注射剂与塑料包装材料的相容性研究。主要内容包括相容性研究的基本思路、相容性研究的主要内容、相容性试验内容与分析方法，以及试验结果分析与安全性评价等，旨在指导药品研发及生产企业系统、规范地进行药品与包装材料的相容性研究，在药品研发初期对包装材料进行选择，并在整个研发过程中对包装系统适用性进行确认，以有效避免包装材料可能引入的安全性风险，从而选择使用与药品具有良好相容性的包装材料。

（王 潇）

体外诊断试剂行业标准审定会 2012 年 10 月 24 日，体外诊断试剂行业标准审定会在北京召开，会议由中国食品药品检定研究院体外诊断试剂一室组织，中检院医疗器械检定所、医疗器械标准管理研究所、北京市医疗器械检验所的领导、医院的专家以及各企业的代表共 40 余人参加。会议主要内容：(1)审查 2012 年 HER2 基因检测试剂盒（荧光原位杂交法）、解脲脲原体（UU）核酸扩增检测试剂盒、游离人绒毛膜促性腺激素 β 亚单位定量标记免疫分析试剂盒、总 IgE 检测试剂盒和神经元特异性烯醇化酶定量标记免疫分析试剂盒五项体外诊断试剂行业标准的制定情况；(2)中日友好医院鄢盛恺主任、医科院肿瘤医院应建明主任和北京医院肖飞主任分别主持了相关标准的审议工作；(3)标准起草小组介绍标准的起草和验证工作情况，并就标准核心条款和制定过程中出现的问题做了汇报并进行讨论，最终达成了一致意见。（王 潇）

《处方药转换为非处方药评价指导原则（试行）》等 6 个技术文件印发 为规范和指导处方药转换为非处方药评价工作，确保非处方药用药安全，根据《中华人民共和国药品管理法》、《中华人民共和国药品管理法实施条例》和《处方药与非处方药分类管理办法（试行）》等有关规定，国家食品药品监督管理局组织制定了《处方药转换为非处方药评价指导原则（试行）》、《非处方药适应症范围确定原则》、《含毒性药材中成药转换为非处方药评价处理原则》、《乙类非处方药确定原则》、《非处方药适应症范围（中成药部分）》、《非处方药适应症范围（化学药品部分）》6 个技术文件，并于 2012 年 11 月 14 日以食药监办注[2012]137 号文印发。其中，《处方药转换为非处方药评价指导原则（试行）》是处方药转换为非处方药的评价总则，另外 5 个文件为具体技术标准，对非处方药适应症范围的确定以及毒性药材中成药转换非处方药的评价分类及处理原则等内容作了明确的规定，是对申报药品的安全性、有效性、质量稳定性和使用方便性进行综合评价的重要依据。 （王 潇）

国家药品标准物质供应协调工作会议 2012 年 11 月 23 日，国家药品标准物质供应协调工作会议暨国家药品标准物质合作协议签署仪式在广州召开，这次会议由中国食品药品检定研究院主办、广东省食品药品检验所承办。中检院及全国各省市、口岸食品药品检验所所长及 43 个二级供应单位代表共 100 多人参加了会议。会议主要内容：(1)中检院李云龙院长、李波副院长做了讲话，强调了国家药品标准物质供应保障工作机制改革的目的及意义，希望各单位及各二级单位明确自身职责，力争在短期内扭转供不应求的被动局面；(2)会议介绍了标准物质的供应情况，并就标准物质协作研究与标定的组织方式、首批合作研究品种和具体执行措施做了部署；(3)各参会单位代表对国家药品标准物质实行资源共享机制、整顿与完善供应体系和保障供应等议题展开讨论；(4)中检院与参会的 39 家药检所一一签署了《国家药品标准物质协作研究与标定合作协议》，正式组成了国家药品标准物质协作研究与标定合作团队。 （王 潇）

全国药包材标准整理汇编研讨会 2012 年 7 月 4 ~ 6 日，全国药包材标准整理汇编研讨会在长沙召开。此次会议由中国食品药品检定研究院主办，湖南省医疗器械与药用包装材料（容器）检测所承办，国家局药品注册司综合处杨胜处长及来自全国药检所、药包材检测检验机构的 42 名代表出席了会议。本次标准整理汇编工作是针对国家局已颁布的 129 个药包材标准进行修订，并坚持以勘误为主，修订为辅的原则，计划在五年内完成所有已颁布标准的提高和 100 个新的药包材国家标准制定工作。会议按药包材产品类别和标准内容分为 5 个组，分别对橡胶、玻璃、塑料、方法、金属及其它类标准进行分组讨论，并对下一步工作进行安排。

（王 潇）

《关于修订转为处方药管理的含麻黄碱类复方制剂的说明书的通知》 根据《关于印发药品类易制毒化学品专项整治行动实施方案的通知》(国食药监电[2012]38号)和《关于加强含麻黄碱类复方制剂管理有关事宜的通知》(国食药监办[2012]260号)的要求,麻黄碱含量超过30mg的复方制剂已从非处方药转为处方药管理。2012年11月23日,国家食品药品监督管理局以国食药监注[2012]339号文发布《关于修订转为处方药管理的含麻黄碱类复方制剂说明书的通知》。通知要求生产企业在规定的时限内按公布的模板修订说明书和标签,并按补充申请事项提交省级食品药品监督管理局备案。这次的说明书修订共包括6种药品,分别为氯雷伪麻缓释片、复方盐酸伪麻黄碱缓释胶囊、氨酚氯雷伪麻缓释片、那敏伪麻胶囊、扑尔伪麻片、复方布洛伪麻缓释片。通知还要求,生产企业应将修订的内容及时通知相关医疗机构、药品经营企业等单位,主动跟踪药品临床应用的安全情况,按规定收集不良反应并及时报告。 (王 潇)

《关于修订保妇康栓(凝胶、泡沫剂)说明书的通知》 根据对保妇康栓(凝胶、泡沫剂)的安全性评价,2012年3月30日,国家食品药品监督管理局以国食药监注[2012]94号文发布《关于修订保妇康栓(凝胶、泡沫剂)说明书的通知》。该通知要求:保妇康栓(凝胶、泡沫剂)说明书【禁忌】项内容增加"妊娠12周内禁用",【注意事项】孕妇及哺乳期用药相关内容修订为"妊娠13周以后及哺乳期妇女在医生指导下用药。"上述修订适用于相关品种的处方药和非处方药说明书。涉及上述事项的药品生产企业应当于本通知下发之日起20日内按照药品补充申请的要求修订说明书。自补充申请批准之日起出厂的药品不得再用原药品说明书。通知还要求,药品生产企业应将修订的内容及时通知到相关医疗机构、药品经营企业等单位,并尽快对已出厂的药品说明书予以更换。未及时更换说明书而引起的不良后果,由药品生产企业负责。药品包装标签涉及上述事项的应当一并进行修改。 (王 潇)

《关于修订香丹注射液说明书的通知》 为控制香丹注射液的使用风险,保护患者用药安全,2012年3月30日,国家食品药品监督管理局以国食药监注[2012]93号文发布《关于修订香丹注射液说明书的通知》。修订后的说明书增加了警示语,指出该药品不良反应包括过敏性休克,应在有抢救条件的医疗机构使用,用药后出现过敏反应或其他严重不良反应应立即停药并及时救治。同时,还对"不良反应"、"禁忌"、"注意事项"等进行了修订。通知要求,各省(区、市)食品药品监督管理部门督促辖区内药品生产企业尽快修订说明书和标签、按照有关规定进行备案,并及时通知相关医疗机构、药品经营企业等单位,尽快对已出厂的药品说明书予以更换。 (王 潇)

《关于修订吡格列酮说明书的通知》 根据不良反应评估结果,为控制药品使用风险,2012年4月24日,国家食品药品监督管理局以国食药监注[2012]108号文发布《关于修订吡格列酮说明书的通知》。主要修改内容如下:(1)在【禁忌】项下增加以下内容:现有或既往有膀胱癌病史的患者或存在不明原因的肉眼血尿的患者禁用本品;(2)在【不良反应】项下增加"膀胱癌"内容;(3)在【注意事项】项下增加以下内容:治疗开始之前,应向患者或其家属充分解释膀胱癌风险。当发生任何血尿、尿急、排尿疼痛症状时,病人必须立即咨询医生;服用吡格列酮过程中应定期进行尿液检查。如观察到异常,应采取适当的措施。 (王 潇)

《关于修订雷公藤中成药说明书的通知》 2012年10月18日,国家食品药品监督管理局以国食药监注[2012]298号文发布《关于修订雷公藤中成药说明书的通知》。主要修改内容如下:(1)增加警示语,内容为"雷公藤制剂不良反应可涉及多系统损害,应严格按说明书在医师指导下使用。"(2)明确了【不良反应】【禁忌】【注意事项】各项的内容。通知要求各省(区、市)食品药品监督管理部门通知行政区域内药品生产企业做好相关工作。 (王 潇)

修订盐酸拉莫三嗪口服制剂和米索前列醇口服制剂说明书 根据不良反应评估结果,为控制药品使用风险,2012年5月18日,国家食品药品监督管理局以国食药监注[2012]128号和国食药监注[2012]129号文分别对盐酸拉莫三嗪口服制剂和米索前列醇口服制剂说明书进行修订。米索前列醇口服制剂说明书主要修订的是警告语部分,盐酸拉莫三嗪口服制剂说明书主要对警示语、不良反应、注意事项进行修订。通知要求药品生产企业尽快修订说明书和标签,并将修订的内容及时通知相关医疗机构、药品经营企业等单位。相关药品生产企业还应主动跟踪该类药品临床应用的安全性情况,按规定收集不良反应并及时报告。

(王 潇)

修订75种非处方药说明书范本 为保证公众用药安全,根据《处方药与非处方药分类管理办法(试行)》等相关法律法规的规定,2012年国家药品监督管理局对75种非处方药说明书范本进行修订。修订的药品品种有:左炔诺孕酮片、活力苏口服液、六味地黄胶囊、花红胶囊、含盐酸金刚烷胺、奥利司他片/胶囊、板蓝根分散片、地贞颗粒、复方杏香兔耳风胶囊、复方鱼腥草糖浆、菊蓝抗流感胶囊、苦金片、蒲地蓝消炎片、清热解毒口服液、清热解毒片、乌圆补血口服液等75种。相关药品生产企业,应按照修订内容尽快完成说明书和标签的修订工作,并按规定进行备案。

(王 潇)

药品检验工作

全国药品抽验工作座谈会 2012年3月20～21日，全国药品抽验工作座谈会在福州召开。会议由国家食品药品监督管理局稽查局主办，中国食品药品检定研究院承办。国家局稽查局、国家局规划财务司、国家局药品安全监管司、各省(区、市)食品药品监管部门及解放军总后卫生部药品监督管理局、承担2011年及2012年国家药品计划抽验检验任务的检验机构及中检院相关部门负责人等200余人参加了会议。国家局稽查局王者雄局长对2011年国家药品抽验工作进行了总结，并对2012年国家药品计划抽验任务提出要求。国家局稽查局陈蕾处长介绍了2012年国家药品抽验工作重点，国家局规划财务司李晶处长重点说明了国家药品抽验经费使用注意事项，国家局药品安全监管司兰奋处长对国家药品抽验与不良反应工作的结合点提出了要求。中检院食品药品技术监督所针对2012年国家药品计划抽验工作进行了相关培训，重点解读了2012年国家药品抽验实施方案，并介绍了药品抽验信息系统的使用及注意事项。（王　潇）

《关于严格实施药用明胶、胶囊和胶囊剂药品批批检验的公告》 2012年4月27日，国家食品药品监管局发布《关于严格实施药用明胶胶囊和胶囊剂药品批批检的公告》，要求药用明胶、胶囊和胶囊剂药品生产企业对购进的原辅料和销售的产品严格实施批批检验。国家食品药品监管局要求，凡药用明胶、胶囊和胶囊剂药品生产企业自2012年5月1日起必须对购进的原辅料和销售的产品逐品种、逐批次严格检验，否则不得生产和销售。药品生产企业要对本企业2012年4月30日前生产并上市销售的胶囊剂药品限期进行铬限量检验，具体要求如下：(1)药品生产企业必须对本企业已上市药品的质量负责，所有胶囊剂药品生产企业必须对本企业已上市销售使用的胶囊剂药品逐品种、逐批次地进行铬限量检查，并向社会公告检验结果；(2)经检验发现铬超标药品，企业要立即主动召回；(3)各级药品监管部门要监督企业落实上述要求，加大日常监督检查工作力度和检验频次，经检验发现市场仍有铬超标药品的，对生产企业将依法从重处罚。（王　潇）

国家基本药物抽验工作座谈会 2012年6月19～20日，国家食品药品监督管理局稽查局在西宁市召开2012年国家基本药物抽验工作座谈会，各省(区、市)食品药品监督管理部门负责基本药物抽验的部门负责人和工作联系人以及中国食品药品检定研究院有关人员等80余名代表参加了会议。会上，各省(区、市)食品药品监管部门汇报基本药物抽验工作的进展，针对抽验中遇到的问题进行了研究和探讨，并就基本药物抽验信息系统的管理和使用进行了培训。会议要求：各省(区、市)食品药品监管部门要深入落实国家食品药品监管局深化医药卫生体制改革2012年度主要工作安排和2012年全国基本药物抽验工作要求，按时完成对国家基本药物目录品种的覆盖抽验；在抽验中要特别加强对本辖区国家基本药物生产企业生产的基本药物品种的覆盖抽验，做到生产、流通、使用环节相结合；侧重对以往监督抽验中发现不符合标准规定批次较多、中标价格偏低、生产经营不规范的重点环节和重点产品的抽验。（王　潇）

中检院再次被认定为WHO药品质量保证合作中心 2012年6月25日，WHO总部正式决定再次认定中检院为WHO药品质量保证合作中心，任期从2012年5月26日开始，至2016年5月26日结束。在新的任期内，中检院作为WHO药品质量保证合作中心的工作职责为：(1)为WHO国际药典建立分析方法；(2)建立中国国家药品标准物质；(3)与WHO合作，在药品质量控制、分析方法研发、上市后药品质量监测(假冒伪劣药品检测分析)等方面进行合作和研究；(4)对药检技术人员(尤其来自发展中国家的技术人员)进行药检技术培训。（王　潇）

《加快推进药品快速检验技术研究与应用工作的指导意见》 为贯彻实施《国家药品安全"十二五"规划》，提高基层药品监管效能，加快推进药品快速检验技术研究与应用工作，2012年8月29日，国家食品药品监督管理局发布了《加快推进药品快速检验技术研究与应用工作指导意见》。该《指导意见》明确了加快推进药品快速检验技术研究与应用工作的指导思想、工作目标、主要任务、工作分工和保障措施。2012年到2015年期间，主要任务为建立药品快速检验技术方法管理体系、健全药品快速检验方法研发体系、完善药品快速检验方法培训体系、构建快速检验方法的基层应用体系。工作的总体目标为：(1)重点针对国家基本药物、进口药品和基层常用药品建立适宜基层监管的药品快速检验方法，针对掺杂、掺假等非法添加问题建立适宜基层监管的快速检验方法；(2)鼓励企业积极参与，研究及开发新的适宜基层监管需要的药品快速检验方法，并在地方监管中通过实践验证，不断总结经验予以完善并加以推广；(3)通过建设基层快速检验室、配备药品检测车或快速检验箱等，使样品用量少、准确性好、针对性强、实用性高的快速检验技术应用于基层药品的日常监管。（王　潇）

国家药品计划抽验抽样工作讨论会 2012年8月21～23日，2012年国家药品计划抽验抽样工作讨论会在内蒙古自治区鄂尔多斯市召开，会议由中检院食品药品技术监督所主办、内蒙古自治区食品药品检验所承办，全国31个省级药品检验机构和部分负责抽样的省级食品药品监督管理部门的40余名代表参加了会议。中检院食品药品技术监督所朱炯副所长在会上做了2012年国家药品计划抽验抽样工作情况小结，并对下一阶段工作提出了具体要求。各参会代表对本辖区内2012年国家药品计划抽验抽样工作进行了总结。代表们针对药品抽验过程管理、完善国家药品抽验信息系统中的抽样模块、如何做好2013年国家药品计划抽验抽样工作以及对于抽样量偏少的品种如何开展药品质量分析工作等问题展开了讨论并提出了建议。（王 潇）

第三届全国药包材检验工作研讨会 2012年9月25～26日，第三届全国药包材检验工作研讨会在武汉召开，此次会议由中国食品药品检定研究院包装材料与药用辅料检定所主办，湖北省食品药品监督检验研究院承办，国家食品药品监督管理局、中国食品药品检定研究院、中国医药包装协会等部门领导以及来自全国药检所、药包材检验机构的80余名代表参加了会议。国家局注册司杨胜处长、湖北省食品药品监督管理局金勇副局长、中检院王云鹤副院长、中国医药包装协会冯国平会长出席开幕式并讲话。湖北省食品药品监督检验研究院、上海市食品药品包装材料测试所、国家局药品包装材料科研检验中心、国家局济南药品包装材料检验中心、浙江省食品药品检验所等9家药包材检验单位结合近几年开展药包材检验工作的经验进行了交流。药包材专家围绕样品抽样计数方案、包装材料提取及迁移、多室袋技术要求、注册审评相关要求、药包材标准修订及2011年玻璃安瓿抽验工作小结等方面进行了专题讲座。（王 潇）

第三届全国药品质量分析论坛 2012年10月15～16日，第三届全国药品质量分析论坛在济南召开，此次会议由中国食品药品检定研究院主办，山东省食品药品检验所和《药物分析杂志》编辑部承办。全国各省、自治区、直辖市药品检验机构的领导和专家参加了会议。中国食品药品检定研究院李云龙院长出席会议并致辞，对提升论坛的吸引力和整体水平给出了指导性意见。药物分析杂志主编金少鸿研究员、本次论坛学术委员会鲁静委员、范慧红研究员、张玫主任药师分别作了题为《加强研究检验促进药品质量提高》、《中药评价性的探索性研究》、《中药注射剂质量分析》、《生化药品评价性抽验总结与思考》、《新技术新理念在抗生素评价的应用》的专题报告。论坛设置了化学药品、生化及抗生素药、中药及天然药3个分会场。与会代表围绕“研究检验与质量提高”的大会主题，展开讨论，提出了许多有建设性的意见。（王 潇）

中药检验工作座谈会 2012年10月10～12日，2012年全国药检系统中药检验工作座谈会在广西南宁召开，此次会议由中国食品药品检定研究院中药民族药检定所主办，广西壮族自治区食品药品检验所承办，国家食品药品监督管理局、中国食品药品检定研究院、国家药典委员会、国家局新药审评中心、国家中药品种保护审评委员会办公室等部门领导以及全国药检系统的负责人共计100余名代表参加了会议。国家药典委员会周福成副秘书长在会上做了“强化中药整体控制水平是标准发展必由之路”的报告。中检院中药民族药检定所、广西、上海、浙江、黑龙江等省（市）药品检验所、国家局药品审评中心和国家中药品种保护审评委员会办公室相关人员分别作了专题报告。参会代表分别就本省（区、市）在中药民族药检验中存在的问题、能力建设、科研、数字化标本馆建设等议题进行了座谈讨论。（王 潇）

《药品快速检测技术研究与应用》（化药卷、中药卷）出版 2012年11月23日，《药品快速检测技术研究与应用》（化药卷、中药卷）新书发布会在广州举行。中检院院长李云龙、副院长李波出席了新书发布会。《药品快速检测技术研究与应用》（化药卷、中药卷）一书是由中国食品药品检定研究院在大量药品快速检测关键技术研究基础上汇总编写而成，由化学工业出版社出版。其中化药卷对化学药品的快速检测理论与方法进行了详细的阐述，共收录了500余种化学药品的快速检测方法和187种化学药品的HPLC快速检测方法；中药卷共收录了229种中药材（饮片）的快速鉴别筛查方法和179种中成药的快速鉴别方法。该书是对我国十年来快速检测技术研究与应用成果的系统总结，对实际工作有指导意义。（王 潇）

全国药品快检工作会议 2012年11月21～24日，2012年全国药品快检工作会议在广州召开。本次会议由中国食品药品检定研究院标准物质与标准化研究所主办，广东省食品药品检验所承办，国家局副局长孙咸泽、国家局稽查局局长王者雄、中检院院长李云龙、副院长李波及各省级、口岸、总后、武警及计划单列市药品检验所（院）的代表共计70余人参加会议。国家局孙咸泽副局长总结回顾了药品快速检测技术研究和应用取得的成绩，分析了药品监管和快速检测工作面临的新情况和新问题，论述了药品快速检测技术的发展方向。李波副院长作了题为“药品快检工作十二五规划及近期工作设想”的报告，指出了当前快检工作面临的机遇和挑战，并从组织管理、研究路线、推广应用、技术交流等方面提出了快检技术发展的建议。参会代表介绍了在加强药品快检技术研究和应用、促进监检结合提升稽查效能等方面的工作经验，并分组进行了讨论。（王 潇）

药品分析方法开发、验证、转移及质量标准制定研讨会 2012年11月27 ~28日，药品分析方法开发、验证、转移及质量标准制定研讨会在北召开，会议由人用药物注册技术要求国际协调会（ICH）研究小组质量工作组组织，中国食品药品检定研究院与中国外商投资企业协会药品研发行业委员会联合举办。中检院、各地市药检所、研制开发制药企业协会(RDPAC)成员公司及国内医药企业约300名代表出席了本次研讨会。中检院副院长李波出席会议并讲话。中检院、RDPAC的16位专家围绕药品和生物制品从研发阶段到出厂上市整个产品生命周期过程中分析方法的建立、验证、转移和质量标准的建立、演变过程作了专题讲座。 （王 潇）

中检院通过WHO药品质量控制实验室认证 2012年11月20日,世界卫生组织官方网站公布,中国食品药品检定研究院通过WHO药品质量控制实验室认证,这是全球第26家、西太平洋地区第3家通过认证的机构,表明中国食品药品检定研究院化学药品检定所达到了WHO药品质量控制实验室的质量管理规范要求,能够为联合国官方机构采购药品提供服务,也为中国企业生产药品加入WHO全球采购行列提供了强有力的技术支持。认证以2010年颁布的世界卫生组织良好实验室规范(GPCL)为认证标准,不仅包括ISO/IEC17025《检测和校准实验室能力》的一般要求,还纳入大量国际先进标准的要求,如欧洲药典、药品良好实验室规范(GLP)、药品生产规范(GMP)的要求等。通过WHO的药品质量控制实验室认证,说明中检院药品检验技术能力和质量管理水平获得了国际认可,已达到国际先进水平。

（王 潇）

2012年第1期药品质量公告 2012年4月18日,国家食品药品监督管理局发布2012年第1期药品质量公告,公布了乳酶生片等35个国家基本药物品种,以及奈韦拉平片等7个其他制剂品种的质量抽验结果。结果显示,本次抽验的42个品种中,有7批次产品不符合标准规定。从国家基本药物品种抽验结果来看,本次共抽验乳酶生片、血栓通制剂、阿莫西林制剂、氨甲苯酸片、复方炔诺酮片、枸橼酸喷托维林制剂、盐酸溴己新片、盐酸克林霉素制剂、左炔诺孕酮片、复方醋酸甲地孕酮片、复方利血平氨苯蝶啶片、青蒿琥脂片、注射用青蒿琥酯、维生素B2片、清开灵制剂、盐酸地芬尼多片、盐酸雷尼替丁制剂、妇科十味片、硝酸毛果芸香碱制剂、乙型脑炎减毒活疫苗、双价肾综合征出血热灭活疫苗、重组乙型肝炎疫苗、冻干甲型肝炎减毒活疫苗、脊髓灰质炎减毒活疫苗、麻疹减毒活疫苗、麻疹风疹联合减毒活疫苗、麻疹腮腺炎联合减毒活疫苗、麻腮风联合减毒活疫苗、A群脑膜炎球菌多糖疫苗、A群C群脑膜炎球菌多糖疫苗、冻干A、C群脑膜炎球菌多糖结合疫苗、钩端螺旋体疫苗、皮内注射用卡介苗、吸附白喉破伤风联合疫苗、吸附无细胞百白破联合疫苗等35个国家基本药物品种,其中5批次产品不符合标准规定。其他制剂品种本次共抽验奈韦拉平片、注射用赖氨匹林、苦参素制剂、盐酸洛美沙星氯化钠注射液、大蒜素注射液、炔雌醇片、奥扎格雷钠制剂7个品种,其中2批次产品不符合标准规定。 （王 潇）

2012年第2期药品质量公告 2012年8月1日,国家食品药品监督管理局发布2012年第2期药品质量公告,公布了对排石颗粒等20个国家基本药物品种,以及琥珀酰明胶注射液等13个其他制剂品种的质量抽验结果。结果显示,本次抽验的33个品种中,有14批次产品不符合标准规定。从国家基本药物品种抽验结果来看,本次共抽验排石颗粒、九味羌活丸(颗粒)、颠茄片、丙硫氧嘧啶片、活血止痛胶囊、丹栀逍遥丸、吡喹酮片、麝香保心丸、缩泉丸(胶囊)、参麦注射液、维生素D2丸、阿苯达唑片、明目上清片、双嘧达莫片、艾附暖宫丸、血府逐瘀胶囊、盐酸左氧氟沙星片、柴胡注射液、硫酸镁注射液、氧氟沙星滴耳液等20个国家基本药物品种,其中11批次产品不符合标准规定。其他制剂品种本次共抽验琥珀酰明胶注射液、聚明胶肽注射液、炎琥宁制剂、鸦胆子油乳注射液、阿奇霉素注射液、环磷腺苷注射液、注射用氢溴酸高乌甲素、注射用丁溴东莨菪碱、注射用盐酸头孢吡肟、盐酸昂丹司琼注射液、注射用盐酸头孢替安、卡络磺钠氯化钠注射液等13个品种,其中3批次产品不符合标准规定。

（王 潇）

2012年第3期药品质量公告 2012年9月24日,国家食品药品监督管理局发布2012年第3期药品质量公告,公布了对氨苄西林等25个国家基本药物品种、注射用多索茶碱等5个其他制剂品种的质量抽验结果。结果显示,本次抽验的30个品种中,有36批次产品不符合标准规定。从国家基本药物品种抽验结果来看,本次共抽验氨苄西林注射剂、头孢氨苄、阿昔洛韦、氯喹、苯海索、阿替洛尔、阿托品、硫酸亚铁、亚甲蓝注射剂、乙酰胺注射剂、鱼石脂软膏剂、水杨酸软膏剂、醋酸甲地孕酮片、复方庚酸炔诺酮注射液、去羟肌苷、阿米卡星注射剂、丙酸睾酮注射剂、双黄连合剂、五苓散、醋酸可的松滴眼液、注射用法莫替丁、注射用头孢唑林钠、肝水解肽注射液、口服补液盐I、口服补液盐II等25个国家基本药物品种,其中28批次产品不符合标准规定。其他制剂品种本次共抽验白花蛇舌草注射液、多索茶碱注射液、氟尿嘧啶注射液、盐酸吡硫醇注射液、盐酸多巴酚丁胺注射液等5个品种,其中8批次产品不符合标准规定。 （王 潇）

2012年第4期药品质量公告 2012年10月29日,国家食品药品监督管理局发布2012年第4期药品质量公告,公布了对氯化钾等20个国家基本药物品种,以及更昔洛韦等2个其他制剂品种的质量抽验结果。结果显示,本次抽验的22个品种中,有22批次产品不符合标准规定。从国家基本药物品种抽验结果来看,本次共抽验氯化钾、复方甲地孕酮注射液、环丙沙星、内消瘰疬丸、硝酸甘油、盐酸特拉唑嗪、狗皮膏、复方磷酸萘酚喹片、蒿甲醚注射液、磷酸伯氨喹片、血塞通注射液、生脉注射液、枸橼酸铋钾、盐酸洛贝林、格列本脲片、头孢曲松、阿司匹林、四神丸、香砂六君丸和凝血酶20个国家基本药物品种，其中 18 批次产品不符合标准规定。其他制剂品种本次共抽验氟尿嘧啶氯化钠注射液和更昔洛韦 2 个品种，其中 4 批次产品不符合标准规定。（王 潇）

2012 年第 5 期药品质量公告 2012 年 12 月 26 日，国家食品药品监督管理局发布 2012 年第 5 期药品质量公告，公布了对参苓白术散等 21 个国家基本药物品种，以及硫酸小诺霉素注射液等 3 个其他制剂品种的质量抽验结果。结果显示，本次抽验的 24 个品种中，有 45 批次产品不符合标准规定。从国家基本药物品种抽验结果来看，本次共抽验参苓白术散（丸）、茶碱缓释片、对乙酰氨基酚片、槐角丸、卡托普利片、六味地黄丸、咪康唑、盐酸二甲双胍片、小檗碱、维 A 酸乳膏、银翘解毒制剂、安宫牛黄丸、橘红丸（片）、葡萄糖酸钙、碳酸氢钠、复方氢氧化铝片、盐酸异丙嗪片、布洛芬、头孢呋辛、氯霉素、纳洛酮等 21 个国家基本药物品种，其中 44 批次产品不符合标准规定。其他制剂品种本次共抽验硫酸小诺霉素注射液、注射用头孢尼西、注射用穿琥宁等 3 个品种，其中 1 批次产品不符合标准规定。（王 潇）

2012 年第 6 期药品质量公告 2013 年 1 月 18 日，国家食品药品监督管理局发布 2012 年第 6 期药品质量公告，公布了对呋喃妥因肠溶片等 17 个国家基本药物品种，制霉素等 3 个其他制剂品种的质量抽验结果。结果显示，本次抽验的 20 个品种中，有 37 批次产品不符合标准规定。从国家基本药物品种抽验结果来看，本次共抽验板蓝根颗粒、呋喃妥因肠溶片、藿香正气、氯化钠注射液、复方氯化钠注射液、葡萄糖氯化钠注射液、葡萄糖注射液、三七片（胶囊）、双氯芬酸钠肠溶片、奥美拉唑肠溶胶囊、复方甘草制剂、护肝片、利巴韦林、甲硝唑、别嘌醇、尼莫地平、普罗帕酮等 17 个国家基本药物品种，其中 32 批次产品不符合标准规定。其他制剂品种本次共抽验制霉素、注射用促肝细胞生长素、注射用头孢哌酮钠舒巴坦钠等 3 个品种，其中 5 批次产品不符合标准规定。（王 潇）

新药审批

2012 年批准的新药（化学药品）

药品名称	剂 型	规 格	批准文号	申请单位
右佐匹克隆片	片剂	3 mg	国药准字 H20120001	上海中西制药有限公司
右佐匹克隆	原料药	—	国药准字 H20120002	上海中西制药有限公司
异丙托溴铵吸入溶液	吸入溶液剂	20 mL:5 mg	国药准字 H20120003	山东京卫制药有限公司
屈昔多巴	原料药	—	国药准字 H20120004	重庆圣华曦药业股份有限公司
屈昔多巴胶囊	胶囊剂	100 mg	国药准字 H20120005	重庆圣华曦药业股份有限公司
米格列奈钙	原料药	—	国药准字 H20120006	辽宁华瑞联合制药有限公司
米格列奈钙片	片剂	10 mg	国药准字 H20120007	辽宁华瑞联合制药有限公司
米格列奈钙片	片剂	5 mg	国药准字 H20120008	辽宁华瑞联合制药有限公司
盐酸马尼地平片	片剂	5 mg	国药准字 H20120009	许昌奥森制药有限公司
盐酸马尼地平	原料药	—	国药准字 H20120010	许昌奥森制药有限公司
佐米曲普坦口腔崩解片	片剂	2.5 mg	国药准字 H20120011	陕西量子高科药业有限公司
克拉霉素缓释片	片剂	0.5 g	国药准字 H20120012	辽源市百康药业有限责任公司
奥硝唑阴道泡腾片	片剂	0.5 g	国药准字 H20120013	西安强生药业有限公司
重酒石酸氢可酮	原料药	—	国药准字 H20120014	国药集团工业有限公司廊坊分公司
盐酸马尼地平	原料药	—	国药准字 H20120015	四川海思科制药有限公司
盐酸马尼地平片	片剂	10 mg	国药准字 H20120016	四川海思科制药有限公司
盐酸马尼地平片	片剂	20 mg	国药准字 H20120017	四川海思科制药有限公司
硫酸氢氯吡格雷片	片剂	300 mg（以 $C_{16}H_{16}ClNO_2S$ 计）	国药准字 H20120018	深圳信立泰药业股份有限公司
米格列奈钙片	片剂	10 mg	国药准字 H20120019	江苏正大天晴药业股份有限公司
盐酸纳美芬注射液	注射剂	1 mL:0.1 mg	国药准字 H20120020	西安利君制药有限责任公司
阿托伐他汀钙分散片	片剂	10 mg	国药准字 H20120021	广东百科制药有限公司
吡诺克辛	原料药	—	国药准字 H20120022	武汉武药制药有限公司
硝酸奥昔康唑	原料药		国药准字 H20120023	湖南中威制药有限公司
甲苯磺酸妥舒沙星分散片	片剂	0.15 g	国药准字 H20120024	湖南天地恒一制药有限公司
普卢利沙星	原料药	—	国药准字 H20120025	苏州东瑞制药有限公司
盐酸纳美芬	原料药	—	国药准字 H20120026	西安利君制药有限责任公司
头孢克肟分散片	片剂	0.1 g（以 $C_{16}H_{15}N_5O_7S_2$ 计）	国药准字 H20120027	海南葫芦娃制药有限公司
注射用甲磺酸法舒地尔	注射剂	35 mg	国药准字 H20120028	武汉启瑞药业有限公司
甲磺酸法舒地尔	原料药	—	国药准字 H20120029	武汉启瑞药业有限公司

（续表）

药品名称	剂 型	规 格	批准文号	申请单位
加替沙星滴眼液	滴眼剂	5 mL:15 mg	国药准字 H20120030	广州东康药业有限公司
硝酸奥昔康唑乳膏	乳膏剂	15 g:0. 15 g(以 $C_{18}H_{13}C_{14}N_3O$ 计算)	国药准字 H20120031	湖南中威制药有限公司
马来酸恩替卡韦	原料药	—	国药准字 H20120032	连云港润众制药有限公司
普卢利沙星片	片剂	0. 1 g(以 $C_{16}H_{16}FN_3O_3S$ 计)	国药准字 H20120033	苏州东瑞制药有限公司
左炔诺孕酮滴丸	滴丸剂	0. 75 mg	国药准字 H20120034	南京白敬宇制药有限责任公司
硫酸氢氯吡格雷片	片剂	75 mg	国药准字 H20120035	深圳信立泰药业股份有限公司
盐酸左氧氟沙星滴眼液	滴眼剂	0. 5%(5 mL:25 mg,按 $C_{18}H_20FN_3O_4$ 计)	国药准字 H20120036	山东博士伦福瑞达制药有限公司
酮咯酸氨丁三醇滴眼液	滴眼剂	0. 4 mL:2 mg(0. 5%)	国药准字 H20120037	沈阳兴齐眼药股份有限公司
恩替卡韦胶囊	胶囊剂	0. 5 mg	国药准字 H20120038	南京正大天晴制药有限公司
马来酸恩替卡韦片	片剂	0. 5 mg	国药准字 H20120039	正大天晴药业集团股份有限公司
氨酚曲马多片	片剂	含盐酸曲马多 37. 5 mg,对乙酰氨基酚 325 mg	国药准字 H20120040	多多药业有限公司
依达拉奉	原料药	—	国药准字 H20120041	西安利君制药有限责任公司
依达拉奉注射液	注射剂	20 mL:30 mg	国药准字 H20120042	西安利君制药有限责任公司
酒石酸唑吡坦口腔崩解片	片剂	10 mg	国药准字 H20120043	陕西量子高科药业有限公司
酒石酸唑吡坦口腔崩解片	片剂	5 mg	国药准字 H20120044	陕西量子高科药业有限公司
利福喷丁分散片	片剂	0. 15 g	国药准字 H20120045	山东鲁抗医药股份有限公司
注射用双氯芬酸钠盐酸利多卡因	注射剂	双氯芬酸钠 75 mg,含盐酸利多卡因(以利多卡因计)20 mg	国药准字 H20120046	海南中玉药业有限公司
卢立康唑乳膏	乳膏剂	1%(5 g:50 mg)	国药准字 H20120047	海南海灵化学制药有限公司
卢立康唑乳膏	乳膏剂	1%(10 g:100 mg)	国药准字 H20120048	海南海灵化学制药有限公司
奥利司他	原料药	—	国药准字 H20120050	大邦(湖南)生物制药有限公司
国药准字 H20120051	原料药	—	国药准字 H20120051	浙江国邦药业有限公司
酮康唑栓	栓剂	0. 4 g	国药准字 H20120052	浙江莎普爱思药业股份有限公司
二甲双胍格列吡嗪片	片剂	二甲双胍 250 mg,格列吡嗪 2. 5 mg	国药准字 H20120053	永信药品工业(昆山)有限公司
甲氯噻嗪	原料药	—	国药准字 H20120055	吉林敖东洮南药业股份有限公司
二甲双胍格列吡嗪片	片剂	盐酸二甲双胍 250 mg,含格列吡嗪 2. 5 mg	国药准字 H20120056	扬子江药业集团南京海陵药业有限公司
阿折地平胶囊	胶囊剂	8 mg	国药准字 H20120057	正大青春宝药业有限公司
平之乐	胶囊剂	16 mg	国药准字 H20120058	正大青春宝药业有限公司
阿折地平片	片剂	8 mg	国药准字 H20120059	正大青春宝药业有限公司
阿折地平片	片剂	16 mg	国药准字 H20120060	正大青春宝药业有限公司
盐酸丙哌维林	原料药	—	国药准字 H20120061	贵州神奇药业有限公司
盐酸丙哌维林片	片剂	10 mg	国药准字 H20120062	贵州神奇药业有限公司
头孢西酮钠	原料药	—	国药准字 H20120063	山东罗欣药业股份有限公司
注射用头孢西酮钠	注射剂	0. 5 g(以头孢西酮计)	国药准字 H20120064	山东罗欣药业股份有限公司
注射用头孢西酮钠	注射剂	1. 0 g(以头孢西酮计)	国药准字 H20120065	山东罗欣药业股份有限公司
注射用地西他滨	注射剂	50 mg	国药准字 H20120066	正大天晴药业集团股份有限公司
注射用地西他滨	注射剂	25 mg	国药准字 H20120067	正大天晴药业集团股份有限公司
地西他滨	原料药	—	国药准字 H20120068	连云港润众制药有限公司
注射用尼可地尔	注射剂	12 mg	国药准字 H20120069	北京四环科宝制药有限公司
注射用尼可地尔	注射剂	48 mg	国药准字 H20120070	北京四环科宝制药有限公司
注射用兰索拉唑	注射剂	30 mg	国药准字 H20120071	南京海辰药业股份有限公司
马来酸曲美布汀缓释片	片剂	0. 3 g	国药准字 H20120072	开开援生制药股份有限公司
地西他滨	原料药	—	国药准字 H20120073	山东新时代药业有限公司
拉呋替丁	原料药	—	国药准字 H20120074	山东齐都药业有限公司
拉呋替丁片	片剂	10 mg	国药准字 H20120075	山东齐都药业有限公司
注射用盐酸罗沙替丁醋酸酯	注射剂	75 mg	国药准字 H20120076	北京四环制药有限公司
盐酸罗沙替丁醋酸酯	原料药	—	国药准字 H20120077	北京四环制药有限公司
瑞格列奈分散片	片剂	0. 5 mg	国药准字 H20120078	江苏豪森药业股份有限公司
二十二醇	原料药	—	国药准字 H20120079	湖北科益药业股份有限公司
氨来呫诺口腔贴片	片剂	2 mg	国药准字 H20120080	辽宁澎健药业有限公司
氯氮平口腔崩解片	片剂	25 mg	国药准字 H20120081	海南中化联合制药工业股份有限公司
头孢地尼分散片	片剂	0. 1 g (以 $C_{14}H_{13}N_5O_5S_2$ 计)	国药准字 H20120082	海南日中天制药有限公司
替米沙坦氢氯噻嗪片	片剂	替米沙坦 40 mg,氢氯噻嗪 12. 5 mg	国药准字 H20120083	常州制药厂有限公司
卡泊三醇	原料药	—	国药准字 H20120084	重庆华邦胜凯制药有限公司
二甲双胍格列吡嗪片(Ⅱ)	片剂	格列吡嗪 2. 5 mg,盐酸二甲双胍 500 mg。	国药准字 H20120085	通莎药业集团有限公司
注射用盐酸头孢吡肟	注射剂	1. 0 g	国药准字 H20120086	吉林省辉南长龙生化药业股份有限公司
二十二醇乳膏	乳膏剂	2 g:0. 2 g	国药准字 H20120088	湖北科益药业股份有限公司
二甲双胍格列吡嗪片	片剂	盐酸二甲双胍 250 mg,格列吡嗪 2. 5 mg	国药准字 H20120089	西安利君制药有限责任公司
聚普瑞锌	原料药	25k g/桶	国药准字 H20120090	吉林省博大伟业制药有限公司

（续表）

药品名称	剂 型	规 格	批准文号	申请单位
聚普瑞锌颗粒	颗粒剂	0.5 g:75 mg	国药准字 H20120091	吉林省博大伟业制药有限公司
依替巴肽	原料药	—	国药准字 H20120092	江苏豪森医药集团连云港宏创医药股份有限公司
依替巴肽注射液	注射剂	10 mL:20 mg	国药准字 H20120093	江苏豪森医药集团连云港宏创医药股份有限公司
盐酸氢吗啡酮注射液	注射剂	5 mL:5 mg	国药准字 H20120094	宜昌人福药业有限责任公司
盐酸氢吗啡酮注射液	注射剂	10 mL:10 mg	国药准字 H20120095	宜昌人福药业有限责任公司
甲磺司特	原料药	—	国药准字 H20120096	重庆植恩药业有限公司
盐酸托莫西汀	原料药	—	国药准字 H20120097	河南天方药业股份有限公司
盐酸托莫西汀胶囊	胶囊剂	10 mg(以 $C_{17}H_{21}NO$ 计)	国药准字 H20120098	河南天方药业股份有限公司
瑞舒伐他汀钙分散片	片剂	20 mg(以瑞舒伐他汀计)	国药准字 H20120099	鲁南贝特制药有限公司
盐酸氢吗啡酮注射液	注射剂	2 mL:2 mg	国药准字 H20120100	宜昌人福药业有限责任公司
烟酸缓释胶囊	胶囊剂	0.25 g	国药准字 H20120101	广东环球制药有限公司
甲磺酸帕珠沙星氯化钠注射液	注射剂	100 mL:甲磺酸帕珠沙星 0.3 g(以帕珠沙星计):氯化钠 0.9 g	国药准字 H20120102	陕西金裕制药股份有限公司
甲磺酸帕珠沙星氯化钠注射液	注射剂	100 mL:甲磺酸帕珠沙星 0.5 g(以帕珠沙星计):氯化钠 0.9 g	国药准字 H20120103	陕西金裕制药股份有限公司
替加环素	原料药	—	国药准字 H20120104	浙江海正药业股份有限公司
甲磺司特颗粒	颗粒剂	1 g:50 mg(1 g 本品中含有甲磺司特 50 mg)	国药准字 H20120105	重庆植恩药业有限公司
环索奈德	原料药	—	国药准字 H20120106	安徽威尔曼制药有限公司
替卡西林钠	原料药	—	国药准字 H20120107	上海新先锋药业有限公司第四制药厂
环索奈德气雾剂	气雾剂	每瓶 100 揿,每揿含环索奈德 100 μg	国药准字 H20120108	浙江仙琚制药股份有限公司
环索奈德	原料药	—	国药准字 H20120109	浙江仙琚制药股份有限公司
环索奈德气雾剂	气雾剂	每瓶总量 7 g,含环索奈德 20 mg,每瓶 100 揿,每揿含环索奈德 200 μg	国药准字 H20120110	浙江仙琚制药股份有限公司
替加环素	原料药	—	国药准字 H20120111	江苏豪森医药集团连云港宏创医药有限公司
环索奈德气雾剂	气雾剂	每瓶 100 揿,每揿含环索奈德 200 μg	国药准字 H20120112	浙江仙琚制药股份有限公司
盐酸氢吗啡酮	原料药	—	国药准字 H20120113	宜昌人福药业有限责任公司
环索奈德气雾剂	气雾剂	每瓶总量 7 g,含环索奈德 10 mg,每瓶 100 揿,每揿含环索奈德 100 μg	国药准字 H20120114	安徽威尔曼制药有限公司
注射用盐酸头孢甲肟	注射剂	0.25 g(以 $C_6H_{17}N_9O_5S_3$ 计)	国药准字 H20120115	吉林省辉南长龙生化药业股份有限公司
注射用盐酸头孢甲肟	注射剂	0.5 g(以 $C_6H_{17}N_9O_5S_3$ 计)	国药准字 H20120116	吉林省辉南长龙生化药业股份有限公司
注射用盐酸头孢甲肟	注射剂	2.0 g(以 $C_6H_{17}N_9O_5S_3$ 计)	国药准字 H20120117	吉林省辉南长龙生化药业股份有限公司
阿德福韦酯	原料药	—	国药准字 H20120118	杭州中美华东制药有限公司
阿德福韦酯片	片剂	10 mg	国药准字 H20120119	杭州中美华东制药有限公司
米格列奈钙片	片剂	5 mg	国药准字 H20120120	正大青春宝药业有限公司
米格列奈钙片	片剂	10 mg	国药准字 H20120121	正大青春宝药业有限公司
米格列奈钙	原料药	—	国药准字 H20120122	浙江国邦药业有限公司
盐酸纳美芬注射液	注射剂	1 mL:0.1 mg(以 $C_{21}H_{25}NO_3$ 计)	国药准字 H20120123	北京四环制药有限公司
二甲双胍格列吡嗪胶囊	胶囊剂	每粒胶囊含盐酸二甲双胍 250 mg 与格列吡嗪 2.5 mg。	国药准字 H20120124	北京万辉双鹤药业有限责任公司
盐酸纳美芬	原料药	—	国药准字 H20120125	北京四环制药有限公司

（严 慕）

2012 年批准的新药(中药)

药品名称	剂 型	规 格	批准文号	申请单位
麻苏止咳颗粒	颗粒剂	每袋装 15 g	国药准字 B20120001	广西久辉制药有限公司
益气通络颗粒	颗粒剂	每袋装 12 g	国药准字 Z20120001	神威药业集团有限公司
十五味龙胆花丸	丸剂	每 10 丸重 3 g	国药准字 Z20120002	西藏金哈达药业有限公司
十味香鹿胶囊	胶囊剂	每粒装 0.5 g	国药准字 Z20120003	吉林华康药业股份有限公司
延参健胃胶囊	胶囊剂	每粒装 0.3 g	国药准字 Z20120004	天圣制药集团股份有限公司
抗宫炎软胶囊	胶囊剂	每粒装 0.65 g	国药准字 Z20120005	贵州汇正制药有限责任公司
肿节风软胶囊	胶囊剂	每粒装 0.65 g	国药准字 Z20120006	贵州汇正制药有限责任公司
百咳静颗粒	颗粒剂	每袋装 1.5 g(相当于饮片 6.9 g);每袋装 2.5 g(相当于饮片 11.5 g);每袋装 5 g(相当于饮片 23 g)	国药准字 Z20120007	天圣制药集团股份有限公司
独一味颗粒	颗粒剂	每袋装 3 g	国药准字 Z20120008	天津药业集团新郑股份有限公司
巴桑母酥油颗粒	颗粒剂	每袋装 25 g	国药准字 Z20120009	西藏藏医学院藏药有限公司
参枝苓口服液	合剂	每支装 10 mL	国药准字 Z20120010	山东沃华医药科技股份有限公司
八味秦皮胶囊	胶囊剂	每粒装 0.25 g	国药准字 Z20120011	西藏昌都光宇利民药业有限责任公司

（续表）

药品名称	剂 型	规 格	批准文号	申请单位
槐榆清热止血胶囊	胶囊剂	每粒装0.4 g	国药准字Z20120012	马应龙药业集团股份有限公司
巴戟天寡糖胶囊	胶囊剂	每粒装0.3 g(含巴戟天寡糖150 mg)	国药准字Z20120013	北京同仁堂股份有限公司同仁堂制药厂
五黄养阴颗粒	颗粒剂	每袋装6 g	国药准字Z20120014	重庆东田药业有限公司
芪黄颗粒	颗粒剂	每袋装5 g(无蔗糖)	国药准字Z20120015	药都制药集团股份有限公司
解毒散结胶囊	胶囊剂	每粒装0.45 g	国药准字Z20120016	河南羚锐制药股份有限公司
大黄总蒽醌胶囊	胶囊剂	每粒装0.25 g	国药准字Z20120017	江西百神昌诺药业有限公司
金丹附延颗粒	颗粒剂	每袋装15 g	国药准字Z20120018	江西华太药业有限公司
大黄总蒽醌	—	—	国药准字Z20120019	江西百神昌诺药业有限公司
排石利胆片	片剂	每片重0.65 g	国药准字Z20120020	华佗国药股份有限公司
益心酮分散片	片剂	每片重0.1 g	国药准字Z20120021	西安天一秦昆制药有限责任公司
			国药准字Z20120022	
			国药准字Z20120023	
银杏二萜内酯葡胺注射液	注射剂	每支装5 mL(含银杏二萜内酯25 mg)	国药准字Z20120024	江苏康缘药业股份有限公司
银杏二萜内酯	—	—	国药准字Z20120025	江苏康缘药业股份有限公司
双黄连分散片	片剂	每片重0.55 g	国药准字Z20120026	每片重0.55 g
香菊感冒软胶囊	软胶囊	每粒装0.65 g	国药准字Z20120027	江苏万高药业有限公司
北豆根分散片	片剂	每片重0.4 g(含总生物碱60 mg)	国药准字Z20120028	伊春五加参药业有限责任公司
痰咳净滴丸	滴丸剂	每丸重33 mg(含咖啡因1.99 mg)	国药准字Z20120029	天士力制药集团股份有限公司
双冬胶囊	胶囊剂	每粒装0.3 g	国药准字Z20120030	贵州远程制药有限责任公司
银马解毒颗粒	颗粒剂	每袋装10克	国药准字Z20120031	扬子江药业集团四川海蓉药业有限公司
血府逐瘀软胶囊	胶囊剂	每粒装0.8 g	国药准字Z20120032	天津市中央药业有限公司
归柏化瘀胶囊	胶囊剂	每粒装0.3 g	国药准字Z20120033	南京正大天晴制药有限公司
九味熄风颗粒	颗粒剂	每袋装6 g	国药准字Z20120034	北京长城制药厂
灯盏花素咀嚼片	片剂	每片重0.2 g(含灯盏花素20 mg)	国药准字Z20120035	天津怀仁制药有限公司
灯盏花素分散片	片剂	每片含灯盏花素20 mg	国药准字Z20120036	山西振东制药股份有限公司
理气活血滴丸	滴丸剂	每丸重25 mg	国药准字Z20120037	贵州民族药业股份有限公司

（严　慕）

2012年批准的新药(生物制品)

药品名称	剂 型	规 格	批准文号	申请单位
乙型肝炎病毒表面抗原诊断试剂盒(酶联免疫法)	体外诊断试剂盒	96人份/盒	国药准字S20120001	深圳迈瑞生物医疗电子股份有限公司
乙型肝炎病毒表面抗原诊断试剂盒(酶联免疫法)	体外诊断试剂盒	48人份/盒	国药准字S20120002	深圳迈瑞生物医疗电子股份有限公司
ACYW135群脑膜炎球菌多糖疫苗	注射剂	复溶后每瓶0.5 mL。每1次人用剂量0.5 mL,含A群、C群、Y群和W135群脑膜炎球菌荚膜多糖各50 μg。	国药准字S20120003	玉溪沃森生物技术有限公司
A群C群脑膜炎球菌多糖疫苗	注射剂	复溶后每瓶0.5 mL。每1次人用剂量0.5 mL,含A群、C群脑膜炎球菌荚膜多糖各50μg。	国药准字S20120004	玉溪沃森生物技术有限公司
b型流感嗜血杆菌结合疫苗	注射剂	每瓶为0.5 mL。每1次人用剂量为0.5 mL,含纯化b型流感嗜血杆菌荚膜多糖应不低于10 μg。	国药准字S20120005	北京民海生物科技有限公司
毒螺旋体抗体诊断试剂盒(酶联免疫法)	诊断试剂盒	96人份/盒	国药准字S20120006	深圳迈瑞生物医疗电子股份有限公司
冻干人用狂犬病疫苗(人二倍体细胞)	注射剂	复溶后每支1 mL,含狂犬病疫苗效价应不低于2.5IU.	国药准字S20120007	成都康华生物制品有限公司
猪源纤维蛋白粘合剂	冻干制剂	1.5 mL	国药准字S20120008	杭州普济医药技术开发有限公司
猪源纤维蛋白粘合剂	冻干制剂	2.5 mL	国药准字S20120009	杭州普济医药技术开发有限公司
冻干静注乙型肝炎人免疫球蛋白(pH4)	注射剂(无菌粉末)	2 500 IU(50 mL)/瓶	国药准字S20120010	成都蓉生药业有限责任公司
人凝血因子Ⅷ	注射剂	每瓶含人凝血因子Ⅷ为200 IU。复溶后体积为10 mL	国药准字S20120011	山东泰邦生物制品有限公司
静注人免疫球蛋白(pH 4)	注射剂	5 g(5%,100 mL)/瓶,每瓶含蛋白质5克,蛋白质浓度为5%,装量为100 mL	国药准字S20120012	贵州中泰生物科技有限公司
静注人免疫球蛋白(pH 4)	注射剂	2.5 g(5%,50 mL)/瓶,每瓶含蛋白质2.5 g,蛋白质浓度为5%,装量为50 mL	国药准字S20120013	贵州中泰生物科技有限公司
无细胞百白破b型流感嗜血杆菌联合疫苗			国药准字S20120014	北京民海生物科技有限公司
人凝血因子Ⅷ	注射剂	200 IU/瓶	国药准字S20120015	上海生物制品研究所有限责任公司

（续表）

药品名称	剂 型	规 格	批准文号	申请单位
冻干人用狂犬病疫苗(Vero 细胞)	注射剂	复溶后每瓶 0.5 mL。每 1 次人用剂量 0.5 mL，含狂犬病疫苗效价不低于 2.5 IU。	国药准字 S20120016	长春长生生物科技股份有限公司
A 群脑膜炎球菌多糖疫苗		复溶后每瓶 0.5 mL。每 1 次 1 人用剂量 0.5 mL,含 A 群脑膜炎球菌荚膜多糖 50 μg。	国药准字 S20120017	浙江天元生物药业有限公司
人类免疫缺陷病毒抗原抗体诊断试剂盒(酶联免疫法)	诊断试剂盒	96 人份/盒	国药准字 S20120018	珠海丽珠试剂股份有限公司
重组人干扰素 α2b 阴道泡腾片	泡腾片	50 万 IU/片	国药准字 S20120019	北京凯因科技股份有限公司
人血白蛋白	注射剂	5 g(20%,25 mL)/瓶	国药准字 S20120020	广东丹霞生物制药有限公司
人血白蛋白	注射剂	2 g(20%,10 mL)/瓶	国药准字 S20120021	广东丹霞生物制药有限公司
人免疫球蛋白	注射剂	300 mg(10%,3 mL)/瓶	国药准字 S20120022	广东丹霞生物制药有限公司
麻疹风疹联合减毒活疫苗	注射剂	复溶后每瓶 0.5 mL。每 1 次人用剂量为 0.5 mL,含麻疹和风疹活病毒均应不低于 3.0 l g CCID50。	国药准字 S20120023	北京民海生物科技有限公司
人血白蛋白	注射剂	10 g(20%,50 mL)/瓶	国药准字 S20120024	广东丹霞生物制药有限公司
流感病毒裂解疫苗	注射剂	每瓶 0.5 mL。每 1 次人用剂量为 0.5 mL,含各流感病毒株血凝素应为 15 μg	国药准字 S20120025	大连汉信生物制药有限公司
破伤风人免疫球蛋白	注射剂	250 IU(2.5 mL)/瓶	国药准字 S20120026	广东卫伦生物制药有限公司

（严　幕）

药学人物

Prominent Figures

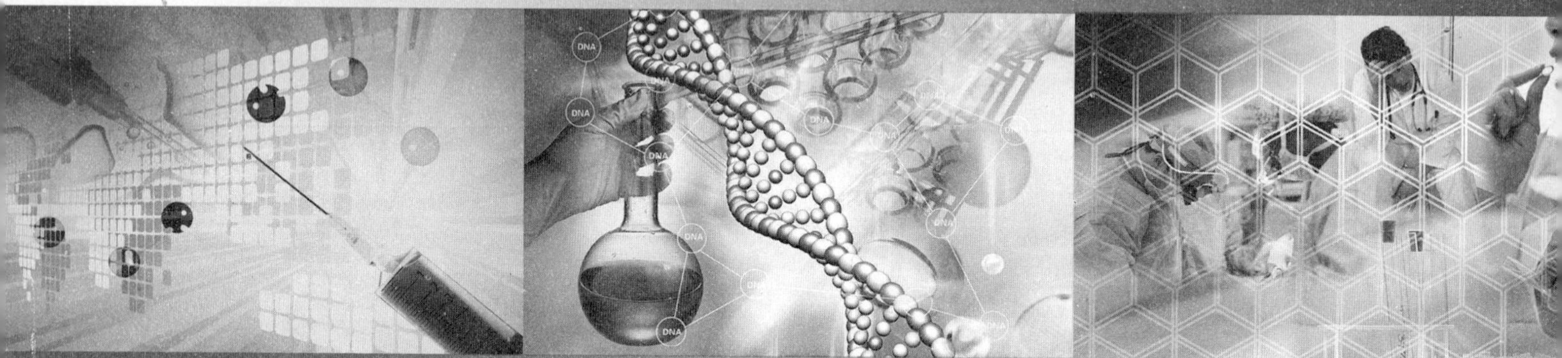

人物简介

周后元

——中国工程院院士

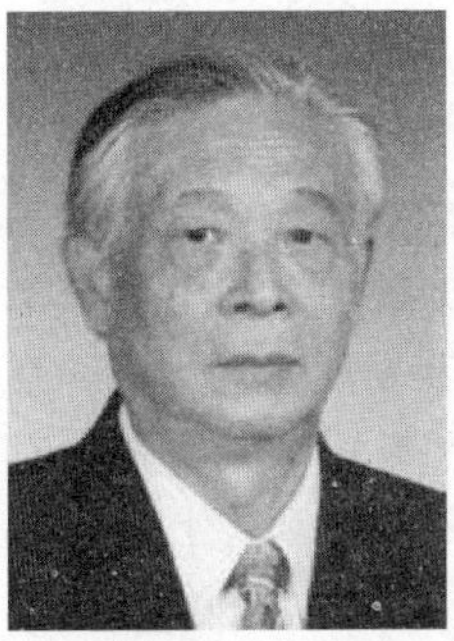

周后元

周后元，男，1932 年 12 月生，湖南省衡南县人。1956 年毕业于沈阳医学院化学制药工程系（现为沈阳药科大学）。先后任上海第三制药厂担任技术员，上海医药工业研究院化学合成室工程师、副研究员、研究员、博士生导师。1991 年享受国务院政府特殊津贴。1994 年当选为中国工程院院士。

周后元院士从事药物合成研究工作近 50 年，先后主持负责糖精、维生素 A、环己亚硝脲及卡氮芥、维生素 B_6、萘普生、麻黄碱、伪麻黄碱等重大产品的合成研究和工业化工作，为我国的药学事业发展做出了突出贡献。

1959 年我国进入三年困难时期，上海医药工业研究所承担了糖精工艺改良的任务。周后元勇挑重担，负责改进糖精合成工艺科研任务的项目人。他将原糖精合成工艺中 Gattermenn 反应引入亚磺酸方法改为 Sandmerer 方法，使糖精生产在质量不变的情况下，产量提高一倍，成本下降一半，该工艺至仍是我国生产糖精的通用工艺。

1961-1964 年，他负责研究维生素 A 的工业合成研究，研究出了选择性氢化、酰化脱水方法，得到了结晶性维生素 A，并将收率提高到 95%，使我国维生素 A 实现了工业化生产。这不仅填补了我国的空白，而且技术经济指标也接近国际先进水平，改变了当时我国不能大规模生产维生素 A 长期依赖进口的局面，解决了急需大量鱼肝油制品和维生素来改善国人营养不良的问题。1964 年“有机合成维生素 A”获国家科委工业新产品二等奖。

1979-1984 年，他负责维生素 B_6 噁唑法合成新工艺研究，避开了已有的专利权，合成法已成为我国维生素 B_6 生产的通用方法，处于当时国际先进水平。新工艺投入生产后，我国维生素 B_6 的生产规模扩大，产量提高，成本降低，取得了显著的经济和社会效益。维生素 B_6 于 1985 年获国家发明三等奖，1991 年获国家专利局优秀奖，1994 年获吴杨奖药学研究二等奖。

2000 年领衔主攻关系我国西部地区沙漠化的攻关课题“合成麻黄素”，仅用 4 年时间便完成了从研究开发到产业化的全过程，现已达到年产麻黄素、伪麻黄素 500 吨的规模，为治理沙漠化、优化生态环境提供了一种有效技术措施，已获得 3 项专利。2010 年 3 月，他主持研究的“盐酸麻黄碱的生产新工艺”项目获得上海市技术发明一等奖，2010 年获国家专利局优秀奖。

周后元院士扎根科研一线，孜孜不倦，淡泊名利，甘为人梯，培养博士研究生 10 余名。他始终将国家的需要作为事业追求的最高目标，在有机化学、药物合成方面理论和技术创新，创造了巨大的社会效益和经济效益，先后获得“上海市劳动模范”、“全国医药系统劳动模范”称号。

于德泉

——中国工程院院士

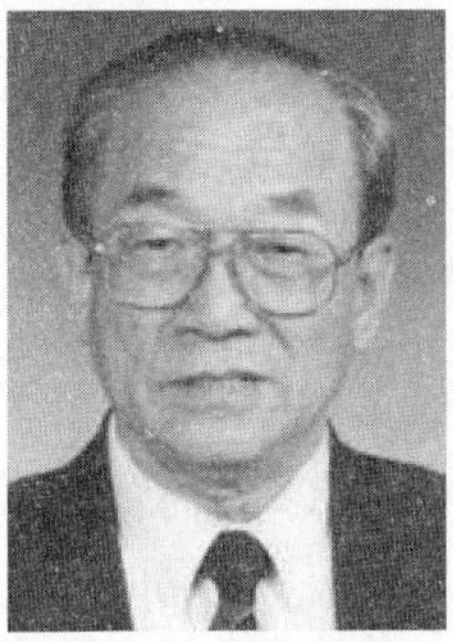

于德泉

于德泉，男，1932 年 10 月生，山东省蓬莱市人。1956 年毕业于北京医学院药学系药物化学专业，同年分配至中央卫生研究院药物学系工作（现中国医学科学院药物研究所）工作，1986 年任研究员，1989 年任博士生导师。1999 年当选为中国工程院院士。

先后担任中国化学会理事兼有机专业委员会副主任、国家自然科学基金委有机学科评审委员、卫生部新药评审委员、卫生部药学专家咨询委员会委员、中国医学科学院学术委员会委员、美国科促会会员、美国生药学会会员。担任《药学学报》编委、《亚洲天然产物研究杂志》（英文版）副主编。

于德泉院士是我国著名的天然药物化学专家，致力于中草药化学成分结构鉴定与合成研究，完成了秦艽、灵芝、连翘等 60 余种中草药化学成分研究，发现了 200 余种新化合物并完成结构测定。50 余年来，他系统地研究了三种藁本植物化学成分及其药理作用，发现 4 种具明显保肝和免疫抑制成分，完成全合成及构效关系研究。

他首次发现过氧键为抗疟有效基因团。上世纪 60 年代，疟原虫已对喹啉类药物产生抗药性，疟疾防治重新成为世界各国的研究课题。中国医科院药物研究所和军事医学科学院联合成立研究组，于德泉负责从众多采集到的天然药物中筛选出具有抗疟疗效的有效成分。他带领课题组夜以继日地对中药药物样品提取有效成分并进行化学结构鉴定，足迹踏遍了广东、广西、海南等国内众多疟疾疫区。筛选出抗疟有效的中草药——鹰爪根，发现了阴干的鹰爪根具有杀灭疟原虫的功效，并证明过鹰爪甲索中存在的过氧键是抗疟原虫的活性基团。鹰爪甲素的功效类似于氯喹，不但使高烧患者快速退烧，而且直接杀死疟原虫，可达到根治的功效。鹰爪过氧键的成功发现，为青蒿素的研究提供了借鉴思路，不久青蒿素被证实具有抗疟作用，其活性基团是过氧键。由于在疟疾防治中做出的重大贡献，于德泉带领的研究组被国家授予先进集体奖。

1967 年，于德泉参与主持了国家攻关项目“人工麝香”的研究，负责该项目总体设计和所有化学方面的工作，包括化学成分研究、配方设计、代用品寻找、质量控制、生产工艺研究等。从大量样品中筛选出与天然麝香有效成分结构和功效类似的化合物。在历时近 20 年的时间，于德泉课题组终于研制出与天然麝香功效几乎一致的国家一类新药“人工麝香”。该项目于 1994 年正式生产，年产值数亿元，大大缓解了天然麝香的紧缺，取得了巨大的社会效益和经济效益。

20 世纪 60 年代以后，他紧跟国际前沿技术，积极推动波谱新技术在天然药物成分结构鉴定中的广泛应用。在国内他率先使用近代 2D NMR 技术研究天然产物化学结构，并加以推广。他总结出不同类型天然产物的紫外光谱吸收特征，归纳了若干天然产物结构的 1H NMR 和 ^{13}C NMR 谱的结构与谱学关系，简化了 ^{1}H NMR 中 AB 和 ABX 系统信号具体归属方法，发现二萜生物碱 11-羰基和 13 羰基呈现不同 COTTON 效应，解决文献中争论的结构问题。波谱新技术中无论是核磁共振、质谱，还是红外光谱、紫外光谱检测样品仅毫克量水平就可以得出结果，不但样品用量明显减少，而且节省了大量的检测时间，大大节约了研究成本。应用不同的方法测定不同类型的天然药物结构，使化学结构鉴定的效率明显提高。他编著出版了《紫外光谱在有机化学中的应用》、《核磁共振波谱分析》及翻译出版了《近代核磁共振谱阐明结构》等波谱书籍及多篇论文。其中《核磁共振波谱分析》获 2000 年化工部优秀图书一等奖，2001 年国家图书提名奖。

于德泉院士在国内外学术期刊上发表论文 170 篇，获得国家、部委级成果奖 4 项，参与 4 部专著编写，培养硕士生、博士生 30 余名。1999 年被评为首都劳动奖章获得者、被英国剑桥国际传记中心授予 20 世纪杰出人才，2000 年被评为全国先进工作者，2001 年被香港求是科技基金会授予中医药现代化杰出科技成就集体奖。

饶子和

——中国科学院院士

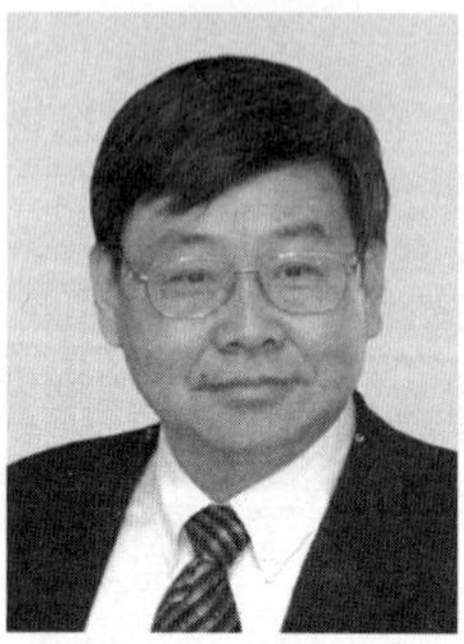

饶子和

饶子和，男，1950 年 9 月出生于江苏省南京市。1977 年毕业于中国科技大学，1989 年获墨尔本大学博士学位，后赴英国牛津大学 David Stuart 实验室从事博士后研究。1996 年回国在清华大学工作，2000-2008 年任清华大学蛋白质科学教育部重点实验室主任，2003-2007 年任中科院生物物理所所长、生物大分子国家重点实验室主任。2006-2011 年任南开大学校长。现任清华大学教授，博士生导师。2003 年当选为中国科学院院士。2004 年当选第三世界科学院院士。

饶子和教授还担任中国科协常委，天津市第 12 届政协副主席、党组成员，天津市第 11 届人大代表，中国生物物理学会理事长，第四届谈家桢奖励委员会主任。国家“973”专家顾问组成员，国家重大科学研究计划“蛋白质计划”的召集人，国家“重大新药创制”科技重大专项专家组成员。

饶子和教授长期从事与新发、再发传染病病原体相关的蛋白质结构、功能以及创新药物的研究，取得了一系列重要的原创性成果，在 SARS 病毒、禽流感病毒和膜蛋白的三维结构与功能的研究中做出了突出贡献。发表学术论文 280 余篇，其中 Nature 3 篇，Cell 2 篇，获发明专利 6 项。在 Nature 上发表了艾滋病毒基质蛋白 SIV-MA 的晶体结构，首次提出 HIV 及其家族分子的装配模型；在 Cell 上发表了 HumanFIX EGF-like Domain 与 Ca + + 结合复合物的结构与功能研究结果，揭示了该分子的生物学机理；在 JBC 上发表了 IgA 受体-CD89 的晶体结构研究成果；SARS 期间，饶子和研究组成功地解析出第一个 SARS 病毒的蛋白质-3CLPRO 及其与抑制剂复合物的晶体结构，为抗 SARS 药物的发现奠定了重要的结构基础，论文在 PNAS 上发表。他率领的研究组已系统地表达出 234 个与人类健康密切相关的重要蛋白质，解析出 50 多个重要蛋白质的结构。2011 年以来，饶子和研究组一直从事手足口病毒的相关研究，首次从原子分辨率的水平上，阐明了手足口病毒侵染人体、发生脱衣壳等过程的分子机制，解析出该病毒的受体精细三维结构以及其与病毒的相互作用的分子机制，成为病毒学研究领域中的关键突破。

饶子和教授 1999 年获香港“求是杰出青年学者奖”；2000 年获国家教育部“长江学者奖励计划”特聘教授，2003 年获“何梁何利基金科学与技术进步奖”；2004 年被评为国家重点基础研究发展计划（973 计划）先进个人；2006 年因在线粒体膜蛋白复合物Ⅱ的三维精细结构的突破性的研究成果，荣获陈嘉庚科学奖，又因在 SARS 基础研究中的卓越贡献而获得第三世界科学院最高奖——“第里雅斯特科学奖（Trieste Science Prize）”；2008 年获“谈家桢生命科学成就奖”等奖项。2009 年、2010 年他分别被香港浸会大学和英国格拉斯哥大学授予荣誉科学博士学位；2011 年当选为牛津大学 Hertford 学院 Senior Fellow；2011 年 11 月当选为国际纯粹与应用生物物理联盟（IUPAB）候任主席，成为该组织自成立以来的首位华人主席。

朱兆云

——2012 年国家科技进步一等奖

朱兆云，女，1954 年 3 月生。1982 年本科毕业于云南中

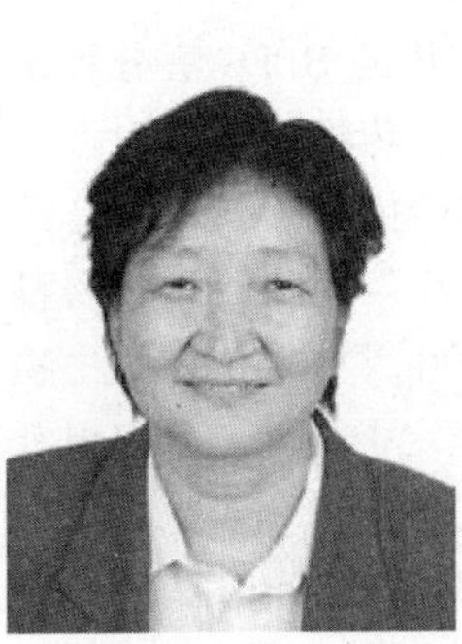

朱兆云

医学院。毕业后到大理州制药厂工作，1984 年到大理州医药公司工作，任副经理、党委委员。1997 年到云南省医药工业公司工作，任副经理、党委委员，兼云南植物药厂总工，云南省医药产品监测站站长。1999 年至今，任云南省药物研究所所长、党委书记、高级工程师。

朱兆云坚守民族医药工程近 40 年，提出并坚持基础研究与原创开发应用密切结合的研究思路，对低纬高原地区极其丰富的民族传统医药和天然药物资源组织实施了具有原创性、基础性、战略性和公益性的系统研究，做出了重大的创造性成就和贡献。

20 世纪 80 年代，她带头完成了大理州中药资源普查，成为全国的典型；因工作出色被评为全国医药系统先进个人。1999 年，她临危受命接任云南省药物研究所所长，闯出了一条"科技兴药、科技兴企"的路子。她坚持科研立所，推动竞争上岗、双向选择、分配制度改革等一系列改革措施，使药物所在 2004 年顺利通过 GMP 专家组现场认证，2005 年在云南首家通过 GLP 认证，填补了云南新药研究安全性评价规范空白。近三年销售收入 36 亿元，利税 7 762 万元，被认定为国家级企业技术中心、西南民族药新产品国家地方联合研发中心、国家高新火炬创新型企业。

云南属我国独特的低纬高原地区，是少数民族种类最多、自然地理最为复杂、民族文化和生物资源最为多样的特殊生态区。朱兆云将她所有的精力都放在了民族药的资源调研、研究开发、创新科技工程建设和创新团队培育上。她带领团队拍摄原生态彩色照片近 16 万张，采集标本 11 082 种 80 378 份，发现新分布药用植物 93 种，新药用植物资源 455 种，全面抢救传承 25 个少数民族传统医药，准确鉴定 4 012 种天然药物，摸清了低纬高原地区天然药物资源现状，2012 年荣获国家科学技术进步一等奖。

针对民族药研发基础条件建设滞后与薄弱，朱兆云提出了民族药创新科技工程建设，按国家规范要求，建起了药物安全性评价中心、昆明国家生物产业基地生物医药制剂中试生产中心、国家中医药管理局中药材品质评价三级实验室。主持完成国家科技攻关项目、省科技计划项目 10 余项，获云南省科学技术进步特等奖 1 项，省科技进步二等奖等 10 余项科技奖励。她和团队研制出金品系列包括肿痛气雾剂、肿痛搽剂、肿痛凝胶、痛舒胶囊、伤益气雾剂 5 个新药，获得 5 个原创性新药批件，5 项已产业化的发明专利。其中，肿痛气雾剂、痛舒胶囊（片）进入国家基本医疗保险药品目录，痛舒胶囊被认定为国家重点新产品；使用气雾剂治疗乳腺小叶增生为世界首创；凝胶剂填补了云南医药制剂中的空白。

主编《云南民族药志》、《云南天然药物图鉴》等专著 5 部。主编的《大理中药资源志》获西南、西北地区优秀科技图书一等奖。此外，她还撰写了《大理中药资源初探》、《云南中药资源收载三级标准情况》等 20 多篇药学论文及调查报告。1991 年获得省医药管理局优秀共产党员称号，1996 年被评为国家中医药管理局中药质量管理检测先进个人，2001 年获国务院特殊津贴，2004 年被授予云南省劳动模范称号，2005 年第十五届全国发明展览会金奖，2006 年荣获中国第二届发明创业奖，2013 年度全国三八红旗手。

药立波

——2012 年国家科技进步二等奖

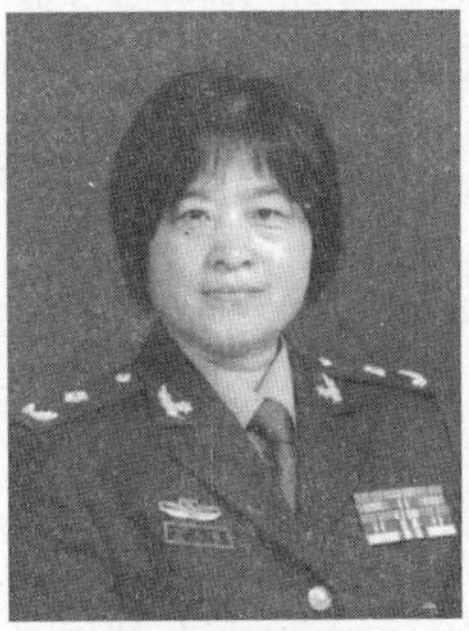

药立波

药立波，女，1955 年 1 月 1 日生，山西左权人。1977 年毕业于哈尔滨医科大学，1983 年、1988 年分别获第四军医大学生物化学与分子生物学硕士、博士学位，先后在日本京都大学医学部、美国拉霍亚免疫学与变态反应研究所留学及合作研究 6 年。历任沈阳军区后勤三分部第二零七医院战士、护士、军医，第四军医大学生物化学与分子生物学教研室讲师、副教授、教授。现任第四军医大学生物化学与分子生物学教研室主任、全军分子生物学重点实验室主任、教授、博士生导师。

担任教育部科技委生物学一部委员、国务院学科评议组成员、陕西省学位委员会委员、中国生物化学与分子生物学学会常务理事、陕西省生物化学与分子生物学学会理事长、全军生物化学与分子生物学学会副主任委员。

药立波教授潜心从事细胞信号转导机制研究工作，以肿瘤抑制基因的功能和临床意义为研究方向，先后领衔国家 973、863、国家自然科学基金重点等 16 项国家级课题，在完成这些项目过程中产生了重要的原始创新，为我国肿瘤生物学研究做出了突出贡献。在 SCI 收录期刊作为第一作者或责任作者发表了 56 篇论文，其中 15 篇的影响因子在 5.0 以上，已被他引了 1113 次。

在研究蛋白激酶 Btk 的结构与功能时发现蛋白激酶 C 与 PH 结构域相互作用，深入研究了其详细的生物化学特点和分子内定位，首次报告重要的信号转导功能结构域 PH 结构域在细胞活化时参与细胞骨架的调节。在研究疾病相关信号转导机制方面，发现了一个新的抑癌基因 NDRG2，阐明了该基因的作用模式及其在肿瘤发生发展中的意义。NDRG2 的表达与组织的增殖能力成负相关的关系，是正常组织与肿瘤组织间的差异表达基因。对 NDRG2 抑制肿瘤细胞增殖的机制、表达调控机制、在小鼠胚胎发育过程中的表达模式分析、细胞应激反应机制、转位入核机制以及相互作用分子等进行了深入的研究。在研究中还提出了胶原-DDR2-MMPs环路在类风湿性关节炎晚期滑膜细胞增生和软骨破坏过程中可能具有重要影响。先后获国家科技进步二等奖(2012)1项、陕西省科学技术一等奖1项(2008)、军队科学技术进步一等奖(1999)1项,获国家发明专利授权7项。

担任十余部医学院校各系列生物化学与分子生物学国家级规划教材的主编或副主编,获国家教学成果二等奖和军队教学成果一等奖各1项。1998年获国家杰出青年科学基金资助,先后被获总后勤部"科技金星"、"全国三八红旗手"、"全国巾帼建功"标兵个人、陕西省"十大三八红旗手标兵"等荣誉称号,2001年获得求是科技基金会"杰出青年学者奖"。2002年荣立二等功,获军队院校育才奖金奖。

贺浪冲

——2012年度国家技术发明奖二等奖

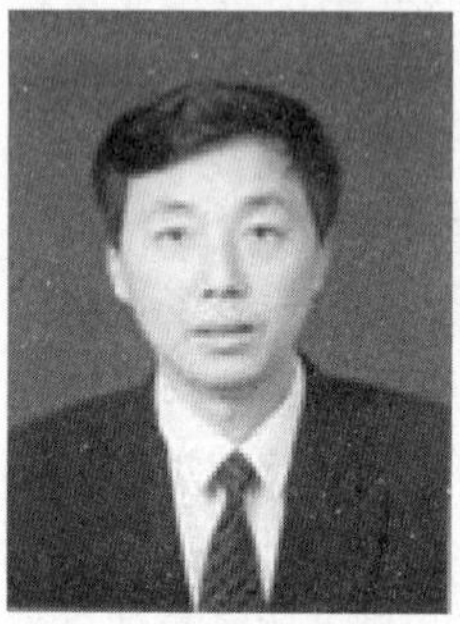

贺浪冲

贺浪冲,男,1957年8月8日生,分析化学博士,药物分析教授,博士生导师。曾任原西安医科大学药学院副院长、西安交通大学医学院副院长、党委书记。现任西安交通大学医学部副主任,药物研究所所长。

兼任中国药学会常务理事,中国药学会药物分析专业委员会主任委员,中国药典委员会理化分析专业委员会副主任委员,中国色谱学会理事,国家新药评审专家委员会专家,教育部高等学校制药工程教学指导分委员会委员等。担任Journal of Pharmaceutical Analysis主编,《药物分析杂志》副主编。

贺浪冲教授一直致力于药物分析基础研究和新药开发研究工作,先后主持国家科技部"十一五"支撑计划、科技部"重大新药创制"专项、国家重大科研仪器设备研制专项、国家自然科学基金重点项目和面上项目等20余项:高通量色谱和靶细胞模型研究都梁方剂的物质基础与作用机理(国家自然科学基金);手性钙拮抗剂体内过程立体选择性比较研究(国家自然科学基金);用细胞膜色谱法分析研究四物汤体系中的药效物质(国家自然科学基金);二氢吡啶类手性钙拮抗剂体内过程差异性研究(国家自然科学基金);天然降糖有效部位筛选及二类新药(THF-31)的开发研究(西安市重大技术创新项);钙拮抗剂类活性化合物的细胞膜色谱法筛选(卫生部科研基金);钙拮抗剂与钙通道受体相互作用差异性研究(卫生部优秀人才基金);用细胞膜色谱法研究药物与受体的相互作用(陕西省自然科学基金)等。

贺浪冲教授主要研究中药物质基础分析、体内药物分析、手性药物色谱分析。其中"手性药物的HPLC法分离研究"1997年获省教委科技进步二等奖。药物代谢动力学方法研究为临床合理有效用药提供了实验依据,其中"治疗药物血药浓度监测技术及应用研究"1996年获陕西省教委科技进步二等奖。发现了元宝枫和陕西叶下株等植物的生物活性成分及其药理作用,为新药开发奠定了基础,"元宝枫开发利用研究"1998年获陕西省政府科技进步二等奖。

他创立了细胞膜色谱法(CMC),对其理论、方法和应用价值进行了深入研究,为研究药物分子与细胞膜及膜受体间的特异性、差异性和立体选择性相互作用提供了新的实验方法。建立了手性药物的CMC/HPLC联用拆分方法,并应用于研究体内过程的立体选择性,结果发现手性药物各对映体与靶细胞及受体作用的立体差异性是引起对映体间药理和毒理作用差异性的主要原因;建立了活性成分的CMC筛选模型,应用于中药复杂体系物质基础研究和现代化天然药物开发研究。他将细胞生物学、受体药理学和色谱分离科学相结合,发明了一种仿生亲合色谱技术,建立了中药及其方剂活性成分筛选平台,发现了中药及其方剂的活性成分及用途,开发了系列的医药产品。项目在研究过程中,申请国家发明专利29项,已授权16项。发表论文162篇,其中SCI收录81篇,EI和MI收录68篇,他引1 012篇次,单篇最高引用54次。"细胞膜色谱技术及其在中药筛选中的应用"荣获国家技术发明二等奖。

贺浪冲教授主编了全国高等学校规划教材《法医毒物分析》、《工业药物分析》和《分析化学》。1992年获中国化学会"优秀青年化学奖",1996年获"吴杨奖"药物分析二等奖,1999年获中国药学发展奖,2008年获卫生部"有突出贡献中青年专家"称号。

人物名录

↗ **2012年度何梁何利基金科技奖** 何梁何利基金2012年度颁奖大会日前在北京举行。35人获得"科学与技术进步奖",15人获得"科学与技术创新奖","科学与技术成就奖"空缺。其中药学及相关领域人员名单如下:

科学与技术进步奖

周良辅	医学药学奖	复旦大学附属华山医院
王　琦	医学药学奖	北京中医药大学
郑静晨	医学药学奖	武警总医院
夏照帆	医学药学奖	第二军医大学长海医院
高长青	医学药学奖	解放军总医院
郑树森	医学药学奖	浙江大学附属第一医院
李兆申	医学药学奖	第二军医大学长海医院

赫　捷　　医学药学奖　中国医学科学院肿瘤医院
朱玉贤　　生命科学奖　北京大学
邓子新　　生命科学奖　上海交通大学
李　蓬　　生命科学奖　清华大学
张永明　　化学奖　上海交通大学、东岳集团
包信和　　化学奖　中国科学院大连化学物理研究所
陈　勇　　化学奖　中国科学院广州分院

科学与技术创新奖

吴清平　　产业创新奖　广东省微生物研究所

2012 年陈嘉庚科学奖　2012 年度陈嘉庚科学奖共评出 5 位科学家获数理科学奖、化学科学奖、生命科学奖、地球科学奖、青年科学奖技术科学奖，其中：

化学科学奖

朱道本　　中国科学院化学研究所

2012 年"吴杨奖"　2012 年第十三届吴杨奖通过初评和终审，评选出临床医学、药学、公共卫生领域十位优秀中青年医药卫生工作者。其中药学领域名单如下：

叶新山　　北京大学
董亚琳　　西安交通大学

2012 年中国药学会-石药集团青年药剂学奖

梁兴杰　　国家纳米科学中心
李春雷　　石药集团中奇制药技术（石家庄）有限公司
游　剑　　浙江大学药学院
霍美蓉　　中国药科大学
陈　钧　　复旦大学药学院
孙　逊　　四川大学华西药学院

2012 年中国药学会-施维雅青年药物化学奖

熊　兵　　中国科学院上海药物研究所
朱永强　　南京医科大学药学院
蒋先兴　　兰州大学基础医学院
高　昊　　暨南大学药学院
肖志艳　　中国医学科学院药物研究所

2012 年中国药学会-赛诺菲安万特青年生物药物奖

邓洪斌　　中国医学科学院医药生物技术研究所
王坚成　　北京大学药学院
王军平　　解放军第三军医大学
铁　璐　　北京大学基础医学院
赵英永　　西北大学生命科学学院
高　凯　　中国食品药品检定研究院
何蓉蓉　　暨南大学药学院
王　乂　　中国海洋大学

2012 年第十六届 SERVIER 青年药理学工作者奖

郭　韧　　中南大学湘雅三医院
初文峰　　哈尔滨医科大学
艾　菁　　中国科学院上海药物研究所
龚其海　　遵义医学院
于剑光　　第二军医大学
李铭源　　澳门大学
刘　慧　　华中科技大学
吴　宁　　军事医学科学院毒物药物研究所

2012 年中国药学会优秀药师奖

史丽敏　　首都医科大学附属北京友谊医院
魏国义　　首都医科大学附属北京安贞医院
邹爱英　　天津中医药大学第二附属医院
刘洪和　　天津市天和医院
赵树琛　　秦皇岛市第一医院
赵连兴　　邯郸市食品药品检验中心
郝志英　　山西省肿瘤医院
王月花　　太原市第三人民医院
苍爱军　　辽宁省人民医院
李　洁　　辽宁省抚顺市中心医院
姜　林　　吉林省肝胆病医院
姜宗文　　中国人民解放军第二〇八医院 461 临床部
杜智敏　　哈尔滨医科大学附属第二医院
欧阳郢　　哈尔滨市第一医院
陈　坚　　上海市松江区中心医院
杨婉花　　上海交通大学医学院附属瑞金医院
姚　毅　　江苏省中医院
王　诚　　苏州大学附属儿童医院
徐颖颖　　杭州市红十字会医院
陈赛贞　　浙江省台州市中心医院
刘丽萍　　安徽医科大学第二附属医院
孙言才　　安徽省立医院
林　羽　　福建省药品检验所
许建华　　福建医科大学药学院
蒋云根　　武警江西总队医院
张　瑛　　江西省人民医院
孙洪胜　　山东中医药大学附属医院
初建设　　淄博市第八人民医院
罗　琳　　河南省胸科医院
赵秀莉　　河南省肿瘤医院
杜　光　　华中科技大学同济医学院附属同济医院
周延安　　武汉大学人民医院（湖北省人民医院）
雷艳青　　湖南省脑科医院
尹　桃　　中南大学湘雅医院
马晓鹏　　广东医学院附属医院

吴晓玲　广东省中西医结合医院
李　刚　桂林市人民医院
伍小燕　广西中医药大学第一附属医院
韩方璇　海南省人民医院
徐文彤　中国人民解放军第一八七医院
吕　红　重庆市巴南区人民医院
陈勇川　第三军医大学第一附属医院
宋　莉　成都市第一人民医院
叶　云　泸州医学院附属医院
方　琴　贵阳医学院附属白云医院
陈　灵　遵义医学院附属医院
余晓玲　昆明市中医医院
杨兆祥　昆明制药集团股份有限公司药物研究院
银潇文　西藏鑫誉医药发展有限公司
杨春彦　西藏拉萨厚北医院
刘永忠　西安市中心医院
绳金房　陕西省食品药品检验所
石晓峰　甘肃省肿瘤医院
金永新　甘肃省第二人民医院
文海岸　青海大学附属医院
张玉臣　青海省食品药品检验所
常秀玲　宁夏固原市人民医院
肖　勇　中国人民解放军第五医院
邹小广　新疆喀什地区第一人民医院
武嘉林　新疆华世丹药业股份有限公司
彭　曦　石河子大学医学院第一附属医院
刘新宇　深圳市福田区人民医院
张　恒　青岛市海慈医疗集团
汤新强　大连医科大学附属第一医院
林惠武　厦门市第一医院思明分院
周　征　宁波市药品检验所
郭瑞臣　山东大学齐鲁医院临床药理研究中心
栗　艳　中国人民解放军第四军医大学西京医院
孙　艳　中国人民解放军总医院药品保障中心
周永刚　中国人民解放军第八一医院
霍　花　中国人民解放军沈阳军区总医院北陵临床部
薛洪源　中国人民解放军白求恩国际和平医院

2012 年第六届药明康德生命化学研究奖

杰出成就奖

王　锐　兰州大学基础医学院
王红艳　复旦大学生命科学学院
吴　乔　厦门大学生命科学学院

学者奖

丁　克　中国科学院广州生物医药与健康研究院
王晓晨　北京生命科学研究所
叶　涛　北京大学深圳研究院特聘教授、香港理工大学
刘　磊　清华大学化学系
刘志杰　中国科学院生物物理研究所
朱　冰　北京生命科学研究所
张　翱　中国科学院上海药物研究所
杨胜勇　四川大学生物治疗国家重点实验室
何治柯　武汉大学化学与分子科学学院
金　拓　上海交通大学药学院
施章杰　北京大学化学与分子工程学院
曹　流　国医科大学转化医学研究所所长
谢　欣　中国科学院上海药物研究所
蓝　柯　中国科学院上海巴斯德研究所
颜　宁　清华大学医学院

学会与学术活动

Associations and Academic Activities

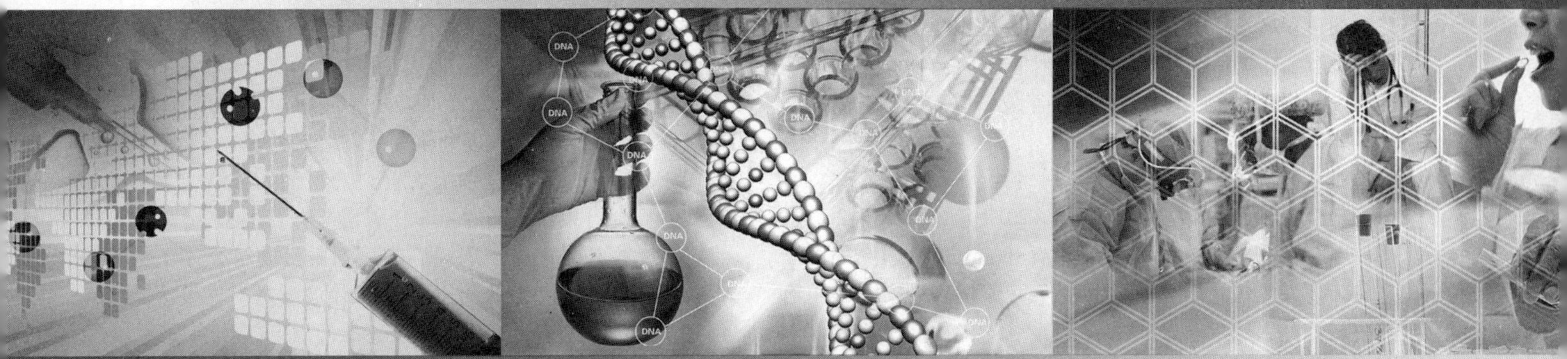

第五届全国临床药学实践案例分析与合理用药学术研讨会 2012 年 3 月 30 ~ 31 日,“第五届全国临床药学实践案例分析与合理用药学术研讨会”在成都召开。会议由中国药学会医院药学专业委员会主办,四川省医学院、四川省人民医院和《中国药学杂志》共同承办。来自全国各地的 600 余名代表参加了会议。会议以“药师在抗菌药物安全、合理使用中的作为”为主题,通过大会报告、专题报告、经典案例分析、论文交流、知识竞赛等形式,交流了临床药师参与临床及药物咨询等工作的方法和经验。会议期间,第四军医大学西京医院文爱东主任、四川大学华西医院感染性疾病中心刘凯教授、四川省人民医院药剂科童荣生主任和北京大学第三医院药剂科翟所迪主任分别做了题为“合理用药与医疗安全”、“抗生素临床应用常见误区”、“药师在抗菌药物管理和临床应用中的作用”、“感染治疗中的药学支持”的主题报告。

(姜明欢)

2012 第四届抗体与疫苗大会 2012 年 3 月 26 ~ 28 日,“第四届抗体与疫苗大会”在北京召开。会议由国家外国专家局国外人才信息研究中心主办,百奥泰国际会议(大连)有限公司承办,来自国内外的 2 000 余名学术研究机构和制药公司的专家、企业家参加了会议。大会分为抗体大会和疫苗大会两部分。抗体大会组织了抗体突破性研究、抗体革新技术平台、基于抗体的药物发现及治疗——从早期到最新阶段、抗体在医学诊断中的应用、抗体工程和生产、抗体的非医学应用、生物医药研发外包,合同加工外包及外包策略等 8 个科技论坛或分会活动。疫苗大会组织了全球预防接种展望、疫苗科学与技术的突破、以细胞生物学和分子生物学为基础的疫苗研发平台、新的人用疫苗的发现和开发、动物用疫苗、研制疫苗和临床试验疫苗的生产,制造和质量控制/质量保证等 8 个科技论坛或分会活动。 (姜明欢)

第四届中国国际新药创制关键技术研讨会 2012 年 4 月 14 ~ 16 日,“第四届中国国际新药创制关键技术研讨会”在上海召开。会议由中国医药科技成果转化中心、中国医药企业发展促进会、中国医药产业技术促进联盟联合主办,上海奉贤生物医药技术转移中心、上海奉贤生物科技发展有限公司承办。来自国内外新药研发、制药企业、大专院校、管理咨询、投融资机构等各个行业和部门的 260 余名代表参加了会议。国家食品药品监督管理局注册司张伟司长、中国医学科学院副院长詹启敏院士、中国医药企业发展促进会姚桐利副会长、上海市生物医药科技产业促进中心傅大煦副主任等领导以及 GE 医疗集团生命科学部大中华区总经理余德建出席了开幕式。会议围绕药物发现、中试放大、规模化生产中核心关键技术最新发展动态以及我国和全球药物创新与产业化发展趋势展开讨论。会议期间,张伟司长、詹启敏院士和 GE 医疗集团生命科学部生物技术研发总裁 Lotta Ljungqvist 分别做题为“药品注册管理的最新进展与未来展望”、“转化医学与新药研发”、“New technologies supporting drug innovation from R&D to manufacturing”的主题报告。

(姜明欢)

中国药学会医药知识产权研究专业委员会学术年会 2012 年 4 月 21 日,“中国药学会医药知识产权研究专业委员会 2012 年度学术年会暨药品专利制度与注册审批制度的关系研究项目研讨会”在临沂市召开。会议由医药知识产权研究专业委员会主办。来自最高人民法院、国家工商行政管理总局、国家知识产权局、国家食品药品监督管理局、山东省食品药品监督管理局的领导以及企业代表共 40 余人参会。会议由最高人民法院原庭长、专委会副主任委员蒋志培主持开幕式,国家食品药品监督管理局药品注册司崔浩副处长,山东省食品药品监督管理局刘斗处长,鲁南制药集团股份有限公司李冠忠副总经理分别为大会致开幕词。张清奎主任委员就专委会自年初以来的工作开展情况进行通报,并对本年度后期工作开展进行了展望。陈兵副主任委员介绍了数据保护课题开展进度,吴新华委员和张伟波委员对专委会学组组建工作进展进行了汇报。会议还专门召开了项目研讨会,听取了各方意见,为 SFDA 出具了更具实操性的政策建议。

(姜明欢)

2012 年中华医学会临床药学分会学术会议 2012 年 4 月 29 日,“中华医学会临床药学分会 2012 年全国学术会议”在郑州召开。会议由中华医学会、中华医学会临床药学分会主办,河南省医学会、郑州大学第一附属医院承办,来自国内外的 3 000 余名代表参加了会议。中华医学会常务副会长、秘书长刘雁飞,河南省卫生厅厅长、河南省医学会会长刘学周,河南省卫生厅副厅长秦省,中华医学会临床药学分会主任委员、郑州大学副校长、郑州大学第一附属医院院长阚全程教授等领导出席大会开幕式并发表讲话。美国医学研究院院士、美国加利福尼亚大学旧金山分院医药生物工程院院长 LeslieZ. Benet 教授,美国 Drexel 大学医学院药理学和生理学系主任、美国医学院药学会主席 James E. Barrett 教授,美国哈佛大学麻省总医院转化研究实验室主任 Darrell Richard Borger 教授等外国专家应邀参加会议。会议共设主题讲座 4 个、专题讲座 20 个、大会发言 28 个,征集学术论文 392 篇,展示了临床药学领域的最新研究成果;期间还召开了中华医学会临床药学分会青年委员会成立大会和青年委员会选举会议,选举阚全程教授兼任青年委员会主任委员。 (姜明欢)

第四届华夏药物经济学论坛 2012 年 5 月 5 日,“第四届华夏药物经济学论坛”在北京召开。会议由北京大学中国卫生经济研究中心主办。会议主题为“价值定价与支付:从药物经济学指南到政策实践”。来自亚洲地区政府、学界、业界的300余名代表参加了会议。会议由北京大学刘国恩教授主持,澳洲Newcastle大学的李树泉教授、马来西亚Monash大学分校的李炯前教授和台湾阳明大学的郎慧珠教授出席开幕式并发表讲话。会议期间,中国医疗保险研究协会会长王东进、中国社会保障部医保司司长姚宏、国家发改委药品评审中心主任卢凤霞、复旦大学胡善联教授、中国卫生部药政司司长郑宏、北京大学刘国恩教授、台湾阳明大学郎慧珠教授、澳洲Newcastle大学李树泉教授等专家分别做了题为“中国医疗保险制度的改革发展”、“中国全民医保药品目录是如何遴选的”、“价值定价与价格形成机制的思考”、“关于世界卫生组织国家药品定价政策指南介绍”、“国家基本药物政策将在十二五时期如何变化”、“中国十二五医改规划关于国家医药政策的思考”、“台湾药物政策进展与趋势”和“药物经济学指南如何影响澳大利亚药物政策”的主题报告。

（姜明欢）

第四届全国药物性损害与安全用药学术会议 2012年5月17~19日,“第四届全国药物性损害与安全用药学术会议”在北京召开。会议由药物不良反应杂志社联合中华医学会心血管病学分会和中国药学会医院药学专业委员会共同主办。会议主题为“心血管药物安全应用与药源性心血管疾病防治”,来自20余个省、自治区、直辖市的600余名代表参加了会议。会议期间,胡大一教授、陈可冀院士、James Tisdale教授、纪立农教授、顾复生教授、马长生教授、李幼平教授等专家分别介绍了心血管药物安全应用与药源性心血管疾病的临床特点、诊断及防治等方面的最新进展,并进行了病例报告、卫星会议、论文交流和优秀论文评选等形式多样的学术活动。

（姜明欢）

安全用药——护士与药师共同的责任研讨会 2012年5月20日,“安全用药——护士与药师共同的责任研讨会”在京召开。会议由中国药学会医院药学专业委员会与中国医院协会护理管理专业委员会联合举办,来自全国各地100多位医院药学代表与护士参加了会议。会议旨在促进临床工作中护士与药师之间的紧密合作,提高临床用药安全,避免用药差错,贯彻落实“以患者为中心”的服务理念。会议期间,厦门长庚大学药学部蔡春玉教授、中国医院协会医疗法律专业委员会郑雪倩副主任委员分别作了题为“药物使用与跌倒预防”、“用药安全相关的司法案例分析”的大会报告。会议特设“从护理视角看病房药品管理与发放”和“从医院药学视角看药品管理与用药安全”两部分专题,北京协和医院护理部的张红梅护士长、北京大学人民医院护理部的王冷副主任、首都医科大学宣武医院护理部的应波护士长、宣武医院药剂科程红勤主管药师、解放军总医院药品保障处的王伟兰主任药师、北医三院药剂科的赵荣生主任药师分别作了题为“提升系统安全保障,防范护士用药差错”、“利用现代信息技术助力安全用药”、“引入精细化管理理念,推动护理用药安全”、“病房药房药学服务模式的实践与探索”、“药师携手医生护士,共促患者用药安全”、“药护结合与用药安全持续改进”的专题汇报。

（李友佳）

第四届药物信息协会中国年会 2012年5月20~23日,“第四届药物信息协会中国年会”在上海召开。会议由美国药物信息协会与中国医药国际交流中心联合主办。会议主题为“中国与世界:合作与创新”。美国药物信息协会全球主席Yves Juillet、国家食品药品监督管理局局长尹力等嘉宾出席开幕式并致辞。来自各国药品监管机构、科研院所、临床基地及制药企业等近千位嘉宾、专家、学者参加了会议。会议包括专题培训、自由式辩论、焦点论坛、以及由美国、欧洲、亚洲及中国药监部门共同参与的原料药监督检查专题研讨会。专题会议涵盖药品监管法律法规、临床开发与药物警戒、数据统计及管理、化学、生产及质量控制等内容及区域性研发、园区创业、CRO合作与服务、原料药生产及检验、疫苗及生物制药、医疗器械、转化医学等议题。

（姜明欢）

第二十三届全国儿科药学学术年会暨首届中欧儿科临床药学国际论坛 2012年5月23~26日,“第二十三届全国儿科药学学术年会暨首届中欧儿科临床药学国际论坛”在石家庄市召开。会议由中国药学会医院药学专业委员会主办,中国药学会医院药学专业委员会儿科药学专业组、河北省儿童医院及《儿科药学杂志》编辑部联合承办;来自全国的180余名代表参加了会议。中国药学会医院药学专业委员会主任委员朱珠教授、卫生部医院管理研究所药事管理研究部主任吴永佩教授、中南大学临床药理研究所卫生部临床药理国家研究中心陈小平教授、复旦大学附属儿科医院药剂科李智平主任、河北省人民医院药学部张淑慧主任以及来自法国、德国、英国等国家的儿科药学、儿科药理学等专家分别做了主题报告。大会共收到论文133篇,其中中青年药师论文64篇,并评出第四届全国儿科中青年药师论文报告会特等奖1名,一等奖2名,二等奖3名,三等奖4名。

（姜明欢）

第一届海峡两岸医药品检验技术交流研讨会 2012年6月6~7日,“第一届海峡两岸医药品检验技术交流研讨会”在福州市召开。此次研讨会由中国食品药品检定研究院、台湾食品药物管理部门、福建省药检所联合举办,来自海峡两岸医药界230多名嘉宾和代表参加了研讨会。本次研讨会以“两岸携手、共享健康”为主题,旨在搭建两岸医药品检验部门交流合作平台,扩大和加强医药品领域技术交流。研讨会上,28位医药界专家和学者进行大会和分会场报告,主要围绕药品、保健食品、化妆品和医疗器械的检验检测技术与方法,以及检验体系和检验标准等进行了研讨。

（王　潇）

2012年老年相关性疾病防治及合理用药研讨会 2012年6月8~12日,“老年相关性疾病防治及合理用药研讨会”在呼和浩特市召开。会议主题为“老年相关性疾病的防治”,由中国药学会老年药学专业委员会主办,内蒙古医科大学承办。会议期间,中国医学科学院药物研究所所长王晓良教授、中国中医研究院西苑医院副院长刘建勋研究员、中国医学科学院北京协和医学院药物研究所陈乃宏教授、北京大学医学部韩晶岩教授、中国医学科学院药物研究所朱海波教授、中国医学科学院药物研究所教授申竹芳、中国医学科学院药物研究所研究员叶菲等专家分别作了题为“脑缺血及脑出血动物模型及药物评价”、“治疗心脑血管病药物药效学研究与评价”、“可视化技术在神经药理和创新药物开发中的应用”、“微循环可视化技术在活血化瘀中药研究中的应用”、“基于血脂蛋白快速分离的脂质荧光检测技术构建及初步应用”、“代谢综合征实验动物模型及其子药效评价中的应用”及“胰岛素增敏剂药效学评价平台的实验研究”的主题报告。

(姜明欢)

2012全国医院药学(药事管理)学术会议 2012年6月9~12日,“全国医院药学(药事管理)学术会议”在武夷山市召开。会议由中国药学会医院药学专业委员会主办,《中国医院药学杂志》编辑部和福州军区总医院共同承办。会议主题为“完善医院药事管理办法,逐步使医院的药学工作走向规范化、科学化”。来自全国各地的400余名代表参加了会议。中国药学会医院药学专业委员会主任委员朱珠教授致大会开幕词,并围绕“传承、务实、合作、创新“的办会原则,鼓励与会医院药师们抓住机遇、提高素质,为保障医疗安全和患者用药安全发挥积极作用。会议期间,朱珠、翟所迪、蔡卫民、张幸国、武新安、吴方建等教授针对药学服务的持续改进、医药制度改革、医院药学可持续发展等内容做了主题报告。

(姜明欢)

第九届全国抗菌药物临床药理学术会议 2012年6月15~17日,由北京大学临床药理研究所、中国药理学会临床药理专业委员会和中国药学会《中国临床药理学杂志》主办,北京协科技术培训中心承办的“第九届全国抗菌药物临床药理学术会议”在北京召开。国内外医学与药学专家、医师和药师、制药企业代表等共300余人出席了会议。大会的宗旨是贯彻实施卫生部《抗菌药物临床应用管理办法》,促进我国抗菌药物研究与国际接轨。北京大学临床药理研究所党委书记刘新民到会祝贺并回顾了全国抗菌药物临床药理学术会议的办会过程。澳大利亚微生物学会主席 John Turnidge 教授、日本群马大学池康佳教授等国内外专家就细菌耐药和合理使用抗菌药物等内容在大会上作了报告。大会就抗菌药物的发展方向、抗菌药物药效学研究、病原体耐药机制研究、抗菌药物药代动力学研究、药效学与药动学结合研究、新抗菌药物临床评价、抗菌药物毒理学研究、重症感染的治疗、临床合理用药、医院感染管理等方面进行了交流与探讨。

(李友佳)

第四届海峡两岸中医药发展与合作研讨会 2012年6月17~18日,“第四届海峡两岸中医药发展与合作研讨会”在厦门市召开。会议主题为“加强两岸中医药交流合作,促进两岸中医药互利共赢”,由国家中医药管理局和厦门市政府共同主办,国家中医药管理局对台港澳中医药交流合作中心、中国中医科学院、厦门市卫生局、福建中医药大学、厦门海峡中医药合作发展中心等单位承办。会议邀请了海峡两岸中医药领域权威专家、学者和企业界知名人士就当前两岸中医药科研、产业领域发展与合作的关键问题和共同关注的热点、难点问题进行了探讨,推进了两岸中医药事业的发展。研讨会还举办了对台中医临床适宜技术培训班,开展了中医特色疗法体验活动。

(姜明欢)

第十一届全国青年药学科技工作者最新科研成果交流会 2012年6月20~23日,“第十一届全国青年药学科技工作者最新科研成果交流会”在杭州市召开。会议由中国药学会主办、浙江中医药大学药学院承办,来自全国各地的140余名青年药学科技工作者参加了会议。中国科学院院士、中国药学会陈凯先副理事长,中国药学会李少丽副理事长,中国药学会秘书长助理王爱国,中国药学会药物分析专业委员会主任委员贺浪冲教授,药物化学专业委员会副主任委员尤启东教授等专家参加了会议。会议期间,陈凯先院士作了题为“创新药物研究趋势和模型化策略”的大会特邀报告,从创新药物研究的挑战和思考以及计算机辅助的模型化和模拟化研究两个方面探讨了当前新药研究领域面临的挑战和面对这些挑战的思考,并通过实例阐释了计算机辅助的创新药物研究模式和基于计算机和信息科学的模型化、模拟化研究策略在新药的发现和前期研究以及提高创新药物研究效率的意义。会议共收到论文160篇,有51篇进行了大会报告交流,论文内容包括药物化学、药理学等分支学科,并评出20名论文获奖者。

(姜明欢)

中国药理学会第十次全国会员代表大会 2012年7月6日,“中国药理学会第十次全国会员代表大会”在北京召开,来自全国各地的400余名会员代表参加了会议。大会特邀全国人民代表大会常务委员会副委员长、国家“重大新药创制”科技重大专项技术总师桑国卫院士和军事医学科学院原院长、中国工程院院士秦伯益教授分别作题为“我国生物医药产业及创新药物的发展战略”和“中国的控烟形势”的学术报告。杜冠华理事长作了“中国药理学会第九届理事会工作报告”以及学会财务情况报告和章程修改报告。大会选举产生了中国药理学会第十届理事会、常务理事会和学会领导,中国医科院药物所杜冠华研究员担任理事长,杨宝峰、丁健、张永祥、李学军、张岫美、魏伟、刘俊田、陈建国担任副理事长。新当选的理事一致表示,将遵守中国药理学会章程,关心学会发展,积极参与学会活动,参加学会举办的各种学术会议,为中国药理学会的发展而努力工作,为我国药理学的发展多做贡献。（李友佳）

2012全国药物流行病学学术年会 2012年7月6~8日,“2012全国药物流行病学学术年会”在浙江省温州市召开。会议由中国药学会药物流行病学专业委员会主办,温州市药学会承办,药物流行病学杂志社、温州市医学会神经病学分会协办。国家食品药品监管局药品评价中心、中国药学会药物流行病学专业委员会、美国哈佛大学药物流行病学研究中心、国内药物流行病学专家和医药院校的专家学者等共200余人参加会议。会议以“推进中国药物流行病学研究,促进临床合理用药”为主题。本届学术年会是专委会第16次全国性学术会议,共收到论文56篇,大会专题报告15篇,优秀论文交流4篇。大会期间,国家食品药品监督管理局药品评价中心副主任杜晓曦报告了从药品上市后再评价的主要内容、方法和现行法规,到我国上市后药品再评价的进展与面临的挑战。参会代表对国内外药物流行病学的研究与实践,药品不良反应与安全用药、药品风险管理、药品安全监管政策与实施,临床规范、合理用药的经验体会,以及推进药物流行病学学科发展,促进临床合理用药等内容进行了交流和探讨。（李友佳）

第四届中国药师大会 2012年7月6~8日,“第四届中国药师大会”在哈尔滨市召开。会议主题为“合理用药,呵护公众健康”,由卫生部合理用药专家委员会和中国执业药师协会主办,哈药集团及三精制药承办,来自全国的500余名药学工作者参加了大会。会议由哈尔滨医科大学校长杨宝峰院士、中国执业药师协会副会长陈济生女士和徐德生教授主持。会议期间,卫生部王羽司长和郑宏司长分别做了题为“中国医疗机构药事管理发展与展望”、“国家基本药物制度有关情况介绍”的主题报告;杨宝峰院士和吴春福教授分别做了题为“心血管疾病合理用药”、“中国药学服务型人才需求研究”的学术报告;其他与会专家就抗菌药物、内分泌与代谢药物、药物信息利用与传播等内容进行了交流;大会还邀请了来自美国和英国的注册药师分享了医院药房用药安全解决方案、药师的地位与作用等与药学工作密切相关的内容。会议共收到论文770篇,其中6篇被评为大会优秀论文,内容涉及临床药学实践、药品质量控制、药事管理、药物经济学、药学信息服务、药学教育、药师制度等方面。（姜明欢）

全国第一届麻醉药理专业委员会第三次学术会议 2012年7月6~8日,“全国第一届麻醉药理专业委员会第三次学术会议”在陕西省西安市召开。会议由中国药理学会麻醉药理学专业委员会主办,中国人民解放军第四军医大学麻醉学科和西安医学会麻醉分会承办,来自全国各地的近300名麻醉及药理学专家、学者以及研究生代表参会。麻醉学院戴体俊教授出席并作了题为“网络药理与麻醉药理学的发展前景”的大会报告。大会还邀请了中国工程院院士张生勇教授等11位知名专家学者作报告。会议共收到论文127篇,30余篇被评为青年优秀论文,其中10篇还进行了大会现场报告交流。会议报告内容包括药物的研发、麻醉药物的临床应用、麻醉药物的拓展应用、神经血管稳态重构的基础研究、麻醉药物作用的网络调控机制、麻醉药物剂型的研究进展、镇痛药物的发展历史和前景展望等。（李友佳）

循证药物经济学研究与中药产业发展研讨会暨中药循证药物经济学研究规范介绍会 2012年7月8日,“循证药物经济学研究与中药产业发展研讨会暨中药循证药物经济学研究规范介绍会”在北京召开。会议由国家中医药管理局科技司主办,天津大学药学院药政法规与转化医学研究中心联合循证医学与效益价值综合评价中心、中医药世界联盟(TCMGA)、博诺威药物经济学研究中心联合承办。会议邀请了国家中医药管理局李大宁副局长及人保部、发改委等各管理部门的领导,以及张伯礼、孙鹤、孙利华、吴晶、宋瑞林、吴圣贤、王昕等临床评价和药物经济学评价的专家出席。与会领导和专家就药物经济学契合中药的特点并规范化开展,以推动中医药产业的发展,促进医疗保险偿付、定价决策等问题进行了探讨。会议参考了世界各国药物经济学指南及研究进展,对中药开展药物经济学评价面临的问题和挑战进行了研究,提出了《中药药物经济学研究规范》(草案)的制定工作。（姜明欢）

第四届全国医院药剂科建设与管理学术研讨会 2012年7月14~15日,“第四届全国医院药剂科建设与管理学术研讨会”在北京召开。会议由中国药学会医院药学专业委员会和中国医学装备协会医院药房装备与技术专业委员会(筹备)共同主办,北京大学第三医院和《中国药学杂志》社共同承办,来自全国各地的300余名代表参加了会议。北京大学第三医院药剂科翟所迪主任开幕式,中国药学会医院药学专业委员会主任委员朱珠教授致开幕辞,中国药学会副理事长李大魁主任出席了会议。会议旨在分享全国同行在医院药剂科建设与管理方面的成功经验,探讨现阶段医院药剂科建设的正确模式和管理的先进方法,促进该领域的学术交流,推动药剂科装备的现代化和信息化建设。会议期间,朱珠、翟所迪、张海莲、张晓乐分别做了题为“关于门诊调剂流程优化的学习与思考”、“医改与科室建设”、“关注2012患者安全目标和国际卫生医疗机构标准(JCI)新增内容”及“加强人文建设、促进学科发展”的主题报告。会议还设置了论文壁报交流板块，12篇优秀论文通过壁报形式交流，其中4篇论文获得会议优秀论文奖。 (姜明欢)

十二届全国心血管药理学术会议和中俄药理国际研讨会 2012年7月27 ~29日，“2012年中美临床和转化医学国际论坛心脑血管病分会论坛暨第十二届全国心血管药理学术会议和中俄药理国际研讨会”在吉林省延吉市召开。论坛由中国工程院医药卫生学部、中国药理学会心血管药理专业委员会、黑龙江省药理学会和哈尔滨医科大学主办，延边大学承办，延边大学医学院协办。会议旨在建立临床和转化医学国际合作与交流的桥梁，建立国际医学界最高水平，最具有科学影响力，引导医学前沿研究领域的励志品牌和国际合作平台。来自国内外200余位心脑血管疾病专家参加了会议。哈尔滨医科大学杨宝峰院士、印第安纳大学医学院Riley心血管研究中心主任Loren Field教授、俄罗斯圣彼得堡大学Churilov Leonid Pavlovich教授、俄罗斯军事医学科院Petr Dmitrievich Shabanov教授、中国医学科学院杜冠华教授、第二军医大学苏定冯教授和973首席等专家分别做了大会报告。本次大会就心脑血管研究领域的进展进行了交流和探讨，并展示了国内外心血管疾病基础与临床研究的最新研究进展。 (李友佳)

中国药理学会数学药理专业委员会2012年理事会暨青年学者论坛 2012年7月27 ~30日，由中国药理学会数学药理专业委员会主办，中南大学承办的“中国药理学会数学药理专业委员会2012年理事会暨青年学者论坛”在湖南张家界市召开，共有来自全国临床研究单位、医学院校、企业界等90余名代表参会，数学药理专业委员会委员20余人到会。数学药理专业委员会名誉主席孙瑞元教授，主任委员袁秉祥教授在开幕式上发表了讲话。会议以专家报告，青年学者论文展示、理事交流形式进行。北京大学药学院卢炜教授、北京协和医院江骥教授、上海中医药大学郑青山教授分别作了题为“群体药动学理论及实践”、“早期临床试验设计及实践”、“临床试验数据管理及实践”的专题报告。报告专家就定量药理学的理论实践，临床研究设计和数据管理的组织实施，我国定量药理学以及临床研究现状与国际接轨等关键问题作了汇报。参会理事就各自研究领域和参会代表进行了学术交流。会议共展示青年学者论文18篇，评选出一等奖3名、二等奖5名，鼓励奖10名，并为获奖青年学者颁发了证书和奖金。 (李友佳)

中国药理学会第十一届全国化疗药理学术研讨会 2012年7月28 ~31日，由中国药理学会化疗药理专业委员会主办，复旦大学附属华山医院抗生素研究所与贵阳医学院附属医院联合承办的“中国药理学会第十一届全国化疗药理学术研讨会”在贵阳市召开。来自全国40多个相关单位的100余名代表参加了会议。大会共收到论文88篇。研讨会邀请国内基础药理学、临床药理学、临床医学等相关领域的11名专家就抗微生物化疗和抗肿瘤化疗领域国内外研究进展及其领衔的团队的研究新成果作专题报告；遴选了抗微生物化疗和抗肿瘤化疗领域研究论文进行大会交流，内容涉及基础研究和临床研究的最新成果。会议还设置了青年优秀论文评选，获奖论文18篇。会议期间，中国药理学会化疗药理专业委员召开了委员扩大会议，按照中国药理学会有关组织章程，专业委员会进行了换届选举。四川大学周黎明教授当选为第八届中国药理学会化疗药理专业委员会主任委员，解放军总医院王容教授、郑州大学乔海灵教授、第三军医大学周红教授和复旦大学附属华山医院抗生素研究所张菁教授当选为副主任委员。 (李友佳)

第三届中国医院药学论坛 2012年8月4日，“第三届中国医院药学论坛”在西宁市召开。论坛由中国药学会、中国医药工业科研开发促进会主办，青海省人民医院承办。论坛主题结合我国的医改政策重点对“高血压病合理用药”进行讨论。首都医科大学附属北京天坛医院王拥军副院长主持论坛的开幕式。北京大学人民医院药剂科冯婉玉主任、北京大学第三医院药剂科翟所迪主任、北京天坛医院药剂科赵志刚主任等主持了会议，来自全国各地的300余名药剂科主任参加了论坛。论坛分高血压病药学服务专题大会、中华预防医学会卒中预防与控制专业委员会第三届学术年会、第四届海峡两岸脑血管病论坛、省神经病学分会第六届年会等分会场。论坛针对我国医药政策环境在医院等级评审、药价改革、抗生素整治等问题，邀请了卫生部医疗服务监管司何红副司长、发改委药品价格审评中心卢凤霞主任、卫生部医政司医疗管理处王斐等专家做了专题报告。 (姜明欢)

中国药学会第二十三次全国会员代表大会 2012年8月7 ~8日，“中国药学会第二十三次全国会员代表大会”在北京召开。来自学会各专业委员会、主办期刊、各地药学会及全国药品研究、生产、流通、使用、教育及监管等领域的大会代表近400人参加了会议。全国人大常委会副委员长、中国药学会理事长、中国工程院院士桑国卫，卫生部部长、中国科学院院士陈竺，中国科协副主席、书记处书记程东红，卫生部副部长、国家食品药品监督管理局局长尹力等领导出席大会开幕式并发表讲话。会议审议通过了《中国药学会22届理事会工作报告》、《中国药学会22届理事会财务报告》和《中国药学会章程》(修改草案)，并原则通过了中国药学会第23届理事会工作要点。会议选举产生了中国药学会第23届理事会、常务理事会，桑国卫当选为理事长；陈凯先、陈志南、方国恩，边振甲、王晓良、吴晓明、李少丽、吴春福、黄璐琦、丁丽霞当选为副理事长；丁丽霞为秘书长(兼)。期间还

召开了23届理事会第一次常务理事会议，聘任了工作委员会和专业委员会主任委员、副主任委员。（李友佳）

第七届中医药发展论坛 2012年8月11~12日，“第七届中医药发展论坛”在北京召开。论坛由中国民族卫生协会、中国民间中医医药研究开发协会、环球中医药杂志社主办，世界中医药学会联合会支持、北京国际交流协会承办。论坛设有开幕式、主旨报告、专题研讨、对话专场（网络视频录播）、学术交流、展览展示、项目推介、交易洽谈等板块，共有400余名代表参加了论坛。全国人大常委会副委员长、中国工程院院士桑国卫，十届全国人大常委会副委员长顾秀莲，十届全国政协副主席张怀西，卫生部原部长高强，国家中医药管理局局长王国强等出席了开幕式。会议期间，桑国卫院士、张伯礼院士、许志仁司长分别作了题为“中国的创新药物研发与战略”、“中药现代化研究发展”、“当前中医药的形势和任务”的主题报告。中国中医科学院副院长、全国中药资源普查试点工作专家指导组组长黄璐琦，清华大学中药现代化研究中心主任、中国民族医药协会副会长罗国安等20多位专家也为大会作了专题报告。（姜明欢）

中国药学会药事管理专业委员会年会暨“十二五”医药科学发展学术研讨会 2012年8月11~13日，“中国药学会药事管理专业委员会年会暨“十二五”医药科学发展学术研讨会”在北京召开。会议由中国药学会药事管理专业委员会主办，《中国药事》杂志编辑部承办，国药集团中国生物技术股份有限公司协办。来自全国各省、市药监部门、药品检验机构、医药大专院校、科研单位等领域的专家学者近200人参加了会议。国家食品药品监督管理局原局长、中国药学会药事管理专业委员会名誉主任委员邵明立；中国药学会副理事长、国家食品药品监督管理局副局长边振甲等领导和专家出席了会议。会议围绕国家医药产业“十二五”发展规划，有效整合医药资源提高医药产业集中度；实施国家药品安全“十二五”规划，保障药品安全有效质量可控；贯彻和完善国家基本药物制度；实施新修订的药品GMP；药品招标采购及物流、配送；药品科学定价、合理售价；药品广告审定管理、违法查处；药事管理学科建设和人才培养等药事管理相关问题进行了研讨。会议共收录论文198篇，其中40篇论文获会议优秀论文奖。（姜明欢）

第二届全国治疗药物监测学术年会 2012年8月23~26日，“第二届全国治疗药物监测（Therapeutic Drug Monitoring，TDM）学术年会”在北京召开。会议由中国药理学会TDM研究专业委员会主办，卫生部中日友好医院、北京大学第三医院、北京医院、首都医科大学附属天坛医院、解放军第302医院和卫生部《中国医院用药评价与分析》杂志社承办，北京泰德制药有限公司、江苏圣和制药有限公司、沃特斯（中国）仪器有限公司等协办。来自全国医院TDM及临床药学领域的200余位专家学者参加了会议。会议以“推动治疗药物监测学术交流，推广临床药物个体化治疗的新理念、新技术和新方法”为宗旨，分别进行了主题报告和专题报告学术交流。药理学家张永祥教授及医院药学专家李焕德、刘皋林、赵志刚、郭瑞臣、胡欣、翟所迪和魏振满主任药师分别作了题为“治疗药物监测可持续发展的思考与实践”、“抗感染药物现状及合理使用”、“临床路径与合理用药”、“基因多态性检测及其临床应用”、“药师在个体化医学中的作用”、“循证医学与治疗药物监测”、“特殊人群药物体内代谢特点及对临床用药的影响”的主题报告。来自国内医院的青年药学人员作了专题报告，参会代表就各自领域进行了讨论和交流。（李友佳）

2012年第二届中国药理学会补益药专业委员会学术大会 2012年8月26~28日，由中国药理学会补益药药理专业委员会主办，承德医学院承办的“2012年第二届中国药理学会补益药专业委员会学术大会”在河北省承德市召开。100余名学者及在校师生参加了本次会议，大会收到投稿论文57篇。陈可冀院士在开幕式致辞，指出我国补益药研究仍处于初期阶段，补益药事业规范化发展任重而道远。中国医学科学院药物研究所张均田教授、中国中医科学院李连达院士分别作了题为“人参补益作用及机制研究”、“人参研究进展”的专题报告。美国德克萨斯州大学霍玉书教授基于比较生物学与转化医学的概念，希望在补益药领域建立蛋白质药物的开发平台，为补益药的研究开发提供更加广阔的发展空间。中国医学科学院药物研究所杜冠华教授从药物研究的基础理论出发，对当前补益药研究进行了客观的评价。中国医学科学院药物研究所陈乃宏教授从微观角度阐述了人参皂苷对谷氨酸神经传递的双向调节作用。会议期间，还有8位专家教授分别作了报告，与会代表们共同探讨补益药的研究现状进展以及补益药产业化所面临的机遇与挑战。（李友佳）

世界中医药学会联合会中药药理专业委员会第五届学术年会 2012年9月7~9日，“世界中医药学会联合会中药药理专业委员会第五届学术年会”在北京召开。会议由世界中医药学会联合会中药药理专业委员会主办，北京大学医学部中西医结合学系与北京大学医学部天士力微循环研究中心承办，日本临床中医药学会、中国中西医结合学会微循环专业委员会、中国药学会老年药学专业委员会、天士力集团制药股份有限公司协办，来自世界各地的200余名代表参加了会议。世界中医药学会联合会副主席兼秘书长李振吉教授、中国工程院院士李连达教授致开幕词。会议期间安排了8个特别报告，日本北里大学生命科学研究所和汉医药研究室山田阳城教授、韩国Kyung Hee大学的金东铉教授、黑龙江中医药大学副校长王喜军教授、韩国 Chungbuk National 大学的李重吉教授等分别作了题为“Recent Approaches on Elucidations of Pharmacological Actions and Active Ingredients of Kampo Medicines Professor Haruki Yamada, Kitasato University”、“How important is intestinal microflora in the pharmacological effect of natural products?”、“A new strategy for evaluating the fficacy of Chinese medical formulae”、“The immunomodulatory and Neuroprotective Activity of Gynostemma pentaphyllum”等主题报告。会议依据中药在复杂性疾病防治中的优势，设置了6场专题报告会，并设有癌症、心血管疾病、炎症、脑疾病、代谢综合征、延缓衰老、抗病毒、自身免疫病与疼痛、作用机制和成分分析等11个组，共65篇壁报。（姜明欢）

↗ **2012年中国药物制剂大会** 2012年9月19～21日，“2012年中国药物制剂大会”在成都市召开。会议由中国药学会主办，四川大学华西药学院承办，药物制剂国家工程研究中心、成都康弘药业集团股份有限公司等协办。会议主题为“纳米技术在药物递送中的应用”，来自国内外的600余名代表参加了会议。国际控释协会中国分会新任主席、四川大学华西药学院院长张志荣教授主持了会议开幕式。会议包括中国药学会药剂专业委员会2012年学术年会、国际控释协会中国分会2012年学术年会，以及第四届亚洲阿登制药技术研讨会。会议采用大会专题报告和壁报展示相结合的形式，旨在讨论和交流与纳米技术相关的药物递送系统的国内外研究现况。会议期间，来自中国、美国、韩国、荷兰、澳大利亚等国家的47位药剂学领域的专家学者围绕主题，就国际前沿视点及最新研究成果分别作了学术专题报告。报告主要包括基因传递系统、靶向前体药物、肿瘤纳米靶向系统、纳米材料、新型纳米载体系统等创新性的药剂学基础研究，蛋白类药物的制剂研究、药物制剂平台建设、药物专利保护、药物制剂研发新技术的应用、纳米药物的研发，以及中药制剂的研究等与医药产业机构密切相关的应用性研究等内容。（姜明欢）

↗ **第十四届全国感染药学学术会议** 2012年9月20～23日，“第十四届全国感染药学学术会议”在上海召开。会议由中国药学会医院药学专业委员会主办，中国药学会医院药学专业委员会感染药学专业组、上海市公共卫生临床中心和《抗感染药学》编辑部共同承办。会议主题为“合理用药——药师永恒的责任”，来自全国各地的120余名代表参加了会议。会议期间，中国工程院院士、上海市医学真菌研究所所长廖万清、上海市华山医院感染科、抗生素研究所与医学教育研究中心主任张永信教授、上海市公共卫生临床中心副主任卢洪洲教授、复旦大学药学院临床药学与药事管理教研室主任蔡卫民教授、Department of Pharmacy Practice School Pharmacy and Pharmaceutical Sciences University at Buffalo 的马庆教授、广州市第八人民医院副主任药师谭俊等分别作了题为“病原真菌生物学的研究与应用”、“抗菌药物临床应用思路与制定科学的抗菌方案”、“新发传染病的概况”、“药物基因组学与抗感染药物个体化用药”、“Clinical Pharmacy：Practice and Research”、“国家基本药物制度在传染性疾病专科医院的实施”的主题报告。本次会议共收到107篇论文，其中12篇论文被评为优秀论文并在大会上进行了颁奖。（姜明欢）

↗ **第四届全国妇产科药学大会** 2012年9月24日，第四届全国妇产科药学大会在成都市召开。会议主题为“妇产科临床药学与循证合理用药”。会议由中国药学会医院药学专业委员会主办，中国药学会医院药学专业委员会妇产科药学学组承办。首都医科大学附属北京妇产医院副院长张为远教授主持会议，朱珠主任委员代表医院药学专委会宣布首届中国药学会医院药学专业委员会妇产科药学专业组成立，宣布了学组成员名单。会议通过大会报告、论文交流等方式，探讨了妇产科药学工作的发展方向，介绍了妇产科用药的最新循证研究成果，促进了妇产科药学学科发展及临床安全合理用药。（姜明欢）

↗ **第三届全国药品质量分析论坛** 2012年10月15～16日，“第三届全国药品质量分析论坛”在济南市召开。论坛由中国食品药品检定研究院主办、山东省食品药品检验所承办。论坛的主题为“研究检验与质量提高”，旨在推进抽验工作成果转化，促进药品生产工艺改进，交流药物分析技术及研究检验新方法，来自药品检验、药物分析以及药品生产质量控制的400余名代表参加了论坛。此次药品质量分析论坛除设主会场外，还设置了化学药品、生化及抗生素药、中药及天然药3个分会场。山东省食品药品监督管理局陈绍民局长，中国食品药品检定研究院李云龙院长出席大会并致辞。会议期间，药物分析杂志主编金少鸿研究员、本次论坛学术委员会鲁静委员、范慧红研究员、张玫主任药师分别作了题为“加强研究检验促进药品质量提高”、“中药评价性的探索性研究”、“中药注射剂质量分析”、“生化药品评价性抽验总结与思考”、“新技术新理念在抗生素评价的应用”的主题报告。（姜明欢）

↗ **2012年全国医院药学学术年会暨第72届FIP卫星会** 2012年10月20～21日，“全国医院药学学术年会暨第72届FIP卫星会”在广州市召开。会议由中国药学会医院药学专业委员会主办，《中国药学杂志》社、广东省药学会和中山大学附属第一医院共同承办，来自全国的近千名代表参加了会议。中国药学会医院药学专业委员会主任委员朱珠教授致开幕词，并做了题为“做不可替代的药师”的报告。会议特邀卫生部医政司赵明钢副司长、卫生部医管司评价处陈虎副处长和军事医学科学院科技部副部长张永祥到会作专题报告。此外，会议设置"用药安全管理与实践"、"药事管理持续改进与临床药学学科建设"、"药物治疗个体化的研究与应用"、"智能调剂设备带来的机遇与挑战"4 个交流分会场，针对医院药学发展的热点及医改带来的机遇与保障医疗安全的需求等问题展开讨论。（姜明欢）

第二届中国药物毒理学年会 2012 年 10 月 23 ~ 26 日，"第二届中国药物毒理学年会"在成都市召开。会议由中国药学会药物安全评价研究专业委员会、中国毒理学会药物毒理与安全性评价专业委员会、中国药理学会药物毒理专业委员会共同主办。会议主题为"发展药物毒理、促进药物创新"，来自国内外学术机构、政府部门、药物安全评价中心和制药企业的450 余名代表参加了会议。会议开幕式由袁伯俊教授主持，大会主席李波研究员致开幕词。会议内容涉及转化毒理学研究、新的药物制剂安全性研究、药物分子毒理学机制研究等方面，国内外本学科的学术带头人和骨干分别作了学术报告。会议共有主题报告 13 个，分会场报告 75 个，专题研讨会 2 个，还有 20 余篇论文进行了展板交流，12 篇论文获得青年优秀论文奖。（姜明欢）

2012 年中国医药质量高层论坛 2012 年 10 月 26 ~ 27 日，由中国医药报社、中国医药质量管理协会主办，扬子江药业集团承办的"中国医药质量扬子江峰会暨 2012 中国医药质量高层论坛"在江苏省泰州市召开。论坛主题为"提高我国药品安全水平，维护人民群众健康权益，促进医药产业持续健康发展"，来自全国药监系统、医院及制药行业的 200 余名代表参会。国家食品药品监督管理局副局长焦红出席论坛并表示，加强药品质量管理，应创新监管模式，将药品安全列入政府考核测评体系，动员各部门和全社会的力量。会议期间，参会代表就进一步加强医药质量监管、保证临床用药安全、在招标中坚持"质量优先、价格合理"、提升药品质量标准等议题进行了研讨和交流。会议号召医药行业加快产业结构调整，提高药品质量标准，确保人民用药安全，让药品质量成为百姓满意的"放心工程"。（李友佳）

第二届世界天然药物和传统药物药理学学术会议 2012 年 11 月 6 ~8 日，"第二届世界天然药物和传统药物药理学学术会议"在中国澳门召开。会议由国际药理学联盟天然药物药理学分会主办，中国药理学会、国际中医药学会、澳门大学承办。世界各地的代表共计 100 余人参加了本次会议。会议主题是"以新思路和新技术推进天然药物和传统药物研究"，内容涉及天然和传统药物、民族药物的新药发现、发展、基础与临床药理学研究等。来自美国的 Enna 教授、中国的林志斌教授、南非的 Oliver 教授、香港大学的 Vanhoutte 教授应大会邀请，分别进行了题目为"Natural and traditional medicine research: challenges and opportunities"、"Multitarget anti-tumor effects of Ganoderma lucidum from basic to clinic"、"Ozone: pharmacological and medicinal investigations"和"Westernization of traditional Chinese medicine: the challenges"的特邀报告，来自国内外 21 位专家学者进行了大会报告。大会还进行了青年科学家报告比赛和壁报交流两项活动，并对会议中表现突出的口头报告和壁报展示进行了奖励。（李友佳）

第十届国际新药发明科技年会 2012 年 11 月 8 ~ 10 日，"第十届国际新药发明科技年会"在南京市召开。会议由国家外国专家局国外人才信息研究中心、中国医药生物技术协会和中国国际贸易促进委员会南京市分会主办，百奥泰国际会议(大连)有限公司承办。会议主题为"庆祝十年里药物的改革及研发"，来自全球 37 个国家和地区的800 余位国内外药物研发、生物治疗、仿制药、纳米医学、组织工程、RNA 生物学、医疗材料等领域的代表参加了会议。会议邀请了诺贝尔化学奖得主法国 Jean-Marie Lehn 博士，美国 Theravance 公司副总裁 Dan Marquess 博士，美国勃林格殷格翰制药公司副总裁 Chris Senanayake 博士及世界各大制药公司高管等围绕主题进行了专题报告。会议共设了一百多个专题论坛，主要包括临床前药物基础性研究、药物化学、药物创制的新方法新工具、转化医学、癌症、神经、传染病等重大疾病的药物发现、新特临床药物里程碑、全球技术转换、CMO 和 CRO 外包新机遇以及国际项目的合作对接、学术展板等内容。会议同期举办了第二届药物递放系统研讨会、第十届医药产品技术设备展览会和企业项目专场推介会。（姜明欢）

2012 年全国中药药理学科联合学术交流大会 2012 年 11 月 9 ~ 11 日，"2012 年全国中药药理学会联合会学术交流大会"在南京市召开。会议由世界中医药联合会中药药理专业委员会、中华中医药学会中药实验药理分会、中国药理学会中药药理专业委员会联合主办，南京中医药大学药学院国家中医药管理局中药药理重点学科承办。全国各大医药高等院校、研究机构、制药企业的研发中心等 250 余名专家代表参会。会议设有大会特邀报告、大会专题报告、青年学者沙龙及墙报展示等形式，安排了复方药动学研究、病证结合模型研究、中药新药发现新思路、学科交叉与中药药理的研究、基于生物网络和组合靶点研究组分中药的策略及新技术新方法在中药药理研究中的应用等热点专题，有30 余位国内相关领域专家、长江学者对他们的最新研究成果进行了大会报告，其中特邀报告 9 个，专题报告 20 个，青年学术报告 19 个。50 余位青年代表、研究生进行了墙报交流和展示。大会还对青年优秀论文及优秀墙报进行了评选。（李友佳）

中国药学会生物药品与质量研究专业委员会成立大会暨生物制品质量评价创新研究与发展趋势论坛 2012年11月19~21日,“中国药学会生物药品与质量研究专业委员会成立大会”暨生物制品质量评价创新研究与发展趋势论坛在南京市召开。会议由中华预防医学会生物制品分会、中国药学会生物药品与质量研究专业委员会主办,《中国新药杂志》、国药中生上海生物制品研究所承办。全国人大常委会副委员长、《中国新药杂志》主编桑国卫院士出席大会并讲话,中国食品药品检定研究院院长李云龙出席并致词。会议期间,中国食品药品检定研究院俞永新院士、解放军第四军医大学陈志南院士、南开大学饶子和院士、中国疾病控制中心徐建国院士分别做了题为“虫媒黄病毒嵌合体病毒的构建及其应用于活疫苗的研究进展”,“分子医学与转化研究的未来”,“病毒蛋白空间构象与免疫原性的关系”,“细菌优势血清型变迁和机理”的专题报告。另有来自国家食品药品监督管理局注册司、国家局药审中心、国家药典委员会、中国食品药品检定研究院、江苏省疾病预防控制中心和生物药品研究与生产单位的16位专家和企业家分别作了会议报告。

（姜明欢）

2012年中国药学大会暨第12届中国药师周 2012年11月19~21日,“中国药学大会暨第12届中国药师周”在南京市召开。会议由中国药学会、江苏省政府主办,南京市政府、江苏省食品药品监督管理局、中国药科大学承办。会议的主题为“创新型生物医药产业发展与临床合理用药”。全国人大常委会副委员长、中国药学会理事长桑国卫,卫生部部长、中国科学院院士陈竺,卫生部副部长、国家中医药管理局局长王国强,卫生部副部长、国家食品药品监管局局长尹力等领导出席了会议并发表讲话。会议期间,桑国卫作了题为“我国生物医药产业和创新药物发展战略”的专题报告,中国科学院院士、中国药学会副理事长陈凯先作了题为“转化医学与新药研究”的专题报告。此外,大会颁发了2012年中国药学会科学技术奖(20项),其中南京绿叶思科药业有限公司、江苏省药物研究所有限公司联合申报的抗肿瘤药物新剂型“注射用紫杉醇脂质体”关键技术研究及产业化项目获得一等奖。大会还颁发了2012年中国药学会优秀药师奖(72名)、2012年中国药学会-赛诺菲安万特青年生物药物奖(8名)、2012年中国药学会-石药集团青年药剂学奖(6名)。

（姜明欢）

2012中国生物制品年会暨第十二次全国生物制品学术研讨会 2012年12月6~7日,“中国生物制品年会暨第十二次全国生物制品学术研讨会”在武汉市召开。会议由中华预防医学会生物制品分会主办,《中国新药杂志》和国药中生武汉生物制品研究所承办。来自全国各地生物医药领域的学者、专家和企业代表共460余人参加了会议。会议期间,中国工程院院士、复旦大学病原微生物所所长闻玉梅、中国科学院院士、武汉大学生命科学学院院长舒红兵、中国食品药品检定研究院副院长王军志、中国CDC免疫规划中心副主任王华庆分别作了题为“抗原-抗体复合物研究新进展”、“天然免疫与炎症反应的分子调控机制”、“生物制品质量研究的机遇和挑战”、“免疫规划成就与挑战”的主题报告。报告介绍了国内治疗性疫苗取得的最新成果以及在免疫与炎症反应分子机制方面的最新发现,讲述了国内生物制品质量研究与评价的新策略、新方法和替代方法的研究和应用,以及生物制品质量研究在安全应急事件中的技术支撑作用及中国免疫规划取得的成就以及面临的挑战。会议期间还召开了中华预防医学会生物制品分会委员会,讨论了2013年分会工作计划、年会办会方案等事宜。

（姜明欢）

第五届创新药物与制药工艺研讨会 2012年12月6~7日,“第五届创新药物与制药工艺研讨会”在上海市召开。会议由中国医药工业信息中心、上海医药工业研究院创新药物与制药工艺国家重点实验室主办。会议共包含8个方面的主题,围绕创新药物研发与制药工艺创新为核心展开探讨。会议期间,中国医药工业研究总院副院长俞雄、华东师范大学上海分子治疗与新药创制工程技术研究中心主任胡文浩、上海市食品药品检验所副所长陈桂良博士、山东大学药学院副院长方浩博士、上海医工院创新药物与制药工艺国家重点实验室主任周伟澄研究员、上海医工院化学制药新技术中心主任李建其研究员等分别做了“国内外创新药物研发进展及趋势”、“基于结构多样性化合物高效构建的多组分新反应研究”、“固体制剂质量控制的关键项目”、“抗肿瘤化疗药物研究进展”、“酶催化反应在手性药物合成中的应用”、“多靶点抗精神分裂症新药研究及神经精神类药物品种开发技术”的主题报告。

（姜明欢）

2012年抗炎免疫药理学术年会 “中国药理学会抗炎免疫药理学专业委员会成立30周年纪念大会暨2012学术年会”于2012年11月29日至12月1日在广州市召开。会议由南方医科大学承办,广东省药理学会协办。来自全国各地的代表和美国的专家约200人参加了会议。会议共收到会议论文摘要159篇,有10位专家做了大会报告,17位学者就各自领域的最新研究成果作了专题报告,21位青年代表汇报了自己的研究进展。会议交流的内容包括抗炎免疫调节理论研究、炎症免疫性相关疾病的病理机制研究、自身免疫病的研究、炎症免疫相关肿瘤、心脑血管疾病、艾滋病、感染、神经、呼吸、内分泌等疾病的研究、创新药物的作用机制研究、上市药物新机制的研究、中药天然药物研究、化学药物和生物制剂的研究等。会议期间还召开了抗炎免疫药理专业委员会委员会议,增补了20位教授为新委员,讨论了下一步工作,并为今后的发展提出建议。

（李友佳）

药学书刊

Pharmaceutical Publications

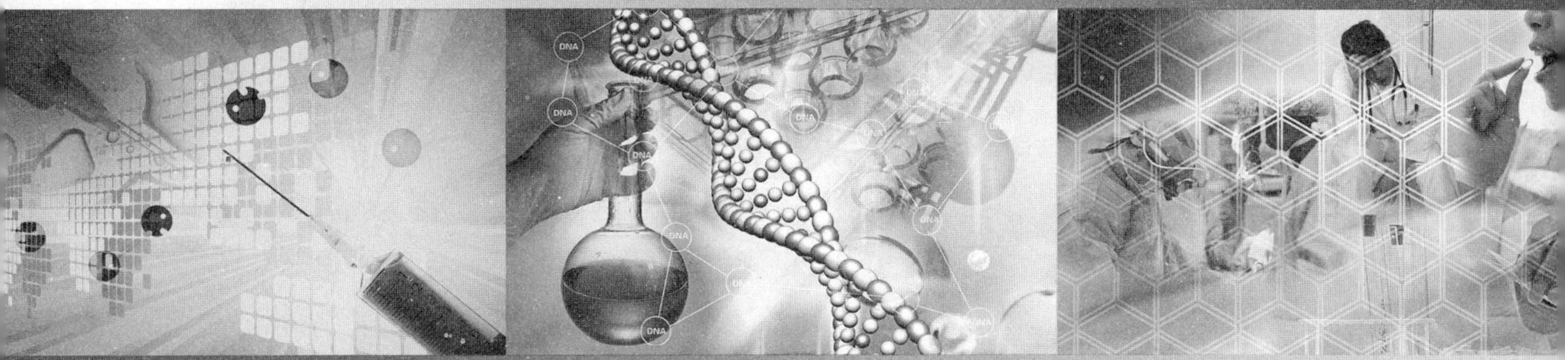

2012年药学图书出版书目选录

2010年版《中国药典》中药标准物质分析图谱(上卷)
马双成　主编
人民卫生出版社　544页　16开　89.00元

2012药学(师)职称考试强化训练与试题解析(5版)
郭代红　孙　艳　徐贵丽　主编
军事医学科学出版社　494页　16开　62.00元

2012药学(士)资格考试应试指南(3版)
王天玲　刘　萍　白　林　主编
军事医学科学出版社　374页　16开　50.00元

2013药学(士)资格考试强化训练与试题解析
徐风华　白　林　主编
军事医学科学出版社　345页　16开　45.00元

80味中药滋补全家
刘春生　陈玉婷　主编
化学工业出版社　166页　32开　36.00元

GMP实施与管理 药学中药学相关专业
罗文华　翟铁伟　编
江苏教育出版社　200页　16开　49.80元

Martin物理药剂学与药学:50周年纪念版(第6版)
沈　寇(Sinko　P.J.)　原著
人民卫生出版社　593页　16开　122.00元

SBR法污水生物脱氮除磷及过程控制
彭永臻　著
科学出版社　470页　16开　98.00元

WHO基本药物制度研究与应用
杨　悦　编著
人民军医出版社　231页　16开　28.00元

安塞尔药物剂型给药系统(原书第9版.中文翻译版)
Loyd V.　Allen　Jr　Nicholas G.　Popovich　Howard C.　Ansel　主偏
科学出版社　665页　16开　198.00元

百家配伍用药经验采菁(2版)
肖森茂　彭永开　编著
中国中医药出版社　28页　16开　26.00元

百科全说:27堂医药通识课
潘怀宗　著
人民卫生出版社　148页　16开　22.00元

本草备要
[清]汪　昂　著
中国医药科技出版社　205页　16开　29.00元

《本草纲目》精粹赏析
王绪前　编著
湖北科学技术出版社　365页　16开　29.00元

《本草纲目》秘方全书
[明]李时珍　原著
黑龙江科学技术出版社　576页　16开　68.00元

本草纲目黄金补品26讲:沈教授讲药补
沈连生　著
北京科学技术出版社　146页　16开　30.00元

本草纲目名方精选
孙孝忠　主编
福建科学技术出版社　276页　16开　29.00元

本草歌诀(2版)
曾立昆　曾海莲　曾继山　编著
人民军医出版社　283页　32开　23.00元

本草害利释义
谢朝晖　张　梅　主编
山西科学技术出版社　430页　16开　29.00元

本草汇
[清]郭佩兰　撰
中医古籍出版社　582页　16开　35.00元

本草精油排毒美颜DIY
何　琼　主编
重庆出版社　119页　16开　28.00元

本草临证体悟
周幸来　主编
人民军医出版社　702页　16开　110.00元

本草名释与传说故事(2版)
何银堂　胡作亮　主编
中国中医药出版社　282页　16开　25.00元

本草衍义
[宋]寇宗奭　著
中国医药科技出版社　102页　16开　15.00元

本草衍义 本草衍句合集
寇宗奭
山西科学技术出版社　384页　16开　23.00元

本草养生图典
王　强　编著
人民军医出版社　168页　16开　26.00元

便秘泄泻千家妙方
黄　芳　王惟恒　编著
人民军医出版社　120页　16开　19.50元

表面活性剂湍流减阻
李凤臣　宇　波　魏进家等　著
高等教育出版社　220页　16开　49.00元

餐桌上的中草药
白　极　王良信　编著

中国医药科技出版社　226 页　16 开　35.00 元
常见病的非常规药物治疗:超说明书用药(3 版)
徐　峰　主编
中国医药科技出版社　235 页　16 开　29.80 元
常见病诊断与用药(2 版)
戴德银　代升平　主编
化学工业出版社　741 页　16 开　45.00 元
常用药物剂型及合理使用
胡汉昆　刘　萍　主编
人民卫生出版社　176 页　16 开　15.00 元
常用中草药汇编 原植物彩色图鉴(上)
邱文清　主编
中医古籍出版社　172 页　8 开　220.00 元
常用中草药汇编 原植物彩色图鉴(中)
邱文清　主编
中医古籍出版社　158 页　8 开　220.00 元
常用中草药汇编 原植物彩色图鉴(下)
邱文清　主编
中医古籍出版社　182 页　8 开　220.00 元
常用中草药显微结构鉴别彩色图谱:汉英对照
王桂芹　王玉良　著
合肥工业大学出版社　215 页　16 开　260.00 元
常用中药快速鉴别(2 版)
陈兴兴　刘　强　主编
中国医药科技出版社　227 页　16 开　48.00 元
常用中药临证经验荟萃
周幸来　周　举　主编
金盾出版社　620 页　16 开　48.00 元
常用中药配伍与鉴别应用速查手册
祁公任　主编
化学工业出版社　770 页　32 开　29.00 元
常用中药药对应用表解
黄荣宗　黄　浩　编著
科学出版社　148 页　16 开　29.00 元
常用中药饮片识别与应用图谱
魏　锋　盖　聪　主编
华龄出版社　244 页　16 开　48.00 元
超越:中药西用在治疗结缔组织病中的探索和实践
谢东泽　著
江苏科学技术出版社　278 页　16 开　28.00 元
承门中医治病三绝招:点穴按摩·针灸·中药验方
王占伟　主编
辽宁科学技术出版社　274 页　16 开　28.00 元
程氏药性歌括
程宝书　主编
中国中医药出版社　491 页　16 开　28.00 元
传世时方新用妙用(2 版)
谢兆丰　编著
中国中医药出版社　394 页　16 开　25.00 元
创新药物研发政策解读与战略管理
丁锦希　著
江苏科学技术出版社　280 页　16 开　49.80 元
大藏治病药
[唐]释灵澈　著
经济日报出版社　189 页　16 开　30.00 元
大黄的临床运用
李艳彦　冯玉华　梁　琦　编著
山西科学技术出版社　249 页　16 开　26.00 元
单方使用手册一味药的健康生活
河北科学技术出版社　编
河北科学技术出版社　282 页　16 开　32.00 元
当代名家论经方用经方(2 版)
刘渡舟　赵清理　党炳瑞　编著
中国中医药出版社　649 页　16 开　37.00 元
当代中国名医高效验方 1000 首(2 版)
庞国明　李建新　周兴开　主编
中国中医药出版社　529 页　16 开　30.00 元
当代中医外治妙方(2 版)
李世文　康满珍　王仲娥　主编
人民军医出版社　325 页　16 开　28.00 元
当代资深名老中医秘验单方精选(2 版)
徐福宁　柏立群　霍　敏　编著
中国中医药出版社　207 页　16 开　12.00 元
邓铁涛用药心得十讲
邱仕君　主编
中国医药科技出版社　203 页　16 开　28.00 元
癫痫合理用药一册通晓
张卫宁　主编
人民军医出版社　154 页　16 开　26.00 元
冬虫夏草
曹云霞　吴应华　赵　仁　编著
云南科技出版社　84 页　32 开　15.00 元
冬虫夏草菌的生物学研究
张永杰　著
科学出版社　113 页　16 开　48.00 元
冬虫夏草蓝皮书
杨长水　陈云超　陈　巍　主编
江苏科学技术出版社　149 页　16 开　39.80 元
毒物简史
史志诚　著
科学出版社　830 页　16 开　280.00 元
多靶标的中药活性成分

周家驹　谢桂荣　严新建　编著
科学出版社　311 页　16 开　98.00 元
多重耐药菌感染控制最佳实践
胡必杰　刘荣辉　陈玉平　著
上海科学技术出版社　223 页　32 开　24.00 元
多重耐药菌耐药机制与治疗
杨　苗　编著
北京大学医学出版社　270 页　16 开　35.00 元
儿科疾病中医药临床研究技术要点
马　融　胡思源　主编
中国医药科技出版社　322 页　16 开　75.00 元
二萜化学
孙汉董　主编
化学工业出版社　414 页　16 开　98.00 元
二氧化硫生物学：毒理学·生理学·病理生理学
孟紫强等　著
科学出版社　332 页　16 开　98.00 元
方剂本义
瞿文楼　编述
学苑出版社　113 页　16 开　16.00 元
方剂学
杨　桢　高　琳　主编
中国医药科技出版社　202 页　16 开　25.00 元
方剂学
全世建　主编
中山大学出版社　299 页　16 开　48.00 元
方剂学(2 版)
谢　鸣　主编
人民卫生出版社　464 页　16 开　43.00 元
方剂学(2 版)
王　付　张大伟　吴建红　主编
中国中医药出版社　334 页　16 开　33.00 元
方剂学(2 版)
贾　波　李　冀　主编
上海科学技术出版社　266 页　16 开　29.00 元
方剂学：听课、记忆与测试
“医行天下”中医学习记忆编委会编　上海中医药大学出版社　212 页　16 开　30.00 元
方剂学图表解(2 版)
李庆业　杨　斌　主编
人民卫生出版社　208 页　16 开　26.00 元
分布广泛的药用植物
谢　宇　主编
天津科技翻译出版公司　182 页　16 开　29.80 元
分享百岁药王的养生经验
王强虎　编著
人民军医出版社　177 页　16 开　26.00 元
分享百岁药王的长寿经验
王强虎　编著
人民军医出版社　169 页　16 开　26.00 元
分子模拟与计算机辅助药物设计
魏冬青　顾若需　连鹏等　著
上海交通大学出版社　270 页　16 开　68.00 元
分子中药研究与方法学
王四旺　谢艳华　曹　蔚　主编
军事医学科学出版社　299 页　16 开　55.00 元
伏牛山药用植物志(第 4 卷)
尹卫平　王忠东等　著
科学出版社　334 页　16 开　98.00 元
扶阳要药论附子
傅文录　编著
人民卫生出版社　399 页　16 开　36.00 元
妇科病常用对药
李志文　主编
金盾出版社　251 页　32 开　20.00 元
复杂天然产物波谱解析
孔令义　编著
中国医药科技出版社　941 页　16 开　158.00 元
感冒百家百方
杨　峰　编著
中国中医药出版社　235 页　16 开　20.00 元
告诉您每一味中药的来历：讲故事学中药．第一册
张　健　编著
山西科学技术出版社　256 页　16 开　25.00 元
工业药物分析(2 版)
贺浪冲　主编
高等教育出版社　472 页　16 开　45.00 元
功效奇特的药用植物
谢　宇　主编
天津科技翻译出版公司　180 页　16 开　29.80 元
枸杞病虫害可持续调控技术
李　锋　主编
阳光出版社　269 页　16 开　28.00 元
古方方义与方名考释(2 版)
赵存义　著
中国中医药出版社　331 页　16 开　25.00 元
古今奇治外用方(2 版)
李今庸　编撰
中国中医药出版社　324 页　16 开　20.00 元
古今印证佛药冯了性 佛山冯了性药业有限公司发展史
邬威尧　编
广东科技出版社　456 页　16 开　58.00 元

国家执业药师资格考试历年真题试卷与解析．药学专业(4版)
本书编委会　编写
中国医药科技出版社　369 页　16 开　55.00 元
国家执业药师资格考试历年真题试卷与解析．中药学专业(4 版)
本书编委会　编写
中国医药科技出版社　312 页　16 开　49.00 元
国药世家三百年
乐民成　著
中国中医药出版社　348 页　16 开　39.80 元
国医圣手施今墨经验良方赏析
刘铁军等　编
人民军医出版社　223 页　16 开　35.00 元
国医特效方治百病
胡璘媛　林亚明　主编
化学工业出版社　268 页　16 开　29.80 元
果实类中草药彩色图鉴
邓家刚　黄克南　主编
化学工业出版社　252 页　16 开　38.00 元
哈萨克药志(第 2 卷)
巴哈尔古丽·黄尔汗　徐　新　主编
中国医药科技出版社　489 页　16 开　258.00 元
海南中药资源图集(第二集)
代正福　彭　明　戴好富　主编
云南科技出版社　306 页　16 开　68.00 元
海洋药物导论(2 版)
张　文　主编
上海科学技术出版社　369 页　16 开　58.00 元
罕见病治疗药物(II)
刘书春　刘昌治　主编
江苏科学技术出版社　328 页　16 开　40.00 元
核酸提取与纯化实验指南
马文丽　主编
化学工业出版社　153 页　16 开　49.00 元
厚德堂集验方萃编
[清]奇克唐阿辑　中医古籍出版社　355 页　16 开　23.00 元
花生生物活性物质概论
王　强　主编
中国农业大学出版社　432 页　16 开　59.00 元
华佗神医秘方(2 版)
杨仓良　整理
中国中医药出版社　244 页　16 开　16.00 元
化工石化及医药类环境影响评价
环境保护部环境工程评估中心编　中国环境科学出版社　598 页　16 开　80.00 元
化学发光分析技术及其在药品食品分析中的应用
屈凌波　吴拥军等　编著
化学工业出版社　205 页　16 开　36.00 元
缓蚀剂开发与应用
陈振宇　编著
化学工业出版社　128 页　16 开　36.00 元
《黄帝内经》名方成药使用密钥
吴丽丽　鲍蔚敏　主编
人民军医出版社　146 页　16 开　26.00 元
黄鸣龙还原反应:羰基和含官能团羰基的还原反应
韩广甸　刘宏斌　韩超等　著
化学工业出版社　243 页　16 开　48.00 元
黄元御药解
[清]黄元御　著
中国中医药出版社　275 页　16 开　18.00 元
浑源黄芪甲天下
范　凯　主编
山西人民出版社　102 页　16 开　48.00 元
霍山石斛
包雪声　顺庆生　王新生等　著
上海交通大学出版社　74 页　16 开　38.00 元
基本药物制度监测评价研究
张新平　张俊超　黄金星　著
科学出版社　158 页　16 开　42.00 元
基层医院实用药物手册
陈　安　张龙君　邢杨波　主编
浙江大学出版社　491 页　16 开　45.00 元
基础药学服务
向　敏　缪丽燕　主编
化学工业出版社　258 页　16 开　33.00 元
基于模仿创新的小分子药物发明
陈清奇　编著
科学出版社　720 页　16 开　180.00 元
急诊用药速览(2 版)
张志清　樊德厚　主编
化学工业出版社　664 页　32 开　39.00 元
集古良方
[清]江进纂辑　中医古籍出版社　241 页　16 开　18.00 元
济人自济经验诸方
[清]王梦兰　梁　宪　纂辑
中原农民出版社　196 页　16 开　27.00 元
家庭用药安全指南
孙淑萍　李胜利　刘　侠　主编
安徽科学技术出版社　260 页　16 开　30.00 元

家庭用药护理(2 版)
张小来　主编
安徽科学技术出版社　106 页　16 开　16.00 元
家庭用药手册
Harold M. Silverman　主编
天津科学技术出版社　1188 页　16 开　98.00 元
家庭中医药 800 问
王惟恒　主编
安徽科学技术出版社　693 页　16 开　45.00 元
家用补益中药
金亚明　主编
江苏科学技术出版社　203 页　16 开　39.80 元
简便良方
[清]游光斗　辑
中医古籍出版社　428 页　16 开　28.00 元
简明中药临床实用手册
邱保国　李长禄　主编
中原农民出版社　514 页　16 开　35.00 元
姜春华经方发挥与应用(2 版)
姜春华　戴克敏　著
中国中医药出版社　411 页　16 开　25.00 元
降血糖中草药及处方
陈　芳　编著
贵州科技出版社　192 页　16 开　27.00 元
降血压中草药及处方
魏升华　编著
贵州科技出版社　177 页　16 开　25.00 元
降血脂中草药及处方
李　玮　编著
贵州科技出版社　223 页　32 开　31.00 元
胶黏剂选用手册
高　扬　张军营　主编
化学工业出版社　463 页　16 开　88.00 元
金匮方论衍义
[元]赵以德　著
中医古籍出版社　240 页　16 开　16.00 元
金匮要略方论
[汉]张仲景　述
人民卫生出版社　119 页　16 开　17.00 元
金匮要略方药临床应用与研究
蒋　健　编
上海科学技术出版社　415 页　16 开　58.00 元
金世元中药材传统鉴别经验(2 版)
金世元　主编
中国中医药出版社　446 页　16 开　98.00 元
经方临证录
吴禹鼎　编著
人民军医出版社　112 页　16 开　23.00 元
经方新论
吕志杰　著
人民卫生出版社　248 页　16 开　25.00 元
经方学用基本功
王　付　编著
人民军医出版社　469 页　16 开　43.00 元
晶珠本草
帝玛尔·丹增彭措　著
上海科学技术出版社　269 页　16 开　78.00 元
精编中草药图谱:便携本 1(2 版)
汪　毅　主编
贵州科技出版社　222 页　16 开　42.00 元
精编中草药图谱:便携本 2(2 版)
汪　毅　主编
贵州科技出版社　238 页　16 开　45.00 元
精编中草药图谱:便携本 3(2 版)
汪　毅　主编
贵州科技出版社　261 页　16 开　50.00 元
精编中草药图谱:便携本 4(2 版)
汪　毅　主编
贵州科技出版社　177 页　16 开　35.00 元
精神药物的临床应用
李华芳　主编
人民卫生出版社　505 页　16 开　39.00 元
精细化学品合成应用技术
孙伟民　主编
化学工业出版社　100 页　16 开　22.00 元
精选枸杞方三百三十首
牛　阳　王　荣　主编
阳光出版社　195 页　16 开　32.00 元
酒精及药物滥用与成瘾
赵　敏　郝　伟　主编
人民卫生出版社　425 页　16 开　33.00 元
聚合物共混物
[美]罗伯逊(Robeson, L. M.)　编著
化学工业出版社　382 页　16 开　75.00 元
军用药物制剂工程学
张　奇　编
北京理工大学出版社　424 页　16 开　68.00 元
看图识中药:天天一味药
毛春燕　牛彦辉　杨　扬等　著
军事医学科学出版社　383 页　16 开　46.00 元
抗癌中草药及处方
汪　毅　编著

贵州科技出版社 201 页 16 开 28.00 元

抗病毒中草药及处方

袁端红 编著

贵州科技出版社 178 页 16 开 25.00 元

抗感染药物临床实用手册

葛 顺 贾 存 陈 新等 著

郑州大学出版社 284 页 16 开 48.00 元

《抗菌药物临床应用管理办法》释义和抗菌药物临床应用培训教材

肖永红 徐英春 主编

人民卫生出版社 648 页 16 开 79.00 元

抗菌药物临床应用指南

侯世科 刘振华 刘晓军 主编

科学技术文献出版社 438 页 16 开 88.00 元

抗生素手册:常用药物应用指南:a guide to commonly used antimicrobials

David Schlossberg, Rafik Samuel 主编

人民卫生出版社 564 页 16 开 49.00 元

抗细菌中草药及处方

司晓文 编著

贵州科技出版社 210 页 16 开 29.00 元

矿物药及其应用

高天爱 主编

中国中医药出版社 334 页 16 开 28.00 元

昆虫药用与食用

姚海扬 主编

金盾出版社 269 页 16 开 22.00 元

老年精神药物速查手册

萨达维(Sadavoy, J.)编 北京大学医学出版社 768 页 16 开 89.00 元

老年人合理用药与抗衰老药(2 版)

谢惠民 李 林 主编

人民卫生出版社 541 页 16 开 40.00 元

老年人用药指导

殷立新 张力辉 主编

人民卫生出版社 598 页 16 开 62.00 元

老中医方药治百病

范 颖 马 骥 主编

辽宁科学技术出版社 156 页 16 开 35.00 元

类证普济本事方释义

[清]叶天士 著

中国中医药出版社 190 页 16 开 28.00 元

临床常用药物不良反应观察与护理

吴惠平 李 荣 主编

人民卫生出版社 689 页 16 开 98.00 元

临床常用中药 400 种

曾宪策 何琴 罗欣 编著

重庆出版社 537 页 16 开 68.00 元

临床常用中药配伍速查手册

王绪前 编著

人民卫生出版社 603 页 32 开 38.00 元

临床合理用药指南(2 版)

王顺年[等] 主编

人民军医出版社 537 页 16 开 58.00 元

临床路径治疗药物释义.骨科分册

《临床路径治疗药物释义》 专家组编

中国协和医科大学出版社 357 页 16 开 48.00 元

临床路径治疗药物释义.神经外科分册

《临床路径治疗药物释义》 专家组编

中国协和医科大学出版社 324 页 16 开 48.00 元

临床路径治疗药物释义.心脏大血管外科分册

《临床路径治疗药物释义》 专家组编

中国协和医科大学出版社 292 页 16 开 48.00 元

临床路径治疗药物释义.血液内科分册

《临床路径治疗药物释义》 专家组编

中国协和医科大学出版社 279 页 16 开 48.00 元

临床新药应用指南

方士英 著

安徽大学出版社 164 页 16 开 15.00 元

临床药代动力学与药效动力学

罗兰德(Rowland, M.) 托泽(Tozer, T. N.) 原著

陈东生 黄 璞 译

人民卫生出版社 500 页 16 开 99.00 元

临床药理学

刘克辛 主编

清华大学出版社 647 页 16 开 99.80 元

临床药物手册

许 迪 丁国宪 主编

江苏科学技术出版社 762 页 16 开 60.00 元

临床药物手册(2 版)

[美]史密斯(Kelly M.)等 著 张 玉等 译

人民卫生出版社 1292 页 16 开 108.00 元

临床药物治疗学

陈 立 赵志刚 主编

清华大学出版社 525 页 16 开 59.80 元

临床药物治疗学(4 版)

程德云 主编

人民卫生出版社 752 页 8 开 108.00 元

临床药学理论与实践

蔡卫民 吕迁洲 主编

人民卫生出版社 880 页 16 开 110.00 元

临床中药学

张　冰　主编
中国中医药出版社　708 页　16 开　65.00 元

临床中药学
王　建　张　冰　主编
人民卫生出版社　319 页　16 开　35.00 元

临床中药学(2 版)
张廷模　主编
上海科学技术出版社　361 页　16 开　35.00 元

临床仲景方剂学
邓　鑫　胡久略　梁　健　主编
中医古籍出版社　522 页　16 开　52.80 元

灵芝、北虫草高效栽培与加工
吕作舟　刘　卿　姚志伟　编著
化学工业出版社　119 页　16 开　18.00 元

岭南特色中药指纹图谱质量控制关键技术研究
苏薇薇等　著
广东科技出版社　473 页　16 开　61.00 元

岭南卫生方
[宋]李　璆　[宋]张致远　原辑
中医古籍出版社　133 页　16 开　12.00 元

岭南医药文化
朱盛山　聂　阳　辛年香等　著
中国中医药出版社　361 页　16 开　29.80 元

流程药剂学(2 版)
龙晓英　主编
中国医药科技出版社　400 页　16 开　29.00 元

硫酸软骨素
凌沛学　何兆雄　主编
中国轻工业出版社　267 页　16 开　48.00 元

卢氏药物配合阐述
卢铸之　卢永定　卢崇汉　著
上海科学技术文献出版社　190 页　16 开　50.00 元

麻醉药理学进展(2012 年)
戴体俊　喻　田　徐礼鲜　主编
第二军医大学出版社　254 页　16 开　78.00 元

梅花点舌丹
孙守华　编著
中国中医药出版社　156 页　16 开　20.00 元

酶与酶工程(2 版)
袁勤生　主编
华东理工大学出版社　434 页　16 开　58.00 元

酶制剂技术
韦和平　李冰峰　闵玉涛　主编
化学工业出版社　245 页　16 开　30.00 元

美国医疗的光明与黑暗:从系统防止医疗失误到保险、药品市场
(日)李启充　著
求真出版社　204 页　16 开　26.00 元

美容方剂学
吴志明　秦　竹　主编
北京大学出版社　330 页　16 开　43.00 元

迷药:4000 年的诱惑历程
[美]迈克米勒　著
江苏人民出版社　275 页　16 开　48.00 元

妙用是补药 误用是毒药
张雨薇　编著
贵州科技出版社　249 页　16 开　32.00 元

民间乡野古方偏方 4000 首(2 版)
雷　明　吴国兴　编
中国中医药出版社　401 页　16 开　22.00 元

民间祖传秘方大全(3 版)
吴　静　陈宇飞　主编
北京科学技术出版社　843 页　16 开　48.00 元

名方类证医书大全
[明]熊宗立辑　中医古籍出版社　627 页　16 开　37.00 元

名贵中药显微图鉴
胡浩彬　著
江苏科学技术出版社　175 页　8 开　158.00 元

名医遣药处方百法
赖德恩　潘伟达　编著
人民军医出版社　296 页　16 开　25.00 元

名医遣药处方心得
赖德恩　潘伟达　编著
人民军医出版社　232 页　16 开　22.00 元

纳米科技创新方法研究
王　琛　杨延莲　编著
科学出版社　365 页　16 开　88.00 元

纳米生物传感:原理、发展与应用
鞠熀先　张学记　[美]王(Wang,J.)　著
科学出版社　499 页　16 开　128.00 元

纳米生物医药载体
许海燕等　编著
科学出版社　270 页　16 开　68.00 元

纳米药物评价技术与方法
陈玉祥　编著
化学工业出版社　264 页　16 开　79.00 元

耐多药肺结核防治管理工作方案
王　宇　主编
军事医学科学出版社　80 页　16 开　20.00 元

南阳药证汇解 论药集合集·影印本
[清]吴槐绶　著

山西科学技术出版社 333 页 大 32 开 20.00 元

内分泌科合理用药问答

段文若 主编

人民卫生出版社 506 页 16 开 39.00 元

宁波中医药文化史

张如安 著

中国中医药出版社 288 页 24 开 55.00 元

宁波中医药文化志

龚烈沸 编著

中国中医药出版社 301 页 24 开 58.00 元

农家药采集加工与应用

马汴梁 主编

金盾出版社 406 页 32 开 33.00 元

女科良药:芍药说

陈建杉 江 泳 邓中甲 编著

人民卫生出版社 193 页 32 开 19.00 元

抛光剂配方与生产

李东光 主编

化学工业出版社 345 页 32 开 39.00 元

炮炙大法

[明]缪希雍 著

中国医药科技出版社 57 页 16 开 15.00 元

葡萄多酚

温鹏飞 著

中国农业科学技术出版社 159 页 16 开 25.00 元

葡萄多酚基础与临床

高海青 李保应 主编

人民卫生出版社 500 页 16 开 88.00 元

气相色谱分析及应用

齐美玲 编著

科学出版社 365 页 16 开 59.00 元

《千金》药酒养生方

胡献国 主编

人民军医出版社 452 页 32 开 35.00 元

趣话药疗

高宣亮 秦洁贞 编著

中国医药科技出版社 195 页 16 开 28.00 元

趣话中药

张 虹 主编

人民军医出版社 150 页 16 开 25.00 元

全科用药指南

张抗怀 主编

西安交通大学出版社 669 页 32 开 42.00 元

人参冠百草(2 版)

张均田 主编

化学工业出版社 334 页 16 开 98.00 元

人参皂苷 NMR 标准图谱

李平亚 主编

化学工业出版社 433 页 16 开 156.00 元

肉毒杆菌毒素的临床应用及其前景

李夏青 著

知识产权出版社 200 页 16 开 48.00 元

乳化与微乳化技术

王军 主编

化学工业出版社 228 页 16 开 49.00 元

瑞竹堂经验方

[元]沙图穆苏 著

中国医药科技出版社 88 页 16 开 15.00 元

三七

赵 仁 山学祥 编著

云南科技出版社 100 页 32 开 15.00 元

善用膏方

窦志芳 主编

军事医学科学出版社 217 页 32 开 20.00 元

伤寒精髓:仲景辨证论治挈要(2 版)

戴 玉 赵安业 编著

中国中医药出版社 452 页 32 开 28.00 元

伤寒论方证证治准绳

关庆增 谷 松 景 浩 主编

中国中医药出版社 473 页 16 开 65.00 元

上海生物医药专利资源及其优化配置研究

曹丽荣 著

法律出版社 296 页 16 开 25.00 元

麝香保心丸

孙守华 段思栋 编著

中国中医药出版社 270 页 大 32 开 20.00 元

神农本草经

陈德兴等 注

福建科学技术出版社 110 页 16 开 16.00 元

神农本草经讲读

宋永刚 著

中国中医药出版社 246 页 16 开 33.00 元

神农药学文化研究

马继兴 著

人民卫生出版社 236 页 16 开 59.00 元

生物工程制药学

吕正兵 主编

科学出版社 249 页 16 开 39.00 元

生物药剂学在药物研发中的应用

宁保明 杨永健 主译

北京大学医学出版社 326 页 16 开 108.00 元

生物药物合成学

杨根生　主编
浙江大学出版社　239 页　16 开　36.00 元
生物药物制剂
兰　蓉　王维彬　主编
化学工业出版社　219 页　16 开　35.00 元
生物医用水凝胶
薛　巍　张渊明　主编
暨南大学出版社　283 页　16 开　36.00 元
生物制品学(2 版)
聂国兴　王俊丽　主编
科学出版社　352 页　16 开　48.00 元
生物制药技术
何军邀　主编
浙江大学出版社　317 页　大 16 开　39.00 元
生药学
王喜军　主编
中国中医药出版社　380 页　16 开　36.00 元
生药学(3 版)
罗集鹏　曾令杰　主编
中国医药科技出版社　453 页　16 开　49.00 元
生药学鉴定技术实训指导
李炳生　高保英　赵成志　编著
华中科技大学出版社　152 页　16 开　28.00 元
圣药:龙血竭
张荣平　王兴红　程先睿　主编
云南科技出版社　146 页　16 开　58.00 元
十年一剑全息汤(2 版)
薛振声　著
中国中医药出版社　301 页　16 开　18.00 元
石斛
宋　亮　赵　仁　山学祥　编著
云南科技出版社　60 页　32 开　15.00 元
实用临床药物手册
郭航远　丁洁卫　唐志华等　著
浙江科学技术出版社　562 页　16 开　48.00 元
实用美容药物基础
刘利萍　主编
重庆大学出版社　202 页　16 开　27.00 元
实用西医师中成药手册．妇科分册
赵　红　杨　舫　夏　冰　编著
中国中医药出版社　232 页　32 开　19.00 元
实用西医师中成药手册．内科分册
刘　萍　主编
中国中医药出版社　492 页　32 开　35.00 元
实用西医师中成药手册．五官科分册
丁淑华　主编
中国中医药出版社　32 页　16 开　25.00 元
实用西医师中成药手册．肿瘤科分册
李　忠　主编
中国中医药出版社　32 页　16 开　25.00 元
实用新药特药手册(5 版)
戴德银　代升平　主编
人民军医出版社　1416 页　32 开　136.00 元
实用药理学
陈志红　主编
化学工业出版社　376 页　16 开　45.00 元
实用药物化学(原著第 3 版)
[法]沃尔穆什(Wermuth,C. G.)　编著
科学出版社　1259 页　16 开　298.00 元
实用药物手册(4 版)
任娟清　主编
山东科学技术出版社　2331 页　32 开　128.00 元
实用中草药图谱:珍藏版
徐鸿华　楼步青　主编
广东科技出版社　1442 页　32 开　348.00 元
实用中药歌诀(3 版)
温长路　编著
中国医药科技出版社　577 页　32 开　38.00 元
实用中药知识与技术(2 版)
王玉生　王文明　主编
化学工业出版社　226 页　16 开　28.00 元
实用中医方药手册(3 版)
王世民　王永吉　主编
人民军医出版社　396 页　32 开　35.00 元
食品法典．动物性食品生产(2 版)
食品法典委员会　编
中国农业出版社　179 页　16 开　50.00 元
食品药品安全与监管政策研究报告(2012)
唐民皓　主编
社会科学文献出版社　363 页　16 开　69.00 元
食品药品监督管理规范性文件汇编(1998 年－2011 年)
国家食品药品监督管理局政策法规司　编
中国医药科技出版社　2069 页　16 开　500.00 元
食物与合理用药
尹一子　李艳妍　主编
人民卫生出版社　142 页　32 开　18.00 元
四大怀药简明教程
邓振全　主编
光明日报出版社　166 页　16 开　88.00 元
四君子汤现代研究与应用
彭　成　主编
人民卫生出版社　313 页　16 开　55.00 元

太白七药原色图鉴
宋小妹　王　薇　主编
上海科学技术出版社　259 页　24 开　148.00 元
汤液经钩考
［民国］杨绍伊　辑复
学苑出版社　242 页　16 开　42.00 元
糖生物工程
张树政　主编
化学工业出版社　284 页　16 开　89.00 元
体内药物分析
姚彤炜　主编
浙江大学出版社　452 页　16 开　59.00 元
天赐的灵丹妙药：红豆杉
赵章光　主编
上海科学普及出版社　111 页　16 开　21.80 元
天然产物化学实验技术
李炳奇　廉宜君　主编
化学工业出版社　308 页　16 开　38.00 元
天然产物活性成分分离
徐任生　赵维民　叶　阳　主编
科学出版社　628 页　16 开　98.00 元
天然产物及药物分离材料
张裕卿　主编
天津大学出版社　237 页　16 开　28.00 元
天然产物全合成荟萃．抗生素及其他
吴毓林等　编著
科学出版社　706 页　16 开　138.00 元
天然药物化学(2 版)
沈志滨　主编
中国医药科技出版社　277 页　16 开　35.00 元
挺起中医的脊梁："废医验药"正危害中医
曹东义　主编
中医古籍出版社　278 页　小 16 开　29.00 元
图解拔罐：孟氏中药拔罐疗法
孟宪忠　著
北京科学技术出版社　287 页　16 开　38.00 元
王琦方药应用 31 论
王　琦　著
中国中医药出版社　279 页　16 开　48.00 元
稳态纳米乳液：自然界和纳米医药中的自组装
［美］阿里戈(Arrigo,J.)　著
科学出版社　450 页　16 开　138.00 元
我的药检报告 1 齐二药突发事件应急检验纪实
谢志洁　著
中国医药科技出版社　220 页　16 开　45.00 元
我的药检报告．2，齐二药突发事件应急检验研究
谢志洁　著
中国医药科技出版社　217 页　16 开　45.00 元
握灵本草
［清］王翃辑
中国中医药出版社　242 页　16 开　29.80 元
吴中朝滋补中药 150 味
吴中朝　主编
江苏科学技术出版社　271 页　16 开　39.80 元
五味子活性成分及化学合成
侯建国
中国科学技术大学出版社　262 页　16 开　58.00 元
细菌抗药性(原文第 2 版)
［美］韦克斯(Wax R. G.)等　编，刘玉庆等　译
化学工业出版社　306 页　16 开　98.00 元
仙草之首：铁皮石斛养生治病
斯金平　俞巧仙　叶智根　编著
化学工业出版社　227 页　16 开　59.00 元
现代药剂学
何　文　郭威希　王　军等　著
武汉大学出版社　331 页　16 开　34.00 元
现代药理实验方法(上册)(2 版)
张均田　杜冠华　主编
中国协和医科大学出版社　1216 页　16 开　240.00 元
现代药理实验方法(下册)(2 版)
张均田　杜冠华　主编
中国协和医科大学出版社　1265 页　16 开　240.00 元
现代液相色谱技术导论
［美］施耐德(Snyder,L. R.)　著
人民卫生出版社　500 页　16 开　98.00 元
现代医院药事管理论文选编
马　劲　梅全喜　主编
化学工业出版社　578 页　16 开　198.00 元
现代中药基础研究与临床
周秋丽　王　涛　王本祥　主编
天津科技翻译出版公司　1496 页　16 开　280.00 元
心血管内科治疗药物的安全应用
李德爱　孙　伟　主编
人民卫生出版社　486 页　16 开　69.00 元
新编百草良方精粹
徐　玲　编著
新世界出版社　308 页　16 开　118.00 元
新编动物药理学
刘占民　李　丽　主编
中国农业科学技术出版社　233 页　16 开　26.00 元
新编简明药物手册(5 版)
焦万田　主编

人民军医出版社　857 页　32 开　98.00 元

新编临床用药速查手册

苏冠华　王朝晖　主编

人民卫生出版社　458 页　32 开　33.00 元

新编临床中成药学

陈仁寿　主编

科学出版社　606 页　16 开　85.00 元

新编图表药理学

陈栋梁　余承高　主编

华中科技大学出版社　419 页　16 开　58.00 元

新编中草药实用图典

陈　裕　李世全　罗小飞　编著

农村读物出版社　381 页　16 开　78.00 元

新编中成药合理应用手册

梅全喜　主编

人民卫生出版社　1018 页　大 32 开　69.00 元

新编中药调剂指南(2 版)

崔同寅　主编

中国医药科技出版社　页　16 开　36.00 元

新药发现与开发

陈小平　王效山　主编

化学工业出版社　347 页　16 开　68.00 元

新药研发及其产业化技术

俞　雄　张　红　李其翔　主编

化学工业出版社　399 页　16 开　78.00 元

杏林薪传:印会河理法方药带教录

徐　远　主编

人民军医出版社　214 页　16 开　29.80 元

徐志瑛膏方经验

宣丽华　主编

中国中医药出版社　396 页　32 开　29.80 元

许广和号丸丹集录

[清]许广和号主人　撰

中原农民出版社　137 页　16 开　20.00 元

穴位用药治百病(2 版)

张卫华　赵　娴　李芳琴　主编

人民军医出版社　336 页　32 开　30.00 元

学用中药一学就会

陈华丰　编著

广东科技出版社　261 页　16 开　32.00 元

循证用药手册．基本药物(化学药品和生物制品)分册

李幼平　主编

人民卫生出版社　1070 页　32 开　85.00 元

阳台种药材很安全

乔东媛　编著

哈尔滨出版社　140 页　大 32 开　25.00 元

杨志一 杨扶国用药心得十讲

杨扶国　编著

中国医药科技出版社　119 页　16 开　18.00 元

药盦医案全集 中医珍本文库影印点校

恽树珏　著

山西科学技术出版社　439 页　大 32 开　27.00 元

药草彩色图鉴

[英]阿特金斯　主编

山西科学技术出版社　388 页　16 开　39.80 元

药房里买得到的传世名方

佟　彤　著

湖南科学技术出版社　224 页　16 开　32.00 元

药剂设备原理与设计

孙怀远　编著

华东理工大学出版社　228 页　16 开　36.00 元

药剂师与患者沟通指南(2 版)

Melanie J. Rantucci　原著

人民军医出版社　243 页　16 开　59.00 元

药剂学

吴正红　主编

中国医药科技出版社　228 页　32 开　16.00 元

药剂学(2 版)

胡巧红　主编

中国医药科技出版社　360 页　16 开　48.00 元

药剂学与工业药剂学实验指导

高建青　主编

浙江大学出版社　141 页　16 开　22.00 元

药理学

张树平　高允生　主编

科学出版社　384 页　16 开　69.90 元

药理学

杨解人　宋建国　黄正明　主编

中国科学技术大学出版社　367 页　16 开　38.00 元

药理学

孙秀兰　顾　军　主编

中国医药科技出版社　288 页　32 开　19.00 元

药理学

孙慧君　张树平　主编

清华大学出版社　378 页　16 开　49.80 元

药理学

秦红兵　王淑芬　主编

江苏科学技术出版社　225 页　16 开　38.50 元

药理学

刘克辛　主编

清华大学出版社　498 页　16 开　79.80 元

药理学

刘吉成　陶　霞　王　勇等　著
第二军医大学出版社　304 页　16 开　45.00 元
药理学
季　晖　主编
中国医药科技出版社　184 页　32 开　16.00 元
药理学
崔玉国　符秀华　主编
第四军医大学出版社　259 页　16 开　39.00 元
药理学(2 版)
王乃平　主编
上海科学技术出版社　414 页　16 开　36.00 元
药理学(2 版)
廖端芳　主编
人民卫生出版社　441 页　16 开　56.00 元
药理学(3 版)
谭毓治　主编
中国医药科技出版社　356 页　16 开　45.00 元
药理学(3 版)
孙建宁　主编
中国中医药出版社　456 页　16 开　49.00 元
药理学(3 版)
董　志　主编
人民卫生出版社　512 页　16 开　49.00 元
药理学:案例版(2 版)
吴基良　罗健东　主编
科学出版社　383 页　16 开　59.00 元
药理学实验方法
高　华　主编
中国医药科技出版社　458 页　16 开　68.00 元
药理学实验与学习指导
马剑茵　主编
浙江大学出版社　201 页　16 开　29.00 元
药理学实验指导
谭毓治　周玖瑶　主编
科学出版社　130 页　16 开　22.00 元
药理学习题精选
陈长勋　胡锦官　主编
上海科学技术出版社　235 页　32 开　25.00 元
药理学学习指导与习题集
廖端芳　李海涛　主编
人民卫生出版社　226 页　16 开　25.00 元
药理学研究的新思路与新靶点
陈晓光　主编
中国协和医科大学出版社　283 页　16 开　45.00 元
《药品不良反应报告和监测管理办法》培训教材
杜晓曦　主编
中国医药科技出版社　102 页　16 开　38.00 元
药品不良反应信息大全
王国威　王满恩　主编
中国医药科技出版社　1057 页　16 开　198.00 元
药品不良反应与药源性疾病
中国药学会编写　人民卫生出版社　109 页　32 开
12.00 元
药品和个人护理品的环境污染与控制
张亚雷　周雪飞　著
科学出版社　306 页　16 开　59.00 元
药品化义
[明]贾所学　撰
中医古籍出版社　146 页　32 开　12.00 元
药品检测新技术:从 HPLC 到 UHPLC
马双成编
人民卫生出版社　218 页　16 开　43.00 元
药品经营岗位知识与技能
李德仁　主编
中国医药科技出版社　482 页　16 开　76.00 元
药品生产质量管理规范（GMP）2010 年版教程
万春艳　主编
化学工业出版社　277 页　16 开　35.00 元
药品与包装材料的相容性:可提取物与浸出物相关安全性研究:safety considerations associated with extracta
[美]简克(Jenke,D.)　著
化学工业出版社　307 页　16 开　218.00 元
药品质量管理技术:GMP（2010 年版）教程
郑一美
化学工业出版社　176 页　16 开　24.00 元
药品质量检测技术
赵亚丽　主编
化学工业出版社　247 页　16 开　32.00 元
药品注册的国际技术要求(2009 - 2011 年)
ICH 研究小组　编译
中国医药科技出版社　574 页　16 开　98.00 元
药品专利保护优化研究
姚颉靖　著
知识产权出版社　334 页　16 开　32.00 元
药食两用植物
张　燕　张洪斌　编著
复旦大学出版社　221 页　32 开　25.00 元
药食两用植物:马兰
刘跃钧　潘心禾　主编
中国医药科技出版社　184 页　16 开　38.00 元
药食同源活养生
付桂英　编

金盾出版社 32 开 16.00 元

药食同源 药膳食疗实用手册

谢福恩 编

广东科技出版社 184 页 16 开 35.00 元

药食同源话养生

王丽红 赵 稷 姜 成等 著

黑龙江科学技术出版社 3 册 16 开 108.00 元

药食同源物品使用手册. 既是食品又是药品的物品

于 新 李小华 主编

中国轻工业出版社 303 页 16 开 40.00 元

药食同源物品使用手册. 可用于保健食品的物品

于 新 李小华 主编

中国轻工业出版社 434 页 16 开 58.00 元

药事法规 药学中药学相关专业

张建平 周宇升 主编

江苏教育出版社 381 页 16 开 49.80 元

药事管理学(2 版)

党丽娟 主编

中国医药科技出版社 279 页 16 开 36.00 元

药事管理学(3 版)

孟 锐 主编

科学出版社 280 页 16 开 39.80 元

药事管理与法规

赵春杰 主编

人民军医出版社 328 页 16 开 60.00 元

药事管理与法规

杨世民 主编

中国医药科技出版社 266 页 16 开 59.00 元

药事管理与法规

谢 明 田 侃 编

人民卫生出版社 301 页 16 开 35.00 元

药事管理与法规

李 歆 主编

中国医药科技出版社 255 页 32 开 18.00 元

药事管理与法规

方 宇 丁锦希 主编

西安交通大学出版社 297 页 16 开 38.00 元

药事管理与法规(4 版)

宿 凌 主编

中国医药科技出版社 419 页 16 开 42.00 元

药事管理与法规(6 版)

宿 凌 主编

中国医药科技出版社 345 页 16 开 49.00 元

药物不良反应观察

李秀云 张冬林 主编

人民军医出版社 593 页 16 开 49.00 元

药物处方手册(2 版)

陈孝治 张 超 朱运贵 主编

湖南科学技术出版社 1279 页 32 开 39.80 元

药物分析

赵春杰 主编

清华大学出版社 534 页 16 开 59.80 元

药物分析

柳文媛 主编

中国医药科技出版社 153 页 32 开 16.00 元

药物分析(3 版)

齐永秀 主编

中国医药科技出版社 276 页 16 开 36.00 元

药物分析技术与方法

季一兵 陈建秋 李书兰等 著

中国医药科技出版社 705 页 16 开 98.00 元

药物分析实验

谢 云 倪开勤 徐天玲等 著

华中科技大学出版社 129 页 16 开 16.80 元

药物分析实验

孙立新 主编

中国医药科技出版社 177 页 16 开 23.00 元

药物分析与检验

徐亚杰 王 笃 林 锐 主编

化学工业出版社 250 页 16 开 32.00 元

药物分子毒理学

孙晗笑 李秀英 主编

暨南大学出版社 200 页 16 开 28.00 元

药物分子设计:从入门到精通

[德]施耐德(Schneider,G.)

[德]巴林豪斯(Baringhaus,Karl - H.) 著

华东理工大学出版社 229 页 16 开 58.00 元

药物合成反应基础

刘守信 主编

化学工业出版社 285 页 16 开 36.00 元

药物合成反应实验

刘玮炜 主编

化学工业出版社 116 页 16 开 18.00 元

药物化学

钟 毅 主编

中国医药科技出版社 256 页 32 开 18.00 元

药物化学

叶发青 主编

浙江大学出版社 358 页 16 开 48.00 元

药物化学(2 版)

徐文方 主编

高等教育出版社 419 页 16 开 39.10 元

药物化学(2 版)
李绍顺　周虎臣　主编
科学出版社　493 页　16 开　90.00 元
药物化学(2 版)
曹观坤　编著
科学出版社　289 页　16 开　59.80 元
药物化学(3 版)
王润玲　主编
中国医药科技出版社　361 页　16 开　39.00 元
药物化学进展(8)
彭司勋　主编
化学工业出版社　315 页　16 开　98.00 元
药物化学实验指导
王　洋　主编
复旦大学出版社　111 页　16 开　32.00 元
药物化学选论
许　军　李伟　主编
华中科技大学出版社　355 页　16 开　46.00 元
药物化学专论
郭宗儒　编著
人民卫生出版社　386 页　16 开　49.00 元
药物检验工培训教程
赵　斌　主编
化学工业出版社　251 页　16 开　32.00 元
药物经济学概论
徐国成　主编
中国中医药出版社　207 页　16 开　19.00 元
药物滥用与药物滥用监测
袁　林　张黎明　主编
军事医学科学出版社　246 页　16 开　40.00 元
药物联合应用手册
李　静　王艳辉　田月洁　主编
军事医学科学出版社　430 页　32 开　35.00 元
药物设计策略
郭宗儒　著
科学出版社　360 页　16 开　78.00 元
药物微生物应用技术
傅文红　主编
化学工业出版社　184 页　16 开　26.00 元
药物相互作用速查表
何红梅　许东雷　主编
中国医药科技出版社　376 页　16 开　48.00 元
药物制剂工艺与制备
胡　英　主编
化学工业出版社　304 页　16 开　37.00 元
药物制剂过程装备与工程设计
张　珩　万春杰　主编
化学工业出版社　336 页　16 开　37.00 元
药物制剂技术
于广华　毛小明　主编
化学工业出版社　315 页　16 开　37.00 元
药物制剂技术
韩瑞亭　主编
化学工业出版社　293 页　16 开　38.00 元
药物制剂综合实训
郝艳霞　主编
化学工业出版社　295 页　16 开　34.00 元
药物质量检测技术
张佳佳　主编
浙江大学出版社　333 页　16 开　45.00 元
药性赋白话解
王加锋　程守祯　编著
中国医药科技出版社　197 页　32 开　15.00 元
药性歌括四百味白话解
张　蕾　编著
中国医药科技出版社　247 页　32 开　18.00 元
药性琐谈:本草习性精研笔记
江海涛　编著
人民军医出版社　225 页　16 开　29.50 元
药学(师)应试指导及历年考点串讲(5 版)
吕竹芬　杨　帆　主编
人民军医出版社　442 页　16 开　75.00 元
药学动物细胞培养技术
纪其雄　主编
浙江大学出版社　254 页　16 开　35.00 元
药学概论(3 版)
吴春福　主编
中国医药科技出版社　155 页　16 开　25.00 元
药学监护:临床用药安全指南
张石革　主编
北京科学技术出版社　884 页　32 开　50.00 元
药学微生物学
李宽庆　李雅梅　主编
兰州大学出版社　200 页　16 开　28.00 元
药学哲学
赵迎欢　吴　峰　著
东北大学出版社　287 页　32 开　28.00 元
药学专业(师)45 天通关
曾爱国　招明高　王嫦鹤等　著
西安交通大学出版社　836 页　16 开　96.00 元
药学专业(士)45 天通关
李小强　曾爱国　曹蔚等　著

西安交通大学出版社 774 页 16 开 92.00 元
药学专业(主管)45 天通关
李小强 曾爱国 曹蔚等 著
西安交通大学出版社 890 页 16 开 106.00 元
药学专业论文撰写要求与范例
陈 光 蔡翠芳 主编
中国医药科技出版社 308 页 16 开 45.00 元
药学专业知识(二)
赵春杰 主编
人民军医出版社 364 页 16 开 65.00 元
药学专业知识(二)同步练习题集
王东凯 金描真 贾 娴 主编
人民卫生出版社 247 页 16 开 38.00 元
药学专业知识(二)(4 版)
陈有亮 李维凤 主编
中国医药科技出版社 321 页 16 开 42.00 元
药学专业知识(二)(6 版)
李维凤 陈有亮 主编
中国医药科技出版社 429 页 16 开 59.80 元
药学专业知识(一)
赵春杰 主编
人民军医出版社 342 页 16 开 59.00 元
药学专业知识(一)同步练习题集
娄建石 主编
人民卫生出版社 209 页 16 开 33.00 元
药学专业知识(一)(4 版)
傅 强 周 筠 主编
中国医药科技出版社 317 页 16 开 42.00 元
药学专业知识(一)(6 版)
林 蓉 傅 强 主编
中国医药科技出版社 311 页 16 开 49.00 元
药学综合技能与实训
刘 葵 刘 敏 主编
人民军医出版社 261 页 16 开 35.00 元
药学综合知识与技能
侯志飞 主编
化学工业出版社 257 页 16 开 32.00 元
药学综合知识与技能
国家执业药师资格考试(含部队)推荐辅导用书编委会
人民军医出版社 235 页 16 开 45.00 元
药学综合知识与技能(4 版)
钱春梅 主编
中国医药科技出版社 173 页 8 开 16.00 元
药学综合知识与技能(6 版)
钱春梅 主编
中国医药科技出版社 259 页 16 开 49.00 元
药学综合知识与技能同步练习题集
李淑媛 主编
人民卫生出版社 204 页 16 开 33.00 元
药艺术:南京药艺术馆的治疗试验
黄 药 主编
新星出版社 282 页 16 开 50.00 元
药用动物生态养殖技术
钟秀会 马爱团 主编
中国农业出版社 330 页 大 32 开 26.00 元
药用基础化学(2 版)
中国职业技术教育学会医药专业委员会组织 编写
化学工业出版社 284 页 16 开 38.00 元
药用真菌桑黄生物学与开发利用
郭 霞 孙 敏 邹 祥 主编
西南师范大学出版社 151 页 16 开 40.00 元
药用植物金银花
李 琳 王俊英 曹广才 主编
中国农业科学技术出版社 176 页 32 开 29.00 元
药用植物生理生态学
黄璐琦 王康才 主编
中国中医药出版社 296 页 16 开 29.00 元
药用植物学
熊耀康 严铸云 主编
人民卫生出版社 496 页 16 开 45.00 元
药用植物学(3 版)
李 钦 主编
中国医药科技出版社 223 页 16 开 29.00 元
药用植物学与生药学实验指导
黄建明编 复旦大学出版社 126 页 16 开 32.00 元
药用植物栽培学实验实习指导
郭巧生 王建华 张重义 主编
高等教育出版社 175 页 16 开 22.00 元
药源性肝肾损害及其防治对策
侯连兵 周 静 主编
人民卫生出版社 621 页 大 32 开 45.00 元
药源性心血管系统疾病的防治
李元启 主编
湖北人民出版社 113 页 32 开 6.00 元
药妆店实战手册——新业态药妆店的经营创新
谢建裕 编著
化学工业出版社 192 页 16 开 45.00 元
一次完全读懂中草药百科
赵庆新 编著
天津科学技术出版社 279 页 16 开 39.80 元
一个庙会与一个产业 药都安国药王庙会与中药产业之变迁

孔旭红　著
河北大学出版社　382 页　16 开　28.00 元

一味中药巧治病(2 版)
薛文忠　刘改凤　编著
中国中医药出版社　349 页　大 32 开　25.00 元

医疗机构药师工作要点与细节
周　文　主编
人民卫生出版社　198 页　16 开　25.00 元

医疗机构制剂检验基本操作指南
周国华　傅小英　主编
人民军医出版社　240 页　16 开　99.00 元

医师案头用药参考:中成药 化学药
刘福强　孙景涛　侯明晓等　著
中国中医药出版社　885 页　16 开　98.00 元

医药代表
李坏笑　著
金城出版社　301 页　16 开　32.00 元

医药电子商务
顾东蕾　蔡惠明　编著
化学工业出版社　215 页　16 开　49.00 元

医药电子商务实务 药学中药学相关专业
白锦表　罗文华编
江苏教育出版社　262 页　16 开　36.00 元

医药高等数学(4 版)
严云良　郑洁钢　主编
科学出版社　280 页　16 开　34.80 元

医药高等数学学习辅导(3 版)
杨松涛　钱微微　主编
科学出版社　148 页　16 开　21.90 元

医药界择业新视角:临床研究部职业晋级
王　伟　著
上海科学技术出版社　214 页　32 开　25.00 元

医药企业管理学
邱家学　主编
中国医药科技出版社　440 页　16 开　52.00 元

医药市场营销案例与实训
周光理　主编
化学工业出版社　236 页　16 开　30.00 元

医药数理统计
李秀昌　主编
人民卫生出版社　267 页　16 开　29.00 元

医药数理统计(4 版)
马志庆　周介南　主编
科学出版社　250 页　16 开　29.80 元

医药数理统计学习辅导(3 版)
汪旭升　曹　敏　主编
科学出版社　128 页　16 开　21.90 元

医药信息检索与利用(2 版)
周晓政　主编
东南大学出版社　462 页　16 开　49.00 元

医药学基础
邱丽颖　主编
化学工业出版社　294 页　16 开　38.00 元

医药学基础实验教程
邱丽颖　主编
化学工业出版社　93 页　16 开　15.00 元

医药专利制度比较研究与典型案例
张晓东　著
知识产权出版社　374 页　32 开　35.00 元

医院常用药品处方集
张福康　主编
东南大学出版社　454 页　16 开　78.00 元

医院药学实习指南
方建国　刘　东　主编
人民卫生出版社　225 页　16 开　35.00 元

医院制剂配制实践指南
孙路路　徐建立　主编
中国医药科技出版社　521 页　16 开　69.00 元

英汉·汉英中医中药词汇手册
范　波　黄　莺编
上海外语教育出版社　198 页　32 开　15.00 元

应届生生物医药行业求职全攻略
生物谷　医药生物人才网　编著
上海交通大学出版社　228 页　16 开　28.00 元

月王药诊
毛继祖　马世林　译注
上海科学技术出版社　160 页　16 开　45.00 元

岳美中经方研究文集
岳美中　著
中国中医药出版社　231 页　16 开　39.00 元

云南天然药物图鉴(第八卷)
朱兆云　主编
云南科技出版社　343 页　16 开　280.00 元

云南天然药物图鉴(第七卷)
朱兆云　主编
云南科技出版社　529 页　16 开　280.00 元

云南药用植物(Ⅰ)
金　航　李晚谊　主编
云南科技出版社　304 页　16 开　80.00 元

云南药用植物病虫害识别与防治
杨明英　赵志坚　主编
云南科技出版社　169 页　32 开　48.00 元

增补分经用药赋
[清]潘宗元　原著
学苑出版社　136 页　16 开　22.00 元
张仲景对药的临床应用
王玉芝　著
人民军医出版社　162 页　大 32 开　23.00 元
张仲景方剂实验研究(2 版)
彭　鑫　王洪蓓　主编
中国医药科技出版社　357 页　16 开　35.00 元
张仲景方剂现代临床应用(2 版)
侯勇谋　罗　伟　刘方洲等　著
中国医药科技出版社　386 页　16 开　38.00 元
张仲景方剂学(2 版)
吕志杰　主编
中国医药科技出版社　367 页　16 开　36.00 元
张仲景药物学(2 版)
周祯祥　邹忠梅　主编
中国医药科技出版社　251 页　16 开　28.00 元
章次公《药物学》点校
叶新苗　叶肖琳　点校
科学出版社　126 页　16 开　48.00 元
长江三峡中草药资源
余甘霖　沈　力　主编
中国中医药出版社　292 页　16 开　200.00 元
浙江地道药材概论
王鑫波　主编
上海科学技术出版社　132 页　大 32 开　18.00 元
浙江省医院细菌耐药检测年鉴(2011)
吕时铭　俞云松　主编
浙江大学出版社　247 页　16 开　38.00 元
正本清源:讲述经典中药,解密养生之道
发现之旅频道《正本清源》栏目　编著
中国中医药出版社　169 页　16 开　39.80 元
制药大纲
杨叔澄　编述
学苑出版社　323 页　大 32 开　28.00 元
制药工程
王　沛　主编
人民卫生出版社　225 页　16 开　32.00 元
制药工程实训
王　沛　主编
人民卫生出版社　119 页　16 开　13.00 元
制药工程原理与机械
周长征　主编
北京大学医学出版社　269 页　16 开　35.00 元
制药工程专业综合实验
程弘夏　主编
武汉理工大学出版社　120 页　16 开　18.00 元
制药工业水污染物环境风险生物预警技术
王晓龙　陈　瑛　马秀兰等　著
科学出版社　140 页　16 开　59.00 元
制药工艺验证实施手册
何国强　主编
化学工业出版社　366 页　16 开　148.00 元
制药企业设施设备 GMP 验证方法与实务
李歆　主编
中国医药科技出版社　415 页　16 开　55.00 元
制药用水系统
何国强　主编
化学工业出版社　242 页　16 开　88.00 元
制药质量体系及 GMP 的实施
李　钧　李志宁　编著
化学工业出版社　359 页　16 开　59.00 元
质问本草
[清]吴继志　撰
中医古籍出版社　206 页　大 32 开　14.00 元
中草药识别图谱
张伟峰　作者
新世界出版社　305 页　16 开　118.00 元
中草药图鉴
王秀娟　主编
化学工业出版社　142 页　16 开　39.80 元
中成药学
阮时宝　主编
人民卫生出版社　263 页　16 开　30.00 元
中国近代中医药期刊汇编总目提要．影印版
段逸山　主编
上海辞书出版社　490 页　16 开　150.00 元
中国军事本草
肖小河　杨明会　主编
人民军医出版社　333 页　16 开　360.00 元
中国民族地区药用植物资源利用与生物技术
王俊丽　主编
科学出版社　263 页　16 开　70.00 元
中国食品药品检定研究院年鉴(2010)
中国食品药品检定研究院组织　编写
中国医药科技出版社　199 页　16 开　268.00 元
中国现代保健药物食物大全
《中国现代保健药物食物大全》编委会　主编
黑龙江科学技术出版社　1023 页　16 开　148.00 元
中国药品市场报告(2012)
程锦锥　朱恒鹏　著

社会科学文献出版社　264 页　16 开　79.00 元
中国药事管理与法规
陈永法　主编
东南大学出版社　224 页　16 开　26.00 元
中国药物研发领域药学文献信息资源共享策略
张　静　编著
中国医药科技出版社　169 页　16 开　32.00 元
中国药学年鉴(2011)
彭司勋　主编
第二军医大学出版社　465 页　16 开　298.00 元
中国医药卫生改革与发展相关文件汇编(2011－2012 年度)
中国药学会药事管理专业委员会　编
中国医药科技出版社　680 页　32 开　47.00 元
中国珍稀濒危药用植物资源调查
黄璐琦　肖培根　王永炎　主编
上海科学技术出版社　554 页　16 开　150.00 元
中国中草药彩色图鉴:精华版(第二卷)
高学敏　主编
中医古籍出版社　224 页　8 开　126.66 元
中国中草药彩色图鉴:精华版(第三卷)
高学敏　主编
中医古籍出版社　224 页　8 开　126.68 元
中国中草药彩色图鉴:精华版(第一卷)
高学敏　主编
中医古籍出版社　224 页　8 开　126.66 元
中国中医药年鉴(2012)学术卷
谢建群　主编
上海辞书出版社　493 页　8 开　280.00 元
中华方药宝典
徐元贞　卢飞舟　主编
河南科学技术出版社　575 页　16 开　58.00 元
中华膏药处方与制备
朱庆文　主编
化学工业出版社　183 页　16 开　36.00 元
中华名医名方大全:专家指导版
田元祥　主编
科学技术文献出版社　215 页　16 开　19.90 元
中华人民共和国药典:第一增补本.2010 年版
国家药典委员会　编
中国医药科技出版社　580 页　16 开　458.00 元
中华人民共和国药典辅助说明(一部)中成药
郝近大　主编
中国中医药出版社　594 页　16 开　98.00 元
中华养生药茶
吴庆光　蓝森麟　刘明平　主编
安徽科学技术出版社　348 页　16 开　60.00 元
中药 DNA 条形码分子鉴定
陈士林　编著
人民卫生出版社　510 页　16 开　190.00 元
中药材安全与监控
郭巧生　王建华　主编
中国林业出版社　254 页　16 开　30.00 元
中药材产地加工与物流管理
杨　兰　肖深根　主编
湖南科学技术出版社　187 页　32 开　13.00 元
中药处方与调剂技术规范(2011 版)
廖利平　李顺民　林晓生　主编
中国中医药出版社　484 页　16 开　83.00 元
中药大义:民国中医药课程
杨叔澄　编述
学苑出版社　387 页　大 32 开　35.00 元
中药的配伍运用
丁光迪　著
人民卫生出版社　251 页　大 32 开　22.00 元
中药毒性理论与安全性评价
赵军宁　叶祖光　主编
人民卫生出版社　698 页　16 开　92.00 元
中药分析学
李　萍　贡济宇　主编
中国中医药出版社　337 页　16 开　36.00 元
中药分析学
蔡宝昌　主编
人民卫生出版社　288 页　16 开　29.00 元
中药购销员职业资格培训教材
王　琼　刘基柱　王琼珺　主编
化学工业出版社　226 页　16 开　29.00 元
中药固体制剂技术
金凤环　主编
化学工业出版社　199 页　16 开　25.00 元
中药化学
石任兵　主编
人民卫生出版社　429 页　16 开　45.00 元
中药化学
窦德强　主编
湖南科学技术出版社　243 页　16 开　32.00 元
中药化学
陈佩东　主编
中国医药科技出版社　180 页　32 开　16.00 元
中药化学 供药学中药学药物制剂生物制药中药资源与开发药物分析等专业使用
宋小妹　编
湖南科学技术出版社　203 页　16 开　27.00 元

中药活性成分中的酶抑制剂
周家驹　谢桂荣　严新建　编著
科学出版社　350 页　16 开　108.00 元
中药及天然产物提取制备关键技术
赵余庆　主编
中国医药科技出版社　412 页　16 开　55.00 元
中药鉴定学
杨瑶珺　刘训红　主编
科学出版社　357 页　16 开　78.00 元
中药鉴定学
王喜军　主编
人民卫生出版社　334 页　16 开　59.00 元
中药鉴定学(3 版)
康廷国　主编
中国中医药出版社　574 页　16 开　49.00 元
中药鉴定学实验(2 版)
石俊英　主编
中国医药科技出版社　181 页　16 开　22.00 元
中药抗癌活性成分
周家驹　谢桂荣　严新建　编著
科学出版社　628 页　16 开　168.00 元
中药抗寄生虫活性成分
周家驹　谢桂荣　严新建　编著
科学出版社　222 页　16 开　80.00 元
中药抗微生物感染活性成分
周家驹　谢桂荣　严新建　编著
科学出版社　428 页　16 开　138.00 元
中药抗炎活性成分
周家驹　谢桂荣　严新建　编著
科学出版社　417 页　16 开　138.00 元
中药抗氧化抗衰老活性成分
周家驹　谢桂荣　严新建　编著
科学出版社　374 页　16 开　110.00 元
中药抗肿瘤现代研究技术与进展
王一涛　主编
人民卫生出版社　230 页　16 开　60.00 元
中药临床生用与制用
陆　拯　著
中国中医药出版社　454 页　16 开　29.00 元
中药临床生用与制用
陆　拯　编著
人民卫生出版社　380 页　32 开　28.00 元
中药猫爪草基础研究与临床应用
王爱武　编著
人民军医出版社　174 页　16 开　54.00 元
中药炮制学
吴　皓　胡昌江　主编
人民卫生出版社　409 页　16 开　39.00 元
中药炮制学
龚千锋　主编
湖南科学技术出版社　266 页　16 开　36.00 元
中药炮制学(3 版)
龚千锋　主编
中国中医药出版社　436 页　16 开　45.00 元
中药平性药药性研究
邓家刚　主编
中国中医药出版社　330 页　16 开　68.00 元
中药入门与指导
沈元良　编著
金盾出版社　446 页　大 32 开　35.00 元
中药三维荧光检验法
魏永巨　著
科学出版社　406 页　16 开　98.00 元
中药上市后临床再评价设计方法与实施
王永炎　杜晓曦　吕爱平　主编
人民卫生出版社　616 页　16 开　108.00 元
中药实验研究技术与设备
边宝林　曹　军　郝庆秀　主编
科学出版社　143 页　16 开　49.00 元
中药速认图集
林余霖　陈士林　主编
福建科学技术出版社　311 页　32 开　35.00 元
中药通俗演义
孟琳升　孟仲岐　著
人民军医出版社　212 页　16 开　27.80 元
中药学
朱国福　主编
清华大学出版社　341 页　16 开　39.80 元
中药学
黄　芳　主编
中国医药科技出版社　356 页　16 开　45.00 元
中药学
黄　斌　主编
中国医药科技出版社　215 页　16 开　25.00 元
中药学
丁选胜　主编
中国医药科技出版社　212 页　32 开　16.00 元
中药学(2 版)
陈蔚文　主编
人民卫生出版社　512 页　16 开　49.00 元
中药学(3 版)
钟赣生　主编

中国中医药出版社　482 页　16 开　45.00 元
中药学:听课、记忆与测试
“医行天下”中医学习记忆编委会　编
上海浦江教育出版社　299 页　16 开　40.00 元
中药学专业知识（一）
赵春杰　主编
人民军医出版社　298 页　16 开　55.00 元
中药学专业知识（一）同步练习题集
张廷模　肖　丹　主编
人民卫生出版社　245 页　16 开　38.00 元
中药学专业知识（一）(4 版)
王　建　傅超美　主编
中国医药科技出版社　266 页　16 开　42.00 元
中药学专业知识（一）(6 版)
王　建　傅超美　主编
中国医药科技出版社　422 页　16 开　59.80 元
中药学专业知识(二)
赵春杰　主编
人民军医出版社　317 页　16 开　58.00 元
中药学专业知识(二)
张廷模　肖　丹　主编
人民卫生出版社　370 页　16 开　58.00 元
中药学专业知识(二)(4 版)
李　敏　郭　力　主编
中国医药科技出版社　229 页　16 开　42.00 元
中药学专业知识(二)(6 版)
李　敏　郭　力　主编
中国医药科技出版社　369 页　16 开　59.80 元
中药学综合知识与技能
赵春杰　主编
人民军医出版社　201 页　16 开　38.00 元
中药学综合知识与技能(4 版)
马维骐　卢先明　主编
中国医药科技出版社　198 页　16 开　32.00 元
中药学综合知识与技能(6 版)
马维骐　卢先明　主编
中国医药科技出版社　209 页　16 开　35.00 元
中药学综合知识与技能同步练习题集
梅全喜　主编
人民卫生出版社　151 页　16 开　25.00 元
中药熏蒸疗法
梅全喜　何庭华　主编
中国中医药出版社　373 页　16 开　28.00 元
中药养生堂(2 版)
吴圣贤　著
北京出版社　240 页　16 开　26.50 元
中药药剂学
潘金火　主编
中国医药科技出版社　193 页　32 开　16.00 元
中药药剂学
李范珠　李永吉　主编
人民卫生出版社　432 页　16 开　42.00 元
中药药剂学(3 版)
杨　明　主编
中国中医药出版社　596 页　16 开　55.00 元
中药药理学
陆　茵　张大方　主编
人民卫生出版社　327 页　16 开　35.00 元
中药药理学(2 版)
吴清和　主编
高等教育出版社　273 页　16 开　27.80 元
中药药理学(2 版)
方泰惠　主编
科学出版社　198 页　16 开　29.00 元
中药药理学(2 版)
陈长勋　主编
上海科学技术出版社　316 页　16 开　40.00 元
中药药理学(3 版)
彭　成　主编
中国中医药出版社　389 页　16 开　35.00 元
中药药效物质
杨义芳　杨扬震　萧　伟　主编
上海科学技术出版社　325 页　16 开　55.00 元
中药饮片与方剂编码规则及其应用:2011 版
廖利平　主编
中国中医药出版社　210 页　16 开　43.00 元
中药影响神经系统活性成分
周家驹　谢桂荣　严新建　编著
科学出版社　318 页　16 开　98.00 元
中药影响消化呼吸系统活性成分
周家驹　谢桂荣　严新建　编著
科学出版社　401 页　16 开　128.00 元
中药影响心脑血管系统活性成分
周家驹　谢桂荣　严新建　编著
科学出版社　423 页　16 开　138.00 元
中药与方剂学基础
钟国伟　主编
第四军医大学出版社　139 页　16 开　25.00 元
中药与食物的相宜相克
欧阳荣　主编
湖南科学技术出版社　246 页　16 开　32.00 元
中药真伪质量快速影像检定．上册

陈代贤　郭月秋　主编
人民卫生出版社　630 页　16 开　288.00 元
中药制剂分析
江　滨　主编
湖南科学技术出版社　201 页　16 开　27.00 元
中药制剂分析(2 版)
江　滨　主编
科学出版社　181 页　16 开　29.80 元
中药制剂分析(2 版)
蔡宝昌　主编
高等教育出版社　245 页　16 开　29.80 元
中药制剂药物动力学
周莉玲　主编
人民卫生出版社　436 页　16 开　68.00 元
中药制药与设备实用技术
丁振铎　李文兰　主编
化学工业出版社　221 页　16 开　30.00 元
中药质谱分析
刘淑莹　宋凤瑞　刘志强　编著
科学出版社　412 页　16 开　85.00 元
中药中成药解毒手册(4 版)
朱亚峰　主编
人民军医出版社　5149 页　32 开　49.00 元
中药注射剂不良反应速查
梅全喜　曾聪彦　主编
人民军医出版社　386 页　大 32 开　39.00 元
中药资源学
王文全　主编
中国中医药出版社　281 页　16 开　29.00 元
中医必读经典口袋书．本草卷
李　瑞　主编
北京科学技术出版社　362 页　48 开　15.00 元
中医临床常用对药配伍
苏庆英　编著
中国中医药出版社　228 页　大 32 开　19.80 元
中医名方使用一通百通:肝胆相照东方木
沈　佳　訾云强　主编
人民军医出版社　198 页　16 开　29.50 元
中医名方药理作用
祁友松　主编
中国中医药出版社　533 页　大 32 开　29.00 元
中医药防治康复保健学
马　民　张桂娟　主编
暨南大学出版社　286 页　16 开　39.80 元
中医药国际标准化战略研究
李振吉　主编
人民卫生出版社　212 页　16 开　29.00 元
中医药基本理论实用手册
邓　莉　肖　璜　王　静　主编
湖北科学技术出版社　209 页　16 开　30.00 元
中医药科研思路与方法
刘　平　主编
人民卫生出版社　189 页　16 开　23.00 元
中医药拉丁语(3 版)
杜　勤　主编
科学出版社　168 页　16 开　32.00 元
中医药统计学(3 版)
何　雁　主编
中国中医药出版社　257 页　16 开　27.00 元
中医药学(2 版)
王文健　主编
复旦大学出版社　305 页　16 开　45.00 元
中医药学学科发展报告:2011－2012
中国科学技术协会　主编
中国科学技术出版社　181 页　16 开　36.00 元
中医与中药
李其忠　著
复旦大学出版社　170 页　16 开　25.00 元
肿瘤病验方妙用
郭中宁　杨宇飞　吴　煜　主编
科学技术文献出版社　190 页　16 开　29.00 元
肿瘤分子靶向治疗新进展
高社干　冯笑山　主编
科学出版社　465 页　16 开　108.00 元
仲景活法:汤方辨证及临床(2 版)
畅　达　李祥林　南晋生　编著
中国中医药出版社　212 页　16 开　16.00 元
壮药理论与现代研究
钟　鸣　容小翔　主编
广西科学技术出版社　259 页　16 开　46.00 元
紫金锭
孙守华　编著
中国中医药出版社　248 页　32 开　20.00 元
最新药品注册工作指南(2 版)
张　莉　刘世君　邱　磊等　著
中国医药科技出版社　648 页　16 开　158.00 元

药学期刊选介

《安徽医药》

该刊由安徽省食品药品监督管理局主管，安徽省药学会主办。1997年创刊，月刊，大16开。

主要栏目：综述与讲座、药学研究、药物分析、临床医学、药物与临床、医院药学、临床护理、专论、药品监管、医药教育、药品检验、药物不良反应、医药工业等。主编：刘自林。国内统一刊号：CN 34-1229/R。国际标准刊号：ISSN 1009-6469。邮发代号：26-175。定价：12元/期，144元/年。地址：安徽省合肥市包河大道与乌鲁木齐路交口安徽省食品药品检验所院内。邮政编码：230051。电话：0551-64672615。传真：0551-63358924。电子邮箱：ahyyzz@126.com。网址：http://www.old.gov.cn/ahyy。

《北京中医药》

该刊由北京市中医管理局主管，北京中医药学会、北京中西医结合学会、北京市中药研究所共同主办。1982年创刊，月刊，大16开。

主要栏目：专家论坛、专题笔谈、基础医学、京城名医、名家讲堂、病案讨论、基层园地、临床研究、学验传承、学术探讨、临证纵横、方药经纬、医案医话、实验研究、文献综述等。主编：谢阳谷。国内统一刊号：CN 11-5635/R。国际标准刊号：ISSN 1674-1307。邮发代号：2-587。国外发行代号：M668。定价：8元/期，96元/年。地址：北京市东单三条甲7号。邮政编码：100005。电话/传真：010-65251589。电子邮箱：bjzy1589@126.com。网址：http://www.bjtcm.net。

《成都中医药大学学报》

该刊原名《成都中医学院学报》，由四川省教育厅主管、成都中医药大学主办。1958年创刊，季刊，大16开，64页。

主要栏目：专家论坛、学术探讨、老中医经、临床报道、实验研究、医史文献研究、中药研究、科研管理、教学研究、国家标准—中医临床诊疗术语等。主编：梁繁荣。国内统一刊号：CN 51-1501/R。国际标准刊号：ISSN 1004-0668。国内邮发代号：62-64。国外发行代号：4727Q。定价：5元/期，20元/年。地址：成都市十二桥路37号。邮政编码：610075。电话：028-87779907。电子邮箱：cdzy-xb@163.net。

《长春中医药大学学报》

该刊原名《长春中医学院学报》，由吉林省教育厅主管，长春中医药大学主办。1984年创刊，双月刊，大16开，120页。

主要栏目：理论研讨、临床研究与报道、实验研究、教学研究、文献研究、综述等。主编：曲晓波。国内统一刊号：CN 22-1375/R。国际标准刊号：ISSN 1007-4813。国内邮发代号：12-152。国外发行代号：QR6595。定价：6元/期，36元/年。地址：长春市净月经济开发区博硕路1035号。邮政编码：130117。电话：0431-86172610/2608/2609。传真：0431-86172606。电子邮箱：jlzyybjb@126.com或cczyydxxb@126.com。网址：http://www.czxx.cbpt.cnki.net。

《东方药膳》

该刊原名《药膳食疗》，由湖南中医药大学主管和主办，湖南省药膳食疗研究会和世中联药膳食疗研究专业委员会协办。月刊，48页，大16开。

主要栏目：药膳天地、临床药膳（美容药膳、男女药膳、小儿药膳、单验方药膳等）、药膳坊（补益靓汤、营养药粥等）、常见病诊治、药膳研究（保健药茶、中医药防治、养生药膳、家庭药膳、时令药膳、养生保健中药等）、百花园、药食中毒解救等。主编：谭兴贵。国内统一刊号：43-1461/R。国际标准刊号：ISSN 1671-3591。国内邮发代号：42-148。国外发行代号：M6514。定价：6元/期，72元/年。地址：湖南长沙市韶山中路113号。邮政编码：410007。电话：0731-85556807。传真：0731-85540052。电子邮箱：dfx0845@163.com。网址：http://www.dfslw.com。

《毒理学杂志》

该刊是中华预防医学会系列杂志，由北京市卫生局主管，北京市预防医学研究中心和北京大学医学部公共卫生学院主办。1987年创刊，原名《卫生毒理学杂志》，双月刊，大16开。

主要栏目：论著、实验研究、综述、技术方法、安全性评价、管理毒理学、短篇报道等。主编：高星。国内统一刊号：CN 11-5263/R。国际标准刊号：ISSN 1002-3127。邮发代号：82-178。国外发行代号：M133。定价：8元/期，48元/年。地址：北京市东城区和平里中街16号。邮政编码：100013。电话：010-64407284。传真：010-64407284。电子邮箱：dulixuezz@163.com。

《儿科药学杂志》

该刊原名《儿科药学》，重庆卫生局主管，重庆医科大学附属儿童医院与中国药学会儿科药学专业组联合主办。1995年创刊，月刊，大16开，64页。

主要栏目：专家论坛、论著（基础研究、儿科药物治疗学、儿科临床药学、儿科药物制剂与质量控制)、综述、经验交流、信息与动态等。主编:李廷玉。国内统一刊号:CN 50-1156/R。国际标准刊号:ISSN 1672-108X。邮发代号:78-133。国外发行代号:1494 Q。定价:9 元/期,108 元/年。地址:重庆市渝中区中山二路 136 号,重庆医科大学附属儿童医院内。邮政编码:400014。电话:023-63633143。传真:023-63626877。电子邮箱:ymjd2003@163.com。网址:http://www.ekyxzz.com。

《福建医药杂志》

该刊由福建省卫生厅主管、中华医学会福建分会主办,福建省医学科学研究所承办。1979 年创刊,双月刊,大 16 开。

主要栏目:论著、临床研究与报道、实验研究、综述、实验诊断与临床、诊疗技术、药物与临床、中西医结合、调查报告、医院管理、护理、基层医生园地等。主编:陈秋立。国内统一刊号:CN 35-1071/R。国际标准刊号:ISSN 1002-2600。邮发代号:34-6。定价:10 元/期,60 元/年。地址:福州市五四路 7 号。邮政编码:350001。电话:0591-87516804。传真:0591-87516804。电子邮箱:fjyyzz@yahoo.com.cn。网址:http://www.fjsyks.com;http://www.fjyy.periodical.net.cn。

《福建中医药》

该刊由福建中医药大学主管,福建省中医药学会和福建省中医药大学主办。1956 年创刊,双月刊,大 16 开。

主要栏目:学术探讨、临床报道、老中医经验、针灸与推拿、临证心得、实验研究、方与药、中医护理等。主编:李灿东。国内统一刊号:CN 35-1073/R。国际标准刊号:ISSN 1000-338X。邮发代号:34-10。国外发行代号:BM618。定价:4.50 元/期,27 元/年。地址:福州市闽侯上街华佗路 1 号。邮政编码:350112。电话:0591-22861121。电子邮箱:fjzy@fjtcm.edu.cn。网址:http://www.fjzy.chinajournal.net.cn。

《福建中医药大学学报》

该刊原名《福建中医学院学报》,由福建中医药大学主管和主办。1991 年创刊,双月刊,大 16 开。

主要栏目:临床研究与经验、实验研究、方药研究、骨伤研究、经络研究、理论探讨、医史研究、综述等。主编:陈立典。国内统一刊号:CN 35-1308/R。国际标准刊号:ISSN 1004-5627。国内邮发代号:34-59。国外发行代号:BM4471。定价:5 元/期,30 元/年。地址:福州市闽侯上街华佗路 1 号。邮政编码:350122。电话:0591-22861121。电子邮箱:xb@fjtcm.edu.cn。网址:http://www.fyxb.chinajournal.net.cn。

《甘肃医药》

该刊由甘肃省卫生厅主管,甘肃省医学科学研究院主办。1982 年创刊,月刊,大 16 开,80 页。

主要栏目:博士后研究、专家论坛、论著、综述、讲座、临床研究、基础研究、临床护理、医院管理、医学教育、临床药学、短篇及个案报告等。主编:陈学忠。国内统一刊号:CN 62-1076/R。国际标准刊号:ISSN 1004-2725。邮发代号:54-63。定价:7 元/期,84 元/年。地址:兰州市七里河区小西湖东街 2 号。邮政编码:730050。电话:0931-2614521-2028/2068。传真:0931-2610585。电子邮箱:gansuyy2006@126.com 或 gsyy@chinajournal.net.cn。网址:http://www.gsyy.chinajournal.net.cn。

《广东药学院学报》

该刊曾用名《广东医药学院学报》,由广东省教育厅主管,广东药学院主办。1985 年创刊,双月刊,16 开。

主要栏目:药剂学、药物化学、天然药物化学、药物分析、药理学、药事管理、生物工程、医学研究、综述、医药快讯等。主编:朱家勇。国内统一刊号:CN 44-1413/R。国际标准刊号:ISSN 1006-8783。邮发代号:46-148。国外发行代号:BM4496。定价:10 元/期,60 元/年。地址:广州市大学城外环东路 280 号。邮政编码:510006。电话:020-39352063。传真:020-39352063。电子邮箱:gdpu2599@163.net。网址:http://www.branch.gdpu.edu.cn/xuebao/。

《广西中医药》

该刊由广西中医药大学主管,广西中医药大学和广西中医药学会主办,广西中医药大学第一附属医院和广西中医药大学附属瑞康医院协办。1977 年创刊,双月刊,大 16 开。

主要栏目:综述、临床研究、临床报道、针灸经络、手法医学、历史文献、治验集锦、经验总结、民族医药、理论探讨、实验研究、中药方剂、验方集锦等。主编:唐农。国内统一刊号:CN 45-1123/R。国际标准刊号:ISSN 1003-0719。邮发代号:48-32。国外发行代号:NT21018。定价:4.5 元/期,27 元/年。地址:广西南宁市明秀东路 179 号。邮政编码:530001。电话:0771-3137545。电子邮箱:GXZY@chinajournal.net.cn。

《广州中医药大学学报》

该刊原名《广州中医学院学报》,由广东省教育厅主管,广州中医药大学主办。1984 年创刊,双月刊,大 16 开。

主要栏目:医学论坛、中医基础理论探讨、临床报导、方药运用、针灸与经络、实验研究、中药药理、中药鉴定与质量控制、新学科与新技术、中医教育、学术争鸣、文献综述、古籍整理、学员园地等。主编:陈蔚文。国内统一刊号:CN 44-1425/R。国际标准刊号:ISSN 1007-3213。邮发代号:46-275。国外发行代号:BM7077。定价:8 元/期,48 元/年。地址:广州市机场路 12 号。邮政编码:510405。电话:020-36585268/5474/5013。传真:020-36585697。电子邮箱:gzzyxb@ gzucm. edu. cn。网址:http://www. cnki. com. cn。

《广州医药》

该刊由广州市卫生局主管,广州市第一人民医院主办。1970 年创刊,双月刊,大 16 开。

主要栏目:临床诊疗、中医中药、医学检验、精神卫生、健康教育、综述、医院管理、护理等。主编:黄达德。国内统一刊号:CN 44-1199/R。国际标准刊号:ISSN 1000-8535。邮发代号:46-34。定价:8 元/期,48 元/年。地址:广州市盘福路 1 号广州市第一人民医院。邮政编码:510180。电话/传真:020-81041646。电子邮箱:gzyyzz@ yahoo. cn。

《贵州医药》

该刊由贵州省医药卫生学会办公室主管和主办。1976 年创刊,月刊,大 16 开。

主要栏目:论著、专家论坛、临床经验、诊断技术、预防医学、中医中药、医学新进展、短篇报道、综述、讲座、会议纪要、临床病理(病例)讨论及学术动态等。主编:吴利平。国内统一刊号:CN 52-1062/R。国际标准刊号:ISSN 1000-744X。邮发代号:66-8。国外发行代号:6498。定价:6 元/期,72 元/年。地址:贵州省贵阳市市北路 11 号贵州医药杂志社。邮政编码:550004。电话:0851-6850451/6836377/6865715。电子邮箱:gzyy1976@ 163. com。

《国际生物制品学杂志》

该刊原名《国外医学:预防、诊断、治疗用生物制品分册》,2006 年改为现名。由中华人民共和国卫生部主管,中华医学会和上海生物制品研究所联合主办。1978 年创刊,双月刊,16 开。

主要栏目:论著、综述、标准与指南、简讯、国际会议介绍等。主编:晏子厚。国内统一刊号:CN 31-1962/R。国际标准刊号:ISSN 1673-4211。邮发代号:4-228。定价:6 元/期,36 元/年。地址:上海延安西路 1262 号。邮政编码:200052。电话/传真:021-62834337。电子邮箱:gjswzp@ 163. com。网址:http://www. medline. org. cn。

《国际药学研究杂志》

该刊原名《国外医学药学分册》,由军事医学科学院主管,军事医学科学院毒物药物研究所和中国药学会主办。1958 年创刊,双月刊,大 16 开,80 页。

主要栏目:专家论坛、专题报道、论著、综述、医药信息等。主编:刘克良。国内统一刊号:CN 11-5619/R。国际标准刊号:ISSN 1674-0440。邮发代号:82-135。国外发行代号:BM6568。定价:15 元/期,90 元/年。地址:北京市海淀区太平路 27 号。邮政编码:100850。电话:010-66931618、010-66931637。传真:010-68211656。电子邮箱:guol@ nic. bmi. ac. cn。网址:http://www. pharmacy. ac. cn。

《国际医药卫生导报》

该刊由中华人民共和国卫生和计划生育委员会主管,中华医学会和国际医药卫生导报社主办。1995 年创刊,半月刊,大 16 开。

主要栏目:科研课题、论著、基础研究、临床研究、药物研究、临床检验、中医中药、护理研究、调查报告、医院管理、医学情报、综述等。主编:钟国华。国内统一刊号:CN 44-1417/R。国际标准刊号:ISSN 1007-1245。邮发代号:46-156。定价:15 元/期,360 元/年。地址:广州市中山三路 11 号越秀区工商联大厦 1101 室。邮政编码:510080。电话/传真:020-83823782。电子邮箱:imhgn@ vip. sina. com。网址:http://www. imhgn. com。

《国际中医中药杂志》

该刊原名《国外医学中医中药分册》,由中华人民共和国卫生部主管,中华医学会和中国中医科学院中药信息研究所主办。1978 年创刊,月刊,大 16 开,80 页。

主要栏目:专题论坛、临床调研、临床研究、病例讨论、实验研究、方药研究、思路与方法,综述、专家经验、临床心得、不良反应报道等。主编:曹洪欣。国内统一刊号:CN 11-5398/R。国际标准刊号:ISSN 1673-4246。邮发代号:2-611。国外发行代号:BM6563。定价:12 元/期,144 元/年。地址:北京市东直门内南小街 16 号。邮政编码:100700。电话(传真):010-64014411-3225。电子邮箱:guowaiyixue @ yahoo. com. cn。网址:http://www. medline. org. cn。http://www. gjzy. cintcm. com。

《国外医药抗生素分册》

该刊由中国医药集团总公司主管,中国医药集团总公司四川抗菌素工业研究所、中国医学科学院医药生物技术研究所共同主办。1980 年创刊,双月刊,大 16 开。

主要栏目:文摘、研究进展、临床报道、药研动态、临床与护理、临床经验等。主编:赵文杰。国内统一刊号:CN 51-1127/R。国际标准刊号:ISSN 1001-8751。邮发代号:62-88。

定价:12 元/期,72 元/年。地址:四川省成都市成华区龙潭都市工业集中发展区华冠路 168 号。邮政编码:610052。电话/传真:028-84216030。电子邮箱:kssfc@ vip. 163. com。

《哈尔滨医药》

该刊由哈尔滨市卫生局主管,哈尔滨市医学会主办。1981 年创刊,双月刊,大 16 开。

主要栏目:述评、专家论坛、医药卫生策略探讨、论著、综述、讲座、病例报告、临床病理讨论、国内外学术动态、疑难病例析评、临床医学影像、继续教育园地等。主编:张叶萍。国内统一刊号:CN 23-1164/R。国际标准刊号:ISSN 1001-8131。邮发代号:14-80。定价:9 元/期,54 元/年。地址:哈尔滨市道里区民安街 12 号。邮政编码:150076.. 电话:0451-83080757。传真:0451-83080750。电子邮箱:zyp-yxh @ 163. com。

《海峡药学》

该刊由福建省食品药品监督管理局主管,中国药学会福建分会主办。1988 年创刊,2007 年起由双月刊改为月刊,大 16 开。

主要栏目:综述与讲座、药剂、药理、药品检验与分析、中药与天然药物、药物与临床、药物化学、实验研究、临床研究、教学探讨、药物经济学、药物不良反应、经营与管理等。主编:张炳祥。国内统一刊号:CN 35-1173/R。国际标准刊号:ISSN 1006-3765。定价:10 元/期,120 元/年。地址:福州市通湖路 330 号。邮政编码:350001。电话:0591-87663829。传真:0591-87663714。电子邮箱:hxyxbjb@ 163. com。网址:http://www. chinajournal. net. cn。http://wangfangdate. com. cn。

《河北医药》

该刊由河北省卫生厅主管,河北省医学情报研究所主办、河北省药学会协办。1972 年创刊,半月刊,大 16 开。

主要栏目:论著、临床研究、综述与讲座、临床研究、药物研究与分析、输血研究、临床检验、中医及中西医结合、经验交流、预防医学、护理园地、病例报告等。主编:狄岩。国内统一刊号:CN 13-1090/R。国际标准刊号:ISSN 1002-7386。国内邮发代号:18-3。国外发行代号:BM6358。定价:8 元/期,192 元/年。地址:石家庄市和平西路 299 号。邮政编码:050071。电话:0311-85989639。传真:0311-85989638。电子邮箱:hb85882942@ 126. com。网址:http://www. hebimi. cn。

《河北中医药学报》

该刊原名《河北中医学院学报》,由河北省教育厅主管,河北医科大学主办。1986 年创刊,季刊,大 16 开。

主要栏目:中医药实验研究、中医理论与临床、名老中医经验、方药研究、针灸学研究、综述、教学改革等。主编:王亚利。国内统一刊号:CN 13-1214/R。国际标准刊号:ISSN 1007-5615。邮发代号:20-931。国外发行代号:DK13008。. 定价:5 元/期,20 元/年。地址:石家庄市新石南路 326 号。邮政编码:050091。

《黑龙江医药》

该刊由黑龙江省药品监督管理局主管,黑龙江省药品审评认证中心主办。1988 年创刊,双月刊,大 16 开。

主要栏目:工业药学、药品检验、科研园地、医药论坛、临床药学、临床医学、护理学等。主编:李二林。国内统一刊号:CN 23-1383/R。国际标准刊号:ISSN 1006-2882。邮发代号:14-248。定价:8. 8 元/期,52. 8 元/年。地址:哈尔滨市南岗区闽江路 222 号。邮政编码:150090。电话:0451-51983683。电子邮箱:heilongjiangyiyao@ 126. com。

《黑龙江医药科学》

该刊原名《佳木斯医学院学报》,由黑龙江省教育厅主管、佳木斯大学主办。1972 年创刊,双月刊,大 16 开。

主要栏目:论 著、综 述、综合医学、临床研究、经验交流、医学护理、卫生防疫、检验医学、病例报告、个案分析、医疗防治、保健医疗、误诊辨析、调查报告、临床护理、医院管理、调查与实验研究、医学影像、基层医药、医教之窗、医学教育等。主编:江清林。国内统一刊号:CN 23-1421/R。国际标准刊号:ISSN 1008-0104。邮发代号:14-193。定价:10 元/期,60 元/年。地址:佳木斯市德祥街 241 号。邮政编码:154003。电话:0454-8623618 。电子邮箱:kxjy@ chinajournal. net. cn 或 hljyykx@ 163. com。

《黑龙江中医药》

该刊由黑龙江省中医管理局主管、黑龙江省中医研究院主办。1958 年创刊,双月刊,大 16 开。

主要栏目:学术探讨、临床报道、经验介绍、临床护理、针灸经络、方药研究、综述、物理诊断等。主编:王学军。国内统一刊号:CN 23-1221/R。国际标准刊号:ISSN 1000-9906。邮发代号:14-29。国外发行代号:BM1157。定价:5 元/期,30 元/年。地址:哈尔滨市香坊区三辅街 142 号。邮政编码:150036。电话:0451-55643615。电子邮箱:hljtcm@ 163. com。

《湖北中医药大学学报》

该刊原名《湖北中医学院学报》,由湖北省教育厅主管,湖北中医药大学主办。1999 年创刊,月刊,大 16 开。

主要栏目：论著、药学研究、生物技术、理论探讨、临床研究、护理园地、专家经验、中药园地、文献综述、高教研究等。主编：王华。国内统一刊号：CN 42-1844/R。国际标准刊号：ISSN 1008-987X。邮发代号：38-337。定价：8 元/期，96 元/年。地址：武汉市洪山区黄家湖西路 1 号。邮政编码：430065。电话：027-68890235/15727040219。电子邮箱：hbzy@vip.163.com。

《湖南中医药大学学报》

该刊原名《湖南中医学院学报》，由湖南省教育厅主管，湖南中医药大学主办。1979 年创刊，月刊，大 16 开。

主要栏目：专家论坛、理论探讨、基础研究、医院管理、调查分析、方药研究、博导风采、名医撷华、临床研究、针灸经络、医史文献、文献综述、学术争鸣、中医护理、教学研究、杏苑新苗等。主编：黄惠勇 。国内统一刊号：CN 43-1472/R。国际标准刊号：ISSN 1674-070X。邮发代号：42-64。国外发行代号：Q6062BM。定价：10 元/期，120 元/年。地址：长沙市含浦科教园区学士路 300 号。邮政编码：410208。电话：0731-88458339。传真：0731-88458340。电子邮箱：xuebaotcm@126.com。网址：http://www.hnzyy.jourserv.com。

《淮海医药》

该刊原名《蚌埠医药》，由安徽省卫生厅主管，《淮海医药》编辑部主办。1983 年创刊，双月刊，大 16 开。

主要栏目：论著、临床经验、药物与临床、卫生与管理、综述讲座、短篇个案等。主编：王文琦。国内统一刊号：CN 34-1189/R。国际标准刊号：ISSN 1008-7044。邮发代号：26-152。定价：8 元/期，48 元/年。地址：安徽省蚌埠市南湖路 568 号。邮政编码：233040。电话/传真：0552-2047063。电子邮箱：bbhhyy@vip.163.com。

《环球中医药》

该刊由中华人民共和国卫生部主管，中华国际医学交流基金会主办。2008 年创刊，月刊，大 16 开，80 页。

主要栏目：论著、评论或述评、临床经验、学术论坛、百家争鸣、硕博园地、海外中医、循证医学与中医药、中医文化研究、名医心鉴、中药研究、针灸推拿、病例讨论、讲座、综述、中医护理、中医院管理、中医药热点、信息之窗等。主编：王永炎。国内统一刊号：CN 11-5652/R。国际标准刊号：ISSN 1674-1749。邮发代号：80-726。国际邮发代号：BM 8788。定价：10 元/期，120 元/年。地址：北京市东城区东四西大街 46 号院综合楼 203 房间。邮政编码：100711。电话：010-65269860。电子邮箱：hqzhyy@163.com。网址：http://www.hqzyy.com/。

《华西药学杂志》

该刊由中华人民共和国教育部主管，四川大学和四川省药学会联合主办，四川大学华西药学院承办。1986 年创刊，双月刊，大 16 开，120 页。

主要栏目：研究论文、综述、经验交流等。主编：张志荣。国内统一刊号：CN 51-1218/R。国际标准刊号：ISSN 1006-0103。国内邮发代号：62-79。国外发行代号：6348Q。定价：10 元/期，60 元/年。地址：成都市武侯区人民南路 3 段 17 号。邮政编码：610041。电话：028-85501400。电子邮箱：hxyxzz@scu.edu.cn。

《家庭药师》

该刊由中山大学主管，中国家庭医生杂志社主办，广州中山医药有限公司协办。2009 年创刊，月刊，大 16 开。是《家庭医生》的系列刊之一。

主要栏目：资讯、互动、药方、医疗器械、药箱、风采、乐法等。主编：胡昌斌。国内统一刊号：CN 44-1651/R。国际标准刊号：ISSN 1674-4640。邮发代号：46-372。定价：15 元/期，180 元/年。地址：广州市天河区天河北路 179 号翔龙大厦 10-11 楼。邮政编码：510620。电话：020-28098401。电子邮箱：hcb210@163.com。网址：http://www.jtys.cn。

《家庭医药》

该刊由广西科学技术协会主办。为综合性科普刊物。2002 年创刊，月刊，大 16 开。

主要栏目：选药指南、医药新知、专家评药、名医谈病、妙方精选、特别策划、询诊热线等。总编：苏中。国内统一刊号：45-1301/R。国际标准刊号：1671-4954。邮发代号：48-69。定价：6 元/期，72 元/年。地址：广西南宁市古城路 31 号。邮政编码：530022。电话/传真：0771-2630556，传真：0771-2618115。电子邮箱：editor@jtty.com。网址：http://www.jtyy.com。

《家庭用药》

该刊由中国科学院主管，中国科学院上海药物研究所、上海市药理学会联合主办。2001 年创刊，月刊，大 16 开，64 页。

主要栏目：心脑血管之友、药博士信箱、名家专访、糖尿病俱乐部、药膳与食疗、防病治病、养生有道、我的用药经验、父母必读、情感家园、人体奥妙、骨关节疾病、抗癌知识、用药良言等。主编：冯林音。国内统一刊号：CN 31-1845/R。国际标准刊号：ISSN 1009-6620。国内发行代号：4-682。国外发行代号：3422M。定价：5 元/期，60 元/年。地址：上海市太原路 294 号 31 号楼。邮政编码:200031。电话:021-54922861。传真:021-64742908。电子邮箱:jtyy@ mail. shcnc. ac. cn。

《家庭中医药》

该刊由国家中医药管理局主管,中国中医科学院中药研究所主办。1993 年创刊,月刊,16 开,80 页。

主要栏目:当代名医、祖国医学长廊、中医原生态、中医药在海外、中医小常识、漫画与幽默、专家门诊、医生的故事、心脑血管疾病、肿瘤、糖尿病、常见病防治、编读往来、颐年有道、老药新用、家庭药箱、灵丹妙药、中医心理专家谈心理、精神卫生、家园、药膳食疗等。主编:张瑞贤。国内统一刊号:CN 11-3379/R。国际标准刊号:ISSN 1005-3743。邮发代号:82-645。国外发行代号:M1309。定价:6. 50 元/期,78 元/年。地址:北京市东直门内南小街 16 号。邮政编码:100700。电话:010-64052170,010-64014411-2985。电子邮箱:jtzyy@ 126. com。网址:http://www. weibo. com/jtzyy。

《江苏医药》

该刊由江苏省卫生厅主管,江苏省人民医院(南京医科大学第一附属医院)主办。1975 年创刊,半月刊,大 16 开,124 页。

主要栏目:临床研究、实验研究、综述、基础与临床、病例报道、临床护理、新药园地、学术争鸣等。主编:黄峻。国内统一刊号:CN 32-1221/R。国际标准刊号:ISSN 0253-3685。邮发代号:28-4。国外发行代号:M6290。定价:10 元/期,240 元/年。地址:南京市广州路 300 号。邮政编码:210029。电话:025-83216587。传真:025-57711507。电子邮箱:yiya@ chinajournal. net. cn 。网址:http://www. yiya. cbpt. cnki. net。

《江苏中医药》

该刊原名《江苏中医》,由江苏省卫生厅主管,江苏省中医药学会、江苏省中西医结合学会、江苏省针灸学会主办。1956 年创刊,月刊,大 16 开。

主要栏目:中医大家、学术探讨、医学传薪、名医长廊、临床研究、临证撷萃、临床报道、医案医话、针灸推拿、治法方药、中医教学、养生护理、实验研究、医史文献、海外见闻、医药管理、综述、医海拾贝等。主编:黄亚博。国内统一刊号:CN 32-1630/R。国际标准刊号:ISSN 1672-397X。邮发代号:28-8。国外发行代号:M1011。定价:8 元/期,96 元/年。地址:江苏省南京市汉中路 282 号。邮政编码:210029。电话:025-86617285。传真:025-86556817。电子邮箱:jstcm@ vip. 163. com 。网址:http://www. jstcm. com。

《江西医药》

该刊由江西省卫生厅主管,江西省医学会主办。1961 年创刊,月刊,大 16 开。

主要栏目:论著、实验研究、临床研究、综述与讲座、调查报告、检测与诊断、个案报道、继教园地、医院管理、护理等。主编:李利。国内统一刊号:CN 36-1094/R。国际标准刊号:ISSN 1006-2238。邮发代号:44-2。国外发行代号:BM6453。定价:10 元/期,120 元/年。地址:江西省南昌市省政府大院西二路 6 号《江西医药》编辑部。邮政编码:330046 。电话:0791-86258724/86207587/8621759。传真:0791-86263553。电子邮箱:jxyy6258724@ 126. com 。网址:http://www. jxma. org. cn。

《解放军药学学报》

该刊由中国人民解放军总后勤部卫生部主管,中国人民解放军总后勤部卫生部药品仪器检验所主办,1985 年创刊,双月刊,大 16 开。

主要栏目:研究论文、综述、医院药学、经验交流等。主编:叶晓炜。国内统一刊号:CN 11-4227/R。国际标准刊号:ISSN 1008-9926。国内邮发代号:82-974。国外发行代号:BM1554。定价:15 元/期,90 元/年。地址:北京市丰台西路 17 号。邮政编码:100166。电话:010-66949021/66949046。传真:010-63858019。电子邮箱:jfjn2008@ 126. com。网址:http://www. jfjyxxb. cn。

《解放军医药杂志》

该刊原名:《华北国防医药》、《北京军区医药》。由北京军区联勤部卫生部主管,北京军区医学科学技术委员会主办。1989 年创刊,双月刊,大 16 开。

主要栏目:专家(院士)论坛、专题研究、论著、实验研究、临床研究、技术与方法、短篇报道、述评、学术争鸣、讲座、专家经验谈、病例讨论和综述等。主编:陈晓红。国内统一刊号:CN 13-1406/R。国际标准刊号:ISSN 2095-140X。邮发代号:18-232。国外发行代号:M6290。定价:10 元/期,60 元/年。地址:河北省石家庄市中山西路 398 号。邮政编码:050082 。电话:0311-87978599 。电子邮箱:jxyy6258724@ 126. com 。网址:http://www. jstcm. cn。

《吉林中医药》

该刊由吉林省教育厅主管,长春中医药大学主办。1979 年创刊,月刊,大 16 开。

主要栏目:学术探讨、经验传承、临证精华、思路与方法、临床研究、临床报道、针灸推拿、医案医话、动物药、方药纵横、实验研究、医史文献和综述等。主编:曲晓波。国内统一刊号:CN 22-1119/R。国际标准刊号:ISSN 1003-5699。邮发代号:12-42。国外发行代号:(MO)0846。定价:10 元/期,120 元/年。地址:长春市净月经济开发区博硕路 1035 号。邮政编码:130117。电话:0431-86172609、86172610。传真:0431-86172606。电子邮箱:jlzyybjb@126.com。网址:http://www.ccucm.edu.cn/zyzz/goustadd.jsp。

《今日药学》

该刊原名《广东药学》、《现代食品与药品杂志》,由广东省食品药品监督管理局主管,广东省药学会和中国药学会共同主办。1991 年创刊,月刊,大 16 开。

主要栏目:药学资讯、论著、医院药学、药事管理、信息速递等。主编:陶剑虹。国内统一刊号:CN 44-1650/R。国际标准刊号:ISSN 1674-229X。国内邮发代号:46-170。定价:10 元/期,120 元/年。地址:广州市东风东路 753-2 号 10 楼。邮政编码:510080。电话:020-37886325。传真:020-37886326。电子邮箱:jinriyaoxue@gmail.com。网址:http://www.jinriyaoxue.com。

《开卷有益·求医问药》

该刊原名《开卷有益》,由天津市医药集团有限公司主管和主办。1981 年创刊,月刊,16 开。

主要栏目:精英访谈、特别关注、医生讲坛、百姓药房、学点中医药、温馨生活、互动平台等。主编:赵录生。国内统一刊号:CN 12-1216/R。国际标准刊号:ISSN 1007-2950。邮发代号:6-68。国外发行代号:TPCM120。定价:4.8 元/期,57.6 元/年。地址:天津市和平区沙市道同康里 3-502。邮政编码:300051 。电话/传真:022-23346706。电子邮箱:kjtougao@163.com 或 kjyyqywy@126.com。网址:http://www.pharm.com.cn/kw。

《抗感染药学》

该刊由江苏省卫生厅主管,苏州市第五人民医院主办。2004 年创刊,季刊,大 16 开,72 页。

主要栏目:综述与论坛、实验研究、研究生论文,药物与临床、合理用药、药物不良反应、药物经济学、经验交流、药事管理等。主编:丁龙其。国内统一刊号:CN 32-1726/R。国际标准刊号:ISSN 1672-7878。邮发代号:28-194。定价:9.80 元/期,39.20 元/年。地址:江苏省苏州市南门西二路 2 号。邮政编码:215007。电话/传真:0512-62766009。电子邮箱:kgryx@126.com。网址:http://www.aiph.org.cn。

《临床合理用药杂志》

该刊由河北省科学技术协会主管和主办。2008 年创刊,半月刊,16 开。

主要栏目:专家论谈、论著、药物与临床、疗效分析与评价、用药分析、新药开发、药物不良反应、中医中药、临床药物误用分析、药物经济学评价、用药经验交流、医学新闻、国外药事动态、护理工作研究等。主编:马智。国内统一刊号:CN 13-1389/R。国际标准刊号:ISSN 1674-3296。邮发代号:18-115。定价:10 元/期,240 元/年。地址:北京市宣武区广义街 5 号广益大厦 A 座 907 室。邮政编码:100053。电话:010-63052088/0310-2067198。电子邮箱:lchlyy09@126.com 或 hlyyzx@126.com。

《临床药物治疗杂志》

该刊由北京市药品监督管理局主管,北京市药学会主办。2003 年创刊,双月刊,大 16 开。

主要栏目:专家评说、药物与临床、临床研究、合理用药、不良反应、药理管理、药师实践等。主编:方来英。国内统一刊号:CN 11-4989/R。国际标准刊号:ISSN 1672-3384。国内邮发代号:82-110。国外发行代号:BM 764。定价:10 元/期,60 元/年。地址:北京市朝阳区惠新东街 8 号 2 号楼(设计大厦)九层。邮政编码:100029。电话/传真:010-84662187。电子邮箱:zazhi@vip.sina.com。

《临床医药实践》

该刊由山西省卫生厅主管,山西医科大学第二医院主办。1974 年创刊,月刊,大 16 开。

主要栏目:论著、临床医学、基础医学、药物研究、综述、护理医学、病例报告、基层园地、医院信息管理等。主编:卫小春。国内统一刊号:CN 14-1300/R。国际标准刊号:ISSN 1671-8631。国内邮发代号:22-39。定价:8 元/期,96 元/年。地址:山西省太原市五一路 382 号。邮政编码:030001。电话:0351-3365280/3365139。传真:0351-3365139。电子邮箱:lcyysj@vip.163.com 。网址:http://www.SXLC.chinajournal.net.cn。

《内蒙古中医药》

该刊由内蒙古自治区卫生厅主管,内蒙古自治区中医药学会、内蒙古自治区中蒙医研究所主办。1982 年创刊,半月刊,大 16 开。

主要栏目:临床报道、论著、临证经验、调查与分析、中西医结合、针灸推拿、疗法与方药、实验研究、药物定性定量研究、名医学术经验、教学探讨、文献综述、医学琐谈、制备与工艺、医经研读、教学园地、护理园地,心理健康等。主编:苏根元,赛西娅。国内统一刊号:CN 15-1101/R。国际标准刊号:ISSN 1006-0979。国内邮发代号:16-78。国外发行代号:6367/Q。定价:6 元/期,144 元/年。地址:呼和浩特市健康路11号。邮政编码:010020。电话:0471-6920167。传真:0471-6933673。电子邮箱:nmgzyyhhht@126.com或nmgzyy518@126.com。

《南京中医药大学学报》

该刊由江苏省教育厅主管,南京中医药大学主办。1959年创刊,双月刊,大16开,100页。

主要栏目:理论研究、中医基本概念论析、江苏近代名老中医学术精华、临床研究、临床经验、针灸经络、方药研究、实验研究、文献研究、教学研究、综述等。主编:范欣生。国内统一刊号:CN 32-1247/R。国际标准刊号:ISSN 1672-0482。国内邮发代号:28-232。国外发行代号:JNSC-36。定价:12元/期,72元/年。地址:南京市仙林大学城仙林大道138号。邮政编码:210023。电话:025-85811935/85811769。电子邮箱:xbnjutcm@126.com。网址:http://www.xb.njutcm.edu.cn。

《齐鲁药事》

该刊原名《山东医药工业》,由山东省药品监督管理局主管,山东省药品检验所主办。1982年创刊,2004年改为现名,月刊,大16开,64页。

主要栏目:药物研究、国外药讯、药品检验、医院药学、综述、合理用药、医药工业、药品经营、药品不良反应、新药介绍等。主编:李涛。国内统一刊号:CN 37-1420/R。国际标准刊号:ISSN 1672-7738。本刊自办发行。定价:10元/期,120元/年。地址:济南市高新技术开发区新泺大街西首1号。邮政编码:250101。电话/传真:0531-81216586。电子邮箱:qiluyaoshi@163.com。网址:http://www.sdgy.chinajournal.net.cn。

《全国药材信息》

本刊由中国中药材协会中药材种植养殖专业委员会主办,旬刊,大16开。

主要栏目:正刊(安国药市近况和药市行情)、副刊(市场分析、热点点评、品种分析、地产报道、中药资源、市场动态、药市价览、重要新闻与经济分析、检测提取、为药农服务等)。地址:北京海淀区西四环北路15号依斯特大厦8层。邮政编码:100097。电话:010-88468207 88468209。定价:20元/期,700.00元/年。

《山东医药》

该刊原名《山东医刊》,由山东省卫生厅主管,山东卫生报刊社主办。1957年创刊,周刊,大16开。

主要栏目:论著、临床研究、经验交流、专题笔谈、综述与讲座、临床病例讨论、误诊病例分析、临床札记等。主编:邱源。国内统一刊号:CN 37-1156/R。国际标准刊号:ISSN 1002-266X。邮发代号:24-8。定价:8元/期,384元/年。地址:济南市燕东新路6号。邮政编码:250014。电话:0531-88581200。传真:0531-88957894。电子邮箱:sdyy88516158@163.com。网址:http://www.sdyy.jourserv.com。

《山东中医药大学学报》

该刊原名《山东中医学院学报》,由山东省教育厅主管、山东中医药大学主办。1977年创刊,双月刊,大16开。

主要栏目:本校获奖科研成果介绍、理论与方法研究、临床研究与报道、学术争鸣、医史文献研究、中医教学、实验研究、中药研究、文献研究、综述等。主编:皋永利。国内统一刊号:CN 37-1279/R。国际标准刊号:ISSN 1007-659X。国内邮发代号:24-023。国外发行代号:BM518。定价:5元/期,30元/年。地址:济南市长清大学科技园山东中医药大学。邮政编码:250355。电话:0531-89628059。电子邮箱:xuebao@sdutcm.edu.cn。网址:http://www.sdyx.chinajournal.net.cn。

《山西医药杂志》

该刊由山西省卫生厅主管、山西医药卫生传媒集团有限责任公司主办。1957年创刊,月刊,大16开。

主要栏目:专论、论著、实验研究、临床研究、综述、讲座、影像诊断、调查研究、临床护理等。主编:董海原。国内统一刊号:CN 14-1108/R。国际标准刊号:ISSN 0253-9926。邮发代号:22-38。定价:5元/期,60元/年。地址:山西省太原市东华门23号。邮政编码:030001。电话:0351-7553182/7553183。电子邮箱:sxyyzz@163.com。网址:http://www.sxyxqk.com。

《上海医药》

该刊由上海市经济和信息化委员会主管,上海医药行业协会主办。1979年创刊,半月刊,大16开。

主要栏目:专家论坛、药物临床、药品不良反应、医药研发论坛、继续教育、药讯荟萃等。主编:张永信。国内统一刊号:CN 31-1663/R。国际标准刊号:ISSN 1006-1533。国内邮发代号:4-592。国外发行代号:DK31004。定价:10元/期,120元/全年。地址:上海市凤阳路250号。邮政编码:200003。电话:021-63276921。电子邮箱:shppa@shppa.net。网址:http://www.shppa.net。

《上海中医药大学学报》

该刊由上海市教育委员会主管,上海中医药大学、上海市中医药研究院主办。1960 年创刊,双月刊,大 16 开。

主要栏目:名家薪传、专家述评、灵兰探幽、临床百科、学苑春秋、实验中医、中药制剂、教育论坛、管理科学、专题综述等。主编:谢建群。国内统一刊号:CN 31-1788/R。国际标准刊号:ISSN 1008-861X。国内邮发代号:4-619。国外发行代号:BM4884。定价:8 元/期,48 元/年。地址:上海市浦东新区蔡伦路 1200 号。邮政编码:201203。电话:021-51322541。电子邮箱:shzyyxb@126.com。

《上海中医药杂志》

该刊由上海市教育委员会主管,上海中医药大学、上海市中医药学会主办。1955 年创刊,月刊,大 16 开。

主要栏目:名医传承、百年曙光、医理求真、实验研究、方法新探、综述等。主编:谢建群。国内统一刊号:CN 31-1276/R。国际标准刊号:ISSN 1007-1334。邮发国内代号:4-13。国外发行代号:M-141。定价:8 元/期,96 元/年。地址:上海市浦东新区蔡伦路 1200 号 114 信箱。邮政编码:201203。电话:021-51322541/51322545。电子邮箱:shzyyzz@126.com。网址:http://www.shzyyzz.com。

《沈阳药科大学学报》

该刊是由辽宁省教育厅主管、沈阳药科大学主办。1957 年创刊,月刊,大 16 开。

主要栏目:药剂、药物化学、药物分析、药理、生物药学、临床药学、中药研究、综述等。主编:吴春福。国内统一刊号:CN 21-1349/R。国际标准刊号:ISSN 1006-2858。国内邮发代号:8-53。国外发行代号:BM6706。定价:16 元/期,192 元/年。地址:沈阳市文化路 103 号。邮政编码:110016。电话:024-23986082 23994540。传真:024-23986086。电子邮箱:syyd6082@126.com。网址:http://www.syydxb.cn。

《生物产业技术》

该刊由中国石油和化学工业联合会主管,化学工业出版社和中国生物工程学会联合主办。2005 年创刊,双月刊,大 16 开。

主要栏目:产业动态、医药生物技术、农业生物技术、工业生物技术等。特约编审:王德成。国内统一刊号:CN 11-5606/Q。国际标准刊号:ISSN 1674-0319。邮发代号:80-627。定价:48 元/期,288 元/年。地址:北京市东城区青年湖南街 13 号。邮政编码:100011。电话:010-64519339/64519336/64519268。传真:010-64519292。电子邮箱:bio-business@126.com。网址:http://www.biobusiness.com.cn。

《生物技术通讯》

该刊由军事医学科学院主管,军事医学科学院生物工程研究所主办。1989 年创刊,双月刊,大 16 开。

主要栏目:研究报告、技术方法、综述、经验交流、专论研究快报、生物药园及知识介绍等。主编:黄培堂。国内统一刊号:CN 11-4226/Q。国际标准刊号:ISSN 1009-0002。国内邮发代号:82-196。国外发行代号:BM1433。定价:25 元/期,150 元/年。地址:北京丰台东大街 20 号。邮政编码:100071。电话:010-66948856。电子邮箱:swtx@263.net。

《时珍国医国药》

该刊由湖北黄石市卫生局主管,时珍国医国药杂志社主办。1990 年创刊,月刊,大 16 开。

主要栏目:基金项目、药理药化、临床报道、学术探讨、文献综述、护理与食疗、国药鉴别、资源开发、名家名派、中西医结合、合理用药与不良反应等。主编:肖璜,周虹。国内统一刊号:CN 42-1436/R。国际标准刊号:ISSN 1008-0805。国内邮发代号:38-168。国外发行代号:M4340。定价:15 元/期,180 元/年。地址:湖北省黄石市黄石大道 874 号。邮政编码:435000。电话/传真:0714-6224836。电子邮箱:shizhenchina@163.com。网址:http://www.shizhenchina.com。

《实用临床医药杂志》

该刊原名《江苏临床医学杂志》,由中华人民共和国教育部、江苏省教育厅主管,扬州大学和中国高校科技期刊研究会主办。1997 年创刊,半月刊,大 16 开。

主要栏目:论著、论著摘要(短篇论文)、病例报告、临床药学、经验与教训、技术与方法、讲座、综述、会议(座谈)纪要、临床病理(病例)讨论、国内外学术动态等;肿瘤护理、专科护理等、继续教育版。主编:卜平。国内统一刊号:CN 32-1697/R。国际标准刊号:ISSN 1672-2353。邮发代号:28-172。定价:10 元/期,240 元/年。地址:扬州市淮海路 11 号扬州大学医学院院内。邮政编码:225001。电话:0514-87978989。电子邮箱:jcm@yzu.edu.cn,hlb@yzu.edu.cn。

《实用药物与临床》

该刊原名《辽宁药物与临床》,由辽宁省卫生厅主管,辽宁省药学会和中国医科大学附属盛京医院共同主办。1998 年创刊,月刊,大 16 开。

主要栏目:论著、药学研究、临床药学、综述、安全用药、药物与临床、药房药事管理、药学教育等。主编:滕卫平。国内统一刊号:CN 21-1516/R。国际标准刊号:ISSN 1673-0070。邮发代号:8-36。定价:7 元/期,84 元/年。地址:沈阳市和平区三好街 36 号。邮政编码:110004。电话/传真:024-83955067,024-96615-13759。电子邮箱:syywylch@163.com。

网址:http://www.lylc.cbpt.cnki.net/。

《实用医药杂志》

该刊原名:《前卫医药杂志》、《前卫医药》,由济南军区联勤部主管,济南军区联勤部卫生部主办。1984年创刊,月刊,大16开,96页。

主要栏目:临床医学、基础医学、临床药学、病例报告、个案与短篇、预防医学、护理、中医中药、图书情报、综述与讲座、卫生事业管理等。主编:李炳汝。国内统一刊号:CN 37-1383/R。国际标准刊号:ISSN 1671-4008。邮发代号:24-182。定价:8元/期,96元/年。地址:山东省济南市段店南路217号。邮政编码:250022。电话:0531-87526989。传真:0531-51671963。电子邮箱:SYYY@163169.net。网址:http://www.qeyy.cbpt.cnki.net。

《实用中医药杂志》

该刊由重庆市教育委员会主管,重庆医科大学中医药学院主办。1985年创刊,月刊,大16开。

主要栏目::论著、观察与研究、临床报道、非药物疗法、中西医结合、临床研究、方药外用、老中医经验、证治集粹、证治探讨、中医护理、新药展示、医生评药、神州药房、诊疗警示、医师笔谈、民间医生、临床护理、医院管理、中医保健、综述、杏林人物、杏林新秀等。主编:罗荣汉。国内统一刊号:CN 50-1056/R。国际标准刊号:ISSN 1004-2814。国内邮发代号:78-100。国外发行代号:M4506。定价:6元/期,72元/年。地址:重庆市渝中区上清寺太平洋广场B座14-7。邮政编码:400015。电话/传真:023-63720745。电子邮箱:ZYAO@chinajournal.net.cn,ZYAO198506@163.com。网址:http://www.ZYAO.cbpt.cnki.net。

《食品与药品》

该刊原名《山东科技》、《山东食品科技》、《山东肉类科技》,由山东省药学科学院主管,山东省生物药物研究院主办,中国药学会生化与生物技术药物专业委员会和山东省卫生厅协办。1991年创刊,月刊,大16开。

主要栏目:专论、论著、技术交流、综述、药学教育与药典、人物、知识介绍、中外信息等。主编:凌沛学。国内统一刊号:CN 37-1438/R。国际标准刊号:ISSN 1672-979X。国内邮发代号:24-74。定价:15元/期,180元/年。地址:济南市高新区新泺大街989号,邮政编码250101,电话/传真0531-88779125,电子邮箱:food_drug@sina.com。

《世界科学技术—中医药现代化》

该刊由中国科学院主管,中科院科技政策与管理科学研究所主办。1999年创刊,双月刊,大16开。

主要栏目:专论、战略决策与法规、思路与方法、高技术应用、药学前言、中药研究、药品分析与鉴定、基础研究 与临床应用、市场评述与展望、知识产权保护、中药材生产与基地建设、产业经济研究等。主编:陈凯先。国内统一刊号:CN 11-5699/R。国际标准刊号:ISSN 1674-3849。国内邮发代号:2-534。国外发行代号:BM1644。定价:58元/期,348元/年。地址:北京市海淀区中关村东路55号思源楼12层。邮政编码:100190。电话:010-62616352/62551163。传真:010-82611210。电子邮箱:wst@casipm.ac.cn。网址:http://www.wst.ac.cn。

《世界临床药物》

该刊前身为《国外医药:合成药、生化药、制剂分册》,由上海医药工业研究院主管和主办,上海现代制药股份有限公司协办。1980年创刊,月刊,大16开。

主要栏目:医药专论、研究论文(基础研究、临床研究、临床药学)、综述评论(研发前沿、药物与临床、市场与管理)、信息(全球医药快讯、上市新药)等。主编:周斌。国内统一刊号:CN 31-1939/R。国际标准刊号:ISSN 1672-9188。国内邮发代号:4-302。国外发行代号:M3656。定价:26元/期,312元/年。地址:上海市北京西路1320号。邮政编码:200040。电话:021-62894305。传真:021-62890581。电子邮箱:wcd@pharmadl.com。网址:http://www.pharmadl.com 或 www.jwph.com.cn 。

《世界中医药》

该刊由国家中医药管理局主管,世界中医药学会联合会主办。2006年创刊,月刊,大16开。

主要栏目:论坛、理论研究、临床研究、名老中医经验、临证研究、思路与方法、临床经验交流、医案医话、针灸经络、中医药教学、文献研究、实验研究、中药研究、中医药国际化、各地中医药、综述等。主编:李振吉。国内统一刊号:CN 11-5529/R。国际标准刊号:ISSN 1673-7202。国内邮发代号:80-596。国际发行代号:BM4982。定价:12元/期,72元/年。地址:北京市朝阳区小营路19号财富嘉园A座303室。邮政编码:100101。电话:010-58239055/58650023。传真:010-58239066。电子邮箱:wfcms2006zzs@163.com 或 sjzyyzz@vip.126.com。网址:http://www.sjzyyzz.com。

《首都医药》

该刊由北京市食品药品监督管理局主管,《首都医药》杂志社主办。1994年创刊,半月刊,大16开。

主要栏目:声音、科技速览、专稿、人物、热点观点、公告通告、药监新闻、卫生时事、聚焦企业、医生手记、医药史话、健康月谈、传统中医药、鲜药、专家讲堂、说案、工作研究、保健品化妆品、药品认证论坛、短讯等。主编：丛骆骆。国内统一刊号：CN 11-3507/R。国际标准刊号：ISSN 1005-8257。国内邮发代号：82-792。国外发行代号：SM6274。定价：12 元/期，288 元/年。地址：北京市丰台区宋家庄苇子坑路 148 号。邮政编码：100079。电话：010-83226401，83285413。电子邮箱：sdyyzz@ sina. com。网址：http://www. sdyyzz. com. cn。

《数理医药学杂志》

该刊由湖北省教育厅主管，武汉大学、中国工业与应用数学学会、医药数学专业委员会共同主办。1988 年创刊，双月刊，大 16 开。

主要栏目：医学数学模型探讨、方法评介、基础医学研究、临床科研分析、统计分析、药学研究、微机应用、医用药学与物理、成果应用、卫生管理、教学研究等。主编：张选群，马建忠。国内统一刊号：CN 42-1303/R。国际标准刊号：ISSN 1004-4337。国内邮发代号：38-174。国外发行代号：BM6341。定价：10 元/期，60 元/年。地址：武汉大学医学院。邮政编码：430071。电话：027-68759117，62226004。传真：027-68752256。电子邮箱：slyyzz@ 163. com。网址：http://www. slyy. chinajournal. net. cn。

《天津药学》

该刊由天津市医药集团有限公司主管，天津市医药集团有限公司和天津市药学会共同主办，1989 年创刊，双月刊，大 16 开。

主要栏目：实验研究、药品质量与检验、药物制剂、药品不良反应、药物与临床、中药、综述、药物经济学、医药管理、药学英语园地等。主编：董志立。国内统一刊号：CN 12-1230/R。国际标准刊号：ISSN 1006-5687。国内邮发代号：6-175。国外发行代号：DK12001。定价：10 元/期，60 元/年。地址：天津市和平区沙市道同康里 3 门 502 室。邮政编码：300051。电话：022-23346705。电子邮箱：tjyaoxue@ 126. com 或 tjyaoxue@ yahoo. com. cn。网址：http://www. pharm. com. cn/kw。

《天津医药》

该刊由天津市卫生局主管，天津市医学科学技术信息研究所主办。1959 年创刊，月刊，大 16 开。

主要栏目：论著、实验研究、短篇论著、临床论丛、诊断技术、专题笔谈、综述与讲座、药物临床观察和国内外研究快讯等。主编：王贺胜。国内统一刊号：CN 12-1116/R。国际标准刊号：ISSN 0253-9896。国内邮发代号：6-3。国外发行代号：M241。定价：10 元/期，120 元/年。地址：天津市和平区贵州路 96 号 D 座。邮政编码：300070。电话：022-23337519。电子邮箱：tjyybjb @ sina. com。网址：http://www. tjyybjb. ac. cn。

《天津中医药》

该刊原名：《天津中医》，由天津市卫生局主管，天津中医药大学、天津中医药学会、天津中西医结合学会主办。1984 年创刊，双月刊，大 16 开，64 页。

主要栏目：专家论坛、名医精粹、博士之窗、临床论著、针灸与推拿、理论探讨、实验研究、中药现代化、国际交流、留学生园地、临床报道、科研动态、综述等。主编：张伯礼。国内统一刊号：CN 12-1349/R。国际标准刊号：ISSN 1672-1519。国内邮发代号：6-83。国外发行代号：BM1040。定价：6 元/期，36 元/年。地址：天津市南开区鞍山西道 312 号。邮政编码：300193。电话：022-59596310。传真：022-59596595。电子邮箱：zhongyiyao@ vip. 126. com，xuebaobj@ 126. com。网址：http://www. tjzhongyiyao. com

《天然产物研究与开发》

该刊由中国科学院主管，中国科学院成都文献情报中心主办，成都地奥集团和国家天然药物工程技术研究中心合办，四川省中药研究所协办。1989 年创刊，月刊，大 16 开。

主要栏目：研究论文、研究简报、开发研究、综述等。主编：李伯刚。国内统一刊号：CN 51-1335/Q。国际标准刊号：ISSN 1001-6880。国内邮发代号：62-107。国外发行代号：BM5715。定价：25 元/期，150 元/年。地址：成都市一环路南二段 16 号。邮政编码：610041。电话/传真：028-85210304。电子邮箱：trcw@ clas. ac. cn 。网址：http://www. natureprod-uct. cn。

《西北药学杂志》

该刊由陕西省教育厅主管，西安交通大学、陕西省药学会联合主办。1986 年创刊，双月刊，大 16 开。

主要栏目：中药及天然药物、药物分析、药理、药剂、药物与临床、药事管理、综述、不良反应等。主编：杨世民。国内统一刊号：CN 61-1108/R。国际标准刊号：ISSN 1004-2407。国内邮发代号：52-106。国外发行代号：BM6523。定价：6 元/期，36 元/年。地址：西安市雁塔西路 76 号西安交通大学医学校区药学系。邮政编码：710061。电话/传真：029-82655134。电子邮箱：xbyxzz@ xjtu. edu. cn 。网址：http://www. XBYZ. cbpt. cnki. net。

《现代药物与临床》

该刊原名《国外医药植物药分册》，由天津市委主管，天津药物研究院和中国药学会共同主办。1980 年创刊，双月刊，16 开。

主要栏目：专论、未来药物、实验研究、临床研究、药事管理与知识产权、医院药学、药物经济学、综述与展望等。主编：邹美香。国内统一刊号：CN 12-1169/R。国际标准刊号：ISSN 1001-6856。定价：25 元/期，150 元/年。地址：天津市南开区鞍山西道 308 号。邮政编码：300193。电话：022-23006823。传真：022-27381305。电子邮箱：dc@tiprpress.com。网址：http://www.tiprpress.com/xdywlc/ch/index.aspx。

《现代医药卫生》

该刊原名《厂矿医药卫生》，由重庆市卫生局主管，重庆市卫生信息中心主办。1985 年创刊，半月刊，大 16 开，160 页。

主要栏目：专家笔谈（述评）、论著、短篇论著、技术前沿与实践、转化医学与专利、专题、调查报告、综述与讲座、临床实践、误诊分析、诊疗技术与方法、药物与临床、临床护理、中医药及中西医结合、医学教育、医疗卫生管理、卫生防疫保健、基层园地、短篇与个案等。主编：杜晓峰。国内统一刊号：CN 50-1129/R。国际标准刊号：ISSN 1009-5519。邮发代号：78-47。定价：15 元/期，360 元/年。地址：重庆市渝中区人民路 148 号。邮政编码：400015。电话：023-63853583/63621701。传真：023-63601820。电子邮箱：xdyyws@vip.126.com。网址：http://www.xdyy.jourserv.com

《现代中药研究与实践》

该刊原名《基层中药杂志》，由安徽省教育厅主管，安徽中医药高等专科学校、芜湖绿叶制药有限公司、安徽省芜湖市药品检验所联合主办。1987 年创刊，双月刊。

主要栏目：药材生产、资源鉴定、药理药化、质量控制与管理、制剂工艺、综述、药事管理等。主编：胡世林，赵国胜。国内统一刊号：CN 34-1267/R。国际标准刊号：ISSN 1673-6427。国内邮发代号：26-85。国外发行代号：Q6347。定价：10 元/期，60 元/年。地址：安徽省芜湖市乌霞山西路 18 号。邮政编码：241002。电话/传真：0553-4836136。电子邮箱：jzzy@chinajournal.net.cn 。网址：http://www.jzzy.chinajournal.net.cn。

《现代中医药》

该刊原名：《陕西中医函授》，由陕西省教育厅主管，陕西中医学院主办。1981 年创刊，双月刊，大 16 开。

主要栏目：临床报道、方药研究、中药研究、针灸推拿、文献研究、经验传承、医话医案、学习之友、争鸣、实验研究等。主编：张喜德。国内统一刊号：CN 61-1397/R。国际标准刊号：ISSN 1672-0571。国内邮发代号：52-23。国外发行代号：BM4334。定价：5 元/期，30 元/年。地址：陕西省咸阳市世纪大道中段。邮政编码：712046。电话：029-38185250。电子邮箱：shxzhzs@163.com。网址：http://www.ZPZY.chinajournal.net.cn。

《西藏医药杂志》

该刊由西藏自治区卫生厅主管，西藏医学会主办。1975 年创刊，季刊，大 16 开。

主要栏目：论著、临床经验、医学教学、学术探讨、专题访谈、老中医经验、临床研究、中西医结合、临床护理、医院管理、病理报告、医学影像、药物与临床、综述等。主编：成建国。国内统一刊号：CN 54-1030/R。国际标准刊号：ISSN 1005-5177。国内邮发代号：52-23。定价：5 元/期，30 元/年。地址：西藏拉萨市北京中路 103 号。邮政编码：850001。电话/传真：0891-6817459。

《亚太传统医药》

该刊由湖北省科学技术厅主管，中国民族医药学会、湖北省科技信息研究院主办。2005 年创刊，月刊，大 16 开。

主要栏目：发展论坛、基础研究、国际在线、民族医药、药学研究、临床研究、专论与综述、药事管理、文化教育、护理研究等。主编：鄢良。国内统一刊号：CN 42-1727/R。国际标准刊号：ISSN 1673-2197。国内邮发代号：38-134。定价：18 元/期，216 元/年。地址：武汉市洪山路 2 号湖北科教大厦 D 座 5 楼，邮政编码 430071，电话 027-87300690，59706853。电子邮箱：ytctyy@126.com。网址：http://www.aptm.com.cn。

《药品评价》

该刊由江西省食品药品监督管理局主管，江西省药学会主办。2004 年创刊，半月刊，大 16 开。

主要栏目：述评、新视野、专题论坛、热点追踪、速读、药物与临床、临床研究、专家论谈等。主编：母义明，赵志刚。国内统一刊号：CN 36-1259/R。国际标准刊号：ISSN 1672-2809。国内邮发代号：44-53。国外发行代号：BM1852。定价：15 元/期，360 元/年。地址：北京市东城区东滨河路甲 1 号楼大象投资大厦 6 层。邮政编码：100013。电话：010-51099090。传真：010-51099080。电子邮箱：drug-evaluation@sina.com。网址：http://www.yppj.tnbzy.com。

《药物不良反应杂志》

该刊由北京市卫生局主管，首都医科大学宣武医院、北京地坛医院主办。1999 年创刊，双月刊，大 16 开。

主要栏目：专家论坛、论著、安全用药、药源性疾病、病例报告、中药不良反应、安全信息等。主编：程经华。国内统一刊号：CN 11-4015/R。国际标准刊号：ISSN 1008-5734。国内邮发代号：2-420。国外发行代号：BM4886。定价：18 元/期，108 元/年。地址：北京市西城区长椿街 45 号。邮政编码：100053。电话：010-83198917。传真：010-83156049。电子邮箱：cadrj@ sina. com。网址：http://www. cadrj. com。

《药物分析杂志》

该刊由中国科学技术协会主管，中国药学会主办。1981 年创刊，月刊，大 16 开。

主要栏目：代谢分析、成分分析、安全监测、过程控制、标准研讨、质量分析、综述、专论等。主编：金少鸿。国内统一刊号：CN 11-2224/R。国际标准刊号：ISSN 0254-1793。邮发代号：2-237。定价：30 元/期，360 元/年。地址：北京东城区天坛西里 2 号。邮政编码：100050。电话：010-67095201。传真：010-67012819。电子邮箱：ywfx@ nifdc. org. cn 。网址：http://www. ywfxzz. cn 或 www. nifdc. org. cn 。

《药物流行病学杂志》

该刊由中国药学会、武汉医药（集团）股份有限公司主办，1992 年创刊，月刊，大 16 开。

主要栏目：述评、论著、临床用药与药效评价、药物警戒与合理用药、药物利用与药物经济学、论坛综述、药物风险管理、病例报道和病案分析等。主编：曾繁典。国内统一刊号：CN 42-1333/R。国际标准刊号：ISSN 1005-0698。邮发代号：38-187。定价：9 元/期，108 元/年。地址：湖北武汉市兰陵路 2 号。邮政编码：430014。电话：027-82835077。传真：027-82778580。电子邮箱：cnjpetg@ 163. com 或 acjpe077@ public. wh. hb. cn。网址：http://www. cnjpe. org。

《药物生物技术》

该刊由中华人民共和国教育部主管，中国药科大学、中国医药科技出版社、中国药学会联合主办。1994 年创刊，双月刊，大 16 开。

主要栏目：研究论文、综述、信息、临床与药物研究等。主编：吴梧桐。国内统一刊号：CN 32-1488/R。国际标准刊号：ISSN 1005-8915。国内邮发代号：28-243。国外发行代号：BM4776。定价：30 元/期，180 元/年。地址：南京童家巷 24 号。邮政编码：210009。电话/传真：025-83220372。电子邮箱：ywswjs@ cpu. edu. cn。网址：http://www. ywswjs. com。

《药物评价研究》

该刊由原《中文科技资料目录—中草药》杂志改刊而成，由中国药学会和天津药物研究院共同主办。1978 年创刊，双月刊，大 16 开。

主要栏目：专题、研究论文、国外信息、方法学研究、试验研究、审评规范、综述等。主编：汤立达。国内统一刊号：CN 12-1409/R。国际标准刊号：ISSN 1674-6376。定价：15 元/期，90 元/年。地址：天津市南开区鞍山西道 308 号。邮政编码：300193。电话/传真：022-23006822。电子邮箱：der@ tiprpress. com。网址：http://www. tiprpress. com。

《药物与人》

该刊由北京市食品药品监督管理局主管，北京药学会主办。1988 年创刊，月刊，16 开。

主要栏目：健康新知、特别关注、讲医释药、养生堂、心灵港湾、健康生活、读者俱乐部等。总编：冯梅。国内统一刊号：CN 11-2233/R。国际标准刊号：ISSN 1002-3763。邮发代号：82-624。定价：10 元/期，120 元/年。地址：北京市朝阳区安贞西里仟村商务大厦 A 座 1402 室。邮政编码：100029。电话：010-64425272。传真：010-64418642。电子邮箱：info@ webmd. cn。网址：http://www. webmd. cn。

《药学服务与研究》

该刊由第二军医大学主管和主办。2001 年创刊，双月刊，大 16 开。

主要栏目：专家论坛、论著、专题讲座、综述、临床药师、医院药学、技术和方法、经验交流、短篇报道、继续教育园地等。主编：胡晋红。国内统一刊号：CN 31-1877/R。国际标准刊号：ISSN 1671-2838。国内邮发代号：4-706。国外发行代号：MB3731。定价：15 元/期，90 元/年。地址：上海市长海路 168 号。邮政编码：200433。电话/传真：021-31162330。电子邮箱：Pharmcr @ 163. com。网址：http://www. pcarjournal. net. cn。

《药学教育》

该刊由中华人民共和国教育部主管，中国药科大学、广东药学院、中国医药教育协会联合主办。1985 年创刊，双月刊，大 16 开，64 页。

主要栏目：理论研究、学科与课程建设、教学园地、实践训练、调研与评估等。主编：吴晓明。国内统一刊号：CN 32-1352/G4 。国际标准刊号：ISSN 1007-3531 。国内邮发代号：28-314。定价：10 元/期，60 元/年。地址：南京市童家巷 24 号。邮政编码：210009。电话：025-83271476。传真：025-83271366。电子邮箱：pharm@ 163. com。网址：http://www. qk. cpu. edu. cn/edu/index. asp。

《药学进展》

该刊由中华人民共和国教育部主管，中国药科大学主办。1959 年创刊,月刊,48 页。

主要栏目:综述与专论、实验与研究、热点药物追踪、药坛快讯等。主编:廖清江。国内统一刊号:CN 32-1109/R。国际标准刊号:ISSN 1001-5094。国内邮发代号:28-112。定价:9 元/期,108 元/年。地址:南京市童家巷 24 号。邮政编码:210009。电话:025-83271475。传真:025-83271227。电子邮箱:yxjz@ 163. com。yxjz@ cpu. edu. cn。网址:http://www. qk. cpu. edu. cn/jinzhan/index. asp 或 www. cpuyxjz. net 。

《药学实践杂志》

该刊由第二军医大学主管,第二军医大学、中国药学会药事管理专业委员会主办。1983 年创刊,双月刊。

主要栏目:综述、论著、药物与临床、药物分析药事管理、药学继续教育等。主编:柴逸峰。国内统一刊号:CN 31-1685/R。国际标准刊号:ISSN 1006-0111。国内邮发代号:4-664。定价:8 元/期,48 元/年。地址:上海市国和路 325 号。邮政编码:200433。电话/传真:021-81871324。电子邮箱:yxsj@ smmu. edu. cn。网址:http://www. yxsjzz. cn。

《药学学报》

该刊由中国科学技术协会主管,中国药学会和中国医学科学院药物研究所联合主办。1953 年创刊,月刊,132 页。

主要栏目:综述、研究论文(药理学、药物化学、药物分析与药物代谢、药剂学、生药学)、研究简报等。主编:王晓良。国内统一刊号:CN 11-2163/R。国际标准刊号:ISSN 0513-4870。邮发代号:2-233。定价:40 元/期,480 元/年。地址:北京市先农坛街 1 号。邮政编码:100050。电话/传真:010-63035012,63026192。电子邮箱:yxxb@ imm. ac. cn 。网址:http://www. yxxb. com. cn。

《药学与临床研究》

该刊原名《药学世界》、《江苏药学与临床》,由江苏省食品药品监督管理局主管,江苏省药学会主办。1993 年创刊,双月刊,大 16 开。

主要栏目:专论、综述、药学研究、合理用药、不良反应、药事管理、经验交流等。主编:王明时。国内统一刊号:CN 32-1773/R。国际标准刊号:ISSN 1673-7806。国内邮发代号:28-371。定价:10 元/期,60 元/年。地址:南京市中山东路 448 号南大门。邮政编码:210002。电话/传真:025-84547112,84413058。电子邮箱:yxylcyj@ 163. com。网址:http://www. pcr. org. cn。

《医药导报》

该刊由湖北省食品药品监督管理局主管,中国药理学会、华中科技大学同济医学院附属同济医院、中国医药商业协会联合主办。1982 年创刊,月刊,大 16 开。

主要栏目:药物研究、专栏、药物与临床、药学进展、药物制剂与药品质量控制、用药指南、临床药师交流园地、药物不良反应、药事管理、国外新药研发动态、作者·编者·读者等。

主编:曾繁典。国内统一刊号:CN 42-1293/R。国际标准刊号:ISSN 1004-0781 。国内邮发代号:38-173。国外发行代号:BM6485。定价:15 元/期,180 元/年。地址:武汉市解放大道 1095 号。邮政编码:430030。电话/传真:027-83643083,83666619。电子邮箱:yydbzz@ 163. com 或 y198203 @ public. wh. hb. cn。网址:http://www. yydb. cn 或 http://www. yydbzz. com。

《医药工程设计》

该刊原名《医药设计》,由中石化上海工程有限公司主办,全国医药设计信息中心站协办。1980 创刊,双月刊,大 16 开,64 页。

主要栏目:单元设备设计、工厂设计、制药厂与 GMP、医药工艺设计、洁净空调设计、医药法规等。主编:王江义。国内统一刊号:CN 31-1429/R。国际标准刊号:ISSN 1008-455X。定价:15 元/期,90 元/年。地址:上海市延安西路 376 弄 22 号永兴商务大楼 11 楼。邮政编码:200040。电话:021-32140428。传真:021-62489867。电子邮箱:ssec02@ 163. com。网址:http://www. nicpd. com. cn。

《医药论坛杂志》

该刊由中华人民共和国卫生部主管,中华预防医学会、河南省医学情报研究所主办。1980 年创刊,月刊,大 16 开。

主要栏目:特稿、论著、公共卫生、医学研究、药物与临床、中医中药、经验交流、影像医学、国外医学、新技术新方法、护理、心理医学、综述等。主编:乔国祥。国内统一刊号:CN 11-5479/R。国际标准刊号:ISSN 1672-3422。邮发代号:36-165。定价:10 元/期,120 元/年。地址:郑州市纬五路 47 号。邮政编码:450003。电话:0371-65937776。传真:0371-65945350。电子邮箱:YYLT@ 371. net。

《医药与保健》

该刊由中华人民共和国教育部主管、西安交通大学(原西安医科大学)主办。1993 年创刊,月刊,大 16 开。

主要栏目:论著、临床经验、博士论坛、学术探讨、专题访谈、临床研究、中西医结合、临床护理、医院管理、病例报告、辅助诊断、药物与临床、综述等。主编:魏大成。国内统一刊号:CN 61-1246/R。国际标准刊号:ISSN 1004-8650。国内邮发代号:52-207。国外发行代号:M6230。定价:5. 9 元/期,

70.8 元/年。地址:陕西省西安市高新区唐延路旺座国际城 D 座 33 楼。邮政编码:710075。电话/传真:029-88445515。电子邮箱:xayybj@126.com。

《亚洲社会药学》

该刊由沈阳药科大学与中国医药技术国际发展委员会联合主办。季刊,大 16 开。

主要栏目:药业专论、政策与法规、医药市场、实验研究、药房管理、药物经济学、合理用药分析、临床药学、药物与临床、药品监督、药品检验、药物利用、药学实践、药物警戒、国际社会药学动态、执业药师、中药现代化、医学与哲学、综述讲座等。主编:黄泰康。国际标准刊号:ISSN 1818-0884。定价:60 元/期,240 元/年。地址:辽宁省沈阳市沈河区文化路 103 号沈阳药科大学 20 号信箱《亚洲社会药学》编辑部。邮政编码:110016 。电话/传真:024-23986079。电子邮箱:tx830127@163.com 或 socialpharmacy@gmail.com。网址:www.asianjsp.com。

《云南中医中药杂志》

该刊由云南省卫生厅主管,云南省中医中药研究院、云南省中医药学会主办。1980 年创刊,月刊,大 16 开。

主要栏目:中医管理、临证报道、中药方剂、民族医药、针灸经络、科研方法、实验研究、中医护理、名老中医经验、专病研讨、治验荟萃、理论探讨、文献综述、学习园地等。主编:郑进。国内统一刊号:CN 53-1120/R。国际标准刊号:ISSN 1007-2349。国内邮发代号:64-19。国外发行代号:BM326。定价:5 元/期,60 元/年。地址:云南省昆明市学府路 139 号。邮政编码:650223。电话:0871-5183005。电子邮箱:yzyy@chinajournal.net.cn。网址:http://www.yzyy.chinajournal.net.cn。

《浙江中医药大学学报》

该刊原名《浙江中医学院学报》,由浙江中医药大学主管和主办。1977 年创刊,双月刊,大 16 开。

主要栏目:专家论坛、基础研究与方法、临床研究与报道、杏苑琐忆、实验研究、针灸与推拿、当代浙江名医、研究生论坛等。主编:范永升。国内统一刊号:CN 34-1349/R。国际标准刊号:ISSN 1005-5509。国内邮发代号:32-14。国外发行代号:BM342。定价:8 元/期,48 元/年。地址:杭州市滨江区滨文路 548 号。邮政编码:310053。电话:0571-86613692,传真:0571-86633188。电子邮箱:zjzyxb@163.com。网址:http://www.BHON.chinajournal.net.cn 。

《中草药》

该刊原名《中草药通讯》,由天津药物研究院、中国药学会主办。1970 年创刊,半月刊,大 16 开。

主要栏目:中药现代化论坛、化学成分、制剂与质量、药理与临床、药材与资源、综述、信息等。主编:汤立达。国内统一刊号:CN 12-1108/R。国际标准刊号:ISSN 0253-2670。国内邮发代号:6-77。国外发行代号:M221。定价:30 元/期,720 元/年。地址:天津市南开区鞍山西道 308 号。邮政编码:300193。电话:022-27474913。传真:022-23006821。电子邮箱:zcy@tiprpress.com。网址:http://www.中草药杂志社.中国或 http://www.tjiprpress.com。

《中成药》

该刊由上海市卫生局主管,国家食品药品监督管理局信息中心中成药信息站、上海中药行业协会主办。1978 年创刊,月刊,大 16 开。

主要栏目:中药指纹图谱、制剂、质量、饮片炮制、临床、药理、成份分析、综述、科研报道、学术探讨、医院药房等。主编:陶建生。国内统一刊号:CN 31-1368/R。国际标准刊号:ISSN 1001-1528。国内邮发代号:4-249。国外发行代号:M1093。定价:32 元/期,384 元/年。地址:上海市汉口路 239 号 450 室。邮政编码:200002。电话:021-63213275。传真:021-63213363。电子邮箱:med@stn.sh.cn。网址:http://www.zcyjournal.com。

《中国处方药》

该刊由家食品药品监督管理局主管,国家食品药品监督管理局南方医药经济研究所主办。2002 年创刊,双月刊,大 16 开。

主要栏目:药物市场、时评、观察、新药推介、专栏、药物研究、政策研究、数据等。主编:陶剑虹。国内统一刊号:CN 44-1549/T。国际标准刊号:ISSN 1671-945X。邮发代号:46-260。定价:10 元/期,60 元/年。地址:广州市东风东路 753 号天誉商务大厦西塔 715 室。邮政编码:510080。电话:020-37886861,传真:020-37886660。电子邮箱:cpdrug@163.com。网址:http://www.chinapid.com。

《中国当代医药》

该刊由国家卫生和计划生育委员会主管,中国保健协会和当代创新(北京)医药科学研究院主办。1994 年创刊,旬刊,大 16 开。

主要栏目:医药资讯、封面报道、业界关注、专家论坛、论著、研究进展、实验研究、临床研究、药品鉴定、药物与临床、麻醉与镇痛、医学检验、病理分析、影像与介入、中医中药、护理研究、医药教育、健康教育、个案报道、误诊误治、不良反应监测、制剂与技术、医院管理、调查研究、工作探讨、医护论坛等。主编:王霞。国内统一刊号:CN 11-5786/R。国际标准刊号:ISSN 1674-4721。国内邮发代号:2-515。国外发行代号:M 5169。定价:20 元/期,720 元/年。地址:北京市朝阳区通惠家园惠润园(壹线国际)5-3-602。邮政编码:100025。电话:010-59679076。传真:010-59679056。电子邮箱:ddyy@vip. 163. cpm。网址:http://www. dangdaiyiyao. com。

《中国海洋药物》

该刊由中国科学技术协会主管,中国药学会主办。1982年创刊,双月刊,大 16 开。

主要栏目:研究报告、综述、信息等。主编:管华诗。国内统一刊号:CN 37-1155/R。国际标准刊号:ISSN 1002-3461。国内邮发代号:24-57。国外发行代号:BM1277。定价:16 元/期,96 元/年。地址:青岛市鱼山路 5 号。邮政编码:266003。电话/传真:0532-82031949。电子邮箱:zghyyw@ouc. edu. cn。网址:http://www. hyyw. journalsystem. net。

《中国基层医药》

该刊由中华人民共和国卫生部主管、中华医学会和安徽医科大学联合主办。1994 年创刊,半月刊,大 16 开,160 页。

主要栏目:述评、专家论坛、论著、研究与实践、医药新进展、综述、讲座、健康教育、护理学、病例报告等。主编:吴孟超、郑芙林。国内统一刊号:CN 34-1190/R。国际标准刊号:ISSN 1008-6706。邮发代号:82-948。国外发行代号:BM4777。定价:10 元/期,240 元/年。地址:安徽省淮南市洞山中路 16 号。邮政编码:232001。电话:0554-6665318,传真:0554-6664827。电子邮箱:cjpmpvip@163. com。网址:http://www. cjpmp. com。

《中国抗生素杂志》

该刊由中国医药集团总公司主管,中国医药集团总公司四川抗菌素工业研究所、中国医学科学院医药生物技术研究所主办。1976 创刊年,月刊,大 16 开。

主要栏目:综述、微生物药物筛选、遗传育种与生物合成、分离纯化与化学合成、药理与临床、分析质控与制剂、研究简报、短文等。主编:赵文杰。国内统一刊号:CN 51-1126/R。国际标准刊号:ISSN 1001-8689。邮发代号:62-193。定价:16. 00 元/期,192. 00 元/年。地址:四川省成都市成华区龙潭都市工业集中发展区华冠路 168 号 。邮政编码:610052。电话/传真:028-84216021。电子邮箱:siiacjap@126. com 。网址:http://www. zgkss. com. cn。

《中国临床药理学与治疗学》

该刊原名《中国临床药理学与治疗学杂志》,由中国科学技术协会主管,中国药理学会主办。1996 年创刊,月刊,16开。主要报道我国临床药理学研究的新成果,以及基础和临床药物治疗学领域的新进展,交流临床用药经验,介绍国内外研究动态 注重反映用多学科手段研究临床药理学与药物治疗学的成果。

主要栏目:专论、基础研究、短篇论著、定量药理学、临床药理学、药物治疗学、综述与讲座等。主编:孙瑞元。国内统一刊号:CN 34-1206/R。国际标准刊号:ISSN 1009-2501。国内邮发代号:26-165,国外发行代号:2501Q。定价:12 元/期,144 元/年。地址:安徽芜湖市皖南医学院戈矶山医院内。邮政编码:241001。电话:0553-5738350、5739333。电子邮箱:cjcpt96@163. com。

《中国临床药理学杂志》

该刊由中国科学技术协会主管,中国药学会主办。1985年创刊,月刊,大 16 开。

主要栏目:临床研究、耐受性研究、药代动力学与生物等效性研究、基础研究、研究方法、药物不良反应、综述、读者园地等。主编:韩启德。国内统一刊号:CN 11-2220/R。国际标准刊号:ISSN 1001-6821。国内邮发代号:82-142。国外发行代号:BM818。定价:15 元/期,180 元/年。地址:北京市海淀区学院路 38 号。邮政编码:100191。电话:010-82802540。传真:010-62072817。电子邮箱:cjcp1985@163. com 。

《中国临床药学杂志》

该刊由中国科学技术协会主管,中国药学会主办,复旦大学药学院承办。1992 年创刊,双月刊,大 16 开。

主要栏目:论著、短篇论著、医师药师园地、合理用药、经验交流、药物不良反应、药事管理、综述等。主编:姚明辉。国内统一刊号:CN 31-1726/R。国际标准刊号:ISSN 1007-4406。国内邮发代号:4-573。国外发行代号:BM4726。定价:8 元/期,48 元/年。地址:上海市医学院路 138 号。邮政编码:200032。电话:021-54237256。传真:021-64176498。电子邮箱:lcyx@fudan. edu. cn。网址:http://www. zglcyxzz. periodicals. net. cn 或 http://www. lczz. chinajournal. net. cn 或 http://www. chinesejcp. com 。

《中国民族民间医药》

该刊由云南省科学技术协会主管,云南省民族民间医药研究会主办。1992 年创刊,半月刊,大 16 开。

主要栏目:民族医药、药物研究、学术探讨、医疗论坛、临床研究、护理研究、医院管理、经验交流等。主编:郑进、黄传贵。国内统一刊号:CN 53-1102/R。国际标准刊号:ISSN 1007-8517。国内邮发代号:64-56。国外发行代号:BM6366。

定价:16 元/期,384 元/年。地址:云南省昆明市滇池路 709 号。邮政编码:650228。电话:0871-5349183。传真:0871-5339255。电子邮箱:zgyy1992@163.com。网址:http://www.mzmj.chinajournal.net.cn 或 http://www.ppmzmj.qikan.com。

《中国民族医药杂志》

该刊由国家中医药管理局主管,全国中医药图书情报工委会和内蒙古中蒙医研究所主办。1994 年创刊,月刊,大 16 开。

主要栏目:临床报道,临证经验,医药结合,疗法应用与研究,方药纵横,实验研究,药物定性定量研究,工艺与制备,诊疗指南,医学琐谈,调查与分析、养生与保健、护理园地,短篇报道等。主编:苏根元。国内统一刊号:CN 15-1175/R。国际标准刊号:ISSN 1006-6810。国内邮发代号:16-94。国外发行代号:6501/Q。定价:8 元/期,96 元/年。地址:呼和浩特市健康路 11 号。邮政编码:010020。电话:0471-6920167。传真:0471-6933673。

《中国生化药物杂志》

该刊由南京生物化学制药研究所主管,南京生物化学制药研究所、全国生化制药情报中心站、中国生化制药工业协会、中国药品生物制品检定所联合主办。1976 年创刊,双月刊,大 16 开。

主要栏目:论著、药物与临床、综述等。主编:孙欣。国内统一刊号:CN 32-1355/R。国际标准刊号:ISSN 1006-6810。国内邮发代号:28-233。国外发行代号:BM4561。定价:15 元/期,90 元/年。地址:南京市浦口区浦东北路 9 号。邮政编码:210031。电话:025-58588537。传真:025-58588536。电子邮箱:shyw1976@hotmail.com。网址:http://www.shyw.chinajournal.net.cn。

《中国生物制品学杂志》

该刊是由中华人民共和国卫生部主管,中华预防医学会主办,为中华预防医学会系列杂志之一。1988 年创刊,月刊,大 16 开。

主要栏目:疫苗研究、治疗性制剂、诊断制剂、临床研究、基础研究、技术方法、研究简报、综述、述评、专题报道、会议快讯、消息动态等。主编:封多佳。国内统一刊号:CN 22-1197/Q。国际标准刊号:ISSN 1004-5503。邮发代号:12-128。定价:15 元/期,180 元/年。地址:长春市西安大路 3455 号。邮政编码:130062。电话:0431-87923344。传真:0431-87910140。电子邮箱:zgsw1988@163.com。网址:http://www.zgswj.com.cn。

《中国实验方剂学杂志》

该刊由国家中医药管理局主管,中国医学科学院中药研究所、中国中西医结合学会中药专业委员会合办。1995 年创刊,半月刊,大 16 开。

主要栏目:数据挖掘、工艺与制剂、化学与分析、资源与鉴定、药物代谢、药理、临床、综述、学术探讨、基层园地等。主编:姜廷良。国内统一刊号:CN 11-3495/R。国际标准刊号:ISSN 1005-9903。国内邮发代号:2-417。国外发行代号:SM4655。定价:25 元/期,600 元/年。地址:北京市东直门内南小街 16 号。邮政编码:100700。电话/传真:010-84076882。电子邮箱:syfjx_2010@188.com。网址:http://www.syfjxzz.com。

《中国实用医药》

该刊由中华人民共和国卫生部主管、中国康复医学会主办。2006 年创刊,旬刊,大 16 开。

主要栏目:名医论坛、综述、论著、科研进展、临床研究、病例报告、疗效观察、个案报道、误诊误治、临床思考、药物与临床、护理与康复、医学影像、医学检验、经验交流、工作探讨、医生手记、仪器设备、病理报告、个案分析、医疗防治、社区卫生、乡村医疗、门诊管理、病房管理、科研管理、专科建设等。主编:杜占明。国内统一刊号:CN 11-5547/R。国际标准刊号:ISSN 1673-7555。邮发代号:80-600。定价:15 元/期,540 元/年。地址:北京市东城区和平里七区乙 16 号楼 314A 室。邮政编码:100013。电话:010-64291813/81674222。电子邮箱:314A@zgsyyy.cn。网址:http://www.zgsyyy.cn。

《中国天然药物》

该刊由中华人民共和国教育部主管,中国药科大学和中国药学会主办。2003 年创刊,双月刊,大 16 开,96 页。

主要栏目:论文、综述、思路与方法等。主编:吴晓明,孙汉董。国内统一刊号:CN 32-1708/R。国际标准刊号:ISSN 1672-3651。国内邮发代号:28-306。国外发行代号:BM1759。定价:50 元/期,300 元/年。地址:南京市童家巷 24 号。邮政编码:210009。电话:025-83271565。传真:025-83271229。电子邮箱:cjnm@cpu.edu.cn。网址:http://www.cpucjnm.com/zgtryw 或 http://www.mc03.manuscriptcentral.com/cjnm。

《中国现代药物应用》

该刊由中华人民共和国卫生部主管,中国水利电力医学科学技术学会主办。2007 年创刊,半月刊,大 16 开。

主要栏目:论著、短篇论著、临床医学、药物与临床、临床案例、临床护理、经验交流、综述、卫生论坛等。主编:王炳护。国内统一刊号:CN 11-5581/R。国际标准刊号:ISSN 1673-9523。国内邮发代号:80-705。国外发行代号:M4698。定价:12 元/期,288 元/年。地址:北京市和平里七区 18 号楼 207 室。邮政编码:100013。电话:010-84254812/87081080。电子邮箱:zgxdywyy@yahoo.com.cn。网址:http://www.zgxdywyy.cn。

《中国现代应用药学》

该刊由中国科学技术学会主管,中国药学会主办。1984 年创刊,月刊,大 16 开。

主要栏目:论著、综述、中药与天然药物、药物化学、药剂、药物分析与检验、医院药学、信息等。主编:李连达。国内统一刊号:CN 33-1210/R。国际标准刊号:ISSN 1007-7693。国内邮发代号:32-67。国外发行代号:M4698。定价:30 元/期,360 元/年。地址:杭州市中河中路 250 号改革月报大楼 10 楼。邮政编码:310003。电话:0571-87297398。传真:0571-87245809。电子邮箱:xdyd@chinajournal.net.cn。网址:http://www.chinjmap.com。

《中国现代医药杂志》

该刊由中国航天科技集团公司主管、北京航天总医院主办。1999 年创刊,月刊,大 16 开。

主要栏目:专家约稿、论著、综述、药学、护理、临床经验、病例报告、医学技术、临床病理(病例)讨论、医学教育、医院管理、会议(座谈)纪要等。主编:王建国。国内统一刊号:CN 11-5248/R。国际标准刊号:ISSN 1672-9463。邮发代号:82-958。定价:8 元/期,96 元/年。地址:北京市丰台区万源北路 7 号。邮政编码:100076。电话:010-68383759、68769107。电子邮箱:bixiangz2002@263.net。网址:http://www.zgxdyyzz.com.cn。

《中国现代中药》

该刊由国家中医药管理局主管,中国中药协会、中国医药集团总公司、中国药材公司联合主办。原名《中药研究与信息》,1999 年创刊,月刊,64 页。

主要栏目:专稿、中药科技、中药工业、中药农业、中药商业、中药文化等。主编:赵润怀。国内统一刊号:CN 11-5442/R。国际标准刊号:ISSN 1673-4890。国内邮发代号:82-302。国外发行代号:7087M。定价:10 元/期,120 元/年。地址:北京市海淀区西四环北路 15 号依斯特大厦 8 层。邮政编码:100195。电话:010-88468213。传真:010-88468211。电子邮箱:zybjb@163.com。网址:http://www.sino-tcm.com。

《中国乡村医药》

该刊由中华人民共和国卫生部主管,中国农村卫生协会主办。1994 年创刊,月刊,大 16 开。

主要栏目:专家论坛、论著与经验交流、中医与中西医结合、药物与临床、病例报告、检验与影像、急诊与急救、社区卫生、临床护理、综述、讲座、农村适宜技术等。主编:朱德霖。国内统一刊号:CN 11-3458/R。国际标准刊号:ISSN 1006-5180。邮发代号:82-76。定价:8 元/期,96 元/年。地址:北京东城区广渠门南小街领行国际 1-2-1702、1703。邮政编码:100061。电话/传真:010-67155142。电子邮箱:crmp@sina.com。

《中国新药与临床杂志》

该刊原名《新药与临床》,由中国科学技术协会主管,中国药学会、上海市食品药品监督管理局科技情报研究所主办。1982 年创刊,月刊,大 16 开,80 页。

主要栏目:新药介绍、综述、论著、短篇论著、合理用药、读者、作者、编者等。主编:唐希灿。国内统一刊号:CN 31-1746/R。国际标准刊号:ISSN 1007-7669。国内邮发代号:4-347。国外发行代号:M5892。定价:12 元/期,144 元/年。地址:上海市柳州路 615 号。邮政编码:200233。电话/传真:021-64511836。电子邮箱:xyylc_tougao@126.com。网址:http://www.xyyl.cbpt..cnki.net。

《中国新药杂志》

该刊是由国家食品药品监督管理局主管,中国医药科技出版社、中国医药集团总公司、中国药学会共同主办。1991 年创刊,半月刊,大 16 开,96 页。

主要栏目:世界新药之窗、新药评述、新药研发论坛、新药申报与审评技术、重大新药创新专项巡礼、生物医药前沿、综述、临床研究、实验研究等。主编:桑国卫。国内统一刊号:CN 11-2850/R。国际标准刊号:ISSN 1003-3734。国内邮发代号:82-488。国外发行代号:M4240。定价:30 元/期,720/年。地址:北京市西城区北三环中路乙 6 号伦洋大厦 8 层。邮政编码:100120。电话:010-82282300/2301/2329。传真:010-82282289。电子邮箱:cndj2009@gmail.com。网址:http://www.newdrug.cn。

《中国药店》

该刊由中华人民共和国卫生部主管,中国整形美容协会主办。1994 年创刊,月刊,大 16 开。

主要栏目:终端透视、圈点、调查、海外、高层访谈、深度、区域市场、运营、商学院、专栏、供应链、上游等。常务副主编:郝岚。国内统一刊号:CN 11-4476/R。国际标准刊号:ISSN 1009-5012。邮发代号:2-387。定价:8 元/期,96 元/年。地址:北京市安外邮局 88 信箱。邮政编码:100011。电话:010-51667828。传真:010-84129101。电子邮箱:zgyd228@163. com。网址:http://www. zgyd. org。

《中国药房》

该刊由中华人民共和国卫生部主管,中国医院协会、中国药房杂志社主办。1990 年创刊,周刊,每季度末休刊一期,大 16 开。

主要栏目:第一周刊为"药房与药事"专题,主要栏目包括:药业专论、药事管理、实验研究、药房管理、制剂与工艺、药品检验、药师之友、药店与执业药师、综述讲座等;第二周刊为"药房与临床"专题,主要栏目有药物警戒与干预、药物经济学、用药分析、临床药学、药物与临床、不良反应监测、药学服务、药师与临床等;第三周刊为"药房与中药"专题,栏目包括中药论坛、中药研究、中药工艺与制剂、中药临床、中药分析与鉴定、中药资源与栽培、中药视窗等;第四周刊为"药房与基本药物",栏目有医药政策、基本药物论坛、药品价格、药品招投标、基本药物配送、基本药物应用、医疗器材、基层医药等。主编:侯连兵。国内统一刊号:CN 50-1055/R。国际标准刊号:ISSN 1001-0408。国内邮发代号:78-33。国外发行代号:4703TM。定价:10 元/期,480 元/年。地址:重庆市渝中区大坪正街 129 号四环大厦 8 层。邮政编码:400042。电话/传真:023-89809898/68588825/68583815。电子邮箱:info@ china-pharmacy. com。网址:http://www. china-pharmacy. com。

《中国药科大学学报》

该刊由中华人民共和国教育部主管,中国药科大学主办。1956 年创刊,双月刊,大 16 开,96 页。

主要栏目:药学前沿、论文、综述、信息等。主编:彭司勋。国内统一刊号:CN 32-1157/R。国际标准刊号:ISSN 1000-5048。国内邮发代号:28-115。国外发行代号:BM6016。定价:20 元/期,120 元/年。地址:南京童家巷 24 号。邮政编码:210009。电话:025-83271566。传真:025-83271279。电子邮箱:cpuxuebao@ sohu. com。网址:http://www. zgykdxxb. cn。

《中国药理学报》(英文版)

《中国药理学报》(Acta Pharamcologica Sinica)由中国科学技术协会主管,中国药理学会、中科院上海药物研究所主办。1980 年创刊,月刊,大 16 开。

主要栏目:综述、研究原著(神经药理学、心血管药理学、肺药理学、肾药理学、内分泌药理学、抗肿瘤药理学、免疫药理药学、临床药理学、药物筛选、药物代谢动力学、药剂学)等。主编:丁建。国内统一刊号:CN 31-1347/R。国际标准刊号:ISSN 1671-4083。国内邮发代号:4-295。定价:80 元/期,960 元/年。地址:上海市太原路 294 号 31 号楼。邮政编码:200031。电话:021-54922821。传真:021-54922823。电子邮箱:zps @ mail. shcnc. ac. cn。网址:http://www. chinaphar. com。

《中国药理学通报》

该刊由中国科学技术协会主管,中国药理学会主办。1985 年创刊,月刊,大 16 开。

主要栏目:讲座与综述、论著、实验方法学、研究简报等。主编:魏伟、李俊。国内统一刊号:CN 34-1086/R。国际标准刊号:ISSN 1001-1978。国内邮发代号:26-52。定价:25 元/期,300 元/年。地址:合肥市梅山路 81 号。邮政编码:230032。电话:0551-5161221。传真:0551-5161222。电子邮箱:agylxtb8@ 163. com。网址:http://www. ylx. ahmu. edu. cn 或 http://www. yaol. chinajournal. net. cn 。

《中国药理学与毒理学杂志》

该刊由军事医学科学院主管,军事医学科学院毒物药物研究所、中国药理学会和中国毒理学会共同主办。1986 年创刊,双月刊,大 16 开。

主要栏目:论著、综述等。主编:张永祥。国内统一刊号:CN 11-1155/R。国际标准刊号:ISSN 1000-3002。国内邮发代号:82-140。国外发行代号:BM1051。定价:15 元/期,90 元/年。地址:北京市太平路 27 号。邮政编码:100850。电话:010-68276743。传真:010-68211656。电子邮箱:cipt@nic. bmi. ac. cn。网址:http://www. cipt. ac. cn。

《中国药品标准》

该刊由国家食品药品监督管理局主管,国家药典委员会主办。2000 年创刊,双月刊,大 16 开,80 页。

主要栏目:专题报道、标准论坛、论著、方法学研究、国外药品标准动态、标准管理法规等。主编:周福成。国内统一刊号:CN 11-4422/R。国际标准刊号:ISSN 1009-3656。国内邮发代号:2-509。定价:12 元/期,72 元/年。地址:北京市崇文区法华南里 11 号楼。邮政编码:100061。电话:010-67157647。传真:010-67157648。电子邮箱:zgypbzzz@ chp. org. cn。网址:http://www. chp. org. cn。

《中国药师》

该刊由国家食品药品监督管理局主管,国家食品药品监督管理局高级研修学院和武汉医药(集团)股份有限公司合办。1998年创刊,月刊,大16开,120页。

主要栏目:研究论文、药学进展、研究报告、药学与临床、综述、科技交流等。主编:江德元。国内统一刊号:CN 12-1626/R。国际标准刊号:ISSN 1008-049X。国内邮发代号:38-325。定价:18元/期,216元/年。地址:湖北武汉市兰陵路2号。邮政编码:430014。电话:027-82835077。传真:027-82778580。电子邮箱:zgysyg@163.com。网址:http://www.zgys.org。

《中国药事》

该刊由国家食品药品监督管理局主管,中国食品药品检定研究所主办。1987年创刊,月刊,大16开,88页。

主要栏目:监督管理、理论探讨、论著、工作研究、药品检验、药品质量、研究进展、国外药事、临床药学、药物不良反应、合理用药等。主编:桑国卫。国内统一刊号:CN 11-2858/R。国际标准刊号:ISSN 1002-7777。国内邮发代号:18-142。国外发行代号:M4653。定价:12元/期,144元/年。地址:北京市天坛西里2号。邮政编码:100050。电话:010-67095523。传真:010-67033529。电子邮箱:zhongguoyaoshi@sina.com。网址:http://www.zhgysh.org。

《中国药物化学杂志》

该刊由辽宁省教育厅主管,沈阳药科大学和中国药学会合办。1990年创刊,双月刊,大16开,80页。

主要栏目:研究论文、综述、合成路线图解、新药信息等。主编:张礼和。国内统一刊号:CN 21-1313/R。国际标准刊号:ISSN 1005-0108。国内邮发代号:8-101。国外发行代号:BM5991。定价:16元/期,96元/年。地址:沈阳市文化路103号。邮政编码:110016。电话:024-23986082/23984540。传真:024-23986086。电子邮箱:zgyhzz@126.com。网址:http://www.zgyhzz.cn。

《中国药物经济学》

该刊由中国农工民主党中央委员会主管,中国中医药研究促进会主办。2006年创刊,双月刊,大16开,64页。

主要栏目:综述、实证、评价、经营管理、编译、参考资料等。社长:罗景虹。国内统一刊号:CN 11-5482/R。国际标准刊号:ISSN 1673-5846。国内邮发代号:80-929。定价:26.80元/期,160.80元/年。地址:北京市东城区南门仓5号北京军区总医院药剂科。邮政编码:100700。电话:010-64170795/15711189712。传真:010-64170795。电子邮箱:cjpe2010@163.com。网址:http://www.cjpe.org.cn。

《中国药物警戒》

该刊由国家食品药品监督管理局主管,国家食品药品监督管理局药品评价中心暨国家药品不良反应监测中心主办。2004年创刊,月刊,大16开。

主要栏目:基础及临床研究、管理及工作研究、综述、药品不良反应监测、个案分析等。主编:金少鸿。国内统一刊号:CN 11-5219/R。国际标准刊号:ISSN 1672-8629。国内邮发代号:62-518。国外发行代号:Q1877。定价:10元/期,120元/年。地址:北京市西城区三里河一区3号院6号楼。邮政编码:100045。电话:010-68586107。传真:010-68586113。电子邮箱:ywjj@cdr.gov.cn。网址:http://www.zgywjj.com。

《中国药物滥用防治杂志》

该刊由中华人民共和国卫生部主管,中国药物滥用防治协会、军事医学科学院毒物药物研究所合办。1995年创刊,双月刊,大16开,64页。

主要栏目:政策法规、专论述评、论著、临床研究、病例报道、合理用药、药物不良反应、论坛等。主编:李锦。国内统一刊号:CN 11-3742/R。国际标准刊号:ISSN 1006-902X。邮发代号:82-768。定价:10元/期,60元/年。地址:北京市崇文区法华南里11号楼。邮政编码:100061。电话:010-67633679。传真:010-67157910。电子邮箱:zylf1995@163.com或zylf@chinajournal.net.cn。网址:http://www.zylf.chinajournal.net.cn。

《中国药物评价》

该刊由检索性期刊《中国药学文摘》转刊而来,国家食品药品监督管理局主管、国家食品药品监督管理局信息中心主办。2011年创刊,双月刊,大16开。

主要栏目:药物管理(政策与管理/警戒与通报)、药物评价、药物评价研究(基础研究/临床研究/循证医学研究)、药物经济学评价(药品价格/研究应用)、合理用药评价(治疗指南/安全性监察/用药分析)、人物专访、专家论坛、榜单药物、国际观象台、培训园地、信息速递等。主编:洪晓顺。国内统一刊号:CN 10-1056/R。国际标准刊号:ISSN 2095-3593。定价:22元/期,132元/年。地址:北京市西城区宣武门西大街26号院2号楼。邮政编码:100053。电话:010-62214715。电子邮箱:http://www.zgywpj@163.com。

《中国药物依赖性杂志》

该刊由中华人民共和国教育部主管,北京大学、中国毒理学会合办。1992年创刊,双月刊,16开,80页。

主要栏目:综述、论著、案例报告、经验介绍等。主编:陆林。国内统一刊号:CN 11-3920/R。国际标准刊号:ISSN 1007-9718。国内邮发代号:82-775。国外发行代号:BM4632。定价:10 元/期,60 元/年。地址:北京海淀区学院路 38 号。邮政编码:100191。电话:010-62032625。传真:010-62032624。电子邮箱:cjdd1992@ bjmu. edu. cn。网址:http://www. nidd. ac. cn 或 http://www. nidd. bjmu. edu. cn。

《中国药物应用与监测》

该刊由中国人民解放军总医院主管和主办,2004 年创刊,双月刊,大 16 开,64 页。

主要栏目:专家论坛、临床评价、实验研究、用药分析、不良反应调查、临床药师园地、药学进展、药房管理、病例监测等。主编:郭代红。国内统一刊号:CN 11-5227/R。国际标准刊号:ISSN 1672-8157。国内邮发代号:80-623。定价:9 元/期,54 元/年。地址:北京市复兴路 28 号。邮政编码:100853。电话/传真:010-66937047。电子邮箱:zhgywyyyjc@ 263. net。

《中国药物与临床》

该刊由中华人民共和国卫生部主管,中国医院协会主办。2001 年创刊,月刊,大 16 开,80 页。

主要栏目:专论、论著、实验研究、基础研究、药物研究、调查研究、临床研究、综述、药事管理、合理用药、临床护理、经验与方法等。总编:董海原。国内统一刊号:CN 11-4706/R。国际标准刊号:ISSN 1671-2560。国内邮发代号:2-348。国外发行代号:M1557。定价:10 元/期,120 元/年。地址:山西省太原市东华门 23 号。邮政编码:030001。电话:0351-5261401。传真:0351-5261402。电子邮箱:zgywylc @ 163. com。网址:http://www. sxyxqk. com。

《中国药学》(英文版)

《中国药学》(Journal of Chinese Pharmaceutical Sciences)由中国科学技术协会主管,中国药学会主办,北京大学医学部药学院承办。1992 年创刊,双月刊,大 16 开。

主要栏目:综述、研究论文、简报等。主编:张礼和。国内统一刊号:CN 11-2863/R。国际标准刊号:ISSN 1003-1057。国内外公开发行,从全国非邮发报刊联合征订或本刊编辑部订购。定价:15 元/期,90 元/年。地址:北京市海淀区学院路 38 号北京大学药学院。邮政编码:100191。电话/传真:010-82801713,010-82805496。电子邮箱:jcps@ bjmu. edu. cn。网址:http://www. jcps. ac. cn。

《中国药学杂志》

该刊由中国科学技术协会主管,中国药学会主办,1953 年创刊,半月刊,大 16 开,80 页。

主要栏目:专家笔谈、综述、论著、药物与临床、新药述评等。主编:桑国卫。国内统一刊号:CN 11-2162/R。国际标准刊号:ISSN 1001-2494。国内邮发代号:2-232。国外发行代号:SM313。定价:30 元/期,720 元/年。地址:北京市朝阳区建外大街四号建外 SOHO 九号楼 18 层。邮政编码:100022。电话:010-58698009。传真:010-58699295。电子邮箱:zgyxzz @ cpa. org. cn 或 zgyxzz@ yahoo. com. cn。网址:http://www. zgyxzz. com. cn。

《中国药业》

该刊由国家食品药品监督管理局主管,重庆市食品药品监督管理局主办。1992 年创刊,半月刊,大 16 开,96 页。

主要栏目:食品药品监管、药业论坛、药学专论、药物研究、药物鉴定、制剂技术、药事组织、传统医药、综述报告、信息集锦等。主编:刘斌。国内统一刊号:CN 50-1054/R。国际标准刊号:ISSN 1006-4931。国内邮发代号:78-130。国外发行代号:SM5135。定价:10 元/期,240 元/年。地址:重庆市渝中区长江一路 61 号地产大厦 1 号楼 19 层。邮政编码:400014。电话:023-86592565。传真:023-86592591。电子邮箱:zgyaoye@ tom. com。网址:http://www. zgyaoye. com。

《中国医药》

该刊由中华人民共和国卫生部主管,中华医学会主办。2006 年创刊,月刊,大 16 开,144 页。

主要栏目:论著、短篇论著、医院管理、医学与教学、经验交流、病例报告、综述、作者、编者、读者等。主编:杨秋。国内统一刊号:CN 11-5451/R。国际标准刊号:ISSN 1673-4777。国内邮发代号:80-528。国外发行代号:M4358。定价:12 元/期,144 元/年。地址:北京市朝阳区安贞路 2 号首都医科大学附属北京安贞医院北楼。邮政编码:100029。电话/传真:010-64428528。电子邮箱:zgyy8888@ 163. com。网址:http://www. medline. org. cn。

《中国医药导报》

该刊由中华人民共和国卫生部主管,中国医学科学院主办。1992 年创刊,旬刊,大 16 开,64 页。

主要栏目:专家论坛、研究进展、论著、短篇论著、实验研究、临床研究、药理与毒理、新药评价、生物医药、药品鉴定、药物与临床、麻醉与镇痛、医学检验、病理分析、影像与介入、中医中药、制剂技术、现代护理、教育论坛、个案报道、误诊误治、不良反应监测、药物经济学、疾病防控、医疗器材、科研管理、药事管理、政策研究、法规与标准、产业与市场、医药监管、经营管理、调查研究、工作探讨、医护论坛、封面人物等。

主编:王丽。国内统一刊号:CN 11-5539/R。国际标准刊号:ISSN 1673-7210。国内邮发代号:80-372。国外发行代号:TP2705。定价:20 元/期,订阅全年 36 期优惠价 540 元/年。地址:北京市朝阳区通惠家园惠润园(壹线国际)5-3-601。邮政编码:100025。电话:010-59679061。传真:010-59679056。电子邮箱:yyzx20@163.com。网址:http://www.yycy.qikan.com/。

《中国医药导刊》

该刊由国家食品药品监督管理局主管,国家食品药品监督管理局信息中心主办。1999 年创刊,月刊,大 16 开。

主要栏目:临床医学、药物临床应用与研究、临床检验、基础研究、临床护理、合理用药、病例报告、药物制备、药物分析、经验交流、管理与实践等。总编:胡大一。国内统一刊号:CN 11-4395/R。国际标准刊号:ISSN 1009-0959。国内邮发代号:2-492。定价:23 元/期,276 元/年。地址:北京市西城区宣武门西大街 26 号 2 号楼国家食品药品监督管理信息中心。邮政编码:100053。电话:010-62219478。传真:010-62211482。电子邮箱:yydk@sfda.gov.cn。

《中国医药工业杂志》

该刊由上海医药工业研究院主管、上海医药工业研究院和中国化学制药业工业协会主办。1970 年创刊,月刊,大 16 开,80 页。

主要栏目:化学药物与合成路线、微生物药与生物技术、药物制剂、药理与临床、药品分析与质控、药物合成路线图解、综述与专论、信息与管理等。主编:朱宝泉。国内统一刊号:CN 31-1243/R。国际标准刊号:ISSN 1001-8255。国内邮发代号:4-205。国外发行代号:M6070。定价:20 元/期,240 元/年。地址:上海市北京西路 1320 号。邮政编码:200040。电话:021-62793151。传真:021-62890581。电子邮箱:cjph@pharmadl.com/cjph2005@163.com。网址:http://www.cjph.com.cn。

《中国医药技术经济与管理》

该刊由中华人民共和国科学技术部主管,中国科学技术信息研究所、科学技术文献出版社主办。2007 年创刊,月刊,大 16 开,96 页。

主要栏目:特别关注(深度报道当前热点、难点、重点问题),经济与市场(含产业经济、技术经济、技术市场、新药市场等子栏目),创新与管理(含前沿技术、新药研发动态、新药安全性评价、临床研究、新药上市后评价、不良反应监测,以及区域和企业技术管理、知识产权管理等子栏目),技术与资本(含项目融资、项目投资可行性分析、技术产权并购、上市融资等子栏目),政策与改革(含科技创新、产业发展、药品价格、药品集中招标、药品社保、药品研发监管等子栏目),技术经济资讯与技术经济人物等。主编:芮国忠。国内统一刊号:CN 11-5598/R。国际标准刊号:ISSN 2077-396X。国内邮发代号:78-130。定价:25 元/期,300 元/年。地址:北京市西城区鼓楼西大街 154 号。邮政编码:100009。电话:010-51665863-870。传真:010-51665863-828。电子邮箱:zazhi@pharmtec.org.cn。网址:http://www.pharmtec.org.cn/zazhi/index.asp 。

《中国医药生物技术》

该刊由中华人民共和国卫生部主管,中国医药生物技术协会主办。2006 年创刊,双月刊,大 16 开,80 页。

主要栏目:论著、综述、技术与方法、调查与研究、讲座、读者来信等。主编:蒋建东。国内统一刊号:CN 11-5512/R。国际标准刊号:ISSN 1673-713X。国内邮发代号:80-622。国外发行代号:BM4275。定价:18 元/期,108 元/年。地址:北京市东城区广渠家园 2 号楼 1011 信箱。邮政编码:100022。电话:010-62115986。传真:010-62115976。电子邮箱:cmbj01@126.com。网址:http://www.cmbp.net.cn。

《中国医药指南》

该刊由中华人民共和国卫生部主管,中国保健协会主办。2003 年创刊,旬刊,大 16 开。

主要栏目:论著、病例报告、综述、综合报道、急诊、讲座、经验教训、会议(座谈)纪要、临床病理(病例)讨论、国内外学术动态、基础医学、预防医学、药学、护理、医技、管理等。主编:王宝群。国内统一刊号:CN 11-4856/R。国际标准刊号:ISSN 1671-8194。邮发代号:82-226。定价:10 元/期,360 元/年。地址:北京市朝阳区东三环中路 55 号富力城双子座 B 座 902 室。邮政编码:100022。电话:010-58767077/8305/830。传真:010-58768307。电子邮箱:zgyyzn2004@163.com。网址:http://www.zgyyzn2004.com。

《中国医院药学杂志》

该刊由中国科学技术协会主管,中国药学会主办。1981 年创刊,半月刊,大 16 开。

主要栏目:研究论文、药物与临床、综述、药事管理、科技简报、药物不良反应等。主编:陈华庭。国内统一刊号:CN 42-1204/R。国际标准刊号:ISSN 1001-5213。国内邮发代号:38-50。国外发行代号:SM65-38。定价:15 元/期,360 元/年。地址:武汉市汉口胜利街 155 号。邮政编码:430014。电话/传真:027-82836596。电子邮箱:pharmacy@vip.163.com。网址:http://www.zgyyyz.com。

《中国医院用药评价与分析》

该刊由中华人民共和国卫生部主管，中国医药生物技术协会、中国药房杂志社主办。2001年创刊，月刊，大16开。

主要栏目：专家论坛、用药评价、用药分析、临床试验、药物经济学、用药观察、不良反应、合理用药、实验研究、药学监护、综述等。主编：马劲。国内统一刊号：CN 11-4975/R。国际标准刊号：ISSN 1672-2124。邮发代号：82-536。定价：10元/期，120元/年。地址：北京市西城区广义街5号广益大厦C座511室。邮政编码：100053。电话：010-64813551。传真：010-64813550。电子邮箱：pharmacy_bj@163.com。网址：http://www.yy.jourserv.com。

《中国执业药师》

该刊由国家食品药品监督管理局主管，中国执业药师协会主办。2003年创刊，月刊，大16开。

主要栏目：论著、综述、药品不良反应、药师与临床、药学信息服务、药事管理、医药快讯等。主编：张淑芳。国内统一刊号：CN 11-5132/R。国际标准刊号：ISSN 1672-5433。国内邮发代号：80-740。定价：8元/期，96元/年。地址：北京市西城区车公庄大街9号五栋大楼B1-1001。邮政编码：100044。电话：010-88312157。电子邮箱：zz@zhongguoyaoshi.com。网址：http://www.zhongguoyaoshi.com

《中国制药信息》

该刊由中国化学制药工业协会和中国医药集团公司联合主办。1984年创刊，月刊，16开。

主要栏目：综述、科研与开发、工艺与设备、新药与临床、环球药讯、市场等。主编：潘广成。京内资准字号：1999-L 2698。定价：18元/期，216元/年。地址：北京朝阳区曙光西里甲6号院时间国际8号楼1010室。邮政编码：100028。电话：010-57918330-803/805。电子邮箱：zgzyxx@sohu.com。网址：http://www.cqvip.com/qk/97400A/。

《中国中药杂志》

该刊由中国科学技术协会主管，中国药学会主办。1955年创刊，半月刊，大16开。

主要栏目：综述、学术探讨、研究论文等。主编：王永炎。国内统一刊号：CN 11-2272/R。国际标准刊号：ISSN 1001-5302。国内邮发代号：2-45。国外发行代号：SM399。定价：30元/期，720元/年。地址：北京市东直门内南小街16号。邮政编码：100700。电话：010-64045830。传真：010-84022522。电子邮箱：cjcmm2006@188.com。网址：http://www.cjcmm.com.cn或www.中国中药杂志.com。

《中国中医药科技》

该刊由国家中医药管理局主管，中华中医药学会主办。1994年创刊，双月刊，大16开，64页。

主要栏目：基础研究、临床研究、中药研究与开发、科研思路与方法、经验交流、短篇报道、基层园地、论文摘编、综述等。主编：陈可冀。国内统一刊号：CN 23-1353/R。国际标准刊号：ISSN 1005-7072。国内邮发代号：14-240。国外发行代号：BM6353。定价：10元/期，60元/年。地址：哈尔滨市南岗区阿什河街122号。邮政编码：150001。电话：0451-53671501。电子邮箱：jtcmst@163.com。

《中国中医药现代远程教育》

该刊由国家中医药管理局主管，世中联（北京）远程教育科技发展中心主办，2003年创刊，半月刊，大16开。

主要栏目：学术专著、经典温课、薪火传承、教育新论、临床论著、针灸启学、中西医汇讲、教学专题、临床教学、医案医话、方药精讲、临床鉴习、护理教学、远程辅导、影像教学、健康教育、岐黄学步、护理讲堂、管理教参、百家新声、医海拾珠、实验研究、科研进展、临证精华、综合资讯等。主编：杨建宇。国内统一刊号：CN 11-5024/R。国际标准刊号：ISSN 1672-2779。国内邮发代号：82-107。国外发行代号：M1751。定价：10元/期，240元/年。地址：北京市复兴门南大街甲2号配楼知医堂101室。邮政编码：100031。电话：010-57289308。传真：010-87363190。电子邮箱：tougao@zyycjy.com。网址：http://www.zyyjy.com.cn。

《中国中医药信息杂志》

该刊由国家中医药管理局主管，中国中医科学院中医药信息研究所主办。1994年创刊，月刊，大16开。

主要栏目：中医动态、专题论坛、临床论著、流行病学调查、循证医学、实验研究、中药研究与开发、质量标准研究、制剂与工艺、临床报道、临证心得、专家经验、思路与方法、研究与进展、中医药信息学、医院药学、中医教育、综述等。主编：叶祖光。国内统一刊号：CN 11-3519/R。国际标准刊号：ISSN 1005-5304。国内邮发代号：82-670。国外发行代号：M4564。定价：10元/期，120元/年。地址：北京市东直门内南小街16号。邮政编码：100700。电话/传真：010-64058131。电子邮箱：Lxx@mail.cintcm.ac.cn。网址：http://www.xxzz.cintcm.com。

《中华中医药学刊》

该刊由中华人民共和国国家中医药管理局主管，中华中医药学会、辽宁中医药大学合办。1982年创刊，月刊，大

16 开。

主要栏目：博士导师新论、国家项目点击、省级项目平台、地方项目宽带、博士课题网络、中华名义经典、专家经验论坛、硕士课题网站、药效学研究盘点、中药研究扫描、基础研究主页、临床研究传真等。主编：康廷国。国内统一刊号：CN 21-1546/R。国际标准刊号：ISSN 1673-7717。国内邮发代号：8-182。国外发行代号：M1163。定价：10 元/期，120 元/年。地址：沈阳市皇姑区崇山东路 79 号。邮政编码：110032。电话/传真：024-31207045。电子邮箱：zhzyyxk@vip.163.com。网址：http://www.zyyzk.com。

《中华中医药杂志》

该刊原名《中国医药学报》，由中国科学技术协会主管，中国中医药学会主办。1986 年创刊，月刊，大 16 开。

主要栏目：述评、论著、临证经验、思路与方法、标准与规范、研究报告、临床报道、学术动态等。国内统一刊号：CN 11-5334/R。国际标准刊号：ISSN 1673-1727。国内邮发代号：18-90。国外发行代号：M968。定价：30 元/期，360 元/年。地址：北京市和平街北口樱花路甲 4 号。邮政编码：100029。电话/传真：010-64216650。网址：http://www.zhzyyzz.com。

《中南药学》

该刊原名《湖南药学》，由湖南省食品药品监督管理局主管，湖南省药学会主办，中南大学湘雅二医院承办。1999 年创刊，月刊，大 16 开。

主要栏目：研究论文、综述、专题讲座、药物与临床、医院药学等。主编：李焕德。国内统一刊号：CN 43-1408/R。国际标准刊号：ISSN 1672-2981。国内邮发代号：42-290。定价：10 元/期，120 元/年。地址：长沙市人民中路 139 号中南大学湘雅二医院。邮政编码：410011。电话：0731-84895602。传真：0731-82258487。电子邮箱：znyxzz2003@vip.163.com。网址：http://www.znyx.cbpt.cnki.net。

《中药材》

该刊由国家食品药品监督管理局主管，国家食品药品监督管理局中药材信息中心站主办。1978 年创刊，月刊，大 16 开。

主要栏目：药用植物栽培、动物药研究、资源、加工炮制与养护、鉴别、化学成分、药理、制剂与质量、考证、综述、临床用药等。主编：元四辉。国内统一刊号：CN 44-1286/R。国际标准刊号：ISSN 1001-4454。国内发行：该刊编辑部。定价：25 元/期，300 元/年。地址：广州市中山二路 24 号中粤大厦 10 楼。邮政编码：510080。电话：020-87669299/81889570。传真：020-81888465。电子邮箱：81888465@163.com。网址：http://www.zyca.chinajournal.net.cn。

《中药新药与临床药理》

该刊由国家食品药品监督管理局主管，广州中医药大学主办。1990 年创刊，双月刊，大 16 开。

主要栏目：药效与毒理学研究、药物动力学研究、化学成份研究、色谱指纹图谱研究、质量分析研究、工艺研究、临床研究、综述等。主编：王宁生。国内统一刊号：CN 44-1308/R。国际标准刊号：ISSN 1003-9783。国内邮发代号：46-210。国外发行代号：M4647。定价：10 元/期，60 元/年。地址：广州市机场路 12 号。邮政编码：510405。电话：020-36585613。传真：020-36590367。电子邮箱：tg@zyxy99.com。网址：http://www.zyxy99.com。

《中药药理与临床》

该刊由四川省中医药管理局主管，四川中药研究所和中国药理学会合办。1985 年创刊，双月刊，16 开，64 页。

主要栏目：名方研究、实验研究、临床研究、实验方法、学术论坛等。主编：邓文龙。国内统一刊号：CN 51-1188/R。国际标准刊号：ISSN 1001-859X。由本刊自办发行。定价：20 元/期，120 元/年。地址：成都市人民南路四段 51 号四川省中药研究所内。邮政编码：610041。电话：028-85234707。传真：028-85224504。电子邮箱：zyyl707@163.com。

《中医药导报》

该刊由湖南省卫生厅主管，湖南省中医药管理局、湖南省中医药学会合办。1995 年创刊，月刊，大 16 开。

主要栏目：科研报告、学术探讨、名医学术经验、专家临床思路与经验、临床报道、专科集萃、临证医案、针灸推拿、医案医话、临床护理、方药研究、文献综述、医院管理、医学教育等。主编：袁长津。国内统一刊号：CN 43-1446/R。国际标准刊号：ISSN 1672-951X。国内邮发代号：42-144。国外发行代号：M6653。定价：8 元/期，96 元/年。地址：湖南省长沙市湘雅路 30 号湖南省卫生厅。邮政编码：410008。电话/传真：0731-84828502。电子邮箱：hnzyydb@163.com。网址：http://www.hnzyydb.periodicals.net.cn。

《中医药管理杂志》

该刊由国家中医药管理局主管，中华中医药学会主办。1993 年创刊，月刊，大 16 开，64 页。

主要栏目：中心论坛、科研管理、调查报告、中医教育、人力资源、卫生经济、药学发展、医疗服务、预防保健、工作研究、信息平台等。主编：曹正逵。国内统一刊号：CN 11-3070/R。国际标准刊号：ISSN 1007-9203。国内邮发代号：

80-585。国外发行代号:M7765。定价:20 元/期,240 元/年。地址:北京市朝阳区樱花园东街甲 4 号。邮政编码:100029。电话:010-62005172。传真:010-62005168。电子邮箱:zyyg@chinajournal. net. cn。网址:http://www. zyyg. chinajournal. net. cn。

《中医药临床杂志》

该刊由安徽省卫生厅主管,中华中医药学会主办。1988 年创刊,月刊,大 16 开。

主要栏目:专题研究、名医精粹、医案医话、临床经纬、临床试验研究、针推骨伤研究、临床报道、药理实验、中药研究、临床护理、学术探讨、中医药研究进展等。主编:王键。国内统一刊号:CN 34-1268/R。国际标准刊号:ISSN 1672-7134。国内邮发代号:26-31。国外发行代号:BM6656。定价:6 元/期,36 元/年。地址:安徽省合肥市永红路 15 号。邮政编码:230061。电话/传真:0551-2821750。电子邮箱:cjtcm@ 163. com。网址:http://www. ahlc. chinajournal. cn。

《中医药通报》

该刊由中华中医药学会主办。2002 年创刊,双月刊,大 16 开,64 页。

主要栏目:专家论坛、经典研究、名医精华、理论探讨、古籍研究、中医教育、海外中医、方药研究、思路与方法、临床研究、综述等。主编:卢太坤。国内统一刊号:CN 35-1250/R。国际标准刊号:ISSN 1671-2749。国内邮发代号:34-95。定价:10 元/期,60 元/年。地址:厦门市仙岳路 1739 号。邮政编码:361009。电话/传真:0592-5579661/5579662。电子邮箱:zyytb@ yahoo. com. cn。

《中医药文化》

该刊由上海市教育委员会主管,上海中医药大学、中华中医药学会主办。2005 年创刊,双月刊,大 16 开,56 页。

主要栏目:名家心路、名师讲堂、理论研究、医方赏析、名老药铺、轩岐论坛、医界春秋、养生旨趣、诊余随笔、文化语丝、医史博览、文献长廊、书山清响、医籍文词、学术争鸣、中医药文化之旅等。主编:王群。国内统一刊号:CN 31-1971/R。国际标准刊号:ISSN 1673-6281。国内邮发代号:4-449。国外发行代号:BM1069。定价:6. 80 元/期,40. 8 元/年。地址:上海市浦东新区蔡伦路 1200 号。邮政编码:201203。电话:021-51323038。电子邮箱:zyywh @ 126. com。网址:http://www. tcm100. com/zyywh。

《中医药学报》

该刊由黑龙江教育局主管,中华中医药学会、黑龙江中医药大学主办。1973 年创刊,双月刊,大 16 开,80 页。

主要栏目:学术探讨、实验研究、思路与方法、方剂研究、中药研究、临床报道、医籍探析、综述、争鸣与商榷等。主编:匡海学。国内统一刊号:CN 23-1193/R。国际标准刊号:ISSN 1002-2392。国内邮发代号:14-44。国外发行代号:BM1125。定价:6 元/期,36 元/年。地址:哈尔滨市香坊区和平路 24 号。邮政编码:150040。电话/传真:0451-82117809/82193044。电子邮箱:zyyxbhl@ sina. com。

《中医药信息》

该刊由黑龙江省教育厅主管,中华中医药学会、黑龙江中医药大学合办。1984 年创刊,双月刊,大 16 开。

主要栏目:理论探讨、中药研究、方药经纬、临床研究、质量工艺、针灸推拿、中西医结合、证治探讨、临床报道、名医经验、实验研究、中药研究进展、临床研究进展、教学改革等。主编:匡海学。国内统一刊号:CN 23-1194/R。国际标准刊号:ISSN 1002-2406。国内邮发代号:14-132。国外发行代号:BM1127。定价:6 元/期,36 元/年。地址:哈尔滨市香坊区和平路 24 号。邮政编码:150040。电话/传真:0451-82117809。电子邮箱:zyyxxbjb@ sina. com。

《肿瘤药学》

该刊由湖南省卫生厅主管,湖南省肿瘤医院主办。2011 年创刊,双月刊,大 16 开,80 页。

主要栏目:综述、基础研究、临床研究、临床用药分析、药学服务、专科护理等。主编:任华益。国内统一刊号:CN 43-1507/R。国际标准刊号:ISSN 2095-1264。邮发代号:42-391。国外发行代号:BM2809。定价:10 元/期,60 元/年。地址:湖南省长沙市岳麓区咸嘉湖路 582 号省肿瘤医院内。邮政编码:410013。电话:0731-89762609,传真:0731-88651695。电子邮箱:zgzlyx2011 @ 126. com。网址:http://www. zgzlyx. com。

药学记事

Events

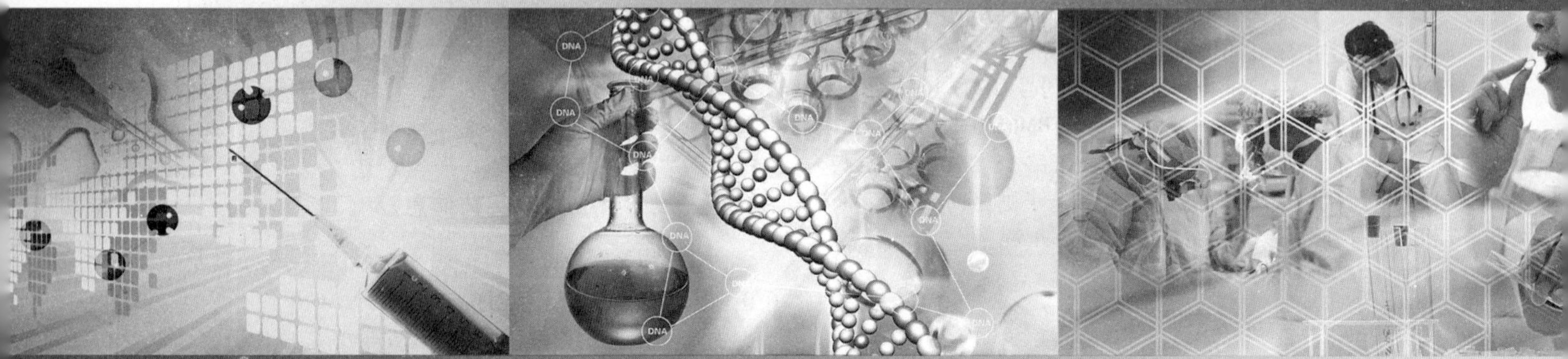

1月

7日　由中华医学会主办、扬子江药业协办的"2010年~2011年度中华医学科技奖颁奖大会"在北京举行，共有166项各类医学科研成果获奖，其中，"胶质瘤血管生成的细胞与分子机制研究"等15个项目获一等奖。全国人大常委会原副委员长何鲁丽，全国政协副主席王志珍，卫生部部长、中华医学会会长陈竺等出席颁奖典礼并向获奖代表颁奖。

11日　科技部召开新闻发布会宣布，由厦门大学和养生堂万泰公司联合研制的"重组戊型肝炎疫苗（大肠埃希菌）"获得国家一类新药证书和生产文号，成为世界上首个用于预防戊型肝炎的疫苗。

12~13日　全国药品安全监管工作会议在合肥市召开。会议总结了2011年全国药品安全监管工作，部署了2012年工作。国家食品药品监管局副局长吴浈出席会议并作重要讲话。

16日　国家中医药管理局在北京发布了2011年度中医药行业的十大新闻。这十大新闻分别是：国家"十二五"规划纲要首次将中医药单列一节，开局之年中央财政投入59亿元支持中医药发展；屠呦呦获2011年度拉斯克临床医学奖；《黄帝内经》、《本草纲目》入选世界记忆名录；中医药在深化医改中发挥积极作用，中医药政策得到落实；中医药文化建设开创新局面，中医药科普知识受群众欢迎；首次全国中医基本现状调查报告公布，每年9亿人次看中医；创建局省联动工作机制，甘肃建设首个中医药综合改革示范省；中药材价格上涨引社会关注，国家有关部门采取平抑措施取得成效；"挖掘民间医药，用好民间中医"提至政策层面，民间中医药焕发活力；山东兖州市中医院"先看病后付费"模式、山西中医学院附属医院"有钱无钱，救命第一"的理念在行业及社会引起强烈反响。此外，中国中医科学院研究员屠呦呦和中国中医科学院院长、天津中医药大学校长、中国工程院院士张伯礼当选2011中医药年度新闻人物。

2月

7日*　日前，国家食品药品监督管理局曝光了"7色瘦"等21种假冒保健食品，并要求各省（区、市）食品药品监督管理局依法严肃查处。

14日　国家食品药品监管局在广州市召开2012年全国食品药品监管稽查工作会议。会议总结了2011年全国食品药品稽查工作，分析当前稽查工作的新形势，研究部署了2012年的重点工作。国家食品药品监管局党组成员、副局长边振甲出席会议并讲话，广东省政府副省长刘志庚出席会议并致辞。

14日　国家科学技术奖励大会在北京人民大会堂隆重举行，45项医药卫生科技成果荣获2011年度国家科学技术奖励。其中，"心脑保护的关键分子机制及围术期心脑保护新策略"等2项成果获国家科技进步奖一等奖；"大流行流感疫苗、诊断试剂评价关键技术的创新和应用"等38项成果获国家科技进步奖二等奖；"新发传染病的分子病理学和免疫学发病机制研究"等2项成果获国家自然科学奖二等奖；"新型可降解涂层冠脉药物洗脱支架的研制"等3项成果获国家技术发明奖二等奖。

15日*　《国家药品安全"十二五"规划》日前印发，提出"十二五"时期国家药品安全发展的具体目标：药品标准和药品质量大幅提高；药品研制、生产、流通秩序和使用行为进一步规范；药品安全保障能力整体接近国际先进水平，药品安全水平和群众用药安全满意度显著提升。规划指标包括：全部化学药品、生物制品标准达到或接近国际标准；中药标准主导国际标准制定等。

21日　卫生部部长陈竺会见法国科学院技术与创新特使卡特琳娜布希尼娅克女士和法国工程院名誉主席、中法中医药合作委员会法方主席基诺先生，就中法中医药合作等交换了意见。

23日　国家食品药品监督管理局尹力局长会见了澳门特别行政区政府卫生局李展润局长，并签署了《关于药品监管领域的合作协议》。合作协议的签署，将进一步推动澳门与内地在药品监管领域的交流与合作。

28日*　由中国科学院上海生命科学研究院上海药物研究所和上海绿谷制药有限公司共同完成的丹参多酚酸盐及其粉针剂技术项目，从根本上实现了传统丹参注射剂的升级换代，疗效提高了30%，不仅取得了中国及美国的专利授权，还荣获了2011年度国家技术发明奖二等奖。

29日　国家食品药品监督管理局发布《关于基本药物生产配送企业全面实行电子监管有关事宜的公告》。按照国家食品药品监督管理局《关于做好2011年度基本药物电子监管工作的通知》（食药监办〔2011〕100号）有关要求，截至2012年2月底，各省、自治区、直辖市所有企业生产的国家基本药物品种都已完成赋码。自2012年3月1日起，不能开展基本药物品种核注核销的企业不得承担基本药物生产和配送工作。

3月

1日　国家食品药品监督管理局在北京召开药品电子

监管工作座谈会。会议总结了2011年度基本药物全品种电子监管工作推进情况，宣贯了《2011～2015年药品电子监管工作规划》，并对2012年工作进行部署。国家食品药品监督管理局副局长吴浈出席会议并作了重要讲话。

14日　在《全国中药资源普查技术规范》和全国中药资源普查数据库发放暨全国中药资源（试点）实施方案审定会现场，10个试点省区参会代表从试点工作专家指导组顾问王永炎、肖培根院士手中领取了《全国中药资源普查技术规范》及全国中药资源普查数据库相关规范资料和数据库软件。此举意味着试点工作野外调查将全面开展。

17日　日前，2011年度“康缘杯”中华中医药学会科学技术奖颁奖大会在昆明市召开。“补肾活血法治疗帕金森病的基础及应用研究”等10项科研成果获中华中医药学会科学技术奖一等奖。大会同时授予首都医科大学附属北京中医医院刘红旭教授等人李时珍医药创新奖。

17日　石药集团有限公司在北京举办了聚乙二醇重组人粒细胞集落刺激因子注射液（PEG-rhG-CSF，商品名：津优力）和盐酸多柔比星脂质体注射液（商品名：多美素）上市会。津优力是首个国产PEG-rhG-CSF产品。多美素是石药集团自主研发的首个抗肿瘤脂质体新药。

20日　国家食品药品监督管理局尹力局长、边振甲副局长分别会见了来访的欧盟委员会卫生与消费者政策委员约翰达利以及卫生与消费者保护总司总司长葆拉考基一行。双方就共同关注的药品、医疗器械、化妆品等议题进行了交流。保健食品化妆品监管司、药品注册司、药品安全监管司、国际合作司主要负责人及医疗器械监管司有关负责人参加了会见。

21日*　日前，中国中医科学院首席研究员黄璐琦与中国科学院大连化学物理研究所研究员赵宗保联合，在国家自然科学基金委和科技部863、973项目的资助下，在中药活性成分合成生物学研究方向取得重要进展，该成果全文发表在顶级化学杂志《美国化学会志》上。

25日*　“2011年度华夏医疗保健国际交流促进科技奖颁奖大会”日前在北京举行，66项医卫成果获得奖励。山西振东制药股份有限公司的“岩舒牌复方苦参注射液研究与应用”等15个项目获一等奖。

29～30日　全国药品注册管理工作会议在福州市召开，会议部署了2012年药品注册管理工作。国家食品药品监督管理局副局长吴浈出席会议并讲话。

30日　为控制香丹注射液的使用风险，保护患者用药安全，国家食品药品监督管理局要求各省（区、市）食品药品监督管理部门督促辖区内药品生产企业尽快修订香丹注射液说明书和标签、按照有关规定进行备案，并及时通知相关医疗机构、药品经营企业等单位，尽快对已出厂的药品说明书予以更换。

4月

5日*　近日，由成都地奥制药集团有限公司研制生产的“地奥心血康胶囊”成功通过荷兰健康保护检查局的注册，获准在荷兰上市，成为国内首个科技技术以治疗性药品身份进入欧盟医药市场的中成药品种。

7日　卫生部副部长、国家中医药管理局局长王国强在广州市会见了柬埔寨王国卫生部国务秘书朱永兴代表团一行，双方签署了《中国国家中医药管理局和柬埔寨王国卫生部关于传统医学领域的合作谅解备忘录》。

8日　“2012中国百泉药交会”在河南省辉县市百泉药都开幕。

10日　“第四届中国中医药博览会”在广西玉林市开幕。广西壮族自治区副主席李康、国家中医药管理局副局长吴刚等领导出席开幕式，来自国内以及东盟等国的共280多家药企参展。

16日　“国际制药工程协会（ISPE）2012年中国年会”在北京召开。

17日　国家食品药品监管局在北京召开贯彻全国深化医药卫生体制改革工作会议精神座谈会，明确了食品药品监管系统深化医药卫生体制改革主要工作任务。国家食品药品监管局局长尹力在会上强调，各级食品药品监管部门要明确食品药品监管系统在医改大局中的定位，全面贯彻落实国务院工作部署，抓住有利时机，健全工作机制，提升监管能力，统筹推进2012年医改工作，保障药品质量，促进食品药品监管工作水平整体提高。

19日　中央纪委驻国家食品药品监督管理局纪检组组长于贤成与荷兰健康监察局总监察长格利特范德沃尔在荷兰海牙签署了《中华人民共和国国家食品药品监督管理局与荷兰王国健康监察局谅解备忘录》，双方将在药品和医疗器械监管领域加强合作。

24日　国家食品药品监督管理局决定对吡格列酮、奥利司他片/胶囊说明书进行修订。要求各省（区、市）食品药品监督管理部门按吡格列酮、奥利司他片/胶囊说明书修订内容执行，并通知行政区域内药品生产企业尽快修订说明书和标签，将修订的内容及时通知相关医疗机构、药品经营企业等单位。相关药品生产企业还应主动跟踪该类药品临床应用的安全性情况，按规定收集不良反应并及时报告。

5月

7日　为保证儿童用药安全，国家食品药品监督管理局对含盐酸金刚烷胺的非处方药(OTC)的说明书进行修订。

7日　根据《处方药与非处方药分类管理办法(试行)》(国家药品监督管理局令第10号)规定,经国家食品药品监督管理局审定,板蓝根分散片等32种药品(化学药品3种、中成药29种)转换为非处方药。自通知发布之日起,各省(区、市)食品药品监督管理部门即可按照《关于印发非处方药说明书规范细则的通知》(国食药监注〔2006〕540号)和国家食品药品监督管理局的有关规定,进行以上品种说明书和标签的变更工作。

9日　受世界卫生组织委任,香港特区政府卫生署中医药事务部在香港成立"传统医药合作中心"。该中心将成为全球首间重点协助世卫制订传统医药的政策、策略及规管标准的机构。

11日　由山西中医学院、山西振东制药股份有限公司与澳大利亚阿德莱德大学联合建立的振东中澳分子中医学研究中心在北京举行成立仪式。卫生部副部长、国家中医药管理局局长王国强,澳大利亚驻华大使孙芳安(Frances Adamson),山西省政协副主席、山西中医学院院长周然,国家中医药管理局副局长于文明等出席仪式,这是国内首个以国际化产学研联合模式设在西方著名综合大学的中医药联合研究中心。

11日*　近日,国家中医药管理局正式确立石家庄市为"国家中医药发展综合改革试验市"。之前,国家中医药管理局已将甘肃省、北京市东城区、上海市浦东新区确定为"试验省(区)",石家庄市是首个作为省会城市被确定的"试验市",主要任务是健全基层中医药服务网络、提升基层中医药服务能力和充分发挥中医药在公共卫生服务中的作用。同时,国家中医药管理局将从政策措施、项目安排、资金投入等方面重点给予支持,为全国深化医改和推进中医药事业科学发展提供成功模式和先进经验。

15日　国家食品药品监督管理局吴浈副局长会见了伊朗卫生与医学教育部长瓦希德达斯特杰尔迪马尔齐亚女士一行,双方就加强传统药等药品监管领域的合作与交流交换了意见。

15日*　经过2011年两度征询意见,《抗菌药物临床应用管理办法》近日以卫生部84号令形式发布,自2012年8月1日起正式施行,我国抗菌药物临床应用管理将正式步入规范化时代。

17日　国家食品药品监督管理局尹力局长会见了来访的乌克兰国家药品管理局安德烈·萨克哈拉什(Andrii Zakharash)副局长一行,签署了双边合作谅解备忘录,并就今后加强双方合作事宜进行了交流。国际合作司主要负责人、药品安全监管司和药品注册司有关负责人参加了会见。

17日*　美国食品药品管理局(FDA)近日批准了上海健能隆医药技术有限公司创新生物药贝格司亭(F-627)的临床申请方案,该药由此进入Ⅱ期国际多中心临床研究。贝格司亭是新一代人重组粒细胞集落刺激因子药物,用于肿瘤化疗病人粒细胞减少症的治疗。这是首个由中国生物医药公司在美国和欧洲开展国际临床研究的创新药物。

17日*　日前,国家食品药品监督管理局发布了第47期《药品不良反应信息通报》,提示警惕超剂量使用注射用阿莫西林钠可能增加肾损害风险。药品生产企业应对说明书相关内容进行修订,完善风险提示信息;加大药品不良反应监测力度,加强临床合理用药的宣传,确保产品的安全性信息及时传达给患者和医生;制定并实施有效的风险管理计划,保证用药安全。

18日　根据不良反应评估结果,为控制药品使用风险,近日,国家食品药品监督管理局对盐酸拉莫三嗪口服制剂和米索前列醇口服制剂的说明书进行了修订。

21日　"第四届药物信息协会(DIA)中国年会"在上海隆重开幕。国家食品药品监督管理局局长尹力、DIA全球主席 Yves Juillet 等嘉宾出席年会开幕式并致辞。

25日*　国家中医药管理局近日印发了中医药事业发展"十二五"规划,明确了中医药事业发展指导思想、基本原则和发展目标。

28日　国家食品药品监督管理局国际合作司主要负责人、中国食品药品检定研究院主要负责人在厦门市与WHO驻华代表蓝睿明、WHO总部免疫疫苗和生物制品司官员伊万娜·科内泽维奇以及WHO西太区办公室官员谢尔盖·季奥尔季察一行进行了会晤,讨论共同推进中检院加入WHO疫苗和生物治疗产品标准化和监管评价协作中心事宜。

29日　国家食品药品监督管理局尹力局长会见了来访的以色列工业、贸易及劳工部沙洛姆辛鸿部长一行,就医疗器械相关事宜进行了交流。国际合作司、医疗器械监管司和医疗器械审评中心主要负责人参加了会见。

31日*　日前,国家食品药品监管局发布2011年药品不良反应监测年度报告,从药品不良反应报告总体概况、药品不良反应/事件报告统计分析、药品风险控制措施总结等三个方面通报了年度药品不良反应情况。报告显示,2011年药品不良反应报告数量质量有所提高,报告来源基本稳定。

6月

1日*　在北京生物医药创新促进平台支持下,北京同仁堂股份有限公司与军事医学科学院六所联合开发的治疗抑郁症的中药新药"巴戟天寡糖胶囊",近日获得了国家食品药品监督管理局颁发的新药证书和生产批件,这是北京市生物医药创新促进平台成立后首个重点支持的品种。此外,由北京市兴大科学系统公司和北京索普兴大医药研究有限公司研发的1.1类抗肿瘤新药“双环铂”及其制剂“双环铂注射液”，也于日前获得了国家局颁发的新药证书，将在北京落地生产。

6日　由中国非物质文化遗产保护中心举办的中华非物质文化遗产传承人薪传奖颁奖仪式在北京举行。国家级非物质文化遗产——藏药七十味珍珠丸赛太炮制技艺传承人尼玛荣获首批中华非物质文化遗产传承人薪传奖，也是全国民族医药界唯一获奖的藏医专家。

7日　以“促进人类自然健康和谐发展”为主题的“太湖文化论坛中医药文化发展（南昌）高级别会议”在江西南昌市召开。中共中央政治局常委、国务院副总理李克强专门向会议发来贺信，全国政协副主席张梅颖，卫生部副部长、国家中医药管理局局长王国强，以及越南前国家主席陈德良、土库曼斯坦副总理萨帕尔杜尔德·托伊利耶夫出席会议。

12日*　日前，国家科技重大专项“十一五”计划“复旦大学国家重大新药创制大平台”通过验收。该平台是复旦大学和第二军医大学在“十一五”期间联合申报的国家科技重大专项，也是全国唯一的军民融合建设的新药研发大平台，国家总投资为9 600万元人民币。

13日　国家食品药品监督管理局尹力局长在北京会见了来访的古巴驻华特命全权大使白诗德先生一行。宾主双方回顾了中古两国政府在医药卫生领域内长期的合作和取得的成果，并讨论了生物医药的相关问题。国际合作司主要负责人、药品注册司有关负责人参加了此次会见。

25日　国家食品药品监督管理局发布了第48期《药品不良反应信息通报》，提示关注喜炎平注射液和脉络宁注射液引起严重过敏反应的问题。相关生产企业应尽快完善产品说明书的相关安全性信息，增加药物配伍信息等，加强产品上市后安全性研究及不良反应的跟踪监测工作，采取有效措施，降低严重药品不良反应的发生，保障公众的用药安全。

25日*　近日，世界卫生组织（WHO）致函中国食品药品检定研究院（以下简称“中检院”），中检院再次被认定为WHO药品质量保证合作中心，并高度评价了中检院对WHO工作的贡献和支持。中检院新的任期从2012年5月26日开始，至2016年5月26日结束。

7月

4日　上海交通大学张万斌教授领衔的科研团队，历时7年研发出一种常规的化学合成方法，首次实现了抗疟药物青蒿素的高效人工合成，使青蒿素有望大规模工业化生产。

4～6日　由中国食品药品检定研究院主办，湖南省医疗器械与药用包装材料（容器）检测所承办的“全国药包材标准整理汇编研讨会”在湖南省长沙市召开。来自全国39个省级药包材检验检测机构负责人、专家参加会议，会议分5个组，分别对橡胶、玻璃、塑料、方法、金属、及其它类标准进行讨论。本次会议共完成了129个标准的大勘误、小修订。

10日　国家食品药品监督管理局吴浈副局长会见了来访的中欧药品工作组会议欧盟代表团一行。中欧药品工作组会议当天在北京召开，双方就药品监管法规的最新进展、临床试验、GMP检查合作、植物药合作等议题进行了深入交流。国际合作司、药品注册司主要负责人参加了会见。

11～12日　中国—欧盟药品质量相关法规研讨会在北京召开。商务部世贸司副司长黄任刚、国家食品药品监督管理局药品注册司副巡视员李茂忠、中国医药保健品进出口商会副会长刘张林、孟冬平和欧洲联盟委员会健康与消费者保护总司药品注册处官员、欧洲药品管理局（EMA）执行董事Guido RASI博士、欧洲药品质量管理局（EDQM）局长Susanne女士、欧洲仿制药协会（EGA）主席Gregory Perry先生以及来自英国药监局、意大利药监局、EUCTP的项目官员出席会议。

13日*　为了查处销售假药的涉外非法网站，从源头上打击网络销售假药违法行为，国家食品药品监督管理局和美国食品药品管理局（FDA）驻华办公室多次沟通，协商共同建立处理非法网站协作机制，定期举行例会，由中方提供非法网站信息线索，美国FDA刑事调查办公室负责调查处理并依法关闭。目前，国家食品药品监督管理局已向美国FDA移送了107个涉嫌违法网站的信息线索。美国FDA进行了调查核实，确认非法的6家网站均已被关闭。

17日　国家食品药品监督管理局尹力局长会见了来访的世界卫生组织（WHO）总干事陈冯富珍一行。国际合作司、药品注册司、稽查局、中国食品药品检定研究院主要负责人、药品安全监管司相关负责人以及WHO驻华代表蓝睿明等参加了会见。

24～27日　国家食品药品监督管理局边振甲副局长率团访问台湾，参加了海峡两岸医药品安全管理及研发工作组保健食品及化妆品工作分组2012年第一次会议，进一步推动了两岸在保健食品化妆品监管领域的合作交流。在台期间，边振甲副局长还出席了第四届海峡两岸医药品论坛。

30日　国家食品药品监督管理局边振甲副局长率团访问香港卫生署，双方就药品打假合作、中药材安全信息交流等内容交换了意见。

8月

1日*　日前，国家食品药品监督管理局发布《国家药物滥用监测年度报告（2011年）》。报告分析了2011年我国药物滥用监测总体情况，描述了2011年度我国药物滥用的状况，并通过分析近年来的监测数据，提示我国药物滥用的变化特征，预测药物滥用的流行趋势。

2日　国家食品药品监督管理局召开新闻发布会，发布《加强药用辅料监督管理的有关规定》(以下简称《规定》。《规定》明确了药品生产企业、药用辅料生产企业、监管部门各自的职责，明确了药用辅料的监管模式，设立了信息公开、延伸监管、社会监督等工作机制，加大了对违法违规行为的打击力度。《规定》自2013年2月1日起执行。

3日　国家食品药品监督管理局尹力局长会见了来访的台湾地区卫生管理部门有关负责人萧美玲女士和台湾地区食品药品监管机构主要负责人康照洲先生一行。双方就在《海峡两岸医药卫生合作协议》框架下如何进一步加强合作事宜进行了交流。局港澳台办公室、药品注册司主要负责人参加了会见。

7~8日　中国药学会第二十三次全国会员代表大会在北京举行。国家食品药品监督管理局局长尹力出席会议并发表讲话。全国人大常委会副委员长、中国药学会理事长、中国工程院院士桑国卫致开幕词，卫生部部长、中国科学院院士陈竺，总后卫生部副部长方国恩，中国科协副主席、书记处书记程东红分别发表讲话。

14日　北京中医药大学与南非医学研究理事会在开普敦签署协议，加强两国间的中医药合作，这是中国与南非两国政府首次在中医药领域签署的由双方投资的合作项目。

15日　国家食品药品监督管理局发布《药品安全"黑名单"管理规定(试行)》(以下简称《规定》)，对于因严重违反药品、医疗器械管理法律、法规、规章受到行政处罚的生产经营者及其责任人员的有关信息，将通过政务网站公布，接受社会监督，并实施重点监管。该规定自2012年10月1日起施行。

17日　"第29届全国医药工业信息年会"在江苏省南京市举行。卫生部药政司郑宏司长、工业和信息化部消费品司吴海东副司长、中国医药企业管理协会于明德会长等来自全国的嘉宾和代表200多人参加了大会。会议发布了2011年度中国医药工业百强企业，广药集团、修正药业、扬子江药业位列前三甲。

21日　为控制药品使用风险，国家食品药品监督管理局决定对鼻炎宁胶囊(颗粒、冲剂)说明书进行修订。修订后的说明书增加了警示语，明确了【不良反应】项，【禁忌】项和【注意事项】项应包括的内容。同时，说明书的其他内容应当与原批准内容一致。

23~24日　"全国食品药品稽查工作座谈会"在内蒙古呼伦贝尔市召开，主要任务是总结上半年食品药品稽查工作，深入分析当前面临的形势，统一认识，深刻反思铬超标药用胶囊事件，研究部署下半年重点工作。国家食品药品监督管理局局长尹力出席会议并讲话。

24日*　2010年版《中国药典》第一增补本日前已正式发行。此次出版的增补本是对2010年版《中国药典》的进一步补充和修订，是国家药品质量监管的法定技术标准。

25~29日　由国际理论与应用化学联合会(IUPAC)生物分子化学分会及中国药学会药物化学专业委员会主办，北京大学药学院天然药物及仿生药物国家重点实验室、北京大学创新药物研究院承办的"第九届IUPAC化学生物学国际研讨会暨第八届世界华人药物化学研讨会"在北京会议中心举行。本次大会邀请了包括两位诺贝尔奖获得者在内的国内外140余位著名化学生物学及药物化学专家进行了精彩的专题报告，并进行了墙报交流。700多位来自世界21个国家和地区的专家学者参加了会议。

27日　国家食品药品监督管理局尹力局长会见了来访的香港食物及卫生局高永文局长一行。双方就近年来香港与内地在药品监管领域的交流与合作进行了回顾，并就下一步的合作交换了意见。香港卫生署署长、香港医院管理局主席、我局注册司、食监司主要负责人、局港澳台办公室、保化司有关负责人陪同参加了会见。

27日　为控制药品使用风险，国家食品药品监督管理局决定对红花注射液说明书进行修订。修订后的说明书增加了警示语，明确了【不良反应】项，【禁忌】项和【注意事项】项应包括的内容。同时，说明书的其他内容应当与原批准内容一致。

9月

3日　国家食品药品监督管理局发布了第49期《药品不良反应信息通报》，提醒关注盐酸氨溴索注射剂引起严重过敏反应的问题，建议药品生产企业修改完善药品说明书相关内容，加强药品上市后不良反应监测，积极开展质量和工艺方面的研究，同时做好盐酸氨溴索注射剂安全用药宣传和培训，指导临床合理用药，保障公众用药安全。

5日*　日前，应中药全球化联盟和澳门科技大学的邀请，卫生部副部长、国家中医药管理局局长王国强率代表团赴澳门访问。访问期间，王国强率团出席了"第十一届中药全球化联盟年会"并致辞。

6日　"第五届中美药典论坛暨2012年中国药典科学年会"在西安市开幕。国家食品药品监督管理局局长尹力出席了本届论坛，并在开幕上致辞。本届论坛为期两天，来自中美双方及世界各国和地区的50余位专家、学者，就各国药品管理机构在相关药品的管理、政策法规和技术要求、质量控制现状及发展趋势方面等专题进行了演讲探讨。

6日　中德合资的费森尤斯卡比(武汉)医药有限公司

在湖北省武汉市光谷生物城举行入驻仪式。费森尤斯集团将在武汉光谷生物城投资2亿元人民币，建设其在中国的抗肿瘤药物生产基地及研发中心，将其打造成亚太区“卓越技术中心”之一，工程执行目前世界最顶级GMP标准。

6日* 近日，国务院工业和信息化部批复建设定西国家中药原料生产供应保障基地，原则同意实施方案并提出指导意见。“十二五”期间，工信部确定在全国规划建设4个国家级中药原料生产供应保障基地，定西是获批的首个基地。

12日 国家食品药品监督管理局副局长吴浈、孙咸泽分别会见了来访的泰国FDA副局长Narangsant Pheerakij博士一行，双方就药品GMP管理、中药原料药质量控制以及包括不良反应监测在内的上市后监管体系等内容进行了交流。国际合作司、药品安全监管司主要负责人陪同参加了会见。

19日 国家食品药品监督管理局发布了第50期《药品不良反应信息通报》，提示关注门冬氨酸钾镁注射剂引起严重过敏反应及超适应证使用的问题。

19日 国家食品药品监督管理局尹力局长会见了来访的香港东华三院董事局主席陈文绮慧女士一行，双方就中药注册、中药临床试验及中药饮片标准等议题进行了交流。港澳台办公室主要负责人、药品注册司有关负责人陪同参加了会见。

19日 国家食品药品监督管理局尹力局长会见了来访的波兰卫生部巴尔托什·阿尔乌科维奇(Bartosz Arlukowicz)部长一行。双方就加强两国药品监管机构之间在药品和医疗器械监管领域的合作，并签署合作谅解备忘录事宜进行了交流。国际合作司、药品注册司、医疗器械监管司主要负责人陪同参加了会见。

19~21日 “2012年中国药物制剂大会”在四川省成都市举行，大会由中国药学会主办，四川大学华西药学院承办，药物制剂国家工程研究中心、成都康弘药业集团股份有限公司等协办，汇集了国内外600多位专家学者，大会包括中国药学会药剂专业委员会2012年学术年会、国际控释协会中国分会2012年学术年会，以及第四届亚洲阿登制药技术研讨会。

21日 国家食品药品监督管理局尹力局长会见了来访的荷兰卫生、福利与体育部部长伊迪丝席佩斯(Edith Schippers)女士一行。双方就两国药品监管机构之间签署合作谅解备忘录之后的后续合作事宜、欧盟新出台的打击假药法令中涉及加强活性药物成分(API)监管事宜以及在医疗器械监管领域开展国际标准和法规协调等议题进行了交流，并签署了《关于国家食品药品监督管理局与荷兰健康监察局2012~2013年合作工作计划的会谈纪要》。国际合作司、药品注册司、医疗器械监管司主要负责人、药品安全监管司和稽查局有关负责人陪同参加了会见。

24日 “第十七届中国国际医药(工业)展览会暨技术交流会(CHINA-PHARM 2012)”在北京开幕。国家食品药品监督管理局边振甲副局长出席了展览会暨技术交流会，听取了中国医药国际交流中心对展览会的介绍，现场参观了中外先进制药装备、技术成果展示以及药品GMP成果展览。CHINA-PHARM由中国医药国际交流中心等单位共同主办，来自21个国家和地区的近500家企业参展，其中外国参展商达60%以上。展会期间同期举办2012中国制药工程年会等十余场论坛和技术交流会。

26日 国家食品药品监督管理局与人民搜索网络股份公司“药品安全，即刻查询”战略合作暨产品上线仪式在北京举行，这是国家食品药品监督管理局首次与互联网公司合作将搜索引擎技术应用于药品信息领域。国家食品药品监督管理局局长尹力，副局长孙咸泽，人民日报社副总编辑、人民搜索董事长马利，人民搜索总经理邓亚萍等出席仪式。

27日 国家食品药品监督管理局尹力局长会见了来访的俄罗斯联邦卫生与社会发展监督局代理局长捷利诺娃(Elena Telnova)女士一行，双方简要回顾了以往的合作情况，就进一步加强包括活性药物成分(API)在内的监管信息交流、药品快检技术领域的合作达成共识，并续签了双边合作谅解备忘录。国际合作司、药品注册司、医疗器械监管司和稽查局主要负责人陪同参加了会见及续签仪式。

28日 国家科学技术部高新司在北京组织召开了“十一五”国家科技支撑计划项目“互联网药品市场监测及公共服务关键技术研究开发与应用示范”项目验收会。国家食品药品监督管理局孙咸泽副局长出席会议。与会专家一致同意该项目通过验收。

10月

13日 日前，由中华中医药学会、中国中药协会、美国华盛顿大学公共卫生学院联合主办的“2012中药上市后再评价关键科学问题高峰会议”在北京召开。与会专家表示，3年再评价工作成果已经显现，相信采用科学的方法深入研究，中药注射剂前景广阔。

15~16日 由中国食品药品检定研究院主办、山东省食品药品检验所协办的“第三届全国药品质量分析论坛”在济南市举办。

16日* 国家食品药品监督管理局近日收到海南恩威药业有限公司等2家药品生产企业5种药品的注销申请。根据《药品注册管理办法》的有关规定，该局已同意注销其批准证明文件及批准文号。被注销批准文号的药品有：海南恩威药业有限公司生产的洁尔阴洗液(国药准字Z20044412)以及海南全星制药有限公司生产的柴胡注射液(国药准字Z46020045)、穿心莲注射液(国药准字Z46020016)、西汉古酒(国药准字 Z46020017)和鱼腥草注射液(国药准字 Z46020019)。

18 日 国家食品药品监督管理局决定对雷公藤中成药制剂说明书进行修订。修订后的说明书了增加了警示语,明确了【不良反应】、【禁忌】和【注意事项】项应包括的内容。

19 日 "2012 中国生物药物创新研究论坛"在四川省德阳市举办,论坛主题为"生物酶类药物的研发应用"。来自中国科学院、国内著名高校和研究机构的生物医药领域权威专家、国内知名生物医药企业的代表近 200 人出席论坛。

22 日* 国内首部军事中医药著作《中国军事本草》日前由人民军医出版社正式出版发行。

23 日* 国内首个中医药产业展览交易基地日前在吉林省通化市确立。

24～25 日 日前,由全球生物技术工业组织(BIO)主办的第二届 BIO 中国生物产业大会在上海成功举行。

25 日 第十三届"吴阶平-保罗杨森医学药学奖"在北京颁发。11 位获奖人分别是:孙燕(特殊贡献奖,中国医学科学院肿瘤医院);沈华浩(浙江大学医学院);廖卫平(广州医学院);霍勇(北京大学第一医院);赫捷(中国医学科学院肿瘤医院);王建六(北京大学人民医院);龚启勇(四川大学华西医院);叶新山(北京大学);董亚琳(西安交通大学医学院第一附属医院);叶冬青(安徽医科大学);苏旭(中国疾病预防控制中心)。

27 日 以"提高我国药品安全水平,维护人民群众健康权益,促进医药产业持续健康发展"为主题的"2012 年中国医药质量高层论坛"在江苏省泰州市开幕。

27 日 历经 14 年研发,由厦门大学国家传染病诊断试剂与疫苗工程技术研究中心研制、厦门万泰沧海生物技术有限公司实现产业转化的戊型肝炎疫苗"益可宁",在福建省厦门市正式上市。"益可宁"是由我国自主研发并实现产业转化的戊肝疫苗,是目前世界上唯一获准上市的戊型肝炎疫苗,也是迄今唯一使用大肠杆菌表达系统的病毒类疫苗,具有高度原创性并拥有完全自主知识产权。

30 日* 华东师范大学上海分子治疗与新药创制工程技术研究中心胡文浩课题组的一项最新研究成果,为原始创新药物的发现提供了一种高效合成技术。相关研究论文近日在线发表在《自然-化学》上,并得到审稿专家的高度评价:该方法"无疑是金属卡宾化学领域的一个突破,可以构筑结构复杂的吲哚类衍生物"。

30 日* 苏州大学医学部药学院张熠老师,因揭示了核转录因子 NAC1(伏隔核 1)在肿瘤发生发展中的新功能,近日获得第三届中国抗癌协会、美国抗癌协会、亚洲癌症研究基金会优秀青年学者奖。全国仅有 5 位青年学者获此殊荣。

11 月

7～9 日 以"药品安全之源,品牌优质之选"为主题的"第 69 届中国国际医药原料药、中间体、包装、设备交易会"在厦门国际会展中心隆重举行。

8 日 丹麦灵北制药宣布,亚洲地区首个生产厂在天津市西青经济开发区落成。天津生产厂将是灵北全球重要的生产基地,该生产厂在未来 3 年内将主要生产治疗阿尔兹海默症的药物,以填补中国市场的需求缺口。

9 日 国家食品药品监督管理局边振甲副局长会见了来访的美国食品药品管理局麦克泰勒先生一行。稽查局、国合司的主要负责人和安监司的有关负责人陪同参加了会见。

13 日* 近日,由中国医药科学院药物研究所与北京五和博澳医药投资有限公司合作开发的降糖中药"桑枝总生物碱"项目获国家重大新药创制专项"三重"任务支持,成为该专项在"十二五"期间打造的现代化中药亮点项目。"桑枝总生物碱"由中国医学科学院药物研究所多学科协作历时 12 年完成临床前研究,其Ⅱ期临床试验初步结果表明,中、高剂量组优于拜耳医药公司降糖产品阿卡波糖片。

14 日 国家食品药品监督管理局边振甲副局长在深圳市会见了到访的香港卫生署黎洁廉副署长一行,并出席了内地与香港药品监管合作磋商会议。双方回顾了近年来内地和香港药品监管领域开展合作取得的成果,并就进一步加强和深化合作进行了磋商。国际合作司、药品注册司、稽查局主要负责人以及深圳市局主要负责人参加了会议。

16 日 国家食品药品监督管理局印发通知,根据《处方药与非处方药分类管理办法(试行)》(国家药品监督管理局令第 10 号)规定,经审定,安尔眠胶囊等 36 种药品(化学药品 9 种,中成药 27 种)转换为非处方药。自通知发布之日起,即可按照《关于印发非处方药说明书规范细则的通知》(国食药监注〔2006〕540 号)和国家食品药品监督管理局的有关规定,进行以上品种说明书和标签的变更工作。

19～21 日 由中国药学会、江苏省政府主办的"2012 年中国药学大会暨第 12 届中国药师周"在南京举行,大会主题为"创新型生物医药产业发展与临床合理用药"。大会颁发了 2012 年中国药学会科学技术奖(20 项),其中南京绿叶思科药业有限公司、江苏省药物研究所有限公司联合申报的抗肿瘤药物新剂型"注射用紫杉醇脂质体"关键技术研究及产业化项目获得一等奖。大会还颁发了 2012 年中国药学会优秀药师奖(72 名)、2012 年中国药学会-赛诺菲安万特青年生物药物奖(8 名)、2012 年中国药学会-石药集团青年药剂学奖(6 名)。

20 日 国家食品药品监督管理局发布第 51 期药品不良反应信息通报,提醒医务人员和患者警惕他汀类药品血糖异常不良反应及与 HIV 蛋白酶抑制剂的相互作用。

20 日　世界卫生组织(WHO)官方网站上公布了将中国食品药品检定研究院(NIFDC)列入药品质量控制实验室认证合格名单的消息,这表明作为国家药品质量控制实验室,中国食品药品检定研究院化学药品检定所完全达到了 WHO 药品质量控制实验室的质量管理规范要求,能够为联合国官方机构采购药品提供服务,也为中国企业生产药品加入 WHO 全球采购行列提供了强有力的技术支持。NIFDC 成为全球第 26 家,西太平洋地区第 3 家通过认证的机构。

20 日*　近日,由山东省政府批准的山东大学"新药筛选技术"岗位"泰山学者药学特聘专家"王爱军博士,在美国加州获得了 2012 年德勤 QB3 创新奖。该奖项是对王爱军及其研究团队所做的生命科学研究成果的认可。他们研究成果的主要创新点在于发现了干细胞是导致动脉硬化的元凶,而不是医学界原来认为的平滑肌细胞。这为未来的血管疾病治疗提供了全新的目标,有可能彻底改变心血管疾病的治疗方法。

23 日　根据《关于印发药品类易制毒化学品专项整治行动实施方案的通知》(国食药监电〔2012〕38 号)和《关于加强含麻黄碱类复方制剂管理有关事宜的通知》(国食药监办〔2012〕260 号)的要求,麻黄碱含量超过 30mg 的复方制剂已从非处方药转为处方药管理。依据处方药的管理要求,国家食品药品监督管理局已对氯雷伪麻缓释片、复方盐酸伪麻黄碱缓释胶囊、氨酚氯雷伪麻缓释片、那敏伪麻胶囊、扑尔伪麻片和复方布洛伪麻缓释片说明书进行了核准,并于日前发布。

24 日　"第七届健康与发展中山论坛暨 2012 年吴阶平医学奖颁奖大会"在广东省中山市举行,广州中医药大学郭姣、中国医学科学院肿瘤医院石元凯和北京大学第一医院霍勇成为吴阶平医学奖 2012 年首增的吴阶平医药创新奖得主。

25～29 日　国家食品药品监督管理局尹力局长率团访问香港、澳门特别行政区。访港期间,与香港食物及卫生局、香港卫生署和香港医院管理局举行了高层会晤,并参访了香港政府化验所、玛丽医院药房和一家中药制药企业。访澳期间,拜访了澳门特首崔世安,与澳门卫生局举行了高层会晤,并参访了中医药产业园区和澳门卫生局公共卫生化验所。局港澳台办公室、注册司、安监司、中检院主要负责人陪同出访。

27 日*　日前,广东省佛山市人民政府与中国医药集团总公司签订了战略合作框架协议,将在佛山打造中药百亿级产业基地,推动佛山中医药产业发展。

12 月

3 日　为保证公众用药安全,根据《药品管理法》及其实施条例、《处方药与非处方药分类管理办法(试行)》有关规定以及药品标准变更等情况,国家食品药品监督管理局对活力苏口服液、六味地黄胶囊和花红胶囊等 3 个品种的非处方药说明书范本进行修订。相关品种原非处方药说明书范本自 2013 年 7 月 1 日起停止使用(已生产的产品除外)。

3 日*　由北京化工大学承担的"863"计划新材料领域项目——新型精细化学品超重力法制备关键技术研究已通过课题验收。针对传统药物颗粒大、水溶性差、生物利用度低等工业难题,项目组创新性开发出超重力法制备纳微结构药物颗粒的新技术。目前采用该技术已研制出近 40 种纳微结构药物颗粒产品。

4～6 日　由国家食品药品监督管理局主办的"第一届中药监管国际研讨会"在北京召开。国家食品药品监督管理局尹力局长出席开幕式并致辞,边振甲副局长到会并做总结。来自世界卫生组织、欧盟等 18 个国家、地区药品监管机构和驻华使馆的代表,国家中医药管理局、有关省、计划单列市食品药品监督管理局、学术界和业界的代表共计 200 余人参加了会议。研讨会系统介绍了中药监管体系、法规和技术要求,并就中药研发创新、其他国家在植物药方面的监管经验进行了交流。

7～9 日　第三届中国(泰州)国际医药博览会日前在江苏省泰州市中国医药城举办。本届博览会以"创新医药发展,引领健康未来"为主题,由科技部、卫生部、国家食品药品监督管理局、国家中医药管理局、国家知识产权局、解放军总后勤部卫生局、中国国际贸易促进会和江苏省政府共同举办。

10 日　国家食品药品监督管理局尹力局长、边振甲副局长分别会见了加拿大卫生部分管健康产品和食品局的助理副部长保罗·阿尔弗雷德·格罗夫一行。双方回顾了两国在药品监管领域的合作,并就药品 GMP 实施情况、不良反应监测情况、加入 PIC/S(国际制药检查会议与制药检查合作组织)的经验以及传统中药监管、国际药监机构监管体制等议题进行了交流。国合司、安监司主要负责人和药品认证中心有关负责人陪同参加了会见。

10 日　国家食品药品监督管理局尹力局长会见了来访的台湾食品药品监管机构主要负责人康照洲先生一行。双方就未来两岸合作的方向以及共同关注的议题交换了意见。

11 日　由中华全国妇女联合会、中国科学技术协会、中国联合国教科文组织全国委员会及欧莱雅(中国)共同主办的第九届"中国青年女科学家奖"颁奖典礼在北京举行。10 位青年女科学家获得"中国青年女科学家奖",其中 4 位来自生命健康领域,分别是复旦大学附属华山医院主任医师吴志英、清华大学医学院教授颜宁、北京大学生命科学学院教授魏丽萍、香港中文大学医学院教授赵慧君。

12日　"第二届两岸医药品研发合作研讨会"在成都市召开,四川省人民政府陈文华副省长、国家局边振甲副局长以及台湾食品药品监管机构主要负责人康照洲先生共同出席研讨会开幕式并分别致辞。两岸监管部门及业界代表共计200多人共同出席研讨会,并就药物早期临床试验的开展与管理工作进行交流。国家局港澳台办公室、保化司、注册司、器械司以及相关在京直属单位的主要负责人陪同参加了会议。

12日　中国-澳大利亚"中医药国际合作与促进"项目签约仪式暨高层论坛在北京召开。据悉,神威药业集团有限公司与中国中医科学院西苑医院、澳大利亚西悉尼大学联合开发研制的神威塞络通胶囊,将由西悉尼大学牵头在澳大利亚及英国分别开展神威塞络通胶囊的II期临床研究,这是中药首次同时在多个国家进行II期临床,以期国内外同步研究、同步注册、同步上市。

12日　国家食品药品监督管理局组织对国家ADR监测体系建设项目进行验收。该体系包括了药品不良反应监测、医疗器械不良事件监测、药品滥用监测3大系统平台,通过了专家组总体验收。该项目为期3年,总投资达8 529万元,是国家局基础设施建设规划项目中首个通过验收的中央项目。国家局副局长孙咸泽出席了总体验收会并讲话。

13日　全国新修订药品生产质量管理规范推进工作现场会在山西省太原市召开。会议总结和回顾了新修订药品GMP实施以来取得的进展,分析了当前面临的形势。国家食品药品监督管理局局长尹力在会上强调,要依法严格把关,坚持标准不降低,加快实施新修订药品生产质量管理规范(以下简称新修订药品GMP),提升我国药品质量安全水平,推动医药产业实现转型升级。国家食品药品监督管理局副局长吴浈主持会议。

14日　根据不良反应监测结果,为控制药品使用风险,国家食品药品监督管理局决定对左炔诺孕酮片非处方药说明书范本进行修订,进一步完善【不良反应】、【注意事项】、【禁忌证】等相关内容,以保障用药人群使用的安全性。

26日　2012年"全国十大药监之星"颁奖仪式暨弘扬药监职业精神座谈会在北京举行,天津市药品检验所高立勤等10人获"全国十大药监之星"称号。

30日　2012年中药材发展论坛在厦门市举行,来自海峡两岸官方、行业及学界人士共150余人参加了会议。

(注:* 为事件报道日期,非事件发生日期)

(王延风　劳　佳)

附 录

Appendix

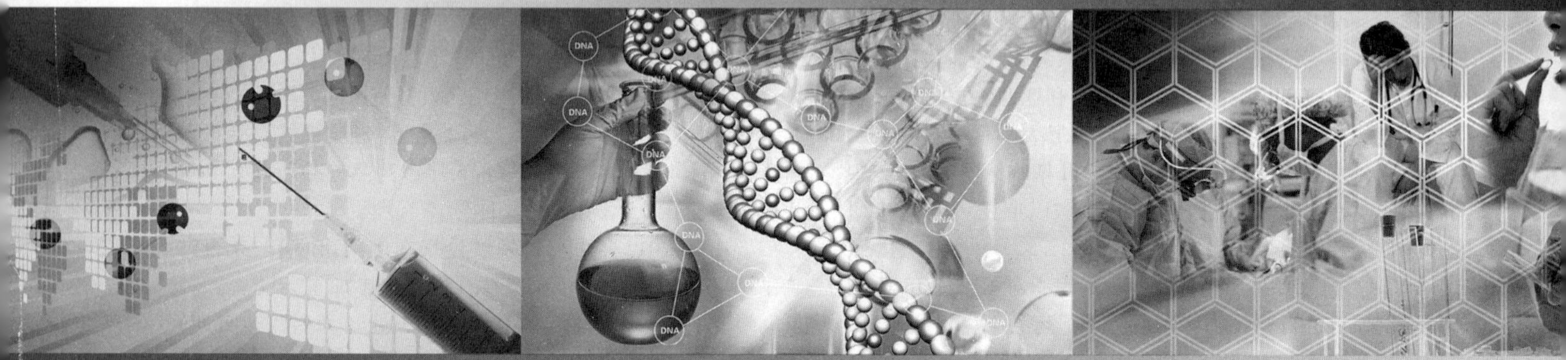

《国家基本药物目录》(2012年版)发布 《国家基本药物目录》(2012年版)于2012年9月21日卫生部部务会议讨论通过，予以发布，自2013年5月1日起施行。目录分为化学药品和生物制品、中成药、中药饮片三个部分，其中，化学药品和生物制品317种，中成药203种，共计520种。目录中的化学药品和生物制品数量与世界卫生组织现行推荐的基本药物数量相近，并坚持中西药并重。

2009年8月，国家基本药物制度正式启动实施。2009年版目录药品的配备使用结合零差率政策的实施，对于促进合理用药、减轻群众基本用药负担和建立基层运行新机制，发挥了重要作用。但是，由于2009年版目录主要针对基层医疗卫生机构，在实施中存在一定的局限性：品种较少，基层普遍反映不够用，较大医院很少使用；缺少妇儿、肿瘤等专科用药，地方增补药品不规范；药品剂型规格宽泛，不利于招标带量采购。2012年版目录是以2009年版目录为基础，坚持“保基本、强基层、建机制”，在数量上与目前基层实际使用数量相衔接，参考WHO基本药物示范目录，充分考虑我国现阶段基本国情和基本医疗保障能力。

2012年版目录具有以下特点：一是增加了品种，能够更好地服务基层医疗卫生机构，推动各级各类医疗卫生机构全面配备、优先使用基本药物。二是优化了结构，补充抗肿瘤和血液病用药，注重与常见病、多发病特别是重大疾病以及妇女、儿童用药的衔接。三是规范了剂型、规格，初步实现标准化。尽管品种数量增加，但剂型、规格的数量减少，有利于基本药物招标采购，保障供应，落实基本药物全程监管。四是注重与医保(新农合)支付能力相适应，确保基本药物较高的比例报销。

国家基本药物目录原则上3年调整一次。根据国务院“十二五”医改规划和2012年医改工作安排，卫生部制定公布2012年版国家基本药物目录。遴选过程严格按照“防治必需、安全有效、价格合理、使用方便、中西药并重”的原则，结合我国疾病谱，突出常见病、多发病防治需要，进一步优化结构，保持合理的品种、剂型和规格，充分兼顾重大公共卫生服务项目、重大疾病保障、中西医临床路径实施、重大新药创制科技专项等相关政策要求，促进医保、医药、医疗互联互动，推动公立医院改革，确保基本药物安全可及，逐步满足群众基本用药需求。2012年初，卫生部着手2012年版目录的制订工作。7月上旬，基本药物工作委员会召开全体会议，审议通过工作方案，并建立健全部门协调工作机制。卫生部组织3 100余名医药和临床专家，对选入目录的基本药物安全性、有效性和经济性进行研究论证，同时，在国务院医改办和相关部门人力支持下，充分听取和吸收采纳了各方面意见。11月下旬，基本药物工作委员会再次召开全体会议，审议通过2012年版目录，并及时向国务院医改领导小组汇报。经各部门会签同意，专门向国务院书面报告了目录制定情况。

国家基本药物目录是实施基本药物制度的基础和龙头。2012年版目录发布后，还将继续完善相关政策。主要是按照“十二五”医改规划部署要求，落实《国务院办公厅关于巩固完善基本药物制度和基层运行新机制的意见》(国办发〔2013〕14号)，完善药品招标采购机制，保障基本药物供应。加强基本药物电子码全程质量监管，开展基本药物临床使用综合评价，合理确定二三级医院基本药物使用比例，加强基本药物应用指南和处方集的宣传和培训，促进基本药物优先合理使用。

建立健全以基本药物制度为基础的药品供应保障体系是深化医改的重要任务。在各级党委、政府坚强领导下，各部门加强政策协调配合，不断完善体制机制，在基本药物制度建设和药物政策研究方面做了大量工作，取得明显成效，基本药物制度已覆盖全部政府办基层医疗卫生机构。按照乡村医疗卫生机构联动、政府和非政府办医疗卫生机构联动、基层和二三级医院联动的工作思路，当前，要不断巩固和完善基本药物制度和基层运行新机制。

国家药品安全“十二五”规划解读

一、《规划》编制得到党中央国务院高度重视

药品安全是重大的民生和公共安全问题，事关人民群众身体健康、社会和谐稳定，党中央、国务院高度重视。“十一五”期间，国务院办公厅印发实施了《国家食品药品安全“十一五”规划》。通过“十一五”规划实施，国家出台了一系列政策措施，加大了政府投入，形成了较为完备的药品生产供应体系，建立了覆盖全过程的监管体系，公众用药需求基本满足，药品安全状况明显改善，药品安全保障能力明显提高。

“十二五”时期是我国全面建设小康社会的关键时期，也是促进医药产业健康快速发展的重要战略机遇期。党中央、国务院继续加大对药品安全的支持，不仅在国家总体规划纲要中专节反映保障食品药品安全，还将药品安全规划单独编制并列入国务院审批的国家专项规划预案。2011年12月7日，国务院第184次常务会议审议通过《国家药品安全“十二五”规划》。2012年1月20日，国务院正式印发实施。这是我国药品安全领域首个由国务院公布的国家专项规划。《规划》的编制和实施对提高我国药品安全水平，提升我国药品安全保障能力具有重要意义。

二、《规划》编制动员了各方力量凝聚了各方智慧

规划编制主要经历了前期研究、调研起草、论证衔接和会签上报等四个阶段。2009年5月，国家食品药品监督管理局着手开展“十二五”规划前期研究工作，面向全系统征集药品安全领域“十二五”急需解决的重大问题并形成36项前期研究课题，由相关司局委托高等院校、科研机构、社会团体、中介组织等进行研究论证，分别提出各环节“十二五”时期的发展目标、主要任务和具体措施，形成了专题研究报告，为规划的顺利编制奠定了良好基础。《规划》编制得到了发展改革委、科技部、工业和信息化部、公安部、财政部、人力资源社会保障部、环境保护部、农业部、商务部、卫生部、海关总署、工商总局、质检总局、广电总局、法制办、邮政局、中央宣传部、中央编办等部门的大力支持,广泛吸纳有关部门的意见建议,并征求了食品药品监管系统和专家学者的意见。在此基础上,与《中华人民共和国国民经济和社会发展第十二个五年规划纲要》进行了紧密衔接。可以说,《国家药品安全"十二五"规划》编制动员了各方力量,凝聚了各方智慧。

三、《规划》是国家总体规划纲要的细化和延伸

《中华人民共和国国民经济和社会发展第十二个五年规划纲要》充分体现了药品安全内容,将"保障食品药品安全"作为第41章"加强公共安全体系建设"的首要任务,具体表述为"制定和完善食品药品安全标准。建立食品药品质量追溯制度,形成来源可追溯、去向可查证、责任可追究的安全责任链。健全食品药品安全应急体系,强化快速通报和快速反应机制。加强食品药品安全风险监测评估预警和监管执法,提高监管的有效性和公信力。继续实施食品药品监管基础设施建设工程。加强检验检测、认证检查和不良反应监测等食品药品安全技术支撑能力建设。加强基层快速检测能力建设,整合社会检测资源,构建社会公共检测服务平台。强化基本药物监管,确保用药安全。"

《国家药品安全"十二五"规划》紧紧围绕国家总体规划纲要,一脉相承,从全面提高国家药品标准、强化药品全过程质量监管、健全药品检验检测体系、提升药品安全监测预警水平、依法严厉打击制售假劣药品行为、完善药品安全应急处置体系、加强药品监管基础设施建设、加快监管信息化建设、提升人才队伍素质等9个方面进行了细化和延伸,并提出了国家药品、医疗器械标准提高行动计划,药品上市后不良反应监测和安全性再评价工程,应急管理体系建设工程,药品安全基础设施建设工程,国家药品监管信息系统二期工程和人才队伍素质提高工程等6项重点项目。

四、《规划》体现了四大特点

《国家药品安全"十二五"规划》是适应国际国内形势、适应我国经济社会发展以及人民群众需求,全面指导"十二五"时期药品安全工作的纲领性文件,亮点突出,特点鲜明,简单概括为"目标精、指标实、重接轨、强监管"。

第一、目标精。规划的总体目标精准凝炼,即经过5年努力,药品标准和药品质量大幅提高,药品监管体系进一步完善,药品研制、生产、流通秩序和使用行为进一步规范,药品安全保障能力整体接近国际先进水平,人民群众用药安全满意度显著提升。

第二、指标实。规划系统提出了5项规划指标,覆盖了药品研制、生产、流通、使用各个环节。研制环节,要求全部化学药品、生物制品标准达到或接近国际标准,中药标准主导国际标准制订,医疗器械采用国际标准的比例达到90%以上,2007年修订的《药品注册管理办法》实施前批准生产的仿制药中,国家基本药物和临床常用药品质量达到国际先进水平。生产环节,药品生产100%符合2010年修订的《药品生产质量管理规范》(以下简称GMP)要求,无菌和植入医疗器械生产100%符合《医疗器械生产质量管理规范》要求。流通环节,药品经营100%符合《药品经营质量管理规范》(以下简称GSP)要求。使用环节,新开办零售药店均配备执业药师,2015年零售药店和医院药房全部实现营业时有执业药师指导合理用药。

第三、重接轨。规划多次强调与国际接轨,从标准到工艺,从研制到生产,从监管到合作,这既是大势所趋,更需坚定不移地推进。比如,在研制环节,提出要完善药品研制规范,制订和修订药品研制技术指导原则和临床数据管理标准,促进数据信息国际互认和共享。在生产环节,加强进口药品监管,建立健全境外检查工作机制和规范,探索建立出口药品监管制度等等。

第四、强监管。强监管既包括强化药品研制、生产、流通、使用的全过程监管,更强调监管中现代化技术的广泛应用,以及信息化水平的提升。《规划》提出,推进国家药品电子监管系统建设,整合信息资源,统一信息标准,提高共享水平,鼓励有关部门以及企业信息化系统与国家药品电子监管系统对接,完善覆盖全品种、全过程、可追溯的药品电子监管体系。

五、全面提高仿制药质量

仿制药是指原研药(又叫专利药)专利到期后上市的仿制品,又被称为非专利药。仿制药是一项巨大的社会公共财富,与原研药相比价格较低,具有提升医疗服务水平、降低医疗支出、维护更广大公众健康等良好的经济效益和社会效益。无论欧美制药发达国家,还是亚洲的一些新兴市场国家,仿制药均是药品消费的主流。

目前,我国批准4 000多家生产企业持有药品批准文号18.7万个。其中,化学药品批准文号12.1万,绝大多数为仿制药。2010年医药工业总产值达到1.2万亿,化学原料药出口和制剂生产能力居世界第一。我国仿制药的长足发展,有效解决了人民群众缺医少药的突出问题,为维护公众健康发挥了重要作用。

在2007年国家食品药品监督管理局重新修订《药品注册管理办法》之前,基于我国医药产业的技术能力和生产管理水平以及对仿制药的认知程度,仿制药的医药学研究基础比较薄弱,在原辅料来源的选择、原料晶型控制、处方及工艺参数的筛选、试验稳定性等方面的研究深度不够。此外,早期对仿制药的审评标准也不够严格,部分企业仿制药与原研药的比对研究不够全面深入。因此,仿制药与原研药相比,质量存在一定的差距。加之,个别药品生产企业不严格执行GMP要求,在起始物料选择、生产过程以及终产品的控制上不够严格,导致我国的仿制药质量参差不齐,甚至一些企业的仿制药产品与原研药相比,质量和疗效得不到有效保障。

对此情况，国家食品药品监督管理局开展了上市药品的质量评价性验证工作，结果显示，仿制药总体质量有保证，但部分产品与原研药存在一定差距，主要体现在体外溶出度和体内生物等效性的指标上，这两项指标是反映药品等效的重要指标。

《规划》指标明确提出，2007 年修订的《药品注册管理办法》施行前批准生产的仿制药中，国家基本药物和临床常用药品质量达到国际先进水平。国家食品药品监督管理局将在"十二五"期间，对以基本药物、医保目录品种为主的临床常用的化学药品仿制药与原研药进行质量一致性研究和评价，初步估计涉及几百到上千个品种。经过企业的研究和提高，通过专家评估和比对，对达到要求的品种，国家在定价、医保、招标等方面给予一定的政策扶持；对达不到要求的品种，坚决予以淘汰，确保基本药物和临床常用药品的质量。这项工作将和新版药品 GMP 实施、新版药典实施等相结合，与"十二五"规划其他工作形成合力，促进医药产业结构调整，优化产品结构，进一步提高药品质量，确保公众用药安全。

六、推进实施新版 GMP 制度

药品 GMP 是国际通行的药品生产质量管理的基本准则，是在原辅料采购和检验、生产投料、制剂加工、质量检验、仓储保存及产品出厂放行等药品生产全过程中，用科学、合理、规范化的条件和方法确保持续稳定地生产出合格药品，是药品生产必须遵循的重要技术标准。

世界卫生组织于 1969 年发布了世界卫生组织药品 GMP，供各成员国参考使用，并建议各成员国实行药品 GMP 制度。各成员国借鉴世界卫生组织药品 GMP，依据各国法律，结合本国实际制定其国家药品 GMP 并组织实施。目前，药品 GMP 已成为国际上评价药品质量保证体系和参与药品国际贸易的一项基本内容和标准。

我国 1988 年开始公布推行药品 GMP，经过 1992 年和 1998 年两次修订和依法实施，截至 2004 年 7 月 1 日，实现了所有药品均在符合药品 GMP 条件下生产的目标。实施药品 GMP，取得了良好的社会效益和经济效益。但受当时经济发展条件所限，有些规定过于宽泛，有些制度存在缺失，不能适应新形势下药品生产质量管理的要求。在理念、制度和标准上落后于世界卫生组织药品 GMP。

我国 2005 年启动了新版药品 GMP 修订工作，主要参考世界卫生组织药品 GMP 的标准，充分考虑我国医药产业实际，并针对我国药品质量现状和以往药品质量事件暴露的问题，结合五年来药品专项整治的经验进行论证吸纳。新版药品 GMP 与之前相比，标准要求更高，内容更加全面，制度和措施更加具体可操作，基本达到了世界卫生组织药品 GMP 的标准。

国家食品药品监督管理局对新版药品 GMP 的实施已做出要求：2011 年 3 月 1 日起，凡新建药品生产企业、药品生产企业新建（改、扩建）车间均应符合新版药品 GMP 的要求。现有药品生产企业血液制品、疫苗、注射剂等无菌药品的生产，应在 2013 年 12 月 31 日前达到新版药品 GMP 要求。其他类别药品的生产均应在 2015 年 12 月 31 日前达到新版药品 GMP 要求。未达到要求的企业（车间），在上述规定期限后不得继续生产药品。新版药品 GMP 制度的实施，将有力地促进我国医药经济结构调整和产业升级，增强医药产业国际竞争力，提升药品质量安全水平。

七、加快推进实施执业药师制度

根据我国《执业药师资格制度暂行规定》，执业药师是指经全国统一考试认证合格，取得《执业药师资格证书》，并经注册登记，在药品生产、经营、使用单位执业的药学技术人员。执业药师的重要职责是审核处方、指导公众合理用药，是保障用药安全、保证药学服务质量的重要技术力量。目前世界绝大多数国家和地区，执业药师在职在岗为患者面对面提供药学服务，是药店开办和营业的必要条件。

我国实施执业药师制度以来，全国取得执业药师资格的药学技术人员约有 20 万人，在药品生产、流通、使用领域的分布各占约 1/3。在"十二五"规划出台之前，我国对零售药店执业药师的配备使用缺乏刚性规定，在全国各地不同程度地存在执业药师不被使用的情况，执业药师的服务水平也参差不齐。医院药房尚未实施执业药师制度。

为强化对公众合理用药的指导，《规划》首次明确提出了在药店和医院药房配备执业药师的刚性要求。即，自 2012 年开始，新开办零售药店均须配备执业药师；到"十二五"末，所有零售药店法人或主要管理者必须具备执业药师资格，所有零售药店和医院药房营业时有执业药师指导合理用药。逾期达不到要求的，取消售药资格。

与规划要求相比，目前，我国药店执业药师数量和药学服务水平尚有差距。下一步，将采取多种措施大力促进执业药师队伍的发展，一是进一步通过政策引导，调动广大药学人员报考执业药师的积极性，扩大执业药师的来源；二是完善执业药师考试制度，适当增加每年考试的次数，针对近百万药学技术人员等特定的群体增设针对性的考试等，争取在"十二五"末，执业药师队伍规模能够基本满足工作需求；三是通过修订《药品经营质量管理规范》，强化药店执业药师的配备和使用管理；四是推动制定执业药师法，从根本上解决目前执业药师管理上的突出问题，确保执业药师的权益受到法律保护。

八、继续实施药品标准提高行动计划

国家药品标准提高行动计划于 2004 年由国家食品药品监督管理局启动，计划分期分批提高原部颁标准、历版药典遗留品种的标准及部分新药转正标准，是旨在提高国家药品标准的一项系统规划。自 2008 年以来，该计划与《中华人民共和国药典》的编制、修订进行了有机结合，在已发布实施的《中华人民共和国药典》2010 年版对前期国家药品标准提高结果进行了充分体现。"十一五"期间，通过实施药品标准提高行动计划，完成5 484个品种的标准提高工作；编制出版了《中华人民共和国药典》2010年版，新增药品标准1 386个，修订药品标准2 228个；完成医疗器械标准制修订571项，同时完成《医用电气设备安全通用标准》（第二版）的修订工作。

未来5年，国家药品标准提高行动计划将围绕《中华人民共和国药典》2015年版的编制工作，以提高高风险产品（如：中药注射剂、生化制剂）标准为重点，完成6 500个药品标准提高工作。提高139个直接接触药品的包装材料标准，制订100个常用直接接触药品的包装材料标准。提高132个药用辅料标准，制订200个药用辅料标准。完善医疗器械标准方面，完成医用电气设备标准150项、无源医疗器械产品标准250项、诊断试剂类产品标准100项。完成对医用电气设备通用安全性标准（第三版）、电磁兼容标准的制（修）订工作。完善标准物质研究工作机制，研制15项医疗器械标准物质。

九、加强药品上市后再评价工作

《规划》明确提出，健全药品上市后再评价制度。开展药品安全风险分析和评价，重点加强基本药物、中药注射剂、高风险药品的安全性评价。

"十二五"时期，食品药品监管部门将建立和完善上市后药品再评价制度，完善再评价工作程序和机制，依法、科学、规范开展上市后药品再评价工作。通过进一步加强药品不良反应监测和应用相关监管手段，对发现安全性问题的已上市药品组织专家和相关技术单位开展风险效益评价，采取措施，加强对已上市药品的风险管理，淘汰存在严重安全隐患和风险大于效益的药品。

在完善药品再评价技术支撑体系方面，国家食品药品监督管理局药品评价中心（国家药品不良反应监测中心）和各级药品不良反应监测机构是主要的技术支撑机构，相关医药大专院校和科研机构及广大医药专家是重要的专业技术力量，药品生产企业是工作的主体。"十二五"期间，将重点加强药品不良反应监测机构建设，充分发挥大专院校和相关研究机构的作用，促进生产企业开展药品上市后研究，从而完善上市后药品再评价的技术支撑体系。

十、加大打击制售假劣药品力度

"十一五"期间，我国加大打击制售假劣药品行为，开展了药品安全专项整治，捣毁了一批制售窝点，取得了一定成绩。但不法分子制售假药现象频出，利用互联网、邮寄等方式售假日益增多，有些假药甚至进入药品正规流通渠道，药品安全风险仍然较大。

"十二五"期间，将继续加大打击力度，一是完善打击生产销售假药部际协调联席会议制度，健全部门打假协作机制，加快行政执法与刑事司法衔接的信息平台建设。二是完善药品检验鉴定机制，提高假劣药品检验鉴定时效。三是加强行政执法监督，规范执法行为，对制售假劣药品的生产经营企业，依法撤销批准证明文件。四是完善联合挂牌督办案件制度，加大案件查处力度，重点打击生产假劣药品以及利用互联网、邮寄、挂靠等方式销售假劣药品违法犯罪行为，坚决打击进出口假劣药品违法犯罪行为。五是研究解决生产销售假劣药品的定罪量刑过低问题，加大对生产销售假劣药品违法犯罪行为的惩处力度。六是以乡（镇）、村为重点，加大基层打假治劣力度，严厉打击流动药贩。规范药材边贸交易。七是严厉打击发布违法药品广告行为。严格广告审批，完善广告监测网络，强化广告发布前规范指导、发布中动态监督、发布后依法查处。规范网上药品信息服务与广告发布行为，重点打击利用互联网发布虚假广告和虚假宣传行为。八是加强药品电子商务特别是网上药品零售市场监管，严格互联网药品交易服务网站资格审批，促进互联网药品交易服务健康发展。

十一、加强网上药品零售市场监管

随着互联网技术和应用快速发展，网络已经成为消费者获取信息和购买商品的重要渠道之一。当前，不法分子通过互联网销售假劣药品行为时有发生，严重损害消费者利益，加大了监管和打击难度。为加强互联网药品交易服务监管，保障公众用药安全，国家食品药品监督管理局在"十二五"期间重点做好两方面工作：

一是做好审批工作，严把准入关。按照现行《互联网药品交易服务审批暂行规定》和《互联网药品交易服务现场验收评定标准》的要求严格审查，确保审批的药品交易网站符合标准，加强对药品交易网站的日常监管，确保取得互联网药品交易资质的网站规范运行。同时，国家食品药品监督管理局针对互联网快速发展带来的新问题、新情况，联合相关部门开展调研工作，积极推动相关法律法规的建设工作，完善对提供互联网药品交易服务企业的审查标准，保障网络销售药品的安全性和可追溯性。

二是做好监管工作，严惩违法网站。加强对互联网药品信息的监测，对通过伪造企业网站等形式发布治疗疑难杂症等虚假信息，特别是对发布假药信息诱导消费者购买药品的情况进行重点监测。对依法确认为发布虚假药品信息和非法销售药品的网站，移送相关部门依法予以关闭或屏蔽；对网上销售假药的要追查案件线索，捣毁网下制售假药窝点；构成犯罪的，移送公安机关，依法追究其刑事责任。2011年共查处825个违法提供互联网药品信息服务和交易服务的网站。

国家食品药品监督管理局将会同相关部门，通过建立健全法律法规、完善对准入企业审查标准、加强药品交易网站监管、严惩发布虚假药品信息和违法销售药品网站等一系列举措，为公众营造一个安全、便捷的网上购药环境，促进互联网药品交易服务健康发展。

十二、继续实施基础设施建设工程

食品药品监督管理系统成立时间短，基础差，底子薄，严重制约监管工作的顺利开展。在国家发展改革委的大力支持下,2005年国务院第97次常务会议审议通过《食品药品监督管理系统基础设施建设规划》,同意相关项目建设。通过"十一五"的建设和发展,中西部地区食品药品监管系统省、市、县三级行政业务用房基本得到解决,为省、市、县三级机构配备部分执法装备,为省、市两级药品检验机构配备部分检验设备,有效缓解了办公无场所、检验无设备、执法无装备的窘境。同时,对中西部地区省、市两级药品检验所和16个国家口岸药品检验所部分实验室进行了改造,对9个国家级医疗器械检测中心进行了改造,建设了药品不良反应监测体系,中国食品药品检定研究院迁建项目正在建设,部分改善了实验条件。

2008年以来,食品药品监督管理系统进行了体制改革,取消了省以下垂直管理,改由地方政府管理。这种情况下,为适应"地方政府负总责"的需要,地方政府在原未设食品药品监管机构的县(市、区)新成立监管机构,在未设药品检验机构的地(市)新设立了检验机构,避免监管缺失。但原未设机构的大多都是中西部欠发达地区,经济较为落后,无力解决新增机构业务用房和实验场所,需要国家给予支持。

国家总体规划纲要提出继续实施食品药品监督管理系统基础设施建设工程。药品安全规划结合"十一五"项目实施空白,按照满足监管需要,避免重复建设的原则,提出"十二五"重点加强技术支撑体系建设,具体为:加强技术审评、检查认证、监测预警基础设施建设,进一步改善国家、省、市三级药品检验机构实验室条件,加强省级医疗器械检测中心基础设施建设。按标准建设药品行政监管机构办公业务用房,配备执法装备。加快推进药品快速检验技术在基层的应用,配置快速检验设备。

十三、加快推进系统信息化建设

《规划》明确提出加快监管信息化建设,完成国家药品监管信息系统一期工程,启动二期工程建设。国家药品监管信息系统工程是由国家食品药品监督管理局向国家发展改革委申请的电子政务工程建设项目,主要目标是利用信息技术,辅助解决在药品研制、生产、流通、使用各环节中存在的安全问题,确保人民群众的用药安全有效。该工程包括两个阶段,其中:

一期工程于2010年7月获得国家发展改革委批复,目前正在建设。主要建设内容为建立标准规范体系,完善网络、基础设施及相关配套设施,建设电子政务信息服务支撑平台、目录服务及数据交换平台。在此基础上,建设药品行政许可作业子系统、药品流通监管系统(包括药品真伪鉴别子系统、认证查询子系统、流通监管子系统、监管码管理子系统、监管码赋码子系统)、社会应急类系统(包括药品强制召回子系统、紧急调配子系统)及内部办公管理系统,同时试点建设药品研究及生产过程监控系统(含非临床研究监管系统、临床研究监管系统、生产过程监管系统、药品安全评估系统)、药品使用监管系统(含药品广告审查子系统、医院合理用药监管子系统、药效禁忌告知子系统);并在上海建设异地备份中心。

二期工程拟在"十二五"期间向国家发展改革委申请立项。主要建设内容是在一期工程的基础上,扩建行政执法、监测分析、政务公开、社会应急、内部管理等五类应用平台,建设数据中心,增建辅助决策信息平台;建立药物非临床研究、药物临床试验、药品生产质量管理监管信息系统,开展广告监督、医疗机构合理用药监督、药品安全性评估以及医疗器械监管试点;完善药品监管信息资源保障和配套环境建设。

通过项目建设,将有力地推进药品监管领域的信息监测、监管协同、综合监督、信息发布等机制建设,全面提升监管效能和监管水平。

十四、启动高风险医疗器械国家统一编码工作

高风险医疗器械国家统一编码工作是指采用信息化手段,从植入性高风险医疗器械产品入手,建立从医疗器械注册、生产、流通和使用各环节统一的编码追溯系统。目前,已在上海市食品药品监督管理局探索开展植入性医疗器械追溯系统的试点工作。试点工作采用国际通用的商品码格式,建立生产企业、医疗机构的器械数据支持环境,将"骨科内固定植入器材、人工关节、人工晶体、人工乳房、植入式心脏起搏器、人工心脏瓣膜、血管或腔道内导管支架、介入性治疗导管器材、其他金属或高分子植入器材"纳入全程可追溯管理。

"十二五"期间,在总结上海医疗器械植入物追溯系统试点工作的基础上,借鉴当前国际上医疗器械唯一标识(UDI)的研究和应用进展,按照先重点后一般,循序渐进的思路,从高风险植入器械着手,研究制定编码原则扩大试点的工作方案,分地区、分阶段启动并逐步推进,逐步实现全国医疗器械编码和电子监管的整体目标。

十五、完善在用医疗器械管理制度

在用医疗器械监管是医疗器械全过程监管中的重要一环。由于我国医疗器械监管历程较短,此项工作基础薄弱。虽然2000年4月实施的《医疗器械监督管理条例》明确了在中华人民共和国境内从事医疗器械的研制、生产、流通和使用的责任部门为国务院药品监督管理部门,并对医疗机构使用医疗器械作出了相应规定,2000年10月实施的《一次性使用无菌医疗器械监督管理办法(暂行)》也对一次性使用无菌医疗器械的监督作出了规定。但相对于我国医疗器械产业的快速发展、境外医疗器械的快速进入以及医疗卫生机构等使用单位规模的不断扩大和数量的快速增长,在用医疗器械的管理制度急需完善,工作中存在一定的安全隐患。如:由于缺乏相应的法律规范,使用单位在医疗器械购销、贮存、使用中存在的诸多问题不能得到有效规范和及时处理,一些上世纪70或80年代购进的X光机、B超、CT等经过修补仍在使用,但其操作性能及诊断准确率已很难掌握,存在较大的安全风险。

《规划》明确提出，完善在用医疗器械管理制度。“十二五”期间，国家食品药品监督管理局将积极推进《医疗器械监督管理条例》的修订工作，逐步建立职责清晰、运转高效的在用医疗器械监管体制；制定《医疗器械使用环节质量管理规范》和《使用单位医疗器械监督管理办法》，建立健全在用医疗器械安全责任体系；加强各省（区、市）药品监管部门对辖区在用医疗器械的安全状况的分析评估和监督检查，及时有效处置医疗器械安全事件。同时，采取有效措施，督促医疗器械使用单位强化自律意识和责任意识，建立健全相关制度，加强内部管理，积极履行和承担在用医疗器械安全责任。

十六、提升人才队伍素质

《规划》明确提出，制订药品监管中长期人才发展规划。当前和今后一个时期，提升人才队伍素质对于全面提高食品药品监管水平，加快食品药品监管事业发展具有重要意义。

国家食品药品监督管理局高度重视此项工作。2010 年5 月，在中央人才工作会议和国家中长期人才发展规划纲要的总体指导下，局党组统一部署启动了《全国食品药品监管中长期人才发展规划（2011-2020 年）》编制工作，近期即将印发实施。人才规划与《国家药品安全“十二五”规划》战略定位以及目标相一致、内容相衔接，并按照“强化责任，服务监管；高端引领，夯实基层；全面推进，重点突破”的原则，进一步明确了人才发展方向，细化了建设内容。人才规划提出到 2020 年人才发展的总目标是：培养造就一支规模适当、结构合理、业务精湛、素质优良的食品药品监管人才队伍，营造人才发展的良好环境，为加快食品药品监管事业发展奠定人才基础。从总量、结构、素质和能力等方面提出了监管人才发展的量化目标，即到 2015 年，监管人才总量达到 0. 11 人/千人口配备标准，大学本科以上人才和食品药品监管紧密相关专业人才比例均超过 75%；技术监督人才占监管人才总量的比例大幅提升，专业人才的分布和层次趋于合理，各类监管人才年度专业培训比例实现 100%。到 2020 年，实现对监管人才职业生涯全过程的教育培训，具有法律教育培训背景的行政监管人才比例达到 100%，监管能力满足科学监管需要，专业技术领域达到国际先进水平；监管人才发展政策环境显著改善。

“十二五”期间，将全面实施人才规划，首先是创新人才发展体制机制，建立严格的人员准入、培养开发、交流、考核评价和激励等制度机制，营造良好人才发展环境。队伍建设则以高层次国际化人才、急需紧缺专门人才、基层监管人才队伍为重点，通过加大培训力度，培养与引进相结合等手段，壮大人才队伍，优化人才结构，全面提高人才素质。同时，以建设国家局高级研修学院为抓手，强化教育培训基础，完善教育培训体系，逐步形成以国家局高级研修学院为龙头，以区域性教育培训基地为支撑的两级培训架构，为食品药品监管人才队伍培训和培养提供核心支持和基础保障。

十七、推进专职化的药品检查员队伍建设

检查是实现有效监督的重要手段，其作用在于发现药品研制、生产、流通和使用各环节中存在的违法违规问题和安全隐患，其结果是行政监管部门依法作出行政处理的重要依据。专职化药品检查员，指主要从事药品安全日常监督检查，GMP、GSP 等认证检查，跟踪检查以及境外检查等相关事务的监管人员。从发达国家的经验看，专职检查员是药品监管队伍中非常重要的组成部分，且占到相当大的比例。扩充专职检查员队伍，并不断提高专业化和职业化水平是实现高效药品监管的成功经验和发展方向。

目前，我国的药品检查员全部是兼职人员，数量严重缺乏且综合素质参差不齐。面对日常监督检查任务繁重，药品安全问题成因复杂的形势，建立我国的专职检查员队伍已经成为完善我国药品监管一项十分迫切的任务。《规划》明确提出，推进专职化的药品检查员队伍建设。“十二五”期间，国家食品药品监督管理局将深入学习借鉴发达国家专职化药品检查员的相关制度，结合近年来药品检查中积累的经验教训，加快建立我国专职检查员队伍，提高监督检查效能，确保药品质量安全。

十八、提高公众安全用药意识

国家食品药品监督管理局一直以来非常重视药品安全科普宣传工作。2007 年以来，逐渐将安全用药科普宣传工作纳入常态监管工作，每年确定一个主题，组织全系统开展药品安全科普宣传工作，陆续开展了“安全用药 家庭健康”、“安全用药 关注农村”、“安全用药 关注青少年”等一系列科普活动，并通过数字电影、农村书屋等丰富形式普及药品安全知识，向公众普及饮食用药安全知识，增强公众饮食用药安全意识，提高公众饮食用药安全水平。

为了进一步推进药品安全科普宣传工作，在总结“十一五”药品安全科普宣传工作的基础上，国家食品药品监督管理局全面规划了“十二五”时期科普宣传工作的目标和任务，制订了《全国食品药品安全科普行动计划（2011—2015）》，通过五年的努力，将重点形成“品牌引领、社会协作、媒体辐射、监管呼应”的科普宣传工作格局。

根据该行动计划，“十二五”期间，将重点推出以下活动项目：一是开展“全国安全用药月”宣传活动，自 2011 年起，将每年的九月定为“全国安全用药月”，全系统围绕“安全用药、合理用药”，集中开展各种宣传活动；二是开展“食品药品安全知识大讲堂”活动，把“食品药品安全知识大讲堂”作为科普宣传工作长期有效的品牌和载体，各地结合实际情况，组织有关专家到社区、学校、农村、机关等地开展食品药品安全知识讲座，普及食品药品安全知识；三是开展“食品药品安全公益宣传片播放”活动，由国家局针对不同的播放渠道统一制作食品药品安全公益广告及公益宣传片等，各级食品药品监管部门通过当地电视台、学校闭路电视、农村数字电影放映等平台播放；四是开展户外公益宣传，通过张贴科普公益广告、发放科普宣传材料等方式宣传食品药品安全知识。

通过努力,"十二五"末将实现以下目标:科普宣传活动全国社区(乡镇)覆盖率达到60%;科普宣传活动全国中小学校覆盖率达到50%;举办食品药品安全知识讲座16000场,每年举办3200场;电视台播放科普公益广告80万次,每年播放16万次;电影放映公益宣传片播放60万场,每年播放12万场。

十九、确保规划实施到位

《规划》是我国药品安全领域首个由国务院公布的国家专项规划,由食品药品监管局牵头,农业、工信、商务、工商、质检等部门共同编制,是一个全方位覆盖药品安全工作、综合性、系统性很强的专项规划。规划的顺利实施需要有关部门密切合作、共同努力。为确保顺利实施,《规划》提出了六项保障措施:一是完善保障药品安全的配套政策。这主要是指完善医药产业政策,调整产业结构,促进资源向优势企业集中,鼓励企业创新,提高我国药品、医疗器械领域的自主创新能力。二是完善药品安全法律法规。推动制订执业药师法、修订《药品管理法》、制订处方药和非处方药分类管理条例等。三是加强药品安全监管能力建设。推进专职化的药品检查员队伍建设,深化药品行政审批制度改革,完善政府投入经费保障机制,加强基层、边远地区和民族地区药品安全保障能力建设。四是全面落实药品安全责任。按照"地方政府负总责,监管部门各负其责,企业是第一责任人"的要求,开展企业信用等级评价,监管部门建立部门协调、责任评价和信息共享机制,地方政府建立完善考核评价和责任追究机制。五是完善执业药师制度。六是加强对规划实施工作的组织领导。

其中,涉及食品药品监管的工作任务很重,要求很高。国家食品药品监督管理局已经制定任务分工方案,细化目标、要求和时限,落实责任。对涉及有关部委的内容,正在积极衔接进行任务分工,并建立规划实施协调机制和规划实施评估机制,为规划实施提供有力保障。

二十、"十一五"规划实施取得的成绩

"十一五"期间,国务院批准实施了《国家食品药品安全"十一五"规划》。通过规划实施,很好的完成了药品安全方面的各项预定任务,有力推动了药品安全监管能力快速提升,成效显著。主要体现在以下四个方面:

规划目标实现较好。农村药品"两网"建设取得显著成效,监督网覆盖100%的县、98.2%的村,供应网覆盖100%的县、93.8%的村。药品检验机构对国家药品标准的独立全项检验能力大幅提升,省级药品检验所达到100%,市(地)级药品检验所达到80%。国家级医疗器械检验机构对归口产品的检验能力达到95%,省级医疗器械检验机构对市场常规产品的检验能力达到90%。药品监督抽验覆盖面进一步扩大,全国各省(市、区)药品监督抽验覆盖面达到80%。

财政投入大幅增加。2006~2010年,各级财政对食品药品监管系统总投入达到592亿元,为"十五"期间的3.5倍。其中,中央财政投入122亿元,为"十五"期间的5倍;中央财政投入地方96.2亿元,为"十五"期间的9.2倍;地方财政投入470亿元,为"十五"期间的3.3倍。

重大项目进展顺利。《食品药品监督管理系统基础设施建设规划》经国务院批准实施,规划总投资88亿元,其中,中央投资63亿元。截至2010年底,中西部地区行政机构办公业务用房建设和实验室改造中央投入17.6亿元,地方累计配套28.5亿元,中央投资基本完成。中西部行政执法装备和药检仪器设备已配备完成,中央分别投入6.4亿元和7亿元。国家口岸药品检验所改造、国家药品不良反应监测体系建设、中国食品药品检定研究院迁建和国家医疗器械检测中心改造项目正在实施,累计落实中央投资13.5亿元,除中国食品药品检定研究院迁建外,其余项目中央投资基本完成。《国家药品监管信息系统Ⅰ期工程》开始实施,总投资3.3亿元。中央转移地方支付专项逐年大幅增长,支持领域不断扩大,支持力度不断加强。2006~2010年,中央财政转移支付地方累计46.8亿元,重点用于标准提高、专项整治、能力建设等方面。

监管能力显著提升。国家、省、市(地)、县四级监管体系初步健全。全系统基础设施条件明显改善,扭转了部分基层监管机构上无片瓦、下无立锥之地的困难局面。执法装备配备水平不断提高,快检手段广泛应用。药品标准不断提高,市场抽验能力逐步加强。信息化建设取得阶段性成果,电子监管模式已推广应用。药品不良反应监测网络逐步完善,突发性群体不良事件应急能力显著提升,监管人员队伍素质显著增强。

二十一、名词解释

(一)医疗器械采用国际标准比例

我国医疗器械国家标准和行业标准的制修订中,采用的国际标准主要有:国际标准化组织(ISO)、国际电工委员会(IEC)制定的标准以及国际标准化组织确认并公布的其他国际组织制定的标准。《规划》提出医疗器械采用国际标准的比例达到90%以上,意味着我国医疗器械采用的标准90%以上与国际接轨。通过"十一五"建设,目前我国医疗器械标准采用相关国际标准的比例已达到80%。

(二)药品快速检验技术

药品快速检验技术按应用场所可以分为车载(现场)快检技术和实验室快检技术。车载(现场)药品快速检验系统以车为载体,将近红外无损伤检验技术、经典化学分析技术及现代计算机信息技术等融于一体。实验室药品快检技术包括外观鉴别、化学分析、生物分析、物理分析、色谱技术等多种用于快速筛查检验和确证分析的技术。快检箱中可根据需要配备一些便携式的检验仪器设备,如快检试剂盒等,用于在监督现场或快检实验室的快速筛查。

2006年，食品药品监管系统配备了近400台药品检测车，分布在31个省级、330个市级和33个县级的食品药品监管部门，提高了基层药品监督抽验的覆盖面和靶向性，提高了药品监督管理应急保障能力。

目前，全国药品快检技术平台已初步搭建，快检技术队伍已基本形成，但仍存在各地发展不平衡、经费保障不足等问题。国家食品药品监督管理局将积极推动快检技术研发，扩充完善药品检验车功能，完善管理考核评价体系，深入推进抽验机制改革，充分发挥快检技术的作用。

（三）全国药品不良反应病例县（市、区）报告比例，医疗器械不良事件县（市、区）报告比例

《规划》提出全国药品不良反应病例县（市、区）报告比例达到80%以上，医疗器械不良事件县（市、区）报告比例达到70%以上。该项内容主要反映县（市、区）报送药品不良反应和医疗器械不良事件情况，考察基层药品不良反应报告和监测能力，不断加强基层药品不良反应建设。计算公式为：全国药品不良反应病例县（市、区）报告比例 = 报告药品不良反应病例的县（市、区）数量/县（市、区）总数 × 100%；医疗器械不良事件县（市、区）报告比例 = 报送医疗器械不良事件监测报告的县（市、区）数量/县（市、区）总数 × 100%。

（四）药品、医疗器械检验检测能力

《规划》提出，提高药品和医疗器械检验检测能力。到"十二五"末，省级药品检验机构、口岸药品检验机构具备依据法定标准对化学药品和中药的全项检验能力，市级药品检验机构具备85%以上项目的检验能力。授权部分省级药品检验机构承担生物制品批签发任务，被授权的机构必须具备授权品种的独立全项检验能力。国家级医疗器械检测机构具备对所有归口产品的检测能力，省级医疗器械检测机构具备对95%以上常用医疗器械的检测能力。

该项内容主要衡量药品和医疗器械检验检测能力。计算公式为：化学药品和中药全项检验能力 = 具备全项检验能力的品种数/药典相关品种总数 × 100%；生物制品全项检验能力 = 具备全项检验能力的品种数/授权的品种总数 × 100%；国家级医疗器械检验机构检验能力 = 已具备能力检验的标准数量/归口产品国家标准和行业标准的数量 × 100%；省级医疗器械检验机构检验能力 = 已具备能力检验的标准数量/市场常规产品国家标准和行业标准的数量 × 100%。

全国药品流通行业发展规划纲要（2011-2015年）解读

一、总体目标

到2015年，全国药品流通行业的发展适应经济社会发展的总体目标和人民群众不断增长的健康需求，形成网络布局合理，流通效率不断提高，营销模式不断创新，骨干企业竞争力增强．具体发展目标：形成1-3家年销售额过千亿的全国性大型医药商业集团，20家年销售额过百亿的区域性药品流通企业；县以下基层流通网络更加健全。

二、主要任务

（一）加强行业布局规划，健全准入退出制度。

制定行业布局规划。各地商务主管部门要会同相关部门，结合本地实际制订药品批发零售网点合理设置和布局的具体规划，保证药品供应。

完善准入退出机制。提高行业准入标准，严格控制药品经营企业数量。建立退出制度，对违法违规和不遵守制度的企业要限期整改，严重的取消经营资格。

（二）调整行业结构，完善药品流通体系。

提高行业集中度。鼓励药品流通企业通过收购、合并、托管、参股和控股等多种方式做强做大。推动实力强的药品流通企业跨区域发展，形成以全国性、区域性骨干企业为主体的遍及城乡的药品流通体系。发展特色经营。支持老字号药店在保持传统优势的基础上创新发展，发挥品牌效应，拓展特色服务，增强核心竞争力。支持专业化和有特色的中小药品流通企业做精做专，满足多层次市场需求。引导中小药品流通企业采用联购分销、共同配送等方式，降低经营成本。

完善药品流通网络。配合医药卫生体制改革和基本药物制度实施，加快形成若干具有较强辐射带动作用的药品流通枢纽。鼓励市场中介组织开展药品销售渠道、消费结构和区域分布情况等信息服务，发挥政府信息和市场机制在完善流通网络中的引导作用。

保障药品应急供应。建立中药材重点品种储备制度。根据各类突发事件的特点，建立相应的应急保障机制。

（三）发展现代医药物流，提高药品流通效率。

以信息化带动现代医药物流发展。广泛使用先进信息技术，运用企业资源计划管理系统（ERP）、供应链管理等新型管理方法，优化业务流程，提高管理水平。发展基于信息化的新型电子支付和电子结算方式，降低交易成本。实现药品从生产、流通到使用全过程的信息共享和反馈追溯机制。

用现代科技手段改造传统的医药物流方式。不断提高流通效率，降低流通成本。促进使用自动分拣、冷链物流等先进设备，加快传统仓储、配送设施改造升级。完善医疗用毒性药品、麻醉药品、精神药品、放射性药品和生物制品等特殊药品物流技术保障措施，确保质量安全。

推动医药物流服务专业化发展。鼓励药品流通企业的物流功能社会化，实施医药物流服务延伸示范工程，引导有实力的企业向医疗机构和生产企业延伸现代医药物流服务。在满足医药物流标准的前提下，有效利用邮政、仓储等社会物流资源，发展第三方医药物流。

（四）促进连锁经营发展，创新药品营销方式。

加快发展药品连锁经营。鼓励药品连锁企业采用统一采购、统一配送、统一质量管理、统一服务规范、统一联网信

息系统管理、统一品牌标识等方式，发展规范化连锁，树立品牌形象，拓展跨区域和全国性连锁网络，发挥规模效益。随着医药卫生体制改革深入和医药分开的逐步实施，鼓励连锁药店积极承接医疗机构药房服务和其他专业服务。

创新药品经营模式。鼓励批零一体化经营。鼓励药品零售企业开展药妆、保健品、医疗器械销售和健康服务等多元化经营，满足群众自我药疗等多方面需求。支持连锁经营、物流配送与电子商务相结合，提高药品流通领域的电子商务应用水平。鼓励经营规范的零售连锁企业发展网上药店。

(五)健全行业管理制度，规范药品流通秩序。

制定完善与流通秩序有关的行业规范。会同有关部门研究制定药品批发企业营销人员、药品生产企业和代理企业医药代表的资质管理办法和行为规范，实行持证上岗和公示制度，保证依法依规销售药品和推广新药。完善药品购销管理制度，依法索取税票，保证经合法渠道经营药品。逐步实施药品流通企业分类分级管理制度，提升管理和服务水平。

打击违法违规行为。配合有关部门严厉打击经营假劣药品、商业贿赂、倒买倒卖税票、挂靠经营、非法经营网上药店、发布虚假药品和保健品广告等违法违规行为；整顿规范中药材市场，加强有害物质残留和质量检验。充分发挥12312商务行政执法投诉举报热线的作用，完善投诉举报的受理、处理、移送和反馈机制。

(六)加强行业信用建设，推动企业诚信自律。

推进全行业信用建设。建立违法违规企业信息披露制度，开展行业信用评价，提高行业自律和信用水平。

(七)统筹内外两个市场，形成开放竞争的市场格局。

搭建多功能服务平台。发挥政府部门和行业协会作用，建立药品交易、投融资合作、信息交流、政策发布等多层次、多功能平台，服务企业发展。加快国内外市场融合。

提高利用外资的质量和水平。优化投资结构，吸引境外药品流通企业按照有关政策扩大在境内投资。学习借鉴国外先进管理经验和营销方式。

鼓励药品流通企业“走出去”。鼓励有条件的药品流通企业“走出去”，通过新建、收购、境外上市等多种方式，到境外开展业务，参与国际药品采购和营销网络建设，参与国际竞争。

(八)加强行业基础建设，提升行业服务能力。

建立行业标准体系。结合行业特点和市场需求，借鉴国际先进经验，建立药品流通业态分类分级、药品统一编码及现代流通设施与信息化、中药材商品等级、职业经理人与从业人员资质和岗位规范、企业经营服务、信用建设和社会责任等相关标准体系。

建立行业统计制度。合理确定行业统计指标，建立直报企业和行业主管部门及有关方面共同参与的全国药品流通行业统计制度与网上报送平台，及时掌握行业运行和发展的全面信息，辅助政府决策，引导行业发展。

加强企业内部管理。药品流通企业是药品流通过程中质量安全的第一责任人，要完善法人治理结构，建立现代企业制度；健全药品购销索证索票、出入库及运输安全管理责任制；加强税票管理，积极与税务管理机关联网。

提升经营服务水平。药品批发企业要提升药品品种保障能力，建立对客户需求的快速反应机制，保证药品及时、安全、足额供应。对药品流通企业设备设施、营业场所环境、售后服务等经营服务内容，以及各类从业人员专业能力、岗位责任、仪容仪表等，进行全面规范。

三、保障措施

(一)完善法律法规和政策体系。

推动修改完善与药品流通有关的法律法规和部门规章，清理、废止阻碍药品流通行业改革发展和妨碍公平竞争的政策规定。改善融资环境，鼓励企业利用产业基金、融资担保、信用保险、上市融资、应收账款和仓单质押等金融工具，多渠道筹集资金，加快改革发展步伐。有条件的地方应争取优惠政策，支持药品流通行业发展。避免重复建设大型药品物流设施。

(二)改善药品流通行业发展环境。

会同相关部门积极推动改革以药补医体制，完善药品定价、采购和医保支付机制，破除地方保护。保障药品批发企业平等参与招标采购及配送业务，促进医疗机构依合同规定向流通企业支付货款。在公立医院改革和基本药物制度实施等医改措施中，积极探索实现医药分开的具体途径，取消以药补医的基层医疗机构，扩大基本医疗保险定点药店覆盖范围，逐步提高社会零售药店在药品终端市场上的销售比重。

(三)加强药品流通理论研究和人才队伍建设。

鼓励大专院校、研究院所、大型药品流通企业集团加强现代药品流通理论研究与创新；建立全国药品流通职业经理人和其他从业人员的资格认证制度；建立药品流通领域人才激励与约束机制。

(四)形成促进药品流通行业健康发展的合力。

将药品流通行业管理切实纳入商贸流通工作体系进行统筹规划，大力支持药品流通行业协会等中介组织的发展，加强协会的组织建设，增强服务意识，提高为企业服务的能力。充分发挥协会在行业统计、行业培训、行业自律、国际交流合作、维护企业合法权益等方面的作用。

(五)建立规划纲要的实施机制。

各地商务主管部门应根据本规划纲要制订2011-2015年本地药品流通行业发展的具体规划。建立年度跟踪监督、中期评估和终期检查制度，加强对规划实施的监督检查，确保年度工作计划与规划协调一致。各项扶持政策的实施应符合规划确定的发展目标和重点领域。

2012年中医药十大新闻

中医药事业发展"十二五"规划颁布实施,重大项目扎实推进　5月,该《规划》颁布实施。《规划》明确了中医药事业发展指导思想、基本原则和发展目标,注重与深化医改紧密结合,坚持中医药医疗、保健、教育、科研、产业、文化"六位一体"全面协调发展,提出到2015年,建立起适应中医药事业发展的管理体制和运行机制,使中医药对我国经济和社会发展的贡献率进一步提高。《规划》确定的各项重点任务和项目正在扎实推进。

中医药积极参与医改,国家实施基层中医药服务能力提升工程　9月,作为深化医改"强基层"的重点工作,国家中医药管理局、卫生部、人力资源和社会保障部、国家食品药品监督管理局、总后卫生部联合实施基层中医药服务能力提升工程,提出到2015年,力争使95%以上的社区卫生服务中心、90%以上的乡镇卫生院、70%以上的社区卫生服务站、65%以上的村卫生室能够提供中医药服务,基本建立基层中医药服务网络,满足城乡居民对中医药医疗保健服务需求。各地相继出台措施并启动。

中医药服务贸易纳入国家贸易发展战略　4月,商务部、外交部、国家中医药管理局等14部门发布实施《关于促进中医药服务贸易发展的若干意见》,明确了中医药服务贸易发展的指导思想、基本原则、总体目标,提出用5年时间,基本建立起以国际市场需求为导向的中医药服务贸易促进体系和国际营销体系,标志着中医药服务贸易纳入国家贸易发展战略。5月,首届服务贸易"京交会"上成功举办中医药专题活动,温家宝、李克强等中央领导参观中医药展区。

《藏医药大典》、《中国军事本草》出版发行　《藏医药大典》是我国迄今规模最大的藏医药文献编纂工程。全书60卷,共6 000万字,收录了638部藏医药经典古籍和近现代代表性论著,跨越2900多年历史,是对藏医药学理论实践和历史成就的一次全面系统的集成。大典历经20余年时间,先后有近千名专家学者参与。《中国军事本草》是我国首部军事中药本草专著。收录药用植物530种、单验方800多个、照片2 000张,涵盖军事医学各种战创伤及疾病,基本摸清了全国可用于军事目的的主要中草药种类及分布和军事敏感地区或军事管理地区控制区域内的药用动物、植物及其相关生态地理环境。该书融合了祖国传统医学与现代军事药学,是世界传统医药领域的一个重要创举。

《中医药标准化中长期发展规划纲要》颁布实施　9月,国家中医药管理局召开新中国成立以来首次中医药标准工作会,成立了中医药标准化管理协调、专家技术和国际咨询委员会,发布了《中医药标准化中长期发展规划纲要(2011-2020年)》,明确了中医药标准化工作在中医药事业发展中的基础性、战略性、全局性地位和作用,对引领和支撑中医药事业发展具有重要意义。

首批64家学术流派传承工作室确定　12月,国家中医药管理局发布首批64家全国中医药学术流派传承工作室建设单位,旨在挖掘整理的基础上,培育一批特色优势明显、学术影响较大、临床疗效显著、传承梯队完备、辐射功能较强、资源横向整合的中医学术流派传承群体,对推动中医药继承创新具有重要意义。

中药首次以药品进入欧洲市场　成都地奥制药集团公司研制生产的地奥心血康胶囊,以荷兰为突破口成功获准在欧盟国家注册上市,实现了我国具有自主知识产权的治疗性药品进入发达国家主流市场"零的突破",成为欧盟成员国以外获得市场准入的第一个植物药,意味着中药国际化又迈出重要一步。

"养熊取胆"、"打通任督二脉"两中医药话题引发社会关注　年初,养熊企业归真堂谋求上市的话题,引发"活熊取胆"与野生动物保护的争论,也折射出中药发展如何处理好珍稀濒危动植物资源保护和中药原料利用之间关系的问题。5月,甘肃省卫生厅网站挂出"甘肃省医务人员练真气,40余人打通任督二脉"的消息,引发社会关注和争议。争议显示一些人对气功的认识源于武侠小说,而对什么是本属于中医的气功知之甚少,提示中医药科普有待进一步加强。

首批15种中医药文化科普图书向公众推荐　针对近年来中医药科普图书市场良莠不齐的状况,国家新闻出版总署、国家中医药管理局联合开展首届全国优秀中医药文化科普图书推荐活动,最终评出《国学养生丛书》、《针灸图说》等15种中医药文化科普图书,并向公众推荐。此举旨在保障公众获得科学的中医药文化科普知识,对引导中医药科普图书市场健康发展,保障人民群众健康权益,繁荣中医药文化有重要意义。

中医药应急救治体系初步形成,应对突发公共事件能力提升　11月,国家中医药管理局召开新中国成立以来首次全国中医药应急工作会议,成立突发公共事件中医药应急工作领导小组和突发公共事件中医药应急专家委员会,明确了目标任务。中医药在参与抗击非典、汶川和玉树地震、舟曲泥石流等灾害救治中发挥了积极作用,近年建设提速,中医药应急救治体系初步形成,应对突发公共事件能力大幅提升。

索 引

Index

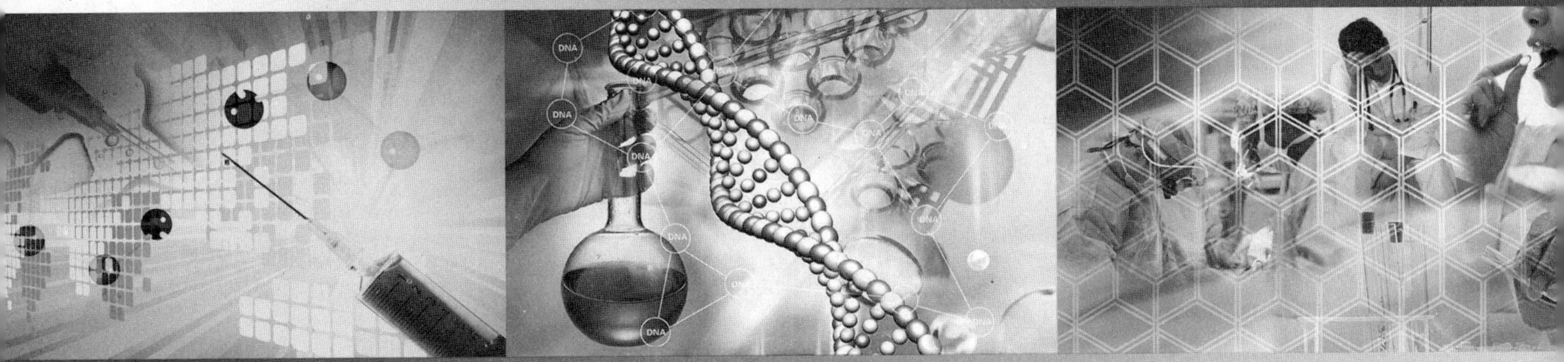

1980～2013 卷企事业机构索引

科研、情报机构

学　校

医药企业、药厂

A

B

C

D

E

F

G

药检、监察机构

医院药学部、药剂科

药品经营机构

1980～2013卷药学人物索引

中国药学年鉴 CHINESE PHARMACEUTICAL YEARBOOK 2013